製剤の達人による製剤技術の伝承

製剤設計・製造技術の新たな潮流

監修　岡田 弘晃・吉野 廣祐
編集　日本薬剤学会 製剤技術伝承委員会

じほう

目　次

製剤の達人による製剤技術の伝承

監修

岡田　弘晃　　東京薬科大学 名誉教授　　株式会社岡田DDS研究所所長
吉野　廣祐　　神戸学院大学

執筆

青木　　茂　　エーザイ株式会社
石川　英司　　大日本住友製薬株式会社
井出　直人　　メルク株式会社
岩田　基数　　シミックCMO株式会社
大島　英彦　　テルモ株式会社
岡田　弘晃　　東京薬科大学 名誉教授　　株式会社岡田DDS研究所所長
尾上　誠良　　静岡県立大学
加藤　真司　　メルク株式会社
片山　博仁　　バイエル薬品株式会社
川崎　　誠　　ファルマ・ソリューションズ株式会社
菊池　　寛　　エーザイ株式会社
久保田　清　　中央商工株式会社
小久保宏恭　　信越化学工業株式会社
佐藤　哲也　　大塚製薬株式会社
須藤　浩孝　　アステラス製薬株式会社
高橋　嘉輝　　沢井製薬株式会社
武井　成通　　フロイント産業株式会社
谷本　和仁　　澁谷工業株式会社
夏山　　晋　　株式会社パウレック
根岸　宗広　　武州製薬株式会社
檜山　行雄　　国立医薬品食品衛生研究所
福田　誠人　　武田薬品工業株式会社
福森　義信　　神戸学院大学名誉教授
松原　智子　　一般財団法人阪大微生物病研究会
松村　正純　　ジェイバイオロジックス株式会社
丸尾　　享　　帝人ファーマ株式会社
丸山　直亮　　信越化学工業株式会社
水本　隆雄　　アステラス製薬株式会社

宮嶋　勝春	一般社団法人製剤機械技術学会
村主　教行	塩野義製薬株式会社
森島　健司	参天製薬株式会社
矢吹知佳子	メルク株式会社
山崎　忠男	中外製薬株式会社
山田　昌樹	シミックホールディングス株式会社
米持　悦生	星薬科大学
脇山　尚樹	第一三共プロファーマ株式会社

（五十音順）

※経歴の詳細は各項を参照のこと

序論　—製剤技術の新たな潮流—

2013年，米ギリアド・サイエンシズ社は画期的な慢性C型肝炎治療薬「ハーボニー®配合錠」を発売した。2015年には売上19,140百万ドル（約2兆円）で，いきなり世界のトップ売上の医薬品になった。96～100％の著効率を有し，日本のC型肝炎を3年で撲滅できるとしている。国内では1クールの薬剤費673万円のうち患者負担は3～6万円で，高額療養費制度によって残りを全て国が補助する。それでも，肝硬変，肝がんに進行した時の医療費に比較すると安価であると医療経済学的に判断された。薬物治療によって完治可能な患者に最も優しい薬である。本品は分子型DDS製剤（プロドラッグ）である。

2017年2月，日本薬剤学会主催の製剤技術伝承講習会（シミックホールディングス株式会社協賛）が第20回目を迎えた。2007年，若い製剤研究者の育成を目的に「製剤の達人」による本講習会が開催されてちょうど10年になる。この間，創薬は一層厳しくなり委受託による医薬品製造が増加し，大手の製薬企業でも自社での若手研究者の育成が困難になっている。製剤技術の伝承はわが国の医薬品産業の発展には不可欠のものである。この講習会に続いてスタートした「製剤技師」の認定事業も順調に進展し，2017年現在で累積155名に達した。企業の中核としての活躍が大いに期待される。

先に講習会の第10回目を記念して，「製剤の達人による製剤技術の伝承」上下巻を出版したが，この度，第20回の継続的な技術の伝承を記念し，その続編として，第11回から20回までの講師34名の「製剤の達人」による本書の出版を企画した。今回は，より進化した通常の製剤の設計・製造技術に加えて，最近，増加しているバイオ医薬品の製剤設計・製造技術，さらには日米におけるバイオ医薬品の開発状況や遺伝子治療・細胞治療の現状をトピックスとして収載した。確かな製剤の基盤技術の伝承に加え，今後の製剤技術の方向を研究技術者が体感し，次世代の製剤技術の課題および問題を大いに意識して，挑戦的研究開発に従事されることを期待する。

図にわれわれの膵臓のβ細胞でのインスリンの刺激応答性の産生・分泌，血糖制御の模式図を示す。これは35年前に描かれた図であるが，血糖値を検知してインスリンが60分で合成され，200 nmの顆粒として貯蓄・放出される仕組みを示している。これはまさに刺激応答性の理想的なDDSである。283ページに記載しているように，これまでにいくつかのバイオセンサーを付帯したインスリンポンプが開発されているが，いまだ理想的なシステムには至っていない。しかも最近，これらのシステムの第3相臨床試験の結果，現在のペン型注射器に勝る治療効果が得られなかったことが米国で発表された。すなわち，現在開発されている幹細胞を使用した細胞治療に期待するしかないのが現状である。

2016年5月，世界で3番目の遺伝子治療薬「Strimvelis®」（英GSK社）がEMA（欧州医薬品

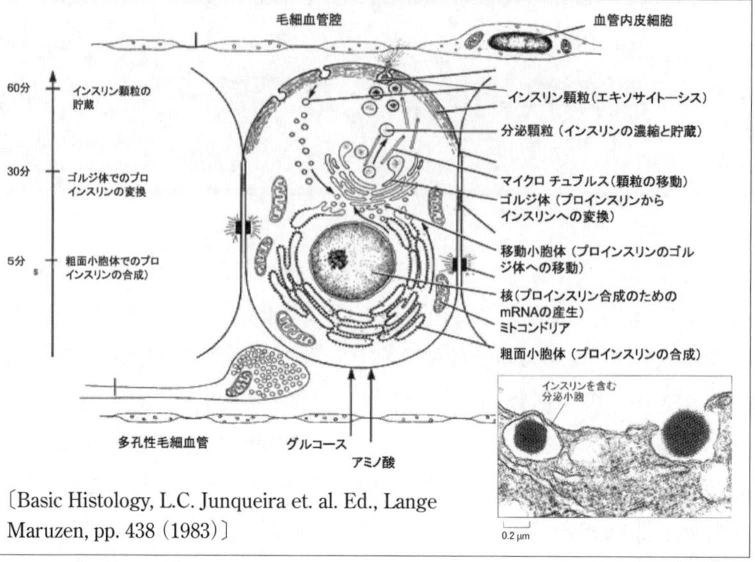

〔Basic Histology, L.C. Junqueira et. al. Ed., Lange Maruzen, pp. 438 (1983)〕

図　膵臓β細胞の刺激応答性インスリン産生と放出

庁）で承認された。遺伝子治療の素晴らしさを世界で最初に示したアデノシン・デアミナーゼ欠損重症免疫不全症（ADA-SCID）の治療薬である。採取した自己の骨髄幹細胞にADA遺伝子をレトロウイルス・ベクターで導入した細胞製剤である。ADAはリンパ球の産生に必須で，欠損により免疫システムが構築できず，感染症で早期に死に至る。本薬の投与回数は1回のみで，自己細胞であるため拒絶反応がなく，静脈内注射後，一部が骨髄に戻りADAを長期にわたり産生し続ける。治療を受けた18人の患者全員が生存しており，最長13.4年間の生存が確認されている。世界初の小児用*ex vivo*幹細胞遺伝子治療薬で，遺伝子が導入された細胞治療（Engineered cell-based therapy）薬である。先天性のタンパク質欠損疾患には遺伝子治療・細胞治療が最強である。しかも，GSK社は素晴らしいことに，本治療において効果が得られなかった場合，薬剤費66万ドル（約7,260万円）を返金する，Money-back guaranteeシステムを導入すると報じた。現在，効果が低いにもかかわらず，バイオ医薬品が高額であることが社会問題となっているが，患者と医療行政において多大な朗報である。創薬原資の確保と薬価設定の課題は悩ましい問題であるが，今後，GSK社のような良心的な製薬企業の対応が期待される。

最近，遺伝子治療に革新的技術が導入されている。2013年に報告されたゲノム編集（genome editing）技術「CRISPR/Cas9システム」で，標的ゲノムのDNA塩基配列を認識して特異的に切断し，不要の配列を排除するか，同時に添加した外来遺伝子をねらった場所に挿入することができる。例えば，米ペンシルベニア大学では，小野薬品の抗体薬「オプジーボ®」と同じ標的であるT細胞のPD-1受容体を，このシステムで除去してメラノーマを治療する遺伝子治療に成功し，まもなく臨床試験が開始される。多くの若い研究者がこの新しい革新的創剤・創薬の可能性に感化され，果敢に挑戦されることを期待したい。

2017年4月

岡田　弘晃

製剤設計総論　－固形製剤の品質設計－

脇山　尚樹

POINT

固形製剤の品質設計のポイント

固形製剤の品質設計において，バイオアベイラビリティー（Bioavailability：BA），安定性確保および均一性確保が重要になる。固形製剤の設計ステップは，剤形を選択し，処方および製造プロセスを設計することである。製造プロセスに関しては，工業化可能な処方・製法を設計し，なるべく頑健性の高い，許容幅の広いプロセスを設定すべきである。従来，製造プロセス設計は経験によってなされてきたが，近年，Quality by Design（QbD）という考え方に基づく，実験計画法とリスクアセスメントによる科学的な設計法に変化している。この方法により，頑健性の高いデザインスペースと呼ばれる広い製造条件の許容幅を科学的に設計することができる。

また，プロダクトライフサイクルマネジメント（PLCM）戦略に基づく新剤形や，連続生産システムおよび3Dプリント技術を用いたまったく新しい製造技術が進歩していることから，これらを製剤設計に取り入れていくことも重要になる。

1 はじめに

近年，医薬品開発の成功確率低下により，開発期間と費用が増大し，研究開発費が増加しているにもかかわらず売り上げは伸びておらず，研究開発リスクが高くなってきている[1)]。

したがって，次々と新薬を創出していくことが困難になっているため，新薬（特に低分子医薬品）開発への高依存体質からのリスク回避を図る企業も増えてきている。そこで，PLCM製品，後発医薬品および一般用医薬品（OTC）はその利益は大きくないものの開発期間が比較的短く成功確率も高いことから，各社がリスク回避策として開発を進めている。これらは既存の化合物を使用し，固形製剤の技術による製剤的工夫により付加価値を付与する傾向があることから，企業における製剤研究の重要性は高まってきている。

2 固形製剤設計

薬効成分である原薬は微量の粉末でありそのままでは投与できないようなものである。これに対し，医薬品は投与できる形態に加工し薬に関する情報を付与したものである。つまり固形製剤の製剤設計とは原薬を医薬品に仕立て上げることといえる。

2.1　製剤開発の変化

以前は，製剤開発方法も経験的な部分が多く，職人による観察に頼る部分があり，その品質確保も一部サンプルによる品質試験に依存していた。これに対し現在では，QbDの考えに基づき，実験計画法を使用し，リスクアセスメントによる頑健性の高い製剤設計に変化している。

もう1つの大きな変化は，医薬品開発の成功確率低下による開発の加速化，そして広投与量幅での初期治験に対応するために初期製剤の簡略化（初期と上市製剤の分離）が進み，溶液・懸濁液，簡易カプセル等の簡易製剤が使用されるようになったことである。溶液・懸濁液の具体的な製剤としてはPowder in Bottle（PIB）が挙げられる[2]。これらは基本的に原薬を瓶に充てんする製剤であり，治験機関で精製水等を添加し溶液または懸濁液化され投与される。製剤開発や治験薬製造省力化，少量原薬で製剤検討可能，用時調製可能で幅広い用量幅に対応可能といった利点がある。一方，製造量に限りがあることと長期投与治験に使用困難という欠点がある。もう一つの主たる簡易製剤はPowder in Capsule（PIC）である[2]。基本的に原薬をカプセルに充てんする製剤であり，そのまま投与可能である。PIB同様に簡略化および省力化が可能であり，製造能力はPIBよりもやや多いものの，難溶性薬物への適用において，溶出性・吸収性低下という課題がある。そのほかに，混合末直充てんカプセル剤（簡易製剤と通常製剤の中間）と油性溶液充てんカプセル剤（難溶性の薬物のBA改善には有用だが，油性基剤への薬物の高溶解性と特殊カプセル充てん設備が必要）がある[2]。

しかしながら，このようなパラダイムシフトがあっても，最終製剤に要求される重要な要素（BA，安定性および均一性確保）は変わっていない。また，粉体や固形製剤に関する基礎的な知識を学ぶことも重要である。例えば，①粒子径は測定法により，測定値が異なる。したがって，測定の原理と平均径の計算方法を理解する必要がある，②溶出性を理解するためには，Nernst-Noyes-Whitney式等の理論（Sink条件，粒子表面積，拡散層等）を理解する必要がある，③造粒しても粒度別含量は均一にはならない——などが挙げられる。

2.2　固形製剤の設計ステップ

設計に際して，最初のタスクはPre-formulation studyであり，原薬の物理化学的特性や粉体特性および添加剤との配合安定性評価等の設計に必要な情報を収集する。

次に，剤形を選択し，処方および製造プロセス設計を実施する。剤形としては通常は錠剤が選択され，圧縮による分解等の問題がある場合カプセル剤が選択されることが多い。処方中の配合成分は，基本的に配合安定性評価で配合性の良好だった添加剤から選択される。汎用されるフィルムコート錠の場合，基本的に賦形剤，崩壊剤，結合剤，滑沢剤およびコーティング剤を配合し，必要に応じて流動化剤や着色剤等が配合される。崩壊剤は製剤の重要特性である溶出性に影響するため，崩壊性に優れたものを選択する必要がある。なお，特殊機能が必要な場合，溶解性改善製剤や腸溶性や徐放性等のDDS製剤が選択される場合もある。主な溶解性改善手法として，微細化（超難溶性→ナノ粉砕），可溶性塩，固体分散体（非晶質化），油性溶液製剤および界面活性剤添加等がある。

主たる固形製剤である錠剤等の製法は湿式造粒圧縮法と乾式圧縮法の2つに大きく分けられ，主な湿式造粒圧縮法として高速撹拌造粒法と流動層造粒法が，乾式圧縮法としては直打法と乾式造粒法がある。高速撹拌造粒法は欧米の主たる湿式造粒法であるが，日本でも採用されており，スケールアップにある程度の経験が必要である。流動層造粒法は主として日本で採用されており，造粒乾燥が閉鎖系で一貫化できるが，時間はかかる。また，限界水分および乾燥能力の把握が重要である。直打法と乾式造粒法は主として欧米で採用されており，工程が少なく後述するQbD構築が比較的容易である。

開発する製剤に対応して，各製法の長所・短所を考慮し製法を選択することが重要である。

3　固形剤製剤設計の検討事例

難溶性薬物アゼルニジピンの製剤設計を例に解説する。アゼルニジピンは中性～塩基性における溶解度が1 μg/mL未満と極めて低く，酸性～中性では不安定であり，製剤化するために，溶解性改善と安定性改善の両方が必要な化合物である。

3.1　溶解性改善（経口吸収性改善）

微細化および固体分散体（非晶質化）による改善を検討したが，ほとんど効果はなかった。アゼルニジピン原薬はもともと結晶性の低い準安定形であるため固体分散体の効果がなかったと考えられる。

次に界面活性剤添加の効果を検討したところ，ポリソルベート80配合により溶解度が大幅に上昇することを見出した。ポリソルベート80配合製剤のイヌでの経口吸収性（相対BA）を調べたところ，ポリソルベート80配合量が増加するほど吸収量も増加した（原薬：ポリソルベート80＝1：0で相対BA約40％，1：1で60％弱，1：3で80％強，1：5でほぼ100％）。一方，ポリソルベート80は液体物質であるため固形製剤化には大量の吸着粉末が必要となり，原薬：ポリソルベート80＝1：3を超えると飲みやすい固形製剤とすることは困難であった。以上の結果より，原薬：ポリソルベート80＝1：3系を採用した。

3.2　安定性改善

水溶液中の安定性は弱アルカリ性では比較的良好なことから，系全体を弱アルカリ性とする改善策を選択した。アルカリ性添加剤の効果を検討したところ，炭酸水素ナトリウムの改善効果が最も高く，配合量は系全体の約5%が最適であった。炭酸水素ナトリウムを約5%配合した製剤は，長期保存試験で3年間安定であった。

4 PLCM固形製剤設計戦略

PLCMにおいて最も重要なことは顧客のニーズに応えること，すなわち人が欲しがっているものを先取りすることである。

固形製剤の主たるPLCMは徐放性製剤等の溶出制御製剤，口腔内速崩壊錠（以下OD錠）および配合剤等がある。この中でもOD錠は微粒子コーティング技術等の機能性粒子の設計技術の進歩により大きく発展した製剤であり，特に本邦において顕著である[3)]。

また，製剤への表示改良も盛んに行われるようになってきており，特に最近では錠剤へのレーザーやインクジェット印刷技術が発展し，実用化されてきている。ただし，設備投資やインク等のコスト高が課題である。

5 製剤設計とレギュレーション

ICH Qトリオが通知として発出され，QbDの考え方が通常の申請方法となってきている。品質は開発段階から作りこまれるものという考えのもと，実験計画法による検討から製造方法のデザインスペースを構築し常に一定の良好な品質の医薬品を供給するという考え方である。

5.1 ICH QトリオとQbD

QbDに基づく製剤開発の多くは，目標製品品質プロファイル（Quality target product profile：QTTP）および重要品質特性（Critical quality attributes：CQA）を設定し，リスクマネジメントを実施し，中および高リスクに管理戦略を適用しリスク低減を図るMinimal approachである。デザインスペースを構築し，リアルタイムリリースを実施することを含むEnhanced approachはまだ少数である。

5.2 サクラ開花錠P2モック—QbDによるCTD記載例

サクラ開花錠P2モック[4)]はQbDの方法論で開発された製剤に関してCTD（Common technical document）様式2.3.P.2「製剤開発の経緯」に記載する内容を例示したものである。以下にサクラ開花錠P2モックの内容をわかりやすく解説する。

サクラ開花錠は架空の有効成分プラナスを20 mg含有する錠剤質量200 mgのフィルムコーティング錠であり，配合される添加剤はいずれも一般的に使用される典型的なものである。プラナスは塩基性化合物であり，化学的には安定であるが，アルカリ性溶液中では低い溶解度を示す低溶解性／高透過性の化合物である。また，製法は流動層造粒による湿式顆粒圧縮法を採用している。

図1に示すように，FDAの元々のコンセプトは重要工程パラメータ（Certificate of pharmaceutical product：CPP）ベースのデザインスペース設計であった。しかし，一般的に製造機器には機器固有の機器定数が存在し，スケールアップによりCQAとCPPの関係は変化する。例えば，CQAである溶出性が打錠機の打錠圧の影響を受ける場合，機器が異なると同じ打錠圧

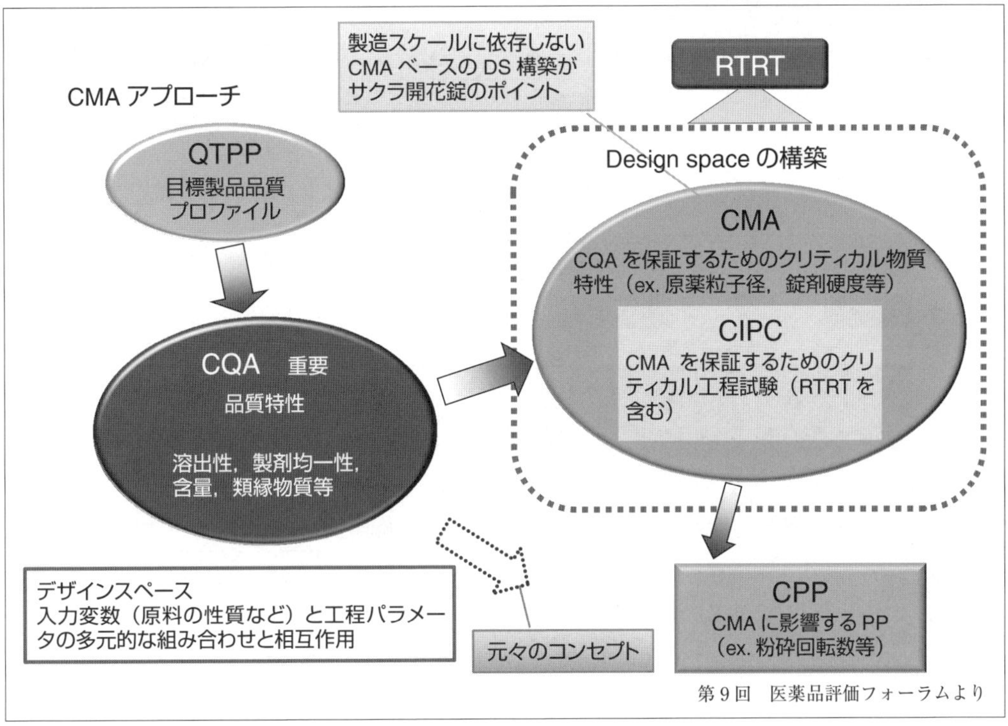

図1　CMAアプローチの概念図

で打錠しても錠剤硬度が異なり，溶出性も異なることがある。

そこで，サクラ開花錠では，CQA（溶出性等）を打錠圧のようなCPPではなく，重要物質特性（Critical material attribute：CMA，錠剤硬度等）を適切に管理し，製造スケールに依存しないCMAベースのデザインスペースを構築することとしている。そして，CMAに影響するCPPを目標とするCMAを確保するためにフィードバック制御するQbD戦略を採用している。

最初に，製剤の規格項目および安定性をメインとするQTTPを設定し，開発段階でのナレッジからCQA抽出と初期リスク評価を行った。その結果，製剤均一性，含量および溶出性が高リスクCQAと考えられた（**表1**）。次に，それぞれに影響することが考えられるCMA候補（p-CMA）を抽出し，これらのリスク評価を実施した。一方，類縁物質は製造工程で変化せず，全CQA項目が保存中に変化しないことから，類縁物質および安定性は低リスクと判断した。**図2**の上図に示すように，製剤均一性に対しては原薬粒子径，混合均一性，素錠質量／質量偏差および打錠時含量偏析，含量に対しては素錠質量，そして溶出性に対しては原薬粒子径，造粒品粒子径，滑沢剤展延，滑沢剤表面積および素錠硬度が，それぞれ高リスクと評価された。

次に，小スケールでの工程開発を行い，CMAの特定と製法設計後のリスク評価を実施した。図2の下図に示すように，製剤均一性については原薬粒子径および混合均一性が，溶出については滑沢剤表面積およびその展延が低リスクとなった。

続いて，高リスクと考えられたCMAに対するCPP候補（p-CPP）を抽出し，これらのリスク評価を実施した。なお，原薬粒子径は原薬製造工程で管理するため，以降の対象から外し

表1　初期リスク評価要約

CQA	原薬	添加剤	造粒	混合	打錠	コーティング	根拠
性状							コーティングに影響の可能性があるが，治験薬および開発段階で問題なく，リスクは低い。
確認試験							製造上変動因子の影響を受けず，リスクは低い。
製剤均一性	■			■	■		原薬粒子径，混合均一性，打錠工程の質量／質量偏析および含量偏析は製剤均一性に影響
含量					■		打錠工程の質量は含量に影響
溶出性	■	■	■	■	■	■	原薬および顆粒粒子径，滑沢剤物性と混合時のその展延性，打錠圧／素錠硬度，コーティング膜量は溶出性に影響
純度							製剤製造工程で増加しないことが確認→原薬が規格内に管理されていれば，リスクは低い。

■ 高リスク

□ 低リスク

サクラ開花錠：国立医薬品食品衛生研究所ホームページより

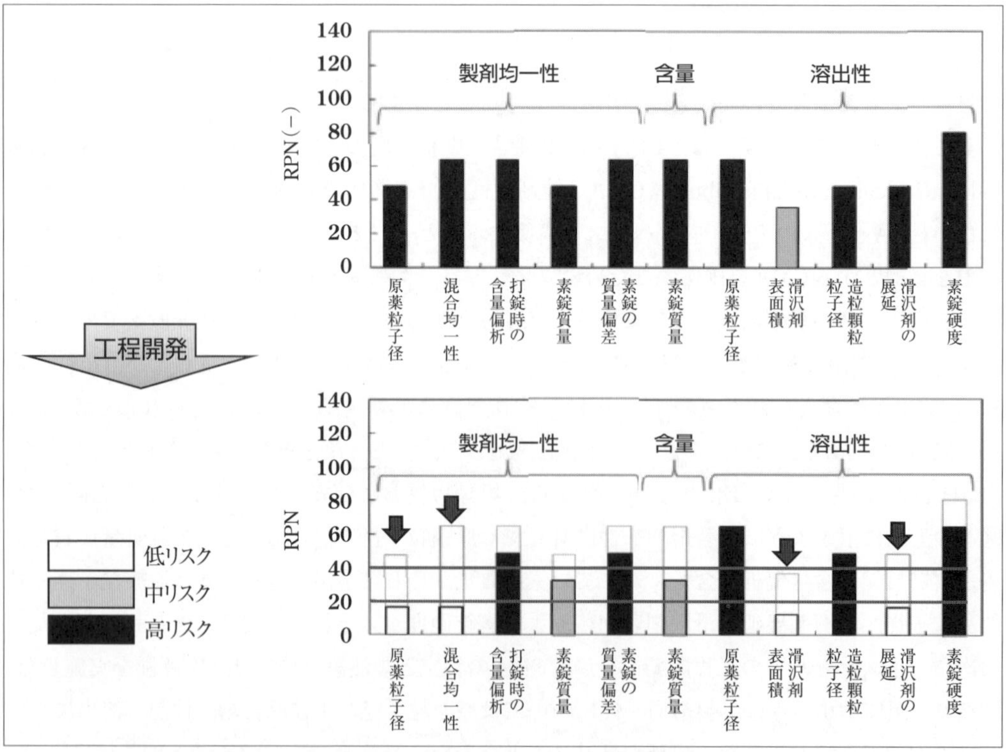

図2　サクラ開花錠の製造工程開発前後の CMA に関するリスク評価

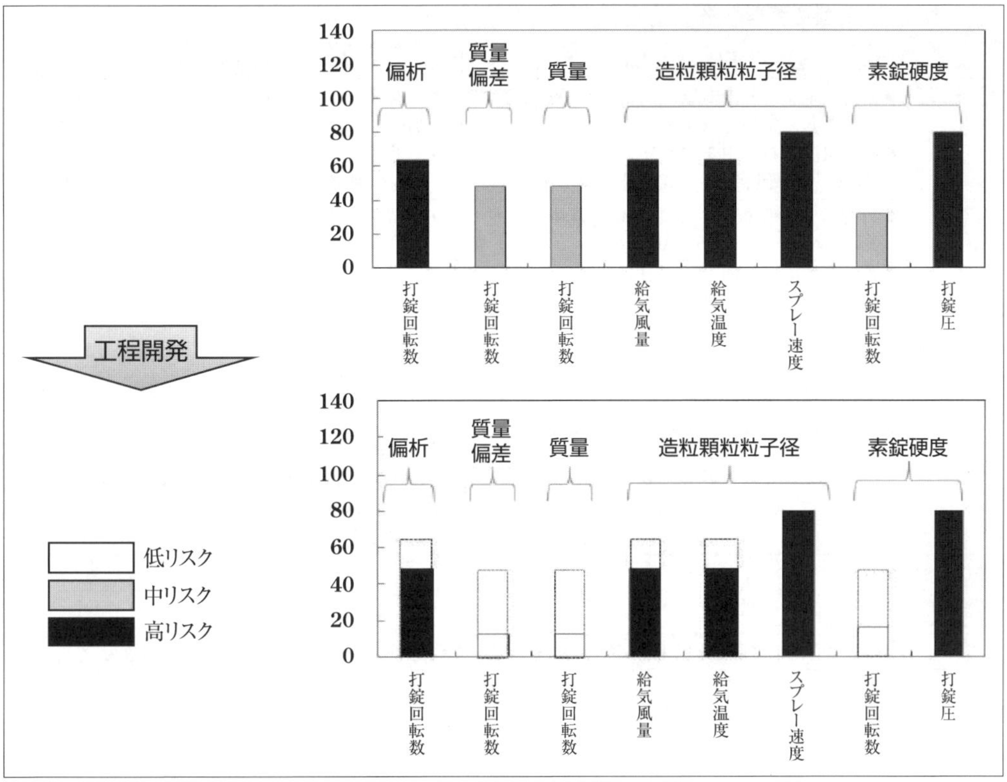

図3　サクラ開花錠の製造工程開発前後のCPPに関するリスク評価

た。図3の上図に示すように，打錠時含量偏析に対しては打錠回転数，造粒品粒子径に対しては給気風量／温度とスプレー速度，そして素錠硬度に対しては打錠圧が，それぞれ高リスクと評価された。また，素錠質量／質量偏差および素錠硬度に対する打錠回転数は中リスクとなった。引き続き，CPP候補について，実生産スケールでCPPの特定と検討後のリスク評価を実施した。図3の下図に示すように，中リスクであった打錠回転数が低リスクとなった。最後に高または中リスクとして残ったCMAおよびCPPに表2に示す管理戦略を適用した。

これらの管理戦略適用後のリスク評価を実施した結果，図4に示すように，すべてのCMAおよびCPPが低リスクとなった。管理戦略適用範囲をデザインスペースとして設定した。

6 新技術

最近，新たな製造システムとして連続生産システムが注目されている。このシステムの特徴は混合・造粒がスクリュー式（原料投入：各原料を配合比に合わせた速度で投入→設備が高価），乾燥が複数層（小スケール）の連続式流動層乾燥，滑沢剤混合・打錠は従来と同様のシステム，そしてコーティングが小スケール複数パンの短時間連続式である[5)]。

メリットはスケールアップが不要なため研究用原薬を節約でき，製造条件検討の省力化・加速化が期待できること，および生産量の調整が自由にできることである。一方，デメリットと

表2　サクラ開花錠の管理戦略

CQA	管理戦略（CMA）	管理戦略（CPP）
含量	●素錠質量：工程内試験（194 mg±3％以内） →ただし，実生産スケールでは低リスク ●主薬濃度の打錠中モニタリング （NIR，個々値 90.0～110.0％）	●打錠圧－質量制御装置によりフィードバック制御 ●主薬濃度の閾値を超えた場合，PAT フィードバック制御
製剤均一性	●打錠時含量偏析：主薬濃度の打錠中モニタリング（NIR，個々値 90.0～110.0％） ●質量偏差：工程内試験（±3％以内） →ただし，実生産スケールでは低リスク	●閾値を超えた場合，打錠回転数を PAT フィードバック制御
溶出性	●CMA を用いた予測式＊による RTRT 制御：80％ at 30 分 原薬粒子径：≦25 μm， 顆粒粒子径：90～210 μm， 素錠硬度：3～11.5 kp	●原薬粒子径：原薬管理 ●スプレー速度（900～1100 g/分，リアルタイムで造粒粒子径を測定しフィードバック制御），給気風量／温度（35～50 m^3/分） →顆粒粒子径 打錠圧力制御装置によりリアルタイムで打錠圧（6～14 kN）をフィードバック制御 →素錠硬度
性状	●目視	
確認試験	●NIR による確認試験	

＊溶出率＝A－B×原薬粒子径－C×顆粒粒子径－D×素錠硬度－E×原薬粒子径×素錠硬度

サクラ開花錠：国立医薬品食品衛生研究所ホームページより

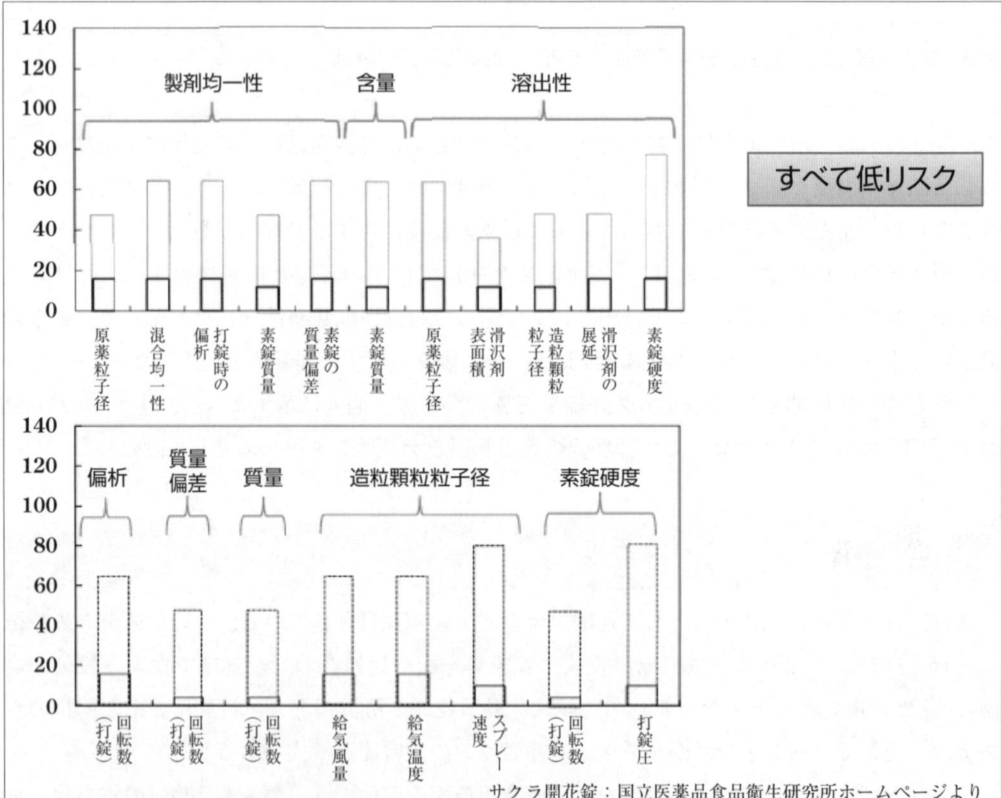

サクラ開花錠：国立医薬品食品衛生研究所ホームページより

図4　サクラ開花錠の管理戦略適用後のリスク評価

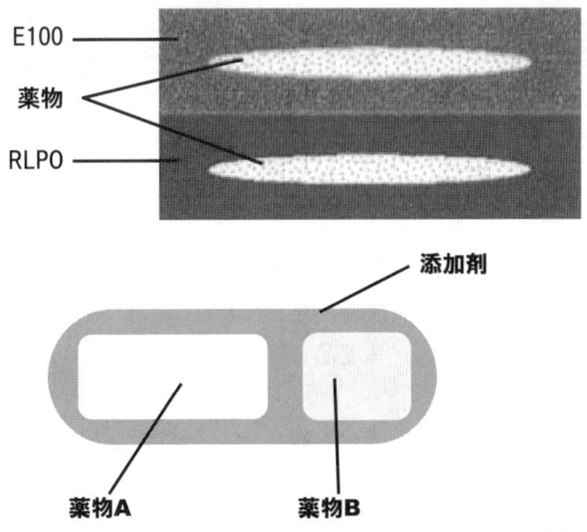

J. Control Rel., 66, 1–9, 11., Int. J. Pharm., 461(1-2), 105. より

図5 3Dプリンターで製造した複雑な錠剤例

しては，工程が連続しているためトラブル発生時のトラブル工程把握の難易度が上がること，PAT（Process analytical technology）工程管理が必須であることに加え，生産システム導入コストの課題がある。欧米のメガファーマでは一部の生産システムが連続システムに切り替わっているが，本邦においてはまだ研究開発段階である。

2015年8月に3Dプリント技術により製造した医薬品が世界で初めて承認された。これは，Aprecia社が開発した抗てんかん薬「レベチラセタム」（商品名「Spritam」）であり，1 gの原薬を含む口腔内崩壊錠となっている。乳糖あるいは結晶セルロース層に原薬溶液および結合液（Eudragit E100/Ethanol，RLPO/Acetone）の液滴を噴霧することにより製剤を製造する技術であり，複雑な構造を製作することが可能で，溶出制御も可能である[6]。

3Dプリント技術の利点として，シンプルな機器であること，原薬溶液噴霧するため含量バラツキがほとんどないこと，図5に示すような複雑な構造を持つ錠剤（高含量や複雑な放出制御可能）を作製できること，原薬量調節が可能であること，そしてシンプルな製造原理で再現性が高いこと等が挙げられる[6,7]。また将来的には，患者の性別，年齢，体重や検査データ，遺伝子情報等に合わせてテーラーメイドの医薬品を製造することなども可能となる。

7 あとがき

QbDに基づく製剤開発により，系統的な製剤の理解が進み，作業者や生産設備に依存しない，一定の高品質を担保できる製剤設計が可能になっている。開発した製剤を一番理解しているのは製剤研究者であり，良好な品質を担保するためのデザインスペースを設定できるのも製剤研究者である。製剤研究のゴールは承認・申請・上市であり，QTTPの達成と申請と生産を意識した製剤設計の実施が必要である。そのためには，患者思考を忘れないこと，Logic（論理）構築力を高めるために基礎学力レベルアップを図ること，積極的にチャレンジしていくことが重要である。

表　略語一覧

略語	正式名称	日本語訳
QbD	Quality by Design	
PLCM	Product Life Cycle Manegement	
PIB	Powder in Bottle	
PIC	Powder in Capsule	
BA	Bioavailability	生物学的利用能
QTTP	Quality Target Product Profile	目標製品品質プロファイル
CQA	Critical Quality Attributes	重要品質特性
CTD	Common Technical Document	
CPP	Certificate of Pharmaceutical Product	重要工程パラメータ
DS	Design Space	
RTRT	Real Time Release Testing	
CMA	Critical Material Attribute	重要物質特性
PAT	Process Analytical Technology	工程分析技術

参考文献

1）厚生労働省医薬品産業ビジョン2013資料編.
2）第19回APSTJ製剤技術伝承講習会要旨集，6（2015）.
3）第11回新製剤技術とエンジニアリングを考える会主催技術講演会要旨集，LCM戦略の潮流，（2013）.
4）サクラ開花錠モック分科会編　サクラ開花錠P2モック.
5）第32回粒子設計シンポジウム講演要旨集，4（2015）.
6）Katstr WE, et al., J. Contr. Rel., 66, 1（2000）.
7）Khaled SA, et al., Int. J. Pharm., 461, 105（2014）

Column　CMAアプローチをミディアムレアーのステーキの作り方で説明

CPPベースのQbDの場合，以下のような作り方になる。①5℃の冷蔵庫から和牛を取り出し，25℃に戻す。②オーブンを強火の目盛りに合わせ，焼き目がつくまで5分間焼く。③オーブンの目盛りを弱火に合わせ，1分間焼く。しかし，この方法では，肉の厚さやオーブンの能力が変化すると焼き上がりも変わってしまい，一流シェフと同じミディアムレアーのステーキができるとは限らない。一方，CMAベースのQbDを適用すると，①5℃の冷蔵庫から和牛を取り出し，25℃に戻すが，肉の内部の温度等をモニターし，一流シェフと同じ状態にする。②オーブンを使用し強火で焼くが焼き上がりは肉の内部の温度等をモニターし，一流シェフと同じ状態にする。③次に弱火で焼くが，同様に焼き上がりは一流シェフと同じ状態にする。このようなCMAアプローチとすることにより，誰でもどのようなオーブンでも一流シェフと同じミディアムレアーのステーキができる。

問　題

［第１問］ 固形製剤の品質設計に関する次の記述のうち，正しいものの組み合わせはどれか。

a フィルムコート錠の配合成分は配合安定性評価で配合性の良好だった添加剤から選択され，基本的に賦形剤，崩壊剤，結合剤，滑沢剤およびコーティング剤を配合し，必要に応じて流動化剤や着色剤等が配合される。

b 固形製剤に要求される重要な要素はバイオアベイラビリティー，安定性確保，均一性確保および無菌性確保である。

c 連続生産システムのメリットはスケールアップが不要なため，検討用，治験用および生産用すべての原薬の節約ができ，製造条件検討省力化・加速化が期待できること，および生産量の調整が自由にできることである。

d 日本で汎用されている錠剤の製法に流動層造粒法がある。その長所として，造粒乾燥が閉鎖系で一貫化できスケールアップが容易，流動性や含量均一性改善，錠剤硬度向上に有利，Quality by Design 構築が簡単なことなどがある。一方，短所として，造粒に時間がかかることがある。

e 難溶性薬物の溶解改善製剤の必要性が増加している。溶解改善の方法にはナノ粉砕，可溶性塩，固体分散体，油性溶液製剤および界面活性剤添加がある。

1（a，c）　2（a，e）　3（b，c）
4（b，d）　5（d，e）

［第２問］ Quality by Design（QbD）による製剤設計に関する次の記述の正誤について，正しい組み合わせはどれか。

a QbD に基づく製剤開発の多くは，品質目標プロファイル（QTTP）および重要品質特性（CQA）を設定し，管理戦略を適用しデザインスペースを構築し，リアルタイムリリースを実施する，Enhanced approach である。

b FDA のコンセプトは重要工程パラメータ（CPP）ベースのデザインスペース設計であった。しかし，実生産スケールでの検討を簡素化するために，サクラ開花錠では CMA ベースのデザインスペースを構築することとしている。

c サクラ開花錠では，基本的に，小スケールで重要品質特性（CMA）の特定と製法設計後のリスク評価を実施後，パイロットスケールで CPP の特定と検討後のリスク評価を実施する。

d 全ての CMA および CPP が低リスクとなるよう管理戦略を適用し，管理戦略適用範囲をデザインスペースとして設定する。

	a	b	c	d
1	正	正	誤	誤
2	誤	正	正	正
3	正	誤	正	誤
4	正	誤	誤	正
5	誤	誤	誤	正

［第3問］ 球形で粒子径の異なる原薬の平均粒子径をレーザー回折法と顕微鏡法で測定した場合，同じ値を示すか，異なる値を示すかについて，理由も含めて300字程度で説明せよ。

正解と解説

第1問

正解	2
説明	a 正 b 誤 固形製剤に要求される重要な要素はバイオアベイラビリティー，安定性確保および均一性確保である。無菌性確保は注射剤の重要な要素である。 c 誤 連続生産システムで節約できるのは研究用原薬であり，治験用と生産用は節約できない。 d 誤 QbD構築が簡単なのは直打法であり，流動層造粒法は工程が多く，QbD 構築は大変である。 e 正

第2問

正解	5
説明	a 誤 QbDに基づく製剤開発の多くは，Minimal approachであり，デザインスペースを構築しリアルタイムリリースを実施することを含むEnhanced approachはまだ少数である。 b 誤 サクラ開花錠では，一般的に製造機器には機器固有の機器定数が存在し，スケールアップによりCQAとCPPの関係が変化するため，CMAベースのデザインスペースを構築する。 c 誤 実生産スケールでCPPの特定と検討後のリスク評価を実施する。 d 正

第3問

正解説明	球形粒子であっても，平均粒子径をレーザー回折法と顕微鏡法で測定した場合，異なる値を示し，レーザー回折法>顕微鏡法となる。その理由は平均径の算出方法が異なるためである。一般的に，レーザー回折法では体積平均径（(個々の粒子径×個々の体積）の和／全粒子の体積）を算出するが，顕微鏡法では数平均径（個々の粒子径の和／粒子数）を算出するためである。体積は粒子径の3乗に比例することから，大粒子の寄与が大きくなり，体積平均径のほうが数平均径よりも大きな値を示す。

著者の略歴

1980年　北海道大学薬学部製薬化学科卒業

1982年　同薬学研究科薬学専攻修士課程修了，三共株式会社生産技術研究所入社

1994年　薬学博士（熊本大学）

1995年　英国ブラッドフォード大学留学（1年間）

2001年　製剤研究所研究第一グループ グループリーダー

2007年　第一三共株式会社製剤技術研究所 初期製剤研究グループ グループ長

2009年　DDS研究グループグループ長

2010年　製剤技術研究所長

2014年　第一三共プロファーマ株式会社　取締役　技術部長

2015年　第一三共プロファーマ株式会社　取締役　平塚工場長

現在に至る

固体分散体製剤技術による経口吸収性変動の抑制

尾上　誠良

POINT

薬物動態学的評価のポイント

薬物動態は薬物そのものの特性のみならず多くの外的・生理的要因にも大きな影響を受け，その結果としてしばしば臨床効果に大きな個体間変動を示す。特に消化管吸収は経口投与された薬物の薬効に関わる重要な役割を果たすが，薬物吸収には分子量，溶解性といった薬物の特性や胃の運動性，代謝酵素，トランスポーター，胃内pHといった生理的パラメータが関与している。特定の病態下ではこれらの生理的因子が大きく変動することが知られており，安定した薬物治療を提供するうえで解決すべき課題の一つとなっている。すでに製剤技術の適用によって部分的に動態変動を抑制することが可能となっているケースもあるが，そのような製剤デザインを行う際には，対象となる疾患の特徴や病態と候補化合物の生物薬剤学的特性を考慮したうえで適切な薬物動態試験条件を設定し，個体間変動の少ない製剤開発をアシストすることが重要となる。

1　はじめに

一般的に薬物の吸収は吸収部位の生理学的特徴や薬物そのものの物理化学的特徴等の影響を受けることが多く，慎重な投与形態デザインが必要とされる。経口投与は最も広く用いられており，服用方法が簡便であり，患者に大きな負担や違和感を与えない，さらにはさまざまな物性を持つ薬物に適用可能であることなど多くの利点を有している。その一方，経口投与では投与部位と吸収部位が離れており，薬物が吸収されるまでに消化管内の移動，薬物の溶解，消化管壁の透過，全身循環への移行を経なければならず，それゆえに体内動態や薬効の変動が大きく現れることがある。

特定の病態下では代謝酵素やトランスポーターの発現レベル変化など生理的ならびに組織学的要因により経口吸収性が変動することもあり，さらには消化管運動の変動に伴う胃内容排出速度（gastric emptying rate，GER）の変化は薬物の経口吸収に大きな影響を及ぼすことが報告されている。激しい疼痛や特定の病態などがGER低下の要因として挙げられる。多くの薬物の主たる吸収部位が小腸上部となるため，GERの顕著な変化は経口投与された薬物の吸収速度や吸収量に影響を与える重要な要因となる。また，GERの低下による経口吸収性変化は

表1　薬物の消化管吸収に影響を与えるさまざまな因子[1)]

薬物に由来する因子	製剤設計に由来する因子	患者に由来する因子
• 分子サイズ • 溶解度 • 分配係数 • 化学的・生物化学的安定性（代謝，加水分解等）	• 薬物放出特性 • 使用する賦形剤	• 摂取条件 • 疾患 • 年齢 • 民族 • 遺伝的要因 • Polymorphisms • 性別 • 生活・食習慣 • 薬歴

薬物の特性によりさまざまであり，例えば吸収部位が十二指腸のみであるriboflavinの吸収量は増大し，反対に胃内で分解されるbenzylpenicillinの吸収量は著しく減少することがよく知られている。特に，酸性薬物であるmeloxicamや難水溶性薬物であるgriseofulvinの吸収はGER低下により大幅に遅延する。また，経口投与時には消化管内の環境により薬物の溶解性が変化し，bioavailability（BA）が変動する場合がある。薬物の吸収に影響を及ぼす消化管内の生理的条件は個人差が大きく，年齢，食事および併用薬などによって大きく変動することが知られている（表1）[1)]。食事により，消化管内ではGER低下や胆汁分泌亢進，胃内pH上昇といった変化が生じる。特に低い溶解性と高い膜透過性を呈するbiopharmaceutics classification system（BCS）のclass Ⅱの薬物では溶解過程が消化管吸収の律速となるため，食事中の脂肪成分や胆汁酸による影響を受け可溶化された場合，溶解性およびBAが増大することが考えられる。

このように経口吸収性はさまざまな因子によって影響を受けやすく，それゆえ，同一の薬剤であっても患者の状態によって安定した薬効が得られないことがある。この命題を解決すべく多くの製剤研究が精力的に展開され，その結果，薬物の溶解性を高める製剤設計を行うことで経口吸収性の変動を部分的に抑制できることが明らかになりつつある[2)]。これまでに薬物の溶解性を向上させる試みとして固体分散体製剤[3)]，塩形成[4)]や準安定型など適切な原薬選択[5)]，微細化[6)]，microenvironmental pH-modifier[2, 7)]，エマルション[8)]やシクロデキストリン[9, 10)]などの各種製剤技術の適用が国内外で検討され，対象となる医薬品の物性と動態特性を考慮しつつ適切な可溶化技術が医薬品開発に積極的に適用されており，一部の製剤技術の戦略的応用によって経口吸収性の個体変動抑制に成功している。本章ではこれらの技術の中で特に固体分散体製剤に注目し，当該技術による医薬品開発の現状を概説し，経口吸収性変動抑制に関する基礎研究を紹介する。

2　固体分散体製剤

2.1　固体分散体の定義

Chiou & Riegelmanによれば固体分散体は，「溶融法，溶媒法，または溶融–溶媒法により調製された，固体状態で不活性な担体またはそのマトリックス中に，1種またはそれ以上の活性成分が分散したもの」と定義される[3]。多くの場合，担体に分散している薬物は非晶質状態であり，分子同士の相対的な位置関係は無秩序である。従って，結晶に比べて高エネルギー状態であるため分子運動性は高く，固体分散体製剤による溶出性の向上に大きく寄与する要因となっている[11]。固体分散体では薬物同士の相互作用が抑制され非晶質状態を保持しやすく，また，ポリマーとの相互作用により非晶質製剤の再結晶化を防ぐことが可能である[12]。微細結晶である薬物に対しても，固体分散体は薬物同士の凝集を抑制し溶媒への再分散性を向上することにより，微細化の長所を活かすことに有用である[13]。すなわち，固体分散体製剤技術によって粒子径の減少やぬれ性の向上が実現し，さらには含有薬物の非晶質状態の維持により物理化学的安定性の向上も期待できる[14]。

2.2　固体分散体製剤技術による薬物動態の改善

ぬれ性向上とそれに伴う体内動態改善を指向して多くの難水溶性化合物に固体分散体製剤技術の導入が検討されており，対象となる化合物は医薬品から機能性食品素材まで多岐にわたる（表2）[5]。例えば塩基性薬物Itraconazole（ITZ）は中性付近では極めて低い溶解性を示しているが，固体分散体製剤技術によってその溶解速度は改善し，使用するポリマーによっては過飽和状態を維持することができる。ITZをラットに経口投与した際には，原薬（結晶）と比べてC_{max}と生物学的利用率がそれぞれ約10～12倍程度向上している。また，両性イオン化合物BMS-488043（Bristol-Myers Squibb）を対象にポビドンを用いて調製した固体分散体製剤をイヌに経口投与した際，原薬を湿式粉砕して得た微細結晶と比べても約15～18倍高いC_{max}を実現している。例示した中で特に顕著な体内動態改善を実現しているのがER-34112（Eisai）の固体分散体製剤であり，これはヒプロメロースを用いて調製されている。本製剤はイヌに経口投与した際に原薬（結晶）と比べてC_{max}が82倍，生物学的利用率が約114倍も増大しており，固体分散体製剤技術とのマッチングが極めて良好なケースである。体内動態の改善度合いについては各化合物によって大きく異なっているが，これは使用するポリマーの種類，得られた製剤の形状・サイズや実験する動物種の違いに加えて，膜透過性や代謝安定性をはじめとする化合物固有の生物薬剤学的特性にも起因するものと考えられる。消化管における薬物の吸収が溶解律速である場合において薬物の溶解速度が向上すれば，みかけの吸収速度定数増大に伴うT_{max}の短縮に寄与し，それによって速い薬効発現が期待できる。一方，みかけの吸収速度定数増大は過剰なC_{max}向上にもつながるため，安全域の狭い薬物を取り扱う際には注意が必要となる。

2.3　固体分散体製剤技術を用いた製品開発

固体分散体製剤は物理・生物薬剤学的な観点で多くの長所を持つことから難水溶性薬物の溶解性改善技術として有用であると考えられており，基礎研究に留まらず，応用研究開発の成果としてITZやNimodipinをはじめとして多くの薬物が固体分散体製剤としてすでに上市されている（表3）[5, 15]。一部の薬剤はカプセル剤として上市されているが，臨床で使用されている多くの固体分散体製剤は錠剤である。固体分散体製剤に使用されているキャリアーは対象薬剤に

表 2　固体分散体製剤技術による難水溶性薬物の薬物動態改善

	Solubility in water	pK_a (acid/base)	BCS class	PK parameters after oral administration
ABT-963 (Abbott)	16 μg/mL	N/A	N/A	C_{max}: 1.9-fold ↑; AUC: 1.9-fold ↑ (vs. crystalline API) in dogs
Albendazole	1 μg/mL (pH 6.0)	2.68 (base), 11.83 (base)	II/IV	C_{max}: 2.8-fold ↑; $AUC_{0\text{-}24h}$: 3.9-fold ↑ (vs. physical mixture) in rabbits
AMG 517 (Amgen)	≦7 μg/mL (pH 2–7) ≦0.3 μg/mL (pH 7.1)	Low (base)	N/A	C_{max}: 1.5-fold ↑; $AUC_{0\text{-}inf}$: 1.6-fold ↑ (vs. micronized API suspension) in monkeys
Benzimidazole derivative (Bristol-Myers Squibb)	<1 μg/mL (pH 3.5–5.5) ~100 μg/mL (pH 1.3–1.6)	~5.5 (base)	N/A	BA: 21.0-fold (vs. crystalline API, 7–10 μm) in dogs
Benzopyrimidine derivative (Novartis)	30 μg/mL (pH 1) ≦3 μg/mL (pH 3–9)	2.9 (base), 10.0 (base)	N/A	BA: 7.0-fold ↑ (vs. crystalline API with poloxamer 188) in dogs
BMS-232632 (Bristol-Myers Squibb)	N/A	4.7 (base)	II	C_{max}: 7.8-fold ↑; $AUC_{0\text{-}\infty}$: 3.4-fold ↑ (vs. crystalline API) in rats
BMS-488043 (Bristol-Myers Squibb)	40 μg/mL (pH 4–8)	2.6 (base), 9.3 (acid)	II	C_{max}: 15.0–18.0-fold ↑; $AUC_{0\text{-}24h}$: 7.0–9.0-fold ↑ (vs. wet-milled crystalline API) in dogs
Carbamazepine	170 μg/μL	–	II	C_{max}: 3.5-fold ↑; $AUC_{0\text{-}\infty}$: 2.0-fold ↑ (vs. pure drug) in rabbits
Danazol	10 μg/mL	–	II	C_{max}: 2.1-fold ↑; $AUC_{0\text{-}24h}$: 2.3-fold ↑ (vs. physical mixture) in mice C_{max}: 1.9-fold ↑; $AUC_{0\text{-}24h}$: 3.8-fold ↑ (vs. physical mixture) in mice
ER-34122 (Eisai)	≦0.01 μg/mL (pH 2–8)	N/A	N/A	C_{max}: 82.0-fold ↑; $AUC_{0\text{-}24h}$: 113.5-fold ↑ (vs. crystalline API) in dogs
Ibuprofen	53 μg/mL (pH 1.2) 433 μg/mL (pH 5.5) 2,010 μg/mL (pH 6.8)	4.5 (acid)	II	C_{max}: 10.0-fold ↑; AUC: 10.2-fold ↑ (vs. crystalline API) in rats
LAB687 (Novartis)	0.17 μg/mL	–	II	C_{max}: 6.3-fold ↑; $AUC_{0\text{-}48h}$: 10.1-fold ↑ (vs. micronized API) in dogs
Mebendazole	0.95 μg/mL	N/A	II	C_{max}: 3.0-fold ↑; $AUC_{0\text{-}8h}$: 5.9-fold ↑ (vs. physical mixture) in rabbits
MFB-1041 (Roussel Morishita/Ajinomoto)	1.2 μg/mL	N/A	N/A	AUC: 6.0–16.9-fold ↑ (vs. crystalline API) in dogs
Nimodipine	3.86 μg/mL 8.4 μg/mL (0.1M HCl)		II	C_{max}: 2.7-fold ↑; AUC: 2.9-fold ↑ (vs. crystalline API) in dogs
Probucol	5 ng/mL	13.5 (acid)	N/A	BA: 5.7–38.2-fold ↑ (vs. crystalline API) in rabbits
Ritonavir	400 μg/mL (0.1N HCl) 1 μg/mL (pH 6.8)	1.76 (base), 2.56 (base)	II	C_{max}: 14.9-fold ↑; $AUC_{0\text{-}\infty}$: 6.1-fold ↑ (vs. crystalline API) in rats C_{max}: 13.7-fold ↑; $AUC_{0\text{-}\infty}$: 22-fold ↑ (vs. crystalline API) in dogs
Tacrolimus	1–2 μg/mL	–	II	C_{max}: 10.0-fold ↑; $AUC_{0\text{-}8h}$: 9.9-fold ↑ (vs. crystalline API) in dogs

API, active pharmaceutical ingredient; AUC, area under the curve of plasma or serum concentration vs. time; BA, bioavailability; C_{max}, maximum concentration; IR, immediate-release; N/A, not available; PK, pharmacokinetic. Reprinted with some modifications from *International Journal of Pharmaceutics*, 420 (1), Y. Kawabata *et al*., Formulation design for poorly water-soluble drugs based on biopharmaceutics classification system: Basic approaches and practical applications, 1–10, Copyright (2011), with permission from Elsevier.

表3　上市された固体分散体製剤の例

Active ingredients	Trade name	Developer	Year of approval (FDA)
Griseofulvin	Gris-PEG®	PEDINOL	1975
Nabilone	Cesamet®	MEDA PHARMS	1985
Nimodipine	Nimotop®*	BAYER	1988
Nilvadipine	Nivadil®	ASTELLAS	1989**
Itraconazole	Sporanox®	JANSSEN	1992
Tacrolimus	Prograf®	ASTELLAS	1994
Troglitazone	Rezulin®*	PFIZER	1997
Rosuvastatin calcium	Crestor®	ASTRAZENECA	2003
Liponavir / Ritonavir	Kaletra®	ABBOTT	2005
Etravirine	Intelence®	TIBOTEC	2008
Ritonavir	Norvir®	ABBOTT	2010
Everolimus	Certican® / Zortress®	NOVARTIS	2010

FDA, U.S. Food and Drug Administration; * 米国で取り扱い中止となったもの；**, 日本での承認年度.
Reprinted with some modifications from *International Journal of Pharmaceutics*, 420 (1), Y. Kawabata *et al.*, Formulation design for poorly water-soluble drugs based on biopharmaceutics classification system: Basic approaches and practical applications, 1–10, Copyright (2011), with permission from Elsevier

よって異なり，多くの場合においてヒドロキシプロピルセルロース，ヒプロメロース，そしてヒプロメロース酢酸エステルコハク酸エステルなどのセルロース誘導体，マクロゴール，ポビドンなどのポリマーである。臨床使用に向けて現在開発が進められている固体分散体製剤も数多く存在し，その中には点鼻剤や吸入製剤など経口投与剤以外のものも含まれており，今後さらに固体分散体製剤が拡充するものと期待される。

3　固体分散体製剤による個体間薬物動態変動の抑制

3.1　低酸症／無酸症状態における薬物動態変動

薬物吸収には分子量，溶解性といった薬物の特性や胃の運動性，胃内pHといった生理的パラメータが関与し，生理的パラメータを変動させる要因の一つに加齢が挙げられる。近年，わが国では急速に高齢化が進展しており，2010年の高齢化率は23.0％となっている。加齢により消化管の消化機能として，胃酸分泌の変化を受けやすく，高齢者では低酸症をきたしやすいことが知られている。一般に正常な胃のpHは2以下であるが，低酸症患者において，胃内pHは2以上に増加する。その結果，pH依存的溶解性を持つ薬物では，胃内環境が薬物吸収に大きく影響して期待する薬効が得られないことがある。

例えば，前出のITZはトリアゾール系抗真菌薬であり幅広い抗菌スペクトルを持つことから各種真菌症の治療・易感染状態における真菌症の予防などに汎用されているが，ITZは塩基性薬物であることからpH依存的溶解性を有し，その吸収は食事や胃酸分泌により大きな影響を受けることが知られている。それゆえ，胃酸分泌抑制剤の服用患者や胃酸分泌が減少した高齢者において十分な血中濃度が得られず治療に支障をきたすことがある。また，胃内pHを低下させる酸性飲料の服用でITZの血中濃度の上昇が得られ，逆に制酸剤を投与して胃内pHが上

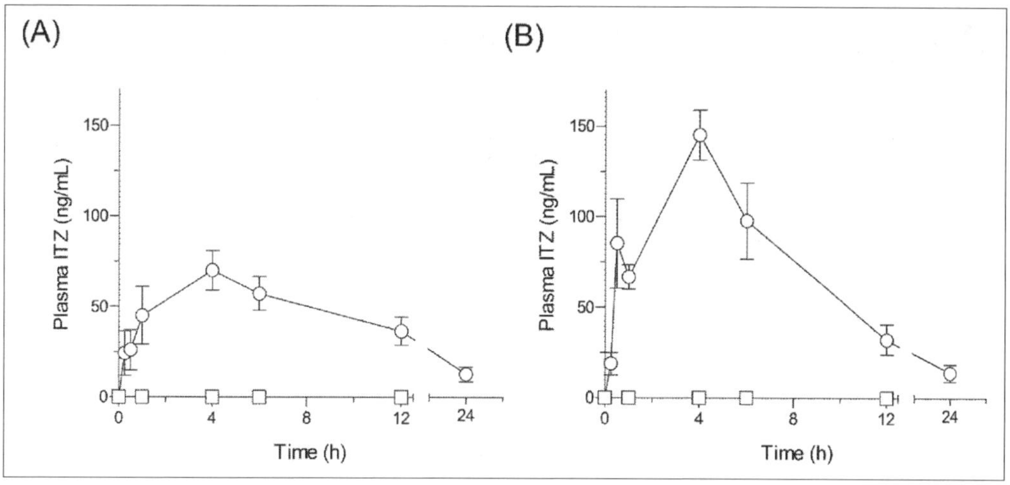

図1 ラット血漿中のITZ濃度

(A) 正常ラット, (B) オメプラゾール (30 mg/kg) 処置ラット. □, crystalline ITZ (10 mg/kg, *p.o.*) ; ○, SMSD/ITZ (10 mg-ITZ/kg, *p.o.*). データは平均値±標準誤差 (n=6).

昇した状態ではITZのAUCは健常人と比較して約70%低下する。

そこで筆者らのグループはこの問題を解決すべくpH非依存的溶解特性を持つ両親媒性ポリマーSoluplus®を用いて自己ミセル形成型固体分散体self-micellizing solid dispersion (SMSD) を調製した[16]。SMSD/ITZはITZに比較し酸性条件下および中性条件下において優れた溶出挙動を示し, 水へ分散後のSMSD/ITZは平均粒子径が約130 nmの微細なミセルを形成した。正常ラットおよびオメプラゾール処置による低酸症モデルラットに対し, crystalline ITZ, SMSD/ITZ (10 mg-ITZ/kg) を経口投与したのち血中濃度を経時的にモニタリングした (図1), 両ラットにおいてcrystalline ITZは定量限界であったのに対し, SMSD/ITZは正常ラットにおいてC_{max}が79.1 ng/mL, $AUC_{0\text{-}6h}$は300.5 h･ng/mL, 低酸症モデルラットではC_{max}が145.3 ng/mL, $AUC_{0\text{-}6h}$は649.6 h･ng/mLと大幅な経口吸収性の改善を認めた。PK profileと溶出試験の結果からミセル形成による溶解性改善が経口吸収性改善に寄与したと考える。本結果より本製剤技術は中性付近でのITZの溶解性改善をもたらし, 低酸症状態下での経口吸収性向上に寄与したと考える。胃内環境の変化に伴うITZの経口吸収性低下を抑制したことは, 患者間における治療効果のバラツキを抑える有用な投与形態の開発に結実すると期待する。

3.2 食事による薬物動態変動

ITZはpHに依存した溶解特性を有するため, 経口吸収性が消化管内の生理的条件によって大きく変動する。食事がもたらす消化管内pHや胃内滞留時間の変動, 胆汁酸分泌による薬物の可溶化は, ITZの溶解性, 経口吸収性や作用のバラツキを引き起こす可能性があり臨床使用上の問題となっている。そこで前節で紹介したSMSD技術を用いることにより, 食事によるITZの経口吸収性変動回避が可能か否かを検証した。Crystalline ITZとSMSD/ITZを対象に空腹時および摂食時人工胃液 (Fasted-state simulated gastric fluid : FaSSGFおよびFed-state

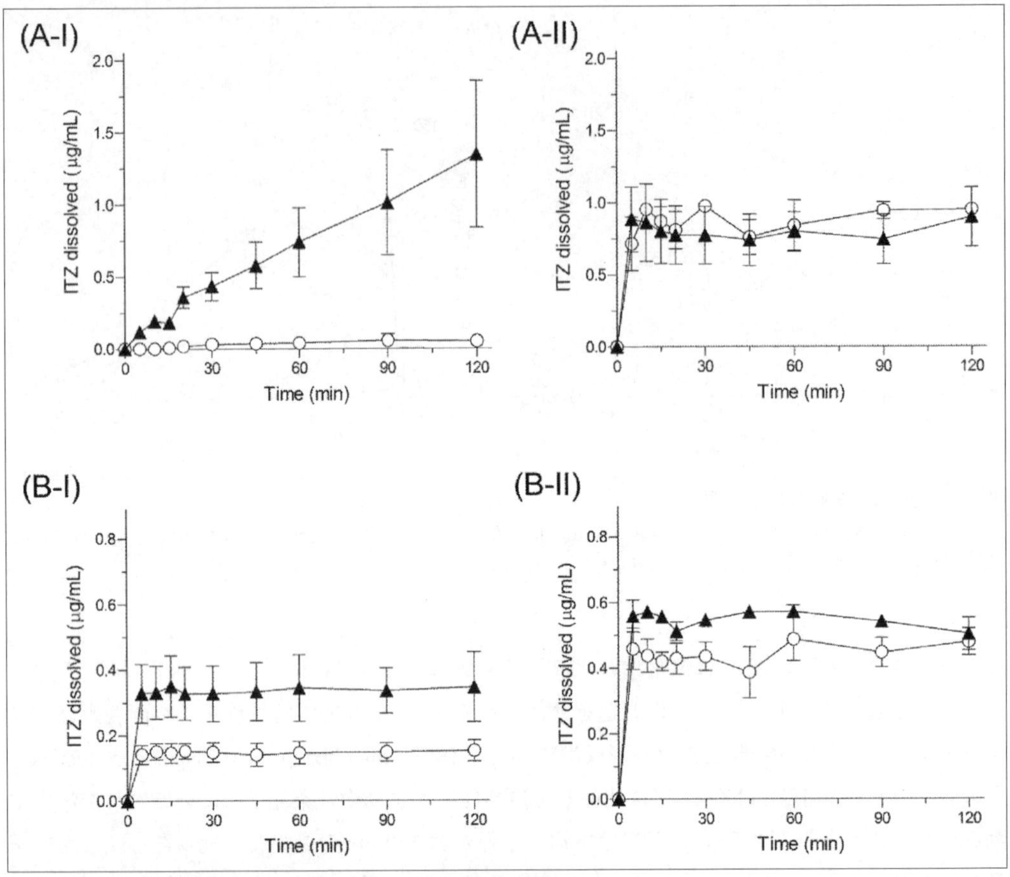

図2　人工胃液・腸液中におけるITZサンプルの溶出挙動

(A-I) Fasted-state simulated gastric fluid (FaSSGF, pH1.6), (A-II) Fed-state simulated gastric fluid (FeSSGF, pH5.0), (B-I) Fasted-state simulated intestinal fluid (FaSSIF, pH6.5), (B-II) Fed-state simulated intestinal fluid (FeSSIF, pH6.5). ▲, SMSD/ITZ; and ○, crystalline ITZ.

simulated gastric fluid：FeSSGF），人工腸液（Fasted-state simulated intestinal fluid：FaSSIFおよびFed-state simulated intestinal fluid：FeSSIF）を用いて溶出性を評価した（図2）。また，絶食および高脂肪食摂取ラットを用いた薬物動態評価を行い，食事がITZの経口吸収性に与える影響を精査した。Crystalline ITZのFeSSGF中における溶出量はFaSSGFに比し9倍に上昇し，crystalline ITZの溶出特性は食事に伴う消化管内の環境変化に大きな影響を受けた。すなわち，crystalline ITZはFeSSGF中に含まれる脂肪成分への溶解およびタンパク質との相互作用により溶解性が増大したものと考える。一方，SMSD技術の適用はFaSSGF中におけるITZの溶出挙動を大幅に改善し，興味深いことにFaSSGFおよびFeSSGF中におけるITZの溶出量は同程度であった。SMSD/ITZはFaSSIFおよびFeSSIF中においても同様に，試験液の違いによるITZ溶出量の変動を抑制する傾向を示したことから，Soluplus®のミセル形成に伴うITZの溶解性改善は，食事によるITZ溶出量の変化を軽減すると考える。高脂肪食摂取ラットにおけるcrystalline ITZ経口投与（30 mg/kg）時のBAは絶食ラットに比し13倍，C_{max}は15倍にまで上昇した。一方，SMSD/ITZ経口投与（10 mg-ITZ/kg）ではcrystalline ITZに比し絶食および高脂肪食摂取ラットにおいてBAがそれぞれ27倍，2.2倍高値を示した。SMSD/ITZでは摂食に伴うBA上昇は1.1倍にとどまり，食事の有無によらず同様のBA，C_{max}を示した。すなわち，SMSD/ITZはITZの溶解性改善により空腹時であっても高い血中ITZ濃度推移を示し，食事による顕著な経口吸収性の変動を受けない投与形態であることを示唆した。

3.3 疼痛時における薬物動態変動

非ステロイド性消炎・鎮痛剤（Non-steroidal anti-inflammatory drugs，NSAIDs）は疼痛の緩和により患者のQOLを向上させ，臨床上最も使用頻度の高い鎮痛剤である。しかし，激しい疼痛時には副交感神経が抑制され，消化液分泌および消化管運動抑制に伴いGERが低下するため，NSAIDsの著しい経口吸収遅延が報告されている。酸性NSAIDsであるibuprofenやmeloxicamを用いた動物実験では，これら薬物の酸性条件下における溶解性を向上させ，GER低下による吸収遅延を改善できており，すなわち溶解性改善技術の適用は吸収遅延回避にも有用であると考えられる。広く使用されているNSAIDsにcelecoxib（CEL）が挙げられ，CELはCOX-2選択的阻害剤であるため，潰瘍性の副作用が極めて少なく優れた薬効を示し，関節リウマチおよび急性疼痛などに適用される。これまで，激しい疼痛による経口吸収遅延の報告は酸性NSAIDsのみでされているのに対してCELは中性化合物であるが，水に対する溶解度が5 μg/mL以下と難水溶性であるため，激しい疼痛による消化液分泌およびGER低下時には経口吸収遅延が懸念される。

そこで筆者らのグループでは，第4級アミンの抗コリン薬であるpropantheline（PPT）処置により，迷走神経抑制に起因する消化液分泌，消化管運動抑制およびGER低下などの消化管機能低下を引き起こした動物モデルを作成し，疼痛下消化管運動抑制時におけるCEL吸収遅延の解析および溶解性改善技術による改善を試みた。両親媒性グラフトコポリマーであるSoluplus®を用いて凍結乾燥法によりSMSD/CELを調製し，各種物性およびPPT投与ラットにおける経口吸収性の精査を行った。SMSD/CELは水中において平均粒径153 nmのミセルを形成し，CELと比して酸性条件下における高い溶出挙動を示した。赤外分光学的解析により，CELのsulphonyl基およびSoluplus®のvinylcaprolactam 基間における分子間相互作用の存在を示唆し，本相互作用が製剤中CELの非晶質状態維持およびミセル内への封入に寄与するものと推察した。PPT投与ラットにおけるCELの$AUC_{0\text{–}4h}$は，正常ラットと比して12%にまで減少し，すなわち消化液分泌，消化管運動およびGER低下がCEL吸収性低下に大きく寄与することを明らかとした。PPTによる消化管運動抑制時では，難水溶性薬物のGERが極めて遅くなるため，PPT投与ラットにおけるCELのほとんどが小腸まで移行せずに溶解が低下したと考える（図3）。CELは溶解度が5 μg/mLと低く吸収が溶解律速であるため，PPT投与ラットでは正常ラットと比してCELの溶解量減少により吸収性低下が起きたと推測する。一方で，SMSD/CELにおいて$AUC_{0\text{–}4h}$の低下を同様に評価したところ40%程度の低下率となり，すなわちCELと比して3.3倍の改善を認めた。また，PPT投与ラットにおけるSMSD/CELの$BA_{0\text{–}4h}$はCELと比して9倍となった。CELに対するSMSD技術の適用はCELの酸性条件下における溶解性およびPPT投与ラットにおける経口吸収性改善を示し，SMSD/CELは激しい疼痛時に

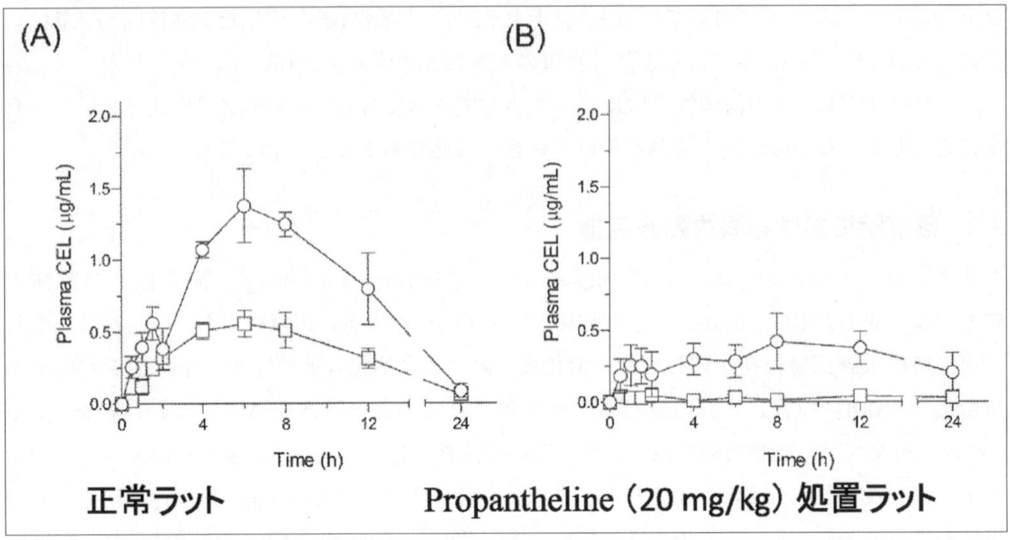

図3　ラット血漿中の CEL 濃度
□，crystalline CEL（5 mg/kg，*p.o.*）
○，SMSD/CEL（5 mg-CEL/kg，*p.o.*）
データは平均値±標準誤差（n＝4）

も鎮痛作用を効果的に発現する有用な投与形態の1つとなる可能性がある。

4 おわりに

安定した薬物療法を考えるとき，対象薬物の経口吸収性はもちろんのこと，薬物動態の変動は無視できない要素の一つである。患者の病態，薬歴，生理的特徴をはじめ消化管環境に影響する変動因子は枚挙にキリがないが，薬物の溶出特性という観点でみれば適切な原薬形態の選択や製剤技術開発によって一部の薬物動態変動は部分的に抑制できるものと考えられる。本章ではその解決法の一つとして固体分散体製剤を取り扱ったが，他の既存可溶化技術を戦略的に適用することによって同様に個体間薬物動態変動を抑制できる可能性があり，今後の発展が期待される。そのためには，対象となる薬物の薬理・動態プロフィール，患者の病態，そして物理薬剤学的知識を有する各専門家の相補的連携が必須であることはいうまでもなく，適切な製剤技術の導入によって薬物動態の変動を抑制し安定した薬物治療実現に結実するものと強く期待する。

参考文献

1）Koziolek M, et al., Adv Drug Deliv Rev, 101, 75（2016）
2）Onoue S, et al., Int J Pharm, 426, 61（2012）
3）Chiou WL, et al., J Pharm Sci, 60, 1281（1971）
4）Serajuddin AT. Adv Drug Deliv Rev, 59, 603（2007）

5) Kawabata Y, et al., Int J Pharm, 420, 1 (2011)
6) Horter D, et al., Adv Drug Deliv Rev, 46, 75 (2001)
7) Taniguchi C, et al., Expert Opin Drug Deliv, 11, 505 (2014)
8) He CX, et al., Expert Opin Drug Deliv, 7, 445 (2005)
9) Loftsson T, et al., J Pharm Sci, 85, 1017 (1996)
10) Brewster ME, et al., Adv Drug Deliv Rev, 59, 645 (2007)
11) Okonogi EYS, et al., Drug Dev. Ind. Pharm, 23, 1115 (1997)
12) Tobyn M, et al., J Pharm Sci, 98, 3456 (2009)
13) Kawabata Y, et al., Eur J Pharm Sci, 39, 256 (2010)
14) Vasconcelos T, et al., Drug Discov Today, 12, 1068 (2007)
15) Oshima T, et al., Chem Pharm Bull (Tokyo), 55, 1557 (2007)
16) Kojo Y, et al., Eur J Pharm Sci, 97, 55 (2017)

Column　製剤設計のこれから

製剤技術を用いて経口投与される医薬品あるいはその候補化合物の生物薬剤学的特性向上を試みるとき，その目的の多くは消化管吸収性の向上や初回通過効果の回避ではないだろうか。しかし，真に安定した薬物治療を実現するためには単なる経口吸収性向上やそれに伴う薬理効果の増大だけでは必ずしも十分ではなく，薬物動態学・薬理学的に個体間変動の少ない製剤開発も重要な課題であろう。さて，近年では医薬品の生物薬剤学的特性評価において生体環境を熟考したシミュレーションが積極的に活用されている。すなわち，被験化合物の膜透過性，溶解性，消化管腔内および粘膜中での安定性，そして消化管内での移動特性をはじめとする各種パラメータを正確に把握し，それらを反映した適切な創薬展開ならびに投与形態開発が可能になりつつある。新薬開発の成功確率が低下の一途をたどる昨今，創薬・創剤開発におけるさまざまな観点での高効率化が急務の課題となっており，このようなシミュレーション技術を効果的に活用することで個体間変動の少ない製品開発に結実することを期待したい。

問　題

［第1問］　薬物の生体膜輸送に関する次の記述について，正しいものの組み合わせはどれか。

a　単純拡散による輸送速度は薬物濃度差に比例するが，促進拡散では飽和性が認められる。

b　単純拡散による輸送は生体エネルギーを必要とする。

c　単純拡散および促進拡散にはトランスポーターは関与しない。

d　単純拡散および促進拡散では薬物の濃度勾配に従って輸送されるが，能動輸送では濃度勾配に逆らって輸送される場合がある。

e　単純拡散および促進拡散の場合には構造類似体の共存による影響を受ける。

1（a，b）　2（a，d）　3（b，e）
4（c，d）　5（d，e）

［第2問］　単純拡散による薬物の生体膜透過に関する次の記述について，正しいものの組み合わせはどれか。

a　脂溶性薬物は，水溶性薬物と比べて透過性が低い。

b　イオン形薬物は，非イオン形薬物と比べると透過性が低い。

c　透過速度はFickの式で表される。

d　高分子薬物は，低分子薬物と比べて透過性が高い。

e　構造類似薬物の共存によって，透過速度は低下する。

1（a，b）　2（a，c）　3（b，c）
4（c，d）　5（d，e）

［第3問］　薬物の消化管吸収に関する次の記述について，正しいものの組み合わせはどれか。

a　多くの薬物は胃で良好に吸収されるので，胃内容排出速度の変化により吸収が影響を受けることがない。

b　弱塩基性薬物の単純拡散による吸収は，一般に消化管内のpHが高い方が良好である。

c　経口投与された弱酸性薬物の多くは，胃で溶解した後に小腸で析出することによって吸収不良になる。

d　アンピシリンは膜透過性が低いため，吸収改善を目的とした脂溶性プロドラッグが開発されている。

e　リボフラビンは脂溶性が高く，小腸全体から良好に吸収される。

1（a，e）　2（a，c）　3（b，c）
4（b，d）　5（d，e）

正解と解説

第1問

正解	2
説明	a　正 b　誤　生体エネルギーを必要としない。 c　誤　単純拡散にはトランスポーターは関与しない。 d　正 e　誤　単純拡散の場合には構造類似体の共存による影響を受けない。

第2問

正解	3
説明	a　誤　脂溶性薬物の方が透過性が高い。 b　正 c　正 d　誤　分子量が大きいほど単純拡散では吸収されにくくなる。 e　誤　複数の薬物が存在してもそれぞれの薬物の透過速度は変化しない。

第3問

正解	4
説明	a　誤　多くの薬物は小腸で吸収される。 b　正 c　誤　小腸の pH は 5～8 であり，小腸では溶解したままであるので，析出による吸収不良は起こりにくい。 d　正 e　誤　リボフラビンは水溶性が高いが，担体を介して十二指腸から良好に吸収される。

著者の略歴

1998年　岡山大学大学院 薬学研究科修了

2007年　ファイザーより静岡県立大学 薬学部 薬物動態学分野 講師に就任

2010年　同准教授

2014年　同教授

受賞歴：日本薬学会 東海支部 学術奨励賞（2011年），日本薬剤学会 奨励賞（2012年），日本ペプチド学会 奨励賞（2012年），日本毒性学会 技術賞（2013年），日本薬物動態学会 奨励賞（2014年）

経口製剤のバイオアベイラビリティと生物学的同等性

村主　教行

POINT

経口製剤のバイオアベイラビリティ（BA）のポイント

医薬品の使命は，病気を治療することであり，原薬だけでは単なる化合物で，製剤になって医薬品となる。薬物の特性に応じて剤形そして添加剤を選び，その薬理作用が最適に発揮されるよう製剤設計をする。

BAの定義は種々考えられるが，有効成分を作用部位に送達させる能力がbioavailabilityであり，病気を治療する能力ともとらえることができる。医薬品（製剤）を製造するときは，BAが変わらないように造らなければならない。これが生物学的同等性（BE）の担保となる。製剤を造るというのは，製剤に治療能力を込めることであると考えている。

1 はじめに

バイオアベイラビリティ（BA）というのはとらえにくい概念で，BAを比較するBEもとらえにくい概念になる。

最近，ICHにおいてBCS-based biowaiverが，国際調和しヒトBE試験を減らし患者の新薬恩恵享受を迅速化することを目指し新トピックスM9として取り上げられ[1]，日本でも導入検討がされている。筆者がBCS-based biowaiverを解説する講演を初めて聞いたのは，2001年にコペンハーゲンで開催されたEUFEPS World Conference Drug Absorption and Drug Deliveryでの発表で，FDAのA. Hussain博士の“Experience with BCS to other uses in drug development and regulatory decision”とPfizerのJ. A. Cock博士の“Opportunities for Implementation of the BCS in the drug development and regulatory review process”であった。このときのBCS-based biowaiverについての印象は，“2つの製剤がともに，薬物が胃内で速やかに溶解し，かつ，消化管での吸収が速やかであれば生物学的に同等とみなすのはもっともであるが，血中濃度でBEの判定基準を満たすことは必ずしも保証していないのではないか？”であった。つまり，薬物が胃から排出される前にほとんどが溶解し，使用されている添加剤がBAに影響しなければ，薬物の吸収速度は胃排出速度で決まるので，2つの製剤のBAに差がないとするのは道理にかなっていると考えるが，BEの判定基準である血中濃度プロファイルが類似している（90%信頼区間による判定を満たしている）ことを保証しておらず不合理を感じた。筆者がBCS-based biowaiverを是とするには，この不合理を解消する“道理”が必要であった。

日本のBE試験ガイドラインの創案者の一人である鹿庭なほ子博士の“バイオアベイラビリティは製剤の消化管における薬物放出能力である”[2]を製剤分野からとらえた経口剤のBAの的を射た表現と紹介した[3]。日本製薬工業協会 品質委員会 製剤研究部会としてのBCS-based biowaiverの草案を作成する機会があり，後述するproportionality-based, IVIVC-based biowaiversとともに，その妥当性を考えたとき，経口製剤のBE試験の本質は「ヒト消化管を使った溶出試験」であり消化管内での溶出同等性でもって治療学的同等性を保証するものであるとの“道理”を立てれば，biowaiversも，さらには，ほかのBE試験についてしっくりしなかった点も合点がいくようになった。本稿は，個人的な見解による説明であるが，製剤開発，製剤・製造法を変更するときのBA/BEを考えられる際に役立てばと考えている。

2 医薬品は製剤

原薬だけでは薬にならない。製剤になって医薬品になる。薬という用語が，原薬と医薬品の両方の意味で使われているが，原薬は薬の本質（drug substance）であり製剤（drug product）となって医療に使われるという意味合いになる。薬剤の「剤」は，製剤の「剤」であり，原薬の意味では使えない。原薬（有効成分）の作用部位に到達する速度および量を製剤にすることで最適化するのが「薬剤学」であり，有効性・安全性に優れた製剤を医薬品にするのが「製剤学」であると考える。

ピボタル臨床試験（第3相）で医薬品の有効性・安全性が確認されるが，この「有効性・安全性」は製剤の「有効性・安全性」であって，原薬の「有効性・安全性」ではない。医薬品という「薬剤」の中には製剤・医療（患者情報，医療倫理）・規制などに関する数多くの情報が詰まっている。製剤に関して，処方設計，製造方法検討，包装設計，安定性データ，工業化研究など製剤開発の過程で得られた知識・技術・情報が「薬剤」の中に込められているのである。

3 経口剤の製剤設計

経口剤の処方開発，製造法開発については，多くの成書があるので概略を述べる。経口投与製剤の製剤設計において考慮すべき主な要因を図1に示す。このような多くの情報に基づき，製剤開発がなされる。製剤側でBAに及ぼす要因は，図1下部に記載した原薬の物理化学的性質，剤形，使用する添加剤，製造法等になる。薬物の特性に応じて剤形そして添加剤を選び，その薬理作用が最適に発揮されるよう製剤設計をする。経口製剤に使用される添加剤の主な種類と配合目的を表1に示す。添加剤の代表例を右欄に記載したが，各配合目的の添加剤は数多くあり[5]，また，選択する添加剤は採用される製造法（使用可能な設備）にも関係するが，組み合わせを考えると無数になる。原薬に適した処方・製造法は1つだけではなく，これらの選択は，原薬と添加剤の配合性や製剤設計者の裁量により決まることになる。経口製剤の一般的

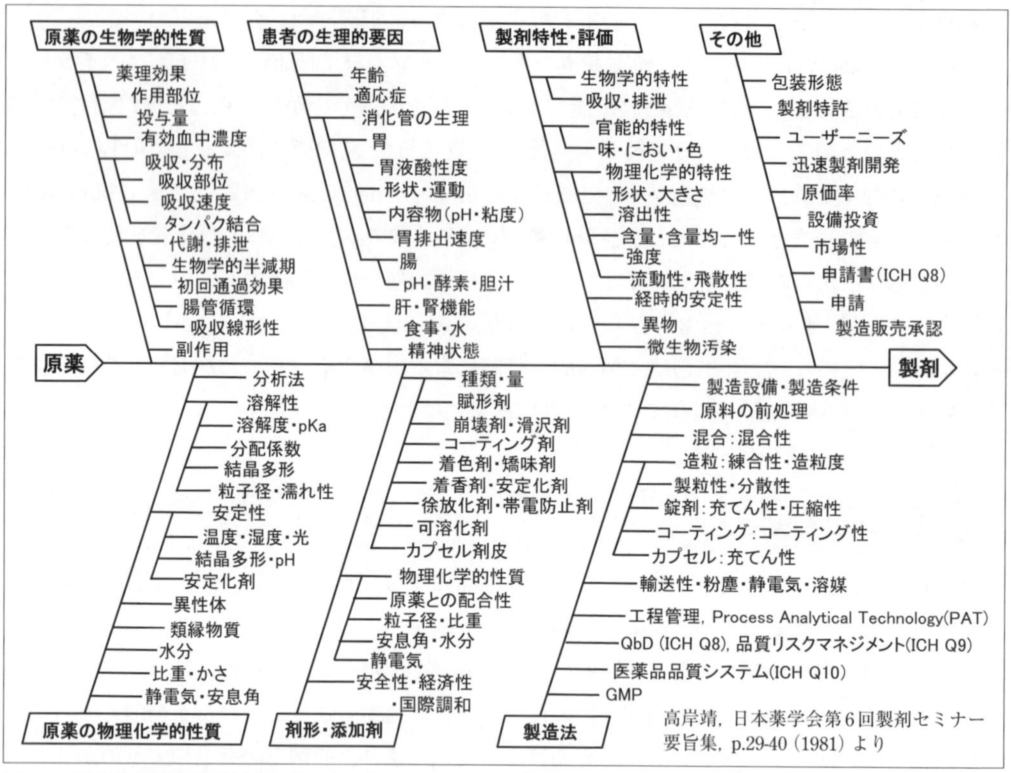

図1　経口投与製剤の製剤設計において考慮すべき主な要因

表1　経口製剤に使用される添加剤の種類と配合目的

種類	配合目的	代表例
賦形剤	製剤の形状賦与	D-マンニトール, 結晶セルロース
結合剤	成分粒子を結合させ造粒を促す	ヒドロキシプロピルセルロース
崩壊剤	消化管内での製剤の崩壊を促す	クロスカルメロースナトリウム
徐放化剤	薬物の製剤からの放出を制御する	エチルセルロース
安定剤	有効成分の化学的物理的変化を抑制する	トコフェロール
着色剤	製剤に色をつける	黄色三二酸化鉄, 酸化チタン
矯味剤	製剤に味をつける	白糖, キシリトール
芳香剤	製剤に香りをつける	*l*-メントール
保存剤	微生物汚染を防止する	安息香酸
流動化剤	粒子の流動性をよくする	タルク
滑沢剤	打錠時のスティッキングを防止する	ステアリン酸マグネシウム
コーティング剤	被膜して製剤に種々の機能を賦与する	メタクリル酸コポリマー

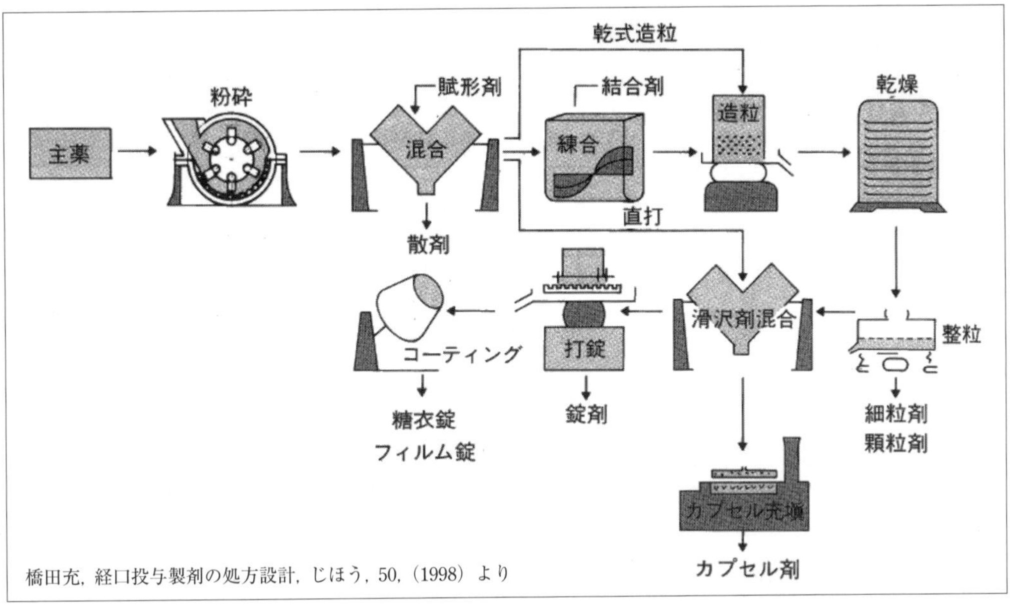

橋田充，経口投与製剤の処方設計，じほう，50,（1998）より

図２　経口製剤の一般的な製造工程

な製造工程を図２に示す。

4 経口剤の BA とは

BA（生物学的“利用能”）という投与された薬物のうちどれだけが薬効発揮に使われたかという本来の意味からは，以下の定義となる。

- **BAの定義１（本来の定義）**：作用部位での製剤から吸収された活性成分あるいは活性体が作用部位に到達する速度および量

この定義は，米国CFR（Code of Federal Regulations）320.1 Definitionsにある。作用部位に到達する「速度」と「量」と単位の次元が異なる組み合わせでとらえにくい概念であるが，作用部位における薬物の濃度推移のプロファイル（形状）としてとらえるとよい。「速度」が速いとプロファイルの立ち上がりが速くなり，「量」が多くなるとプロファイルの面積が大きくなる。この「量」には，投与された薬物のうちどれだけが作用部位に到達したかの概念が含まれている。

作用部位での薬物濃度を測定することは難しいので，体循環血流を介して作用部位に到達する薬物では，「体循環血流に達する薬物の速度と量」が「作用部位に達する薬物の速度と量」と強い関係があるので，BE試験ガイドラインでは，作用部位での濃度推移の代用として血中濃度推移を用いてBAを評価することになり，定義は以下のようになる。

- **BAの定義２（ガイドラインでの定義）**：未変化体又は活性代謝物が体循環血中に入る速度と量

これは，後発医薬品の生物学的同等性ガイドライン[7]での定義である。

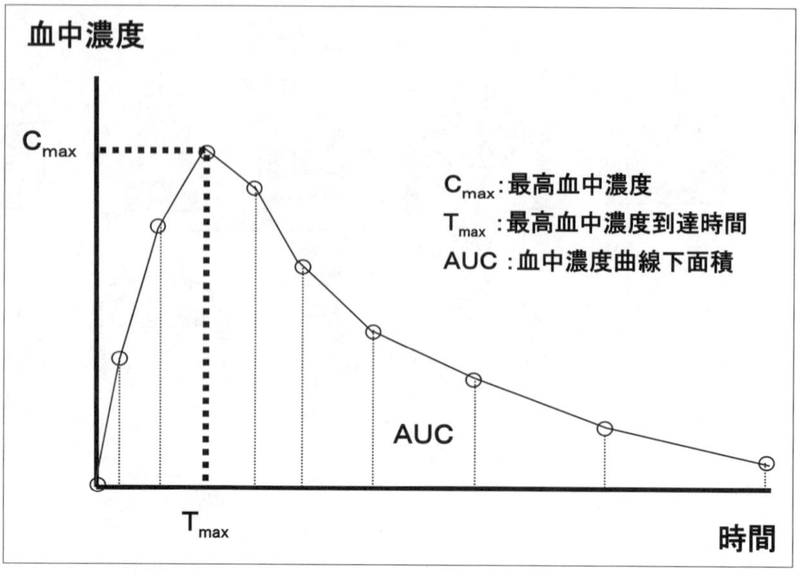

図3　経口製剤投与後の血中濃度推移と薬物動態パラメータ

製剤が経口投与された後の血中濃度プロファイルはなだらかな曲線であるが，血中濃度は一定時間ごとに採血されて測定されるので，血中濃度プロファイルは測定された血中濃度を結んだ直線のつながりとなる（図3）。BA（体循環血中に入る速度と量）は，BE試験ガイドラインではC_{max}とAUCで評価される。C_{max}は「速度と量」，AUCは「量」を評価するパラメータである。これらは，暴露（exposure）の指標としても使われる。

「体循環血中に」入る速度と量なので，体循環血中に入る前に消化管や肝臓で代謝された分（初回通過効果を受けた分）は，BAの量には含まれないことになる。薬物体内動態研究分野では，この「量（吸収率）」だけをBAと定義されることがある。一方，消化管吸収研究分野では，消化管粘膜に取り込まれることが“吸収”となる（初回通過効果を受けた分を含む）。BCS-based biowaiverの膜透過性での吸収率は，後者の吸収過程で消化管粘膜に取り込まれた「率」である。

薬物が消化管粘膜に取り込まれた後でBAに影響する要因は種々あるが，経口製剤に使用されている添加剤はこれらの要因には影響することはほとんどないので，製剤の観点からはBAは「消化管粘膜に取り込まれる“吸収”」で考えることになる。つまり，“消化管粘膜に取り込まれる吸収の速度と量”が血中濃度推移のプロファイルを決定する要因との考え方になる。

それで，本来の定義からは外れることになるが，経口製剤についてBAの定義3：「製剤の消化管における薬物放出能力である」[2]は，経口製剤のBAというものの本質を表した定義となる。血中濃度推移プロファイルは，吸収速度と血中消失速度との兼ね合いで決まるが，血中消失速度は生体が有している薬物処理能力であるので，吸収速度が血中濃度推移プロファイルを決定する要因となる。吸収速度は，製剤からの薬物放出速度に依存するので，Bioavailabilityは，製剤の消化管における薬物放出能力（ability）といえる。製剤の消化管における薬物放出能力が変わると，BAが変わることになる。

5 新薬開発における経口剤のBA/BE評価

新薬の開発段階の製剤変更でのBA/BE評価については，医薬品製造販売指針に，「開発段階で処方変更が必要になった場合，現行処方と新処方の生物学的同等性が証明されれば，現行処方の臨床データも承認申請資料として使用できる。また，含量・剤形違い製剤の取扱いについても同様である。生物学的同等性の確認をどの程度行うべきかは，変更時期やその内容，使用目的による。生物学的同等性の評価に際しては，「後発医薬品の生物学的同等性試験ガイドライン」や，「経口固形製剤の処方変更の生物学的同等性試験ガイドライン」，「含量が異なる経口固形製剤の生物学的同等性試験ガイドライン」等も参考に，妥当性を示すことのできる方法をとることでよい。ただし，検証的な臨床試験を実施した後に変更等を行った場合には，原則として人を対象とした生物学的同等性試験により生物学的同等性を確認すべきである」と記載されている[8]。ここでの「変更時期やその内容，使用目的による」は，臨床試験の段階（相）に応じてBA/BE評価するということになる。

「変更時期」について，BEは，後述するように，2つの製剤の治療学的同等性（有効性・安全性の同等性）を保証するものであり，医薬品の有効性・安全性は第3相で実施される検証的試験で確立されるので，治療学的同等性を保証するという意味でのBEは，第3相より前の段階では求められないことになる。EMA（欧州医薬品庁）のBA/BE評価についてのQ&Aも，“There is no requirement for demonstration of bioequivalence between phase Ⅱ and phase Ⅲ formulations.”と第3相より前の段階での変更ではBE証明は不要としている[9]。臨床試験の進展の区切りとして，POC（Proof of Concept）がある。新薬の開発ではPOCは「創薬概念の検証」，「ヒトにおける有効性の立証」，「開発段階にある新薬の臨床上の有効性を検証すること」といった意味で使用されている。POCが確認されて治療を目指しての臨床試験が開始されることになる。それで，試験の目的（重要度）に応じて開発段階を表2のように区分（A, B, C）

表2　経口製剤のBA/BE評価を考える開発段階の区分

<table>
<tr><th>開発段階</th><th colspan="3">A：PoCまで</th><th>B：検証的試験開始前</th><th>C：検証的試験実施後</th><th rowspan="2">新薬承認申請</th></tr>
<tr><td>相の例</td><td colspan="2">1</td><td>2a</td><td>2b</td><td>3</td></tr>
<tr><td>目的</td><td colspan="2">健康成人での
安全性評価
薬物動態の調査</td><td>少数の患者での安全性評価，薬物動態の調査，薬効調査</td><td>多数の患者での有効性・安全性の確認，用量の選定</td><td>多数の患者での有効性・安全性の証明，用法・用量の確立</td><td></td></tr>
<tr><td>代表的な試験</td><td>単回投与試験</td><td>反復投与試験</td><td>薬効探索試験</td><td>対照比較試験
用量反応試験</td><td>用量反応試験，安全性試験，
有効性比較試験</td><td></td></tr>
<tr><td>製剤変更</td><td colspan="3">A ⇩A</td><td>B ⇩B</td><td>C ⇩C</td><td></td></tr>
</table>

して製剤変更時のBA/BE評価を考えるのがよい。

POCは研究段階（動物実験）で構想した薬理作用（仮説）がヒトでも有効性を持つことを実証すること（薬理作用仮説の検証）で，一般に臨床第2相前期試験で得ようとする知見を指している。「臨床試験の一般指針」[10]において，探索的試験段階に行われる臨床試験の主な目的は，「初期の安全性及び忍容性評価」，「薬物動態検討」，「初期の薬効評価」であり，これらの臨床試験の目的から考えると，POCまで（区分A）の製剤変更であれば，変更後の製剤を次試験で投与する場合の被験者に対する安全性が確保できれば，製剤変更できると考える。

「第Ⅱ相の重要な目的は，第Ⅲ相で行われる試験の用法・用量を決定することである」[10]。用量設定の本質は，第3相で行われる試験の用量での製剤による暴露量の設定であり，第2相と第3相の間（区分B）で製剤変更する場合，第2相で設定された用量での暴露量と同程度の暴露量となる製剤であれば，製剤変更できると考える。EMAのQ&Aも，第3相より前での変更では，“Relative bioavailability studies (or comparative bioavailability studies) are recommended between different formulations used during phase Ⅰ, Ⅱ and Ⅲ.”としている[9]。相対（relative）BA試験は，相対的なBAの関連性を調べる試験で，異なる投与量でのBA比較も含まれる。比較（comparative）BA試験は，同じ投与量でのBAの類似性，BEを評価する試験となり，暴露量で製剤評価する考え方となる。EMAのQ&Aに，承認後の変更として，Recommendations for suprabioavailable productsの記載がある。BAの優れた製剤の場合，暴露量が同程度になるように用量を少なくするか，臨床試験で有効性・安全性を確認するかを推奨している。これを開発段階に当てはめれば，relative bioavailability studiesで変更前後の製剤間関連性を調べて，第3相での検証的試験で製剤の有効性・安全性を確認することになる。

沢井製薬の澤井光朗社長がHILL TOP SEMINAR 2014で“先発品が開発されたころに比べ，ジェネリック医薬品開発時には製剤技術も向上しており，ときには，成分の含量は半分で同じ血中濃度にもっていけるケースもあります。しかし，日本ではそれを製品化できませんので，あえて有効成分が吸収されないように製剤を工夫しなければなりません。そのような例は，枚挙にいとまがありません”と述べられている。現在，多くの吸収改善技術が確立されており，新薬開発の第3相よりも前の段階でBAの優れた製剤ができたとき，相対BA試験でBAの優れた製剤に変更すれば（後発医薬品も含めて）貴重な原薬（資源）を無駄なく活用できることになる。

検証的試験実施後の区分Cでは，“検証的な臨床試験を実施した後に変更等を行った場合には，原則として人を対象とした生物学的同等性試験により生物学的同等性を確認すべき”となる。

6 経口剤のBEとは

6.1 BEの定義

BEは2つの製剤のBAが等しいことであり，上述の3つのBAの定義に対応した3つのBEの定義があることになる。

- **BEの定義1（本来の定義）**：未変化体あるいは活性体が薬物作用部位に到達する速度及び量に大きな差がないこと

この定義の例は，CFR　320.1にある。この“大きな差がないこと”は，治療効果が実質上同じになる程度ということになる。作用部位での薬物濃度は通常測定できないので，BAを評価することはできないが，治療効果が実質同じになる許容域は薬効濃度域の狭い広いによって薬物ごとに変わることになる。

- **BEの定義2（ガイドラインでの定義）**：BA（未変化体又は活性代謝物が体循環血中に入る速度と量）が同等である

これは，後発医薬品の生物学的同等性ガイドライン[7]での定義である。生物学的同等性の許容域は，AUCおよびC_{max}が対数正規分布する場合には，試験製剤と標準製剤のパラメータ（C_{max}およびAUC_t）の母平均の比で表すとき0.80～1.25（ガイドラインでの“BAが同等である”の定義）であり[7]，体循環血中に入る速度と量が同等であるかどうかは，C_{max}とAUC_tで評価される。2つの製剤（試験製剤と対照製剤）を同じ被験者にクロスオーバーで投与し，得られた試験製剤と対照製剤のC_{max}，AUC_tを対数変換してその平均値の差の90％信頼区間が，0.80～1.25の間にあれば生物学的に同等と判定される。90％信頼区間による判定基準の根拠は，“バイオアベイラビリティの要求基準を満たさず品質の劣る後発医薬品が生物学的同等性試験に合格する確率（消費者危険率）は5％以下である”[11]で，薬物の治療濃度域の狭広に関係なく一律の判定基準となる。ヒトでの試験なので英語では*in vivo* BE studyとなる。

90％信頼区間での判定でBEとなる確率は，母集団の幾何平均値の比（μ_T/μ_R），被験者内変動係数（CV）と被験者数で決まる。**表3**は，80％の確率でBEにするときの1群あたりの被験者数（n）を示している。BE試験での90％信頼区間は$\pm\sqrt{\frac{\sigma^2}{n}}\,t^2_{2n-2}(0.05)$で表され，$n$を大きくすれば

表3　80％の検出力を達成するのに必要な1群あたりの例数（n）

信頼区間法で80％の確率でBEとなる1群あたりの例数，μ_T，μ_R：試験製剤，対照製剤の母平均，CV：被験者内変動係数

CV (%)	μ_T/μ_R							
	0.85	0.90	095	1.00	1.05	1.10	1.15	1.20
5	6	3	2	2	2	3	4	11
10	18	6	4	3	4	5	10	38
15	39	11	6	5	6	10	21	84
20	67	19	10	8	10	16	36	147
25	103	28	14	12	14	24	55	226
30	146	40	20	16	19	34	78	321
35	196	53	26	21	26	45	104	430
40	251	67	33	27	33	57	133	552
45	311	83	41	33	40	71	165	685

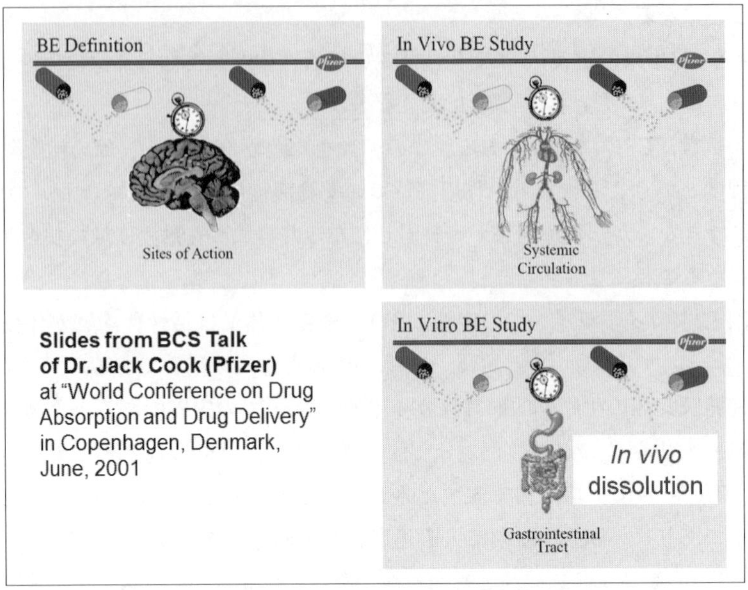

図4　Dr. Jack Cookのスライド（3つのBEの定義の関係図）

90％信頼区間は小さくなる。

- **BEの定義3**：2つの製剤の消化管における薬物溶出挙動（*in vivo* dissolution）が同等である

2つの製剤の*in vivo* dissolutionが同等であれば，BAは同じになる。後述するように，biowaiverでは，溶出試験で*in vivo* dissolutionの同等性が示されることになるので英語では*in vitro* BE studyとなる。*in vivo* dissolution，*in vitro* BEという用語は，BCS-based biowaiverガイダンス[12]で使われている。

Jack Cook氏が，上述の講演会[13]で使われたスライド（図4）は，以上の3つBEの関係をうまく表していると思う。BEの定義3で，2つの製剤から同じ時間に同じ消化管部位で同じ量の薬物が放出されれば，血中濃度プロファイルは同じになり，治療学的同等性を保証することになる。

6.2　溶出試験での溶出挙動の類似性と同等性

日本のBE試験ガイドラインで溶出試験の役割は大きく，溶出挙動の同等性／類似性の基本的な概念を説明しておく。後発医薬品ガイドラインに規定された複数の試験液（表4）で溶出試験を実施し，基本的な概念は，対照製剤の最終溶出率で，標準製剤と試験製剤の平均溶出率比較時間が決まり，標準製剤の最終溶出率が85％以上のとき，対照製剤と試験製剤の平均溶出率の差が10％以内が同等性，15％以内（同等性の1.5倍）が類似性である（図5）。いずれかの溶出条件で規定する時間内に標準製剤の平均溶出が即放性製剤／腸溶性製剤では85％以上，徐放性製剤の同等性では80％以上溶出することが求められる。詳細についてはガイドライン[7,14,15]を参照していただきたい。

表4　BE試験ガイドラインでの溶出試験条件

即放性製剤，腸溶性製剤（パドル法）

1）酸性薬物を含む製剤

rpm	pH
50	① 1.2
	② 5.5〜6.5
	③ 6.8〜7.5
	④ 水
100	①,②,③のいずれか1つ

2）中性/塩基性薬物を含む製剤，コーティング製剤

rpm	pH
50	① 1.2
	② 3.0〜5.0
	③ 6.8
	④ 水
100	①,②,③のいずれか1つ

4）腸溶性製剤

rpm	pH
50	① 1.2
	② 6.0
	③ 6.8
100	②

3）難溶性薬物を含む製剤

rpm	pH	界面活性剤
50	① 1.2	
	② 4.0	
	③ 6.8	
	④ 水	
	⑤ 1.2	ポリソルベート80
	⑥ 4.0	ポリソルベート80
	⑦ 6.8	ポリソルベート80
100	⑤,⑥,⑦のいずれか1つ	

徐放性製剤

パドル法

rpm	pH
50	① 1.2
	② 3.0〜5.0
	③ 6.8〜7.5
	④ 水
	③ 1%ポリソルベート80
100	③
200	③

バスケット法*

rpm	pH
100	③
200	③

崩壊試験法*

30ストローク/分	③ディスクなし
30ストローク/分	③ディスクあり

*: いずれか一方

後発医薬品ガイドラインでのポリソルベート80の濃度は1.0%以下，
含量違い製剤，処方変更のガイドラインでは，腸溶性製剤で溶出試験条件が1つ追加され，ポリソルベート80の濃度は0.1%以下

6.3　Highly variable drugs（バラツキの大きい薬物）のBE判定法

BEは製剤の問題であって，製剤視点からのBAは「製剤から生体への薬物放出の速度と量」であり，経口剤のBEでは「消化管内での対照製剤と試験製剤の溶出挙動を同等にする」ということになる。製剤自体が関与しない原薬特性による“薬物が消化管粘膜に取り込まれた後でBAに影響する生体側の要因”でのバラツキが大きいために90%信頼区間でBEと判定されないリスクが高い場合はこれを考慮したBE評価法がとられる。表3に示したように，CVが大きい薬物では，BE試験でBEとなる確率を高くするためには被験者数を多くする必要がある。例えば，$\mu_T/\mu_R=0.90$，CV＝30%のとき，n＝53となり，80%の確率でBEとなることを期待するとき総被験者数は103名となる。被験者数が多くなる試験を避けるために，日本では，第二判定基準と呼ばれる幾何平均値の比（GMR，Geometric mean ratio）と溶出挙動による判定法がある（図6）。試験製剤の溶出挙動が標準製剤と同程度のとき，製剤が関与しない要因によるバラツキが大きいために90%信頼区間ではBEと判定されないとし，C_{max}およびAUC_tの幾何平均値（GMR）での判定する基準（比較BA試験）と考えられる。即放性製剤・腸溶性製剤では溶出類似性，徐放性製剤では溶出同等性が要求されるので，いずれかの溶出条件でも規定する時間内に標準製剤の平均溶出が即放性製剤／腸溶性製剤では85%以上，徐放性製剤では80%以上溶出しない医薬品には適用できない。これは日本のみの判定基準である。

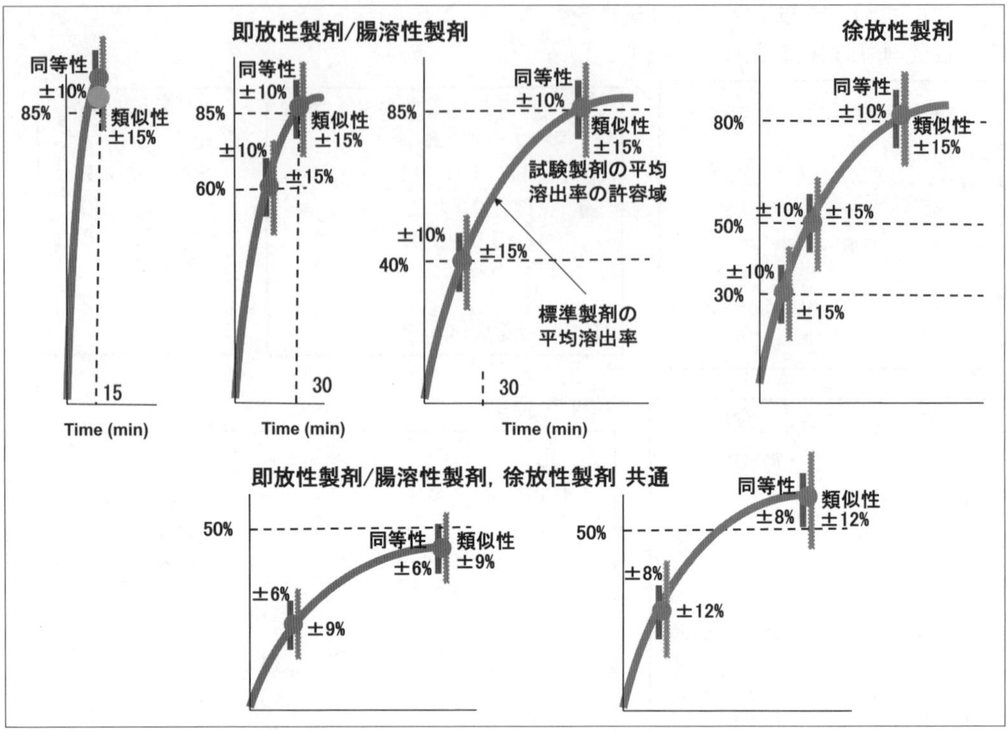

図5　溶出試験での平均溶出率の溶出挙動の同等性・類似性

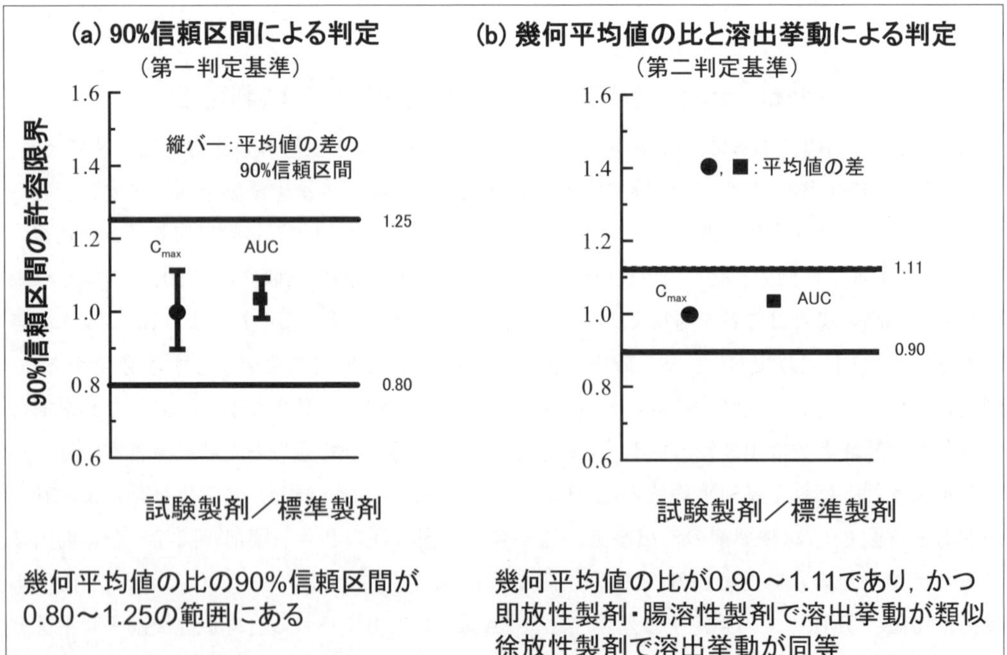

図6　後発医薬品ガイドラインでの生物学的同等性判定法

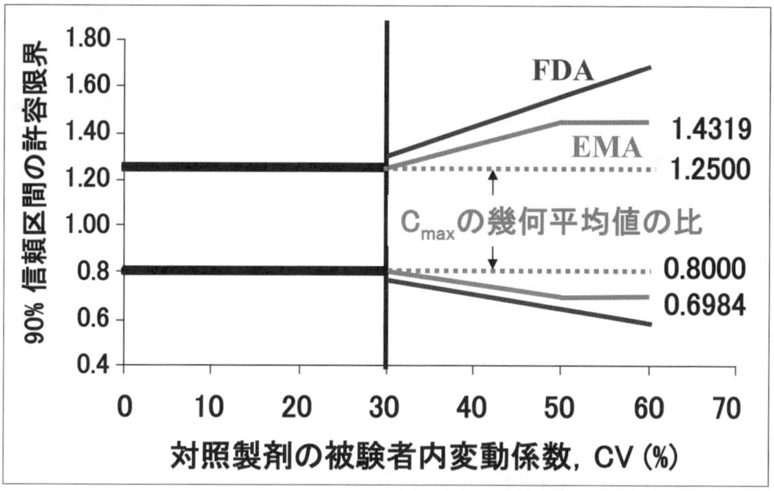

図7　海外でのバラツキの大きい医薬品の BE 判定基準

海外ではAUC，C_{max}の被験者内変動係数（CV）が30％以上になる薬物が，バラツキの大きい医薬品（highly variable drug）と定義され，EMAのガイドライン[16]は，C_{max}についてのみ，被験者内変動係数（CV）の大きさに応じて90％信頼区間の許容域を広げるscaled average BEが採用されている。ただし，C_{max}のGMRは，80.00～125.00％の間に入っていなければならない（図7）。対照製剤の被験者内変動係数を計算するので，対照製剤を同じ人に2回投与する3期または4期のクロスオーバーデザインとなる。米国[17, 18]では，scaled average BEはAUC，C_{max}の両方に適用される（図7）。EMAとFDAで90％信頼区間の許容域を広げる計算方法が異なる[19]。対照製剤のCVが30％を超えるHighly variable drugsでは，製剤が関与しない要因によるバラツキが大きいためにBEと判定されないリスクが高いとし90％信頼区間の許容域を広げる判定基準（比較BA試験）と考えられる。Scaled average BEには溶出試験データは不要なので，難溶性薬物にも適用できる。日本では，scaled average BEは採用されていない。

6.4　3極BE試験ガイドラインでのBiowaiver（ヒト試験免除）

日本，欧米のガイドラインで採用されているbiowaiverを紹介する。

製剤処方の比例性に基づくヒト試験免除（Proportionality-based biowaiver）は，3極とも採用しており，考え方としては，消化管内で，有効成分と添加剤がほぼ同じ組成で存在すれば，*in vivo* dissolutionは同じになるとの考え方で，対象として処方変更と含量違い製剤がある。処方変更水準の段階は，日本[14, 15]は，A, B, C, D, E，FDAのSUPAC-IR[20]では，1, 2, 3で，溶出試験で溶出挙動が同等であればBEとみなされる変更水準，要求される溶出試験条件も異なる。EMAには，処方変更水準という概念はないが，FDAに準じているとのことである。国際比較の詳細については参考文献21を参考にしていただきたい。

以下のbiowaiversは，日本では採用されていない。

BCS-based biowaiver[12, 16]は，服用後に胃内ですぐさま有効成分が溶けてしまえば，胃排出が吸収速度の決定要因になるので，BAは同じになるという考え方である。クラス1, 3に分類される高溶解性薬物が対象で，溶出試験で速やかに溶出し溶出挙動が同等であればBEとみなされる。使用されている添加剤に種々の要件がある。

IVIVC（*in vitro/in vivo* correlation）は，通常，徐放性製剤[22,23]に適用されるもので，溶出速度が異なる製剤の溶出挙動とBA（通常絶食条件のみ）の相関が成立していれば，IVIVCでもって*in vivo* dissolution rateが同じであることを保証しBEとみなす。IVIVCにはレベルA，B，Cがあり，レベルAの相関が有用とされている。

これらのbiowaiversでは，BE確認で血中濃度は測定されない。*in vitro*溶出試験で*in vivo* dissolutionの同等性を示すことで，治療学的同等性を保証していることになる。これをもとに発想を転換すれば，BE試験は，*in vivo* dissolutionの同等性を示すことで，治療学的同等性を保証しているということになる。

6.5　経口固形製剤のBEの本質

IVIVCで，血中濃度推移のdeconvolutionで累積吸収量を計算し，そのプロファイルが溶出プロファイルと相関していればレベルAの相関となる[22]。Deconvolutionするには静注後のデータが必要であるが，便宜的に対照製剤の消失相のデータをシミュレーションして疑似静注時の血中濃度推移関数を求め，縦軸を対照製剤の最終累積吸収量に対する吸収量比とする累積吸収プロファイルでもって，累積吸収量での対照製剤と試験製剤の比較ができる（図8）。90％信頼区間でのC_{max}およびAUCでの評価は，それぞれ，T_{max}付近および最終時間における吸収量比での比較に該当することになる。図5，8からもBE試験は消化管を使った溶出試験で

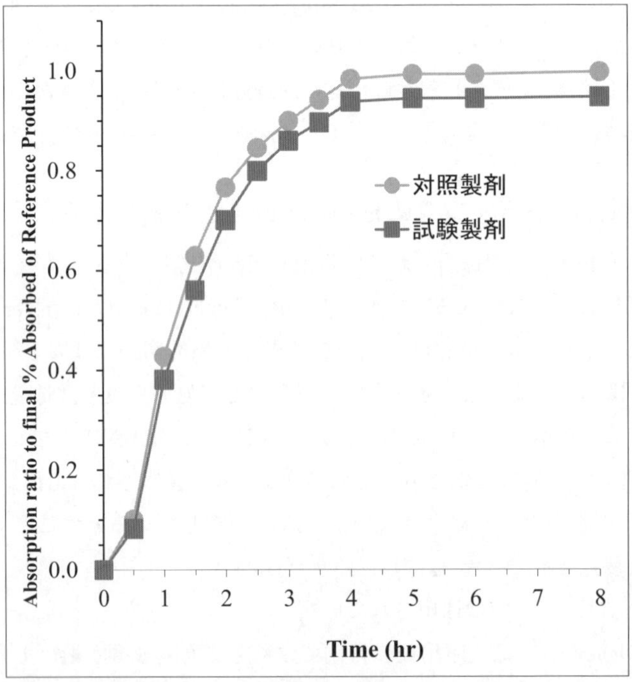

図8　経口剤BEデータの便宜的なDeconvolution解析

あるとのイメージをとらえることができる。経口固形製剤のBE試験の本質は，ヒト消化管を使った溶出試験であり，消化管内の薬物溶出（*in vivo* dissolution）の同等性でもって治療学的同等性を保証するものといえる。

ヒトBE試験でのC_{max}，AUCによる判定基準（定義2）は，*in vivo* dissolutionの同等性判定基準であると考えると，BE試験についての種々のわかりにくい点がわかるようになる。血中濃度でのBE判定基準は，本来は，治療濃度域の狭広で薬物ごとに異なることになるが，溶出試験とすれば，どの薬物に対しても一律な判定基準であることに合点がいく。処方変更[14]，含量違い製剤[15]のガイドラインで，処方変更水準が小さいとき，溶出試験でBEとみなせるbiowaiverは，"BAの変化をもたらさない程度のわずかな変更を設定し，しかも，溶出挙動の同等性が認められれば，溶出速度からみた変更前後の医薬品の製剤特性は基本的には変化していないと判断し，ヒト試験で生物学的同等性を確認する必要がないとする"[24, p.64]との考え方である，"BAの変化をもたらさない程度"を"消化管内での溶出挙動に変化をもたらさない程度"と言い換えれば，"溶出試験で消化管内の薬物溶出同等性を保証しBEとみなす"となる。

日本のBE試験ガイドラインには，第二の判定基準の根拠は，90％信頼区間ではBEにならないとき，試験製剤の溶出挙動が対照製剤と類似／同等であれば，GMRが0.90～1.11の間のとき"製剤的な視点からは「BEであることが強く示唆される」と考え，ヒト追加試験を免除する"[24, p55, 62]との考え方である。ばらつく要因が製剤ではなく，生体でのクリアランスの変動によるものであり，例数追加試験をしてまで90％信頼区間を小さくする必要はないと判断するもので，いわば，例数追加試験（add-on subject study）を免除するという考え方である。第二判定基準の妥当性をBE試験は消化管を使った溶出試験という視点でみると消化管内で製剤から薬物が溶出して，溶出した薬物を血中でサンプリングする。小腸や肝臓で初回通過効果が大きい薬物では，代謝の変動で，血中濃度の変動が大きくなる。ばらつくのは，製剤的要因によるものではなく，初回通過効果によるものであるから，バラツキはBE評価の対象とせず，GMRが0.90～1.11の間にあれば，BEとみなすという見方になる。

EMA[16]，FDA[17, 18]の，scaled average BEでは，CVの大きさに応じて90％信頼区間を広げるので，試験製剤のバラツキが対照製剤と同じであれば，90％信頼区間の幅を考慮すればGMRは0.85～1.18程度の間には入っていることになる。それで，scaled average BEも例数追加試験をすれば，90％信頼区間が0.80～1.25の間に入るとし例数追加試験（add-on subject study）を免除する（waiver）という考え方であるといえる。

国内，海外ともに，ガイドライン自体が，90％信頼区間が0.80～1.25の間になくても，例数追加すれば90％信頼区間の判定基準が満たされると推定されるときBEとみなすという考え方をしていると筆者は考えている。ただし，海外では例数追加試験を認めていない国はある。

7 BE試験は *in vivo* dissolution 試験との観点からのBEガイドラインの鳥瞰

図9は，筆者のBE試験は*in vivo* dissolution試験との観点からのBEガイドラインの鳥瞰である。"BE試験の本質は消化管を使った溶出試験"で，血中濃度プロファイルの同等性は*in*

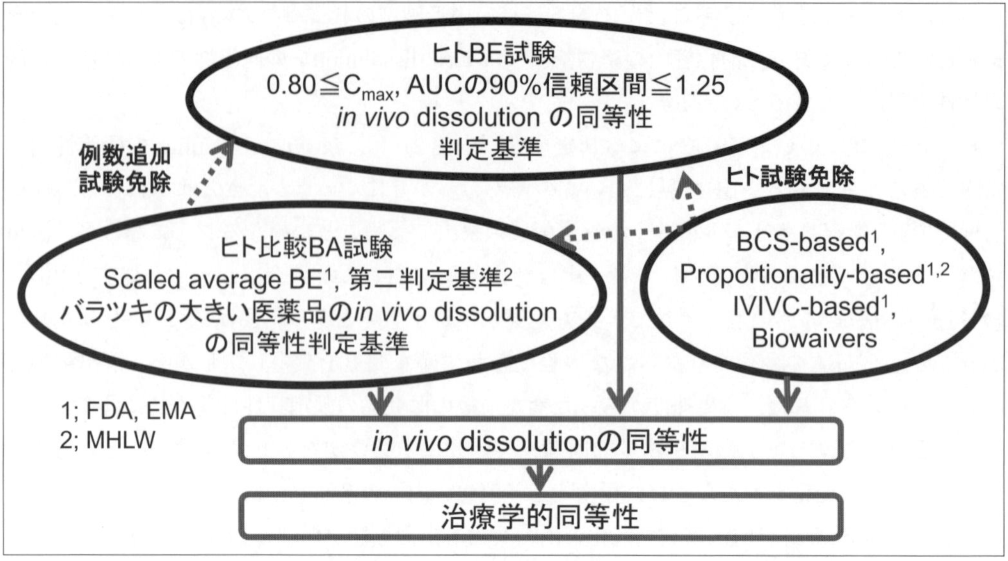

図 9　BE 試験は *in vivo* dissolution 試験との観点からの BE ガイドラインの鳥瞰図

vivo dissolutionの同等性であり治療学的同等性を保証する。

90％信頼区間による判定基準は，消化管内における溶出挙動の同等性の判定基準であり，biowaversは，（いずれも血中濃度は測定せずに）*in vivo* dissolutionの同等性等でもって治療学的同等性を保証しているとなる。

8　新薬開発での BE 評価の課題

日本の新薬審査でのBE評価にBE試験ガイドラインが適用されている現状がある。新薬開発を対象としたBA/BE評価の手順を具体的に示したガイドラインはなく，日本のBE試験ガイドラインの適用範囲は承認後の変更を対象としており，新薬開発を対象としたものではない。海外でも，新薬審査でのBE評価にBE試験ガイドラインが適用されている現状がある。90％信頼区間による判定基準は，“BAの要求基準を満たさず品質の劣る後発医薬品が生物学的同等性試験に合格する確率（消費者危険率）は5％以下である”[11] という消費者危険率（患者リスク）が根拠となっているが，これには，先発医薬品で治療がすでに実施されているという状況での後発医薬品を対象としたものである。新薬開発では，その薬剤での医療が実施されておらず，患者が新薬による治療を早期にできることを期待している状況では，“確率が5％以下”という患者リスクが当てはまらないと考えられる。さらには，この判定基準には，「BEである試験製剤」が不合格になる確率も含まれており，新薬開発で，「BEである試験製剤」が「BEでない」と判定されれば開発（新薬による治療開始）が遅れるという患者リスクが加わる。後発医薬品の場合，「BEである製剤」が「BEでない」と判定されても先発医薬品で治療が行われているので患者リスクにならない。

これまでに発表した開発段階での製剤変更でのBA/BE評価の提案[25, 26] では，Phase 3以降

（表2の区分C）では，BE試験ガイドラインに準じたBE確認をすべきとしたが，ここでは，患者の新薬恩恵享受の遅れ，薬物／製剤特性，同一製造会社内変更等を勘案してのリスクベースでBE確認すべきとの提案となる[27,28]。

CTDに関するガイドラインではあるが，ICH-M4 Efficacy –M4Eの2.7.1.3 Comparison and Analyses of Results Across Studiesで，以下の記載がある。

- evidence of the extent of food effects on BA and conclusions regarding BE with respect to meal type or timing of the meal（where appropriate）.
- comparative bioavailability, including BE conclusions, for different dosage form strengths.
- comparative BA of the clinical study formulations（for clinical studies providing substantial evidence of efficacy）and the formulations to be marketed.

Conclusionを英英辞典で調べるとsomething you decide after considering all the information you haveと説明されている。食後BEについても含量違い製剤もcomparative（比較）BA試験でBEについて結論すると記載されている。

5.3.1.2 Comparative BA and Bioequivalence（BE）Study Reportsでは，“Comparative BA or BE studies may include comparisons between the drug product used in clinical studies supporting effectiveness and the to-be marketed drug product”となっており，“or”という“等格の接続詞”で並列に記載されていることから，pivotal試験で使用された治験薬と商用製剤の間は必ずしもBE試験レポートではなくとも，comparative BA試験レポートでもBEについての判断をしてもよいと解釈できる。

後発医薬品では，血中濃度での評価で治療学的同等性を保証するもので，BAは「循環血中に薬物が入る速度と量（定義2）」になるが，製剤にとってのBAは「製剤から生体への薬物放出の速度と量（定義3）」であり，生体側のBAに及ぼす要因は関係ないことになる。このことを第二判定基準で考えると，2つの製剤の*in vivo* dissolution（製剤のBA）が同程度であるとき，血中濃度を測定するサンプリングポイントまでの代謝により血中濃度がばらつくとき（図10），バラツキはBE評価の対象とせず，GMRでBEを評価するということになる。

新薬開発での変更は，同一会社内での変更であり試験製剤を製剤的にバラツキが大きくなる製剤に変更することはなくBAに及ぼすリスクが小さく「製剤のBA」に視点をおいてバラツキの要因が生体側にあることを開発段階で得られた情報でサポートできる場合には，第二判定

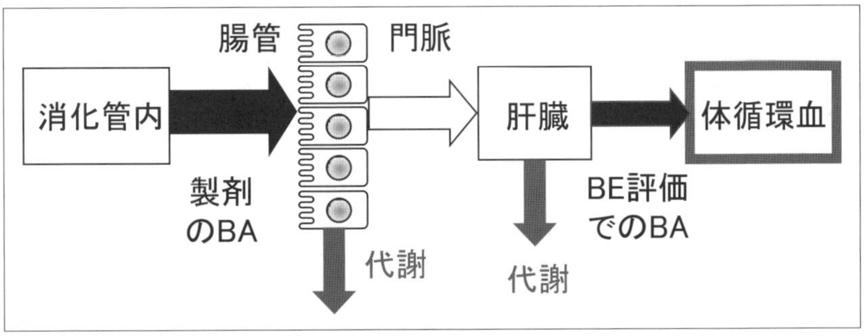

図10 「製剤のBA」と「BE評価でのBA」のギャップ

基準のBE評価の考え方が適用できると考える。

9 New Therapeutic Entities (NTE)

Super Genericsの記事[29]で，Better release profile & Improved bioavailabilityもSuper Generics製剤の1つとされている。事例に挙げられているAbsorica®（US FDA 2012年承認）は，食後で既存品とBEで，空腹時のBAが既存品よりも優れているとのことである。InnoPran XL®[30]は，既承認の降圧剤であるプロパノールを就寝前に服用し3～5時間後に放出開始し12時間まで持続する製剤にして朝起床時の血中濃度を上がるようにした医薬品である。日本でも，製剤技術を活用し，このような新剤形医薬品の申請（承認）が推進されるようになればと思う。

10 おわりに

製造法を含めて種々の製剤技術が開発されているが，それらを既承認医薬品に替えての新製剤として応用するにはBE証明が必要となり，ヒトBE試験を実施すれば多額の経費がかかることが，製剤技術が実用化されるうえでのネックになっている面がある。日本には，もともと溶出試験を活用した内服固形製剤の一部変更に関しての通知「薬審第452号」(1982年)[31]があり，不必要に健康人を試験対象とすることを避ける考え方がされていた[32]。1995年に米国でSUPAC-IR[20]が発出され，SUPACを参考にして現行の処方変更のガイドライン（2000年）になったと推察する。「薬審第452号」での溶出試験によるbiowaiverがよいということではなく，対面助言制度などを利用して，処方変更で変更水準Cを超えれば後発医薬品と同じBEが要求されるのではなくて，BAに及ぼすリスクが低い変更であれば少数の被験者での比較BA試験（消化管での溶出試験）でBAに影響しないことを確認してのBE評価もできるようにすべきであると考える。日本の第二判定基準は，いずれの試験液でも85%以上溶出しない難溶性薬物には適用できない。先発会社が試験製剤を製剤的にバラツキが大きくなる製剤に変更することはなく，難溶性薬物では，予備試験で例数設計するときのようにCVを計算して，scaled average BEのようにBEの許容域を広げることもできるようにし，製剤技術が活かされやすい仕組みが構築されればと考える。

参考文献

1) Final endorsed Concept Paper, M9: Biopharmaceutics Classification System-based Biowaivers; http://www.ich.org/fileadmin/Public_Web_Site/ICH_Products/Guidelines/Multidisciplinary/M9/ICH_M9_Concept_paper-final_7Oct2016.pdf
2) 鹿庭なほ子：処方変更製剤・含量違い製剤の生物学的同等性試験について，製剤技術研究会SUPAC-MRワークショップ 配布資料（1998）
3) 村主教行：バイオアベイラビリティ・生物学的同等性と製剤開発，PHARM TECH JAPAN, 20, p.721 (2004)

4）高岸靖，日本薬学会第6回製剤セミナー要旨集 pp. 29-40（1981）より改変
5）日本医薬品添加剤協会編集，医薬品添加物事典 2016，薬事日報社（2016）
6）橋田充，経口投与製剤の処方設計，薬業時報社（1998）
7）後発医薬品の生物学的同等性試験ガイドライン，薬食審査0229号第10別紙1（平成24年2月29日）
8）医薬品製造販売指針 2016，p.255，じほう（2016）
9）EMA Q&A 7. Recommendations on determination of absolute and relative bioavailability, http://www.ema.europa.eu/docs/en_GB/document_library/Scientific_guideline/2009/09/WC500002963.pdf
10）厚生省医薬安全局審査管理課長：臨床試験の一般指針について，医薬審第380号，平成10年4月21日
11）後発医薬品の生物学的同等性試験ガイドライン Q&A，Q-1，事務連絡 別紙1（平成24年2月29日）
12）FDA Guidance for Industry, Waiver of In Vivo Bioavailability and Bioequivalence Studies for Immediate-Release Solid Oral Dosage Forms Based on a Biopharmaceutics Classification System, Draft Guidance（2015）
13）Dr. Jack Cook's slides at "World Conference on Drug Absorption and Drug Delivery" in Copenhagen, Denmark（2001）
14）経口固形製剤の処方変更の生物学的同等性試験ガイドライン，薬食審査0229号第10 別紙3（平成24年2月29日）
15）含量が異なる経口固形製剤の生物学的同等性試験ガイドライン，薬食審査0229号第10 別紙2（平成24年2月29日）
16）EMA Guideline, Guideline on the Investigation of Bioequivalence（2010）
17）FDA Guidance for Industry, Bioavailability and Bioequivalence Studies Submitted in NDAs or INDs—General Considerations, Draft Guidance（2014）
18）FDA Guidance for Industry, Bioequivalence Studies with Pharmacokinetic Endpoints for Drugs Submitted Under an ANDA, Draft Guidance（2013）
19）Karalis V, Symillides V, Macheras P., Pharm. Res. 29, 1066-1077（2012）
20）FDA Guidance for Industry, Immediate Release Solid Oral Dosage Forms, Scale-Up and Postapproval Changes: Chemistry, Manufacturing, and Controls, In Vitro Dissolution Testing, and In Vivo Bioequivalence Documentation（1995）
21）村主教行：生物学的同等性試験に係るレギュレーションの国際比較，PHARM TECH JAPAN, 29, p.2973（2013）
22）FDA Guidance for Industry, Extended Release Oral Dosage Forms: Development, Evaluation, and Application of In Vitro/In Vivo Correlations（1997）
23）EMA Guideline, Guideline on the pharmacokinetic and clinical evaluation of modified release dosage forms（2014）
24）緒方宏泰：医薬品の生物学的同等性試験—ガイドライン対応—，じほう（2013）
25）村主教行：開発段階での製剤変更と生物学的利用能・同等性，PHARM TECH JAPAN, 19, p.597-611（2003）
26）村主教行ら：開発段階における経口固形製剤（通常製剤）の製剤変更時のバイオアベイラビリティ評価試験について，医薬品研究　37, pp.381-391（2006）
27）村主教行：BCS-based biowaiverを超えて経口製剤のBE試験の本質を考える -新薬開発段階での"リスクベースBE確認"の提案-，PHARM TECH JAPAN, 33, pp.475-487（2017）
28）村主教行：新薬開発段階での経口製剤のバイオアベイラビリティ／生物学的同等性評価の考え方

（提案），PHARM TECH JAPAN, 33, pp.885-894（2017）
29）Lokesh Kumar, et al., Super Generics/Improved Therapeutic Entities: An Approach to Fulfil Unmet medical Need and Extending Marcket Exclusivity of Generic Medicines, Int J Pharm and Pharm Sci, 7, p.25（2015）
30）http://www.accessdata.fda.gov/drugsatfda_docs/nda/2003/21-438_Innopran_biopharmr.pdf
31）申請事項一部変更申請に係る生物学的同等性に関する試験の取り扱いについて，薬審第453号（昭和57年5月31日，昭和63年7月18日薬審1第16号一部改正）
32）江島昭ら，生物学的同等性の試験方法についての解説，医薬品研究，13, p.1106（1982）

Column　言葉の本質的な概念

テレビで著名な脳科学者や国文学者が「言葉の定義などできっこない」との意味合いのことを言われているのをきいた。1つの言葉に沢山の定義があって定めることができないということと思うが，すべての定義に当てはまる語源のような本質的な概念（イメージ）があるようにも思う。例として，中学で「can't help doing」が成句で「…せずにいられない」と習ったとき，「助けることができない」がなぜ「せずにいられない」となるのかと疑問を持った。だいぶ経って「help」の本質的な概念が「どうにかする」と気づいたとき，「can't help doing」だけでなく，「help」すべての用法，成句がすっきりわかったことがある。

問　題

［第1問］ 経口製剤のバイオアベイラビリティに関する次の記述のうち，正しいものの組み合わせはどれか。

a 血中濃度推移のプロファイルは，薬物が全身循環血に入る速度と全身循環血から消失する速度の兼ね合いで決まる。

b 薬物が全身循環血に入る速度と量をバイオアベイラビリティといい，全身循環血から消失する速度と量をクリアランスという。

c 薬物体内動態パラメータである最高血中濃度（C_{max}）はバイオアベイラビリティの速度の指標であり，AUC（血中濃度曲線下面積）はバイオアベイラビリティの量の指標である。

d バイオアベイラビリティの速度を評価するとき，実測C_{max}での最高血中濃度到達時間（t_{max}）の方がC_{max}より速度の指標として適切である。

e バイオアベイラビリティは生物学的利用能であるので，その量は消化管から吸収された量である。

1（a，b）　2（a，c）　3（b，e）
4（c，d）　5（d，e）

［第2問］ 日本の後発医薬品の経口製剤の生物学的同等性試験ガイドラインの規定に関する次の記述のうち，正しいものの組み合わせはどれか。

a 生物学的同等の許容域は，AUCおよびC_{max}が対数正規分布する場合には，試験製剤と標準製剤のパラメータの母平均の比で表すとき0.80〜1.20である。

b 生物学的同等の許容域は，AUCおよびC_{max}が対数正規分布する場合には，試験製剤と標準製剤のパラメータの母平均の比で表すとき0.80〜1.25である。

c 試験製剤と標準製剤の生物学的同等性評価パラメータの対数値の平均値の差の90%信頼区間が，log（0.80）〜log（1.25）の範囲にあるとき，試験製剤と標準製剤は生物学的に同等と判定する。

d 試験製剤と標準製剤の生物学的同等性評価パラメータの対数値の平均値の差が，log（0.90）〜log（1.11）の範囲にあるとき，試験製剤と標準製剤は生物学的に同等と判定する。

e 試験は総被験者数20名（1群10名）以上で実施しなければならない。

1（a，c）　2（b，e）　3（b，c）
4（c，e）　5（d，e）

［第3問］ 日本での後発医薬品の経口剤の生物学的同等性試験ガイドラインでの溶出試験に関する次の記述のうち，正しいものの組み合わせはどれか。

a ヒト試験で90％信頼区間で同等と判定されれば，標準製剤と試験製剤の溶出挙動を比較する試験は実施しなくてもよい。

b 標準製剤と試験製剤の溶出挙動の比較は，各製剤6ベッセル以上で試験を行う。

c 即放性製剤では，pH 1.2では2時間，その他の試験液では6時間とする。ただし，標準製剤の平均溶出率が85％を超えた時点で，試験を終了することができる。

d ヒト試験を実施する場合，パドル法，50回転でベッセルの底部に製剤の崩壊物が堆積する現象が認められる場合，その条件に替えて，パドル法，75回転，または，回転バスケット法，100回転で溶出試験を行ってよい。

e 徐放性製剤では，試験製剤の溶出挙動は標準製剤の溶出挙動と類似していなければならず，少なくとも1つの溶出試験条件において規定する試験時間内に標準製剤の平均溶出率が80％以上に達しなければならない。

1（a，e）　2（b，c）　3（c，e）
4（c，d）　5（d，e）

正解と解説

第1問

正解	2
説明	a　正 b　誤　クリアランスは，薬物が消失する速度を規定する因子のことであり，単位は「体積／時間」で表わされ，量の指標にならない。 c　正　厳密には，C_{max}はバイオアベイラビリティ量の指標でもある。 d　誤　実測C_{max}値でのt_{max}は，採血される時間に依存して決まり変動が大きくなるので適切ではない。 e　誤　消化管で吸収され全身循環血に入るまでに代謝された消失したものはバイオアベイラビリティに含まれない。

第2問

正解	3
説明	a　誤　対数正規分布するとき，下限0.80に対応する上限は逆数の1.25になる。 b　正 c　正 d　誤　第二判定規準では，被験者数および溶出挙動に関する要件も満たされると生物学的に同等と判定される。 e　誤　90%信頼区間で判定するとき，被験者数について規定はされていない。

第3問

正解	4
説明	a　誤　溶出試験結果によっては，被験者が限定されることがあるので，溶出試験は実施しておく必要がある。 b　誤　12ベッセル以上で試験する。 c　正 d　正 e　誤　徐放性製剤の試験製剤では溶出挙動は標準製剤と類似していなければならないが，類似性判定では標準製剤の平均溶出率が80%以上に達することは要求されない。ただし，溶出同等性判定では要求される。

著者の略歴

1976年 3 月　京都大学薬学部薬学科卒業

1981年 3 月　京都大学大学院薬学研究科博士課程修了 薬剤学専攻（薬学博士）

1981年 4 月　塩野義製薬株式会社入社 研究所配属

1988年10月～1990年 9 月　米国ユタ大学薬学部留学

現在　塩野義製薬株式会社 CMC研究本部 製剤研究センター所属

原薬物性の評価と製剤設計

米持　悦生

POINT

原薬物性評価のポイント

医薬品原薬の性質は，分子構造により一義的に決まる溶解度・膜透過性などの物性値と，結晶生成など分子のパッキングによって引き起こされるバルク物性値，さらに結晶の集合体である粉体の物性値に分類される。集合体がマクロになるほど物性は多様性を示す。すなわち原薬特性としての溶解性，吸収性，物理的安定性，化学的安定性，結晶性，吸湿性，融点，製造適性等の物理化学的性質は複雑に変化する。医薬品原薬の固体状態の選択，つまり原薬形態の選択は，有効性，安定性，生産工程，品質などのさまざまな要素に多大な影響を与えるため，医薬品開発において非常に重要である。さらに，医薬品原薬は製造時において，スケールアップや純度向上等により，同一結晶形であっても結晶形態が変化する場合がある。特に，造粒・コーティングなど複雑な操作を行わず，原薬と添加剤を単純に混合して製造する製剤化手法において，より顕著に製剤特性に影響を及ぼす。同一原薬でも，製造所，製造バッチが異なる場合に，結晶形態の変化により引き起こされる物理化学的性質の変化を管理する手段が重要となる。

1 はじめに

医薬品原薬の性質には，分子集合体のサイズによりいくつかのレベルに分類される。具体的には，分子構造により一義的に決まる溶解度・膜透過性などの物性値と，結晶生成など分子のパッキングによって引き起こされるバルク物性値，さらに結晶の集合体である粉体（製剤）の物性値がある（図1）。このような集合体形成により発生する物性値は，どのような分子状態を形成するかによって変わってくるものであり，その性質をあらかじめ予測することは容易ではない。

医薬品原薬の固体状態の選択，つまり原薬形態の選択は，有効性，安定性，生産工程，品質などのさまざまな要素に多大な影響を与えるため，医薬品開発において非常に重要である。医薬品原薬固体は結晶性を持っている場合，構成成分が単一成分である場合には，結晶に分類される。また，構成成分が多成分である場合，塩結晶，共結晶，溶媒和結晶に分類される。これら4つの原薬形態には，結晶多形が存在する可能性もある。医薬品原薬では合成プロセスの中

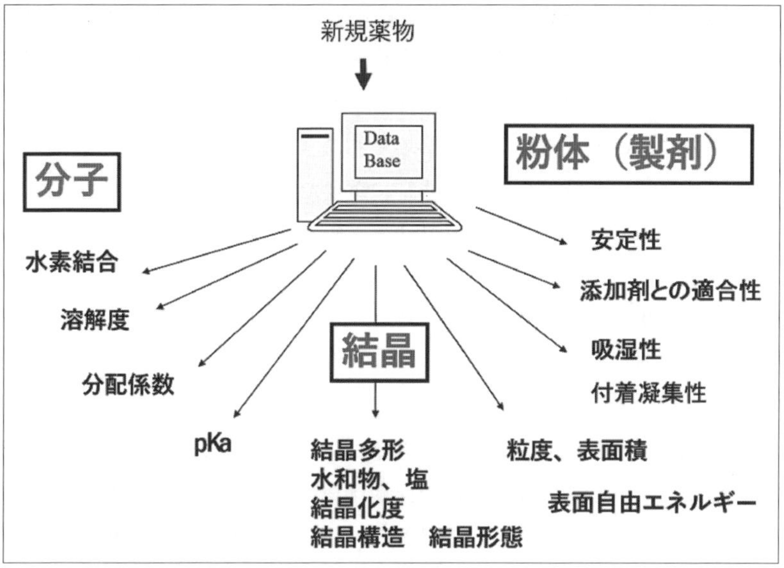

図１　原薬物性評価に必要とされている項目

間体を結晶として得る場合などで溶媒和結晶を利用することはあるが，最終的な原薬形態としては水和物以外の溶媒和物は安全性の観点からほとんど選択されることはない。一方，固体が結晶性を持たない場合は非晶質に分類される。このように固体状態は多様性を示しており，これらはそれぞれ異なる溶解性，吸収性，物理的安定性，化学的安定性，結晶性，吸湿性，融点，製造適性等の物理化学的性質を有する。

近年，ハイスループットスクリーニングの手法が創薬に用いられることで，脂溶性が高い化合物が新規医薬品候補化合物として選ばれる傾向にあり，さらに，分子量が大きく複雑な構造を持つ傾向にあるため，溶解性，化学的安定性などに問題を生じることが多い。これらは，異なる原薬形態を工夫することで改善できる可能性がある。例えば，原薬形態がフリー体結晶で，かつ難水溶性である場合には，塩結晶，共結晶，アモルファスを適用することで改善の可能性がある。また，非常に結晶性が悪く，再結晶法などの通常の晶析操作では結晶化が困難である化合物に関しても異なる原薬形態を適用することで結晶化できる可能性がある。また，新規医薬品化合物の結晶多形を含む原薬形態の選定は，分析，合成，製剤，ADMEなど総合的な判断により行わなければならない。開発が進んだ段階でこの選定に問題が生じた場合には，結晶化のコントロールやスケールアップに苦慮するだけでなく，開発研究のスタート時点にまで後戻りしなければならないことになり，それまで積み上げた多くの研究が全て無駄になってしまうことにもなりかねない。また，臨床開発段階および上市後に問題が浮上してしまうと，製品出荷停止等の原因になってしまうこともある。実際に，製品化・上市後に新たな結晶多形が出現し，出荷停止となってしまった例として，Ritonavir（Abbot社，現AbbVie社）の事例がある[1, 2]。個々の結晶多形は異なる物理化学的性質を有することに加えて，熱力学的準安定形は最安定形に転移する性質を有する。この事例では，上市後に最安定形が出現してしまい，溶出性が規格以下に低下したため，出荷停止後，再度製剤化を行ったというものである。この事例からもわかるとおり，医薬品候補化合物が医薬品として十分な薬効および安全性を有していたとしても，選定した原薬形態が不適切だった場合には，最良の医薬品を提供できなくなってしまうということがある。よって，適切な原薬形態の選定および，そのキャラクタリゼーションは医薬品開発において非常に重要な事項である。

さらに，原薬形態に関する特許の問題も非常に重要である。新薬メーカーが原薬形態に関する特許権を取得することは，医薬品のライフサイクル延長，また，開発に投じた資本回収などの手段とすることができるなど，重要な事項である。一方，ジェネリックメーカーは特許化された原薬形態とは異なる原薬形態を探索し，特許化することでより早く市場参入を試みる戦略をとる。そのため，新薬メーカーは，実際に選択した原薬形態以外の原薬形態についても探索を行い，特許権を取得するという戦略で対抗している。このようなことからも，原薬形態の十分な検討の重要性は明らかである。ここで，**表1**に医薬品原薬形態選定の際の重要因子および検討項目について示した。このような検討を候補化合物探索と並行して行いながら，原薬形態を選定していくことが理想的であるが，探索段階では，合成検体量が比較的少量であるため，物性評価に使用できる量が非常に限られている。このため，微量で結晶多形評価や物性評価を行う方法の考案および微量分析が可能な測定装置の使用が望まれる。近年，微量の化合物で晶析操作を包括的に行うことができるハイスループットスクリーニング装置を用いることで，原薬形態スクリーニングのさらなる迅速化が期待されている。その一方で，常に課題となるのは膨大なデータの管理および解析である。粉末X線回折パターンやラマンスペクトルなどを中心とした膨大なデータのデータマイニングや，多変量解析において精度の高い分類を行うことが必要となる。ここでは，原薬特性改善のための検討例を紹介し，製剤分野で重要な結晶物性評価について，重要な物性値を列挙し，評価方法を含め解説する。

表1　原薬形態選定の際の重要因子および検討項目

重要因子	検討項目
物理的品質	（合成部門）合成ルート，生成条件（晶析溶媒種，温度，速度），乾燥条件 （製剤部門，ADME部門）バイオアベイラビリティー，フィージビリティー※ （分析部門）結晶形（性）評価（→粉末X線，DSC，融点，IR） 溶解度（速度），吸湿性，安定性（結晶転移，分解物，異性化等） 定量（元素分析，滴定，イオンクロマトグラフィー，HPLC）
化学的品質	（合成部門）合成ルート，生成条件（晶析溶媒種，温度，速度），乾燥条件 （製剤部門，ADME部門）代謝解析，フィージビリティー※ （分析部門）類縁物質試験法，光学異性体試験法

※例えば，難溶性化合物の注射剤製品化検討など，安全性，実用可能性を検討すること

森川肇ら，日本PDA技術教育委員会：固形製剤，治療薬GMP研究報告（Ⅱ），日本PDA (1999)

2 固体原薬形態の分類

図2にEMAが提唱している原薬固体の分類を示す。最上位には，結晶の外観，すなわち「結晶形態（晶癖）」と「内部構造」が挙げられる。さらに，一定の規則性を持って分子が配列している場合は，「結晶」と定義される。次に，成分数により分類される。原薬のフリー体はもちろん「単一成分」であるが，複数の成分からなる場合は，塩・溶媒和物・共結晶等に分類される。すなわち，イオン性相互作用の場合は「塩」，分子性（中性）の相互作用の場合は「溶媒和物」，「共結晶」と定義される。これらは，構成成分間の分子間相互作用によって分類され，塩共結晶・共結晶溶媒和物など3成分以上から構成される場合もある。さらに各結晶形態について，分子配列の規則性が複数ある場合は，「結晶多形あり」と判断できる。

医薬品における共結晶とは，活性成分分子が有機酸などのカウンター分子と相互作用して結晶となったものである。塩の場合は，両分子の間にプロトン移動を伴う静電的相互作用を有するが，共結晶の場合は，水素結合・ファンデルワールス力などの比較的弱い相互作用からなる。共結晶化による原薬形態変更の利点は，解離基を持たない中性分子にも適用可能であるため，探索の際のバリエーションが広いことである。共結晶化の用途は，難水溶性化合物の溶解性改善，吸湿性，難結晶化特性の改善などにも用いられる。原薬製造プロセスにおいては，中間体の生成効率・収率の改善，安全な溶媒の選択・溶媒量の削減，さらに，結晶多形生成の回避などの利点がある。また，製剤の観点からは，放出制御・粉体特性の改善・マスキングなどに利用できる場合がある。特許性からも，ライフサイクルマネジメントにも有用と考えられる。

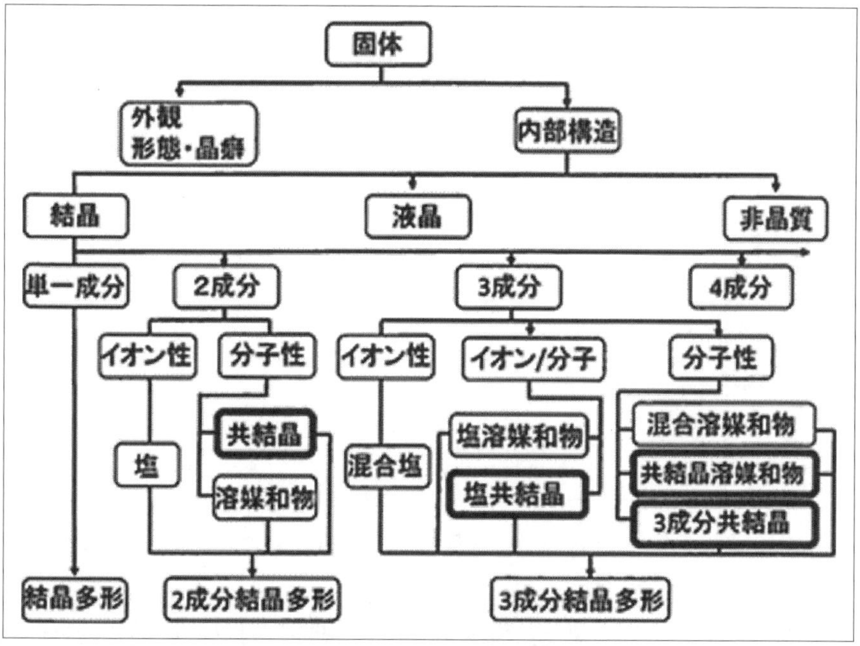

図2　EMA リフレクションペーパーにおける複合結晶の分類

3 製剤特性改善のための原薬形態スクリーニングの例

バルプロ酸ナトリウムは，各種てんかん発作に広範な抑制作用を有する薬剤として本邦においても古くから製剤化されている。しかしその高い吸湿性から，製剤の保管の際，湿度の高い時期，湿度の高い場所では防湿容器に入れるなどして，吸湿に注意する必要がある。このバルプロ酸ナトリウムの吸湿性を改善することを目的とし，新たな原薬形態の探索が報告されている[4)]。人体投与可能な添加物である46種類のゲスト化合物，および，ICH基準のClass Ⅰ，Class Ⅱの中で，再結晶溶媒として経験的に用いられている16種類の再結晶溶媒に関してスクリーニングを行った結果，吸湿性改善の候補化合物となる原薬形態であるバルプロ酸アルギニン塩が探索された。粉末X線回折測定，ラマンスペクトル測定などから，得られた化合物では，バルプロ酸 $-COO^-$ と，L−アルギニンの $-NH^+$ が結合することで塩が形成されていた。また，TG-FTIR 測定結果から，バルプロ酸とL−アルギニンが1：1の複合体を形成していることを確認した。さらに，吸湿性を評価し，25℃において測定した水蒸気吸着等温線を図3に示す。バルプロ酸ナトリウムの臨界相対湿度は42.5%RHであり，バルプロ酸アルギニン塩の臨界相対湿度は，72.5%RHであった。このことより，バルプロ酸ナトリウムの問題点であった低い臨界相対湿度が，バルプロ酸アルギニン塩では30%ほど上昇しており，吸湿性が顕著に改善された。さらに塩の溶解度を検討した結果，フリー体に比較し約80%程度であり，製剤としては問題のない範囲であった。結晶構造解析の結果，結晶中でL−アルギニンは二量体を，バルプロ酸とL−アルギニンが水素結合を形成していた。結晶構造からエネルギー計算により結晶形態を予測した結果，最も存在確率の高い結晶面はバルプロ酸のアルキル基から形成される疎水性の（001）面であることがわかった。（001）面に対する吸着シミュレーションの結果，水分子の吸着エネルギーが 1.2×10^{-3} kJ/mol 程度であった。これらの結果から，バルプロ酸アルギニン塩は結晶表面の極性の低下のために吸湿性が改善されたと考えられた。

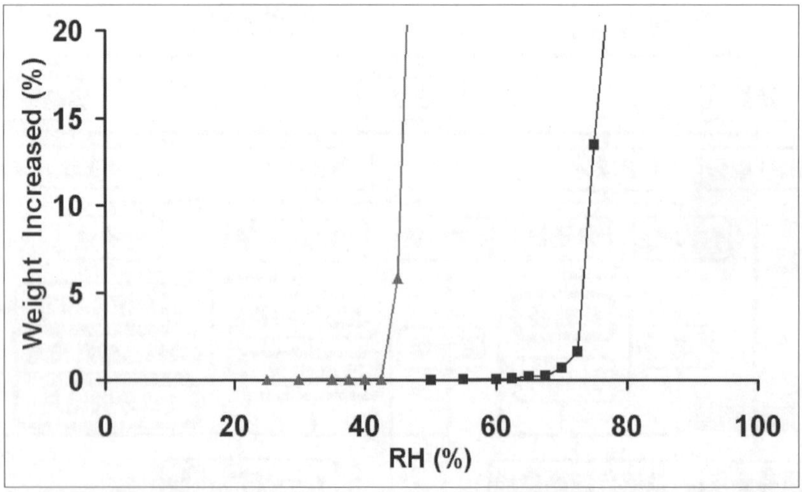

図3　バルプロ酸ナトリウム（▲）およびバルプロ酸アルギニン塩（■）の水蒸気吸着等温線（25℃）

4 原薬の溶解性に及ぼす結晶形態の影響

医薬品の製造工程中でも，原薬の純度が上がることなどによって晶癖の異なる結晶が得られる可能性がある。晶癖が異なれば結晶の表面に出現する結晶面の割合が違ってくるわけだが，各結晶面は物理的性質が異なるため，晶癖の違いは結晶全体のぬれ性や溶出速度に影響を与えると考えられる。同一の結晶であっても結晶面によってぬれ性や溶出速度が異なることはこれまでに報告されている[5,6]。フェニトインは水に対し難溶性で，溶解速度が吸収に大きく依存することがすでに知られているが，結晶多形は報告されておらず，条件の違いで異なる形態の結晶が生成されることが知られている。エタノールより晶析したE結晶とエタノール－水混合溶媒より晶析したEW結晶の電子顕微鏡写真を図4に示す。E結晶は針状結晶，EW結晶は板状結晶で，2つの結晶形態が異なっている。両結晶の粉末X線回折パターン（図5）を比較すると，11.3°の（002）面に帰属される回折ピーク強度はEW結晶において高く，20.3°の（031）面に帰属される回折ピークはE結晶において顕著に観察される。両結晶は，回折ピーク位置が等しい同一結晶形であるものの回折強度は異なり，結晶形態が異なっていることが確認される。

図6にはE結晶とEW結晶の粉末状態での溶出試験の結果を示した。両者を比較すると，150分後においてEW結晶の溶解量はE結晶よりも約1.7倍大きかった。もちろん，両結晶の平均粒子径はEW結晶で25.0 μm, E結晶で21.9 μmであり，比表面積もほぼ同程度と溶出への影響はないことが確認されている。ここで，両結晶の表面自由エネルギー値を比較すると，水に対するぬれへの指標となる極性成分γ_pはEW結晶がE結晶の約2.2倍大きかった。このことからEW結晶がE結晶よりも溶出性に優れているのは，EW結晶のほうがE結晶よりも水に対してぬれやすい結晶面が多く存在するためであることが推察された。さらに，単結晶を調製し，各結晶面における溶出試験の結果を図7に示す。その結果，EW結晶表面において占有率の高

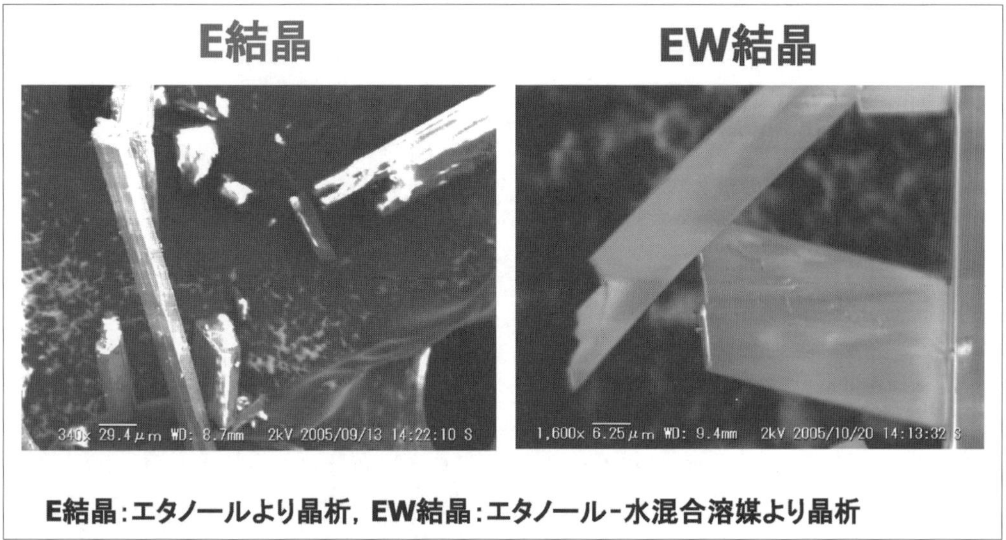

図4 異なる晶析条件により調製されたフェニトイン結晶の電子顕微鏡画像

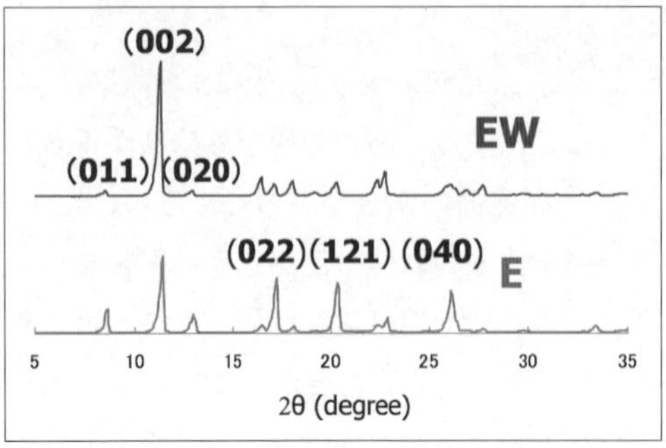

図5　異なる晶析条件により調製されたフェニトイン結晶の粉末X線回折パターン

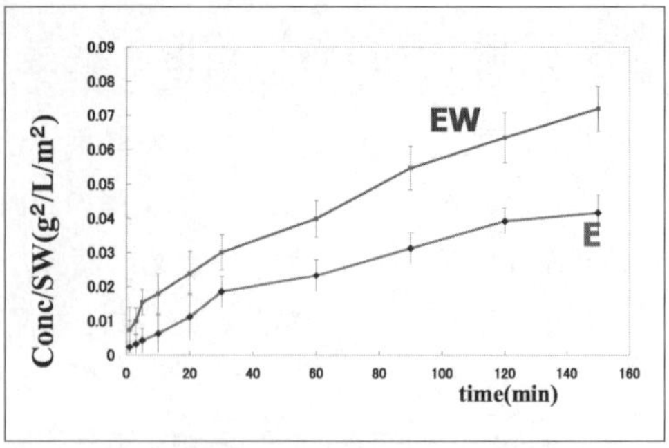

図6　異なる晶析条件により調製されたフェニトイン結晶粉末の溶出プロファイル

い（002）面の溶出速度は，（031）面など他の面よりも約13倍高かった。溶出性に対する影響が認められていた各結晶面のぬれ性を比較するため，水を測定溶媒に用いて接触角測定を行った結果，（002）面の水に対する接触角は他の結晶面と比較して小さな値となった。さらに，各結晶面の表面自由エネルギーを算出した結果，（002）面のγ_pは31.9 mJ/m^{2}であり，他の2面の10〜11 mJ/m^{2}と比較すると約3倍の値を示した。これらの結果より，両結晶の溶出性に差が見られたのは，（002）面のぬれ性と溶出性が他の面と異なっているためであると考えられた。溶出中の結晶形態の経時的変化は見られなかったことから，E結晶，EW結晶は（002）面から溶出が優先的に起こることが推察された。EW結晶の溶出速度がE結晶の約2.3倍であったことは，（002）面に帰属されるピーク強度はEW結晶がE結晶より高かった事実から説明でき，フェニトイン結晶の溶出性に（002）面が大きく関与していることが推察された。

フェニトインの結晶構造データからのシミュレーションにより，各結晶面の結合エネルギーが算出されており，（002）面で−18.93 kJ/mol,（111）面，（031）面で−65.31, −64.3 kJ/molと，（002）面の結合エネルギーが他の面に比較し顕著に低いことが報告されている。さらに，（002）面においては，結合エネルギーにおけるファンデルワールス力に起因する成分が

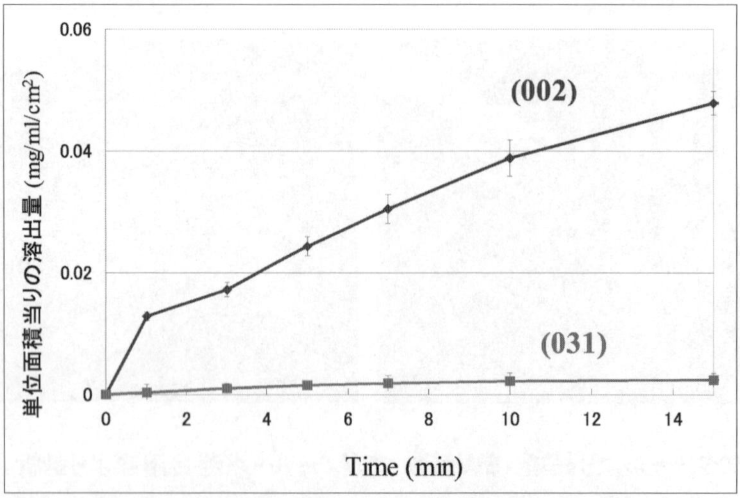

図7　(002) および (031) 結晶面からの単位面積当たりの溶出量

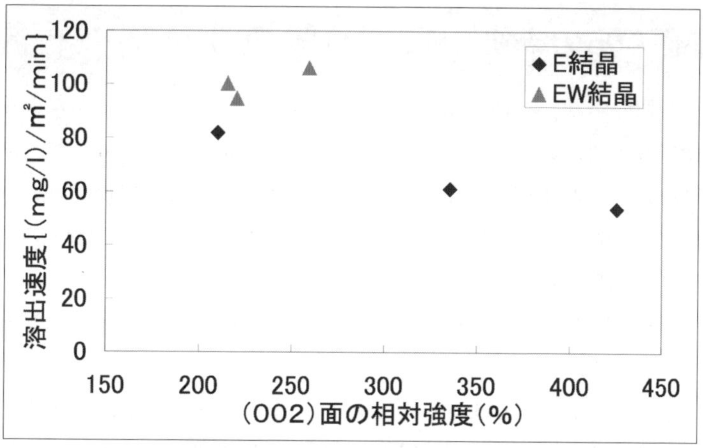

図８　粉末試料の溶出試験における，（002）面由来のＸ線回折ピークの相対強度と溶出速度の関係

－3.84 kJ/molであり，同値が－40 kJ/mol以上の他の面の10％程度しかなかった。この結果からも，（002）面では溶出，すなわち結晶から分子が剥離しやすいことが推察された。さらに，種々の温度での溶出速度の測定結果より，溶出速度の活性化エネルギーが算出されている。(002)面からの溶出の活性化エネルギーは47.5 kJ/molと，他の2面（111）で75.1 kJ/mol,（031）で81.5 kJ/molに比べて顕著に低いことが確認され，（002）面からはフェニトイン分子が溶出しやすいことが理解できる。図８に（002）面の相対強度に対する各結晶の溶出速度の関係を示した。E結晶においては，相対強度が小さくなるほど単位表面積あたりからの溶出速度が大きくなり，（002）面がより多く表に現れるほど溶出速度が大きくなる傾向が見られた。EW結晶では同様な傾向は見られず，粒子径で面の現れ方が変化していないこと，界面活性剤の影響で溶出しにくい面のぬれ性が上がったことなどが原因として考えられた。また，EW結晶の1 m^2あたりからの溶出速度がE結晶と比較して高かったのは，EW結晶がE結晶と比較して（002）面が多く表面に現れていたためと推察できた。静止円盤法による溶出試験での結晶形態と溶出速度の関係を検討した結果，EおよびEW結晶ともに，粉末試料での結果と同様に，（002）面の回折ピーク強度と溶出速度に関連性があることが確認された。フェニトイン結晶のように晶析条件により結晶形態の異なる医薬品においては，結晶全体に占める溶出性の高い結晶面の割合を知ることにより，結晶全体の溶出速度変動因子を制御可能となることが示唆されている。同一の結晶であっても結晶面によってぬれ性や溶出速度が異なる現象はほかにも報告されている。アセトアミノフェンにおいては，同一多形であっても各結晶面によって表面自由エネルギーが異なり，水との接触角も異なることが報告されている。この例では，水との接触角は最大のものと最小のもので50°程度の差がある。

5 各結晶面からの単独のぬれ・溶解速度測定法

各結晶面間の単独のぬれ・溶出速度の違いを確認する際には，十分な大きさ（5 mm以上）の単結晶を用意する必要がある。特定の結晶面の物性を評価するためには，図9に示すように，測定対象の結晶面のみが露出するように結晶をワックス等で被覆し試料とする。接触角は，目的としている結晶面に溶媒を滴下し測定する。溶解速度測定は，前処理した結晶を溶出試験器の底部に設置し測定を行う。

一方，錠剤の製剤工程では打錠工程において結晶形態の違いが粉体物性に影響を及ぼすことが報告されている。イブプロフェンは，アセトン溶液，エタノール溶液に貧溶媒として水を加えて再結晶して得られる棒状晶・薄い針状晶よりも，メタノール溶液を冷却して得た多面体の結晶形態のほうが充てん性，圧縮性が優れていたと報告されている[7]。一般的に，結晶形態（晶癖）の評価はX線回折測定で行われるが，その精度は決して高くない。従来から一般的に用いられている集中法光学系での平板サンプルによる測定では，回折角の広がりや試料を充てんする際の配向が問題になるが，その影響を防ぐ方法としてキャピラリー法を用いたX線回折測定方法が有効である[8]。また，集中法光学系では，配向の強い試料の場合，結晶面ごとの相対強度を精度よく測定することは困難なため，平行ビーム光学系のX線回折装置を用い，試料を配向しないようにキャピラリーに充てんし，回転させ測定する方法が選択される。平板法，キャピラリー法（回転ありなし）で測定した場合の，(111) 面の回折ピーク強度の変動係数が比較されている。集中法での回折ピーク強度の変動係数は0.2程度であったが，平行ビーム法でキャピラリーに充てんして測定した場合の変動係数は，0.05と1/4程度だった。さらに，得られた値と実際の溶出データの変動係数を比較した結果，E結晶の溶出試験での変動係数は0.1程度であり，平行ビーム法で試料を回転させて測定した場合の変動係数に比較し有意に低

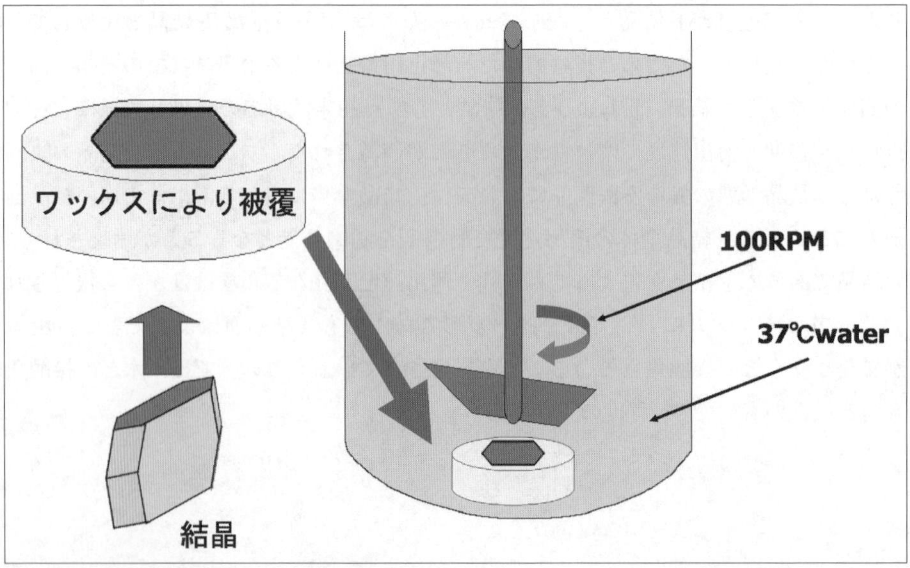

図9　特定の結晶面からの溶出速度測定法

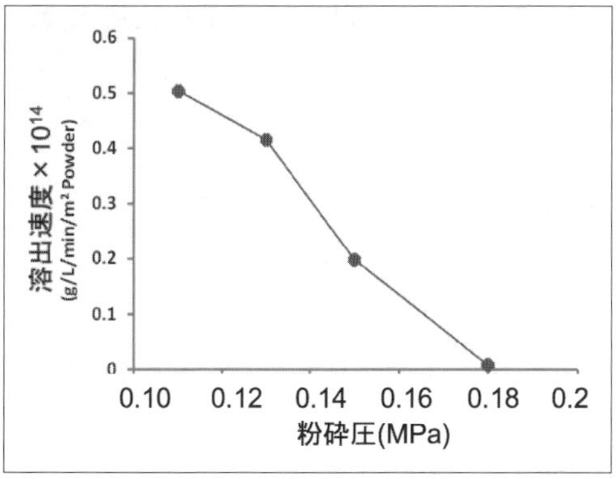

図10　アスピリンの溶出速度に及ぼす粉砕圧の影響

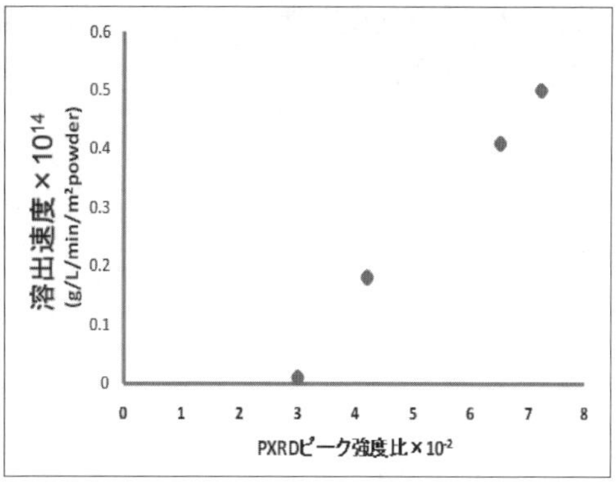

図11　アスピリンの溶出速度に及ぼす（002）面のピーク強度比の影響

かった。一方，EW結晶の溶出試験での変動係数は0.14と高く，こちらの試料でも，平行ビーム法でのX線回折測定は，結晶形態の管理に十分適用可能であることが確認された。

医薬品の溶解性改善には，粉砕による微粒子化などが汎用されている。粉砕工程において，微粒子同士の凝集や結晶多形の生成，非晶質化などの問題に関しては研究が行われているが，原薬の結晶のへき開面の構造が溶解性に及ぼす影響に関しては研究があまり行われていない。筆者らは，平板状アスピリン結晶について，ジェットミルによる粉砕によって引き起こされるへき開性の，溶解性に及ぼす影響を検討した。図10，11にアスピリンの溶出速度に及ぼす粉砕圧と（002）面のピーク強度比の影響を示した。アスピリン結晶の単位面積からの溶出速度は，粉砕圧の上昇に伴い低下した。すなわち粉砕操作が溶解性の改善につながらない場合があることが明らかとなった。粉砕された結晶の結晶形態を粉末X線回折測定より評価したところ，（002）面の相対強度が低下すること，すなわち，結晶が（002）面でへき開することにより溶解性が低下していた。実際，へき開面（002）面の溶解速度は，晶析時最も広い面であった（100）面の40％程度に低下していた。この原因は，結晶面の分子配列の違いによると考えられている。

6　粉体の表面自由エネルギー測定法

粉末結晶間の表面自由エネルギー測定には，溶媒浸透法が利用されることが多い。この方法では，一定温度において，充てんされた粉体層への各種試験溶媒の浸透速度を測定し，粉体表面への溶媒の接触角をWashburnの式から求める。

$$\frac{l^2}{t} = \frac{\gamma_L \cdot r \cdot \cos\theta}{2\eta} \qquad (1)$$

ここで，l（cm）は時間t（s）における液面の上昇距離，γ_L（mJ/m²）は液体の表面張力，r（cm）は毛管半径，η（mPas）は液体粘度，θ（°）は接触角を示す。天秤を用いた自動表面張力計は，ぬれ速度を時間（s）あたりの重さW（g）で表すので，(1) 式のlをWに置き換えると，次式が導かれる。

$$\frac{w^2}{t}=\frac{\gamma_L\cdot c\cdot\rho^2\cdot\cos\theta}{\eta} \qquad (2)$$

ここで，W（g）は浸漬した液体の重量，ρ（g/cm^3）は液体密度，cは試料固有の係数を示す。この式において，cとθ以外は既知である。試料に対し最もぬれやすい溶液の$\cos\theta$を1と仮定してc係数を定め，他の溶液の接触角をぬれ速度測定結果から算出する。
ここで，接触角はYoungの式で次のように示される。

$$\gamma_S=\gamma_{SL}+\gamma_L\cdot\cos\theta \qquad (3)$$

γ_Sは試料の表面張力，γ_Lは溶液の表面張力，γ_{SL}は固－液界面張力を示し，これらは，それぞれ次のように示される。

$$\gamma_L=\gamma_L^d+\gamma_L^p \qquad (4)$$
$$\gamma_S=\gamma_S^d+\gamma_S^p \qquad (5)$$
$$\gamma_{SL}=\gamma_S+\gamma_L-2\sqrt{\gamma_S^d\cdot\gamma_L^d}-2\sqrt{\gamma_S^p\cdot\gamma_L^p} \qquad (6)$$

ここで，γ_pは表面張力の極性成分，γ_dは表面張力の分散成分を示す。(4)，(5)，(6) 式を (3) 式に代入すると次式が導かれる。

$$\frac{1+\cos\theta}{2}\frac{\gamma_L}{\sqrt{\gamma_L^d}}=\sqrt{\gamma_S^p}\cdot\sqrt{\frac{\gamma_L^p}{\gamma_L^d}}+\sqrt{\gamma_S^d} \qquad (7)$$

(7) 式のγ_Lは既知であるので，図12のようなプロットをすると切片と傾きから試料の表面自由エネルギーの極性成分と分散成分を求めることができる。

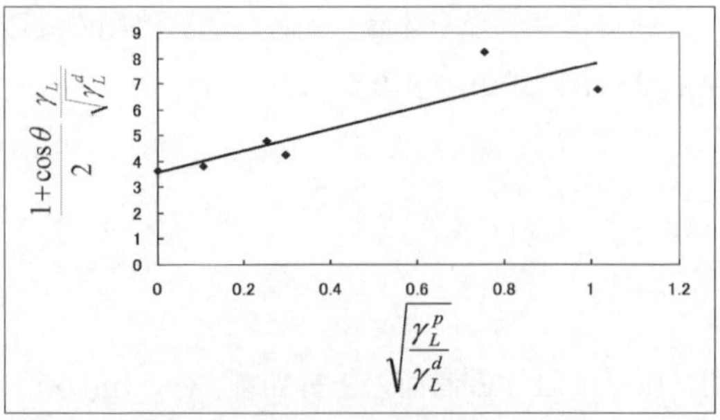

図 12　Owens-Wendt プロットの例

7 おわりに

医薬品原薬は目的とする製剤により要求される結晶物性が異なることがある。医薬品の有効性に直接かかわる溶解性だけでなく，製剤化する場合に要求される粉体物性が重要な因子となる。この場合，結晶のサイズや形態により引き起こされる物性が重要であることは明らかである。医薬品の製造工程において結晶の表面物性は，結晶多形や粒子径ほど溶出速度の変動要因として重要視されておらず，再現性のよい評価方法の検討も十分に行われているとはいえない。結晶の表面物性およびその評価法は今後，より重要となってくると思われる。

参考文献

1）Chemburkar SR, et al., Polymorphs on the late stages of bulk drug process development. Organic Process Research Development, 4, 413-417（2000）

2）Bauer J, et al., Ritonavir：an extraordinary example of conformational polymorphism. Pharm. Res., 18, 859-866（2001）

3）森川肇ら，日本PDA技術教育委員会：固形製剤，治療薬GMP研究報告（Ⅱ），日本PDA（1999）

4）Ito M, Nambu K, et al., Mechanisms for improved hygroscopicity of L-arginine valproate revealed by X-ray single crystal structure analysis. J. Pharm. Sci., 106, 859-865（2017）

5）Prasad KVR, et al., Dissolution kinetics of paracetamol single crystal. Int. J. Pharm., 238, 29-41（2002）

6）Suzuki T, et al, Specific surface free energies of strontium chlorapatite single crystal determined by contact angles of liquid droplet. Chem. Phys. letters, 421, 343-347（2006）

7）Martino PD, et al., Influence of crystal habit on the compression and dencification of ibuprofen. Dissolution kinetics of paracetamol single crystal. J. Crystal Growth, 243, 345-355（2002）

8）Cao W, et al., Quantitative determination of polymorphic composition in intact compacts by parallel-beam X-ray powder diffractometry. J. Pharm. Biomedical Analysis, 30, 1111-1119（2002）

Column　悪魔の証明

医薬品のライフサイクルマネジメント，特許戦略を考える場合，結晶形態のスクリーニングにより，できるだけ多くの多形の存在を把握すべきなのは自明である。ある原薬に結晶多形がいくつか見つかった場合，これ以外に結晶多形が存在しないことを証明するのは容易ではない。法律の分野では，訴訟において「事実不存在の立証」が求められる場面を「悪魔の証明」と呼ぶことがある。つまり医薬品開発の過程においては，「結晶多形が存在しないこと」の証明は，そもそも不可能ということを意味している。時間とリソースに制約のある状況下では，原薬形態探索のためすべての可能性を検討することは不可能であり，的確な妥協点を見出すセンスが研究者に問われることとなる。しかし，現実にはリトナビルのように回収せざるを得ない事故が起こらない保証はどこにもない。この問題は，分子構造をきちんと把握し，あらゆる可能性をチェック可能な，インシリコスクリーニングが解決してくれるのではと期待している。

問　題

［第1問］　結晶の分類と特徴に関する次の記述のうち，正しいものの組み合わせはどれか。

a　結晶形態の違いは，構成分子のパッキングの違いにより生じる。

b　塩と共結晶は，分子間のプロトン移動から判断できる。

c　共結晶は溶媒和物を形成することがある。

d　塩は結晶多形を形成しない。

e　非晶質は結晶多形を形成することがある。

1（a，b）　2（a，d）　3（b，c）
4（b，e）　5（c，d）

［第2問］　結晶形態に関する次の記述の正誤について，正しい組み合わせはどれか。

a　フェニトインはエタノールとエタノール－水混合溶媒から再結晶した場合，異なる結晶多形が生成する。

b　結晶形態の異なる結晶の粉末X線回折パターンでは，それぞれ異なる位置に回折ピークが観察される。

c　面指数の異なる結晶面への，溶媒のぬれ性は異なる。

d　結晶形態の評価には，透過配置での粉末X線回折測定が有用である。

	a	b	c	d
1	正	誤	誤	正
2	正	誤	正	正
3	誤	正	正	誤
4	正	正	誤	誤
5	誤	誤	正	正

［第3問］　原薬結晶の結晶多形と結晶形態の違いを述べ，各物性違いにより引き起こされる可能性のある製剤物性との関係について200字程度で説明せよ。

正解と解説

第1問

正解	3
説明	a 誤 結晶形態は結晶の外観を意味し，結晶成長の違いにより引き起こされる。 b 正 c 正 d 誤 塩でも結晶多形を形成することがある。 e 誤 非晶質は結晶ではないため結晶多形は生成しない。

第2問

正解	5
説明	a 誤 エタノールとエタノール－水混合溶媒からフェニトインを再結晶した場合は，結晶形態の異なる結晶が得られる。 b 誤 結晶形態の違いは結晶多形の違いではないため，粉末X線回折パターンは，同じ位置に回折ピークが観察される。 c 正 d 正

第3問

正解説明	結晶多形は，結晶中で構成分子の「パッキング」が異なる。一方，結晶形態が異なる場合は，結晶の「形」が異なるだけで分子配列は同じである。結晶多形間では溶媒への溶解度，化学的安定性など結晶の内部構造に由来する性質が異なる。一方，結晶形態の違いだけでは溶解度は同一と考えられる。しかし，結晶表面に露出している分子が異なるため，付着凝集性，吸湿性，溶媒への溶解速度など結晶表面が関係する物性は，異なる場合がある。

著者の略歴

1987年3月　千葉大学大学院薬学研究科　博士前期課程修了
1987年4月　千葉大学薬学部　教務職員
1991年　薬学博士（千葉大学）
1992年4月　千葉大学薬学部　助手
1997年3月　文部省在外研究員　ロンドン大学薬学部
1998年7月　東邦大学薬学部　助教授
2001年　日本薬剤学会　旭化成奨励賞
2008年～　独立行政法人医薬品医療機器総合機構　日本薬局方物性試験法専門委員
2013年4月　星薬科大学　教授
現在に至る

製品品質を左右する粉砕・造粒・乾燥・整粒・混合工程

山田　昌樹

POINT

製剤開発のポイント

製剤開発には恒常的に要求される品質の製品を工場で生産できるように，処方・製法を短期間で開発することが求められる。近年はICH Qトリオ（Q8，Q9，Q10）の発出によりQbD（Quality by Design）の概念が取り入れられ，製品品質を作り込むことの重要性が増してきている。製品品質は各工程の重要品質の積み重ねで構成される。特に原薬の粉砕と造粒は最終製品の品質を左右する最も重要な工程である。

1 はじめに

固形製剤の目標とする最終品質（QTPP，Quality Target Product Profile）は各種重要品質特性（CQA，Critical Quality Attributes）で構成され，CQAは原材料の品質特性（CMAs，Critical Material Attribute）と各工程の操作パラメーター（CPPs）で得られた中間品の品質特性（CQAs）の集積として構築される[1]。

CQA＝f（CMA1, CMA2, CMA3, …, CPP1, CPP2, CPP3, …）

固形製剤の一般的なCQAとしては，製剤の純度，製剤強度，製剤含量，溶出性，含量均一性および安定性等が挙げられる。中間品のCQAとしては含量を保証する錠剤質量，溶出性を保証する原薬粒子径・顆粒強度・錠剤強度，製剤含量均一性を保証する顆粒の粒度別含量や混合工程の混合（含量）均一性等がある。

本章では粉砕と造粒の製法・工程パラメーター（CPP，Certificate of Pharmaceutical Product）を中心にスケールアップ手法を含めて記載する。効率的な製剤開発の一助にしていただきたい。

2 粉砕

医薬品の粉砕目的としては，粒径コントロールによる薬剤の溶出速度促進または制御，微細化により表面積を増大させ体内吸収性の向上，混合前の粒度調整による含量均一性の向上，微細化による圧縮成形時の結合力向上などが挙げられる。近年開発されている薬物の約1/3は難溶性の薬物が占めており，粉砕による溶出速度促進や吸収性の向上が必要とされている。

ICH Q6Aの原薬や製剤の各剤形の特性に応じて設定すべき試験方法と判定基準の項にも「固形または懸濁形の製剤に使われる新原薬では，その粒子径が溶出率，バイオアベイラビリティ及び安定性に著しい影響を及ぼすことがある。このような場合には，適切な粒子径分布の試験方法と判定基準を規格に設定する必要がある」と記載されている。下記の1項目でもあてはまると粒子径を規格に設定する必要がある。

- 粒子径は溶出，溶解度またはバイオアベイラビリティにとって重要な因子か？
- 粒子径は製剤の製造にとって重要な因子か？
- 粒子径は製剤の安定性にとって重要な因子か？
- 粒子径は製剤の含量均一性にとって重要な因子か？
- 粒子径は製剤の外観を維持するのに重要な因子か？

2.1　粉砕機

粉砕機はいくつかの基本粉砕原理と何らかの分級機構が組み合わされて構成されている。

代表的な粉砕機の目標粒子径別の例を図1に示す。医薬品の粉砕機として汎用されているのはピンミルとジェットミルで，より微細にしたい場合にジェットミルが用いられる。ハンマーミルやフェザーミルに代表されるスクリーンミルは粉砕というよりは解砕として用いられるこ

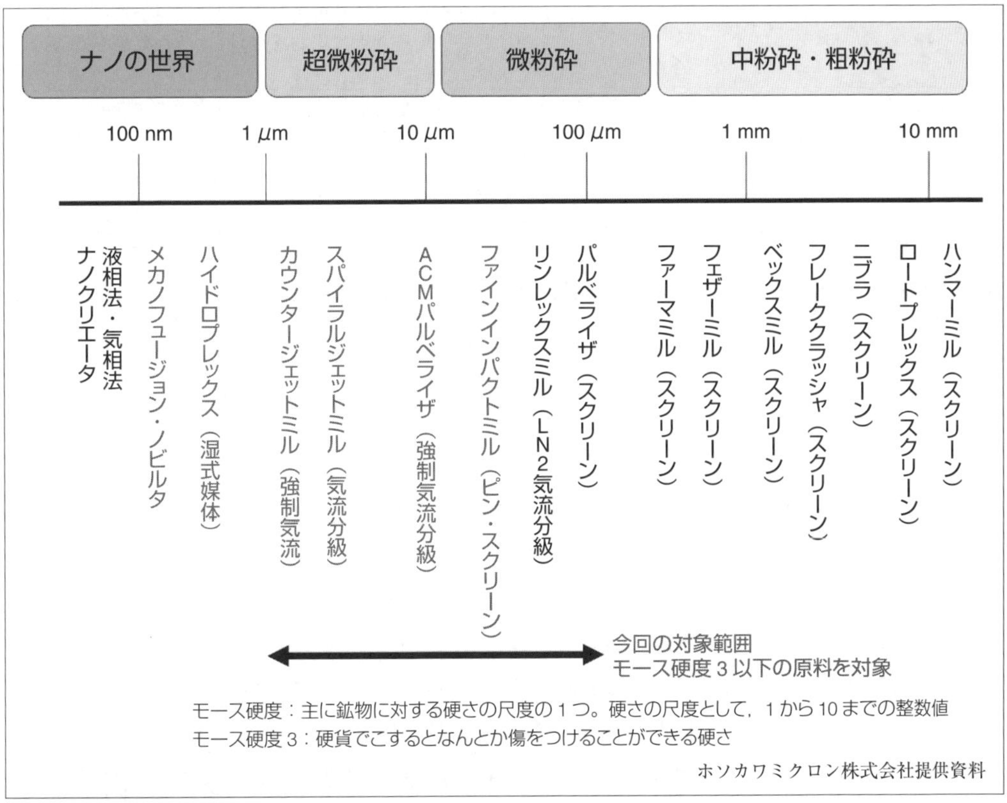

図1　目標粉砕粒子径と具体的な粉砕機の例

表1　主な乾式粉砕装置の分類

	操作原理		粉砕原理	装置例（一般名）	特徴
機械式	回転衝撃式	低速	圧縮 剪断	ロールミル	主にモータの回転動力により，機械的に外力を与える粉砕装置で，生産性が良い。粗砕から微粉砕まで幅広く使われる。
	粉砕ロータ （縦型／横型）	中高速	衝撃 摩砕	ハンマーミル ピンミル	
	媒体式（タンブラー式）		圧縮 摩砕	ボールミル 振動ミル	
	その他		剪断 圧縮 摩砕	石臼式 乳鉢式 ローラーミル	
気流式	パン型		摩砕 衝撃	ジェットミル	音速域のジェット気流中で粉砕するため，発熱がなく，しかも超微粉砕が可能。運転コスト大。
	ターゲット型		衝撃		
	流動層型（対向型） （強制気流分級内蔵）		衝撃 摩砕		

ホソカワミクロン株式会社提供資料

表2　主な乾式粉砕における分級形式

形式	機　構	特　徴	採用機種
間隙式	隙間の見かけ上の広さの調整で粒度を調整。	シンプルな機構なので詰まりや破損の心配が少ない。比較的粒度規制は甘い。粉塵濃度に影響を受けやすい。	ピンミル（多数のピンで，スクリーンと同じような効果を持つ）
スクリーン式	パンチングメタル，メッシュ網，またはおろし状スクリーンにより粒度規制	物理的に粒度を規制する。 実質上 0.5 mm 以上のサイズ 微粉砕では，破損の恐れ大。	ナイフ式 or アプミ式 ハンマーミル ケージミル
自然気流式	粉体が気流中で旋回することにより遠心分級する。	機械的なものがないのでシンプルである。 粒度調整は難しい。	パン型 ジェットミル
強制気流式	分級ブレードをモータにより強制的に回転させて遠心分級する。	分級ロータの回転数で粒度調整が容易。 吸引ブロワ，集塵機など付帯設備が必要。	強制気流分級機付き粉砕機（衝撃式，対向ジェット式）

ホソカワミクロン株式会社提供資料

とが多い。主な乾式粉砕装置の分類を表1に，主な乾式粉砕における分級形式を表2に示す。

粉砕機は，付着，摩耗，温度・湿度，爆発・発火を考慮して選定する必要がある。付着は，最もトラブルの多いものの1つで，粉砕機本体とその前後で起こる。原因は粉のもつ付着性と静電気などが主要因である。衝撃式粉砕機では付着により，薬物の非晶質化が起こり，非晶質部分が含まれると安定性に影響することがあるので特に注意が必要である。摩耗は，医薬原料では一般的には少ないが，摩耗性のある原料の場合は特に金属コンタミの恐れがあるので摩耗対策が必要となる。温度・湿度に関しては，粉砕機動力のエネルギーは，ほとんどが熱と音になる。特に機械式は発熱するので冷却装置の設置も検討する必要がある。また湿度が高いと付着の原因になる可能性があるので空調にも注意が必要である。爆発・発火は重大事故になる可能性があるので，事前に原薬の爆発性の評価を行い，除電や不活性雰囲気での操作（一般に酸素濃度が8%以下ならば爆発しない），爆発放散口，封じ込め耐圧構造，逆止弁などの対策も検討する必要がある。

粉砕装置における主な要因としては，静的機械条件，動的機械条件，操作条件がある。静的機械条件としては，材質・表面粗度，粉砕機構・分級機構，装置寸法・容量，粉砕ロータ・ハンマー，ライナー形状・クリアランス，ノズル径・スクリーン目開きなどがある。動的機械条件としては粉砕ハンマ回転速度（周速），分級回転速度，ジェット圧等がある。操作条件としては，供給速度，リサイクル量，処理風量，雰囲気ガス条件，機内温度制御，機内圧力制御等がある。

粉砕のスケールアップは機械衝撃式（ピンミル）の場合には粉砕ロータ径（公称外径）の周速を合わせたスケールアップ機の粉砕回転速度を初期条件として粉砕粒子径を確認しながら，粉砕ロータ回転速度にて調整するのが一般的である。図2に示すように供給速度は供給過多にならない範囲であれば粒径にはあまり影響しない。ジェット式の場合には粉砕圧力と分級回転速度を調整してスケールアップを行う。

近年，粉砕工程は原薬部門が担当するケースが増えてきているが，原薬部門の人は製剤工程の品質への影響を十分理解していない場合もあるので，製剤部門と原薬部門が十分なコミュニケーションをとり，最適な粒子径を設定することが重要である。

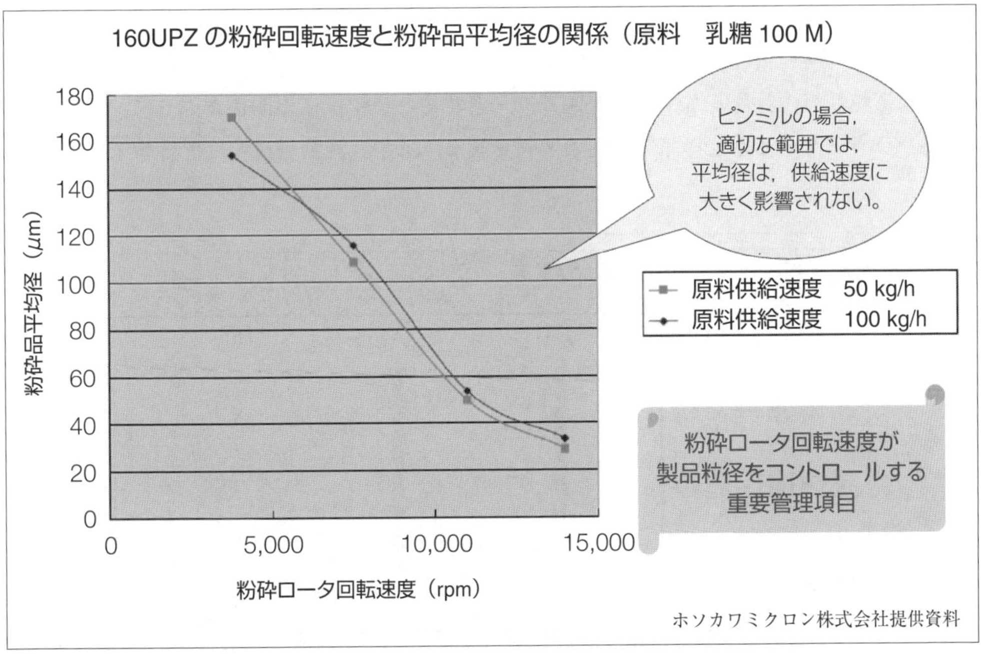

図2　粉砕ロータ回転速度と粒径

3 造粒

造粒は混合状態にある粉末／粒子群を混合状態を維持しつつ固めて所望のサイズ／形状の粒状に形成することで，目的としては，流動性・飛散性の改善，圧縮成形時の応力伝達の向上（打錠時の錠剤硬度アップ），打錠障害（キャッピング，スティッキング）の防止，偏析の防止と均一性の確保，機能化付与の前処理，溶出制御（徐放性，腸溶性等），主薬の安定性確保，味などのマスキング，ハンドリング改善（粉立ちを削減し，分包時のシール不良軽減，凝集・付着性改善等）等が挙げられる。

造粒方法の種類は大別して湿式造粒法と乾式造粒法がある。医薬品分野で汎用されている湿式造粒法としては高速撹拌造粒，流動層造粒，転動造粒，押し出し造粒が挙げられる。湿式造粒法は，粒子形状・径やかさ密度の調整が容易という特徴があり，日本では主流となっている。乾式造粒法としてはローラーコンパクティングやブリケッティングが挙げられる。乾式造粒法は，粉末原料を圧縮し，密度の高い塊状，板状の成形物を得て，その成形物を破砕／解砕する方法で，粉体が吸湿性であったり，水や熱に不安定であったり，流動性が低く密度が小さいなどの場合などに採用されている。海外では蒸気や吸排気等の空調設備が必要なく，設備投資が少なくて済むこと，ランニングコストが低減できるとの理由で汎用されている。海外では以前顆粒を製しない直接粉末圧縮法が汎用されていたが，生産スケールにスケールアップした際の偏析トラブルで，近年はローラーコンパクティング法が主流になってきている。

造粒法と顆粒・錠剤物性の一般的な関係は図３に示すように流動層造粒ではポーラス（軽質な粒子）が得られやすく，錠剤硬度が高くなる傾向になる。逆に重質な粒子が得られやすい高速撹拌造粒や乾式造粒では錠剤硬度が低くなる傾向がある。

3.1 流動層造粒

流動層造粒装置の装置基本フローを図４に，造粒物と造粒操作の関係を図５に，流動層造粒の重要パラメーターと造粒物品質特性の関係を図６に示す。流動層造粒は混合粉末に液体（結

造粒法	顆粒硬度	錠剤硬度	含量均一性
流動層造粒	小	大	◎
多機能型造粒	↓	↑	○
高速撹拌造粒	↓	↑	△
乾式造粒	大	小	○

図３　造粒法と顆粒・打錠物性の関係

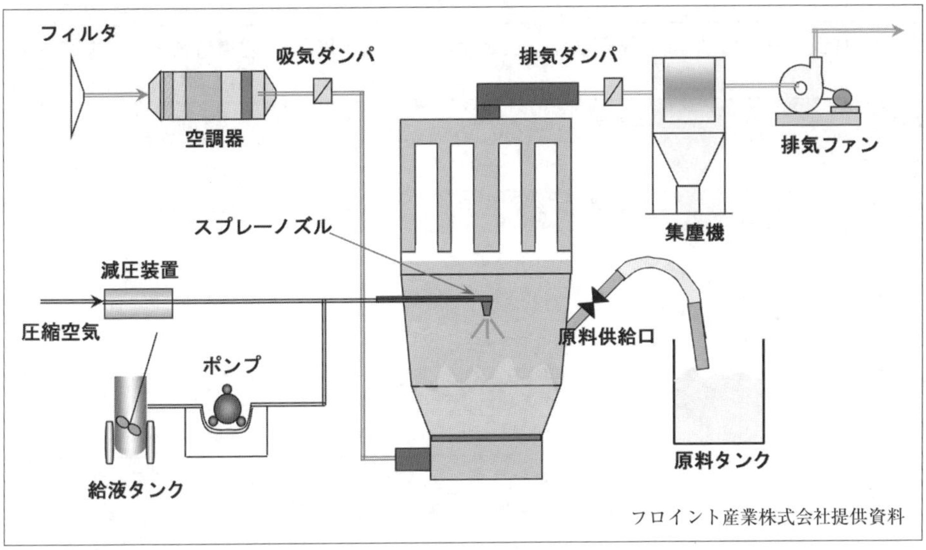

図 4　流動層造粒装置の操作基本フロー

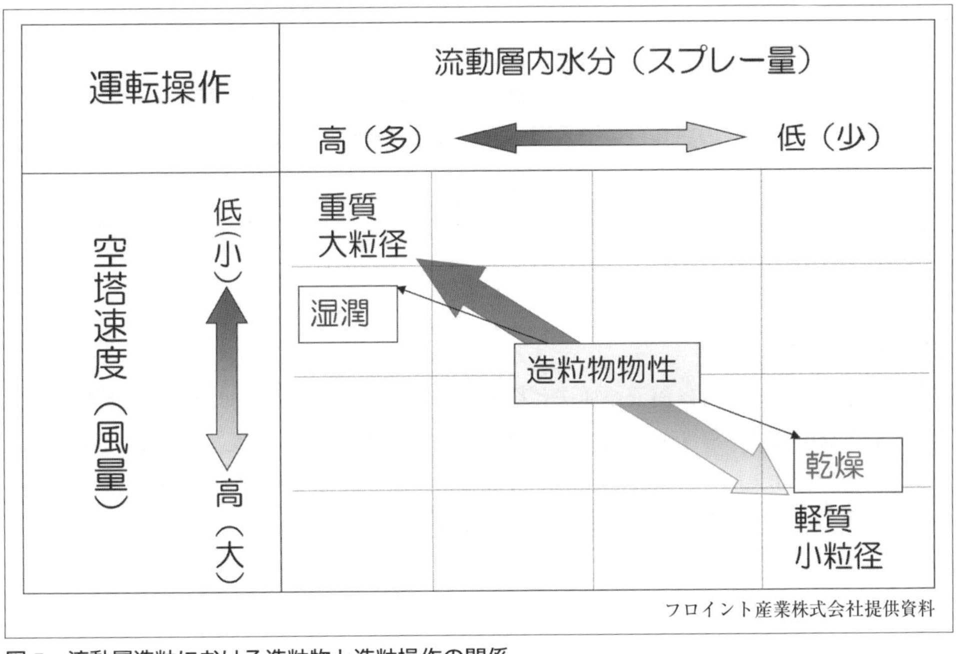

図 5　流動層造粒における造粒物と造粒操作の関係

合液）をスプレーしながら粒子を形成していく方法で，吸気風量・温度・湿度とスプレー速度・ミスト径・アトマイズ空気量が主たる操作要因パラメーターである。

1）原料粉体（粒子）物性の影響

原料粉体（粒子）物性により，以下のような造粒性の特性がある。溶解性の粉体（粒子）の場合には原料粉体（粒子）表面の一部が付着した結合剤液滴により溶解し，液架橋力は強くな

操作パラメータ	粒子形状	嵩密度 軽一重	粒子径 小一大	粒度分布 広一狭	含量均一性 悪一良
吸気風量	――	――	←○	○	◎
吸気温度	――	――	←△	――	――
吸気湿度	――	△→	△→	――	――
スプレー速度	○	○→	○→	○→	←○
アトマイズ空気量	○	←○	←◎	←○	○→
スプレーノズル位置	――	――	――	○	○
結合材添加量	――	△	◎→	△	△
仕込み量	――	○→	――	――	――

◎：影響大　――：直接関係ない
○：影響中　←　：操作因子の数値を大きくした場合の影響の方向
△：影響小

株式会社パウレック提供資料

図6　流動層造粒の重要パラメータと造粒物品質特性の関係

り造粒の進行は速くなる。不溶性の粉体（粒子）の場合には造粒は結合剤溶液の結合力に依存する。吸水性（不溶性）の粉体（粒子）の場合には原料粉体（粒子）に付着した結合剤液滴は原料粉体（粒子）内部に吸着され，原料粉体（粒子）表面の湿潤が少なくなり造粒の進行は遅くなる。しかし，原料粉体（粒子）内部の水分が飽和点に近づくと急速に液架橋が強くなり，造粒が進行する。

2）結合剤添加方法

結合剤の添加方法としては溶液添加法と粉末添加法がある。溶液添加法は結合剤を溶媒に溶解して溶液としてスプレーする方法で，造粒物の表面に結合剤が分布し，溶解性，流動性改善や打錠性改善等に効果的といわれている。粉末添加法は主成分，添加物，結合剤混合系へ溶媒（水等）を添加する方法で，操作が簡便で，造粒物の中心に結合剤が分布する特徴がある。

結合剤として汎用されているHPC-Lの添加方法，濃度と造粒物性の関係は**表3**に示すように低濃度の場合には粒子は重質な粒子になり，高濃度の場合には軽質な粒子になる。

3）スケールアップ

流動層造粒でのスケールアップは，粉粒体は不連続体で，重力は粒子半径の3乗に比例し，

表3　HPC-L（結合剤）の添加方法，濃度と造粒物性の関係

濃度	造粒性	かさ密度
粉末添加	造粒しにくく微粉末が残る	重質になりやすい
5%水溶液	大きくなりにくいので細粒向き	中間
10%水溶液	粒が成長しやすく顆粒，疎水性原料向き	軽質になりやすい

浮力は粒子半径の2乗に比例するので難しい。下記に各パラメーター別に示す。

(a) 仕込み量

仕込み量の考え方としては，相似形と仕込み高さ一定の考え方がある。相似形は仕込み量を装置直径の3乗に比例させる。特徴としては安定した流動状態が得られやすい。仕込み高さ一定は仕込み量を装置直径の2乗に比例させる。特徴としてはプロセス時間一定となるが，生産性が低くなる。相似形の方が一般的には推奨されている。

(b) 液（スプレー）速度

液速度の考え方としては乾燥速度（＝風量）に比例と仕込み量に比例させる手法がある。乾燥速度に比例させる場合には液速度を装置直径の2乗に比例させる。特徴としては安定した流動撹拌混合性が得られやすい。仕込み量に比例させる場合には液速度を装置直径の3乗に比例させるが，過剰濡れが起きやすいので注意が必要である。乾燥速度に比例させる方が一般的には推奨されている。

(c) 吸気風量

吸気風量は流動層容器底部の通過速度を一定とするのが一般的である。通過速度を一定とするには風量を装置直径の2乗にする。

(d) 吸気温度

吸気温度は一定にする方法と変化させる方法がある。吸気温度を一定とする方が製品品質への影響は少ない。吸気温度を変化させる場合には乾燥能力計算が複雑となるので，一定とする方が一般的である。

(e) 吸気湿度

吸気湿度は冬場と夏場では絶対湿度が大きく異なり，乾燥能力に影響を及ぼすので，除湿空気の取り入れなどの方法で一定にすることが重要である。例えば，冬場の外気が10℃，40% RHの場合と夏場の外気が35℃，70% RHの場合では絶対湿度が3.76 g/m^{3}と27.7 g/m^{3}と異なり，10 m^3/minの吸気風量で操作している場合37.6 g/minと277.0 g/minの違いがでる。実際には製造サイトによりさらに差が広がることも多々あるので，除湿・加湿装置を設置するのが一般的となっている。

(f) スケールアップ操作のまとめ

スケールアップの一般的な操作方法をまとめると，風量は装置直径の2乗に比例，仕込み量は装置直径の3乗に比例，液速度は風量に比例，プロセス時間は装置直径に比例，吸気温度は一定および吸気湿度は一定となる。また，スケールアップの基礎データを取得する場合には5 kg/batch以上の装置で行うのが好ましい。

3.2 高速撹拌造粒

高速撹拌造粒は，以下に示すような特徴があり，操作因子が少なく，操作が簡便なことから海外では湿式造粒法としては流動層造粒法よりも汎用されている。

特徴としては比較的重質（硬い）な球形造粒品が得られる。混合・造粒が1台の機械で極めて短時間で効率よく行え，生産性が高い。品質に関わる要因が比較的少なく，運転が容易で，

操作パラメータ	粒子形状 球形度	高密度 軽一重	粒子径 小一大	流動性 悪一良	圧縮性 悪一良	含均 悪一良	溶出性 悪一良
ブレード回転数	◎→	◎→	◎→	◎→	←◎	○→	←○
クロススクリュー回転数	○→	△	←○	○→	△	○→	△
結合剤添加量	——	○→	◎→	△	←○	△	←○
結合剤添加速度	←○	△	○→	←○	△	←○	←○
造粒時間	◎→	◎→	◎→	○→	←○	○→	←○
仕込み量	——	△→	——	——	——	——	——

◎：影響大　　——：直接関係ない
○：影響中　　←　：操作因子の数値を大きくした場合の影響の方向
△：影響小

株式会社パウレック提供資料

図７　撹拌造粒の重要パラメータと造粒物品質特性の関係

バリデーションおよびスケールアップが容易。乾燥は流動層乾燥機との組み合わせが多い。打錠用は短時間造粒と整粒機との併用が効果的である。

高速撹拌造粒の重要パラメーターとしては以下のような因子が挙げられる。仕込み量・有効容量は容器容量の40～60％が至適量となる。ブレード回転速度は回転速度が大きいと造粒の進行が速く，同じ結合液添加率での平均粒子径は大きくなり，粒子強度の高い造粒物が得られる。クロススクリュー回転速度は混練効果，凝集塊の解砕および整粒機能があり，回転速度が大きいとその効果も大きくなる。造粒時間（工程時間）を長くすると，造粒物の強度は強く，重質になる。結合液濃度が濃く・添加量が多くなると，造粒物の強度は強く，重質になる。結合液添加速度を速くすると，造粒物の平均粒子径は大きくなる。また，上記いずれの因子も粒子の形状，密度，サイズに大きく影響する。高速撹拌造粒の重要パラメーターと造粒物品質特性の関係を図７に示す。

1）原料粉体（粒子）物性の影響

原料粉体（粒子）物性の影響として，原料粉末（粒子）の溶解度に大きな差異がある混合の場合には，溶解度の大きな原料粉末（粒子）は選択的に結合し，造粒が進行し塊状となり，不溶性の原料粉末（粒子）は造粒が遅れ含量均一性が損なわれる傾向にある。そのため，原薬と添加剤で親水性と疎水性に差がありすぎると粒度別含量に差が出て偏析を起こすことがあるので，十分評価する必要がある。

2）結合剤の添加方法

結合剤の添加方法としては，結合剤溶液一括添加，結合剤溶液スプレー添加および結合剤粉末添加の方法がある。結合剤溶液一括添加は日本では比較的汎用されてきていたが，均一性の点で問題になることもある。結合剤溶液スプレー添加は原料粉末（粒子）の溶解性が高い場合に適しているとされている。結合剤粉末添加は結合剤を全て溶解した場合，溶液濃度が高く，溶液添加が困難な場合に使用される方法で，粉末添加する場合には微粉末（粒度が細かい）で溶解性が高いことが結合剤の特性として求められる。

結合剤溶液スプレー添加方法としては一流体ノズルと二流体ノズルを用いる手法がある。一流体ノズルは二流体ノズルよりミスト径は大きくなるが，アトマイズエアを必要としないためアトマイズエアによる原料の噴き上がりを防止でき，原料粉体が軽い物に有効である。二流体ノズルはミスト径を小さく出来ることにより吸水性が高い原料や水分散性が悪い原料に有効である。

3）造粒終点

造粒終点の決定は，時間管理，消費電力管理，電流値管理，トルク管理で行う方法があり，後工程（顆粒での分包充てんや打錠）で求められる造粒物の特性が異なるので，その造粒物特性と管理値との関係を把握し，管理値を決定する。造粒終点の決定はバリデートされた条件でのタイマーによる時間管理が一般的に多く採用されている。

打錠末の場合には，造粒時間が長くなると顆粒硬度が上がり，可塑性が低く，錠剤硬度確保には高打錠圧が必要となり，溶出速度が遅くなる場合があるので，短時間での造粒で圧縮成型時の可塑性を高くするのが一般的である。また，一般的に撹拌造粒で打錠用顆粒を製する場合は，整粒機の併用が多い。撹拌造粒の後，必要があれば湿式整粒を行い，その後（流動層）乾燥し，乾式整粒を行う。

4）スケールアップ

高速撹拌造粒のスケールアップは以下の手順で進めるのが一般的である。仕込み量の決定，ブレード／スクリュー回転数の決定，結合液添加率（添加量）の決定，造粒時間の決定。

(a) 仕込み量の決定

仕込み量は装置容積の比率にてスケールアップを行う。至適有効容量は容器容量の40～60%が好ましい。

(b) ブレード／スクリュー回転数の決定

ブレード回転数は，さまざまな手法が提案されているが，周速一定，遠心力一定，その中間値を物性･目的により選定する運用事例が多い。クロススクリュー回転数は一定（小型機と同一）とするのが一般的である。

(c) 結合液添加率（添加量）の決定

結合液添加率は一定（小型機と同一）を基本とするのが一般的であるが，大型機ほど積載厚みが大きくなり，粉体圧の影響を受けるため，小型機に比較して添加率はやや少な目で近似した造粒物が得られやすい。

(d) 造粒時間の決定

遠心力一定でブレード回転数を設定する場合には，造粒時間は一定（小型機と同一）とする。この場合には粒子に作用する遠心力を近似させブレード回転数を設定する。周速一定から遠心力一定でブレード回転数を設定する場合には小型機ベースでの検証が必要である。

3.3　乾式造粒法

乾式造粒法としてはローラーコンパクターを用いる製法が主流である。ローラーコンパクターは粉体原料をロールで圧縮して，板状（フレークまたはリボンと呼ばれる）に成形する装置で，成形後，付属の解砕機で適切な粒度に整粒する。ローラーコンパクターの各部の配置と原料の流れを示した概念図および各部の写真を図8に示す。日本では抗生物質や漢方薬など吸湿性原料に使用されることが多かったが，海外大手では第一選択として使用されるケースが増えてきている。コスト低減の目的で以前は顆粒を製しない直接粉末圧縮法が汎用されていたが，生産スケールにスケールアップした際に偏析によるトラブルが起こりやすいということで，近年はローラーコンパクティング法が主流になってきている。実生産での打錠開始時と終了時のトラブル事例を図9に示す。コスト面でも蒸気や吸排気等の空調設備が必要なく，初期設備投資が少なくてすむこと，ランニングコストが低減できるとの理由で汎用されている。さらに，性能・機能（圧縮性，流動性や崩壊性等）が向上した各種添加剤の開発・販売も増加の要因となっている。

ローラーコンパクターの以前の解説では整粒後の微粉部をホッパーに戻すリサイクルの手法が記載されているが，近年リサイクルの工程は実施しないのが一般的である。近年，流動性が良く，圧縮性も良い新規添加剤が開発され，さらにローラーコンパクターも改良されて微粉部

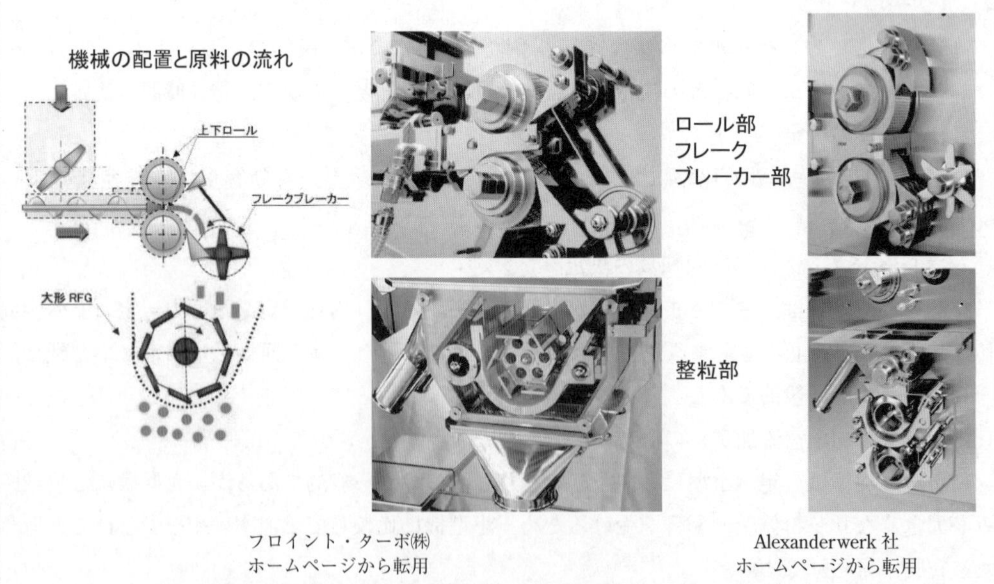

図8　ローラーコンパクターの各部の配置と原料の流れ概念図および各部の写真

を少なくできるようになってきている。微粉部の目安としては約20%以上になると流動性が低下し，打錠時のトラブルが起きやすくなるので，それ以下にする処方・製法を設計することが重要となる。直打用の添加剤を用いる場合には流動性が良いので，縦型（ロールが水平方向に並んで設置され，ロールの上部に供給ホッパーが配置されている）の装置ではロールの隙間を添加剤が圧縮されずに通過することがあるので注意が必要である。原料供給部に減圧装置がある方が均一に原料粉末を供給でき，微粉部を低減できるので，減圧装置を使用することを推奨する。整粒時に微粉が発生しやすいので，整粒の方式も重要となる。整粒は一段階で行うと微粉が発生しやすくなる傾向があるので，二段階での整粒を推奨する。図8に示したAlexanderwerk社のローラーコンパクターの整粒部は二段階になっており，ローラーコンパクターのみで二段階の整粒が可能となっている。また，最近日本でも販売開始されたGERTEIS社のローラーコンパクターは整粒機構に特色（粒を砕く機構と割る機構が組み合わされている）があり，微粉が少なくなるといわれている。

1）スケールアップ

ローラーコンパクターのスケールアップは操作パラメーターが比較的少なく，図10に示した計算式で行うことが出来る。この式は図10に示したように50倍のスケールアップの実施例でも実証されている。

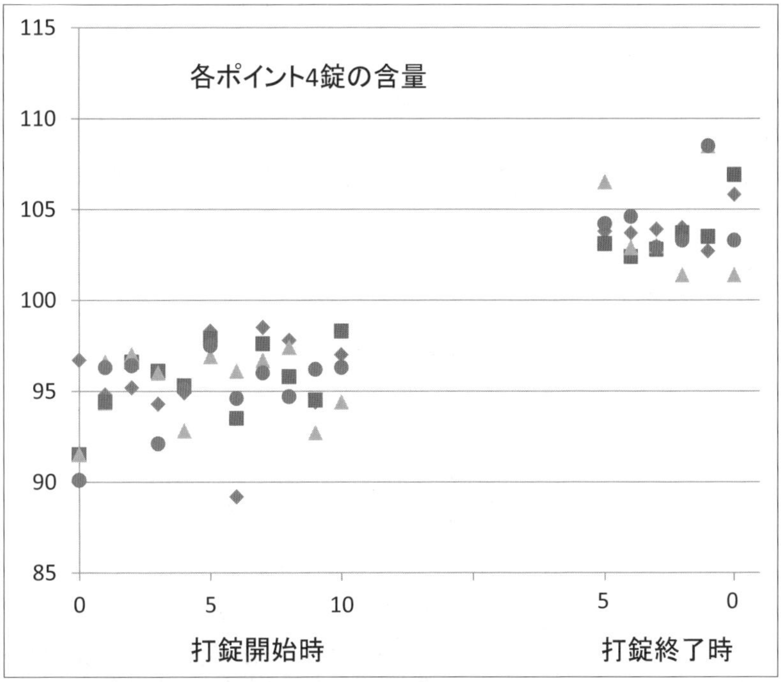

図9　直接粉末圧縮（直打）での打錠開始時と終了時の錠剤個々の含量

スケールアップ計算

$Q = \rho_b \times D \times d \times 2\pi DN \times C_b$ （C_b：計数）

テスト機処理量：Q_0 から生産機処理量：Q_1を推算する式は，

$$\left[\frac{Q_1}{Q_0}\right]^2 = \left[\frac{D_1}{D_0}\right]^2 \times \left[\frac{d_1}{d_0}\right] \times \left[\frac{2\pi D_1 N_1}{2\pi D_0 N_0}\right]$$

これを整理すると，

$$\left[\frac{Q_1}{Q_0}\right]^2 = \left[\frac{D_1}{D_0}\right]^2 \times \left[\frac{d_1}{d_0}\right] \times \left[\frac{N_1}{N_0}\right]$$

50倍のスケールアップ実例

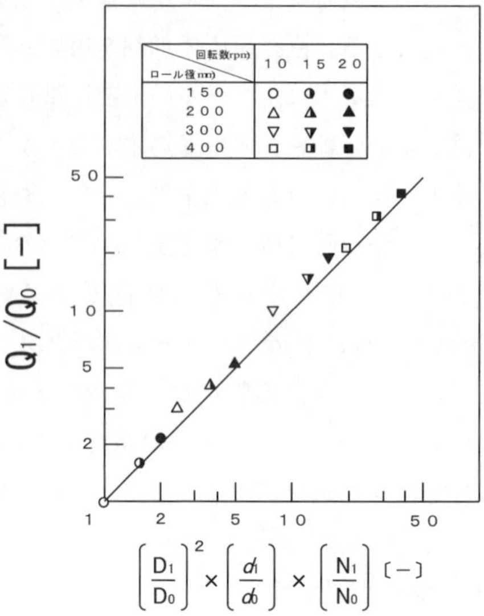

フロイント産業株式会社提供資料

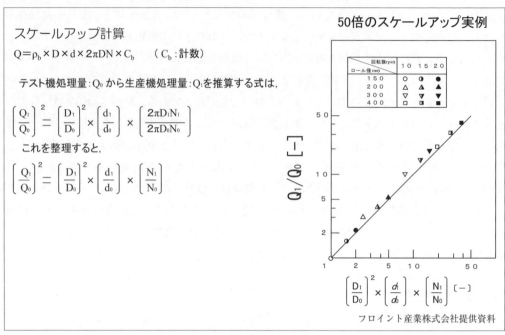

図 10　ローラーコンパクターのスケールアップ計算式とスケールアップ実例

4　乾燥

医薬品の乾燥機としては流動層乾燥機，棚乾燥機および真空乾燥機が一般的であるが，近年有機溶媒がほぼ使用されなくなってきたことと，効率的（短時間）に乾燥できることで流動層乾燥機が汎用されている。

4.1　乾燥終点

乾燥終点は排気温度，製品温度，排気（製品）温度プラス一定時間で設定されることが多いが，近年はNIR等の分析機器の性能が上がり瞬時に水分値を測定できるようになってきたので，On-line水分計の使用が増えつつある。水分値の設定では上限だけ設定することが多いが，水分値が低くなりすぎると錠剤硬度が低下し，打錠圧力を上げることになり，溶出速度が低下することがあるので下限値の設定が必要な場合もある。開発段階で過乾燥の状態での打錠性の評価も行っておくことが有益である。

5　整粒

整粒は造粒で得られた大きな粒を砕いて希望する粒度分布にすることで，整粒機は高速で回転するインペラー（羽／刃）とスクリーンの組み合わせで構成される。種々の整粒機があるが，近年よく使用されているコーミルのインペラー種類と使用目的の例を図 11に示す。整粒の重要パラメーターとしては粒体の供給速度，インペラーの回転速度，スクリーンサイズが挙

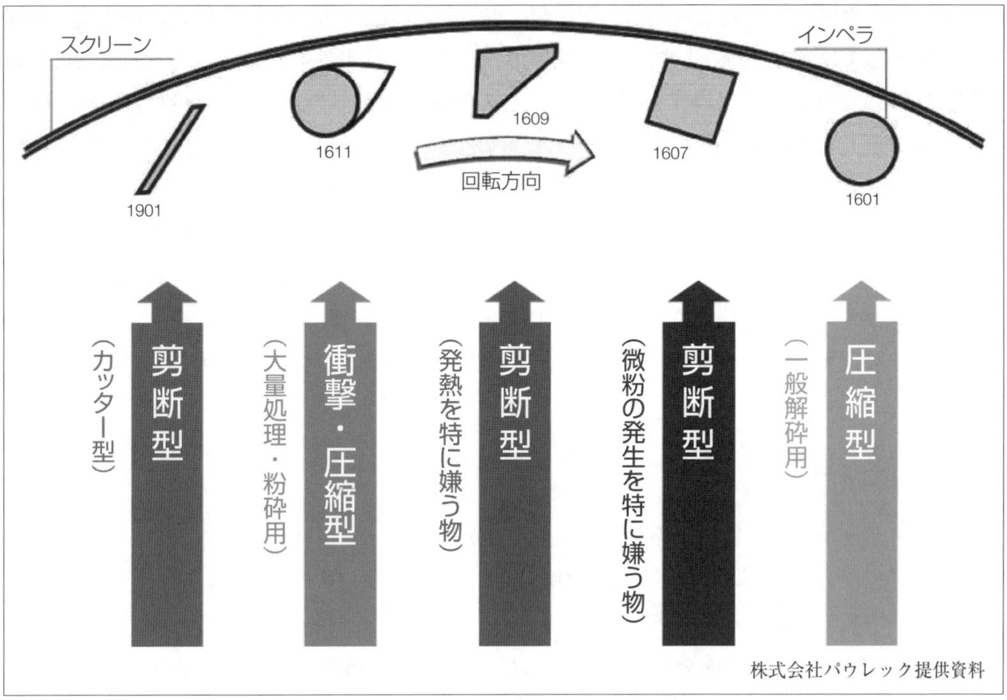

図 11　コーミルインペラおよびスクリーンの組み合わせによる医薬品での各種適用例

げられる。整粒機への粒体供給は解砕・粉砕部の処理能力以内に抑えることが重要である。供給過多になると微粉部が増加し，流動性の低下による後工程でのハンドリング性の悪化，含量均一性の低下等の原因になる。

6 混合

混合は2種以上の異なる物質を混ぜ合わせ，均一な組成にする操作で製剤工程において，最も基本的な操作で，かつ最も重要な操作の1つである。粉粒体の理想的な完全混合状態は，粒子の接触している周辺に同じ種類の粒子がなく，すべて別種類の粒子に囲まれる状態である。しかし，現実には完全理想な混合状態に到達することは不可能で，その代わりに統計的な完全混合状態を混合機の性能と混合度を評価する。統計的な完全混合状態とは，各成分粒子の分布は何の規則性もなく，確実にランダムな状態として存在する状態である。均質な混合状態（完全混合状態）とは，混合物の任意個所から採取されたサンプル内の成分割合（濃度）が，混合物全体についてのその成分割合（仕込濃度）に等しい状態をいう。実際には，ある程度のバラツキは不可避であるので，各成分の組成のバラツキが誤差関数にのったとき，混合は完了したものとみなされる。

6.1 混合終点に影響を及ぼす特性要因

混合終点に影響を及ぼす特性要因としては機械的因子と粉体物性要因がある。機械的因子としては，混合機構，混合器の大きさ，回転数，混合時間，充てん率等の操作条件がある。粉体物性要因としては，粒子径・粒度分布，粒子形状，密度，帯電性等がある。終点の設定は混合時間と採取したサンプル内の成分割合（濃度）の関係を検証し，適正な混合時間を設定する。サンプリング量は次工程の1投与ユニット質量の1～3倍が目安となる。造粒されていない原料の場合にはサンプリング器具やサンプル瓶等に原薬が付着して実際よりバラツキが大きくなることがあるのでサンプリングにも注意が必要である。筆者はサンプリング器具内で錠剤のように圧縮できる器具を使用していた。通常のサンプリング器具に比べ，この器具は，かなり精度よくサンプリングが可能であった。近年はNIR等の分析装置でOn-lineで混合均一性を測定し，終点を設定する方法が増えてきている。ただし，原薬濃度（含量）が少なすぎると測定が難しくなる。

6.2　スケールアップ

混合のスケールアップは以下の2通りのやり方がある。

回転容器型混合器（V型混合器など）の場合には時間で合わせる，先端の回転距離で合わせる，フルード数で合わせるやり方がある。

フルード数Fとは自由表面を持つ流体の流れに関する無次元数で，流体の慣性力と重力の比を表す次式で表される。

$F = U/\sqrt{gL}$

L：流れの中の物体の代表的な長さ，U：速度，g：重力加速度

幾何学的に相似な固体境界を持つ2つの自由表面流を比べるとき，もし2つの流れのフルード数が相等しければ，流れの場全体が力学的に相似になる。

撹拌装置を持つ固定型混合機（ヘンシェルミキサー，バーチカルグラニュレーターなど）の場合には遠心力一定あるいは周速度一定で合わせるやり方がある。計算式を以下に示す。

遠心力一定：$N_2 = N_1 \times \sqrt{D_1/D_2}$

周速度一定：$N_2 = N_1 \times \dfrac{D_1}{D_2}$

N_1：実生産機の回転数（rpm）　D_1：実生産機のブレード径（cm）　N_2：小スケールの回転数（rpm）　D_2：小スケールのブレード径（cm）

7　おわりに

製剤の開発は工場において恒常的に要求される高品質の製品を大量に生産できる処方・製法を開発することである。開発段階の装置（5～30 kgスケール／バッチ）で実生産（100～200 kg／バッチ）を想定した設計を行う必要がある。そのためには処方設計の知識だけではなく，装置の原理・機構も十分把握しておく必要がある。近年装置の原理・機構を十分理解していない製剤研究者が増えてきている気がしている。製剤開発により一層のスピードアップが求められ，QbDの概念も取り入れられている状況では生産現場の装置も十分理解してスケール

アップを行っていく必要がある。そのためにも薬剤学・製剤学，装置工学，統計学等の幅広い知識を学び・習得し，製剤開発を進めていただきたい。

参考文献

1）第8回標準処方研究フォーラム講演要旨集

Column　小スケールの打錠工程での偏析評価手法

直接粉末圧縮法（直打）では生産スケールにスケールアップした際に打錠初期および打錠後期で偏析により含量バラツキが生じることがある。研究室レベルの小スケールで偏析を予測評価する手法として，筆者は打錠機から最初に出てくる10錠程度とターンテーブル部に残っている全ての粉粒体を打錠し，最後の10錠程度を質量補正を行って錠剤個々の含量を評価している。これにより供給ホッパーからターンテーブルへの落下時に起こる噴流や付着による偏析が予測できる。打錠が安定してからのみ含量を評価するのではなく，このような評価も開発初期に試していただければと思う。

問　題

[第1問]　原薬の粒子径に関する次の記述のうち，規格を設定する必要がないものの組み合わせはどれか。

a　粒子径は溶出，溶解度またはバイオアベイラビリティにとって重要な因子である。
b　粒子径は製剤の製造にとって重要な因子ではない。
c　粒子径は製剤の安定性にとって重要な因子である。
d　粒子径は製剤の含量均一性にとって重要な因子である。
e　粒子径は製剤の外観を維持するのに重要な因子ではない。

1（a，b）　2（a，c）　3（a，e）
4（b，e）　5（c，d）

[第2問]　造粒に関する次の記述のうち，正しくないものはどれか。

1　造粒の目的は流動性・飛散性の改善，圧縮成形時の応力伝達の向上である。
2　造粒の目的は打錠障害（キャッピング，スティッキング）の防止である。
3　造粒の目的は偏析の防止と均一性の確保，機能化付与の前処理，溶出制御である。
4　造粒の目的は薬の安定性確保，味などのマスキング，ハンドリング改善である。
5　造粒の主目的は顆粒化することによる操作性改善である。

[第3問]　乾燥，整粒，混合に関する次の記述のうち，正しいものの組み合わせはどれか。

a　乾燥終点としては水分値の上限を設定すれば十分である。
b　整粒はインペラー（羽）の回転速度とスクリーンサイズでコントロールが可能である。
c　乾燥では終点の水分値が同じであれば問題ないので，外気湿度は流動層造粒と違って，それほど重要ではない。
d　統計的手法で混合均一性を評価する前提は含量値が正規分布であることとなっている。
e　均質な混合状態（完全混合状態）とは，混合物の任意個所から採取されたサンプル内の成分割合（濃度）が，混合物全体についてのその成分割合（仕込濃度）に等しい状態をいう。

1（a，b）　2（a，c）　3（c，d）
4（b，e）　5（d，e）

正解と解説

第１問

正解	4
説明	1項目でも重要な因子が含まれる場合には粒子径を規格に設定する必要がある。

第２問

正解	5
説明	顆粒化することによる操作性改善は目的の一つではあるが，二次的効果であり，主目的ではない。

第３問

正解	5
説明	a　誤　過乾燥の状態では十分な錠剤硬度が得られない場合があるので，下限値が必要になる場合もある。 b　誤　粒体の供給速度が速（多）すぎると微粉部が増加することがあるので，供給速度のコントロールが必要な場合もある。 c　誤　取り入れ空気の湿度が異なると乾燥時間が変わり，安定性に影響を及ぼすことがある。 d　正 e　正

著者の略歴

1982年 3 月　静岡県立静岡薬科大学大学院 修了
1982年 4 月　萬有製薬株式会社入社
2005年 1 月　製剤研究所 製剤技術研究室長（部長）
2006年 4 月　キッセイ薬品工業株式会社入社
2008年10月　研究本部　製剤研究部長
2015年 1 月　武州製薬株式会社入社
2015年 4 月　執行役員　技術開発本部長
2015年 6 月　公益社団法人日本薬剤学会より　製剤の達人に認定される
2016年 4 月　上席執行役員　技術開発本部長
2016年12月　シミックホールディングス株式会社CMO戦略推進部 担当部長
シミックCMO株式会社製剤開発センター フェロー（～現在）

良好な混合均一性／含量均一性の確保と打錠工程でのスケールアップ

青木　茂

POINT

スケールアップを見据えた製剤開発

製剤開発のプロになるには数多くのテーマに携わり，工業化研究で辛酸を舐めるのがこれまでの常であった。幸いにも50年以上にわたって固形製剤の基本的な製造プロセスが変わっていないので，小スケールの実験から生産スケールでの課題を抽出できるように造粒，混合，打錠，コーティングのスケールアップへの対応について先達から伝承されてきた。しかし，工業化研究を経験していないと何が課題なのかも掴めないのも現状と思う。現場を少し経験してから製剤開発研究を行い，スケールアップ技術について学ぶと，小スケールで効果的な検討ができる。

1 はじめに

固形製剤は原薬とは違って不均一系であるため，1錠ごとの主薬含有量を規格内に収めることはもちろん，含量バラツキが最小限になるように製造条件を設定することが当然のように求められる。しかし，研究段階では比較的容易に混合均一性試験をパスでき，含量均一性も良好だったのに，生産実験では混合均一性が悪くなってサンプリング方法に苦労し，さらには含量均一性で問題が生じる経験を時にする。さらには，研究開発段階ではなんの打錠トラブルもなく開発が進んできたのに，商業生産段階になって始めてスティッキング・キャッピング・ラミネーションなど，予想もしない現象が発生して困惑することもある。本章ではこのような経験を極力しないように事前の知識としてノウハウを共有化し，打錠工程において研究段階でも商業生産を模擬できる方策について紹介する。

2 打錠法の違いと含量バラツキについて

直接打錠法は粉体を造粒せずに，主薬と添加剤を混ぜるだけである。そのため，主薬と添加剤との粒度分布・粒子形状・比重（3要素）の違いから打錠工程で経時的に偏析が起こり，含量がばらつくといわれている。特に偏析が起こりやすいのは打錠初期と最後である。直接打錠法での含量均一性確認実験の例として以下の検討を行ったので紹介する。

主薬（密度：1.5 g/cm^3）と賦形剤（密度：2.2 g/cm^3）とで密度が異なる製品を直接法で打錠することになった。賦形剤は各種メーカーから発売されており，銘柄が異なると粒度分布も異なる。そこで，賦形剤の粒度分布を主薬の粒度分布に類似させた方が含量均一性は確保しやすいと考えて，図1に示す銘柄3を用いて生産スケールで打錠を行った。その結果，図2に示すようにフリーフローフィーダを用いれば最後まで含量均一性を確保できたが，強制フィーダを用いると最後に含量が高くなる現象が現れた。これはホッパーと強制フィーダによって粉体の偏析が生じたためと推察した。逆に，粒度・密度ともに異なる銘柄1を用いたほうが結果的には含量均一性を確保できた。したがって下手に粒度分布を類似させるよりも，固定観念にとらわれずにいろいろと検討することが大事であると痛感した。

撹拌造粒による湿式造粒法によって得られる粉体では，粉体の粒度別含量バラツキが大きくなると混合均一性が悪くなり，打錠経時で粉体の偏析が起きて含量がばらつくことが知られている。粒度別含量が異なる要因は造粒工程での主薬，賦形剤の造粒溶媒との濡れ性・溶解性の差にある。例えば，主薬が水に溶解しやすい場合には粒度の大きい粉体中の主薬含量が高くなる。一方，主薬が水に濡れにくい場合には粒度が細かい粉体中の主薬含量が高くなる。また，主薬と溶媒が同一であっても選択する添加剤が違うと粒度別含量が異なるので，処方設計する場合にはその点にも留意すると良い。粒度別含量バラツキが小さい粉体は混合均一性と含量均一性が良好であり（図3），工業化研究を遂行しやすい。しかし，粉体の粒度別含量バラツキが大きいと次の項で記載するような検討が必要になり，工業化研究で苦労する。

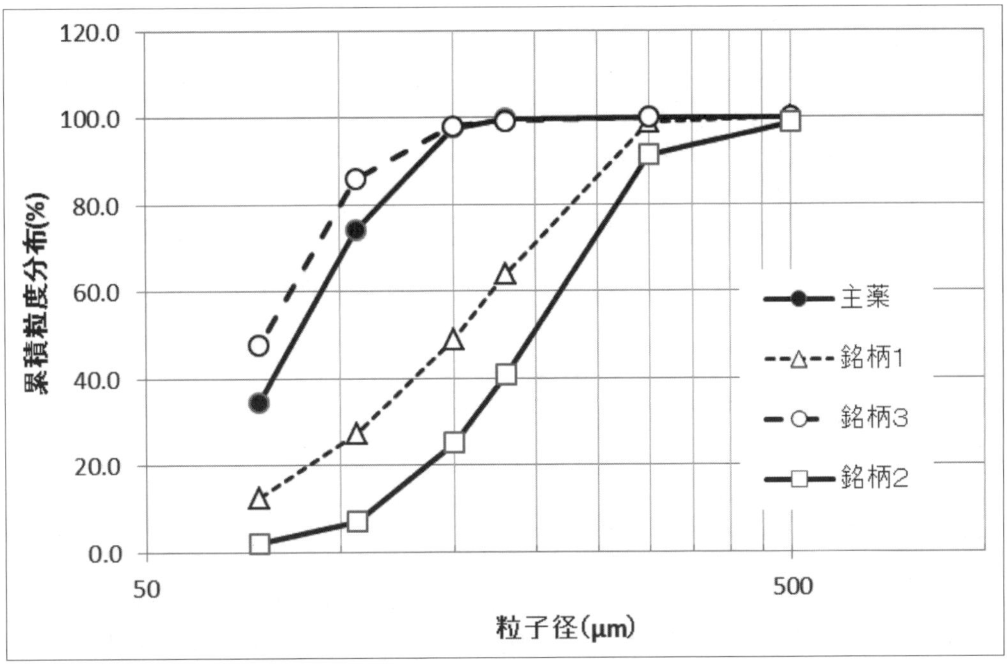

図1　賦形剤の銘柄による主薬と賦形剤の粒度分布

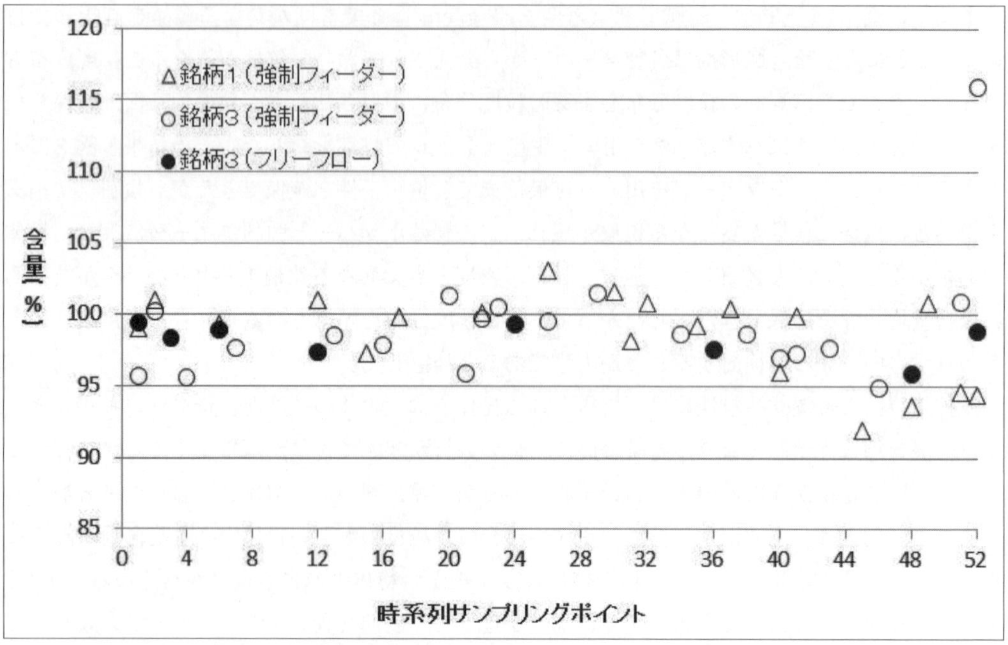

図2　直接打錠法で打錠した際の打錠経時での含量変動

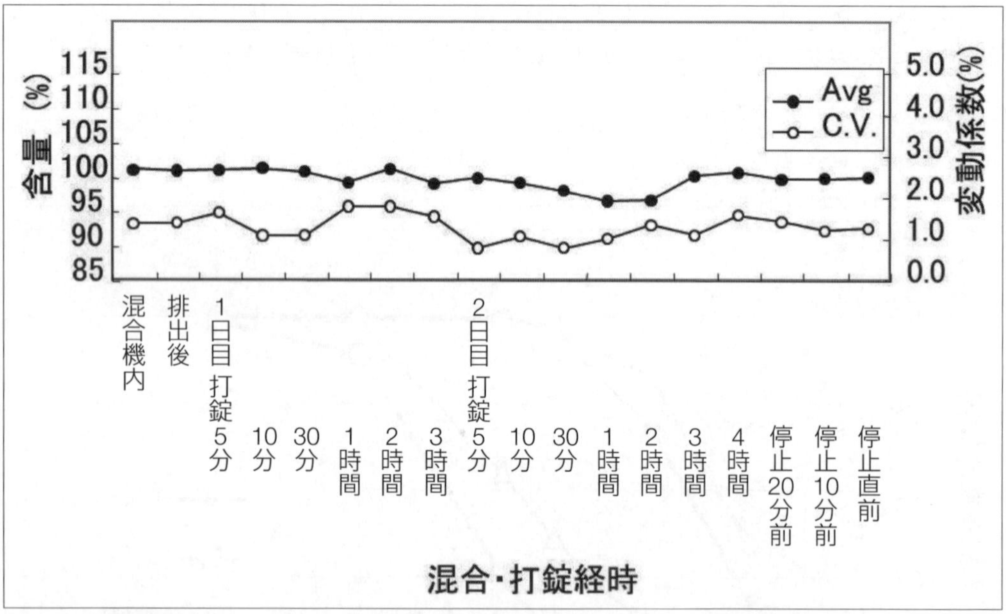

図3　粒度別含量バラツキが小さい粉体を用いた場合の混合均一性と含量均一性の評価

3　混合均一性と含量均一性

図4に示すように含量均一性は良くても混合均一性が悪いことがある[1)]。これは粉体のサンプリング方法に問題があることが多い。一般的に混合均一性を評価する場合，サンプリングのインクリメントサイズは単位投与量（1錠質量）の1〜3倍量が適切であるが，得られた混合均

一性のデータが含量均一性のデータと比較して乖離する場合にはインクリメントサイズを6倍量，9倍量にして合致したインクリメントサイズを選択するのが常道である。**表1**は粒度別含量バラツキが大きい粉体を用いて混合均一性を評価した例であり，含量均一性データと3倍量，6倍量，9倍量の混合均一性データを比較した例を示す。バラツキの観点から，インクリメントサイズは6倍量が適切と判断した。

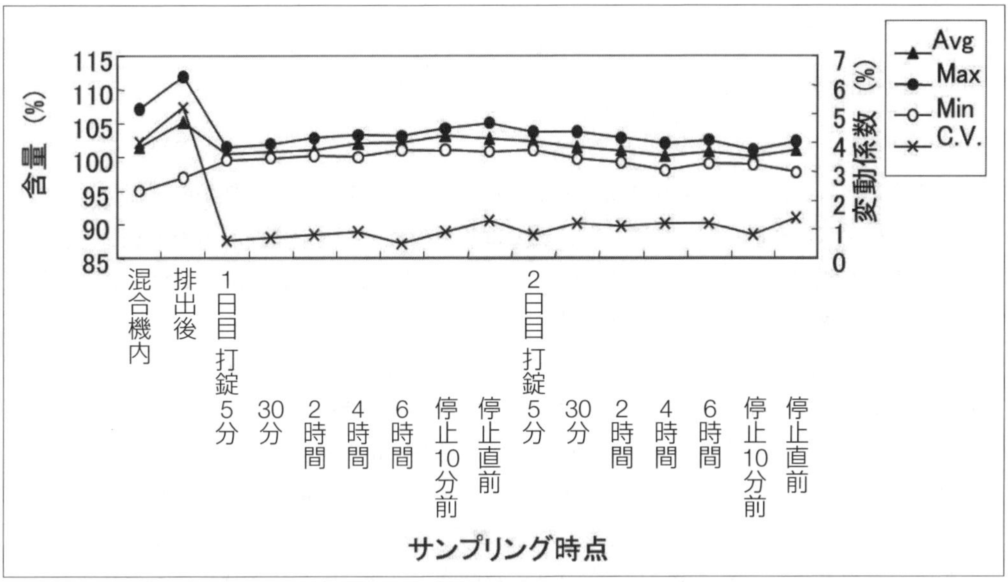

図4　粒度別含量バラツキが大きい粉体を用いた場合の混合均一性と含量均一性の評価

表1　インクリメントサイズ違いによる混合均一性と含量均一性データ

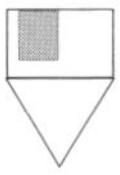	混合均一性			含量均一性
	3倍量	6倍量	9倍量	
平均値　（%）	103.6	102.9	103.2	100.8
最大値　（%）	108.8	106.2	106.0	102.2
最小値　（%）	100.0	100.8	99.8	97.7
相対標準偏差（%）	2.4	1.5	1.8	1.4

表2　サンプラー径と混合均一性データ（インクリメントサイズ：6倍量）

製造スケール	サンプラー径	含量平均値(%)	Max（%）	Min（%）	RSD(%)
1/10スケール	20 mm	100.7	101.6	99.5	0.8
	50 mm	102.8	102.8	99.3	1.2
生産スケール	20 mm	102.9	106.2	100.8	1.5
	50 mm	106.0	111.6	101.9	3.1

表3　分析時の秤取量と混合均一性の違い（インクリメントサイズ：3倍量）

	Lot A		Lot B	
	投与単位量秤取	全量秤取	投与単位量秤取	全量秤取
平均値　(%)	105.1	104.4	98.8	102.9
最大値　(%)	111.9	109.4	105.1	105.0
最小値　(%)	96.9	99.9	86.4	100.7
相対標準偏差　(%)	5.2	2.8	5.6	1.3

一方でサンプリングはインクリメントサイズだけなく，サンプラーの種類の選択やサンプリング後の分析手法にも注意が必要である。**表2**は粉体のサンプリング量を6倍量とし，サンプラー径を変えた場合の混合均一性を評価した結果である。1/10スケールではサンプラー径の影響はわずかであるが，生産スケールで評価するとサンプラー径が大きくなると混合均一性のデータバラツキが大きくなった。また，原薬の特性で金属付着性（静電気）が強い原薬を見かけることがある。その付着性のためサンプリング時にサンプラーへ粉体が付着して含量低下や含量バラツキを起こす。その場合には“微量サンプラー”(樋口商会）が威力を発揮し，正確に所定量のサンプリングができるだけでなく，含量バラツキを極力抑えることができた。以上のことから選択するサンプラーによってデータはばらつくので，サンプラー選択が重要である。

分析手法の観点としては，サブサンプリングに注意が必要である。粉体をサンプリングして容器に保管し，分析する際に容器から単位投与量分を再秤量すると，その秤量時に偏析が生じて含量バラツキが大きくなることを経験する。**表3**にはその例を示す。全量秤取すれば混合均一性のバラツキは小さいが，再サンプリングすると容器内で偏析した粉体をサンプリングすることになるので混合均一性のデータバラツキが大きくなる。したがってサンプリングした粉体は全量を分析に用いることがバラツキを抑えるテクニックである。

なお，ホッパー部分で粉体が偏析して含量均一性バラツキを起こすのであれば，ホッパーでの偏析現象を防止するため，偏析防止板をホッパー内に挿入したり，ホッパー形状を偏析しにくい形状に変更することで対応できる。処方・製造方法が確定してしまった後で対応するには良い方法と考える。

4　海外対応中に発生した打錠障害

打錠工程で問題が発生することは海外への技術移管や，海外からの技術導入の際にも経験する。日本ではクロムメッキされた杵が一般的である（最近は窒化クロムや窒化チタンが好まれている)。一方，海外では無垢の杵が好まれているので，特別な事情がないかぎりメッキなどは施されていない。

海外で試作を行った際に打錠開始直後に杵に粉体が張り付き，打錠できない状況となった。

原因を究明すると杵にメッキが施されていなかった。日本国内では当然と思う事柄であっても海外では文化が異なることをよく理解し，海外で試作を行う場合には杵の形状だけでなく，メッキ，コーティングの有無についても確認が必要である。また，海外では打錠機にターンテーブルと臼が一体型となっているダイプレート回転盤を使用している場合がある。この臼部分は無垢になっており，打錠時にバインディングが発生しやすい状況になっていることに留意すべきである。万一バインディングが発生した場合には，杵先に切れ込みを入れた特殊な杵を使ってバインディングを掻き取る方策がある。

海外から導入した製剤を日本国内で打錠した際に，打錠経時で質量バラツキが生じた。海外の打錠機はKorsch，Fette，Manestyといったメーカーが有名であり，日本では菊水製作所，畑鐵工所の打錠機が古くから使われている。粉体供給機構としては強制フィーダが一般的であるが，各種各様である。そのため比較的バルキーなかさを有する粉体では粉体供給機構の違いで質量バラツキに違いが生じることがあるので，粉体供給機構についてもしっかりと把握し，その特性に合わせて打錠機の機種選定を行う必要がある。

5 打錠工程のスケールアップ時に発生する問題の解決法

医薬品製造プロセスにおけるスケールアップでは，バッチスケールによって製品品質特性が大きく異なることをよく経験する。打錠障害についていえば，錠剤のキャッピングの原因は錠剤成分の塑性変形や弾性回復に依存するので[2)]，打錠条件を最適化してキャッピングを防止するよりも，処方を変更する方がキャッピング改善には手っ取り早い。しかし，製剤研究の後期段階では，すでに臨床試験や安定性試験が進んでおり，処方変更するには生物学的同等性が求められ，安定性試験もやり直しになるため，処方変更を容易にできる段階ではない。そのため，生産実験の段階でキャッピングやスティッキングが生じた場合には，杵にメッキやコーティングを施して打錠トラブルを改善[3)]したり，発生した課題（薬物溶出遅延[4)]，キャッピング[5)]，スティッキング[6)]）を解決するための種々の検討が行われる。特に最近は物理蒸着処理を行ったコーティングを施すことで耐摩耗性，摩擦計数低減を目的とした杵が各種出されている。中にはブラスト処理して表面に凸凹を付けることでスティッキングを防止したり，電子ビームを照射して表面改質することで耐腐食性，離形成を向上させる杵も商品化されている。

打錠工程では打錠機のサイズ（規模）によって硬度が異なったり[7)]，錠剤厚さが異なることを経験しており，商業生産における硬度や錠剤厚さは1/10スケール時に比べて硬度が低くなったり，錠剤厚さが厚くなることがある。1/10スケールで実験を行って硬度や厚さを申請規格として設定すると，承認後に規格を変更することは容易ではない。実際，課題が発生した場合には，商業生産用生産機で無理やり打錠圧を上げて硬度を上げたり，錠剤厚さを薄くすることで対応せざるを得ないと推察される。しかし，そのような対応を行うと薬物溶出速度が遅くなったり，杵破損が発生しやすくなる逆効果も起きる。従って，初期の製剤研究段階から商業生産時を想定して処方・製法設計することは大切なことである。

そこでまず考えるのは商業生産用打錠機のスピードを実験用打錠機で再現させることであ

る。商業生産用打錠機のターンテーブル回転数を50回転/分に設定した場合，式（1）から実験用打錠機のターンテーブル回転数Nをどんどん増大させれば商業生産用打錠機の総圧縮時間に近似させることができる。計算上は畑鐵工所製45本杵立てを50回転/分で打錠する場合，畑鐵工所製15本杵立て実験用打錠機を90回転/分で打錠すれば総圧縮時間は同程度になる。しかし現実的には実験用打錠機の回転能力はそれほど高くなく，せいぜい50～60回転/分までが限界であり，それ以上に回転数を上げるのは危険なので，結局は実験用打錠機で再現させることを諦めるのである。

6 SAS杵®の開発

工業化研究段階で課題が発生しないように研究初期段階で打錠障害を評価する方法としてコンパクションシミュレーター[8]がある。しかし，コンパクションシミュレーターは高価であり，日本では一部の大手製薬メーカーで活用されているが，まだ一般的とは言い難い。スケールアップ時の一番の違いは総圧縮時間であり，実験機で商業生産時を考慮した総圧縮時間が得られるように新規形状の杵ヘッドをデザインした[9,10]。この杵をSize Adjusted for Scale-up（SAS）杵®と命名した。SAS杵®を用いて実験機で打錠すると，商業生産機で打錠した場合と近似した総圧縮時間で打錠でき，生産スケールで発生する課題を事前に抽出できる。

6.1 SAS杵®のデザイン設計

総圧縮時間と言われてもピンと来ない人もいるので，図5で説明する。図5上段は実験用打錠機と商業生産用打錠機のそれぞれの動圧縮時間と圧縮停滞時間のプロファイルの違いを示している。動圧縮時間は杵ヘッドが圧縮ローラーに接触してから最大圧縮圧に到達するまでの時間であり，ターンテーブルの周速度が速くなると短くなる。圧縮停滞時間は杵ヘッドの平坦部が圧縮ローラーと接触している時間であり，打錠用顆粒に最大圧力がかかっている時間であ

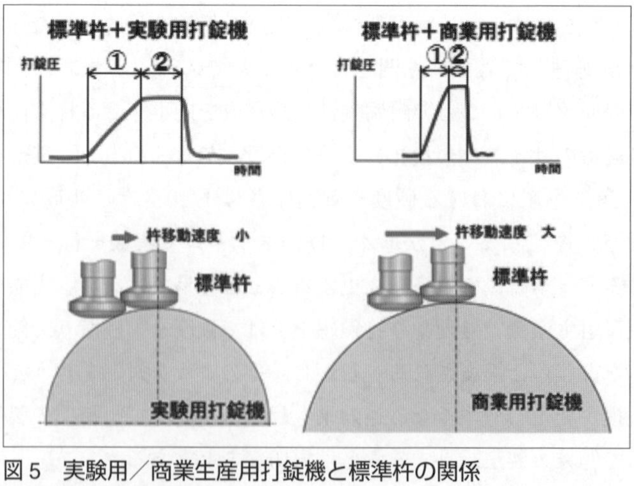

図5　実験用／商業生産用打錠機と標準杵の関係
①動圧縮時間，②圧縮停滞時間

る。したがって，圧縮停滞時間はターンテーブルの周速度が速くなると短くなり，かつ杵ヘッドの平坦部が小さくなると短くなる。商業用打錠機のターンテーブル径は実験機と比較して大きいので，回転数が同じであれば動圧縮時間と圧縮停滞時間はいずれも短くなる。

これら，動圧縮時間と圧縮停滞時間の求め方はすでにいろいろな文献で紹介されており，動圧縮時間と圧縮停滞時間の和である総圧縮時間は式 (1) から算出される[9,10]。

$$総圧縮時間 = (30/\pi N)\sin^{-1}(d2/R) + (30 \cdot d1/\pi RN) \qquad (1)$$

ここで式 (1) のNはターンテーブルの回転数/分を示し，その他の記号は図6に示す。式 (1) は図6から次のように書き換えられる。

$$総圧縮時間 = (30/\pi N)\sin^{-1}(r1(2\Delta T/(r1+r2))^{1/2}/R) + (30 \cdot d1/\pi RN) \qquad (2)$$

式 (1) から総圧縮時間を短くするには杵ヘッド部の平坦部分d1を短くすればよいので，まずは杵にキーを付けて杵が回転しないようにし，杵ヘッドの一部を削りとる方式とした。図7が普通杵とSAS杵®の写真である。

6.2 SAS杵®の威力

生産現場で製造している滑沢混合後の粉体Aを打錠すると，図8に示すように打錠圧の増大に伴い錠剤の厚さは薄くなった。しかし，商業生産用打錠機で打錠すると錠剤の厚さは実験用

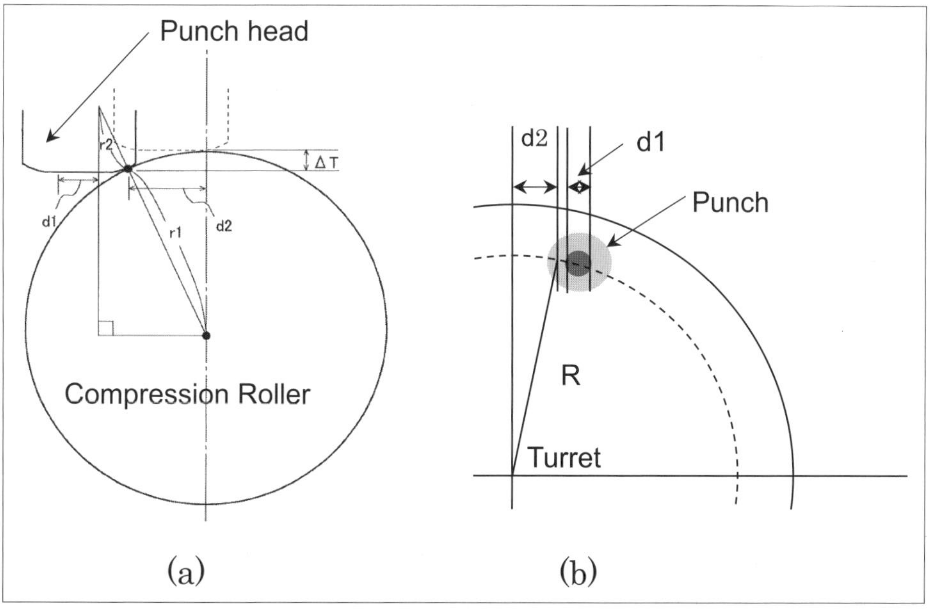

図6　杵ヘッドと圧縮ローラーの概略図
(a) 側面から見た杵ヘッドと圧縮ローラーの状況（側面図）
(b) 上から見たターンテーブルと杵の状況（暗い影は杵ヘッドの平坦部分を示す）

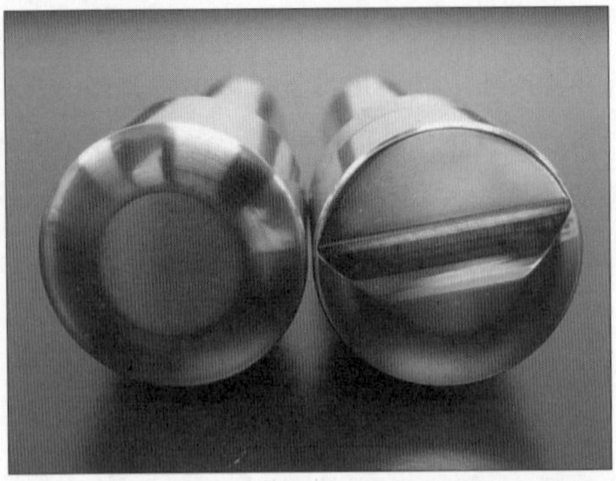

図7　普通杵（左）とSAS杵®（右）の写真

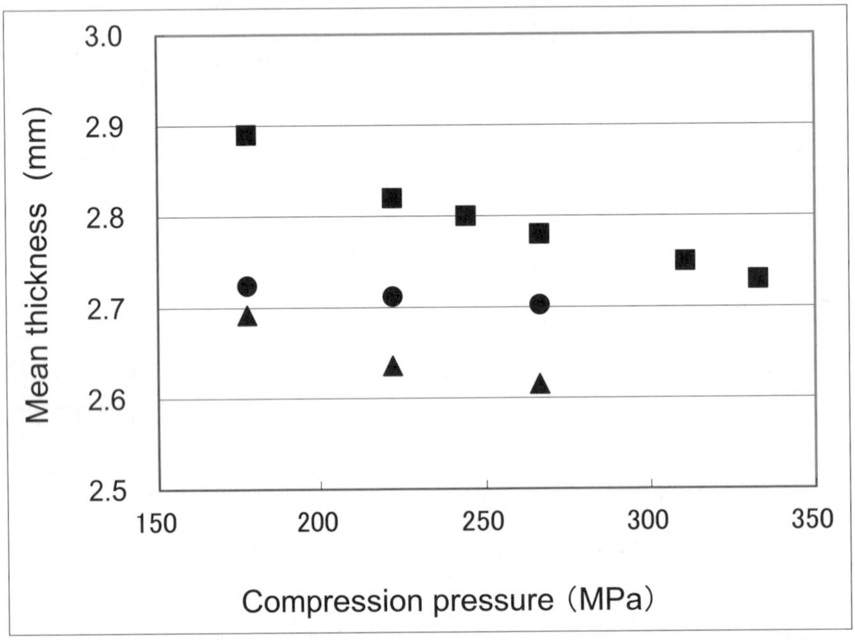

図8　粉末Aを用いて各種打錠機，杵を用いて打錠した際の各種打錠圧での錠剤厚さ
●；実験用打錠機＋SAS杵®，▲；実験用打錠機＋普通杵，
■；商業生産用打錠機＋普通杵

打錠機で打錠して得られる錠剤の厚さよりも厚くなった。普通杵を用いて実験用打錠機で打錠すると1,200 kgf（266.3 MPa）の打錠圧で錠剤厚さは約2.6 mmとなるが，普通杵を用いて商業生産用打錠機で打錠すると1,500 kgf（332.9 MPa）の打錠圧で打錠しても錠剤厚さは2.7 mmよりも厚くなった。杵ヘッドの平坦部分d1を6.7 mmに減じたSAS杵®の総圧縮時間を算出すると表4のようになり，商業生産用打錠機の総圧縮時間に類似する。実際にSAS杵®を用いて実験用打錠機で打錠すると，得られた錠剤の厚さは約2.7 mmとなり，総圧縮時間を近似させることで錠剤厚さが商業生産用打錠機で得られる錠剤厚さに再現できた[11)]。

余談になるが，他製品についても普通杵とSAS杵®を用いて実験用打錠機で打錠し，錠剤硬度と厚さの関係を調べたら全く一緒になった製品があった。そこで生産現場でのデータを入手

表4　打錠機パラメータと杵形状値から算出される総圧縮時間

	普通杵/商業生産機 a)	普通杵/実験機 b)	SAS 6.7 mm c)/実験機
R (mm)	200	110	110
N (rpm)	40	50	50
r1 (mm)	105	70	70
r2 (mm)	20	20	20
ΔT (mm)	4	4	4
d2 (mm)	26.56	20.87	20.87
d1 (mm)	14	14	6.7
Consolidation time (sec)	0.0318	0.0365	0.0365
Dwell time (sec)	0.0167	0.0243	0.0116
Total compression time (sec)	0.0485	0.0608	0.0481

a)　畑鐵工所製 38 本立て打錠機.
b)　畑鐵工所製 15 本立て打錠機
c)　杵ヘッド部の平坦面長さ:　6.7 mm.

して比べたら生産品の錠剤硬度と厚さの関係とも一致していることがわかり，普通杵とSAS杵®を用いて実験用打錠機で打錠して，錠剤硬度と厚さが同じ関係にあれば，実際の商業生産用打錠機でも同じような関係になると推察された。

滑沢粉体Bは製剤開発段階では何のトラブルもなく，実験用打錠機で打錠できていた。しかし生産実験を行ったとたんにキャッピングが発生した。このキャッピング現象はターンテーブルの回転数が30回転/分では認められなかったが，ターンテーブルの回転数を上昇（50回転/分以上）させるほど傾向が強く現れた。このことはキャッピング現象の原因は総圧縮時間が重要な因子になっていることを示している。そこで杵ヘッド平坦部を3.2 mmとしたSAS杵®を試作してキャッピング現象について実験用打錠機で評価した。上杵－下杵を普通杵－普通杵，SAS杵®－普通杵，普通杵－SAS杵®，SAS杵®－SAS杵®となるように杵をセットして滑沢顆粒Bを実験用打錠機で成型した。打錠圧を変動させて得られた錠剤の錠剤硬度と厚さを測定すると，錠剤硬度と厚さとの関係は杵の種類には全く違いが認められず，いずれも同じ関係となった。しかし，20錠を高さ2 mの高さから大理石の上に落下させてキャッピング発生の有無について調べるとチッピングや欠けは別として，上・下杵ともSAS杵®にすると再現良くキャッピング現象が認められた（**表5**）。一方，SAS杵®を上・下杵のいずれかに用いるとキャッピングは起きないか，再現性がない結果となった。以上のことから商業生産用打錠機を用いなくても，実験用打錠機とSAS杵®を用いてキャッピング現象を再現できており，スケールアップ時の現象を予測することが可能であるといえる。

表5　落下試験を実施した際にキャッピングが発生した錠剤数

上杵 - 下杵	キャッピングした錠剤数	欠けた錠剤数	亀裂が発生した錠剤数
SAS 3.2 mm- SAS 3.2 mm	3	0	0
	2	2	1
	2	0	0
普通杵 -普通杵	0	2	0
	0	0	0
	0	0	2
普通杵- SAS3.2 mm	2	0	0
	0	1	0
	0	1	0
SAS 3.2 mm -普通杵	0	0	1
	0	2	1
	0	1	0

20錠を2mの高さから大理石の上に落下させ，10回落下させた後の状態を評価。
SAS 3.2 mm: 杵ヘッド部の平坦面長さが3.2mm。普通杵のヘッド部の平坦面長さは14mmである。

6.3　SAS杵®の改良

図7のSAS杵®は圧縮停滞時間を短くできるが，動圧縮時間は普通杵と変わらない。動圧縮時間も短くするには式(2)から杵ヘッドの曲径を大きくすれば良いことがわかる。普通杵(Mark Ⅱタイプ)の杵ヘッドの曲径が20 mmであったので，杵ヘッドの曲径を40 mmとして打錠した結果，傾向的には良好な結果ではあったが，これ以上曲径を大きくすると杵の角と圧縮ローラーが衝突する可能性があるため，現実的には杵ヘッドの曲径を大きくすることには限界があった。また，キーが付いていると杵を回転させることができないため，回転数に制限があると同時に，実験用打錠機の上杵，下杵フォルダーにキー溝が付いていないと使用できない。そこで試行錯誤した結果，キーが不要な2段ヘッドタイプの改良SAS杵®(**図9**)を開発することにたどり着いた。

図10には改良SAS杵形状と圧縮ローラーとの関係を示す。図10から以下の関係式が導き出せる。

$$d2^2 + (r1 - \Delta T + d3)^2 = r1^2 \qquad (3)$$

ここでd3は杵ヘッド部のクリアランスの高さである。式(3)からd2は以下のように算出できる。

$$d2 = (r1^2 - (r1 - \Delta T + d3)^2)^{1/2} \approx (2\,r1(\Delta T - d3))^{1/2} \qquad (4)$$

したがって，d2は動圧縮時間に関係し，d1は圧縮停滞時間に関係することがわかった。そこで**表6**に示すように菊水製作所製45本立て打錠機の圧縮停滞時間と同じになるようにSAS

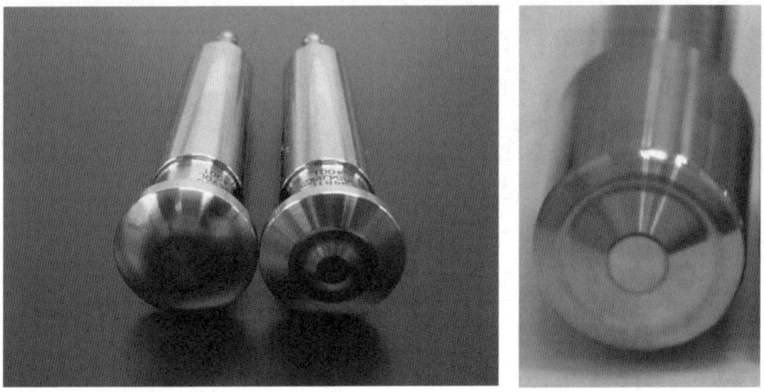

左：普通杵　　右：改良SAS 杵®　Mark II タイプの SAS 杵®

図 9　International type の普通杵と改良 SAS 杵®，および Mark II タイプの改良 SAS 杵®

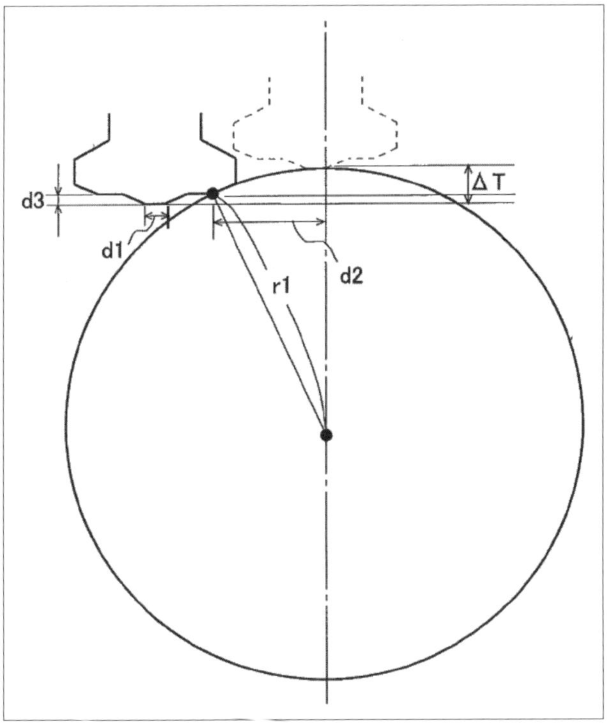

図10　改良SAS杵®ヘッドと圧縮ローラーとの関係(側面図)

杵®のヘッド平坦部の長さを 4.88 mm として菊水製作所製 15 本立て打錠機で打錠を試みた。式 (1) から d2が短くなるほど動圧縮時間は短くなるが，式 (4) から d3が大きくなると d2は小さくなる。そこで表 6 に示すように d3を 2.31 mm にすれば動圧縮時間は菊水製作所製 45 本立て打錠機と同じになる。今回は d3を 1 mm と 2 mm にして粉体Aの打錠実験を行った。

International タイプの杵ヘッドの平坦部は 10 mm であり，Mark II タイプ（14 mm）よりも

表6　打錠機パラメータと杵形状値から算出される総圧縮時間

	普通杵/商業生産機 a)	普通杵/実験機b)	SAS 4.88 mm/1 mmc)/実験機b)	SAS 4.88 mm/2 mmd)/実験機b)	SAS 4.88 mm/2.31 mme)/実験機b)
R (mm)	205	100	100	100	100
N (rpm)	40	40	40	40	40
d1(mm)	10	10	4.88	4.88	4.88
d2 (mm)	26.4	24.8	23.2	19.0	19.0
r1 (mm)	100	90	90	90	90
r2 (mm)	15	15	15	15	15
d3 (mm)	0	0	1	2	2.31
ΔT (mm)	4	4	4	4	4
動圧縮時間 (sec)	0.0308	0.0600	0.0560	0.0456	0.0308
圧縮停滞時間 (sec)	0.0117	0.0239	0.0117	0.0117	0.0117
総圧縮時間 (sec)	0.0425	0.0839	0.0677	0.0573	0.0425

a) 菊水製作所製45本立て打錠機
b) 菊水製作所製15本立て打錠機
c) 杵ヘッド部の平坦面長さ : 4.88 mm, クリアランス高さ1 mm
d) 杵ヘッド部の平坦面長さ : 4.88 mm, クリアランス高さ2 mm
e) 杵ヘッド部の平坦面長さ : 4.88 mm, クリアランス高さ2.31 mm

短い。そのため滑沢粉体AをInternaitionalタイプで打錠すると錠剤厚さはMark Ⅱタイプで打錠するよりも厚くなった（図11）。さらに，普通杵を用いて打錠するよりもSAS杵®を用いたほうが錠剤厚さは厚くなり，d3の値が大きいほど錠剤厚さも厚くなった（図11）。以上のことから2段ヘッドタイプのSAS杵®は動圧縮時間，圧縮停滞時間を生産用打錠機と同じになるように設計ができ，実験用打錠機でもスケールアップへの影響を評価できることがわかった。なお，確認のため2段ヘッドタイプのMark Ⅱ杵を試作し，杵の稼動性は良好であることを確認している。

6.4　SAS杵®のその他の応用

キャッピング予測のほかにスティッキング予測の可能性についてもSAS杵®で評価した結果，スケールアップで生じるスティッキング発生の予測についても可能であることを報告した[12)]。通常スティッキングの評価は杵に付着した粉体量（主薬量）で評価しているが，レーザー顕微鏡を使用すれば，杵ではなく，錠剤そのもののスティッキングを測定でき，スティッキングが発生した面積，深さを経時的かつ簡便に評価できた。また，粉体を打錠して徐放性製剤（マトリックス製剤）を製造する際，打錠圧の違いで溶出挙動は異なるが，打錠機の大きさによっては同一の打錠圧でも溶出挙動が異なった。そこで，同一の粉体を用いて実験用打錠機と商業生産用打錠機で徐放性錠剤を打錠して溶出挙動の違いを評価したところ，SAS杵®を用いて実験用打錠機で打錠すると普通杵を用いて商業生産用打錠機で得られる溶出挙動と一致することが判り，SAS杵®はいろいろな用途に利用できることがわかった。

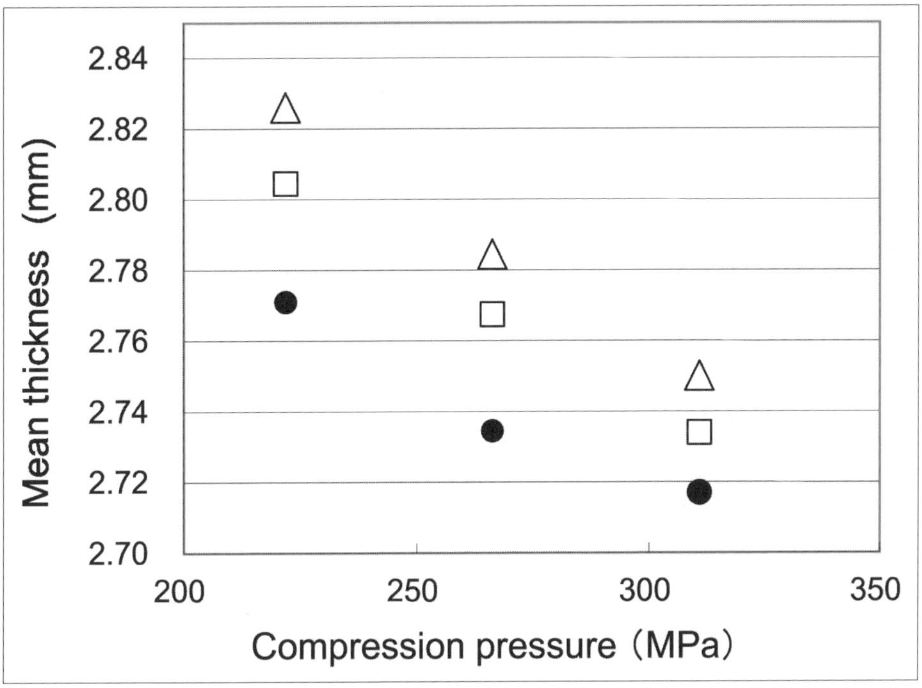

図 11　粉末 A を実験用打錠機で打錠した際，普通杵と SAS 杵®の違いで生じる打錠圧と平均錠剤厚さの関係

●；普通杵

□；SAS 杵®：d1；4.88 mm，d3：1 mm，

△；SAS 杵®：d1；4.88 mm，d3：2 mm

7 あとがき

混合均一性と含量均一性の評価は滑沢剤混合工程，打錠工程の製造条件の妥当性を評価するために必須の項目である。工業化研究ですんなり検討を進めるには粒度別含量が良好な粉体を製造することが手っ取り早い。処方を変えても粒度別含量が悪い粉体しか製造出来ない場合には，混合均一性を評価する際のサンプリングのインクリメントサイズとサンプラーに留意して実験することをおすすめする。

新規杵ヘッド形状の杵は商業生産用の打錠機を用いなくても，実験用打錠機で打錠時の動圧縮時間や圧縮停滞時間を模擬できるようにデザインされている。特に2段ヘッドタイプは，杵ヘッド部の段差が動圧縮時間に関係し，杵ヘッド部の平坦部が圧縮停滞時間に関係している。この2段ヘッドタイプは杵にキーを付ける必要がなく，動圧縮時間と圧縮停滞時間の両方を商業生産機用打錠機と同じにすることが出来る点から優れている。ただし，平坦部を極端に小さくすると軌道との接点が小さくなり，軌道が削れる可能性があるので注意が必要である。いずれにしても実験用打錠機で商業生産での打錠の様子を予測することが可能であることから，是非検討してみていただきたい。

参考文献

1）Boehm G., et al., PDA J. of Pharm. Sci. and Tech. Vol. 58. No.2
2）Belic A., et al., Minimisation of the capping tendency by tableting process optimization with the application of artificial neural networks and fuzzy models, Eur. J. Pharm. Biopharm., 73, 172-178（2009）
3）Schumann S., Searle GD, The effects of chromium nitride ion bombardment treatment of tablet tooling on tablet adherence, Drug Dev. Ind. Pharm., 18, 1037-1061（1992）
4）Xiaorong H., et al., Formulation development and process scale up of a high shear wet granulation formulation containing a poorly wettable drug. J. Pharm. Sci., 97, 5274-5289（2008）
5）Belic A., et al., Minimisation of the capping tendency by tableting process optimization with the application of artificial neural networks and fuzzy models. Eur. J. Pharm. Biopharm., 73, 172-178（2009）
6）Daryl MS., Daniel SG., A material sparing test to predict punch sticking during formulation development, Drug. Dev. Indus, Pharm., 38, 1054－1060（2012）
7）Ajit SN., et al., Effect of force feeder on tablet strength during compression. Int. J. Pharm., 401, 7-15（2010）
8）Garr JSM, Rubinstein MH., An investigation into the capping of paracetamol at increasing speeds of compression. Int. J. Pharm., 72, 117-122（1991）
9）Aoki S., Uchiyama J., Ito M., Development of new shaped punch to estimate scale-up issue on tableting process. J. Pharm. Sci., 103, 235-240（2014）
10）Aoki S., Uchiyama J., Ito M., Development of New Punch Shape to Replicate Scale-Up Issues in Laboratory Tablet Press II. A New Design of Punch Head to Emulate Consolidation and Dwell times in Commercial Tablet Press. J. Pharm. Sci., 103, 1921-1927（2014）
11）青木茂，Pharm Tech Japan，Vol. 30，2391-2401（2014）
12）伊藤学ら，第33回製剤と粒子設計シンポジウム（2016）

Column　失敗談

2007年，工業化研究に入った段階で研究員から「キャッピングが発生しました」という一言がSAS杵®を考えた起点である。「いまさら処方変更はできない」，「なぜ打錠工程のスケールアップ予測は検討されていないのか？」，「簡単に予測する手段があれば助かるのに」と思った次第である。すでに総圧縮時間を計算する式はあったので，その式とじっと見つめて杵ヘッド形状を変えることにした。できてしまえば当たり前の形状であるが，最初は単に杵ヘッドを変えるだけではうまくいかず，試行錯誤して2年が経過した。さらに検討を重ねて2段ヘッドタイプを考案した。実に着眼から4年が経過した。その後いろいろな検討を経てSAS杵®の有用性データを取得している。

問　題

［第1問］ 打錠工程における次の記述の正誤について，正しい組み合わせはどれか。

a 打錠工程で偏析が生じる部分はホッパー部分であることが多いので，偏析が生じる場合には偏析防止板をホッパー内に装着することが薦められる。

b 打錠用粉体を打錠している最中にキャッピングが生じたら，打錠回転数を上げてキャッピングを防止するのが良い。

c 粉体供給装置に自由落下タイプ（フリーフロー）のホッパーが装着してあり，打錠中に質量変動が大きい場合には強制フィーダに変更して打錠するのが良い。

d スティッキングが発生した場合には打錠圧を弱めにすることで対策するのが良い。

e バインディングが発生した場合には杵臼の材質を変更することで対策するのが良い。

	a	b	c	d	e
1	正	正	正	誤	正
2	誤	誤	正	誤	正
3	正	誤	誤	正	誤
4	誤	正	誤	正	正
5	正	誤	正	誤	正

［第2問］ 打錠を行う場合，杵による粉体の総圧縮時間を細分化すると動圧縮時間と圧縮停滞時間からなる。実験機から商業生産打錠機へスケールを上げる場合，杵タイプが同じで，回転数も同じ場合，動圧縮時間と圧縮停滞時間はどのように変化するか，正しいものを選べ。

1 動圧縮時間は長くなるが，圧縮停滞時間は短くなる。

2 動圧縮時間は短くなり，圧縮停滞時間も短くなる。

3 動圧縮時間は長くなり，圧縮停滞時間も長くなる。

4 動圧縮時間は短くなるが，圧縮停滞時間は長くなる。

［第3問］ 混合均一性と含量均一性を評価した際，含量均一性は良好であったが，混合均一性のデータが悪かった。この原因および対応策について述べよ。

正解と解説

第1問

正解	5
説明	a　正 b　誤　キャッピングが生じたら回転数を下げるのが良い。 c　正 d　誤　スティッキングが発生したら打錠圧を高めに設定するのが良い。 e　正

第2問

正解	2
説明	打錠機のスケールが大きくなるとターンテーブルの径が大きくなるため，回転数が同一であれば角速度は小さくなる。したがって動圧縮時間と圧縮停滞時間は短くなる。

第3問

正解 説明	混合均一性のみが悪い場合，サンプリング時に粉体が偏析したり，ある特定の添加剤や主薬がサンプラーに付着するために含量バラツキが生じていると考えられる。含量均一性のデータばらつきと同様なバラツキになるようにサンプリングのインクリメントサイズを選択したり，サンプラーの種類を変えて粉体が偏析しないように工夫することが求められる。

著者の略歴

1983年 4 月　名古屋市立大学大学院薬学課博士前期課程修了

1983年 3 月　岐阜薬科大学製剤学研究室（薬学修士）修了

同年 4 月　エーザイ株式会社製剤研究センター分析グループに配属。分析業務を学ぶ

1985年 4 月　製剤研究業務に従事し，名称は変わったがずっと製剤研究に携わった

1995年 6 月　「新規な高分子混合物を利用したマトリックス型徐放錠ならびにパドルビーズ溶出試験法の開発に関する研究」で岐阜薬科大学から薬学博士を授与された

2005年 4 月　製剤研究所川島研究室室長

2009年10月　工業化センター長として治験薬製造にも従事

2012年10月　生産技術関連業務に従事し，現在に至る

2016年 5 月　“製剤の達人”を授与された

製剤工程におけるメカノケミストリー

高橋　嘉輝

POINT

製剤工程を考えるポイント

固形製剤の製剤化に際しては，製剤各成分の粒子レベルでの粉体としての物性に加えて，結晶レベルでの性質，すなわち結晶内での分子状態を把握しておくことが重要である。これら結晶内での分子状態は製剤工程中で種々の機械的処理を受けることにより変化することが予測される。機械的な力が加わることにより引き起こされる固相転移，結晶格子不正，あるいは表面構造の変化などのメカノケミカル現象は製剤の物理化学的性質に変化を及ぼし，その結果，製剤の安定性や有効性にも大きな影響を与えることがある。すなわち原薬の結晶形転移や非晶質化にともない不安定化され，添加剤との相互作用が強まり，また，溶解性が改善される現象がしばしば認められる。従って，製剤設計にはこれら粒子が受ける機械的な力をコントロールできるようにすることも考慮しなければならない。力を分散できるような緩衝作用を有する添加剤の選択や，溶解性改善のための粉砕助剤の選択，あるいは，より力のかからない製造条件への変更などが考えられる。

1 はじめに

一般に製剤の固体状態での性質のとらえ方として，原料自体の性質とそれらを加工してできたものとを分けて考える。前者は一次物性，後者は二次物性と呼ばれる。一次物性はさらにその大きさから，通常，以下の3つのレベルに分けてとらえられる。

①バルクレベル（bulk derived properties）
②粒子レベル（particulate material properties）
③結晶レベル（basic material or solid-state properties）

固形製剤の製剤化に際しては，その原料のバルクレベルでの物性，あるいは粒子レベルでの物性，例えば流動性，付着性，表面積，粒子の形状，粒度分布などの粉体としての物理化学的性質が重要な要因としてとらえられる。さらに，これら粉体としての物性に加えて結晶レベルでの性質，すなわち結晶内での分子状態が製剤の安定性や有効性（溶出性）にも大きな影響を与える。固形製剤の製剤工程において粉体成分には何らかの機械的処理が加えられる。製剤工程中における種々の機械的処理は薬物や添加剤の結晶内での分子状態に変化をもたらすことが予測される。これら機械的な力が加わることにより引き起こされる固相転移，結晶格子不正，あるいは表面構造の変化などの化学的現象を取り扱う領域がメカノケミストリーである。すなわち，メカノケミストリーとは，固体，液体，または気体物質に，種々の形式，たとえば圧縮，せん断，摩擦，延伸，曲げ，衝撃などで加えられた機械的エネルギーが，それらの物質の物理化学的性質の変化を誘発するか，固体の場合はさらに周りの固体，液体や気体に化学的変化を起こさせるなどの一連の化学的現象に関するものである[1)]。これらメカノケミカルな現象に関連して粉体の活性を向上させる諸要因には以下のようなものがある。

①格子欠陥（点欠陥，線欠陥，面欠陥）

②格子不整・無定形構造（非晶質，アモルファス）

③比表面積

④表面エネルギー

メカノケミカルな現象は製剤の安定性や溶出挙動に影響を及ぼすことが予測されることから，製剤設計時には十分に検討しておかねばならない。また，メカノケミカルな効果を製剤設計に応用することも多い。粉砕による多形転移や非晶質化を利用した溶解性の改善，混合粉砕による溶解性の改善や粉砕コーティングによる表面改質などが挙げられる[2)]。

2 製剤工程における機械的な力

粉体は粉砕等の機械的エネルギーを受けて，次に示すように粉体表面構造の変化から粒子内部に反応が進む。

①表面エネルギーの増大

②表面構造の変化（結晶格子のゆがみと破壊）

③表面構造の変化が内部まで伝達する

④全体の結晶構造の変化，例えば多形転移

固形製剤の製剤工程において強い機械的な力がかかる工程は粉砕工程と打錠工程であるが，場合によっては撹拌や混合によってもメカノケミカルな効果が認められる。これら工程中では**図1**に示すように粒子に圧縮，衝撃，せん断，および摩擦などのストレスが加えられる。

粉砕機の場合，加えられた全消費エネルギーのごく一部しか粉砕に用いられていない。残りの多くは，粒子の弾性／塑性変形，粒子間および粒子・装置間の摩擦，熱，音，および振動に費やされる。すなわち，機械的な力によって一次的にはせん断応力（shear stress）や衝撃応力（impact stress）が，二次的にはそれによって起こる粉体粒子の温度上昇・圧縮力の発生・ひずみエネルギーの蓄積・粉粒の変形や格子欠陥などがメカノケミカルな効果を発生させる[1)]。このように，微細化の仕事や機械的・熱的損失のほかにメカノケミカルな現象，すなわち，微細化にともなう結晶性物質の非晶質化，転位などの格子欠陥や格子不整，表面活性点の発生，相転移，他成分などとの相互作用や分解などの生起に費やされる仕事を考慮しなければならない。

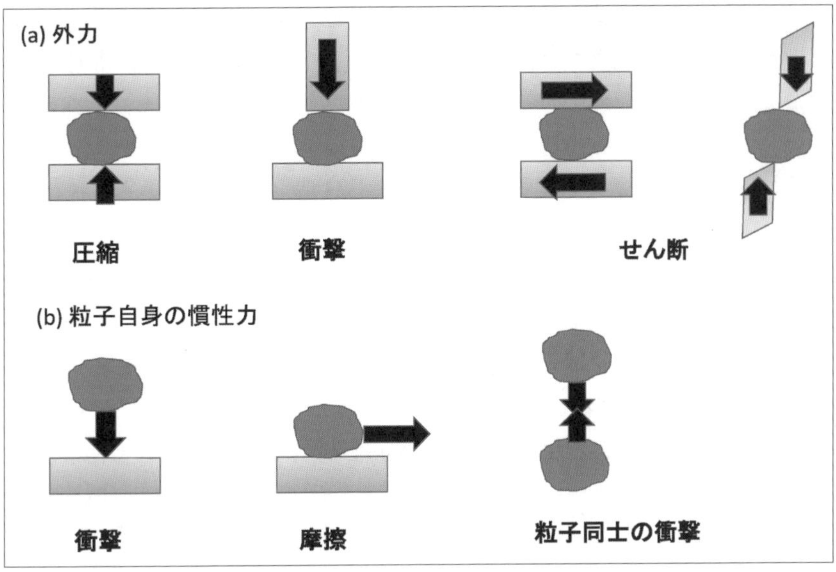

図1　粒子に加えられる機械的な力

3 粉砕工程でのメカノケミストリー

粉砕とは固体粒子を圧縮，せん断，曲げ，摩擦などの機械的力を加えて粒子を破砕し粒子径を小さくする操作である。粉砕により①比表面積を大きくして薬物の溶解速度を大きくし，特に難溶性薬物においては吸収性を向上させ，②混合均一性や含量均一性を改良し，そして③圧縮成形性の改善効果が期待できる。さらに，他成分との混合粉砕することにより粉体の付着凝集性や流動性の改善も可能である。近年では，粉砕機の粉砕能力が上がり，薬物・添加剤との混合粉砕によりナノメータサイズの粒径まで粉砕できることも報告されている[2,3)]。

粉砕工程を考えた場合，破砕面の生成だけを考えた微細化や機械的・熱的損失のほかに，微細化に伴う結晶性物質の非晶質化，転位などの格子欠陥や格子不整，表面活性点の発生，相転移，および雰囲気中の気体などとの化学反応や分解などを考慮しなければならない。メカノケミカル活性化された粒子表面，あるいは粉砕により生じた非晶質（アモルファス）領域は表面自由エネルギーを増加させて凝集しやすくなる。30 μm 以下の粒子になるとファンデルワールス力と静電気が無視できなくなる。粉砕助剤を用いると薬物粒子同士の凝集が抑えられるので，溶解性改善効果が現れやすく，また，ハンドリングしやすくなる。さらに，固体分散体化や複合体化（シクロデキストリンによる包接化など）など元来の薬物自体よりも高い溶解度を示すことができる。粉砕法は機械的に格子構造を破壊し，また，より効率的に破壊するとともに再結晶化を防ぐ目的でキャリアを添加して混合粉砕することも多い。

粉砕を一定時間続けると一定の大きさの二次粒子になる。これは粉砕平衡と呼ばれ，粉砕平衡に到達すると，それ以降は粉砕を続けても粒子の大きさは変わらないが，粒子に加えられた機械的エネルギーは，粒子の結晶構造の破壊に費やされ，格子ひずみや格子攪乱は続いて増大する。そのため比表面積は一定値になるかあるいは低下するにもかかわらず，気相・液相・固相間の化学反応性は粉砕平衡後もさらに増大の傾向を続けることになる。

粉砕物の特徴のひとつは大きな表面積をもつことと，その生成過程に強く依存する多くの欠陥を含んでいることである。粒子の表面はどのような大きさの粒子であれ，内部とは構造的に同一ではなく，結晶構造からみた正規の位置からは原子が変位したり，抜けたりした構造をもち，いわゆる表面層を形成している。また，欠陥の周辺もまた，どのような種類の欠陥であれ，その構造が歪んでいる。微粉になればなるほど表面積の全体に対して占める体積割合は大きくなり，従って構造歪も大きくなる。

粉砕後の物性は継時的に変化することも多い。多くの場合は，その結晶性が継時的に変化するからである。例えば，スルファメトキサゾールやアスコルビン酸において粉砕直後と粉砕後4.5カ月経過した試料と比較すると，打錠した時の硬度が著しく低下することが報告されている。これは，破損もしくは撹乱を受けた結晶格子が継時的に元に戻るためと推察される[4)]。

3.1　水和物の粉砕

水和物の場合，結晶内部での医薬品分子と結晶水間の水素結合力に変化が生じ，その結果，さらに複雑な物理化学的性質の変化が誘起される。

プラステロン硫酸ナトリウム（DHA・SO_3Na）二水和物は主に加水分解により分解される。ボールミルで粉砕すると，粉砕時間の増加とともに格子不整や結晶格子の乱れが増大して結晶化度が低下した（図2）。X線回折パターンから求めた結晶化度（crystallinity）と比表面積（S_w），および含水率の関係を見たところ，表1に示すように長時間粉砕品では結晶化度の低下と比表面積の増大とともに，結晶水の一部が脱離する現象が認められた。これら粉砕品の安定性を確認した結果，明らかに粉砕時間が長く，そして結晶化度の低い試料ほど不安定であることが示された（図3）。ところが，これら粉砕試料に湿度をかけた条件で保存すると，高湿度

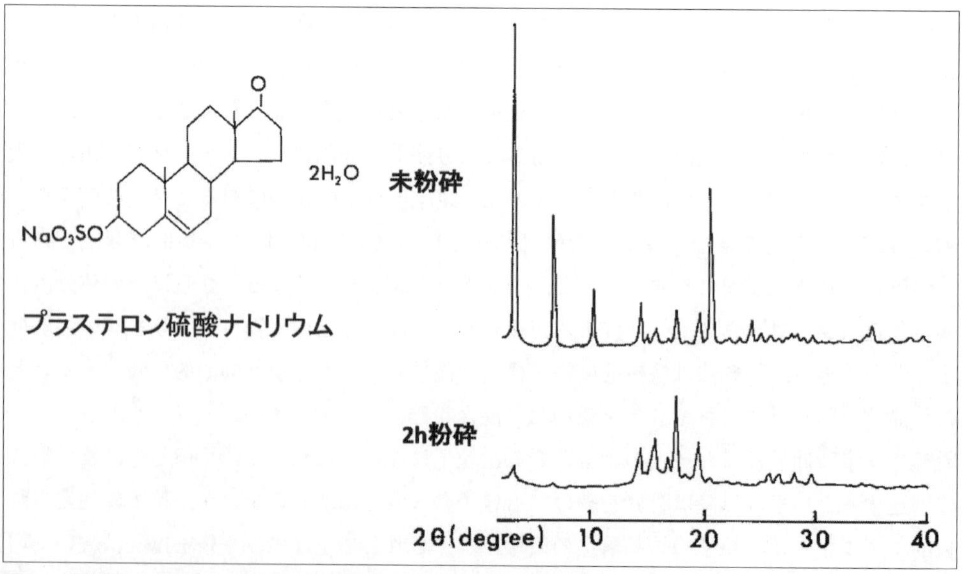

図2　未粉砕と粉砕プラステロン硫酸ナトリウムのX線回折パターン

表 1　プラステロン硫酸ナトリウム粉砕品の含水率，比表面積，結晶化度

Grinding Time	Water Content(%)	S_W (m²/g)	Degree of Crystallinity (%)
Intact	8.61	0.17	100.0
15 min	8.64	0.54	84.1
30 min	8.58	0.82	72.2
1 h	8.42	1.10	66.1
2 h	7.60	1.52	63.5

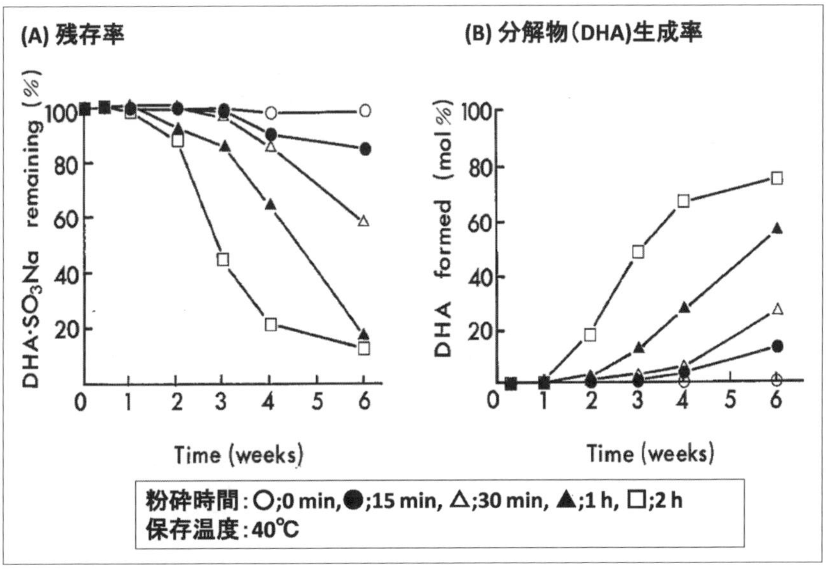

図 3　粉砕プラステロン硫酸ナトリウムの安定性

保管品ほど安定性が良くなることを認めた（図 4）。これは明らかに高湿度保存すると速やかに吸湿することにより二水和物相当の含水率に戻ることから，結晶性が回復して元の二水和物結晶に戻り，その結果，結晶としての安定性が改善されたことによると考えられた。一旦粉砕により弱まった結晶水の結合力が，吸湿することにより結晶性が回復するとともにその結合力も強くなって安定化される興味深い現象である[5)]。

粉砕による結晶水の脱水反応の脱水速度定数をJanderの速度式[6)]を用いて求めた。Janderの速度式は粒子を球形と仮定して球の周囲より脱水が進行し，その脱水反応速度は脱水層の厚さの逆数に比例すると仮定して得られた速度式であり，式 (1) で表される。

$$(1-(1-\alpha)^{1/3})^2 = kt \qquad (1)$$

ここでαは脱水率，kは脱水速度定数，tは時間である。得られた脱水反応速度定数をアレニウスプロットして求めた脱水反応の活性化エネルギーは未粉砕品試料が 31.5 kcal/mol，2時

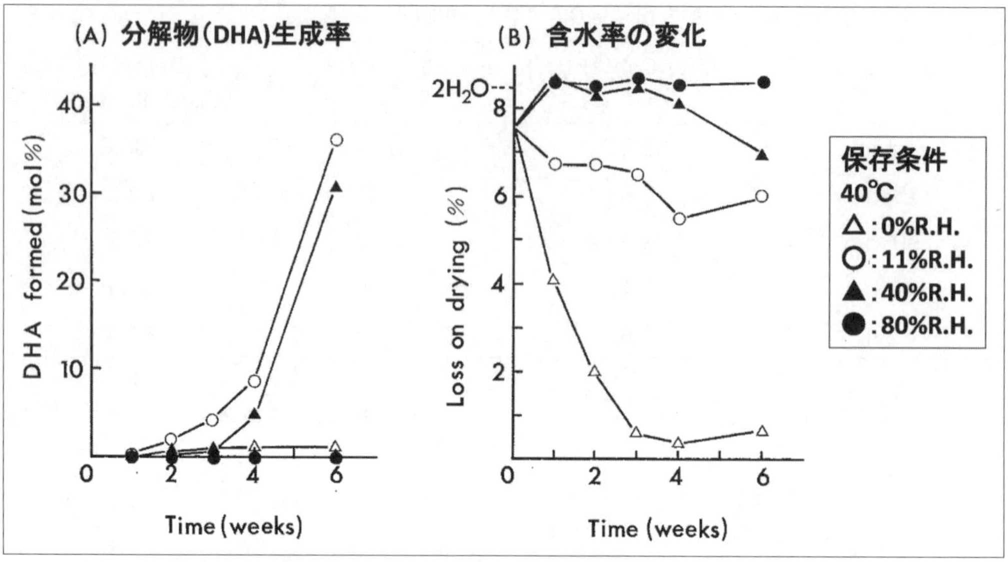

図4 粉砕プラステロン硫酸ナトリウムの安定性－湿度の影響－

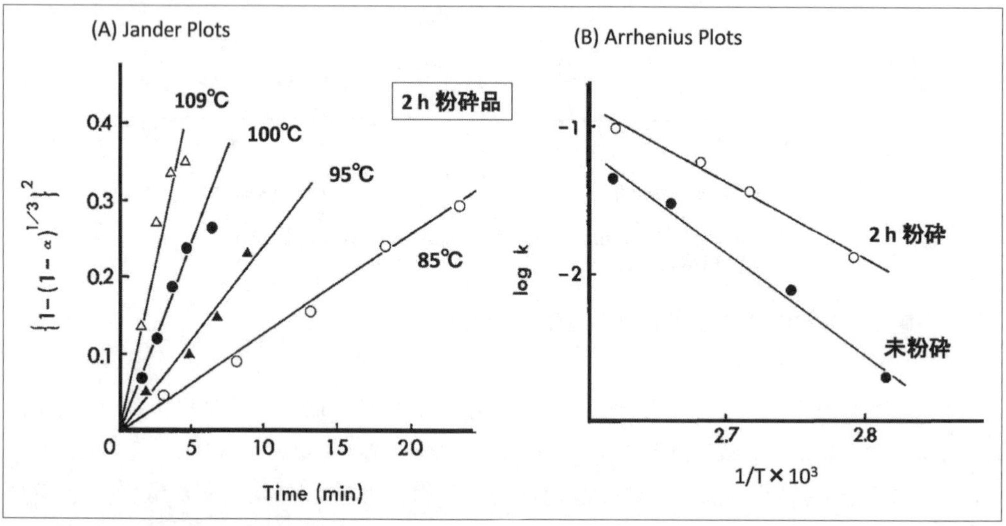

図5 脱水速度と脱水反応活性化エネルギー

間粉砕試料が23.3 kcal/molであった（図5）。明らかに，粉砕により結晶水が脱離しやすくなっているのがわかった。

アンピシリンについても同様な現象が認められた。アンピシリンは三水和物であり，脱水に伴っても非晶質化が進む。従って粉砕時の非晶質化（結晶化度の低下）はメカノケミカルな効果に加え，発生する熱による脱水効果も大きい。図6のDTAプロファイルから明らかなように，粉砕により低温での脱水吸熱ピークが大きくなることから，結晶水の一部が粉砕により脱水されやすくなっており，結晶水の結合力が弱まっているのが認められた。また，粉砕中での結晶水の一部の脱水と結晶化度の低下が認められた（表2）。安定性については，粉砕時間の増加，すなわち結晶性の低下に伴い不安定となった。しかし，この粉砕試料を96%RHの高湿度下に保存した場合に，加水分解で分解が進行するにもかかわらず保存初期では安定化される現象が認められ，結晶内部に水分子が取り込まれ，その結果，結晶化度が増大して水分子の動きが抑制されたためと推察された（図7）[7]。

このように水和物において，特に加水分解を受けやすい薬物の場合には，その結晶水の結合力が弱まったときに結晶水自体による分解反応への関与が考えられた。一方，粉砕試料を高湿度で保存すると結晶化度が高くなるとともに結晶水の動きが抑えられて，その結果，加水分解でありながら高湿度保存時の方が安定化されることになった。水和物を取り扱う際には，その原薬の結晶性とそれに付随した結晶水の動きやすさを，製剤処方設計および製法設計時に十分に把握しておく必要がある。

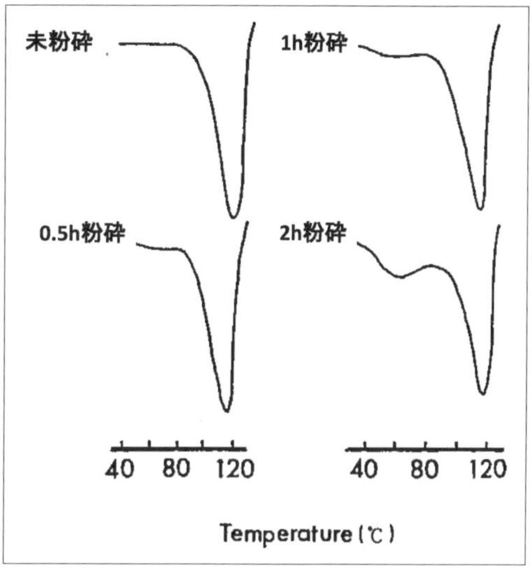

図6　粉砕アンピシリンの脱水挙動

表2　アンピシリン粉砕品の含水率，比表面積，結晶化度

Grinding Time	Water Content(%)	S_W (m^2/g)	Degree of Crystallinity (%)
Intact	13.6	1.82	100.0
15 min	12.8	5.02	93.7
30 min	12.4	-	90.0
1 h	12.2	3.35	88.5
2 h	11.2	-	78.0
3 h	11.1	3.60	77.0

3.2　塩の粉砕

塩においても水和物と同様に医薬品分子と塩間のイオン結合力に変化が生じ，その結果，さらに複雑な物理化学的性質の変化が誘起される。塩酸塩の薬物を製剤化する場合，しばしば製造設備の腐食や，添加剤との相互作用による着色変化が問題となる。これは，主に塩酸の酸性によるものである。このように塩酸塩の薬物を取り扱う場合には特に注意を要する。

塩酸ロメリジンをボールミルにより粉砕すると非晶質化が進むことがわかった。30分粉砕することで，結晶化度が8.2%まで低下した。また，非晶質化に伴い，塩酸の一部が脱離しやすくなっているのも確認された（図8）。この粉砕原薬と種々の添加剤との配合変化試験を行った結果，粉砕時間の長い原薬ほど着色変化が大きくなった。また，添加剤の中では，トウモロコシデンプンの着色変化が最も大きく，一方，D-マンニトールの着色変化が最も小さかった。

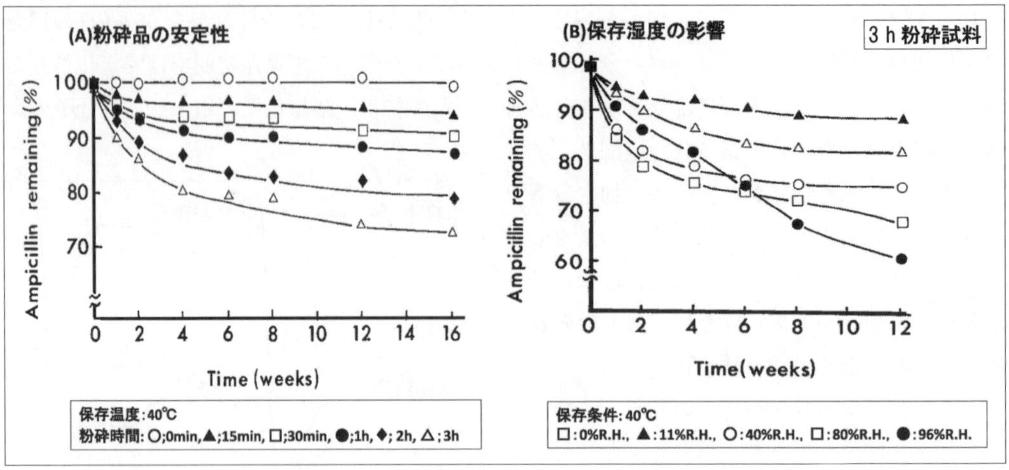

図7　粉砕アンピシリンの安定性－湿度の影響－

本製剤の添加剤としてはD-マンニトールが選択された（図9）。

塩を取り扱う場合も，機械的処理の方法やその強度について検討したうえで製剤処方と製法が決定される。

4　打錠工程でのメカノケミストリー

打錠により薬物が不安定化されることは製剤開発時にしばしば経験することである。打錠は粒子に非常に大きな圧力をかける。錠剤の圧縮成形には通常 1,000 kgf/cm^2（98 MPa）程度の圧力が必要であるが，この圧力により構成成分の結晶構造が歪みを受け，また，局所的に発熱

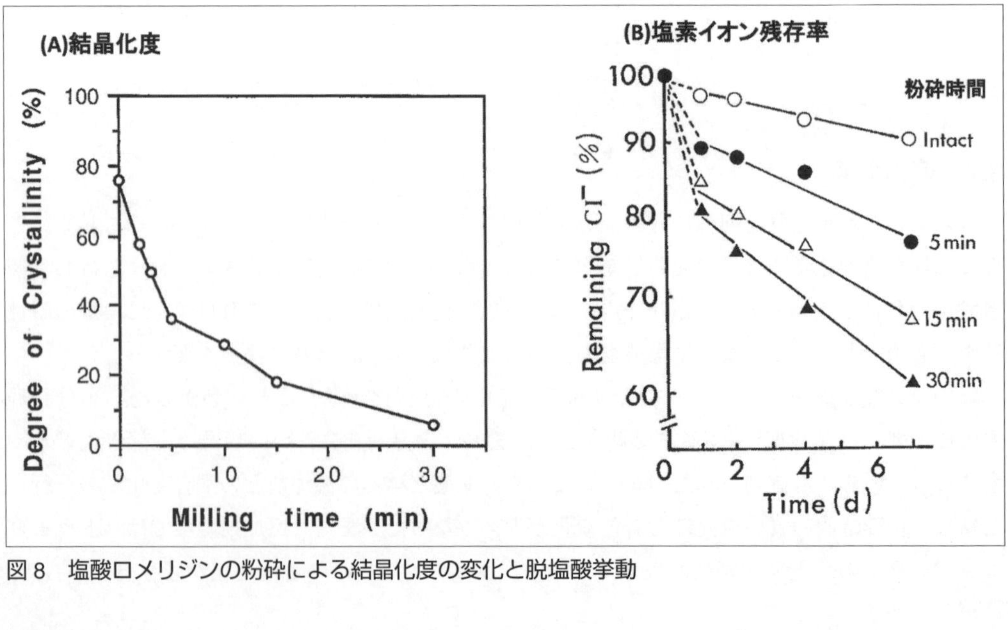

図8　塩酸ロメリジンの粉砕による結晶化度の変化と脱塩酸挙動

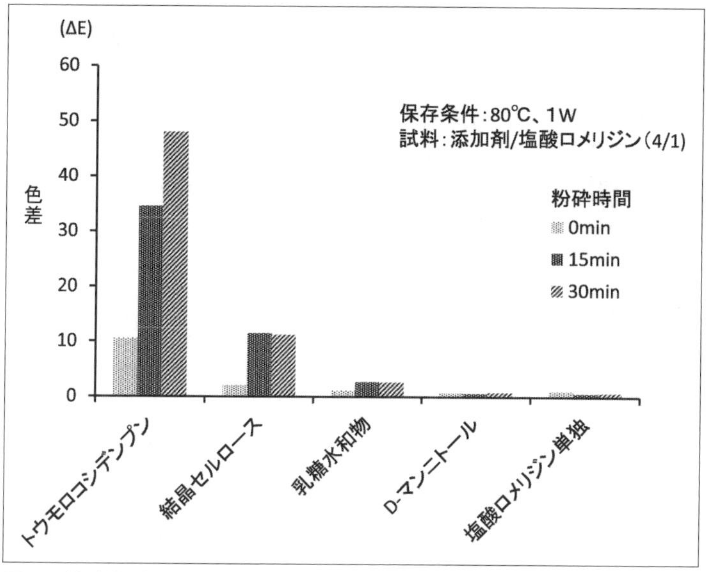

図9　粉砕塩酸ロメリジンと添加剤との配合変化

する結果，せん断応力によって主薬成分が失活することがある。酵素の失活などはよく知られた現象である。また，結晶多形がある場合には，結晶多形間で溶解度や粉体としての流動性，および圧縮成形性が異なることもある。パルミチン酸クロラムフェニコール[8]やスルファメータ[9]ではバイオアベイラビリティが異なることが報告されている。また，バルビタール，アスピリン，スルファチアゾール[10,11]やフェニルブタゾン[12]では多形間で圧縮挙動が異なり，得られた錠剤の物性も異なる。このように，錠剤設計に際しては打錠時の機械的圧力が薬物の固体状態での物理化学的性質に及ぼす影響を検討しておくことが必要である。

4.1　多形転移

ニコランジルは打錠圧が大きくなると非晶質化が進んで安定性が悪くなったが，ステアリルアルコールで粒子表面を被覆処理することにより安定化された。これは，ステアリルアルコールの滑沢効果により圧縮による粒子破砕が抑えられたためと考えられた[13]。また，粒子サイズが大きい原薬を用いた方が安定性に優れていることも経験している。同じ圧力で打錠した場合，その粉砕による微粉化の程度の違いによるものと推察された。

同様にカンデサルタンシレキセチルは打錠圧により結晶性が低下して不安定化することが報告されている[14]。図10に示すように打錠圧が高いほど，分解物が増加しやすくなることが確認された。これにマクロゴール6000を添加すると安定化された。この安定化効果はステアリン酸でも同程度に認められた。マクロゴールやステアリン酸を用いることで，原薬粒子に対する打錠時の圧力が抑えられ，打錠時の分解および一定期間保存後における分解物の生成が抑制された[15]。

フォステジルにはForm ⅠとForm Ⅱの結晶多形がある。融点はForm Ⅰが95.3℃，Form Ⅱが96.4℃である。また，溶解度はForm Ⅱの方が高く，これらの結果からForm Ⅰが安定形，

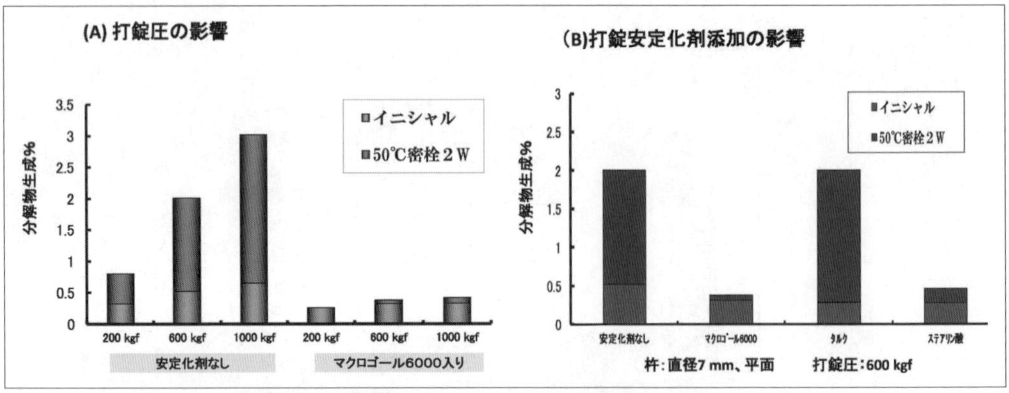

図 10　カンデサルタンシレキセチルの安定性－打錠と添加剤の影響－

Form Ⅱが準安定形と考えられた（図 11）。両者の溶解度から求めた自由エネルギー差は37℃で83.6 kcal/molと小さく，比較的容易に結晶形転移を起こしやすいと考えられた。Form Ⅱ結晶を打錠するとForm Ⅰへの打錠圧の増加にともなって転移率が増大した。さらに，圧力による結晶形転移は添加剤として結晶セルロースを加えることにより促進された。また，添加剤の混合比率が高いほど転移は促進された。他成分を加えた混合粉砕による粉砕効果が高い場合と同じように，圧縮時においても混合効果は大きくなった（図 12）[16]。

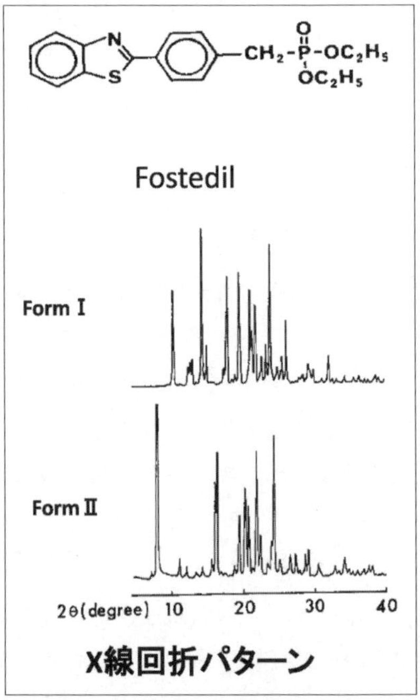

図 11　フォステジルの結晶多形

4.2　添加剤との相互作用

1,4-ジヒドロピリジン系化合物である塩酸マニジピンと乳糖水和物は，その物理混合物を加熱昇温させると，その過程で相互作用し，乳糖の結晶水が関与して薬物が水和物に変化する。そこで，圧縮操作が乳糖と薬物との相互作用に及ぼす影響について検討した。

図 13に塩酸マニジピンと乳糖水和物を1：1の比率で混ぜて，滑沢剤ステアリン酸マグネシウムを1%添加し，それらを種々の打錠圧でフラットの杵を用いて打錠したもの（100 mg/1錠，8 mmφ）の熱分析DSC（Differential Scanning Calorimetry）プロファイルを示す。150℃付近の吸熱ピークが乳糖結晶水の脱水ピーク，170℃付近の吸熱ピークは薬物と乳糖の相互作用により生じた薬物水和物の脱水融解に相当する。圧縮圧力の増大に伴い乳糖結晶水のピークはブロード化し，薬物水和物にみられる脱水融解ピークが増大したことから，乳糖結晶水と薬物分子の相互作用の増大が示唆された。圧縮操作時に加えられる機械的エネルギーによって乳糖水和物と薬物の結晶構造が乱れること，また，薬物と乳糖水和物の接触面積が増加すること

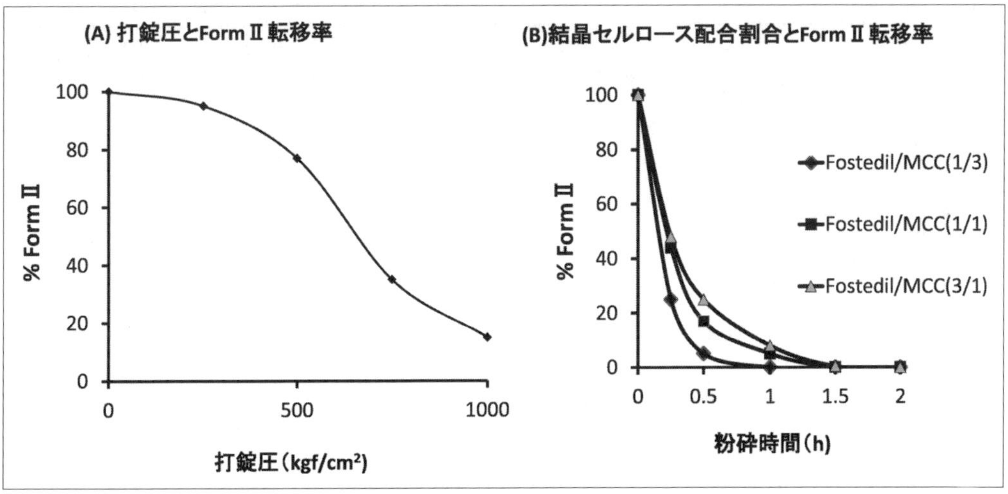

図 12　フォステジルの打錠による結晶形転移

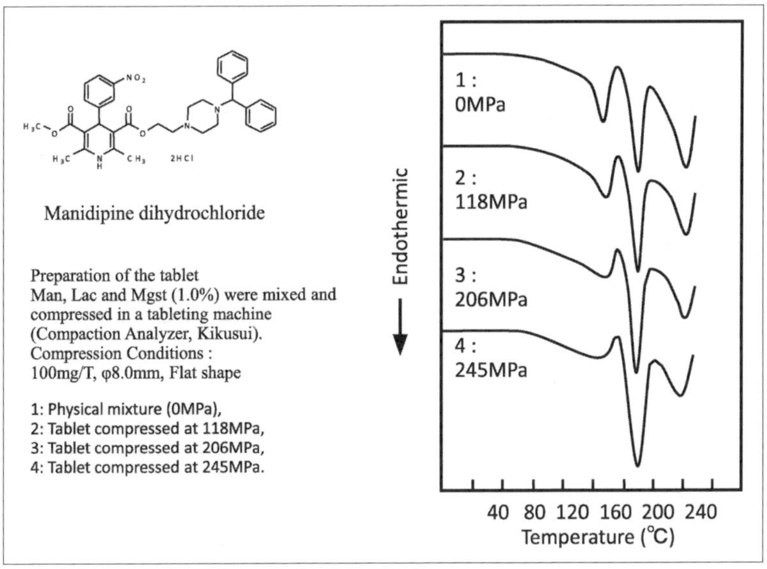

図 13　マニジピン塩酸塩の DSC プロファイル

に起因すると考えられる。相互作用により増大した吸熱ピーク（170℃付近）について物理混合物の吸熱量に対する圧縮物の吸熱量の比率を求め，圧縮圧力に対してプロットすると，乳糖水和物含有率により相互作用の強さが異なった（図 14）。乳糖水和物と薬物＝1/1の場合は，初期ラグタイムを示す，薬物水和物の融解ピークが緩やかに増加するのに対して，乳糖水和物の比率が増えると，低圧圧縮時から薬物水和物の融解ピーク増大が認められ，固相での反応がより早く容易に進行しているのがわかる。一方，乳糖水和物が少ない場合には薬物の付着性が強いため，摩擦力により固相反応が進んだものと考えられる。一方，滑沢剤ステアリン酸マグネシウムの添加により，この相互作用が緩和される傾向が認められた[17]（図 15）。

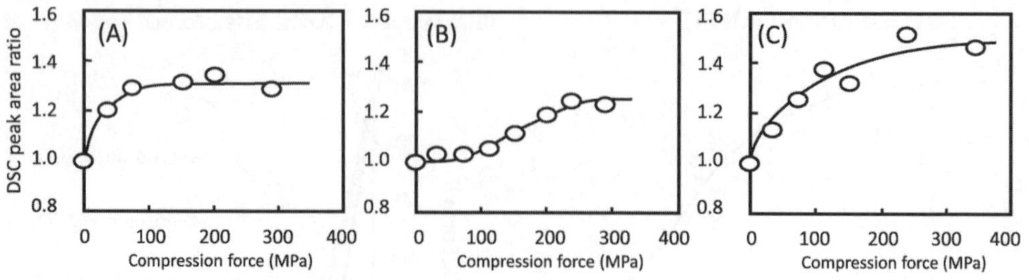

Compression force: 0MPa means physical mixture.
A: Man/Lac=2/1, B: Man/Lac=1/1, C: Man/Lac=1/2.
Ratio of DSC peak areas at 170℃ before and after compression

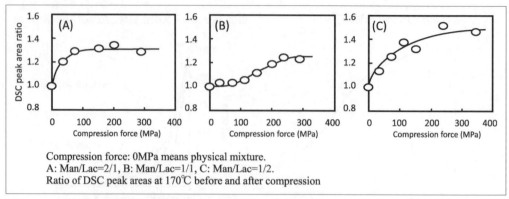

図 14　マニジピン塩酸塩と乳糖水和物との相互作用－打錠の影響－

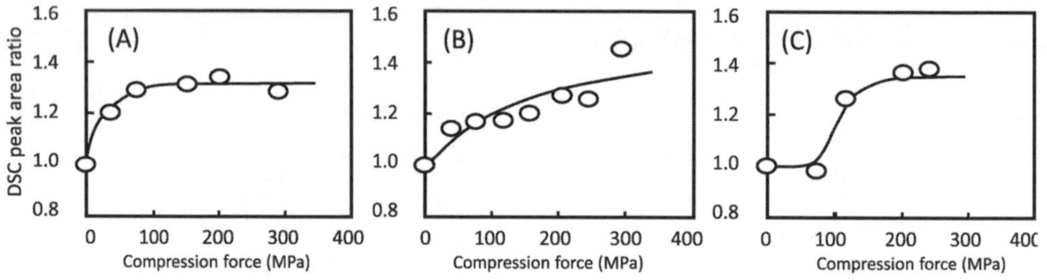

Compression force: 0MPa means physical mixture.
A: Mgst 1%, B: Mgst 5%, C: Mgst 10%.
Ratio of DSC peak areas at 170℃ before and after compression.

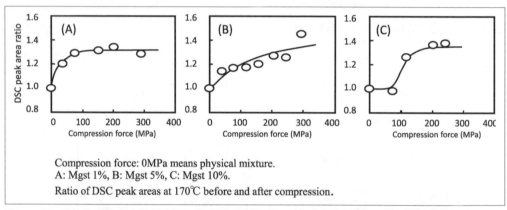

図 15　マニジピン塩酸塩と乳糖水和物との相互作用－ステアリン酸マグネシウム添加の影響－

5　おわりに

固形製剤は多成分系の不均一系である。従って，ここで述べた製剤のメカノケミカル現象は粉砕物内，錠剤内，あるいは粒子内で均一に生じることはない。製剤設計の役割は，この不均一さをより均一に近づけることと，粒子が受ける機械的な力をコントロールすることにある。薬物の安定性を低下させるような場合は，力を分散できるように添加剤を選択する，あるいは製造法を変更する必要がある。一方，このメカノケミカル効果を製剤設計に応用する場合，たとえば，製造中に多形転移を起こさせる，または非晶質化して溶出性改善する場合においても，できる限り製剤内で均一にできるように処方と製造法を設計しておくことが重要である。不均一系の場合は何が起こるか予測がつかない場合も多い。原薬ロット間で結晶性や粒子径が異なる場合もあろう。あるいは，スケールアップにより粒子にかかる機械的な力の大きさや時間の違い，すなわち，大きなスケールでは粒子にかかる機械的な力が想定以上に大きな場合もあろう。これらメカノケミカルな現象については製剤設計時にあらかじめ予測して十分に検討しておく必要がある。

参考文献

1）久保輝一郎：メカノケミストリー概論，東京化学同人（1971）
2）Zhi Hui Loh, et al. : Asian J. Pharm.Sci., 10, 255（2015）
3）草井章：医薬品製剤化方略と新技術（竹内洋文監修），シーエムシー出版（2007）
4）佐川良寿：医薬品製剤技術，シーエムシー出版（2002）
5）Nakagawa H, et al. : Chem. Pharm. Bull., 30, 242（1982）
6）Jander W : Z. Anorg. Chem., 163, 1（1927）
7）Takahashi Y, et al. : Chem. Pharm. Bull., 32, 4963（1984）
8）Aguiar AJ, and Zelmer JE : J. Pharm. Sci., 58, 983（1963）
9）Khalil SA, et al. : J. Pharm. Sci., 61, 1615（1972）
10）Byrn SR : J. Pharm., Sci., 65, 1（1976）
11）Summers MP, et al. : J. Pharm. Sci., 66, 1172（1977）
12）Summers MP, et al. : J. Pharm. Pharmacol., 28, 89（1976）
13）粉体工学会・製剤と粒子設計部会編：「粉体のための圧縮成形技術」，日刊工業新聞社（1998）
14）槙野正，他：第11回製剤と粒子設計シンポジウム講演要旨集，79（1994）
15）沢井製薬株式会社，社内資料
16）Takahashi Y, et al., Drug Dev. Ind. Pharm., 29, 1543（1985）
17）Hosaka S, et al. : Chem. Phar, Bull., 53, 503（2005）

Column　**Patients First**

入社して初めて工場生産にもっていったのはチュアブル錠であった。油性香料を用いていたので分散性が悪く，香料の偏析が認められた。そこで，少量倍散篩過を繰り返す製造法をお願いし，工場作業員の方と一緒に夜遅くまで手篩過を繰り返していたことを思い出す。その後も数多くの製剤を開発して上市してきたが，製造トラブルがまったくなかったものはほとんどない。それは打錠障害の発生や錠剤硬度不足であり，コーティング時の錠剤の欠けや刻印埋もれであり，または着色錠の場合の色むらなどである。その都度，開発時の検討不足を反省してきた。なかでもOD錠バラ包装品の開封後高湿度保管による錠剤割れに関する品質クレームが上市直後に多く寄せられ，バラ包装を急遽販売中止とした。開発者本位の製剤設計であったと反省している。製剤開発はその製剤の使用者である患者さんや医療従事者の方々の立場に立った設計をしなければならないと肝に銘じている。

問　題

［第1問］　粉砕に関する次の記述の正誤について，正しい組み合わせはどれか。

a　微細化して比表面積を増大させることにより溶解速度が大きくなり，吸収性を向上させる。特に難水溶性薬物の場合，粉砕による微細化は重要である。

b　混合操作においては粒子径が混合度に影響する。一般に粉砕により粒子径を小さくすると分散性が悪くなり，含量均一性が低下する。

c　原薬を粉砕すると錠剤への圧縮成形性が悪くなり，錠剤硬度が低下する。

d　粉砕による表面積の増大は表面エネルギーの増大をもたらして付着凝集性が大きくなる。このような場合，乳糖などを用いて混合粉砕することにより，その付着凝集性の増大を抑えて，ハンドリング性を改善できる。

e　微細化により結晶性物質の非晶質化，転位などの格子欠陥や格子不整，表面活性点の発生，表面積の増大，および表面エネルギーの増大による化学反応の促進などが生じる。

	a	b	c	d	e
1	正	正	誤	正	誤
2	誤	正	誤	正	誤
3	誤	正	正	誤	誤
4	正	誤	誤	正	正
5	誤	誤	正	誤	正

［第2問］　固体反応とメカノケミカル反応に関する次の記述について，正しいものの組み合わせはどれか。

a　固体反応は一般に粉体間の反応として行われるのが普通であり，他の液体や気体の反応に比べて反応速度が大きい。

b　固体反応は一般に粒子を球形と仮定して体積変化を考慮する。反応速度は粒径の三乗に逆比例する。

c　固体材料に加えられる機械的エネルギーは材料の結晶としての，また，化学物質としての性質の変化－メカノケミカル効果－をもたらす。そのことは，一方では粉砕効果の増大，分解反応促進などの好ましくない影響をもたらすが，他方では，固体反応性の増大，溶解性の向上など，有用な効果も生み出す。

d　打錠工程においては，破砕面の生成だけを考えた微細化の仕事や機械的・熱的損失のほかに，メカノケミカルな現象の生起に費やされる仕事，さらに他成分との固体状態での相互作用を考慮しなければならない。

e　メカノケミカル反応は，粒子に衝撃やせん断，摩擦などの機械的エネルギーを与えることで進行する化学反応である。メカノケミカル反応は熱の発生により加速されることが多い。

1（a, b）　2（a, c）　3（b, c）
4（b, d）　5（d, e）

［第3問］ 以下の文章の①〜⑤にあてはまるものの正しい組み合わせはどれか。

粉砕の仕事量は，破砕面の生成だけを考えた微細化の仕事や機械的・熱的損失のほかに，メカノケミカルな現象の生起に費やされる仕事を考慮しなければならない。すなわち，微細化に伴う結晶性物質の［①］や格子不整，転位などの［②］，［③］の発生，多形転移などの［④］，雰囲気中の気体や添加剤などとの化学反応や［⑤］，エキソトロンの発生などに伴うエネルギーの消費などである。

a 格子欠陥　b 分解　c 非晶質化　d 表面活性点　e 相転移

1（a, c, d, b, e）　2（a, c, d, e, b）　3（c, a, d, e, b）
4（c, b, d, e, a）　5（c, a, b, e, d）

正解と解説

第1問

正解	4
説明	a 正 粉砕すると表面積が増大し溶解速度が大きくなる。 b 誤 粒子径の大きい方が製剤中に均一に分散しにくい。 c 誤 粒子径が小さいほど表面積が大きくなり，結合力も強まり，錠剤硬度が上昇する。特に主薬含量が大きい製剤では，粉砕効果が大きい。 d 正 e 正 粉砕の機械的な力により結晶化度の低下や結晶形転移はメカノケミカルな現象としてよく認められる。

第2問

正解	5
説明	a 誤 固体反応は一般に反応速度は小さい。 b 誤 固体反応速度は一般に粒径の二乗に逆比例する。 c 誤 メカノケミカル効果にエネルギーが費やされるため，粉砕効果は低下する。 d 正 e 正 固体物質の粉砕，圧縮等の機械エネルギーにより，局部的に生じる高いエネルギーを利用する結晶反応や相転移反応をいう。

第3問

正解	3
説明	粉砕の仕事量は微細化の仕事や機械的・熱的損失のほかに，メカノケミカルな現象の生起に費やされる仕事を考慮しなければならない。(1)～(5) の現象に伴うエネルギーの消費である。 (1) 格子欠陥（点欠陥，線欠陥，面欠陥） (2) 格子不整・無定形構造（非晶質）・相転移 (3) 比表面積 (4) 表面エネルギー (5) 化学反応（分解）

著者の略歴

1975年 3 月　京都大学薬学部　卒業

1977年 3 月　京都大学大学院薬学研究科　修士課程修了

1977年 4 月　鐘紡株式会社薬品研究所

1985年 9 月　薬学博士（京都大学）

1988年 4 月～1989年 8 月　米国ケンタッキー大学　博士研究員

1999年 3 月　日本オルガノン株式会社　製品開発室長

2003年10月　沢井製薬株式会社　研究部長

2016年 6 月　沢井製薬株式会社　上席執行役員　生産本部副本部長兼研究開発本部副本部長　現在に至る

医薬品の苦味の評価と苦味マスキング

岩田　基数

POINT

苦味を定量化する

ヒトの味覚はその個人差が非常に大きいことが知られている。しかしながら，ヒトが感じ取る味覚の強さと，これを発現させる物質の物理量との間には一定の相関がある。一定の濃度間隔で調製された味標準液は，検体の味の強さを数値化する際の尺度として使用される。この尺度は τ（タウ）と呼ばれ，苦味強度値を表す場合はキニーネ硫酸塩水溶液が用いられる。τ 値によって苦味を数値化する方法を等価濃度試験という。これにより薬物あるいは製剤が発現する苦味の強さを定量的に取り扱うことが可能となる。製剤化による苦味のマスキングは，甘味剤等の矯味成分を添加したり，主薬の溶出速度や溶解度を抑制することにより，この τ 値を低下させることでもある。

1 はじめに

コーヒーや紅茶などの苦味や渋み（収斂性），果汁の酸味等を好みに応じて調節するために，砂糖を加えることがある。また，スイカやトマトなどの甘味を引き立てるために少量の塩を添加することもある。あるいは，味噌，醤油などに出汁（旨味成分）を加えることにより味を引き立てることもある。これらのことは，食品の味を，いわゆる基本五味である甘味，酸味，塩味，苦味あるいは旨味をもつほかの成分を用いて修飾（緩和あるいは増強）することができる身近な例であり，われわれはこれを経験的に知っている。好みに応じた味を得るために，われわれは食品のもつ突出あるいは不足した味の種類と強度を判断し，嗜好に合せるために加える味覚成分の種類や量を選択している。

医薬品における味の修飾は，ほとんどの場合「苦味」がその対象となる。とりわけ小児においては「くすり」の苦味が時として服用拒否を招くことがあり，服薬コンプライアンス（医薬品の服用法が規則正しく守られていること）を低下させる大きな要因となる。「良薬口に苦し」とはいうものの「くすり」の苦味の原因となっている物質（薬物）の味を砂糖の甘味やジュースの甘味や酸味などを用いて和らげることがあり，このことは家庭や医療機関（薬局など）でもしばしば行われる[1,2]。製薬企業でも苦味の強い薬物に対して製剤化によりあらかじめ味の修飾（苦味マスキング処理）を施すことがある。この場合，製剤における苦味マスキングは，味の定量的な評価と適切な製剤技術により最適化した処方および製造方法を構築し，規格化することでもある。ここでは，苦味マスキング研究の基礎となる官能評価による苦味の定量評価と製剤化による苦味マスキングについて述べる。

2 標準物質による苦味強度の数値化

化合物水溶液の味の強さは，化合物の構造と濃度に起因する刺激によってもたらされる。定量的な取扱いが可能な刺激強度（この場合は化合物濃度）をSとするとき，ヒトがこの刺激を感じ取る感覚Rとの間には式（1）に示すような関係があり，これをウェーバー・フェヒナーの法則[3)]（Weber-Fechner's Law）という。

$$R = m \log S + C \quad \text{（ただし，mは感覚に固有の比例定数）} \qquad (1)$$

ここで，刺激Sの閾値強度S_0における感覚をR_0とすると，これらの関係は以下の式で表すことができる。

$$R_0 = m \log S_0 + C \qquad (2)$$

この式から，感覚Rと感覚閾値R_0（無感覚）との差を実際に感じとることができる感覚強度pとすると，以下の式（3）が得られる。

$$p = m \log(S/S_0) \quad \text{（ただし，}p = R - R_0\text{）} \qquad (3)$$

一方，印東[4, 5)]は味覚物質水溶液の味の評価にτ（タウ）値を用いることを提唱した。ここで，τは，1 gのショ糖を100 mLの蒸留水に溶解した溶液による味の心理強度を基本単位（$\tau = 1$）とし，味覚の刺激強度の閾値S_0（＝濃度ϕ_0）において$\tau = 0$となるような溶液濃度ϕの関数である。これにより，標準物質であるショ糖（$m = 2.65$，$\phi_0 = 0.48$），キニーネ硫酸塩（$m = 2.35$，$\phi_0 = 0.00011$），酒石酸（$m = 2.27$，$\phi_0 = 0.0010$），あるいは食塩（$m = 2.83$，$\phi_0 = 0.056$）の水溶液の濃度ϕとその味の強度（心理強度）τとの関係を表現することが可能であるとした。ここでmはべき数であり味の種類に固有の数値である。

$$\tau = m \log(\phi/\phi_0) \qquad (4)$$

表1は，苦味の強さが11段階（$\tau = 0 \sim 5.5$）になるように調製した苦味標準物質（キニーネ硫酸塩）の水溶液の濃度ϕとτ値との関係を示している。苦味強度未知の検体水溶液の苦味をこれら標準液の苦味と比較することで，未知検体の苦味の強さに相当する標準液を選定し，そのときの濃度（等価濃度ϕ）に対応するτ値を検体のτ値とみなすことで検体の苦味強度値

表1　キニーネ硫酸塩苦味標準液[3)]の苦味強度値（τ）と味覚

苦味強度値*1（τ）	濃度 φ*2	味覚（苦味の強さ）
0	0.00011	苦味の閾値 S_0
1.0	0.00022	ほとんど苦くない
1.5	0.00048	
2.0	0.0009	あまり苦くない
2.5	0.0015	
3.0	0.0023	やや苦い
3.5	0.0037	苦い
4.0	0.0058	
4.5	0.0094	極めて苦い
5.0	0.0150	
5.5	0.0245	

*1 味覚などの感覚強度は，濃度の対数に比例するため，濃度間隔は一定ではないが，感じる苦味の強さはほぼ等間隔であるとされている。
*2 蒸留水100 mLに添加した溶質の量(g)
Fancher, et. al., Pioneers of Psychology: A History. Fourth ed. New York: W.W. Norton, 167（2012）より

表2　等価濃度試験における苦味の評価手順（例）

1	精製水（約20 mL）により「うがい」を３回行い口腔内を洗浄する。
2	標準液（1 mL）を飲み込まずに約10秒間口に含み，およその苦味を記憶してもらう。
3	液を吐き出し廃棄する（成分の嚥下を避ける）。
4	上記1→3の操作を，予め調製した標準液について低濃度側から順に繰り返し，各標準液の苦味を記憶してもらう。
5	同容量（1 mL）の検体についても上記1→3と同様の手順で味見をしてもらい，これに相当する苦味を持つ標準液を選択し苦味強度値 τ を決定する。
6	10名の被験者に，上記１から４の試験を実施し，τ の平均値を検体の苦味強度とする。

（注意）苦味は口腔内に残留し蓄積するため閾値が低下することから，何度も味見しないこと。
標準液および検体の試験終了後は十分に口をすすぎ，成分の嚥下を避ける。

τ を推定することができる。

これは苦味に関する等価濃度試験であり，実際の試験手順（例）を表２に示す。このとき VRS（Verbal Rating Scale*）を用いて実際の官能的な苦味の程度を被験者から聴取し，τ 値を「ほとんど苦くない」，「あまり苦くない」，「やや苦い」，「苦い」および「極めて苦い」の５段階で表現される言語表現（苦味の強さ）のカテゴリに対応させることにより，苦味強度とその言語表現（官能カテゴリ）について一定の関連付けを行う。

＊　数段階の感覚の強さを表す言葉を直線上に記載し，被検者に選択させる方法

3 閾値濃度による薬物の苦味強度評価

種々の薬物に関して，そのもののもつ苦味の強度を比較するためには，一定濃度の薬物水溶液について苦味強度τを求める必要がある。そこで，前述の式 (4) における溶質濃度ϕを，キニーネ硫酸塩の苦味標準液（表 1）において最大の苦味強度を与える濃度ϕ_q（$=0.0245$ g/100 mL）とし，評価の対象となる薬物水溶液の苦味閾値濃度ϕ_0を用いて式 (5) から濃度 0.0245 g/100 mLの薬物溶液の苦味強度τを計算し薬物の苦味の強さを推定することができる。

$$\tau = m \log(\phi_q/\phi_0) \qquad (5)$$

ただし，$m=2.35$（苦味の場合），$\phi_q=0.0245$（g/100 mL）とする。

薬物の苦味閾値濃度の測定には，予備的に求めた苦味閾値の前後で薬物の濃度を小刻みに変化させた検体水溶液を用いる。この水溶液について，前述の等価濃度試験法の手順に従い被験者が検体を評価することにより，無感覚（無味）の対照である水と比較して苦いと感じ始める検体の濃度を求める。具体的には，被験者の 50%以上が苦味を感じる濃度の最低値として苦味の閾値濃度ϕ_0を求める。**表 3**に，10名の被験者による薬物（エノキサシン水和物）の苦味閾値濃度の測定例[6] を示す。被験者の 50%以上が苦いと感じた最低濃度は 0.0015 g/100 mLであったことから，この値を苦味の閾値濃度とした。このとき 100 mL中の溶質濃度（g/mL）は十分に小さいため，100 mLに溶質 (g) を添加して得られる濃度ϕ_0と同じと考えても差し支えない。したがって，式 (5) からこの薬物の苦味強度τ値は約 2.9となり，「極めて苦い」キニーネ硫酸塩と比較して「やや苦い」レベルであり，その差$\Delta\tau$はキニーネ硫酸塩のτ値（5.5）に対して-2.6（$=2.9-5.5$）であった。また，キニーネ硫酸塩自体も甘味剤や他の味覚物質の添加により苦味マスキングすることが可能である[7]。このように，薬物水溶液の苦味閾値濃度

表 3　ボランティアによるエノキサシン水和物の苦み閾値濃度ϕ_0の測定例[6]（n=10）

濃度, ϕ (g/100 mL) ＼ ボランティア	1	2	3	4	5	6	7	8	9	10
0.0005	○	○	○	○	○	○	△	○	○	○
0.0007	○	○	△	△	○	△	△	○	○	○
0.0010	△	○	×	△	○	×	△	○	△	△
0.0015	×	○	×	△	○	×	×	△	△	×
0.0020	×	×	×	×	○	×	×	×	×	×

○：対照(水)との差が認められなかった　△：対象(水)との差が認められた　×：苦みを感じた

50%以上が苦味を感じた濃度⇒苦み閾値濃度 $\phi_0=0.0015$ g/100 mL

Nakamura Y, Pharm Tech Japan, 21（5），163　(2005) より

ϕ_0から苦味強度τを求め比較することが可能である。さらに，苦味閾値濃度からτ値を求めることのメリットは，苦味の発現する境界濃度で実施するため低濃度の検体で試験ができ安全性が高いこと，パネリストの回答は，苦味を感じるか，感じないかの2通りの選択肢しかなく，苦味の強さを言語に置き換える必要がないため，苦味の強さを直接尋ねる場合と比較して，より精度の高い測定が可能であること，などが挙げられる。

4 製剤の苦味強度の評価とマスキング

4.1 溶液製剤

溶液製剤の苦味マスキングに関しては，ほとんどの場合，甘味剤を主とした矯味剤による官能的マスキングが適用される。この方法は，苦味マスキング効果の再現性が良好で，水溶液や懸濁液などすでに溶解平衡状態にある剤形にも適用できることに加え，製造工程が単純で低コスト化が可能，薬物の溶解性に影響し難いなどのメリットがある。

苦味抑制物質を添加した溶液製剤の苦味に関しては，前述の薬物水溶液と同様に式 (4) を利用して製剤の苦味閾値濃度ϕ_0から薬物濃度ϕの溶液製剤（薬物濃度のみが異なる）の苦味強度値τを推定することができる。

Keast等は，4種の基本的な味覚（甘，塩，酸，苦）に関する相互作用について述べている[8]。表4はその内容を表にまとめたものである。これによれば，弱い味覚はほかの味覚に対し増強的に作用する場合が多く，中程度以上の味覚は概ね他に対して抑制的に働くことが多いとして

表4　基本4味（主薬の味覚）に及ぼす他の味（添加剤の味覚）の影響（2成分系）

		主薬の味覚			
		甘味	酸味	苦味	塩味
添加剤の味覚	甘味		高）抑制 中）抑制 低）不定	高）抑制 中）抑制 低）増強	高）なし 中）抑制 低）なし
	酸味	高）抑制 中）不定 低）不定		高）不定 中）抑制 低）増強	高）抑制 中）増強 低）増強
	苦味	高）抑制 中）抑制 低）不定	高）抑制 中）増強 低）増強		高）なし 中）なし 低）不定
	塩味	高）抑制/なし 中）不定 低）増強	高）なし 中）増強 低）増強	高）抑制 中）抑制 低）抑制	

（注）表中の，高），中），低）は，味覚強度あるいは化合物濃度の程度を示す。

いる。このことから，苦味のマスキングに関しては中度以上の味覚を発現する量の矯味成分の添加が効果的であるといえる。強い苦味に対しては，甘味と塩味が抑制効果を持つが服用しやすさ（全体的な味）の点で実際には甘味が主体となる。これらのことは，製剤の官能的な苦味マスキングに使用する矯味剤を選択する際にも参考になるだろう。このほか，甘味剤や酸味剤のほかに「うまみ」成分としてグルタミン酸ナトリウムを使用し高い苦味抑制効果を得ている例もある[8]。

4.2　固形製剤

固形製剤では，苦味の発現までに必ず薬物の溶解過程を伴う。この場合，溶媒と接触後の一定時間における溶出により得られる薬物濃度が製剤の苦味を決定する。中村は，医薬品を服用する際の口腔内における薬物の溶出を模した簡易溶出試験を考案した[6]。すなわち，あらかじめ少量の水を口腔内に含んでから薬物（製剤）を含み飲み込むまでの過程を想定し，少量の温水（5～10 mL，37℃）を充填した注射筒に製剤（散剤または顆粒剤）を投入した後，緩やかに30秒間混合したときに溶出する薬物の濃度D30pを測定した。この測定値を式（4）の検体の薬物濃度ϕと見なすと，簡易溶出試験における30秒後の製剤の苦味強度τ30pを求める式（6）が得られる。同様に，原薬そのものの簡易溶出試験による濃度D30dから原薬の苦味強度τ30dを求める式（7）を得る。これらにより，式（8）に示すように，製剤化（固形製剤）による苦味強度の変化$\Delta\tau$を算出することができる。ここで$\Delta\tau$が正の場合は製剤化に伴って苦味が増強したことを示し，原薬の微粒子化や非晶質化等による初期溶出速度の増大が考えられる。一方，$\Delta\tau$が負の場合は，薬物の製剤化により溶出が抑制され苦味が減弱したと考えられる。

$$\tau 30p = 2.35 \log(D30p/\phi_0) \qquad (6)$$

$$\tau 30d = 2.35 \log(D30d/\phi_0) \qquad (7)$$

$$\begin{aligned}\Delta\tau &= \tau 30p - \tau 30d \\ &= 2.35(\log(D30p/\phi_0) - \log(D30d/\phi_0)) \\ &= 2.35 \log(D30p/D30d) \qquad (8)\end{aligned}$$

薬物の放出制御による苦味マスキングは，矯味剤等を用いた官能的マスキングと比較して強い苦味を確実に抑制することができるが，薬物吸収性に影響を及ぼしてはならないためその効果は服用初期に限定される。すなわち，服用後の短時間の薬物放出の抑制に加え，嚥下後は速やかに薬物を放出可能な時限放出機構が要求される。

主薬が苦味を持つ製剤について，文献値[6]を用いて前述の各苦味強度を計算した結果を**表5**に示す。これによれば，原薬そのものの苦味としてはロペラミド塩酸塩（LO）がτ = 6.8で最も強く，キニーネ硫酸塩を上回る値を示した。次いで薬物AS（τ = 4.0），エノキサシン水和物（EN）が高い値を示した。これら薬物の製剤を口に含んだ状態を想定した簡易溶出試験による苦味強度τ30pは，メクロフェノキサート塩酸塩（ME）の散剤（20%）が最も強く3.1であったが，味覚としては「やや苦い」程度であると推定された。LO散剤では薬物用量が低い

表5　種々の薬物（または製剤）の苦味強度 τ と，簡易溶出試験による溶出量 ϕ（D30d または D30p）から算出した，薬物服用時の苦味強度推定値（τ30d）およびその製剤の苦味強度推定値（τ30p）と，製剤化による苦味抑制効果（$\Delta\tau$）

製剤名	ZO 散剤 (20%)	AS 散剤 (20%)	SP 散剤 (20%)	EN 散剤 (20%)	ME 散剤 (10%)	LO 散剤 (0.05%)	キニーネ硫酸塩水溶液
薬物の苦味閾値 ϕ_0 *1	0.020	0.0005	0.010	0.0015	0.04	0.00003	0.00011*4
溶出量（薬物）ϕ(= D30d*1)	0.075	0.0640	0.098	0.1380*2	0.88	0.00073	-
溶出量（製剤）ϕ(= D30p*1)	0.012	0.0004	0.002	0.0006*2	0.86	0.00012	0.0245*4
τ *3　[式4による]	0.2	4.0	0.9	2.9	-0.5	6.8	5.5
τ 30d　[式6による]	1.3	5.0	2.3	4.6	3.2	3.3	-
τ 30p　[式7による]	-0.5	-0.2	-1.6	-0.9	3.1	1.4	-
$\Delta\tau$　[式8による]	-1.9	-5.2	-4.0	-5.6	0.0	-1.8	-3*5
苦味マスキング法	放出制御[14]	放出制御	放出制御[9]	放出制御	包接化	甘味剤等	甘味剤等[8]

（ϕ の単位：g/100 mL）

*1 キニーネ硫酸塩水溶液を除く各薬物の濃度値 ϕ は中村の資料[6]から引用
*2 溶出液：pH 6.5 緩衝液（他は精製水）
*3 τ は，苦味基準液（表1）において，最大の苦味強度を与えるキニーネ硫酸塩の濃度(ϕ =0.0245)と同一濃度における薬物水溶液について，算出したものである。これにより，苦味基準液のスケールで種々の薬物の苦味を比較することができる。
*4 苦味基準液（表1）の値を使用した。
*5 水溶液のため等価濃度試験法により製剤の苦味を直接評価した。

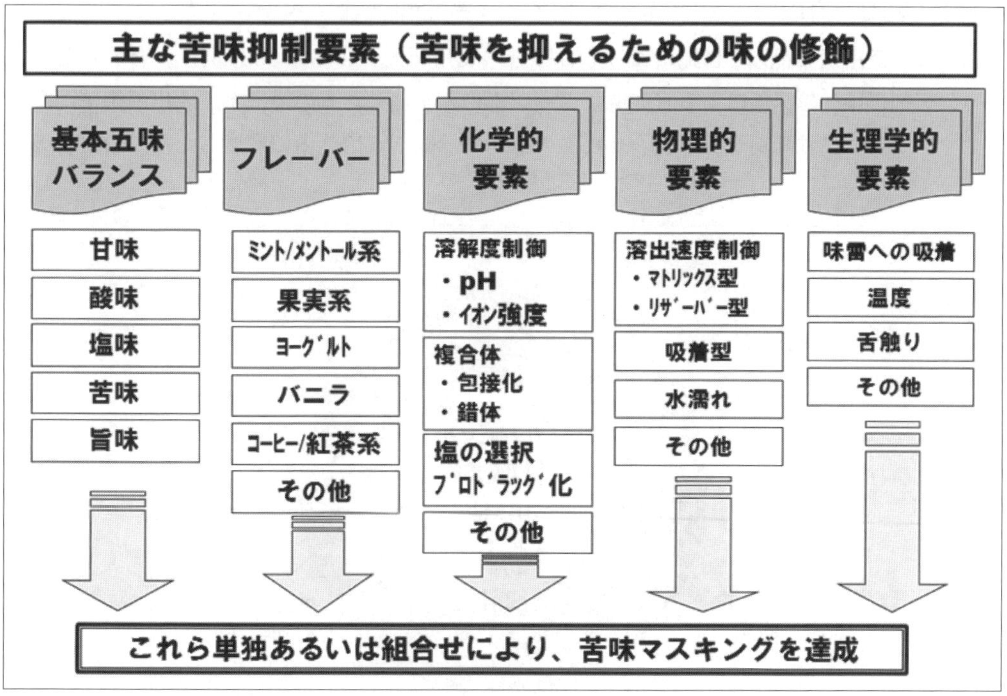

図1　医薬品の苦味の抑制方法（服用感の改善を含む）

ためτ30pは1.4となり「ほとんど苦くない」レベルと推定された。その他の製剤のτ30pは負となり苦味閾値以下であった。さらに，これらの薬物の製剤化（苦味マスキング散剤）による苦味抑制効果の強さ示すΔτはEN散剤（放出制御）において−5.6であり，最も低下度が大きく効果的な苦味マスキングが施されているといえる。ME散剤，LO散剤では放出制御による苦味マスキングを施していないため苦味抑制効果Δτは小さかった。合成抗菌剤スパルフロキサシン（SP）の散剤は，フィルム膜強度と薬物顆粒の膨潤崩壊力とのバランスを適度に調節することにより薬物の極めて強い苦味のマスキングを達成している[9]。このような顆粒からの時限放出による苦味マスキングは，その後もOD錠の苦味マスキング法としてさまざまなメカニズムによって実用化されている[10, 11, 12]。

5 医薬品における苦味マスキング事例

医薬品では，嬌味剤による味のバランスや，放出制御による物理的要素によるものの他にも，薬物の包摂化やpH調節による化学的要素によるもの，さらにはリン脂質の味蕾への吸着や温度による生理学的な要素によるもの，フレーバーによる服用感の向上など，さまざまな手法を組み合わせることで目的にあった味（主として苦味）のマスキング技術が適用されている（図1）。

5.1 甘味剤の併用による苦味マスキング（官能的苦味マスキング）

図2に医療用医薬品のOD錠における甘味剤の使用状況（2015年10月現在）を示した。これらの製剤には，嬌味剤による官能的マスキングのみを施したもののほか，放出制御による物理的マスキングに甘味剤を組み合わせたものもある。錠剤が口腔内で崩壊した後，放出制御さ

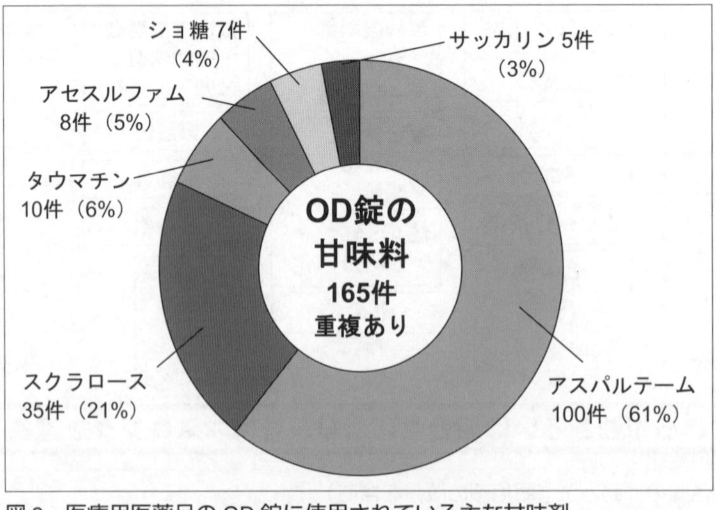

図2　医療用医薬品のOD錠に使用されている主な甘味剤

注）医薬品医療機器総合機構 医療用医薬品 情報検索（http://www.pmda.go.jp/PmdaSearch/iyakuSearch/）を用いた検索結果より作成（2015年10月現在）。

表6　薬物懸濁液の苦味に及ぼす異種甘味剤の併用効果*

サッカリンNa (w/v %)		0	0.5	1.0	1.3	2.0
タウマチン (w/v%)	0	+++	++	+	±	±
	0.1	++	+	±	±	
	0.15	++	±	−	−	

+++：最も苦い，++：非常に苦い，+：少し苦い，±：わずかに苦い，−：苦味を感じない

*苦味を有する薬物（1 mg/mL）にサッカリンナトリウムおよびタウマチンを添加し，各々単独および組合せによる苦味抑制効果を薬物水溶液（サッカリンNa：0 w/v%，タウマチン：0 w/v%）を基準として官能評価（n=7）により調べた。

都甲潔，内田享弘　監，食品・医薬品の味覚修飾技術，p142，シーエムシー出版，2007

れた顆粒からわずかに溶出する薬物の苦味を抑制するためである。また，口腔内における苦味の残留性が強い薬剤に対しては，味覚の立ち上がりが早い甘味剤に加えて持続性のある甘味剤を組み合わせることで服用後に残留する苦味も抑制することも可能である。このように異なる性質を持つ甘味剤を苦味の特質に応じて組み合わせることでより高い苦味マスキング効果が得られる場合がある。**表6**は，強い苦味を有する薬物水溶液に，速やかに甘味を発現するサッカリンナトリウムと甘味が長時間持続するタウマチンを組み合わせて得た懸濁液剤の薬物の苦味に対する抑制効果を示す。サッカリンナトリウム単独では濃度を上げても達成できなかった苦味抑制効果が，少量のタウマチンと併用することにより達成されている[13]。

5.2　pH調整による苦味マスキング（化学的苦味マスキング）

酸性域で溶解度が低下する酸性薬物に対しては，pH調整剤として酒石酸等の有機酸を添加し苦味を抑制することができる。逆に，中性～アルカリ性域で溶解度が低下する塩基性薬物に対しては，炭酸水素ナトリウムを添加するなど製剤の溶出初期における原薬の溶解度を抑制することも苦味マスキング法の一つとなる。ただし，pH調整剤は製剤の味やバイオアベイラビリティも変化させることがあるので，使用量には限度がある。**図3**は，製剤のpHを調整した場合の各pHにおける苦味強度値（τ）と苦味抑制可能なpH範囲を示している。

ステアリン酸マグネシウムは，その疎水性に加え数%の遊離金属を含有することから，薬物の含量や溶解性にもよるが，塩基性薬物の服用直後の製剤のpHを上げる効果があり，苦味抑制効果が期待できる場合がある。

5.3　薬物の初期溶出の制御による苦味マスキング（物理的苦味マスキング）

固形製剤の物理的苦味マスキングは，基本的に溶出制御であり，製剤の吸収性に影響を及ぼさない程度に初期（服用直後）の薬物溶出速度のみを抑制する必要がある。このため，水中に分散後，製剤内部への水の浸入による薬物の溶解を遅延もしくは，溶解した薬物の製剤外への放出を一定時間抑制した後，速やかに薬物溶出が立ち上がる物理的，化学的メカニズムが適用されることが多い。そのために，不溶性高分子を用いたマトリックス型の溶出制御[14]や不溶

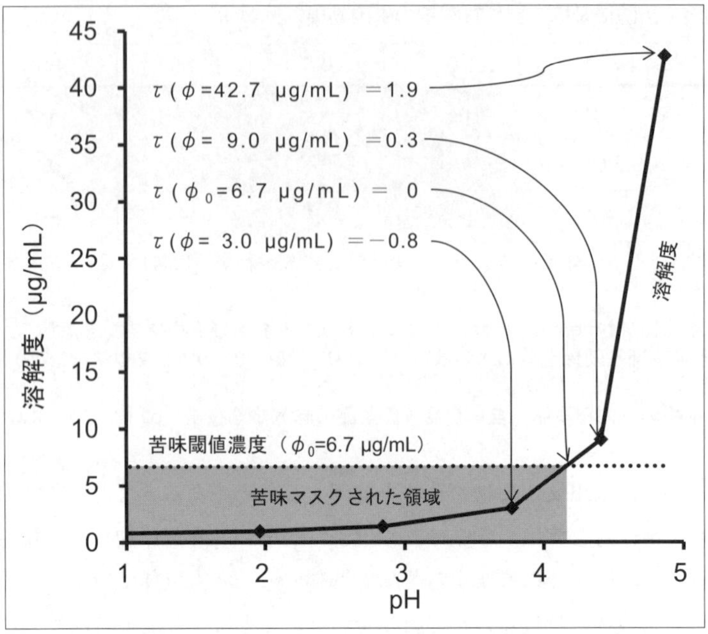

図3　pH 調整によるアラセプリル（日局）の苦味マスキング効果

性高分子皮膜を用いたコーティングによるリザーバー型の溶出制御[9]の手法が用いられる。イオン交換樹脂等への吸着脱着[15]や包接化[16]を利用した溶出制御，塩析効果を利用したリザーバー型の溶出制御[17]など独自の工夫が加えられた製剤もある。溶出制御による苦味マスキングに関する事例に関しては書籍や文献も多いのでそれらを参考にされたい。

6　官能による苦味評価と味覚センサーについて

ヒトの味覚による苦味の官能評価は，バラツキが大きいこと，薬物を口に含んで行わなければならないため安全上の問題があること，などから官能試験を行わずに味覚センサーを用いる例が増えている。近年，センサー技術が大きく進歩しさまざまな苦味に反応する電極が開発されたことにより，精度の高い測定も可能になってきた。この味覚センサーはヒトの感覚と同じウェーバー・フェヒナーの法則（および味覚での τ 尺度）と同等の出力が可能とされている[18]。

7　おわりに

本章では，物質の物理量（濃度）とヒトが感じる味の強度（感覚強度）との関係性と，これを利用した薬物あるいは製剤の苦味強度を推定するための等価濃度試験について紹介した。この等価濃度試験で用いる苦味の尺度である τ 値は薬物濃度に対して定量的な関係（ウェーバー・フェヒナーの法則）があるため，薬物の苦味強度の比較や推定に利用することができ

表7　苦味を持つ薬物に適用される製剤によるマスキング法とその特徴

苦味マスキング法	メリット	デメリット
官能的苦味マスキング（嬌味剤による苦味マスキング）	・苦味マスキングのロットごとのバラツキは小さく，再現性が良好。 ・水溶液や懸濁液などすでに溶解平衡状態にある剤形にも適用できる ・製造工程が単純で低コスト。 ・溶出性（溶解度）に変化がないため薬物の有効性に影響しない。	・苦味強度の強い薬物に対して効力が弱い。
化学的要素による苦味マスキング（pH 調整，キレート化，包接化など）	・苦味強度の強い薬物に対して比較的有効。 ・苦味マスキングのロットごとのバラツキは小さく，再現性が良好。 ・水溶液や懸濁液などすでに溶解平衡状態にある剤形にも適用できる。	・マスキング処理により薬物が新規化合物とみなされることがある。 ・溶解度そのものを抑制するため薬物の有効性に影響することがある。
物理的要素によるマスキング（主として不溶性の皮膜あるいはマトリックスによる薬物溶出制御）	・苦味強度の強い薬物に対して比較的有効。	・マスキング処理により薬物溶解速度を抑制するため有効性に影響する場合がある。 ・苦味マスキングのロットごとのバラツキは他のマスキング法と比較して大きめ。 ・水溶液や懸濁液など溶解平衡状態にある剤形には通常適用できない。

る。

製剤化による苦味のマスキングでは，甘味剤等の味覚成分を添加することによる官能的要素によるもの，薬物溶出制御など物理的要素によるもの，pH 調整など化学的要素によるものが主体となる。これらを利用した製剤化による苦味マスキング法とその特徴（メリット，デメリット）を表7に示す。苦味マスキング法を選択する際の参考になれば幸いである。

参考文献

1）木津純子，小児看護，23（5），614（2001）
2）首藤久美，ほか，日本看護学会論文集，33, 30（2002）
3）Fancher, et. al., Pioneers of Psychology: A History. Fourth ed. New York: W.W. Norton, 167（2012）
4）Indow T, Japanese Psychological Research, 8, 136,（1966）
5）Indow T, Perception & Psychophysics, 5（6），347（1969）
6）Nakamura Y, Pharm Tech Japan, 21（5），163（2005）
7）岩田基数，藤原秀樹，化学療法の領域，20（2），89（2004）
8）Keast R.S.J., Breslin P.A.S., Food Quality and Preference, 14, 111（2002）
9）Y. Shirai et.al., Bio Pharm Bull., 16（2），172（1993）
10）PLCM（耕薬）研究会編，「すべてわかる口腔内崩壊錠ハンドブック」，Pharm Tech Japan（臨時増刊号），28（2），114（2012）
11）沖本和人，製剤機械技術学会誌，20（4），48（2011）
12）高橋嘉輝，第11回医薬品添加剤セミナー講演要旨，p14（2012）
13）都甲　潔・内田享弘　監修，食品・医薬品の味覚修飾技術，p142，シーエムシー出版（2007）
14）山村直ら，非崩壊型マトリックス細粒の研究，粉体工学会誌，28, 3（1991）
15）ソリフェナシン含有医薬組成物 WO 2011145642 A1
16）シミック製剤技術アカデミー/日本薬剤学会製剤技術伝承講習会テキスト，第9回「固形製剤の製剤設計と製造法」後編，p21,（2011）
17）小林正範，迫和博，伊藤彰，製剤機械技術学会誌，20（4），55（2011）
18）都甲 潔 編，感性バイオセンサー－味覚と嗅覚の科学－，p176，朝倉書店（2002）

Column　製剤の苦味マスキング研究について思うこと

薬物の苦味マスキングに関する仕事に携っていたことは，化合物の味の強度と人間の感覚について深く考える機会となった。物質世界（物理界）とそれを感じ取るヒトの感覚（精神界）。ここには，「味」だけでなくすべての外的な刺激と内的な感覚の対応関係を定量的に測定しようとする精神物理学（Psychophysics）と呼ばれる学問が存在することを知った。ドイツの心理学者 Ernst H. Weber（1795～1878）と Gustav T. Fechner（1801～1887）がその創始者である。彼らの提唱した各種刺激と感覚との関係を物理学的な方法で表記したものが本章の冒頭に取り上げたウェーバー・フェヒナーの法則である。

「薬学は雑学である」としばしばいわれる。なかでも「製剤学」はその最たるものである。製剤設計，評価にもここで述べたような心理学の領域が寄与していることを想像すると，これまで物理・化学に基づく厳密な理論を相手にしてきた私にとって「製剤」は別の異なる顔を見せてくれた気がして，改めて「製剤（学）」の奥深さを感じている。

問　題

［第1問］ 物理的な刺激の強さと，ヒトがこの刺激を感じ取る感覚の強さとの間には一定の関係があり，この関係は，薬物水溶液の濃度とその苦味の強さとの関係にもあてはまる。医薬品の苦味に関する次の記述のうち，正しいものはどれか。

1 ヒトが感じる苦味の強さは，個人差はあるものの，概ね薬物水溶液の濃度に正比例している。

2 ヒトの味覚のうち，苦味に関しては個人差が小さく，薬の苦味を調査する場合は，服用者2，3名から感想を聞けば十分である。

3 ヒトが感じる苦味の強さは，個人差はあるものの，概ね薬物水溶液の濃度の平方根に比例している。

4 ヒトが感じる苦味の強さは，個人差はあるものの，概ね薬物水溶液の濃度の対数に比例している。

5 ヒトが感じる苦味の強さは，薬物水溶液の濃度との間に一定の関係はあるものの，個人差が非常に大きいため定量的に取り扱うことはできない。

［第2問］ 製剤化による薬物の苦味マスキングに関する次の記述のうち，正しいものはどれか。

1 製剤化により医薬品の苦味をマスキングするには，錠剤や顆粒を不溶性の皮膜でコーティングする方法が最も再現性が良く確実な方法である。

2 甘味剤による苦味のマスキングは，実質的に甘味を感じない程度の添加量でも十分な効果が得られる。

3 用時調製するドライシロップなどを除く懸濁液剤の場合，分散の均一性が確保できれば，不溶性皮膜による苦味マスキングは，薬物の強い苦味を確実に抑制できる効果的な方法である。

4 経口剤の苦味マスキングは，徐放性製剤と異なり長時間にわたる薬物の放出制御を行わないため，服用後の薬物の血中濃度推移が変化することはなく，医薬品の有効性／安全性に影響を及ぼすことはない。

5 苦味マスキングに使用する甘味剤にはさまざまな種類があり，甘味の立ち上がりの速いものと遅いもの，甘味の消失が速やかなものと持続するものがあり，服用後の薬物による苦味の強さや残留性に応じて，複数の甘味剤を併用することは効果的である。

［第3問］ 味センサーによる苦味強度の測定に関する次の記述のうち，正しいものの組み合わせはどれか。

a 味センサーには，対象となる味覚物質が人工脂質膜と静電気的あるいは疎水的な相互作用によって反応して生じる膜電位の変化をセンサー出力としているものがある。

b 味センサーの出力特性はヒトが感じ取る苦味の強さと類似しており，あらゆる種類の苦味を数値として測定できる。

c 甘味剤による苦味マスキング効果は，味センサーで測定することができる。

d ヒトが感じる医薬品の苦味と味センサーによる測定値との間には，一定の相関があるものの，本当のところはわからないので，まずはヒトによる官能試験で苦味を把握することが大切である。

e 味センサーにより苦味の強さを数値として計測できるものの，苦味のある医薬品を服用した際の後味まで測定することはできない。

1（a，c）　2（a，e）　3（b，c）
4（b，d）　5（c，d）　6（b，e）

正解と解説

第1問

正解	4
説明	1 誤 ヒトが感じる苦味の強さは，概ね薬物水溶液の濃度の対数に比例している。 2 誤 ヒトの味覚は個人差が非常に大きいため，官能試験では，可能な限り測定条件を統一し，十分な被験者数が必要である。 3 誤 ヒトが感じる苦味の強さは，概ね薬物水溶液の濃度の対数に比例している。 4 正 ヒトが感じる苦味の強さは，個人差はあるものの，概ね薬物水溶液の濃度の対数に比例している。この関係は，ウェーバー・フェヒナーの法則（Weber-Fechner's Law）として知られている。 5 誤 ウェーバー・フェヒナーの法則に従うとされ，この関係式を用いた定量的な扱いは可能である。

第2問

正解	5
説明	1 誤 効果に限界はあるが，放出制御によらない嬌味剤（甘味剤）による苦味マスキングが最も再現性が良い。 2 誤 苦味マスキングには，嬌味剤による中程度以上の甘味が必要である。 3 誤 懸濁液剤では，薬物粒子を不溶性皮膜で被覆しても，保存期間中の分散媒（水）への薬物溶出は防止できない。 4 誤 pHによる溶解制御や皮膜による苦味マスキングでは，薬物の溶解度や溶解速度を変化させることがあるため薬物の血中濃度推移に影響を及ぼすことがある。 5 正

第3問

正解	1
説明	a　正 b　誤　化合物の性質によっては，味センサーでは反応し難いものもあり，全ての化合物の苦味を測定できるわけではない。 c　正 d　誤　医薬品では，ヒトによる味試験は実施しないのが原則であり，味センサーの活用が広がっている。 e　誤　味センサーにより苦味のある医薬品の後味（残留性）も測定することができる。

参考文献

内田享弘，味覚センサを用いた医薬品の服用性の総合評価，YAKUGAKU ZASSHI，134 (3) 317

著者の略歴

1983年 4 月　名古屋市立大学大学院薬学課博士前期課程修了
1983年 4 月　大日本製薬株式会社 製品研究所 分析研究部
1985年11月　同工場 製品研究所 製剤研究部
1989年 9 月～1990年 5 月　米国テキサス州立大学薬学部客員研究員
1998年 4 月　大日本製薬株式会社 大阪工場 製品研究所 製剤研究部主任
1999年 6 月　名古屋市立大学より博士号（薬学）を授与
2005年 4 月　大日本製薬株式会社 大阪工場 技術研究センター 製剤研究所
グループマネージャー（2005年10月　大日本製薬株式会社と住友製薬株式会社が合併）
2011年 4 月　大日本住友製薬株式会社 技術研究センター シニアスペシャリスト
2014年 4 月　シミックCMO株式会社 製剤開発センター 製剤研究室長
2015年 2 月　同社 製剤開発センター長，現在に至る

微粒子コーティング技術

福森　義信

POINT

微粒子コーティングのポイント

コーティングは単核被覆を実現するのが目標である。そのためには粒子に作用する分離力が粒子間付着力・結合力より大きいことが必要になる。一般に，微粒子になるほど分離力は弱いため，結合力を弱くしなければコーティングができない。結合力を弱くするには，水系分散剤粒子を融着・成膜させずに核粒子に付着・積層させて（被覆造粒），別途加熱成膜させる必要がある。この原理を踏まえれば，微粒子コーティングは問題なく実用化できる。

1 はじめに—なぜ微粒子コーティング技術が必要か

通常，薬物含有コーティング粒子は賦形剤などの他成分粒子と混合して製品化されるため，その粒子径が含量均一性を保証するためには重要である。

混合物の構造については，ランダム混合系についての理解が基本になる。粉体（粗大分散系）は，溶液（分子分散系）やコロイド分散系（ナノ粒子分散系）に比べて，製剤を構成する粒子数は著しく少ない。例えば，分子量300の薬物の1%溶液1 mLは2×10^{19}個の薬物分子を，100 nmのナノ粒子（粒子密度1.5 g/mL）の1%分散液1 mLは6.7×10^{12}個の粒子を含むのに対して，粒子密度1.5 g/mLの薬物粒子1%を含む200 mgの錠剤は，粒子径が10 μmであれば1.3×10^{6}個，50 μmであれば1.1×10^{4}個，100 μmになるとわずか1,300個しか含まない。二項分布則から明らかなように，ランダム混合系が実現したとしても，粒子数の少ない粉体では薬物含有率の変動が無視できなくなる。

上記錠剤を，薬物粒子と賦形剤粒子の同一径二成分系ランダム混合物の無限集団から200 mg分の粒子をサンプリングして製したものとみなすと，薬物含量の変動係数（CV）は，二項分布則から図1のようになる。この結果は，CVは粒子径が大きいほど大きくなり，薬物含有率（P）が低くなるほど大きくなることを示している。例えば，CVを1%以下にしようとすると，薬物含有粒子と賦形剤造粒粒子を等量含む口腔内崩壊錠では（P＝0.5）上限粒子径はともに237 μmに，P＝0.01では51 μmになる。また，小児用のミニタブレット20 mgでは，P＝0.5でも110 μmになる。

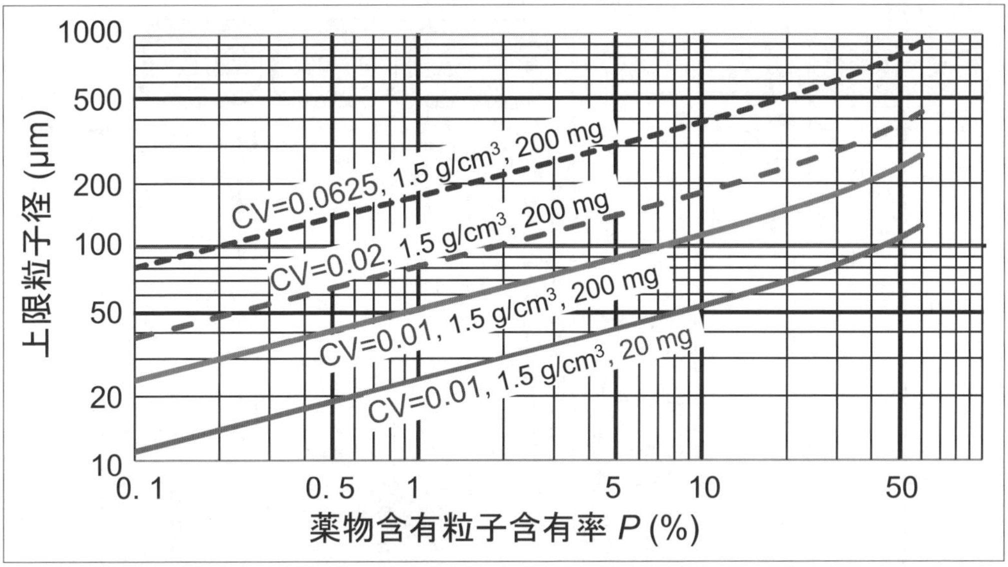

図 1　等大球二成分ランダム混合系の薬物含有率の変動

当然ながら，実際の混合物は等大球二成分系ではなく，二成分は粒子径，密度，粒子形状，粒度分布，粒子間付着力などが異なるが，これらはCVを大きくするのが普通である。また，過度な微粒子化は流動性の低下を来し，臼やカプセルへの充填量変動を増大させる。これらは，コーティング粒子を含む錠剤，カプセル剤の場合も，仕上がりが100～200 μmになる微細造粒，微粒子コーティング技術の必要性を示している。

ここでは，医薬品の微粒子コーティング技術について，流動層法を中心に概説する。

2　コーティング法の適用粒子径範囲

図 2は代表的なコーティング・表面処理技術の適用範囲の粒子径別分類を示す。医薬品では，粒子径の大きい方から錠剤（5～13 mm），顆粒剤（355～1,400 μm），細粒（75～500 μm），散剤（500 μm以下）が流動層コーティングの対象になる。Geldart [1] の分類によると，錠剤はD粒子，顆粒剤はD＋B粒子，細粒はB＋A粒子，散剤はB＋A＋C粒子となる。錠剤は単分散粒子であるが，ほかの微粒子製剤も可能な限り粒子径をそろえ，その粒子径に最適な方法でコーティングが行われる。それぞれの方法には，単核被覆が可能な下限粒子径および流動化による磨損・破損が起こる上限粒子径が存在する。現在，流動層による機能化が最も威力を発揮しているのはB粒子である顆粒剤や細粒のコーティング技術である。

図 3に代表的な流動層装置の模式図を示す。通常の流動層では，粒子運動が弱いため微粒子は凝集しやすく，噴流層にする（図 3A），さらには転動運動（図 3B）等を与えて凝集を防ぐ工夫がされてきたが 150 μmが限界であった。これ以下のA粒子では凝集しやすく単核コーティングが困難なためである。しかし，サスペンションにするにはより小さい粒子径が望ましく，また多層構造化するには微細な芯粒子をスタート物質としなければならない場合がある。

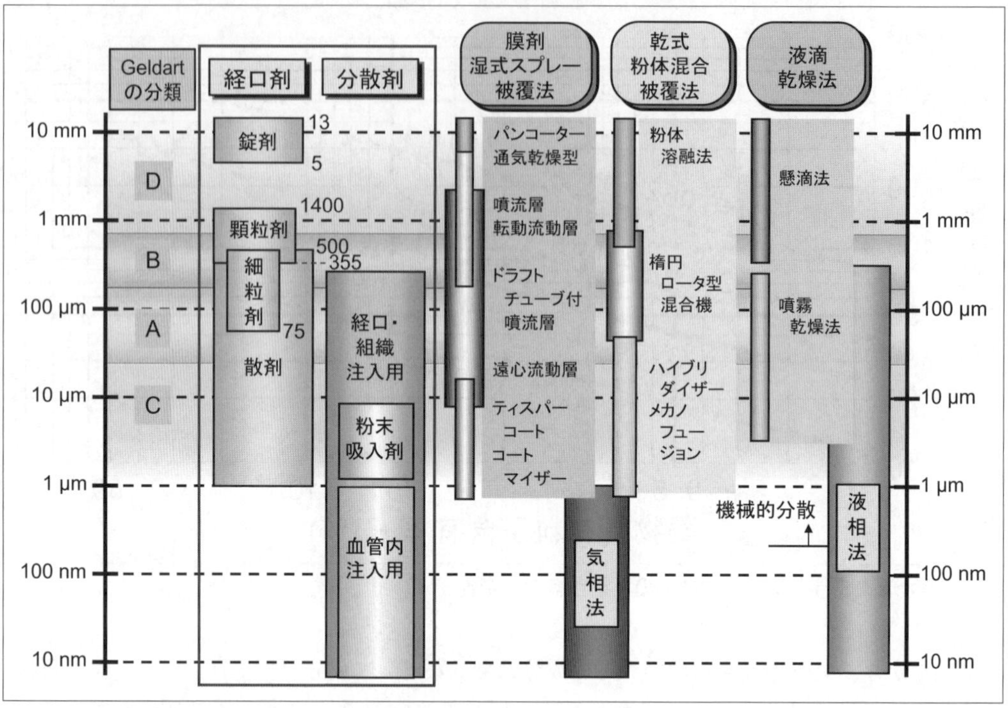

図2　医薬品の剤形とそのコーティング法の粒子径別分類

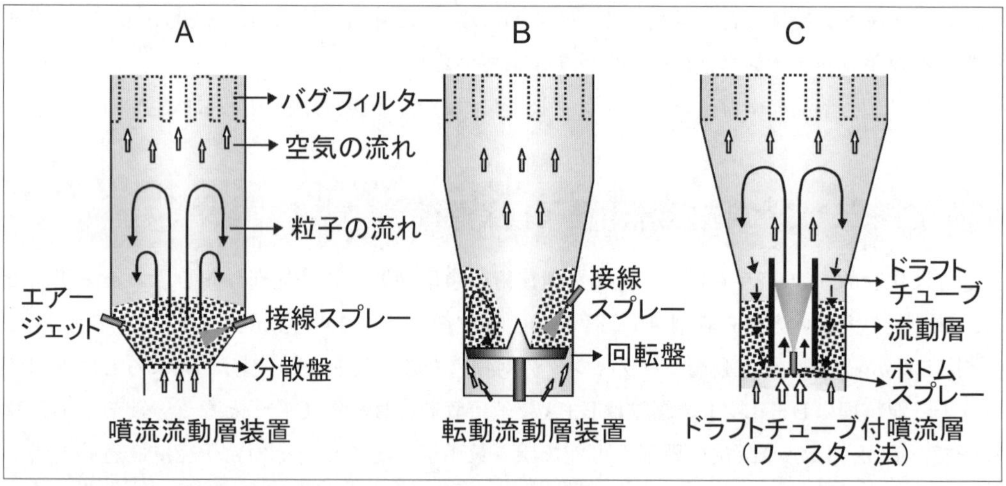

図3　顆粒や細粒のフィルムコーティングに用いられる装置

一方，既存の微粒子の表面処理などのために微粒子操作が必要となることもある。このため，100 μm 以下の微粒子のコーティング技術の開発が待望されてきた。そのため筆者らは，ドラフトチューブ付噴流層（ワースター法，図3C）を用いて検討を行ってきた[2~5]。

3 粒子設計

コーティングプロセスが作り出す粒子構造は，基本的には多層構造である。適当な芯粒子を出発物質として，その上に適当な被膜を作っていく。必要な層を作った後，スプレー液を切り替えていけば何層にでも被膜をつけることができる。芯粒子も含めて各層の構造は必ずしも単一成分・均一構造ではなく，複数相のランダム混合系や規則混合系にすることも多い[2)]。

序論で述べたように，薬物含量均一性の観点からコーティング粒子は200 μm以下にする必要がある。これは，仕上がり粒子径であるためスタート時の粒子径はさらに小さく，凝集性流動層を形成するA粒子の操作が求められるのが普通である。凝集性流動層は，粒子が付着・凝集を繰り返しているため，コーティング剤を供給すると凝集物が生成しやすい。

4 コーティング基材と成膜機構

コーティング剤は，有機溶剤系，水溶液系，水系分散剤，乾式用粉体に大別される[2)]。その中で，1970年代以来開発が行われてきた水系高分子ラテックスや擬ラテックスが今日では主として用いられるようになっている。

表1に市販の水系分散系医薬用コーティング材料の例を示す。水系分散剤は[2~5)]，①乳化重合法で合成される高分子ラテックス，②液中乾燥法などの乳化法で調製される高分子擬ラテックス，③微粉砕高分子粉体分散剤，④脂質分散剤，⑤無機質ナノ粒子分散剤，⑥下限臨界共溶温度（LCST）を持つ高分子の高温水分散剤――に大別される。

セルロース誘導体は直接ラテックスに合成することができず，乳化法によって擬ラテックスにするか，微粉砕して用時分散させて用いられる。乳化重合法で合成されるアクリル系高分子ラテックスやエチルセルロース擬ラテックスは汎用され，多くの実施例が報告されている[6~13)]。溶液系であれば乾燥と同時に成膜が起こるのに対し，分散系の粒子は，融着して初めて成膜す

表1　代表的な市販のコーティング用水系分散剤

種類	商品名	供給先	溶状	適用形態	主成分
分散系膜剤	EC N-10F	信越化学	水不溶	水系分散剤	エチルセルロース（EC）
	Aquacoat	FMC	水不溶	擬ラテックス	エチルセルロース（EC）
	セリオスコート	旭化成	水不溶	擬ラテックス	エチルセルロース（EC）
	Surelease	日本カラコン	水不溶	擬ラテックス	エチルセルロース（EC）
	Eudragit RS30D	エボニックジャパン	水不溶	擬ラテックス	1:2:0.1 Poly(EA/MMA/TAMCl)
	Eudragit RL30D	エボニックジャパン	水不溶	擬ラテックス	1:2:0.2 Poly(EA/MMA/TAMCl)
	Eudragit NE30D	エボニックジャパン	水不溶	ラテックス	2:1 Poly（EA/MMA）
	Eudragit L30D	エボニックジャパン	腸溶性	ラテックス	1:1 Poly（MAA/EA）
	Eudragit FS30D	エボニックジャパン	腸溶性	ラテックス	7:3:1 Poly（MA/MMA/MAA）
	Aqoat	信越化学	腸溶性	水系分散剤	ヒドロキシプロピルメチルセルロースアセテートサクシネート
	Aquateric	FMC	腸溶性	水系分散剤	セルロースアセテートフタレート（CAP）
	Kollicoat MAE30D/DP	BASFジャパン	腸溶性	水系分散剤	1:1 Poly(EA/MAA)
	Kollicoat EMM30D	BASFジャパン	水不溶	水系分散剤	2:1 Poly(EA/MMA)
	Kollicoat SR30D	BASFジャパン	水不溶	水系分散剤	Polyvinyl acetate

るため，ナノ粒子であることが望ましい。擬ラテックスの粒子径はラテックス同様サブミクロンであるが，粉砕したものは3 μm程度にしかならず成膜には大量の可塑剤を必要とする。

高分子分散液の成膜メカニズムについては古くから検討されてきている[5)]。成膜には種々の要因が影響を与える[2,3)]。スプレーされ芯粒子に付着した液滴からの水の蒸発に伴い，分散粒子は濃縮され，緻密にパッキングされていく。この段階で作用する毛細管圧が成膜の主な駆動力とされている。その際，水の速い蒸発，高分子の不十分な可塑化，芯粒子への水の吸収，芯物質の溶解などが成膜を阻害する要因になる。一方で，あまりに成膜に有利な条件を作り出すと，高分子粒子は芯粒子間の結合剤としても働くため，微粒子では凝集の危険を伴うことになる。

5 湿式スプレーコーティングにおける凝集

比較的単純な方法で凝集現象の概略は理解できる。ここではFukumoriら[14)]の方法について述べ，造粒やコーティングについての理解を深めることにしよう。

湿式スプレー法では結合剤溶液の液滴を生成させる。この液滴は粒子の表面に液膜を形成しそこに他の粒子が衝突することによって凝集または分離する。その際の凝集の確率は粒子の衝突点に存在する液の量に強く依存する。ここではスプレーゾーンで造粒された粒子が一度乾燥してから再びスプレーゾーンに戻るという循環系の流動層を考える。この場合には衝突点にどのような大きさの液滴が供給されていたかが，凝集が起こるかどうかを支配することになろう。大きな液滴が多数供給されるスプレーの方が凝集は進行しやすい。また，液滴径には分布があるから，大きな液滴ほど凝集を起こす確率が大きくなる。

いま，ある限界液滴径D_m（体積V_m）を考えて，それより大きな液滴が介在する場合には2個の粒子の凝集が起こりそれは分離しない造粒物となるとし，それより小さな液滴は一時的には凝集を引き起こしても，流動層内で作用する分離力によってもとの一次粒子に戻るというモデルを考える（図4）。

3個の粒子が凝集する場合には最密充填構造をとり，液滴が粒子間接点に均等に配分され，分離力に抗する粒子間結合力は液滴によって供給された結合剤の量で決定されるとすると，この3個の一次粒子からなる造粒粒子が生成するのは1.5 V_mの体積の液滴が供給された場合である（図4）。

同様に4個以上の凝集物が形成される場合（図5A）の最小の液滴径を求めプロットすると図5Bのようになる。各凝集物の粒子径はそれらが通過するふるいの最小目開きとする。実測値と比較すると上記の造粒物モデルが比較的良く合っていることがわかった（図6）。一定の条件で運転している流動層においても，作用する分離力には粒子径依存性があるため，図5Bの関係を，補正係数Kを導入して（1）式のように表す。$K>1$では大きな粒子ほど分離力が小さいことを示すことになる。なお，大きな造粒粒子に小さな造粒粒子あるいは一次粒子が凝集する場合，小さい方の粒子の構成一次粒子数1個当たりV_mの液滴が必要であるとした。

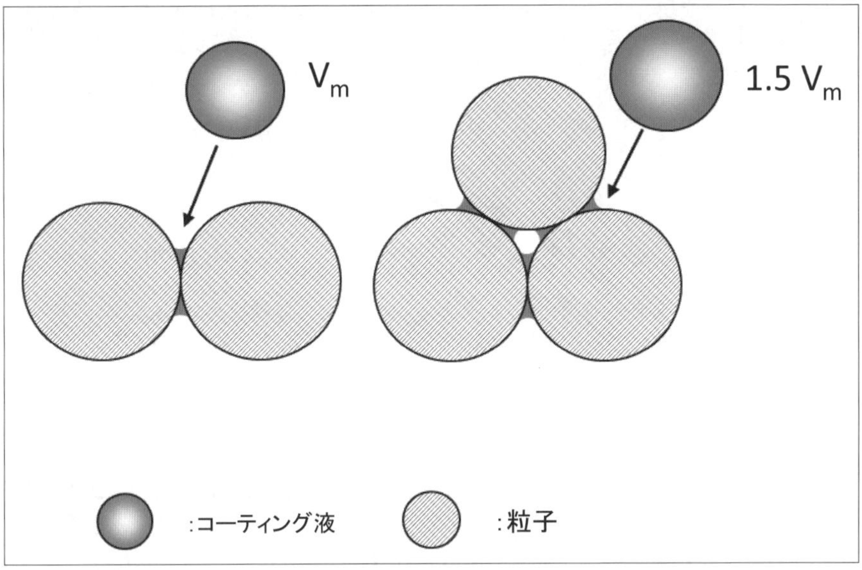

図４　一次粒子を凝集させるのに必要な液滴

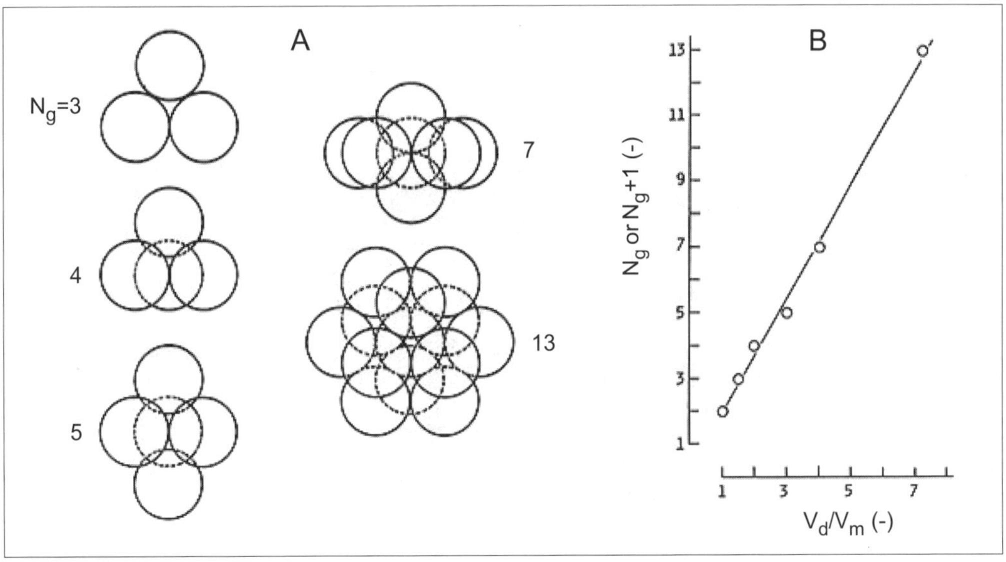

図５　凝集体の構造（A）と凝集体を形成させるのに必要な液滴の最小体積（V_d）

$$N_g \text{ or } N_a + 1 = K(V_d/V_m - 1)/0.573 + 2 \qquad (1)$$

ここで，N_gは体積V_dの液滴によって結合することができる最大一次粒子数，N_aは大きな造粒物に結合することができる一次粒子数である。このモデルを用いた単分散粒子群のシミュレーションの概略を図7に示す。

この単純化したモデルでも，例えばドラフトチューブ付き噴流層での造粒やコーティングプロセスで，どのような大きさの液滴が造粒物を生成させるか，種々の結合剤の結合力の相対的

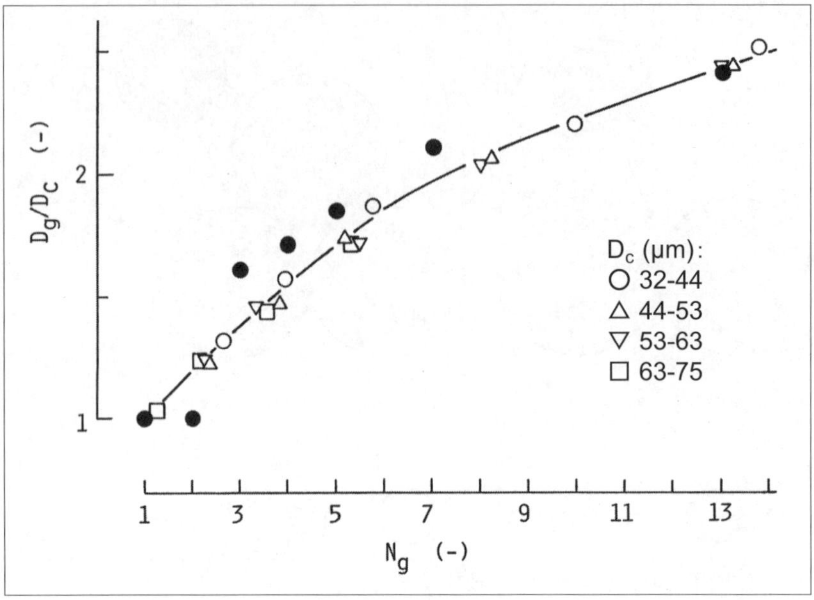

図6　造粒物の粒子径 D_g と構成粒子数 N_g（D_c は一次粒子径，●：計算値）

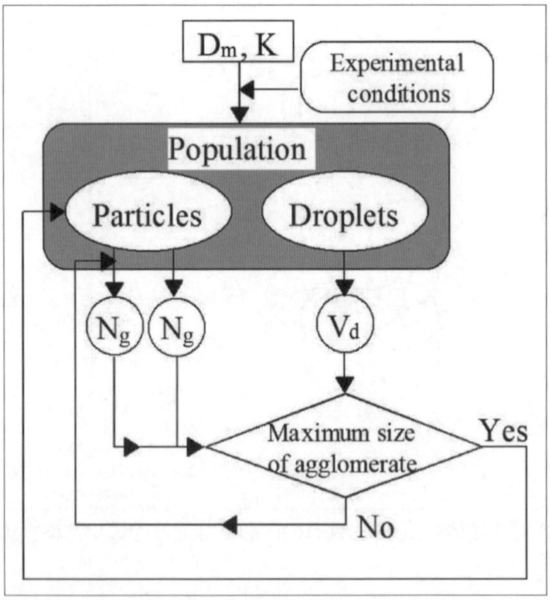

図7　シミュレーションの流れ図

な大きさはどうか，あるいは添加剤が結合力にどのような効果を及ぼすかなどを，少なくとも半定量的には評価することが可能になる。

シミュレーション結果の一例を表2に示す。2.5% HPC水溶液を32～75 μmの乳糖にワースター法でスプレーした実験に対して簡単なシミュレーションを行った。膜剤の結合強度と粒子に作用する分離力によって決まる凝集最小液滴径 D_m は37～49 μm程度であり，スプレー液の

表2　造粒物の生成とシミュレーション結果

			Core size (μm)			
			32〜44	44〜53	53〜63	63〜75
Formulation	Core (g)		25			
	Spray solution	HPC (g)	10			
		CMC-Na (g)	1			
		Water	added			
		Total (mL)	400			
Operating conditions:	Inlet air temperature (°C)		80			
	Outlet air temperature (°C)		26〜31			
	Inlet air flow rate (m^3/min)		0.35	0.50	0.70	0.70
	Spray rate (mL/min)		3.7	3.9	4.0	4.0
	Spray pressure (kg/cm^2)		2.2			
Product	Yield (%)		72	87	87	86
	Mass median diameter (μm)		80	71	71	81
Agglomeration	Core size (μm)		44.0	56.2	67.2	79.9
	D_m (μm)		37.1	41.9	45.7	49.0
	D_m/Core size		0.84	0.75	0.68	0.61
	Fraction of agglomerates (%)		95.6	75.1	58.7	51.8
	Fraction of droplets generating agglomerates (%)		2.73	1.31	0.74	0.46

A spouted bed coater with a draft tube (Grow Max 140, Fuji Poudal)

わずか1%程度が凝集に寄与するだけで数十%の造粒物が発生することがわかった（表2）[14,15]。一般に，二流体ノズルによる湿式スプレーでは，この程度の粗液滴の発生は避け難い（図8）。

一定の操作条件のもとで，生成する液滴の分布と造粒傾向の関係への添加剤の影響を見ると，マクロゴールとNaClの添加が造粒抑制に有効であることがわかった。マクロゴールはHPCの結合力を低下させ，NaClはHPCの脱水和による塩析を誘起することが原因と推定された[15,16]。

6　湿式スプレーコーティングにおける微粒子化

三元共重合体であるPoly（アクリル酸エチル（EA）／メタクリル酸メチル（MMA）／メタクリル酸2−ヒドロキシエチル（HEMA））を種々のモノマー組成で合成して，その水系分散剤を用いたコーティングを行った（図9）[17]。軟化温度（●）を低下させるEAを増加させると，軟化温度が吸気温度を下回ると急激に凝集が進行する（▲）。凝集を抑制するには，軟化温度を吸気温度より高くして成膜を抑制した条件でコーティングする必要があることがわかる。

種々の処方のスプレー液を用いて調製したコーティング製品の凝集傾向が比較されている（図10A）[2,17]。53〜63 μmの乳糖をHPC水溶液でコーティングすると80%以上は凝集する

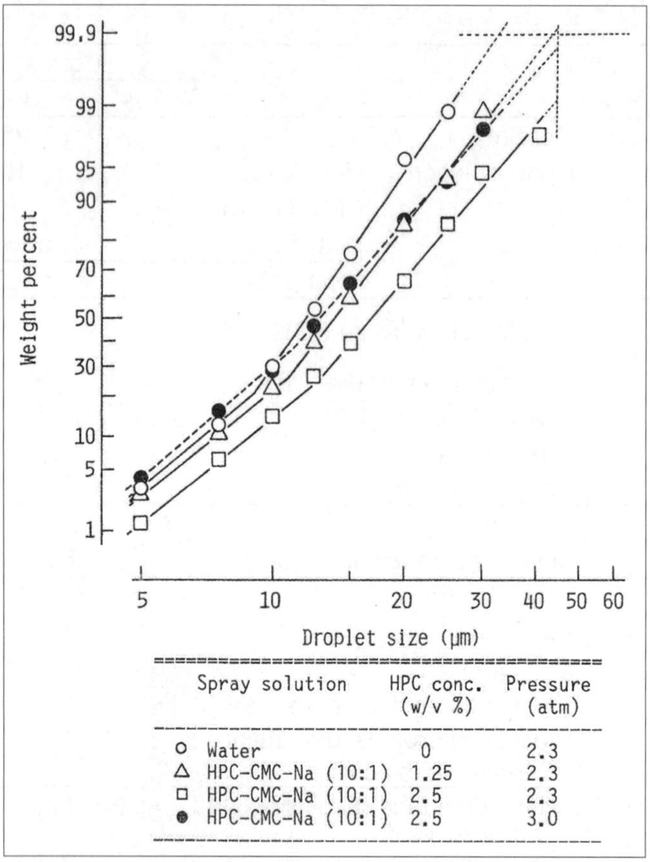

図 8　スプレー条件を変化させた場合の液滴径分布の変化

(●)。ここに凝集防止剤を添加しても凝集抑制に限界がある（■）が，高分子のナノ粒子水系分散剤でコーティングすると（○，△，□）凝集を顕著に抑制できる。これは，溶液系のように乾燥と成膜が同時に起こると微粒子の凝集が避けられず，吸気温度以上の軟化温度を有する高分子ナノ粒子の付着・積層をコーティングで行った後，別途加熱により成膜させるという方法を採れば凝集と溶出をともに抑制できることを示している（図 10B)。

市販のナノ粒子は均一構造粒子からなるが，コアーシェル型にするか表面をグラフト化して複合構造にすると，高度な機能を引き出すことができる。例えば，低膜透過性でTsの低い12：6：4 Poly（EA/MMA/HEMA）をコアにして，膜透過性は高いがT_sが高いため凝集傾向が低い 6：12：8 Poly（EA/MMA/HEMA）をシェルにすることによって，コーティングの良操作性と低膜透過性を両立させることができる[18)]。このナノ粒子を用いると平均粒子径 12 μm のコーンスターチの単核カプセル化操作が可能であった。

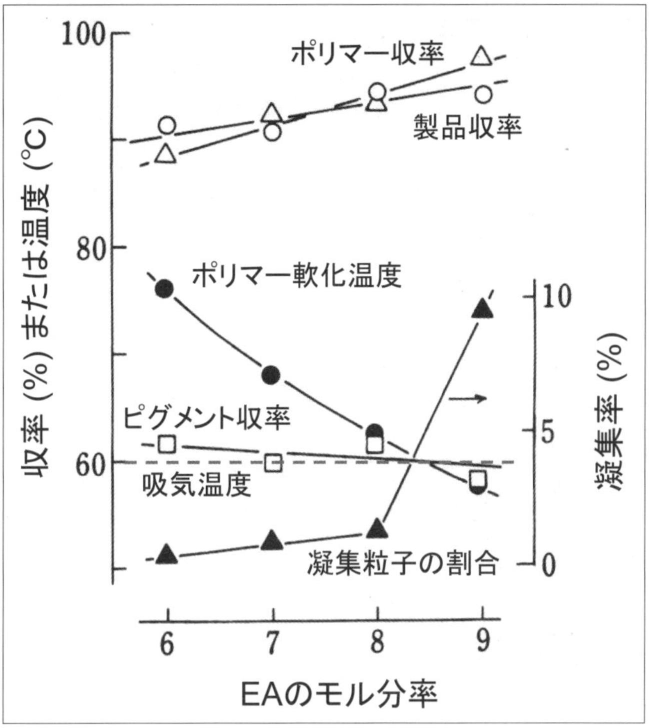

図 9　Poly（EA/MMA/HEMA）の水系分散剤におけるポリマー軟化温度と収率，凝集率の関係

芯粒子：乳糖 25 g，53～63 μm

EA，MMA，HEMA のモル比（X：Y：Z）：Z＝8，X＋Y＝18

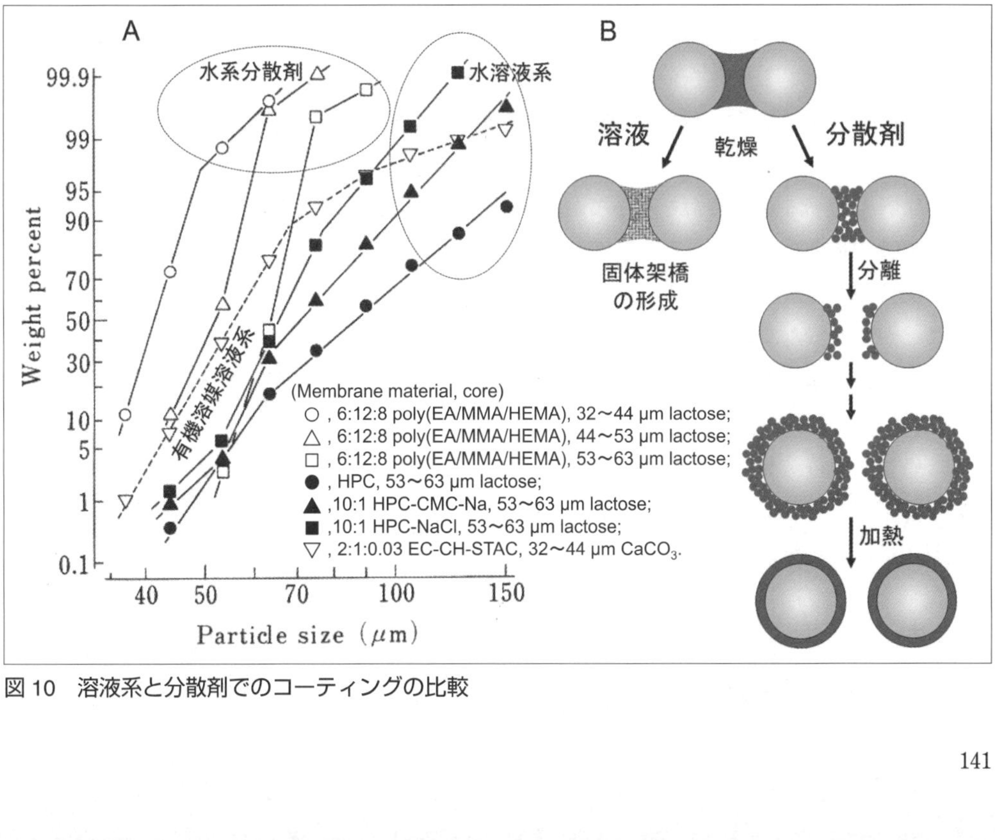

図 10　溶液系と分散剤でのコーティングの比較

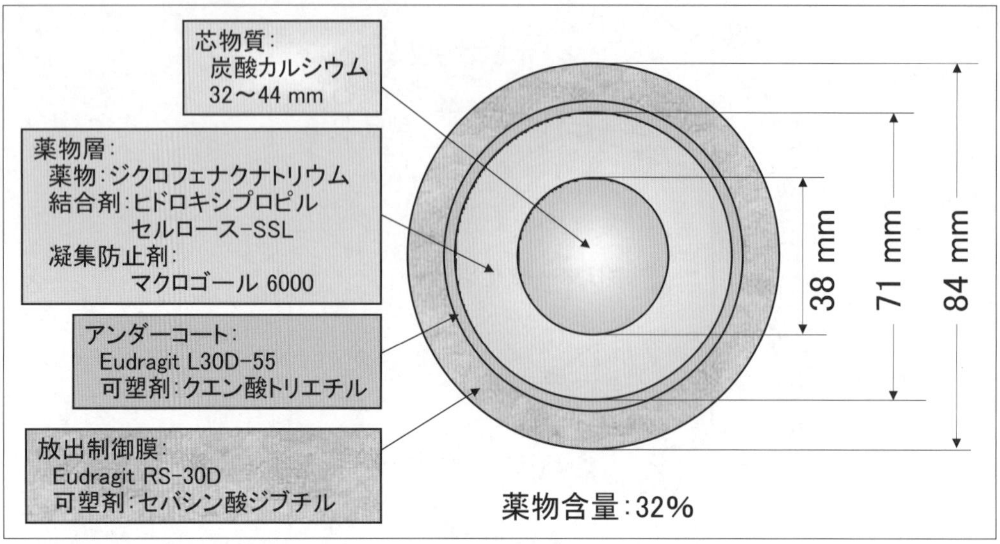

図 11　ジクロフェナクナトリウムの徐放性製剤の例

7 コーティングの実施例

7.1 微粒子の徐放性コーティング

図 11にリウマチなどの消炎鎮痛剤として汎用されているジクロフェナクナトリウムの徐放化製剤の設計例を示す[19]。32〜44 μmの微粒子上に，薬物含量を上げるために大量の薬物層を形成させるべく，結合力の低いHPC-SSLを用い，さらにその結合力を下げるためにマクロゴール 6000を添加する。この薬物は中性pHでは著しく溶解度が高いため，膜内壁を酸性にするべく酸性高分子のナノ粒子水系分散剤であるEudragit L30D（表 1）であらかじめコーティングしてから，セバシン酸ジブチルで可塑化したEudragit RS30D（表 1）で徐放性コーティングしてある。

このような緻密な粒子設計を行っても，十分な徐放化を達成するには，芯粒子に対して25〜50%の被覆量を必要とし，実用化は困難なレベルにある。しかし，興味深いことに，薬物をイオン交換樹脂粒子に保持させてからコーティングすると数%の被覆量で強い徐放化が達成されることがわかった[20]。

この結果は，薬物を保持する芯粒子の構造・特性制御によって，極めて少量のコーティング剤の被覆で徐放化が可能になることを示している。この場合，いわゆる膜形成が起こる被膜量ではないことから，薬物を保持した多孔性の芯粒子表面の穴開口部を，適切な粒子径を持つナノ粒子で閉塞させるような構造形成が起こっているものと推察され，微粒子コーティング技術の実用化には重要な知見であろう。

7.2 ナノ粒子による乾式コーティング

乾式コーティングは，粉体粒子の多粒子層の多層構造を構築して，機能性粒子を製すること

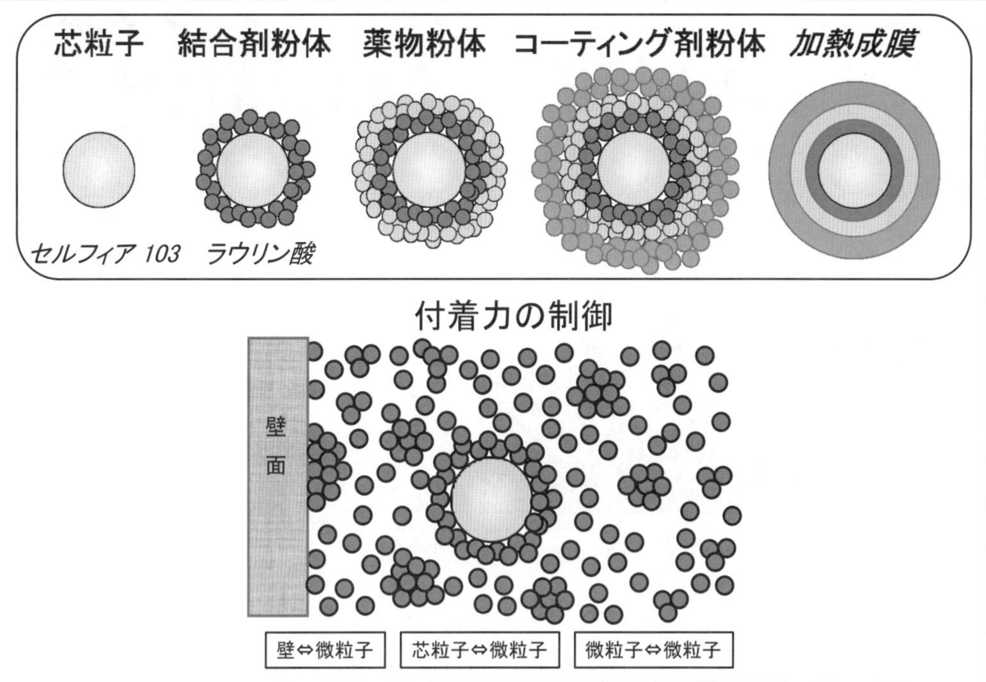

図 12　乾式コーティング：粒子間付着力の制御による多粒子層の多層構造の構築

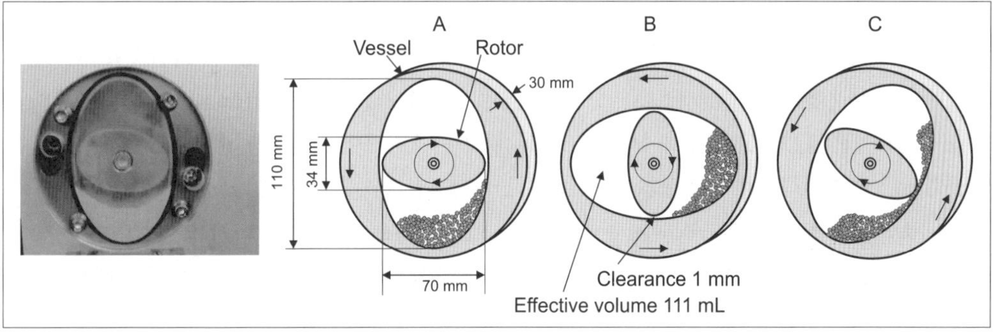

図 13　高速楕円ローター型複合化装置

を目的としている（図 12）。粗粒子に微粒子粉体を乾式で被覆することになるが，装置内では，粒子の付着特性によっては微粒子同士の凝集，微粒子の器壁への付着が起こるため，粒子被覆層形成には粒子間付着力の精密な制御を必要とする。

従来の乾式法では強い粒子運動や応力を与えるため，数十 μm 以下の微粒子の操作に適するが[21~24]，結晶性粒子は粉砕されてしまうため医薬品では実用化を見ていない。これに対して，最近，広範囲な機械力を作用させて比較的緩和な乾式コーティングが可能と思われる高速楕円ロータ型複合化装置（図 13）が開発され[25]，医薬品への応用研究が始められている[26]。

乳化重合法により Poly（EA/MMA/HEMA）を調製し，得られたナノ粒子懸濁液を凍結乾燥（FD）して乾式コーティング用粉末（63 μm 以下）とした。乾式コーティングは高速楕円型混

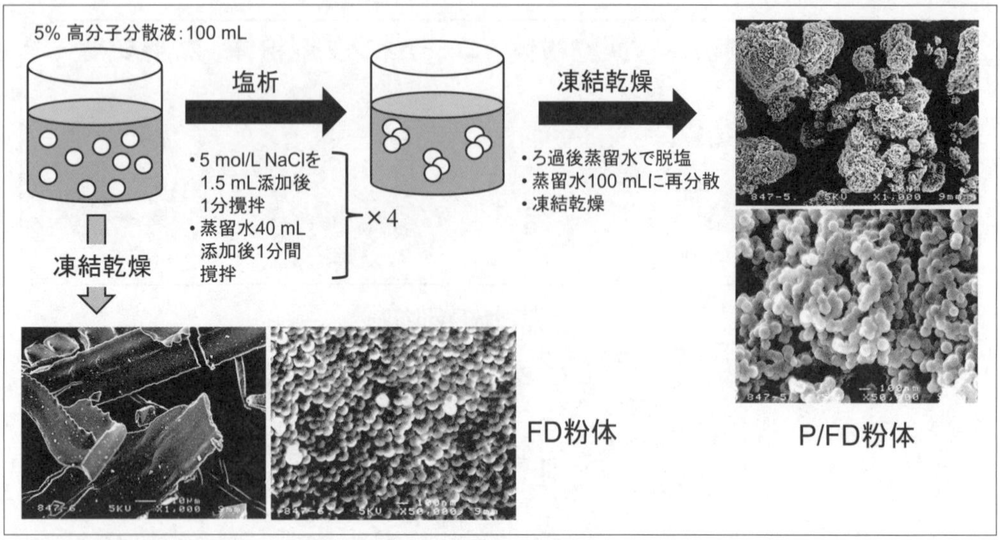

図 14　高分子ナノパウダー（Poly（EA/MMA/HEMA））の調製

合機（シーターコンポーザー；徳寿工作所）を用いて実施した。

あらかじめ，結晶セルロースからなる核粒子（177～210 μm，セルフィア，旭化成）に結合剤としてラウリン酸（LA，融点；44℃）を用いて水溶性モデル薬物のカルバゾクロム硫酸ナトリウム（CCSS）を固定した。この薬物被覆粒子に，モノマー組成比の異なる各種ナノ粒子の乾燥粉末のコーティングを繰り返し行い，コーティング効率を検討した。

Poly（EA/MMA/HEMA＝6：12：9）からなるナノ粒子の凍結乾燥粉末（FD粉体）の場合のコーティング効率は，初回は75%であったが，2回目は17%，3回目は13%とコーティングバッチ処理2回目以降急激に減少した。FD粉体の一次粒子径は94.7 nmであるが，高拡大観察からナノ粒子の一次粒子は癒着していることが判った。一方，このような強固な凝集粒子とせず，ナノ粒子をゆるく二次凝集させるようにして得られたかさ高い粉末（ナノパウダー，P/FD粉体，図 14）を，FD粉末ではコーティングが13%に留まっていた芯粒子に適用したところ，コーティング効率が著しく改善された（図 15）[27]。

乾式コーティングプロセスでは，被膜用粉末は積層されているのみで成膜していない。これは，この段階でのコーティング粒子からの薬物の溶出が瞬時であったことから明らかであった。そのため，60℃，12時間の熱処理を行った。この熱処理によって徐放性マイクロカプセルが乾式法によって製造できること，膜厚や膜剤のモノマー組成を変えることにより溶出速度が制御できることが示された。

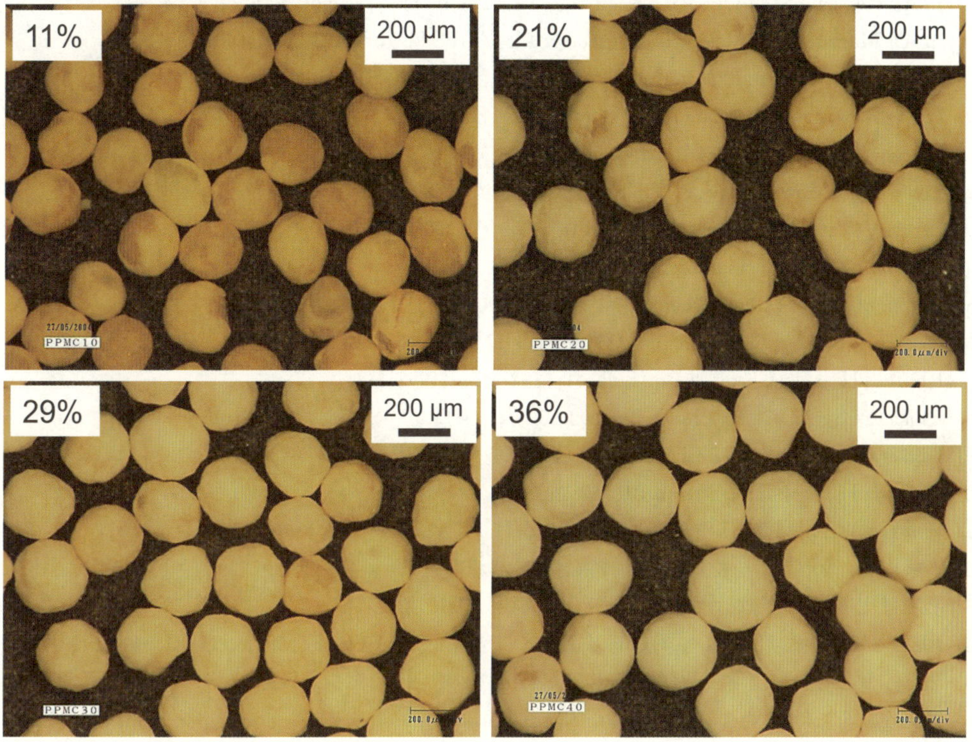

図15　高分子ナノパウダー（poly（EA/MMA/HEMA＝6：12：9））で乾式コーティングした粒子（%はコーティングレベル）

8 おわりに

液相での機能性粒子の製法は，一部の医薬品で実用化されている。しかし，相分離法では微粒子化が困難，液中乾燥法では粒子強度が低く，また適用薬物が限定的であるなどにより，実用化は限られてきた。何より，粒子構造は単純である。しかし，流動層法が作り出す多層・多相構造は，粉体の機能化には非常に魅力的である。それを微粒子で実現することは新しい製品開発につながることが大いに期待される。

参考文献

1）Geldart D : Powder Technol., 7, 285（1973）.
2）福森義信，市川秀喜：粉体工学会誌，34，536（1997）；福森義信，市川秀喜：粉体工学会誌，42（8），573-581（2005）.
3）福森義信：化学工学,59, 174（1995）.
4）福森義信："粒子設計と製剤技術"，川島嘉明（編），p.47，薬業時報，東京，1993.
5）Fukumori Y : "Multiparticulate Oral Drug Delivery", ed. by I.Ghebre-Sellassie, p.79, Marcel Dekker.
6）Dashevsky A, Kolter K, Bodmeier R : Int. J. Pharm., 279, 19-26（2004）.

7) Lin AY, Muhammad NA, Pope D, Augsburger LL : Pharm. Dev. Technol., 8 (3), 277-87 (2003).
8) Lin AY, Muhammad NA, Pope D, Augsburger LL : AAPS PharmSci., 3 (2), E14 (2001).
9) Al-Khatib HS, Sakr A : Pharm. Dev. Technol., 8 (1), 87-96 (2003).
10) Liu Y, Schwartz JB, Schnaare RL : Pharm. Dev. Technol., 8 (2), 163-73 (2003).
11) Sadeghi F, et al. : Drug. Dev. Ind. Pharm., 26 (6), 651-60 (2000).
12) Lippold BC, Monells Pages R : Pharmazie, 56 (6), 477-83 (2001).
13) Larsen CC, et al. : Eur. J. Pharm. Sci., 20 (3), 273-83 (2003).
14) Fukumori Y, et al. Chem. Pharm. Bull., 40, 2159-2163 (1992).
15) Fukumori Y, et al. : Chem. Pharm. Bull., 41, 725-730 (1993).
16) Nakano T, Yuasa H : Int. J. Pharm., 215 (1-2), 3-12 (2001).
17) Ichikawa H, et al. : Chem. Pharm. Bull., 41, 1132-1136 (1993).
18) Ichikawa H, et al., Chem. Pharm. Bull., 42, 1308 (1994).
19) Ichikawa H, et al. : Int. J. Pharm., 156, 39 (1997).
20) Ichikawa H, et al. : Int. J. Pharm., 216, 67-76 (2001).
21) 内藤牧男，吉川雅浩，田中俊成，近藤 光：粉体工学会誌，29 (6), 434 (1992).
22) 石坂隆史，菊池雄二：粉体工学会技術討論会講演要旨集，東京，1992, p.52.
23) 石坂隆史ら："粒子設計と製剤技術，" 川島嘉明（編），薬業時報，東京，1992, p.53.
24) Ishizaka T, Honda H, Kikuchi Y, Ono K, Katano T, Koishi M : J. Pharm. Pharmacol., 41, 361 (1989).
25) 佐藤宗武ら：粉体工学会秋期研究発表会講演要旨集，東京，p.142, 1993.
26) Fukumori Y, et al. : Proceedings of 8th International Symposium on Agglomeration, Bangkok, Thailand, March 16-18, 2005, pp. 31-38.
27) 市川秀喜，福森義信：薬剤学，67 (5), 288-296 (2007).

Column　12 μm粒子のコーティング

Geldartの分類によれば微粒子コーティングの対象になるのは凝集性流動層を形成する20～150 μmのA粒子である。20 μm以下の粒子は「煙」であり，気流とともに飛び去り（移動層）流動化できない。本文に示した12 μm粒子のコーティングはどのようにして実現できたのであろうか？　考えてみてください。

問　題

［第1問］　高分子水系分散剤を用いて100 μmの核粒子の流動層コーティングを試みたところ，粒子の凝集が著しかった。凝集を抑制する方策として誤っているものはどれか。2つ選べ。

1　スプレー空気流速を増加させる。
2　スプレー液流速を増加させる。
3　流動化空気流速を増加させる。
4　流動化空気温度を高分子のガラス転移温度（軟化温度）以下の範囲で増加させる。
5　流動化空気温度を高分子のガラス転移温度（軟化温度）以上にする。
6　分散液への可塑剤の添加量を減少させる。

［第2問］　コーティング粒子と添加物顆粒の等量ランダム混合物から200 mgの錠剤を製した場合，1）粒子径は等しい，2）粒子密度は共に1.0 g/mL，3）粒子形状は共に立方体であると仮定したとき，薬物含有率変動係数を2%以下にするには粒子径をいくらにすればよいか。ただし，$80^{1/3}=4.31$とする。また，錠剤の質量の変動はゼロであるとする。

［第3問］　図に示す徐放性コーティング製剤に用いられている物質の役割について説明しなさい。

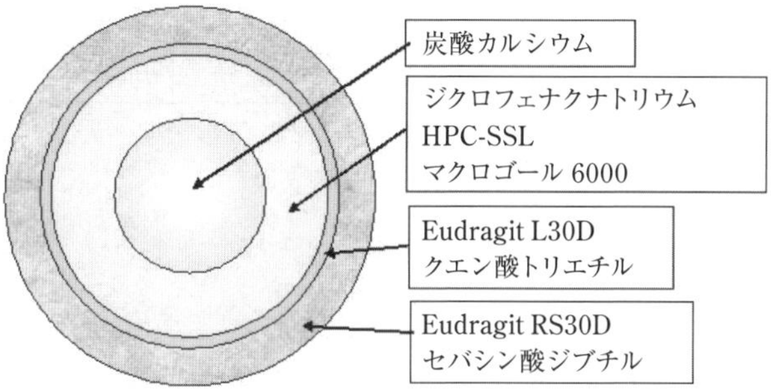

正解と解説

第1問

正解	2，5
説明	1　正 2　誤　スプレー流速を増加させると，粒子が保持する液量が増加して凝集が促進される。 3　正 4　正 5　誤　高分子が流動化空気により軟化して，粒子の付着が促進され，凝集物の発生が著しくなる。 6　正

第2問

正解	431 μm
説明	錠剤を構成する全粒子数をnとする。二項分布則から， $[nP(1-P)]/(nP)^2=0.02^2=0.0004$　$\therefore (1-0.5)/(0.5n)=0.0004$　$\therefore 1-0.5=0.0002n$ $\therefore n=0.5/0.0002=2500$ 従って，薬物含有粒子数は1,250個である。 錠剤重量は200 mgであることから，薬物含有粒子の全質量は100 mgであり，その1個あたりの質量は：100/1250＝0.08(mg) 粒子密度は1.0 mg/mm^{3}であることから，粒子体積は0.08 mm^3 粒子径は＝$0.08^{1/3}=0.431$(mm) 従って，431 μm以下にすればよい。

第3問

正解 説明	炭酸カルシウムはこの粒子を流動層でコーティングする際，キャリア粒子として最初に流動化する粒子である。通常は，セルロース粒子などが用いられるが，密度の大きな粒子の方が安定な流動状態が得られるためこの選択になっている。 ジクロフェナクナトリウムは薬物であり，その粒子をキャリア粒子にスプレー被覆するのにHPCが結合剤として用いられている。粒子の凝集を防ぐためHPCの結合力を下げるべく，低粘度・低分子量のSSLを用い，さらにその結合力を下げるべくマクロゴール 6000を添加している。 Eudragit L30Dは腸溶性高分子材料であり，放出制御膜であるEudragit RS30D膜の内部表面近傍を酸性にして酸性薬物の溶解度を低下させ，放出制御膜中での濃度勾配を下げて溶出速度を下げる働きをもつ。クエン酸トリエチルはL30D膜の，セバシン酸はRS30D膜の可塑剤である。

著者の略歴

1969年　京都大学（薬学部，製薬化学）卒業
1975年　京都大学 博士課程（薬学研究科，製薬化学）（単位取得満期退学）
1976年　神戸学院大学薬学部助手
1977年　薬学博士（京都大学）
1978年　神戸学院大学薬学部講師
1983年～1984年　米ウイスコンシン大学薬学部・研究員
1986年　神戸学院大学薬学部助教授
1994年　米デュケーン大学薬学部・客員教授
1995年～2017年　神戸学院大学薬学部教授
1995年～　九州工業大学，東京農工大学大学院生物システム応用科学研究科，東北大学素材工学研究所，富山大学非常勤講師，神戸大学大学院医学専攻科で非常勤講師または客員教授
2007年～2008年　神戸学院大学・学術情報センター長
2008年～2014年　神戸学院大学薬学部長，学校法人・神戸学院・理事

放出制御技術を適用した経口製剤

福田　誠人

POINT

経口放出制御製剤の設計ポイント

経口放出制御製剤を設計するには，適応症，その患者の状態，薬効の発現機構，薬物の副作用など薬剤が使用される状態を理解し，薬物の放出機構を決定する必要がある。従って，最終製品イメージをしっかりと抱き，目標製品プロファイル（ターゲットプロダクトプロファイル，TPP）を明確にし，QbD（Quality by Design）に基づいた製剤設計が重要である。その製剤設計は，製剤に対する機能付与だけで達成できるわけではなく，製剤の消化管移動などの生体側の因子，薬物側の物理化学的因子が大きく製品品質に影響するため，薬物に応じた設計が必要になる。また，製品化するまでには生産に向けたスケールアップというより大きなハードルがあるため，設計段階で工場の生産スケールが十分に考慮された工程に対して頑健な製剤設計にしておくことも忘れてはならない。

1 はじめに

薬物はいろいろな経路から生体に投与される。投与形式の中でも，経口投与はどこにいても服用できるという簡便さと比較的安全であることから，圧倒的に錠剤，カプセル，顆粒剤等の経口製剤の剤形が多く，一般的に広く用いられている。

放出制御製剤というと，まず，徐放性製剤をイメージするかもしれない。徐放性製剤は薬物を徐放させて投与回数を減少させ，アドヒアランスを高めることができる[1)]。さらに，放出制御の目的は，消化管の部位特異的放出をねらって薬物の消化管からの吸収を高める，病態の生じやすい時間帯に薬物を放出させる，消化管内における局所的治療を意図するなど多岐にわたる。患者が経口放出制御製剤を服用後，効果の向上，副作用の軽減を実感できれば，服用回数を減らした効果ばかりでなく，よりアドヒアランスを向上させることが可能となる。経口放出制御製剤の開発には，最終製品イメージをしっかりと抱き，TPPを明確にし，QbDに基づいた製剤設計が重要である。製剤設計においては，機能設計，処方設計，製造法設計，それらを評価するシステムと重要なポイントは多いが，事例を交えながら製剤設計のポイントと製剤技術について述べる。

2 経口放出制御製剤とは

2.1 放出制御製剤の有用性

経口放出制御製剤を設計するには，適応症，その患者の状態，薬効の発現機構，薬物の副作用など薬剤が使用される状態を理解し，薬物の放出機構を決定する必要がある。医薬品開発においては，ライフサイクルマネジメント（LCM）戦略としての側面もある（図1）。

一般的な経口製剤は服用後，すぐに製剤が崩壊し，有効成分が溶出して吸収される。このような製剤を速効性製剤と呼ぶ。これに対して，有効成分が量的に，時間的に，消化管の特定部位で放出するように特殊な製剤化を施したものが放出制御製剤である[2]。薬には作用が適切に現れる有効域（治療域）が存在し，服薬後，薬の血中薬物濃度が低くなると効果がなくなってしまう（無効域）。また，血中薬物濃度が高くなりすぎると副作用が出やすくなってしまう（毒性域）。半減期が短い医薬品であると，一日に何回も薬物を服用する必要があり，このときに薬物を服用したときの血中薬物濃度のピークは必然的に高くなってしまう。これに対して，徐放製剤化した薬はゆっくりと有効成分が溶け出していくため，血中薬物濃度を平坦にすることができる。そのため，徐放性製剤は血中薬物濃度が毒性域に到達するリスクを減らすことができ，無効域の時間を減らすこともできる。

徐放化による服薬アドヒアランス向上の例を紹介する。精神疾患の治療薬では服用回数を少なくすることが大きな意味をもつようになる。ADHD（注意欠陥・多動性障害）は落ち着いて席に座っていることができなかったり，周囲に溶け込めなかったりする発達障害の1つである。このADHDの治療薬としてメチルフェニデートという薬がある。メチルフェニデートの半減期は約3時間であるため，症状を抑えるためには1日に何回も薬を服用する必要がある。しか

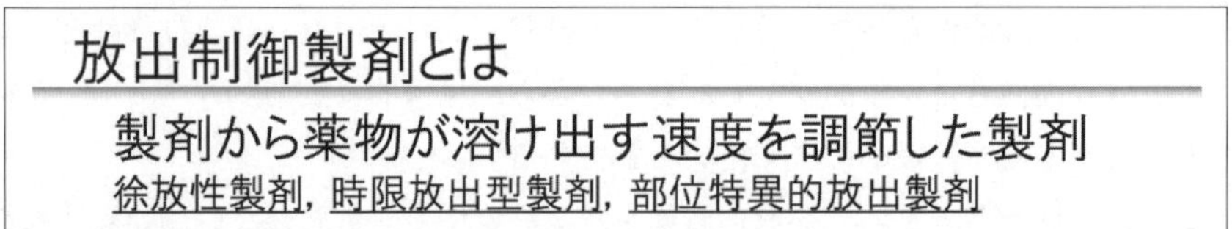
放出制御製剤とは
製剤から薬物が溶け出す速度を調節した製剤
徐放性製剤，時限放出型製剤，部位特異的放出製剤
利点：
①薬の持つ効果を最大に引き出す
②副作用の低減
③Complianceの向上
投薬回数を減らす
作用時間を就寝時から朝まで持続，患者の服薬による睡眠妨害を回避
欠点：
①過剰投与になる危険性 生体内バースト
②個体内，個体間の"バラツキ"
③製剤製造コスト
経口放出制御製剤を設計
適応症，その患者の状態，薬効の発現機構，薬物の副作用など薬剤が使用される状態を理解し，薬物の放出機構を決定する
LCM戦略としての側面

図1 放出制御製剤の概念と考慮点

し，「学校での薬剤管理」や「病気に対する周囲の理解不足」などによって薬が適切に服用されにくい。そこで，このメチルフェニデートに徐放性製剤コンサータ®錠を用いれば，1日1回だけ，朝，家族が見ている前で薬の服用ができ，学校で周囲の目を気にしながら服薬しなくて済む。

薬物の放出部位を制御した例としてはメサラジンがある。メサラジンは抗炎症薬の1つで，潰瘍性大腸炎，クローン病の炎症を治療するのに使用されてきた。ただし，大腸に届く前に小腸で吸収されてしまうことから，大腸での効果をねらってペンタサ®錠が開発された。通常，成人にはメサラジンとして1日1,500 mgを3回に分けて食後経口投与されてきた。しかし，十分に大腸下部まで届かなかったことからアサコール®錠が開発され，メサラジンとして1日2,400 mgを3回に分けて食後経口投与となっている。製剤学的な特徴としては，ペンタサ®錠はエチルセルロースによる時間依存性徐放剤で，小腸から大腸にいたる広い範囲でメサラジンを放出。このため，クローン病の小腸大腸型にも適用可能である。一方，アサコール®錠はメタクリル酸コポリマーSによるpH依存性徐放剤であり，pH 7以上になる大腸に到達してメサラジンを放出する。すなわち，大腸で集中的に作用するように製剤設計されている。アサコール®錠の適応症は潰瘍性大腸炎に限られるが，それまでペンタサ®錠で効果不十分の患者にとっては大きな福音となった。薬物は同じでも製剤によって効果不十分な患者さんに適応できた例と考える。

2.2 放出制御製剤の不利益

放出制御製剤は錠剤，顆粒，細粒などユニットとして放出制御をしていることが多い。例えば，徐放製剤化した薬物は徐々に製剤から放出されるように設計されているため，製剤を噛み砕いてしまうと，急速に血中薬物濃度が上昇してしまう。つまり，その分だけ副作用が現れてしまう。また，患者によっては製剤を割ったり粉砕したりする場合がある。例えば，一般錠では5 mg分だけ服用したいが10 mgの有効成分を含んでいる規格の錠剤しかない場合，この10 mgの薬を半分に割って5 mgとして服用することがある。このとき，徐放製剤化した製剤は錠剤やカプセルを割ったり粉砕したりすることができず，そのままの状態で服用する必要がある。つまり，徐放製剤化による不利益としては「臨機応変な対応ができない」という点がある。また，放出制御製剤は消化管内の動き，pHなど生体側の因子によって影響を受けやすく，個体内，個体間のバラツキが大きくなる。別の側面として，製剤製造コストは高くなる。

3 経口放出制御製剤の制御技術

本項では，徐放性製剤，時限放出型製剤，消化管の特定部位で放出する製剤に対する放出制御技術を前シリーズ「製剤の達人による製剤技術の伝承／経口投与製剤の製剤設計と製造法」の「経口投与型DDSの設計と製剤技術」の章[3]に準じて紹介する。より多くの具体例を知りたい場合には，ぜひ，参照されたい。

3.1 徐放性製剤の設計

徐放性製剤は目標とする薬物放出曲線を設定することからスタートする。その際，製剤設計部門のみならず，薬物動態，薬理，安全性など他研究部門との連携が必要である。

まず，徐放性製剤には，製剤の形態から分類するとシングルユニット型とマルチユニット型に大別される。シングルユニット型の多くは，消化管内で形を保ったまま徐々に薬物を放出する。マルチプルユニット型は，投与された錠剤，カプセル剤のような剤形が速やかに崩壊して，顆粒，細粒となり，個々のユニットが徐放性を示す。この形態の差は大きな違いであり，製剤の大きさ，形状，比重などが消化管内移動速度に影響を及ぼす。次に，放出制御機構から分類すると，リザーバー型とマトリックス型がある。リザーバー型は薬物の貯蔵層を高分子皮膜でコーティングしたものが多く，一定の放出速度が得られる。マトリックス型は薬物分子を高分子やワックスなどの基剤中に分散させたもので，放出速度はマトリックス内の薬物分子の拡散速度で決まる。放出速度は消化管内のpH，水分量など生理的条件，食事の内容や服用条件の影響を受けることも十分に留意しなければならない。

3.2 徐放化技術

製剤に使用されている徐放化技術は放出原理に従って，膜透過型，マトリックス拡散型，浸食溶解型，浸透圧型の4つに分類されるが，これらの複合型も存在する。

1）膜透過型システム

薬物を含む素錠，顆粒，細粒等に不溶性高分子のエチルセルロース，アクリル酸系ポリマーなどで被覆した形態をとっている。薬物放出は被覆膜の透過性，表面積，膜の厚さおよび内核中の薬物の溶解度に依存するが，定常状態では一定速度が得られる。放出速度は被覆膜の厚さ，さらに，膜組成の調整によって，空隙率や曲路率など膜構造を改質することによって制御できる。本システムについては，塩酸モルヒネ徐放性製剤パシーフ®カプセルの製剤設計[4]をケーススタディーとして後述する。

2）マトリックス拡散型システム

薬剤を不溶性の基剤中に分子状態または微粒子として均等に分散した放出制御システムで，シンプルな構造で製造コスト面でも有利な徐放性製剤である。一般的には薬物を高分子などのマトリックス形成剤と物理的に混合したのち，圧縮成型，注入成型，押し出し成型などのプロセスにより製造する。製剤からの薬物放出は，マトリックス中に水が浸入し，薬物を溶かし出し，マトリックス中に多くのチャンネルを形成し，拡散によって放出が行われる。マトリックス型として知られるシステムとしては，ゲル形成により持続的に薬物を放出するOCAS®（Oral Controlled Absorption System）がある。消化管上部で完全にゲル化し，消化水分の少ない消化管下部でも薬物を放出し，長時間の持続化を図っている。システムとしては，消化管運動に耐えられる製剤強度を得られるハイドロゲル形成基剤として，分子量の大きな水溶性高分子ポリエチレンオキサイドを用い，製剤内部への水の浸透を高めるゲル化促進剤としマクロゴール等の水溶性の高い添加剤が選択されている。

3）浸食溶解型システム

親水性高分子を用いた基剤中に薬物を均等に分散した徐放性製剤である。経口投与後，消化管内で徐々に吸水し，崩壊または溶解し，これに伴って薬物が放出される。ヒプロメロース，ヒドロキシプロピルセルロース，マクロゴールなど汎用性の高い中性の親水性高分子がマトリックス基剤として用いられる。これらの高分子を単独またはさまざまなグレードを組み合わせて使用したり，不溶性の粉体や疎水性の添加物を配合したりすることによって基剤の浸食速度を調節することができる。消化管内の物理的生理的環境に影響を受けやすい点には留意する必要がある。

4）浸透圧制御システム

1970年代にAlza社が開発した浸透圧ポンプの原理を応用した製剤技術で，一般にOROS（Osmotic-controlled Release Oral delivery System）と呼ばれ，有名になった。製造プロセスは，浸透圧基剤を含む素錠を酢酸セルロースのような半透膜で被覆コーティング錠とし，さらに表面に放出孔を設けるという特殊な工程で製造される。本システムは，半透膜を通して浸入する消化液中の水分によって浸透圧を発生させ，これを駆動力として薬物を長時間にわたって一定速度で放出するように設計されている。従って，放出速度は薬物の種類に依存せず，消化管内のpHや物理的ストレスによる影響も少なく，食事の影響を受けにくいなど多くの利点がある。また，半透膜の種類と膜厚，浸透圧誘起剤の種類，オリフィス径などの種々の制御パラメーターにより放出速度を設定できる。浸透圧誘起剤と薬物が共存する一室型システムから出発したが，薬物と浸透圧誘起剤を分離した複室型システムが主流となった。国内では前述のコンサータ®錠，インヴェガ®錠[5]が導入されている。いずれの製剤も後半の薬物放出の低下を改善するため薬物リザーバーを濃度の異なる2室に分離した3室のOROS技術を用いている。

3.3　時限放出型製剤

気管支喘息は症状の悪化に日内変動があり，夕食後に服用することで深夜から早朝にかけての喘息症状の悪化，および早朝の呼吸機能の落ち込みを改善する効果がある製剤が臨床上，必要である。具体例として1980年代にTime-Controlled Explosion System（TES），Sigmoidal Release System（SRS）が顆粒剤タイプの時限放出システム[6]として開発されている。

3.4　消化管内放出部位の制御

経口投与製剤は一般に胃内で崩壊または溶解し，小腸において薬物が吸収される。しかし，このタイプの製剤は消化管内の特定部位に到達した時に薬物を放出するように設計されている。吸収性の改善，副作用の回避，局所疾患の治療など，目的に応じて，胃，小腸，大腸が標的放出部位になる。

1）胃への選択的送達

胃に対して十分に薬効を発揮させたい薬物には，胃内滞留性を高くした製剤が有用である。胃内浮遊性製剤は，製剤の比重を小さくすることで胃液上に浮遊させて，胃排出を遅らせることで胃における薬物放出の持続化を図っている。また，胃粘膜付着性高分子を用いて胃への滞留性を高めた胃粘膜付着システムも考案されている。これらの製剤では，胃内で放出された薬物が小腸へ移行して吸収されることから，吸収部位が小腸上部に限定される薬物に対しては吸収率の増加が望める。

1990年代には，薬物と強い粘膜付着性を有する架橋型ポリアクリル酸重合体（カルボキシビニルポリマー）の粉末をワックスなどの疎水性基剤中に均一に分散した直径100～500 μmの球形の粉末状消化管粘膜付着性細粒剤システム（AdMMS：Adhesive Micromatrix System）[7]が開発された。カルボキシビニルポリマーは水和によりゲルを形成し胃粘液構成成分であるムコ多糖体とポリマー鎖との相互作用により粘膜に付着する性質を利用している。AdMMSは溶融した基剤中に薬物，カルボキシビニルポリマー，および必要であれば他の賦形剤を均一に分散し，高速で回転しているディスク上に滴下するスプレーチリング法により調製する。経口投与後，AdMMSが消化管内の水と接触すると瞬時にカルボキシビニルポリマー粒子が膨潤しAdMMS表面に突き出てくる。膨潤したポリマーがアンカーとなり消化管に強く付着して薬物を放出する（図2）。

2）小腸への選択的送達

消化酵素や抗生物質のように胃酸によって失活する薬物の保護や，非ステロイド性抗炎症薬のように胃粘膜への阻害が問題とされる薬物の製剤化に際し，古くから腸溶性コーティングが実施されている。腸溶性製剤は徐放性製剤の場合と同様，芯物質（錠剤，顆粒剤）に腸溶性皮

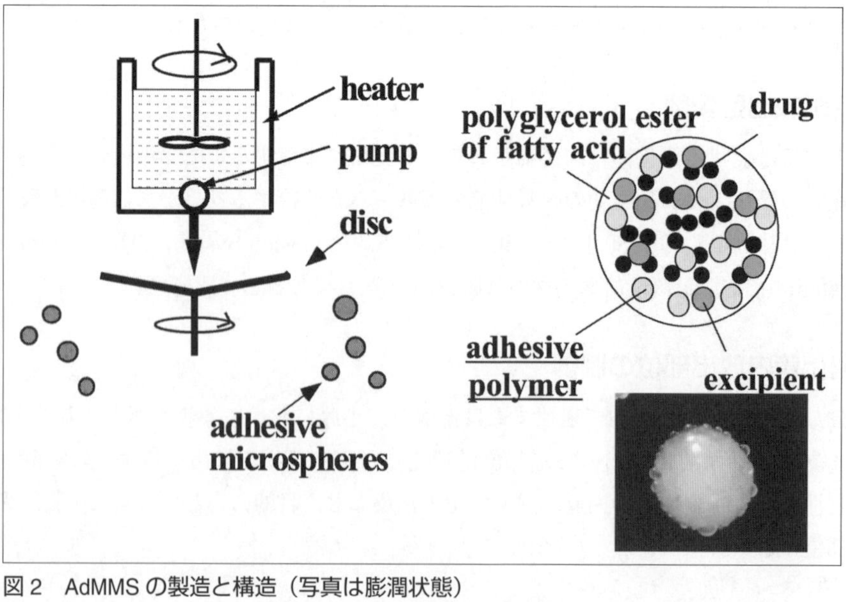

図2　AdMMSの製造と構造（写真は膨潤状態）

膜を施すか，あるいは腸溶性物質を用いたマトリックス型製剤とすることにより調製される。また，造粒，製錠，コーティング工程などの製剤化工程もほぼ徐放性製剤と同じプロセスが適用できる。

腸溶性コーティング剤の代表的なものとしてヒプロメロースアセテートサクシネートやメタクリル酸コポリマーL，Sなどが挙げられるが，溶解pHが5〜8の間にさまざまな種類やグレードが存在し，目的に合わせて使い分けがなされている。一般に溶解pHが高いほど，被覆量が多いほど小腸の深部に到達できる。本システムについては，腸溶性製剤として設計した酸性領域で不安定なランソプラゾールの製剤設計[8]をケーススタディーとして後述する。

3）大腸への選択的到達

本システムは，主に炎症性大腸炎に対する局所治療と経口投与における薬物吸収性の改善を目的に開発されている。前者は，近年患者数の急増で問題となっている潰瘍性大腸炎やクローン病のような遠位消化管の炎症性疾患に対する局所治療が対象となる。後者はペプチド性薬物や吸収部位が限定される薬物のバイオアベイラビリティ（BA）の改善である。ペプチド性薬物は胃内や小腸で酵素分解や化学的分解による失活を伴うため，酵素活性の低い大腸が吸収部位として考えられている。

大腸に薬物を送達するためには，製剤が消化管内で各部位の生理的環境で薬物の放出が開始されるような仕組みが必要となる。トリガーとして利用可能な生体側の因子としては，消化管pH，消化管内移動時間，大腸内の細菌叢の特異な酵素活性がある。大腸デリバリーの技術による製剤は多くはないが，前述した潰瘍性大腸炎治療薬として国内に導入されたアサコール®錠がある。一方，大腸内の細菌叢による特異的酵素分解を利用した大腸デリバリーとしては，結腸特異的薬物放出製剤（colon-targeted delivery system：CODES）[9]がある。CODESは大腸内の細菌叢によるラクチュロースの分解で生じるpH変化を利用したもので，経口投与された後は，腸溶性高分子で被覆されているので，胃内では薬物を放出しない。小腸に到達すると最外層の腸溶性高分子は溶解するものの，薬物を含む核錠は酸溶解性高分子で被覆されており，小腸内でも薬物は放出しない。小腸移動中に消化管液が核錠内に徐々に侵入し，ラクチュロースは溶解し，酸溶解性皮膜から漏出し，腸内細菌によって分解，有機酸を発生し，酸溶解性皮膜を溶解，薬物を放出するシステムとなっている。

4 徐放性製剤（パシーフ®カプセル）の開発

4.1 開発の経緯

がん性疼痛の特徴は長く持続する強い痛みである。緩和医療の重要性が認識され，がん性疼痛緩和にQOLの観点からモルヒネをはじめとする強オピオイド徐放性製剤が多く使用されるが，作用が長い反面，効果発現までに時間がかかるという欠点があった。そこで，従来の経口モルヒネ徐放性製剤の問題を克服することを目的に製剤開発が開始された。徐放性麻薬製剤には，突発的な痛みに対するレスキュー用として速放性製剤が常に処方されていることから，服用後ただちに鎮痛効果があり，1日中持続する製剤は有用であると考え，以下の特徴を持つ1日1回投与型経口モルヒネ徐放剤「パシーフ®カプセル」を2006年4月に発売した。

(1) 長時間の血漿中薬物濃度持続が可能なシステムとしてエチルセルロース等の水不溶性ポリマー，ヒドロキシプロピルセルロース，ヒプロメロース等の水溶性ポリマーおよびpH依存性膨潤ポリマー（カルボキシビニルポリマー，CP）からなる放出制御膜を被覆した膜透過制御システムとした。

(2) 胃排出を含めた消化管移動がall or noneで起こるため吸収バラツキが大きいシングルユニットの錠剤ではなく，消化管内での移動が平均化され血漿中薬物濃度の変動が少ないマルチプルユニットの顆粒（約600 μm）とした。

(3) 鎮痛効果の速やかな発現と持続のために，徐放性粒に加えて速放性粒を配合し，カプセルに充填した複合製剤とした。

(4) 薬剤に放出制御などの機能を付与すると，一般的には製剤が大きくなるが，服用しやすい小型製剤とするために，核顆粒に高濃度に塩酸モルヒネを含有させ，30 mgで5号カプセル，60 mgで4号カプセルと小型製剤とした（図3）。

4.2 製剤の設計

下記の3点をコンセプトに設計した。

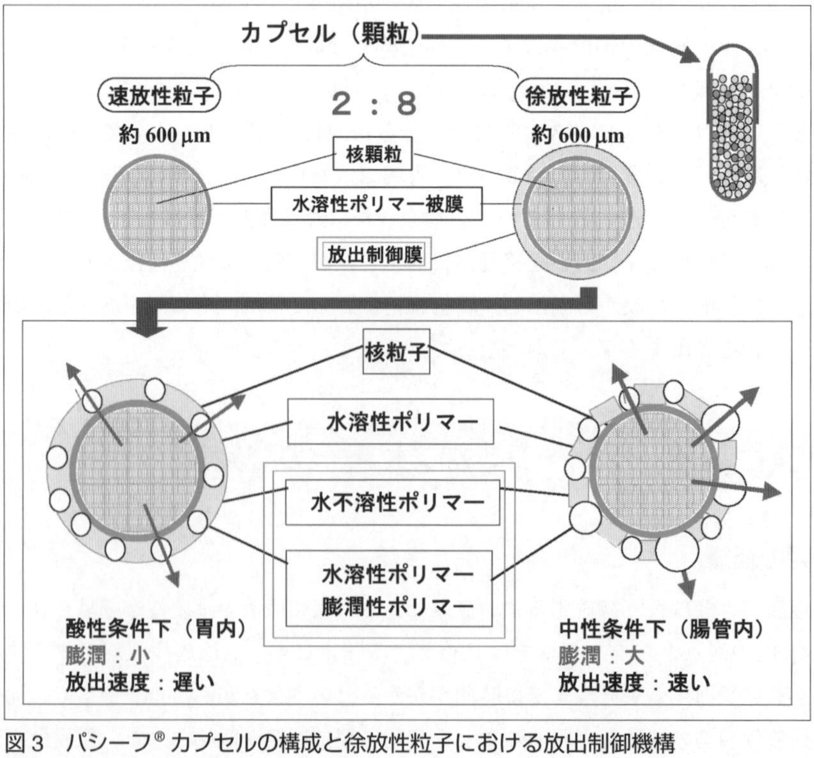

図3　パシーフ®カプセルの構成と徐放性粒子における放出制御機構

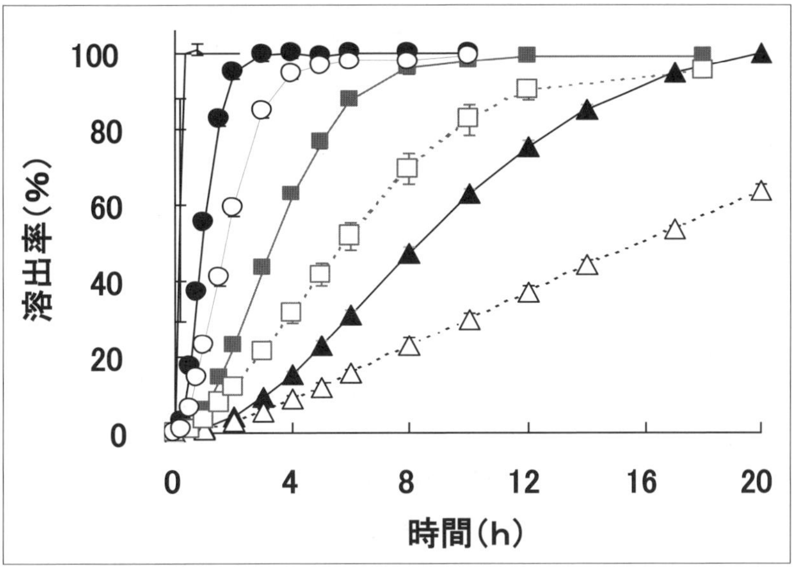

図4　速放性粒子（実線）と3種の徐放性粒子 SRG-F（○，●），M（□，■），S（△，▲）の溶出挙動
日局1液（○，□，△），2液（●，■，▲），パドル法100 rpm（平均±SD）

1）生体環境に合わせた放出制御システム

速放性製剤は，胃で薬物が放出され主として小腸上部から速やかに吸収される。一方，徐放性製剤は，胃から大腸にわたる広範で異なる消化管環境で薬剤が放出され各部位で吸収されるが，すべての薬物が放出される前に体外に排泄されてしまうことが多く，BA低下の原因となる。消化管内pHは，胃は酸性，消化管下部で特に大腸では中性に近づくが，この部位は水分が非常に少なく薬剤の放出には極めて不利である。経口徐放性製剤には，生体環境を考慮し，消化管内環境に適応して薬剤を放出する製剤システムが求められる。

2）pH依存性膨潤ポリマーによる放出制御

速崩壊性の核粒子に水溶性ポリマーを被覆した速放性粒子は，環境のpHによらず速やかに薬物を放出する。速放性粒子に水不溶性ポリマー，水溶性ポリマーおよびCPからなる被覆した徐放性粒子は，液と接触すると膜中の水溶性ポリマーは溶解し，CPは膨潤して薬物拡散のための通路を形成する。CPが非解離の酸性条件よりも，解離する中性条件で容易に水和し膨潤性が大となるため，通路は酸性で狭く，ゲル容積が大きくなる中性で押し広げられ，胃よりも消化管下部で薬物放出速度が加速される。

3）放出速度および配合比の設定

1日1回投与製剤の徐放部として最適な放出速度を設定するために，3種の異なる放出速度（pH1.2で遅く，pH6.8で速いpH依存性放出）の徐放性粒子（60 mg）と，速放性粒子（10 mg）を健康成人に投与した（図4）。血漿中モルヒネ濃度は*in vitro*放出速度（SRG-F＞SRG-M

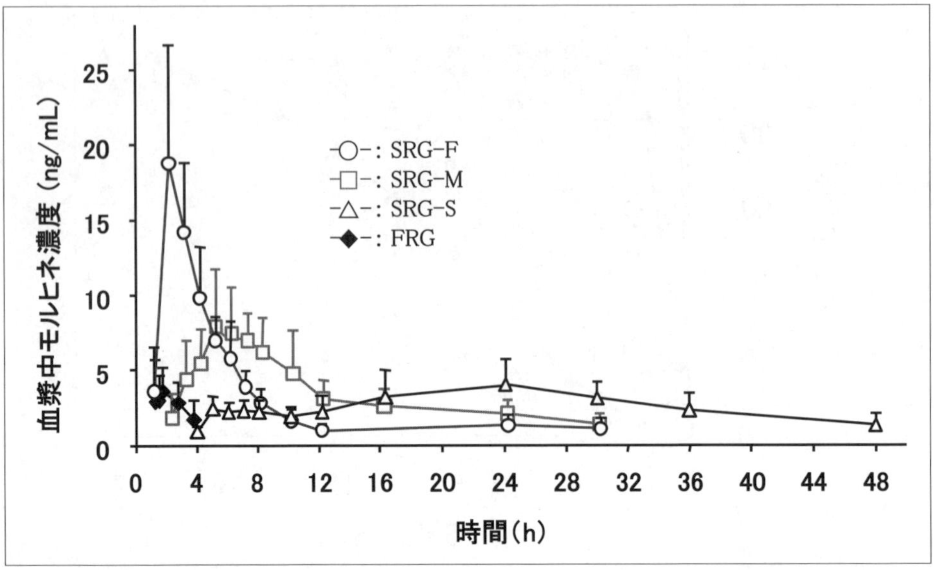

図5　速放性粒子（◆）と徐放性粒子 SRG-F（○），M（□），S（△），単回投与後の血漿中モルヒネ濃度推移
（健康成人 N＝12，平均±SD）

>SRG-S）に対応した徐放性の濃度推移（最高血漿中濃度到達時間 T_{max} の延長，最高血漿中濃度 C_{max} の低下）を示した（図5）。本システムでは放出が遅くてもAUCが低下しなかったことから，SRG-MとSRG-Sの中間の速度を選択し，コンボリューション法により予測されるこの徐放性粒子投与後の血漿中濃度と速放性粒子投与後の血漿中濃度の実測値より複合製剤投与後の血漿中濃度を予測した。投与早期と後半のピークの高さがほぼ一致する2：8を速放性粒子と徐放性粒子の配合比率とし，カプセルに充填した。

4.3　製剤の特性

パシーフ®カプセルの放出特性は次のようになっている。速放性粒子はいずれの試験液(pH)条件でも速やかに薬物を放出し，試験（パドル法，100 rpm）開始後10分以内にほとんどの薬物が放出された。徐放性粒子からの放出は酸性で遅く，pHの上昇につれて速くなるが，いずれのpHにおいても放出開始後2時間以内の放出はごくわずかであった。なお，放出は回転数の影響を受けないことも確認している。

パシーフ®カプセル60 mgを絶食下，健康成人に投与後の血漿中モルヒネ濃度は前半と後半のピークが予測どおり同程度で，両ピーク間のトラフとの差は小さく，24時間後も血漿中薬物濃度を維持していることが確認できた（図6）。速放性粒子によるピークは0.9時間後，徐放性粒子によるピークは8.4時間後に得られ，以後半減期13.5時間でゆっくりと消失する。投与後の速やかな立ち上がりと適度な持続と，安定した血漿中薬物濃度推移が得られたことから，安定した鎮痛効果が期待できるだけでなく，投与後約1時間の観察から投与量の適否が判断でき，使いやすい製剤であると考える。また，徐放部は中性で放出が加速されるシステムである

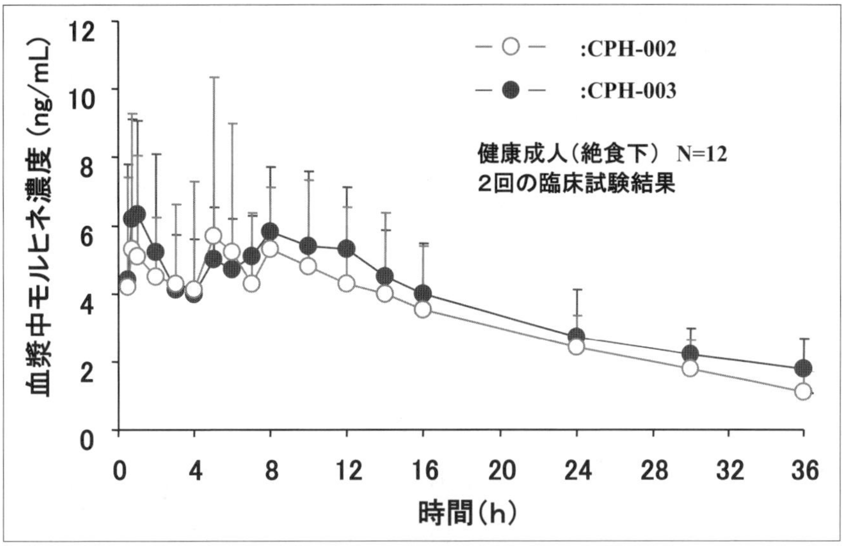

図6　パシーフ®カプセル（60 mg）投与後の血漿中モルヒネ濃度
（健康成人 N＝12，絶食下，平均±SD）

が，初期放出はわずかで，投与直後の血漿中薬物濃度はpH非依存的に放出する速放性粒子に由来するため，投予後ただちに中性環境にさらされたとしても副作用につながる急激な血漿中薬物濃度の上昇はなく，投与48時間後には検出限界以下になるため，2日目以降定常状態に達し薬物蓄積による投与直後の急激な血漿中薬物濃度上昇もないと考える。このような血中濃度のコントロールがされていることから，がん患者に対する臨床試験においても，1日1回投与で，疼痛コントロールが可能な製剤である結果が確認されている。

5 腸溶性製剤（タケプロン®OD錠）の開発

5.1 開発の経緯

通常の錠剤は水とともに服用し，消化管で崩壊することで薬物が消化管内に溶出し，吸収される。一方，口腔内崩壊錠は錠剤の一種ではあるが，名称のごとく口腔内で崩壊を図り，水なしで自己の唾液で錠剤を崩壊させ，その状態で嚥下する。この服薬方式によって，錠剤の大きさにより嚥下困難な患者や，水を飲めない場合，薬を飲んでいることを知られたくない場合などにも適用でき，アドヒアランス改善に威力を発揮する剤形である。プロトンポンプインヒビターであるランソプラゾールは，速やかな薬効発現を目指してマルチプルユニットである腸溶性顆粒入りカプセル剤として開発した。その後，QOLの観点から患者の立場に立ち，患者にやさしい製剤として，機能性（腸溶性）と服用性の両面で優れた薬剤を開発することを目的として，腸溶性細粒を含む口腔内崩壊錠の製剤化を行った。

表1　ランソプラゾール腸溶性顆粒に対する各種安定化剤のスクリーニング

安定化剤	40℃相対湿度75％で4週間保存		pH
	残存％	⊿E	
無添加	60.2		5.9
炭酸カリウム	89.0		11.2
炭酸ナトリウム	90.1		11.1
酸化マグネシウム	94.7		9.3
水酸化マグネシウム	94.8		9.2
炭酸マグネシウム	95.0		9.1
炭酸カルシウム	94.0		9.0
重炭酸ナトリウム	88.1		8.3
硫酸マグネシウム	50.3		4.9
塩化マグネシウム	48.5		4.8
塩化カルシウム	45.6		4.8

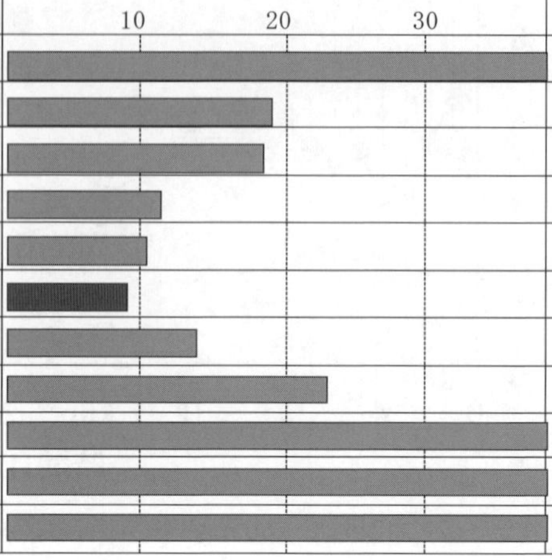

5.2　製剤の設計

1）ランソプラゾールの安定化

ランソプラゾールの各種pH緩衝液中での安定性はpHの低下とともに著しく不安定になり，日局第1液中での半減期は約2分と瞬時に分解する。胃内pHを調節したイヌや胃酸分泌量が異なるヒトでの検討の結果，胃内pHが低い場合には吸収性が明らかに低下し，分解が示唆されたことから，分解を防ぎ良好な吸収性を得るために，腸溶性製剤として設計した。一方，ランソプラゾールは賦形剤との配合性が悪く，含量低下のみならず著しい着色変化を起こす。そこで，安定化剤のスクリーニングを行った結果，**表1**に示すように，塩基性物質の添加によって安定化効果が認められ，その中でも最適な安定化剤として炭酸マグネシウムを添加している。

2）打錠による腸溶性被膜の破損の軽減

本剤は腸溶性細粒を含む錠剤であるため，打錠による腸溶性被膜の破損が懸念される。カプセル用顆粒の腸溶性基剤として用いた水性のメタアクリル酸コポリマーLDは脆い性質があり，錠剤用細粒に適用した場合，打錠などの力が加わることから破損しやすくなる。そこで，アクリル酸エチル・メタアクリル酸メチルコポリマーを添加することによって腸溶性被膜を柔軟なものにすることで，打錠による被膜の破損を軽減し，耐酸率を満足した。しかし，アクリル酸エチル・メタクリル酸メチルコポリマーの比率が高くなるにつれて，小腸部位に相当するpH 6.8緩衝液での溶出が遅れる傾向が認められた。そこで，可塑剤でもあるクエン酸トリエチルの添加濃度を検討し，耐酸率とpH 6.8緩衝液における溶出率の両方を満足するポリマーの混合割合，クエン酸トリエチルの添加割合を決定した。

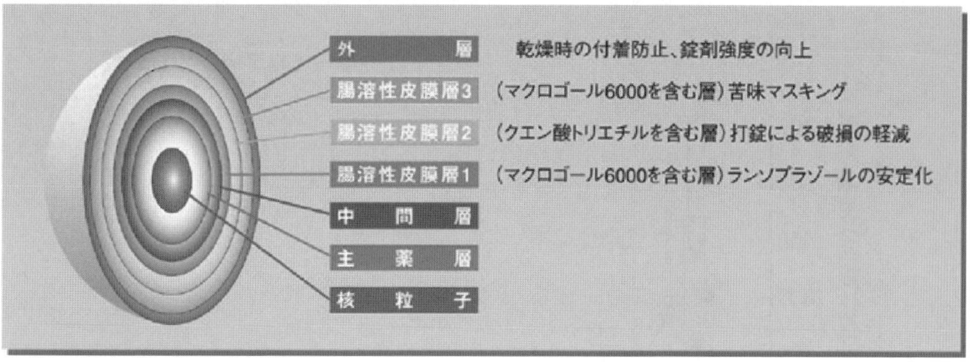

図7　腸溶性細粒の断面図の模式図

3）苦味マスキングと製剤中のランソプラゾールの安定化

クエン酸トリエチルは，不快な苦味があり，さらにランソプラゾールとの配合性が非常に悪いことから，クエン酸トリエチルを添加した腸溶性被膜の内側と外側にマクロゴール 6000を低濃度添加した腸溶性被膜を施した。この結果，苦味も遮蔽でき，安定性も満足し，かつ耐酸性や溶出性でも問題ないことが確認でき，最終的には図7に示すような七層構造を持つ腸溶性細粒として設計した。

4）腸溶性細粒の口当たりの改善

アドヒアランスの向上には，手元に水がない場合でも口の中で錠剤が崩壊または溶解する口腔内崩壊錠が有用である。口中で錠剤が崩壊した後の腸溶性細粒のザラツキ感を抑えるには，腸溶性細粒をできるだけ小さくする必要があるが，香料および甘味料を加え味覚を改善した口腔内崩壊錠では，約 300 μmの粒子径でザラツキ感のない製剤となった。また，添加剤の結合剤および崩壊剤は粉っぽいことから，結合剤および崩壊剤の両面の特性をもつ低置換度ヒドロキシプロピルセルロースの特性に大きく影響するヒドロキシプロポキシル（HPO）基に着目し，HPO基含量を少なくすることで，製剤特性を損なわずに粉っぽさを軽減できた。

5.3　製剤の特性

腸溶性製剤としては，腸溶錠と腸溶性顆粒（カプセルあるいは錠剤に顆粒として含有）があり，製造性や生産性の面からはシングルユニットである腸溶錠が有利である。しかし，吸収性の面からは，胃内容物排出速度や食事の影響を受けにくいマルチプルユニットである腸溶性顆粒の方が，再現性のよい吸収が期待できる。ランソプラゾールの場合もイヌやヒトにおいて同様の結果，すなわち，胃から腸への移動が速やかで血中濃度の立ち上がりも速く，食事の影響も少ない結果が得られ，吸収性の観点から，カプセルでは腸溶性顆粒を選択し，口腔内崩壊錠では同様の効果をねらって腸溶性細粒を用いた。図8にカプセルと口腔内崩壊錠の同等性を示すが，腸溶性細粒を用いた口腔内崩壊錠は腸溶性顆粒入りのカプセルとのヒトにおける同等性を確認でき，臨床の場においてもカプセルと同様の有用性を発揮している。また，参考として

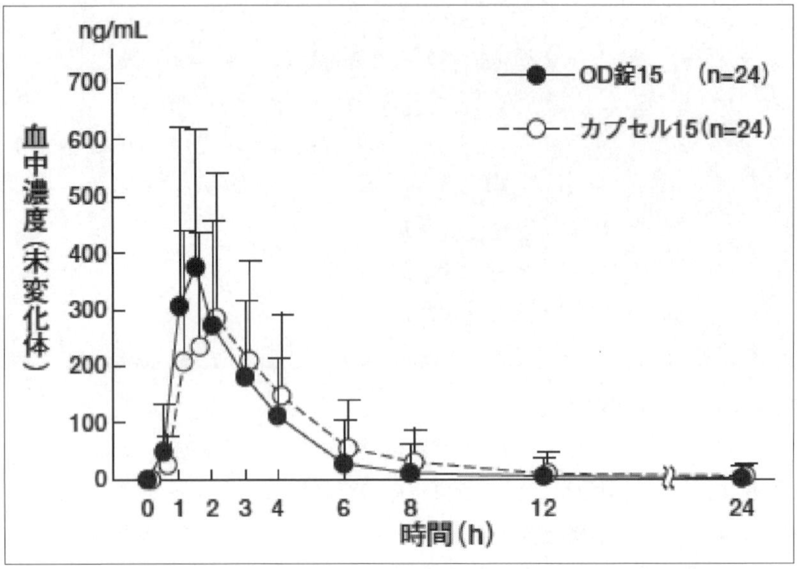

図8　タケプロン®OD 錠 15 とタケプロン® カプセルの生物学的同等性結果

製剤	タケプロン カプセル	タケプロン OD錠
剤形	カプセル剤	口腔内崩壊錠
粒子の種類	顆粒	細粒
粒子径	約1,000 μm	約300 μm
粒子数	約200個	約10,000個
(30 mg製剤)	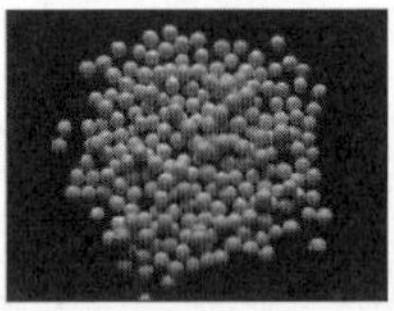	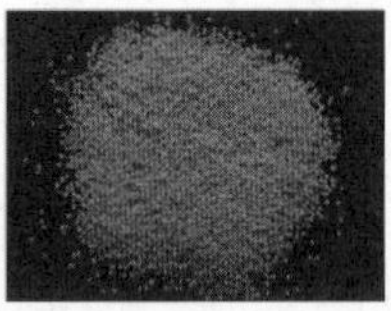

図9　タケプロン®OD 錠 15 とタケプロン® カプセルの製剤の比較

図9にカプセル剤，口腔内崩壊錠の形態的特徴を示すが，ユニットである顆粒，細粒の粒子径と，含まれる粒子数の違いをわかっていただけると思う。

おわりに

経口放出制御製剤の製剤設計と製剤技術に焦点を合わせ概説してきたが，経口放出制御製剤には，製剤に対する機能付与だけで達成できるわけではなく，製剤の消化管移動などの生体側の因子，薬物側の物理学的因子が大きく製品品質に影響する。筆者も種々の薬物に対する放出制御を経験してきたが，同じ放出システムを用いても，放出特性のまったく異なる製剤になり，薬物に応じた製剤設計が必要になる。それだけに，チャレンジングであり，成功したときには喜びが大きい。処方設計者は臨床試験によって，目的としたPKプロファイルが得られた段階で，大きなハードルを越えたことになるが，製品化するまでには生産に向けたスケールアップという，より大きなハードルがあることも忘れてはならない。経口放出制御製剤は患者さんが効果，副作用からも，服用方法からもアドヒアランスの向上につながることは間違いなく，まさしく，患者さんにやさしい製剤であり，医療に大きく貢献できる。さらなるチャレンジを続けたい。

参考文献

1）迫和博：“経口持続吸収型徐放性製剤”，ファルマシア 37（5），403-405（2001）
2）橋田充編：経口投与製剤の処方設計，吉野廣祐，357-373，じほう（1998）
3）岡田弘晃，中村康彦監修：経口投与製剤の製剤設計と製造法製剤，吉野廣祐，300-315，じほう（2013）
4）秋山洋子，福田誠人：“Multiple Unit型経口モルヒネ徐放剤「パシーフカプセル」の製剤設計”，膜，32（6），363-366（2007）
5）コンサータ®錠，インヴェガ®錠：ヤンセンファーマ 添付文書
6）吉野廣祐：“放出開始時間を制御した経口製剤の設計と評価”，膜，19（6），392-399（1994）
7）秋山洋子，中尾雅文：“ヘリコバクター・ピロリ感染症とDDS”，Drug Delivery System，15（3），185-192（2000）
8）田畑哲朗：“腸溶性粒を用いた製剤設計－カプセルから口腔内崩壊錠へ－”，PHARM TECH JAPAN 24（1），157-162（2008）
9）勝眞正孝：“ラクチュラロースを利用した結腸特異的薬物放出製剤に関する研究”，薬剤学69（1），34-39（2009）

Column　苦い思い出

パシーフ®カプセルの開発において，治験，申請段階までは，なんとか理想の薬物の溶出特性，血中動態が得られる製剤を製造することができ，胸をなでおろしていた。次のステップとして，生産スケールに移行した段階で，溶出特性が大きく異なる製剤となって驚く結果となった。通常の速崩壊性製剤でもスケールアップでは経験することであるが，放出制御製剤ではより大きなハードルとなることを経験した。これは放出機能に及ぼすスケールアップの影響を見誤っていた結果である。放出制御製剤の放出システムのロバスト性の向上を図るか，もしくは，プロセスによる影響を初期から見抜き，影響度合いを小さくするプロセスを選択することが重要だと反省した。

問　題

［第1問］ 経口徐放性製剤およびその対象薬物に関する次の記述の正誤について，正しい組み合わせはどれか。

a　通常の製剤に比べ，薬効をより長時間持続させることが期待できる。

b　通常の製剤に比べ，副作用の発現を低減させることが期待できる。

c　徐放性製剤では，薬物の吸収率の向上が期待できる。

d　初回通過効果の低減が期待できる。

e　投与回数を減らすことによって，服薬コンプライアンスの向上が期待できる。

	a	b	c	d	e
1	正	誤	誤	正	正
2	正	誤	正	誤	誤
3	正	正	誤	誤	正
4	誤	誤	誤	正	正
5	誤	正	誤	正	誤

［第2問］ 経口徐放性製剤に関する次の記述の正誤について，正しい組み合わせはどれか。

a　同一成分の速放性製剤と比較して，1回の薬物服用量は多い。

b　速放性製剤と比較して，食事の影響を受けにくい。

c　マルチプルユニットタイプのカプセル剤は必要に応じてカプセルをはずして調剤してもよい。

d　マトリックス型製剤は，膜制御型製剤に比べて一定の薬物放出速度を示す。

e　徐放性錠剤はかみくだかないで服用するように指導する。

	a	b	c	d	e
1	正	誤	誤	誤	正
2	正	誤	正	誤	正
3	正	正	誤	誤	誤
4	誤	誤	誤	正	正
5	誤	正	正	正	誤

［第3問］ 腸溶性製剤の機能と用途を説明せよ。

正解と解説

第1問

正解	3
説明	a 正 b 正 c 誤 吸収部位が限定されていると，通常の徐放化では吸収率の低下と変動を招くおそれがある。 d 誤 経口徐放性製剤では，初回通過効果を受ける肝臓での薬物濃度が低くなるために代謝される割合が大きくなってしまう。従って，初回通過効果の大きい薬物は放出速度を遅くするとバイオアベイラビリティが著しく低下するおそれがある。 e 正

第2問

正解	2
説明	a 正 b 誤 徐放性製剤は消化管内の環境等の生体側の要因の影響を大きく受ける。例えば，食事の有無や内容によって，消化管内移動速度や薬物の放出速度が影響を受ける。 c 正 d 誤 マトリックス型製剤では，時間の経過に伴い，薬物放出速度は一般的に低下していく。 e 正

第3問

正解説明	胃では溶解せず，小腸（pH 5～8）で溶解して薬物を溶出する製剤で，薬物を含んだ錠剤，顆粒剤にヒプロメロースアセテートサクシネートやメタクリル酸コポリマーL，S等の腸溶性皮膜を施すか，腸溶性物質を用いたマトリックス型製剤とすることにより調製される。消化酵素や抗生物質のように胃酸によって失活する薬物の保護や非ステロイド性抗炎症薬のように胃粘膜への障害が問題とされる薬物の製剤化に際し適用される。

著者の略歴

1985年　岐阜薬科大学修士課程　修了

1985年　武田薬品工業株式会社　入社（製剤研究所に所属し，タンパク質，ペプチドのリポソーム，マイクロカプセルを利用した徐放性製剤を担当）

1992年　武田薬品工業株式会社　経口固形製剤部門（処方設計，製造プロセス設計を担当）

2007年　武田薬品工業株式会社CMC研究センター製剤技術研究所　リサーチマネジャー

2017年　武田薬品工業株式会社ファーマシューティカル・サイエンス フォーミュレーション・デベロップメント リサーチマネジャー

流動層装置の粒子挙動に着目した運転条件の考察

夏山　晋

POINT

見えない空気が駆動力の流動層装置

固形製剤の製造で用いられる装置には撹拌造粒装置，流動層装置，ドラム型錠剤コーティング装置，圧縮成形技術をベースとした打錠機などがあるが，装置内で処理される粉体もしくは錠剤の挙動を決定づける駆動力は流動層装置を除けばいわば機械的な作用によるものである。流動層装置では“目に見えない”空気を駆動力の伝達媒体にしていることから，そのプロセスの力学的な解析にはこの気流が粉体の運動に及ぼす影響を考察することが不可欠である。

1 はじめに

原薬粉末と賦形剤粉末を出発点とし，さまざまな工程を組み合わせて固形製剤の製造プロセスは構成されているが，特に製剤の物性に多大な影響を与える造粒操作，粒子へのコーティング操作では流動層装置を基本原理とした装置を用いた操作が国内では広く用いられている。

流動層装置の操作についてはこれまでにもさまざまな研究が進められ，多くの報告がなされており，これらの結果をもとに，工程においてあらかじめ設定された品質許容範囲にあることを検査・確認され製剤の品質が担保されている。また，処方設計から治験薬製造，商用生産までには最終的な生産量を見据えた何段階かのいわゆるスケールアップがなされているが，これらの検討には多くの時間と検討のための原料などにかかる費用が必要とされているのが実情である。

一方，2004年にFDAよりPAT（Process Analytical Technology）のガイドラインが発出され，各製造プロセスの重要品質の理解や，プロセス中での品質管理が強く求められるようになった。さらにこのPATに加えQbD（Quality by Design）の考え方を導入してプロセス全体の機能を担保することで，必ずしも最終品質試験を必要としないリアルタイムリリース（RTRt）の実現が目指されている。

本章ではこのようなプロセスの理解の一助として単位操作の中で流動層装置，ワースター流動層装置そして転動流動層装置を取り上げ，操作中に装置内で発生している物理現象を中心に基礎的な解説を行う。

2 流動層内での流動現象

2.1 流動現象の観察と解析

流動層造粒装置内で原料粉体に働く物理的作用は，気流による粉体運動，結合剤溶液添加による粒子どうしの凝集現象，温風による乾燥現象に分類することができるが，装置内で生じる粉体運動は非常に複雑で，粉体運動の計測や定量化は，実生産スケール装置だけでなく，実験室スケールの装置であっても大変困難である。ここでは，空気流が粉体運動の駆動力である流動層装置内の粉体挙動を定量化・可視化する手段としてDEM（Distinct Element Method：離散要素法）シミュレーションおよび実験から解析した例を示し，流動層内の粉体流動現象の基礎を説明する。

まず，二次元流動層実験装置およびこのシミュレーションモデルを用いて，DEMによる流動層内の流動現象の再現性を確認する。この実験に用いた粒子は粒子径 0.8×10^{-3} m，粒子密度2,400 kg/m^{3}のガラスビーズを用い，装置底部の空気分散板での空気流速は6.0 m/sの条件とした。

図1に示す実際の粒子挙動とDEMシミュレーション結果より，粒子の流動は実験，シミュレーション結果とも，装置中央部において上昇し，粒子層上部で飛散後，装置壁面近くを下降し，装置底部で再び上昇する循環流であることが確認できる。またDEMシミュレーションにおいても，実装置で観察されるようなバブルの発生，バブル破裂後の粒子の飛散状態が確認でき，シミュレーション手法が実際の流動層での粒子運動の特徴をよく再現していることが確認できる。

固形製剤の製造に用いられる流動層装置の形状は，底部から装置上部にかけて緩やかに直径

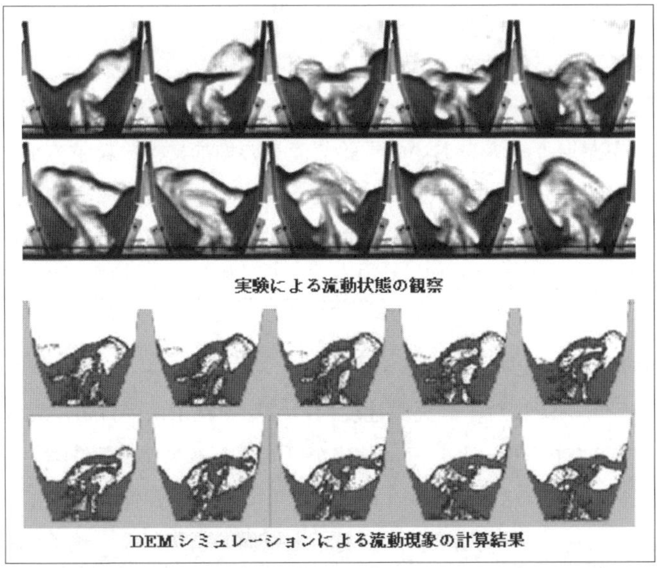

図1　流動現象に関する実験とDEMシミュレーション結果の比較

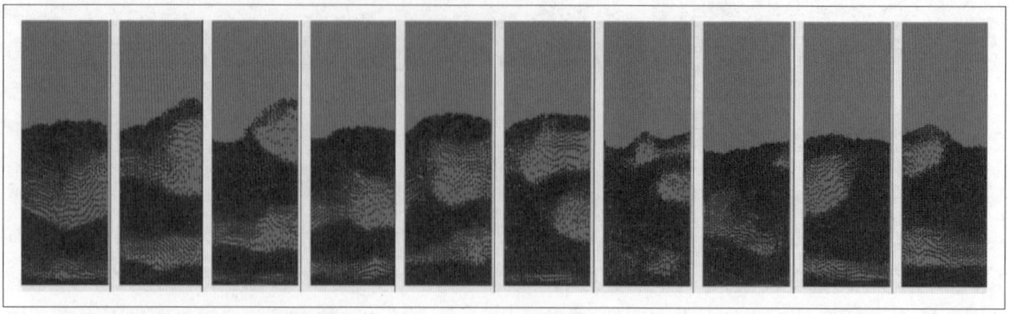

図2　直胴型流動層内での粒子挙動

が拡大するいわゆるテーパ型流動層である。ここでこのようなテーパ角が与えられていない，いわゆる直胴型の流動層装置内での流動解析結果を図2に示す。直胴型流動層ではテーパ型流動層でみられるような粒子の循環流動が観察しにくく，粉体層全体の上下動が主な運動現象であることがわかる。

2.2　大きさの異なる流動層装置内での流動現象の比較

固形製剤の製造ではいわゆるスケールアップ検討は避けて通れない大きな課題である。そこでDEMシミュレーションによって各装置のスケールの違いが粒子の運動にどのような影響を及ぼすかを考察した例を示す。

モデルとしては流動層造粒乾燥装置（GPCG：Glatt/パウレックおよびラボ機のMP-01：パウレック）とした。それぞれの装置名称にある数字は医薬品製造に用いられる一般的な原料粉体での標準仕込み量を示す。また，操作因子としては，流動層底部に設置されている空気分散板での流動化空気の空塔速度を，実際の造粒／乾燥操作で用いられることの多い0.6/0.8/1.0/1.2 m/sの4水準設定し，それぞれの装置で各給気風速条件での粒子運動を考察した。

1）粒子の運動速度に着目した考察

各スケール装置，各給気風速条件における，定常流動状態での平均粒子流速の算出結果を図3に示す。いずれの装置スケールにおいても給気流速の増加に伴い粒子の平均速度は上昇している。また，GPCG-60，GPCG-120などの大型機では他の小型装置に比べて，いずれの給気風速条件でも平均粒子流速が高くなっており，同等な粒子運動速度を得るための給気風速は，装置が大型になるほど低くてもよいことがわかる。

2）粒子への圧縮作用に着目した考察

DEMシミュレーションでは粒子の運動速度だけでなく粒子が受ける圧縮作用についても粒子衝突モデル中の弾性エネルギーとして定量化が可能である。この弾性エネルギーに着目して考察した結果を図4に示す。給気風速が1.0 m/s以下では粒子弾性エネルギーは給気風速の上昇とともに増加しており，粒子間衝突および粒子と壁面の衝突による粒子への圧密効果が働いていると考えられる。

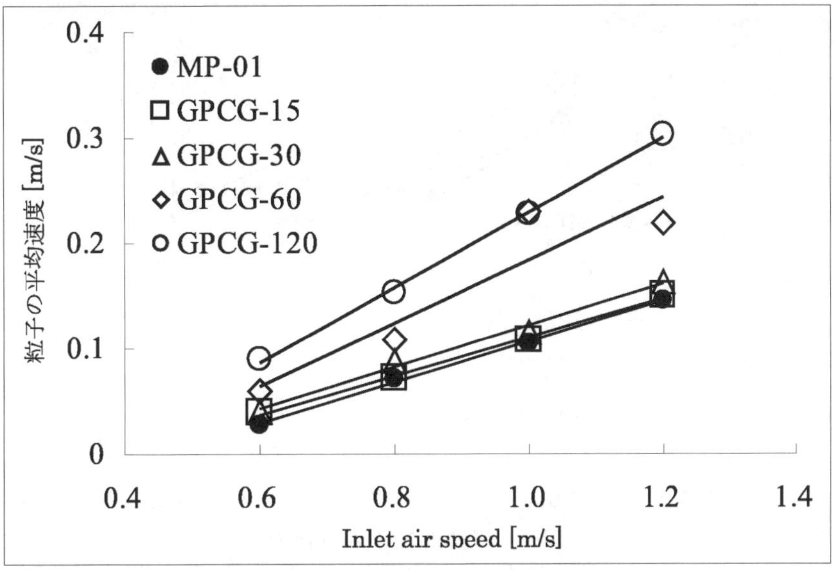

図3　各装置スケールでの給気風速と粒子の平均速度の関係

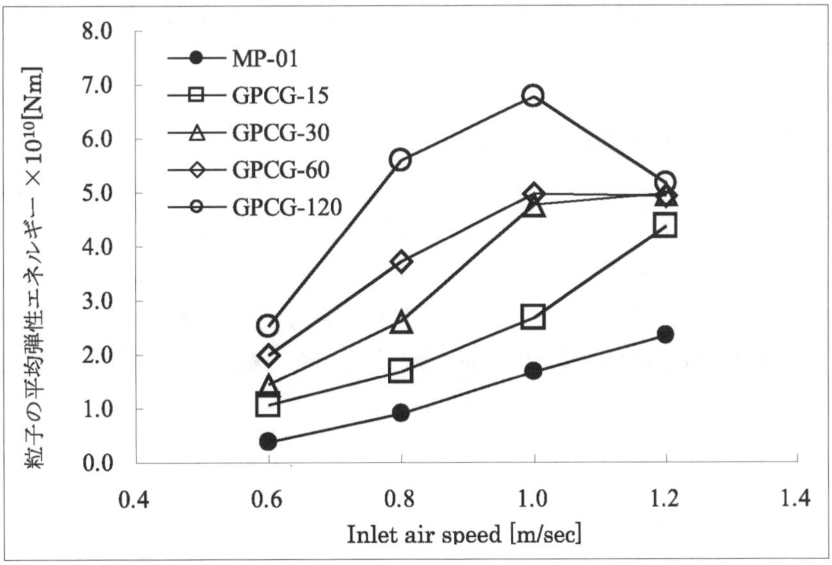

図4　粒子の平均弾性エネルギーの変化

しかし30・60・120型では，給気風速がこれ以上になると弾性エネルギーの増加が少なくなる傾向を示している。これは図5に示す装置内での粒子間接触率（総接触数と総粒子数の比率）からわかるように，給気風速の増加に伴い層内空隙率が高まり，粒子－粒子間の接触頻度は低下するが，この接触頻度の低下は流動空間の広い大型装置ほど大きいことによるものと考えられる。つまり小型の装置では給気風速の上昇に伴って装置内での粒子運動の自由空間が比較的小さく，粒子の運動エネルギーは粒子間および粒子－壁面間の衝突によって消費される傾向が強く，一方，大型機ではその運動空間が広いことから，粒子の運動エネルギーは消費され

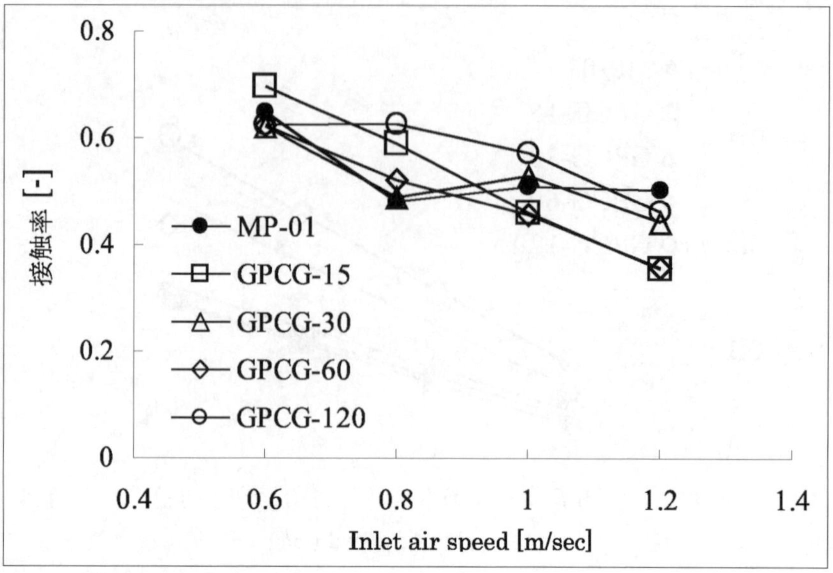

図５　粒子間接触率

ず風速の上昇とともに加速されることを意味する。これは図４の給気風速と粒子運動速度の関係とも一致する。

3）流動層壁面での摩擦が流動現象に及ぼす影響

これまでの考察より，同一給気風速においても大型装置の方が粒子運動は活発になることがわかった。図６に示すように，装置スケールが大型になるほど気泡が多く発生し，粒子の運動も複雑である。そこで流動層内で生じている粒子の循環特性を調べるために，装置底部から一定の高さ（H/3の高さ）での粒子の上下方向の粒子流速を，装置半径を基準とした無次元半径でまとめた結果を図７に示す。装置中心部が無次元半径０，側壁面が無次元半径１で表されて

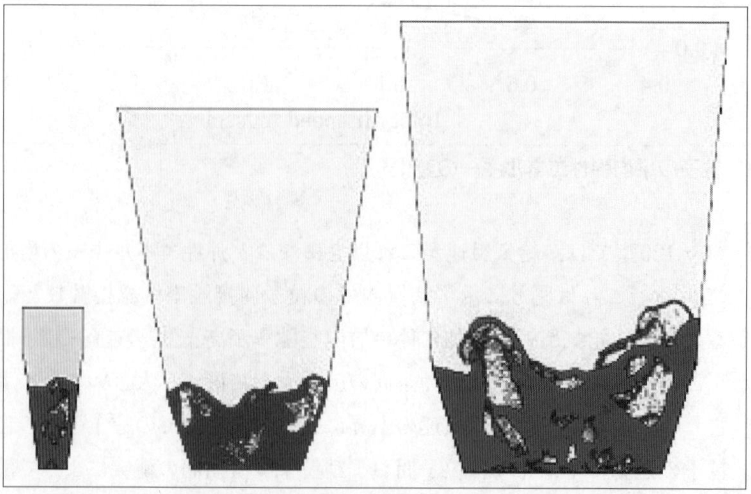

図６　異なる装置スケールでの流動状態の例

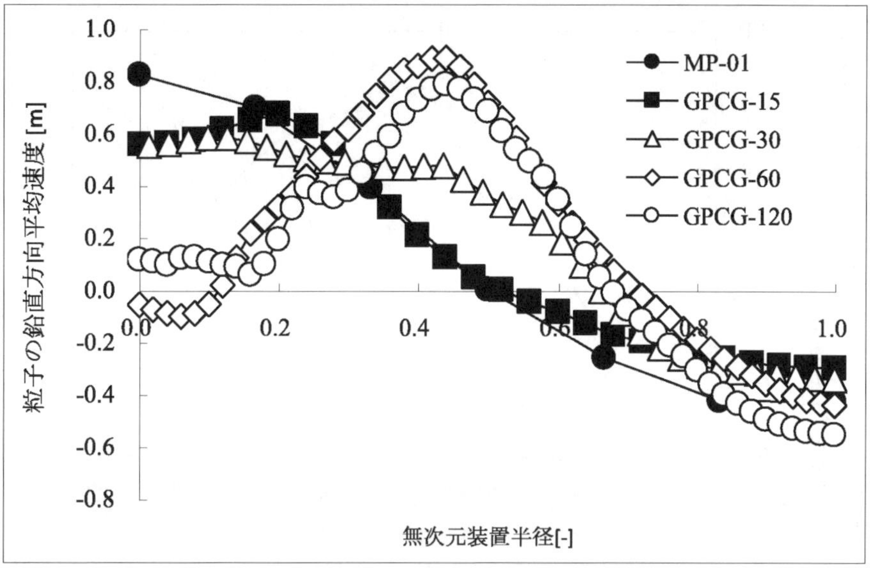

図７　流動層内の無次元半径における粒子の鉛直方向速度分布

いる。

図７より01型，15型などの小型機においては，他のスケール装置に比較して粒子の上昇流と下降流の境界が無次元半径0.5付近の比較的装置中心近くにあり，粒子の上昇はほぼ装置中心部で発生している。またこれ以上のスケール装置では無次元座標0.7付近の側壁面近傍に境界層があることがわかった。つまりテーパ型容器を持つ流動層装置に関して，小型機では装置容積に対して壁面の影響が相対的に大きく働き，また大型装置になると壁面の影響を受けない部分が相対的に大きいことがわかる。

4）粉体の仕込み量の影響

ここまでの解説では，装置高さに対して一定の比率で粒子の初期充てん量（充てん高さ）を設定したモデルを用いているが，実際の流動層の運転では，初期の粉体充てん量も適正運転条件を左右する重要な因子である。ここで同一装置における仕込み粒子数と粒子運動エネルギーの関係の検証結果を図８に示す。

粒子数の増加に伴い粒子運動エネルギーが最大値に達しその後減少していることがわかる。これは粒子充てん量の増加で粉体層高が高くなり，流動化空気による粉体の気泡流動化の効率が上昇するが，一定値を超えると，粒子間および，粒子と壁面間での衝突によって粒子の運動エネルギーが消費される傾向が高まり，同一風速での流動化が困難になることを示している。これらの結果より，流動層装置には適切な粒子の初期充てん量が存在することが理解できる。

3　ワースター流動層内の粒子流動と操作条件の最適化

ワースター流動層装置内での粒子の挙動をDEMシミュレーションによって観察した例を図

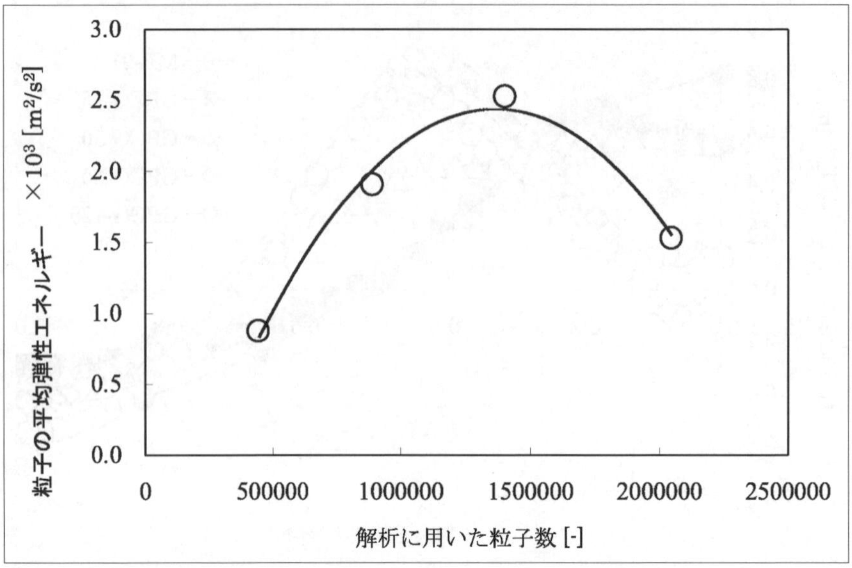

図 8　解析に用いた粒子数と粒子の平均弾性エネルギーの関係

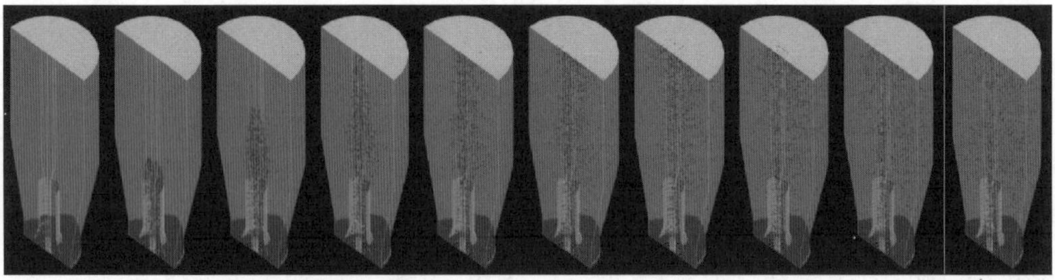

図 9　ワースター装置内の流動初期の観察

9に示す。粒子は内筒内を上昇し，装置上方に達した後内筒の外側を落下し，再び内筒内を上昇する方向でいわゆる内部循環流動を形成している。

ワースター流動層装置のコーティングエリア（スプレーゾーン）である内筒内の粒子濃度は内筒の設置高さ，寸法，空気分散板の設計，給気風量などによって大きく変化し，これはコーティング性能に対して大きな影響を及ぼす。

そこで内筒内を流動する実際の粒子の濃度を実験的に測定する手法に光透過式センサを採用し，特に粒子の流動性に影響を及ぼすと考えられる給気風量，スプレーアトマイズエア流量，内筒設置高さとの関係に関する考察ともにこのスプレーゾーンでの粒子濃度と粒子コーティングのトラブルの一つである粒子凝集の発生との相関について解説する。

3.1　検討条件

ラボスケールのワースター流動層装置（MP-01-SPC：パウレック製）を用い，内筒上端に光ファイバを用いた光電センサ（投光／受光）を取り付けた（図 10）。投光側センサより発せられた光量が受光側に届く割合を測定し，この値を内筒内の粒子濃度を示す値とした。つまり全

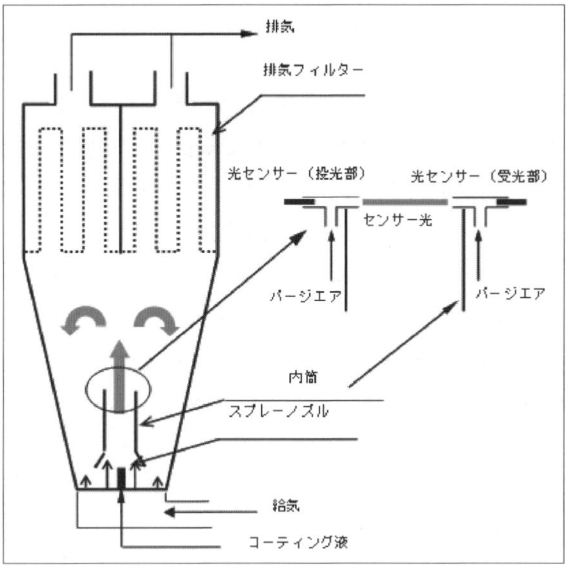

図10　ワースター流動層 内筒への光センサの設置

くセンサ間に粒子が存在せず透過光量の全量が受光部に到達すると透過率Tは100％であり，流動する粒子によってすべての光が遮断されると0％を示すことになる。

操作パラメータとして，内筒下端と流動層底部の空気分散板までの高さH，給気風量Q，スプレーノズルのアトマイズエア流量Lに着目した。各操作パラメータの操作範囲はH：5 mm～30 mm，Q：0.4～1.8 m^3/min，L：0～90 NL/minにおいて6～10水準の範囲で原料粒子を流動させた。また，モデル原料には三種の粒径グレード（CP-102 D50＝160 μm，CP-203 D50＝235 μm，CP-305 D50＝385 μm）の球形結晶セルロース（セルフィア：旭化成）を用いた。

粒子径の異なる各原料粒子の粒子径の光透過率への影響水準を整えるため，光透過率を内筒内の粒子濃度に換算する目的で，単一粒子径Dの粒子群が浮遊している空間に強度Iの平行光が照射された場合の光の減衰を表す式（1）で示されるBouguer-Lambert-Beerの法則をもとに粒子数密度を算出し，さらにコーティング操作で重要な粒子の表面積Atに換算した。

$$-\ln\frac{I_2}{I_1}=Q_{ext}\frac{\pi}{4}D^2Nl_{12}=kD^2N \qquad (1)$$

ここでN：粒子数密度，Q_{ext}：減衰係数，I：光強度，添え字1：入射光，2：透過光，l_{12}：光路長を表す。本研究においてはQ_{ext}，（π/4）を一定値kとして取り扱った。

コーティング操作には7％ HPC-L（信越化学工業）水溶液をコーティング液に用いて実際にコーティング操作を行った。

3.2 検討結果

1）給気風量Qの影響

H：15 mm，L：40 NL/minを共通条件として流動実験を行い，算出したチューブ内を流動する粒子の総表面積Atを流動粒子CP-102の最大値で規格化して図11 a）に示す。いずれの粒子径条件でもAtは一定の極大値を持つことが確認できる。小粒径粒子に関してはその低い流動開始速度の影響で，総表面積が最大値を示す給気風量は他に比べて低いことが確認でき，粒子径ごとに流動に必要かつ適正な給気風量が異なることを定量的に確認できた。給気風量が低ければスプレーゾーンである内筒内で良好な粒子流動は得られない。また過大な給気風量の場合もやはり循環量が低下すが，これは流動層底部の内筒外周部において余剰空気の流出による不要なバブリング現象が発生していることなどが原因で，チューブ下部での粒子の内筒内への流入現象に悪影響が生じたものと考える。

2）スプレーアトマイズエア流量Lの影響

次にスプレーアトマイズエア流量Lの影響をH：15 mm，Q：1.0 m^3/minを共通条件として確認した。実験結果を図11 b）に示した。

CP-203および305グレードの粒子総表面積はL：20 NL/minにおいて極大値を持ち，その後減少していることがわかる。アトマイズエア流量も給気風量と同様に内筒内への粒子の導入および粒子の上昇運動に影響を及ぼすが，低い流量Lではこの効果が低い。また高い流量Lにおいては，粒子の飛び上がり高さが高く，装置底部の滞留量が低下し，内筒内への良好な粒子循環が得られないものと考える。

スプレーノズルのアトマイズエアはコーティング液の微粒化作用，さらに内筒内における原料粒子の分散・凝集防止効果も本考察外で確認されていることであるが，この分散・層膨張効果によっていずれの粒子径条件においてもエア量の増加に伴う粒子濃度の低下が認められた。特にCP-102のような小粒子径原料を用いた場合には，その効果が顕著であり，原料粒子の粒子径ごとにコーティングエリアへの循環量の向上が期待できる適度なアトマイズエア流量があることがわかる。

3）内筒設置高さHの影響

内筒設置高さの影響をL：40 NL/min，Q：1.0 m^3/minを共通条件として確認した。この結

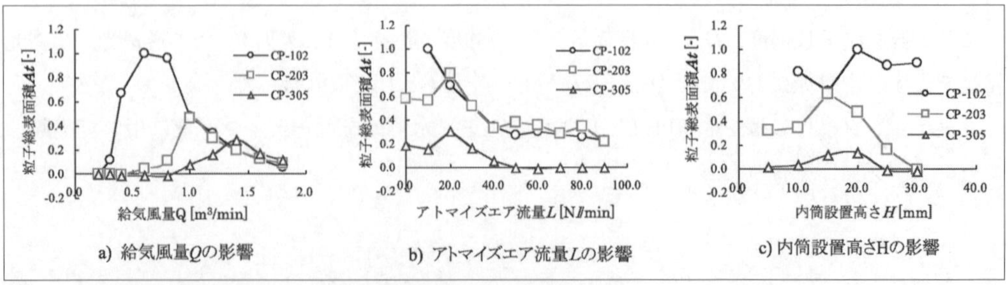

図11　各操作因子が内筒内粒子の総表面積に及ぼす影響

果を図 11 c）に示した。

球形粒子に近い形状で流動性の良好な原料粒子では，粒子径の小さいCP-102においても高い粒子循環性を示すため，内筒設置高さHの影響をさほど受けない結果となった。しかし，自重が大きくこれより大きな粒子径の原料では，高い流動化風速が必要であり，CP-203ではH：15 mm，CP-305ではH：20 mmにおいて極大値を示し，この設置位置での運転が適切であると考えられる。この設置位置以下では，流動層底部での流動抵抗によって，また高い設置高さでは粒子滞留部での不要なバブリング現象が発生し，チューブ内の良好な流動が阻害されたものと考える。

4）コーティング操作中の粒子凝集性の確認

一般に粒子コーティングでは，粒子凝集ができる限り少ない方が良好な運転操作といえる。そこでCP-203を用いて実際にコーティング操作を行った後，篩い分け操作によって粒子凝集により粒子径300 μm以上になった粒子の比率を粒子凝集率Rとして算出し，このRを良好なコーティング操作の指標とした。粒子凝集率Rと内筒内粒子総表面積Atとの関係を図 12に示す。

粒子凝集率は内筒内の粒子総表面積が高いほど低下し，良好なコーティング操作が行えていることがわかり，噴霧されたコーティング液に対して多くの原料粒子が接触することによって粒子凝集を防止できるといえ，ここまで確認してきた各操作パラメータとの因果関係とともに実運転での検討材料とされたい。

4 転動流動層内の粒子運動と造粒物物性

これまで解説してきた，流動層装置およびワースター装置では気流による流動作用が粒子運動の支配的な駆動力であったが，転動流動層装置はこれに加えて，装置底部に取り付けられたローターの回転による撹拌・転動作用によって，流動化空気が底部から粒子層を通過する際に

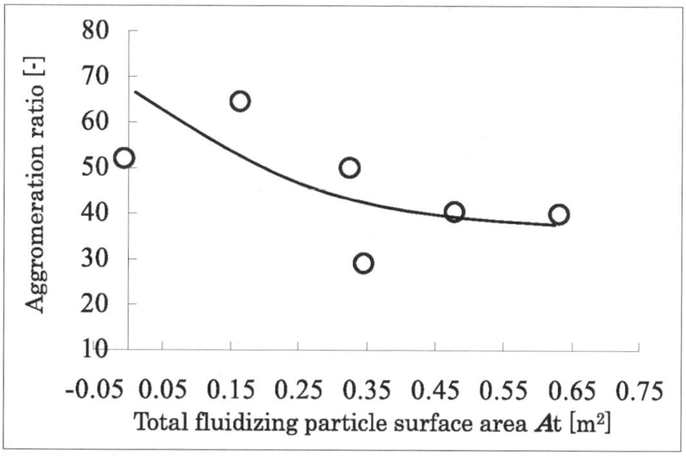

図 12　粒子総表面積 At と粒子凝集率 R の関係

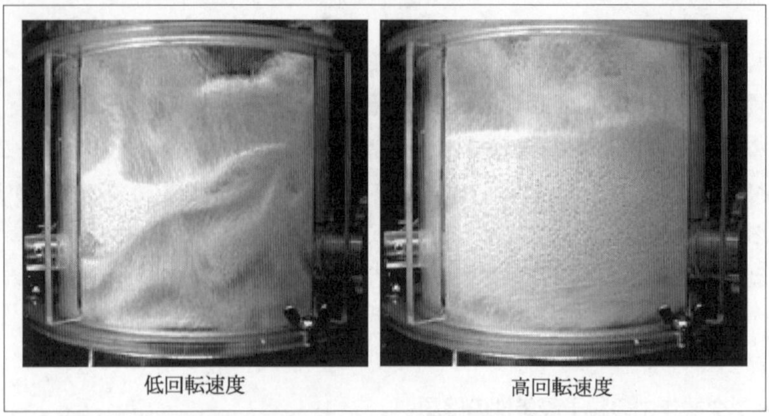

図 13　転動流動層装置の実運転時に観察される流動現象の変化

複雑な流動経路を示すことが経験的に確認されている（図 13）。これにより，粒子は操作条件によって多様な転動圧密効果および粒子混合作用を受けることになり，転動流動層装置の造粒物物性に対するコントロールの幅を広げる要因といえる。

ここでは，ローターの撹拌・転動効果に注目したDEM解析を行い，粒子間接触応力および壁面応力などに着目し造粒物の物性との関係を考察した内容を説明する。

4.1　転動流動層装置

対象とした転動流動層装置（マルチプレックス：パウレック）の概略を図 14 に示す。この装置は底部表面に凸形状の突起のある転動ローターが設置され，流動化空気はこのローターの外周と装置壁面の間隙から粉体層に流入する。

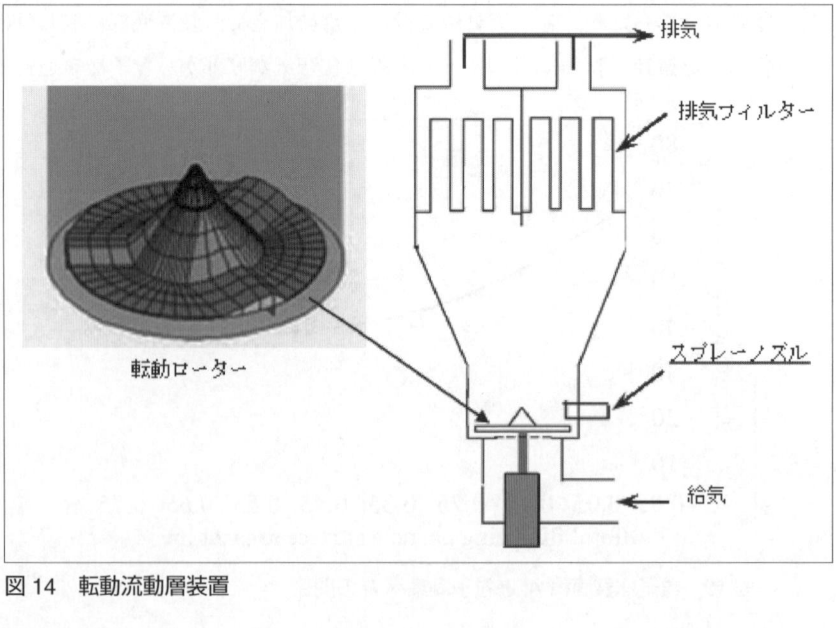

図 14　転動流動層装置

4.2　装置内での粒子の運動と濃度分布

粒子運動のDEM解析結果の一例を図15に示す。転動流動層内の粒子は，一般の流動層と同様にバブリングによる流動作用に加えて，ローターと同方向の円運動を示していることがわかる。

次に，ローター回転速度120 min^{-1}および360 min^{-1}の条件で，装置垂直断面で算出した粒子濃度分布の約0.1秒間の経時変化を図16に示した。粒子濃度の高い部分が濃色で示されているが，各図上部の灰色部分は粒子がほとんど存在しない空間である。

装置の底部で側壁近くから流入した流動化空気は，低回転速度の120 min^{-1}ではそのまま側壁付近を上昇し，反対に高回転速度の360 min^{-1}では，底部側壁近くから流入した流動化空気

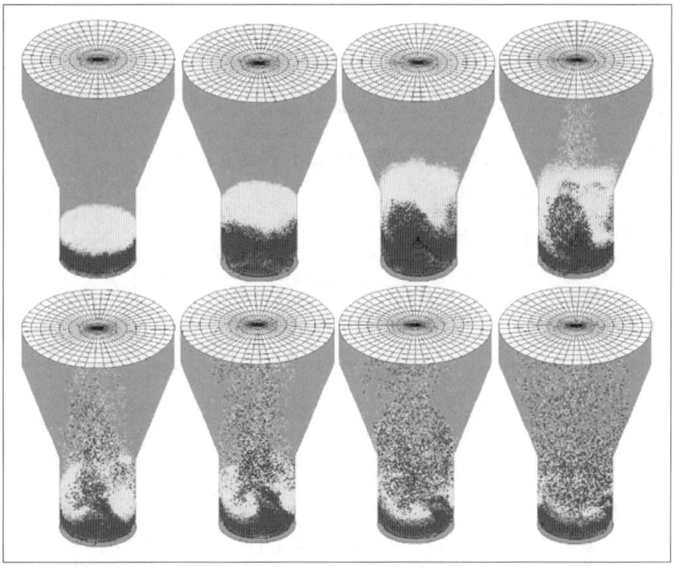

図15　転動流動層内での流動（DEM）

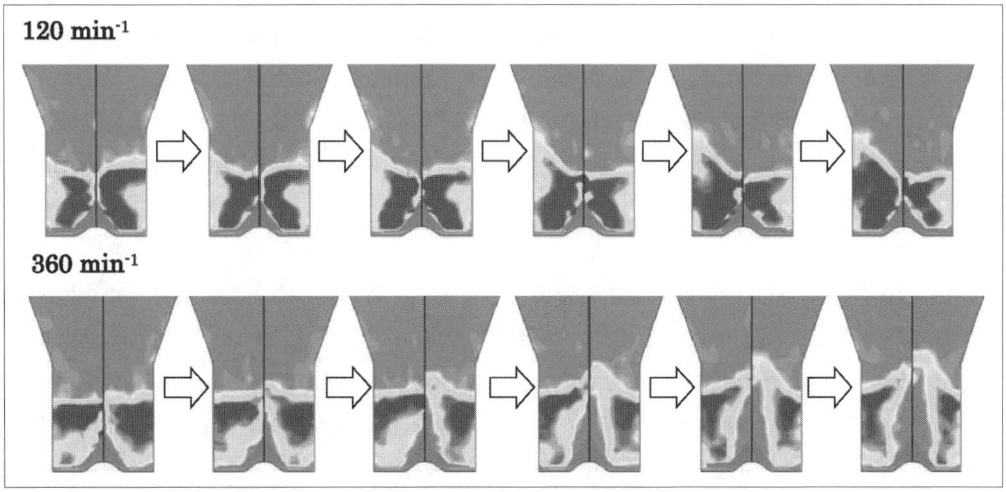

図16　ローター回転速度が粉体層内の空気流動経路に及ぼす影響

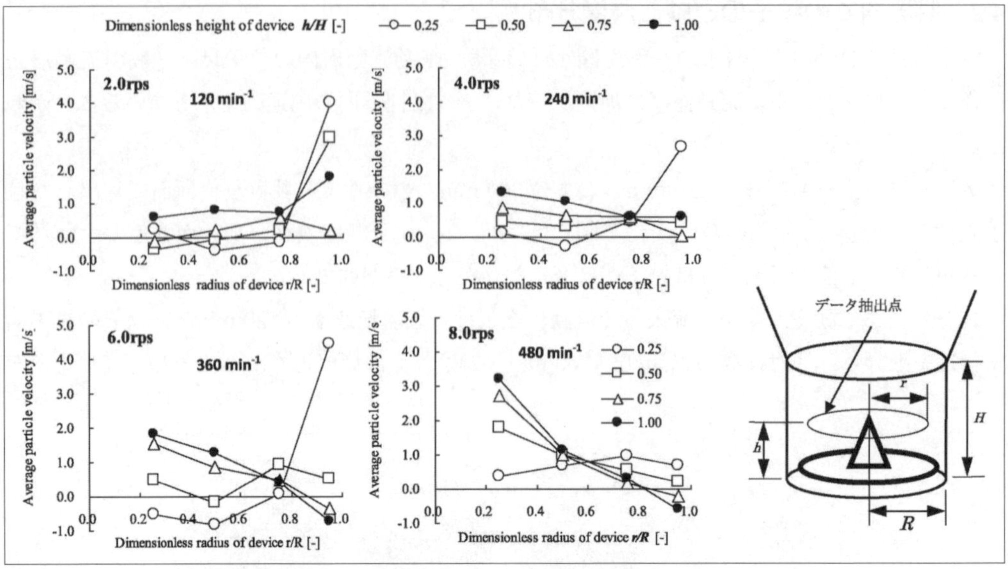

図 17　ローター回転速度が装置内の粒子の速度分布におよぼす影響

が，ローター上を通り，装置中心付近から粒子層上部へと流動していることがわかる。つまりローター回転速度によって粒子および空気の流動パターンが変化することがわかる。

各ローター回転速度条件での装置内における粒子流速分布を算出した結果を図 17 に示す。速度データは一定水平断面上の，一定半径にあるデータを平均化した。またデータ採取高さ，および半径はそれぞれ，装置直胴部高さおよび容器半径によって規格化している。

120 min^{-1}の条件での粒子の流速は無次元半径$r/R=1.0$つまり，装置側壁付近において高い値となっている。これは計算断面の無次元高さh/Hが小さい，つまり空気流入部分から近い部分において顕著である。上部になれば粒子速度は半径方向でほぼ均一な値となっている。また装置中心付近では粒子速度は負の値を示し，粒子が装置側壁付近を上昇し，装置中心部を下降する方向の粒子循環であることを示している。

ローター回転速度の上昇に伴い，装置中心付近での粒子速度が上昇方向へと変化し，側壁近傍での流速が小さな値へと変化した。つまりローターの回転速度の上昇に伴って，粒子が空気流によって上昇する部分が，装置壁面付近から，装置中心付近へと変化したことがわかる。この結果と図 16 に示す粒子濃度の考察結果とを比較すると，高速な粒子の流動は粒子濃度が比較的希薄な部位で発生しているといえる。

さらに粒子群に加わる転動圧密効果を評価するため，DEM粒子接触モデルの弾性エネルギーの算出結果およびローター回転速度を操作パラメータとし，かさ密度に着目した標準処方系での造粒実験結果を図 18 に示した。バネ弾性エネルギーは，一定のローター回転速度まで上昇を示し，同様に造粒実験結果からは造粒物のかさ密度も一定の回転速度で極大値を示すことがわかる。これらより転動流動層では，ローター回転速度の変化に伴う粒子運動経路の変化によって，粒子への転動圧密作用が変化すると考えられる。

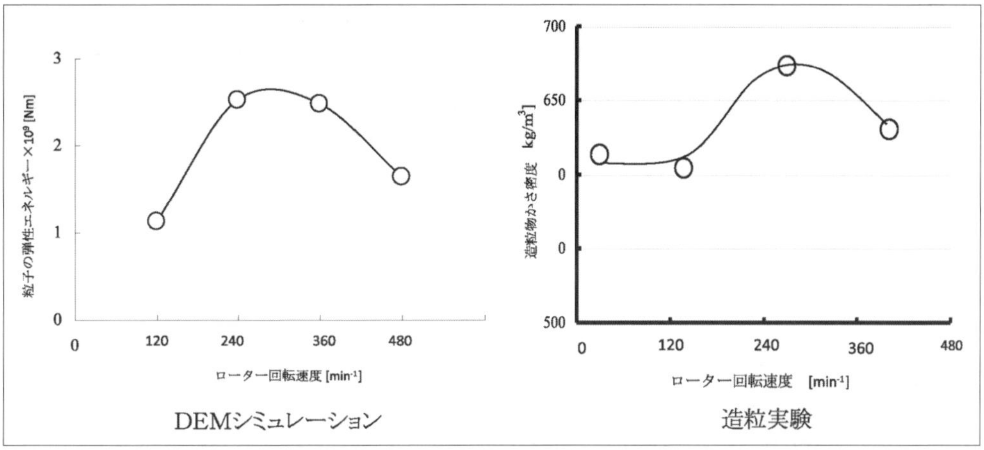

図 18　ローター回転速度が粒子の弾性エネルギーと造粒物のかさ密度に及ぼす影響

4.3　造粒物物性へのローターの影響

図 19にはローター近傍のある半径断面上の部分での粒子濃度分布を示した。ローター上にはこのように突起が3カ所設けられている。

ローター回転速度が高くなるにつれて，ローター上に設置された突起部分の後方で粒子濃度の希薄な部分が広くなることが確認できる。さらに，回転速度 480 min^{-1}では，粒子濃度の低い部分が，次に位置する突起前面までに及んでいることがわかる。粒子はローターの回転によって突起前面の斜面によって上方に跳ね上げられ，この部分が粒子に対する圧密作用に関して重要な部分である。しかし，過大なローター回転速度ではこの跳ね上げ効果も過大となり，その結果，突起後方の粒子濃度が低下することとなる。粒子濃度が極端に低い場合，十分な圧

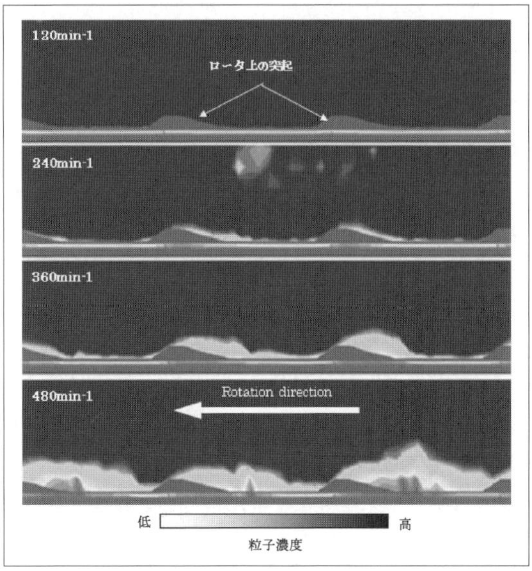

図 19　ローター回転速度とロータ上の粒子濃度の関係

密効果は得られなくなる。

一方でこの装置底部の側壁付近は装置底部からの流動空気の流入部位であり，高速回転条件のように粒子が壁面に強く押しつけられると，粉体層の空隙率は低くなり，流動化空気の進入を妨げ，さらにローター上の突起後方の粒子濃度が低下してくるとローターの高速回転条件では，気流は側壁近傍の高い粒子濃度の部分よりも，粒子濃度の希薄なローター上を流動することとなる。図17に示したような，ローター回転速度の変化に伴う粒子循環方向の変化は，これらの要因によるものと考えられる。

5 おわりに

固形製剤装置の操作条件の適正化についてはさまざまなアプローチ法の研究が進められ多くの報告がある。本章では取り扱われる原料粉体の装置内での物理的な運動について，計算的に分析を行う手法としてDEMシミュレーションを用いた方法を，また実験的に粉体挙動を定量化する手法として光センサを用いた測定法による考察結果を用いて，一般的な流動層装置，および流動層装置の派生装置として，ワースター流動層装置および転動流動層装置に関する解説を行った。これら3種類の流動層装置を例にするだけでも，装置内での粉体の挙動は大きく異なることがわかり，粉体に対する処理目的に応じた装置の選定，さらには操作条件の設定が重要であることはいうまでもない。

このようなアプローチ法が今後の固形製剤の研究から工業生産までの検討に少しでも貢献できれば幸いである。

Column　製剤機械としての流動層装置

流動層装置は医薬の製造に広く用いられているが，これは流動層技術のごく一端である。全産業を見渡すと燃焼，反応など固気系だけでなく固液系や，液中の気泡流動に着目すれば気液系までその基本技術を応用した分野の裾野は幅広い。古くからこのような広い産業分野での応用がなされてきた結果，流動層技術に関しては多くの研究報告がなされている。筆者は特に装置内での粉体の挙動に着目した研究の経験があるが，それは装置の内部にビデオカメラを取り付け何とか流動現象を撮影しようとしたことから始まり，光学センサの応用から，今回紹介した物理モデルを応用した粉体の挙動解析に至った。

これからはさらにミクロな研究成果をもとにより精密な流動層技術の応用をめざしていきたいと考える。

問　題

［第１問］ 流動層装置に関する次の記述について，正しいものの組み合わせはどれか。

a　装置底部にテーパー角がつけられた装置と直胴形の装置では粉体の流動状態が異なる。

b　装置の大きさが異なっても給気風速を同じに設定すれば粉体の挙動は同じになる。

c　給気風速を高めると一般に一定の風速までは粒子への圧密効果は高まる。

d　テーパー角がつけられた装置では一般に装置壁面を上昇し装置中心付近を下降する粉体の流れが発生している。

e　流動層への仕込み量は粉体への圧縮作用などに影響を及ぼさない。

1（a，b）　2（a，c）　3（b，d）
4（c，d）　5（d，e）

［第２問］ ワースター流動層装置に関する次の記述について，正しいものの組み合わせはどれか。

a　粒子径の大きな粒子ほど低風量での操作が可能である。

b　ワースター装置の大きな特徴は隔壁により，明確な内部循環流動を形成していることである。

c　ワースター流動層は主に造粒操作に用いられる。

d　内筒と底部金網とのクリアラスはスプレーゾーンに存在する粒子量に影響を与える。

e　アトマイズエア量は粒子の流動には影響を与えない。

1（a，b）　2（a，c）　3（b，d）
4（c，d）　5（d，e）

［第３問］ 転動流動層装置に関する次の記述について，正しいものの組み合わせはどれか。

a　ロータの回転速度は高ければ高いほど粒子への圧密効果は高まる。

b　ロータの回転速度は気流の流れ方向には影響を及ぼさない。

c　転動流動層はロータによる粉体への転動圧密効果をもたらすことが特徴である。

d　ロータの回転速度はロータ上面付近の粉体濃度に影響を及ぼす。

e　装置内では一般的な流動層と同様，常に装置壁面を上昇し，装置中心部を下降する粉体循環流が形成されている。

1（a，b）　2（a，c）　3（b，d）
4（c，d）　5（d，e）

正解と解説

第1問

正解	2
説明	a　正 b　誤　装置の大きさは粒子の運動に影響を与える。 c　正 d　誤　装置中心部を上昇し壁面近傍を下降する。 e　誤　仕込み量は粉体の自重などにより圧縮作用に影響を及ぼす。

第2問

正解	3
説明	a　誤　粒子が球形に近いという条件下では小さな粒子の方が良い流動性を示す。 b　正 c　誤　主に粒子コーティングに用いられる装置である。 d　正 e　誤　高速なアトマイズエア風速は給気と共に粒子の上昇を加速する。

第3問

正解	4
説明	a　誤　高すぎる回転速度では転動効果により給気がロータ上を通過し，転動効果が減少する。 b　誤　転動作用の強弱により粉体の装置内の濃度分布が変化し，これにより流動状態も変化する。 c　正 d　正 e　誤　ロータの回転速度により流動方向は変化する。

著者の略歴

1996年3月　大阪府立大学工学部化学工学科卒業
1996年4月　株式会社パウレックに入社　粉体工学研究所に所属し主に造粒・粒子コーティングに関するソフト・ハード開発に従事
2004年3月　大阪府立大学　博士号（工学）
　パウレック開発部長，取締役装置設計部長を経て，
2009年10月　同社専務取締役技術本部長
2013年10月　同社代表取締役社長

造粒コーティング装置のコンテインメント

武井　成通

POINT

8時間平均

コンテインメントの仕様を決めるときに，作業環境の粉塵濃度をどの程度に抑えるかという基準は，通常，表1に示した職業暴露限界（OEL）管理区分が用いられる。このカテゴリー分類を使う上で重要なポイントは，カテゴリー中に表記される数字が8時間の作業時間中に呼吸する空気量で除されている（割り算されている）ということである。すなわち，OELは該当する作業環境における粉塵濃度と，その環境下の作業時間との加重平均と考えることができる。従って，OEL管理区分のカテゴリーを満足するには，すべての作業環境をOELレベル未満にするのではなく，一部の作業環境がカテゴリー基準を上回っていても，その場所での作業時間が短ければ，カテゴリー基準を満足することも可能である。もちろん，すべての作業環境がカテゴリー基準未満であることが良いことはいうまでもない。

表1　OEL管理区分

許容値＼カテゴリー		1	2	3	4	5	6
OEL：職業暴露限界（8時間労働平均）	μg/m^3	＞1,000	100～1,000	10～100	1～10	0.1～1	＜0.1
ADE：一日暴露許容量	/人・日	＞10 mg	1～10 mg	0.1～1 mg	10～100 μg	1～10 μg	＜1 μg
許容付着量（産業衛生）	/100 cm^2	＞10 mg	1～10 mg	0.1～1 mg	10～100 μg	1～10 μg	＜1 μg

1 はじめに

コンテインメント（封じ込め）技術は，①作業者保護，②交差汚染防止，③環境保護――を目的に構築される。特に作業者保護および環境保護の点では，粉塵の飛散をいかに防止するかということが重要になる。具体的には，a.装置の密閉性が高いこと，b.製品の投入，排出，サンプリング操作において，薬物の暴露がなく，安全に作業が行えること，c.部品の着脱，洗浄を微粉の飛散のない状態で行えること――などが求められる[1)]。

しかし，混合や造粒など製剤工程の上流側で行われるユニットプロセスに比べ，下流側の錠剤コーティングや包装工程のユニットプロセスでは，粉塵飛散リスクが大幅に少なくなる。それゆえ，製剤工程ごとに飛散防止への対応は異なる。ここでは，上流側の例として流動層造粒工程について，下流側の例として錠剤コーティング工程について，それぞれの粉塵飛散防止技術を紹介する。

2 Risk MaPPとは？

コンテインメントについて考えるうえで，リスクベースアプローチに触れたい[2]。以下，ISPE（国際製薬技術協会）日本本部のホームページから抜粋する[3]。

> ISPEでは，ICH Q9（リスク管理）に基づき，医薬品製造におけるGMP要件（患者に対するリスク）と産業衛生要件（作業者に対するリスク）のリスク管理に関するBaseline Guide “Risk MaPP（Risk Based Manufacture of Pharmaceutical Product）”を発行しました。
>
> Risk MaPPは，ICH Q9に則った科学的なリスクベースアプローチ（Scientific/Risk Based Approach）を提唱するというものです。Risk MaPPは，リスクに基づき，①交叉汚染限界値，②洗浄バリデーション限界値，③作業員の安全性限界値を設定し，製品の品質と作業員の安全を維持するために，科学的なリスクベースアプローチを示す基本ガイドです

すなわち，コンテインメントでは，

- GMP要件：交差汚染の防止，洗浄バリデーション
- 産業衛生要件：作業者への安全対策，環境への拡散防止

の2つの要件を検討する必要がある。

3 職業暴露限界（OEL）とは？

OELとは，作業者が1日8時間，対象物質が飛散する雰囲気で一般的な労働を行い，その作業を一生涯続けても健康上問題のでない暴露濃度で，次式で表される。

$$\mathrm{OEL} = \frac{\mathrm{ADE}}{\mathrm{V}}$$

ここで，ADE＝Acceptable Daily Exposure（一日暴露許容量），V＝8時間中の呼吸量である。また，一日暴露許容量（ADE）は，個人が生涯にわたっていかなる経路により毎日暴露しても，健康上問題のでない一日暴露量と定義され，次式で表される。

$$\mathrm{ADE} = \frac{\mathrm{NOAEL} \times \mathrm{BW}}{\mathrm{Ufc} \times \mathrm{MF} \times \mathrm{PK}}$$

ここで，NOAEL＝No Observed Adverse Effect Level（無毒性量，mg/kg/day），BW＝体重，Ufc，MF，PKは係数である。

封じ込め基準として，OELをもとに，表1に示すカテゴリー区分が設定されている[1]。しかし，製剤機械の封じ込め技術は必ずしも細分化されていないので，たとえばカテゴリー4とカテゴリー5の設計を，厳密に区別することが難しい場合もある。言い換えれば，カテゴリー4をクリアする設計仕様とカテゴリー5をクリアする設計仕様が同一ということもありうる。

4 封じ込め性能評価

ここでは，封じ込め性能評価の実例を紹介する。性能評価に供した装置の外観写真と構造を図1に示す。多機能型流動層造粒装置にフレキシブル・アイソレーターを取り付け，簡易的に封じ込めを施した仕様になっている[4]。本装置の①パスボックスジッパー部，②作業者胸元，③接合部，④HEPAフィルター出口部1，⑤HEPAフィルター出口部2，⑥本体ジッパー部，⑦バックグラウンド――の各地点において，原料投入～運転（造粒，乾燥）工程，排出工程，洗浄工程ごとの薬物飛散量を測定した（図2）。飛散粒子のモデル薬物として，低濃度でも検出可能なアセトアミノフェン（平均粒子径30 μm）を用いた。測定はミニポンプに接続したIOMサンプラーのフィルターで飛散した薬物を捕集し，液体クロマトグラフ質量分析装置で分析する方法で実施した。なお，一連の測定，評価はISPEが提唱する機器飛散粒子濃度の測定基準（SMEPAC）に基づき実施した。

測定結果を表2に示す。全作業中，薬物飛散が多かったのは洗浄工程であり，作業者胸元が0.081 $\mu g/m^3$，本体ジッパー部が0.16 $\mu g/m^3$であった。ここで留意しなければいけないのは，この数値は該当する工程を8時間（＝480分）継続したと仮定した補正値という点である。す

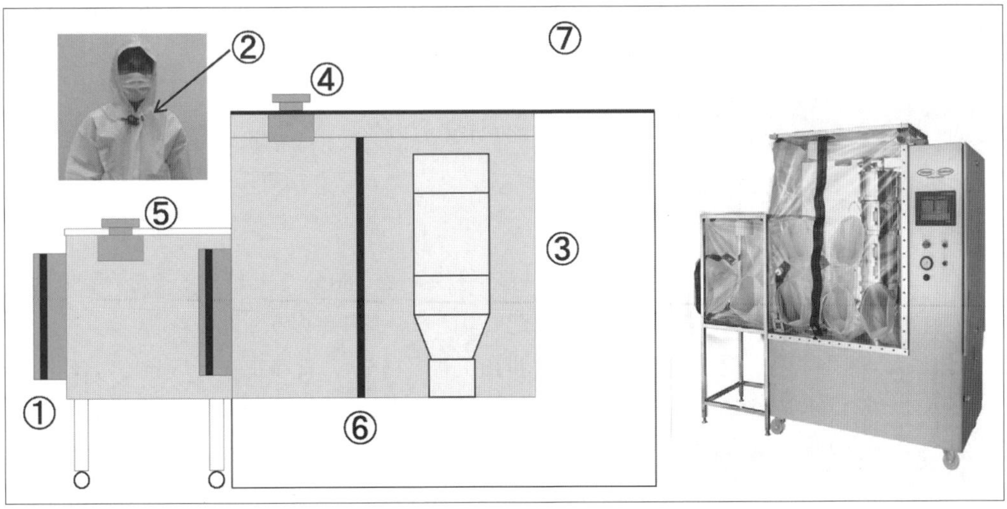

図1　封じ込め性能評価のサンプリング位置
①パスボックス・ジッパー部　②作業者胸元　③接合部　④HEPA出口1　⑤HEPA出口2　⑥本体ジッパー部　⑦バックグラウンド

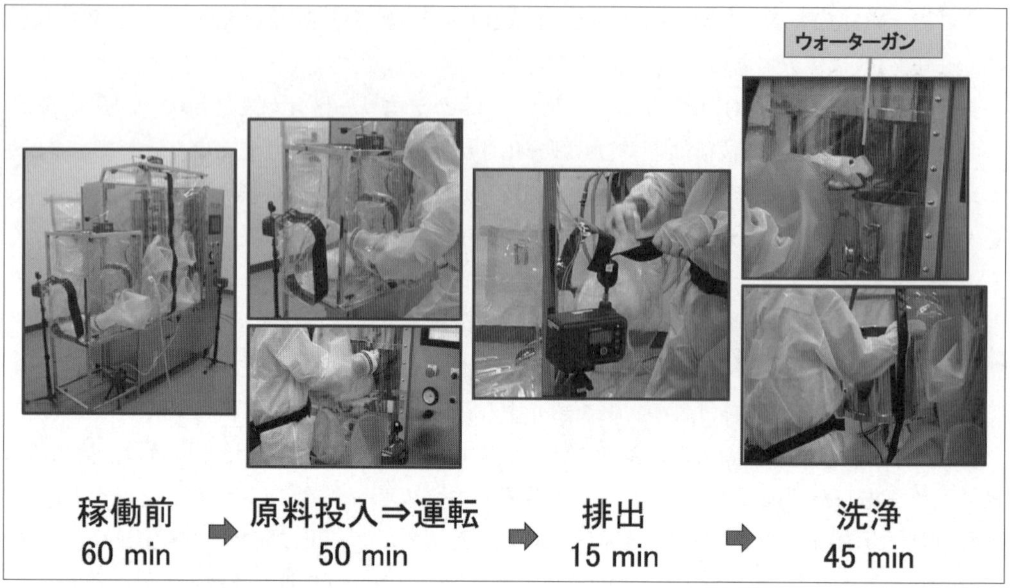

図2　封じ込め性能評価の作業手順

表2　封じ込め性能評価

作業区分		稼働前	原料投入～運転	排出	洗浄
作業時間		60 min	50 min	15 min	45 min
①	パスボックスジッパー部	-	0.014 μg/m³	＜0.033 μg/m³	－
②	作業者胸元	-	0.019 μg/m³	＜0.033 μg/m³	0.081 μg/m³
③	接合部	-	0.028 μg/m³	＜0.033 μg/m³	-
④	HEPA 出口 1	-	0.021 μg/m³	＜0.033 μg/m³	-
⑤	HEPA 出口 2	-	0.020 μg/m³	0.10 μg/m³	-
⑥	本体ジッパー部	-	0.018 μg/m³	＜0.033 μg/m³	0.16 μg/m³
⑦	バックグラウンド	＜0.0083 μg/m³	－	－	-

なわち，ここでいう補正値とは，45分間の洗浄工程だけを480分（約11バッチ分）繰り返した場合に飛散する量であり，実際の運転では起こりえない条件ということである。

実際には，原料投入～運転工程（50分），排出工程（15分），洗浄工程（45分）の合計110分で1バッチの操作が終了するが，洗浄工程の後に装置を乾燥する時間を考慮すれば，8時間で3バッチ処理が最大処理回数ということになる。3バッチ分の各工程で飛散する薬物飛散量の平均値を計算すると，8時間に飛散する薬物量は，0.1 μg/m³をはるかに下回ることになる。この数値を表1の分類に当てはめると，簡易的な封じ込めにもかかわらず，カテゴリー6の条件を満足していることがわかる。

5 流動層造粒装置のコンテインメント[5,6)]

5.1 ラボ機の封じ込め技術

ラボスケールの流動層造粒装置は，比較的設備が小型なため，それ自体をアイソレーター内に収納することで封じ込めを実現している。図3にアイソレーター内に収納された流動層装置の外観を示す。操作はアイソレーターのグローブを介して，原料の投入，排出はパスボックスやRTP（Rapid Transfer Port）を介して行われる。製品排出後は，アイソレーター内に設置した洗浄ノズルによって接粉部を湿潤状態にした後に，分解洗浄を行う。このように洗浄水によって装置を湿潤することで微粉の飛散を防止する方法はウェットダウンと呼ばれる。ウェットダウンを行うことによって，高生理活性物質の飛散が防止され，ほとんどの場合，薬物のOELを許容値以下にすることができる。複数の製剤装置を一台のアイソレーターに収納した例を図4に示す。

5.2 大型機の封じ込め技術

一方，大型の生産機の場合，アイソレーターに収納するのは難しい。そのため，暴露の恐れがある箇所や作業ごとに対策が必要となる。まず，製品の投入，排出には空気輸送を用いるのが一般的である。輸送配管中の取り合い部には，コンテインメントバルブ（スプリットバルブ）等を使用する。また，造粒運転中のサンプリングについては，近年，非接触のPATツールを提案することが盛んだが，従来通りのサンプリングを行いたいという要望も多い。その場合，図5に示すグローブボックスを流動層造粒装置に装着して行う方法がある。グローブボックスの装着図を図6に示す。

5.3 カートリッジフィルターの装置内洗浄

流動層造粒装置には，従来，ポリエステルの織布のバグフィルターが用いられてきた。この

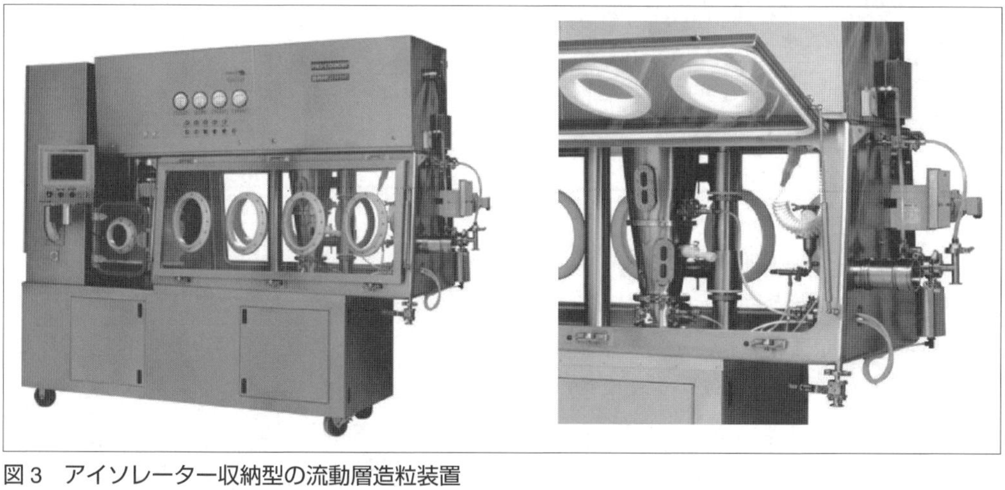

図3　アイソレーター収納型の流動層造粒装置

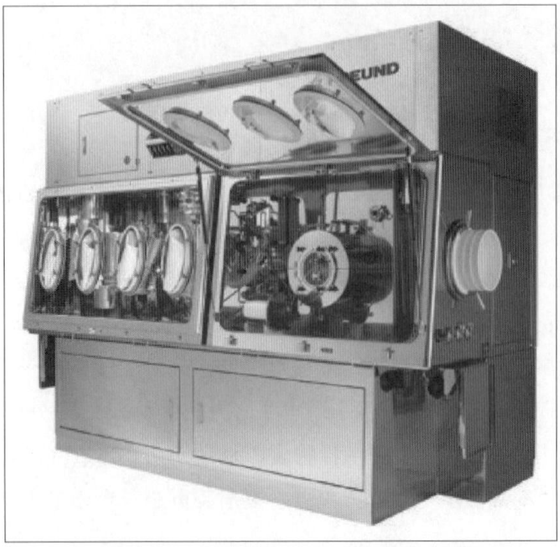

図4　アイソレーター収納型の製剤装置シリーズ（撹拌造粒機，整粒機，流動層造粒機，錠剤コーティング機を組込み）

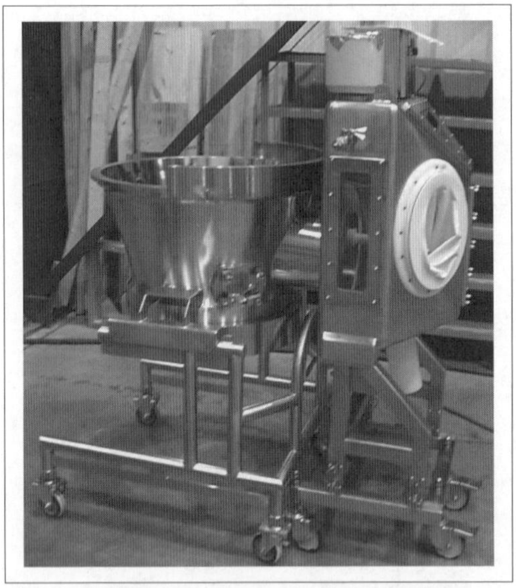

図5　サンプリング用グローブボックス

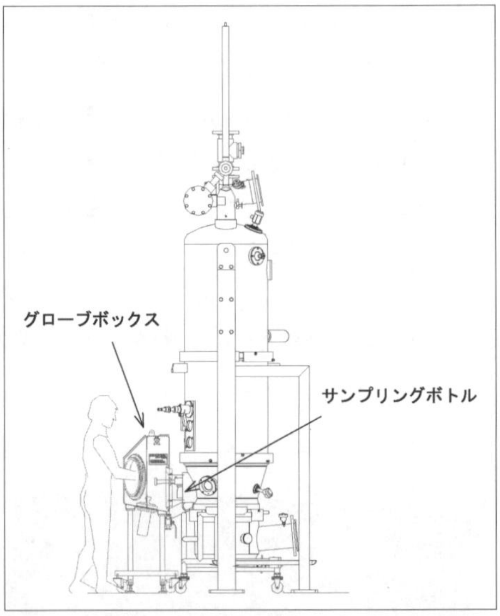

図6　サンプリング用グローブボックス装着図

フィルターは，ろ材の捕集効率が低く微粉の飛散量が多いばかりでなく，洗浄性にも難点があり，流動層造粒装置の封じ込めにおいて大きな障害になっていた。近年では，カートリッジ仕様のフィルターが開発され，微粉の捕集効率およびフィルターの洗浄性が大幅に改善された。**図7**はカートリッジフィルターを採用した大型の流動層造粒装置である。カートリッジフィルターは，ポリエステルの不織布を用い，2 μmの粒子が99％以上捕集できる性能を有している[7, 8]。また，プリーツ（ひだ）状の構造を採用しているので，フィルターのろ過面積が大き

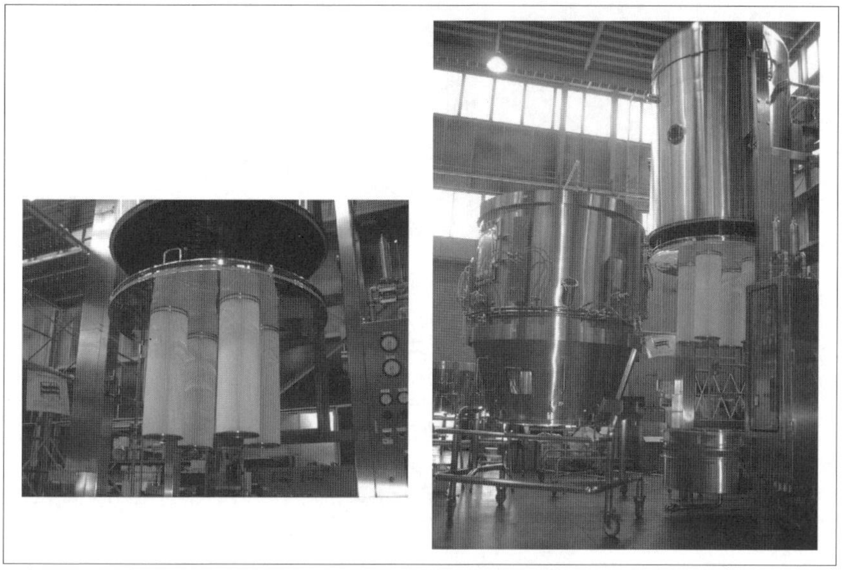

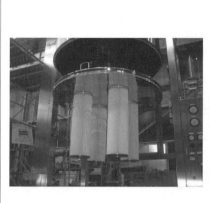

図7　カートリッジフィルターを装着した流動層造粒装置

く，大型装置になってもフィルターの装着本数が少ない（通常4本）。そのため，フィルター交換の作業性も向上した。

カートリッジフィルターは，造粒，乾燥運転に使用した後，流動層造粒装置内で洗浄することが可能である。造粒運転中のフィルターは，天板に固定された状態にある。一方，洗浄時には天板との固定が解除され，回転可能な状態となる。流動層造粒装置の側部に取り付けた洗浄ノズルから接線方向に噴出する洗浄液の勢いにより回転し，フィルター全体が洗浄される仕組みになっている（リボルバー洗浄）[9]。通常，リボルバー方式でフィルターを湿らせ，ウェットダウンで外部に取り出してから，本洗浄を行う。カートリッジフィルター専用の洗浄装置も開発されている[10]。流動層造粒装置内洗浄システムを構成する洗浄ノズル配置例の概略を図8に示す。

5.4　12 bar耐圧流動層造粒装置[11]

従来，流動層造粒装置には，万一爆発した場合の装置破壊による二次災害を防止する目的で，爆発放散口の設置が義務付けられていた。爆発圧力により装置本体が破壊し，周辺の作業環境に重大な影響を及ぼさないよう，本体よりも耐圧の小さな部分（爆発放散口）を設け，そこから爆発圧力を開放する構造になっている。この場合，爆発放散口が作業室に開放されていては，作業環境への悪影響が避けられないので，一般的に，爆発圧力は室外の大気に放散される。爆発放散口から大気開放部まで爆発放散ダクトが設けられ，爆発圧力は作業環境に影響を及ぼすことなく，周辺環境へ開放される。

しかし，爆発放散口と放散ダクトの組合せは，本体破壊と作業環境への影響を防止する反面，周辺環境を汚染することが問題視されている。この問題を解決する手段として，12 bar耐圧の流動層造粒装置が開発された。装置の外観を図9に示す。本体強度をアップし，爆発圧力

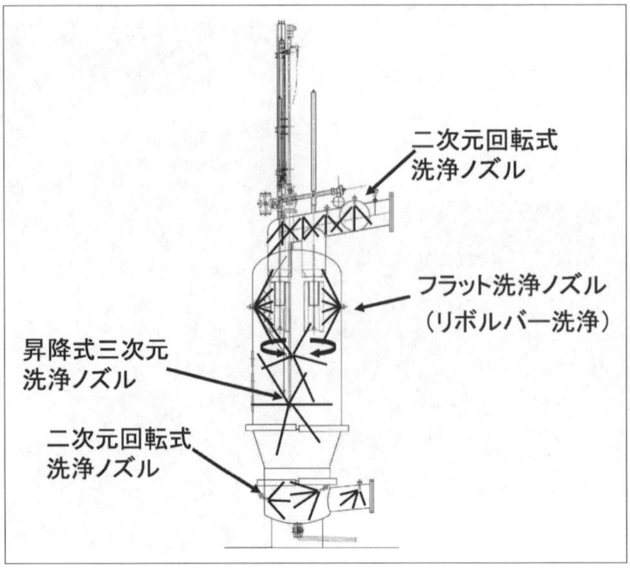

図８　洗浄ノズル配置例

を装置内に封じ込めることが可能な流動層造粒乾燥装置は，「爆発戸，爆発孔等を設けること」に該当するという通知が規制当局から示され，爆発放散口の設置が免除された。ここでいう12 barの根拠は，既知の医薬品原料の爆発時最大到達圧力が12 bar未満というデータに基づいている。

この流動層造粒設備は流動層本体と給排気設備で構成されており，流動層本体のみ耐爆設計にするだけでは不十分で，爆風により給排気ダクトが破壊されないように，ダクトの一部も耐爆設計にする必要がある。具体的には，給排気ダクトと本体の接続位置近傍に爆風の伝播を遮断する緊急遮断弁（爆発遮断弁）を設け，給気側爆発遮断弁〜本体〜排気側爆発遮断弁の間を耐爆設計にしている。もちろん，爆発遮断弁自体も爆発に耐える仕様になっている。流動層本体と爆発遮断弁の配置を図10に示す。

6　錠剤コーティング装置のコンテインメント[12)]

6.1　錠剤の投入，排出

コンテインメント仕様の錠剤コーティング装置では，錠剤の投入方法として，コンテインメントバルブが設けられた投入管を用いた重力落下方式が汎用されている。排出工程ではパンが逆転することで，錠剤は自動排出され，多くの場合は搬送コンテナに収納される。コーティング機と搬送コンテナをつなぐ配管にもコンテインメントバルブが設けられ，その部分で封じ込めゾーンとそれ以外のゾーンが縁切りされている。こうした配管やバルブはほかのプロセスでも汎用されるので，本稿での詳述は割愛するが，これら部材はCIP洗浄あるいはウェットダウンによって分解洗浄される。パン内は，コーティング作業中も含め，常時陰圧に保たれる。

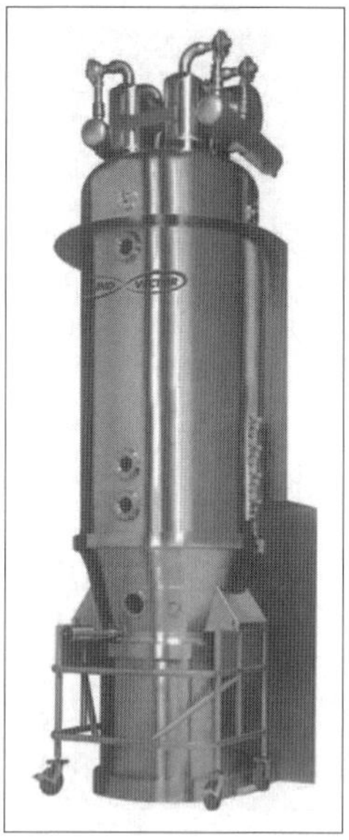

図 9　12 bar 耐圧の流動層造粒装置

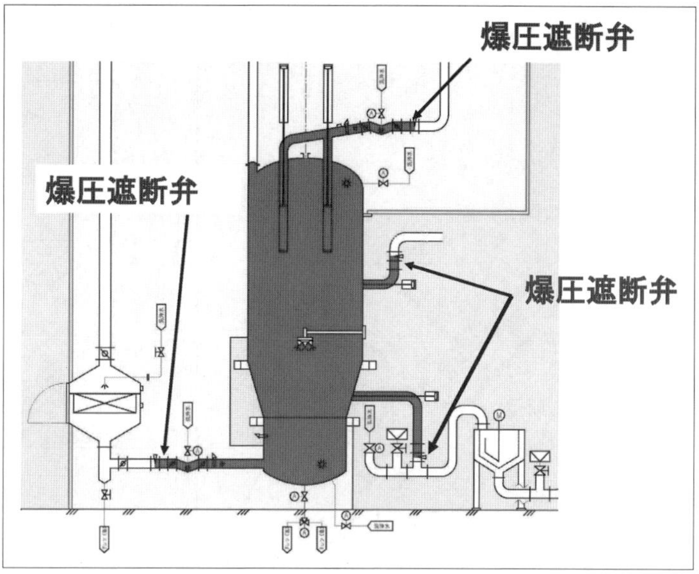

図 10　12 bar 耐圧流動層造粒装置の接続図

6.2　錠剤のサンプリング

コンテインメント仕様の錠剤コーティング装置では，パン内をクローズド状態にしたままで，サンプリングを行う必要がある。また，サンプリングする量はほぼ一定であることが望ましい。そこで，図 11 に示す吸引式サンプリング機構が開発された [13]。パン内の錠剤を周囲の空気に同伴させて吸引し，吸引管の途中で錠剤と空気を分離して，空気はパン内に戻すフローになっている。吸引力は圧縮空気を用いたエジェクターによってもたらされる。これらのサンプリング機構は，通常，ウェットダウンにより分解洗浄される。

サンプリングされた錠剤は，図 12 に示すように，伸縮式のサンプリングバッグで捕集し，ヒートシールをすることで周囲の空気と遮断してから，シール幅のほぼ中間部分でカットされる。

6.3　装置の洗浄性

装置の洗浄は，作業者や環境を保護するばかりでなく，交差汚染を防止するためにも重要な工程である。基本的には自動洗浄で対応するが，完全洗浄するのかウェットダウンにするのかを含め，その装置にあった最適な方法が検討される。また，洗浄性を追求する視点から，従来使用されてきた，パン外周にジャケットと呼ばれる排気ダクトを装着したパンに替わり，最近では，より洗浄しやすい全周パンチングパンを採用することが多くなった。全周パンチングパンを備えた錠剤コーティング装置の概略を図 13 に示す [14]。

パンを収納する本体構造も，アングルや柱にパネル（外壁）をボルトで固定する方法ではなく，できるだけシールする部分を少なくした，いわゆるモノコック構造を採用することもある。また，各ドア部には膨張シールが採用され，より密閉度の高い仕様になっている。モノ

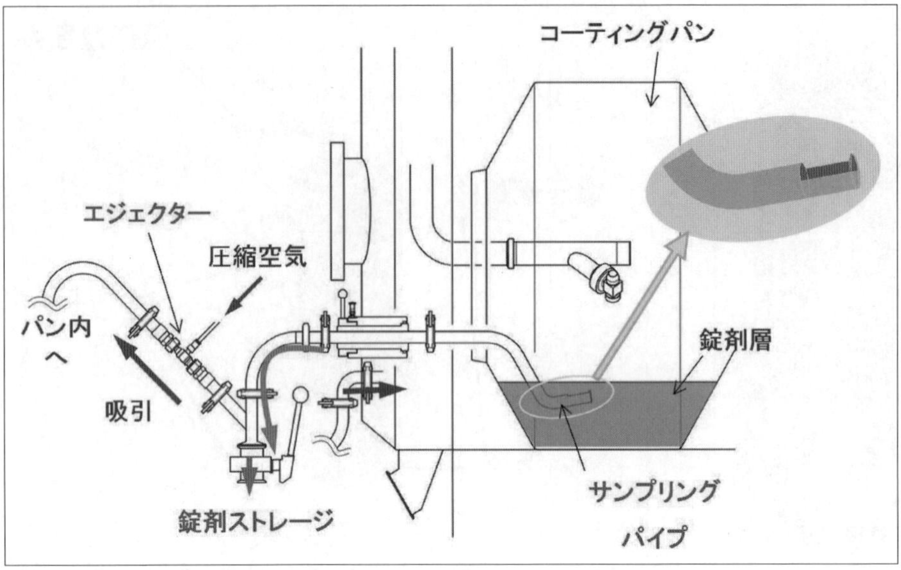

図 11　錠剤コーティング装置のサンプリング部

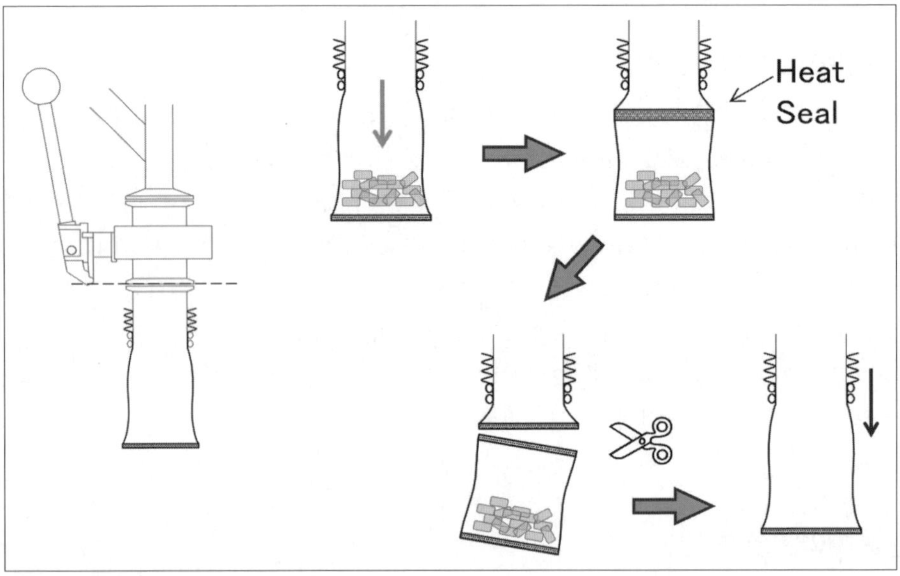

図 12　錠剤サンプリングバック

コック構造の概略を図 14に示す。

6.4 スプレー高さ調整

錠剤層とスプレーガンとの距離は，コーティング品質に重要な影響を及ぼす要因である。正確を期すためには，パンの回転により錠剤を転動させ，その状態で錠剤層転動表面とスプレーガンとの距離を調整することが望ましく，もちろん，錠剤のサンプリングと同様に，スプレーガン高さの調整もクローズド状態で行う必要がある。具体的には，図 15に示すように，転動

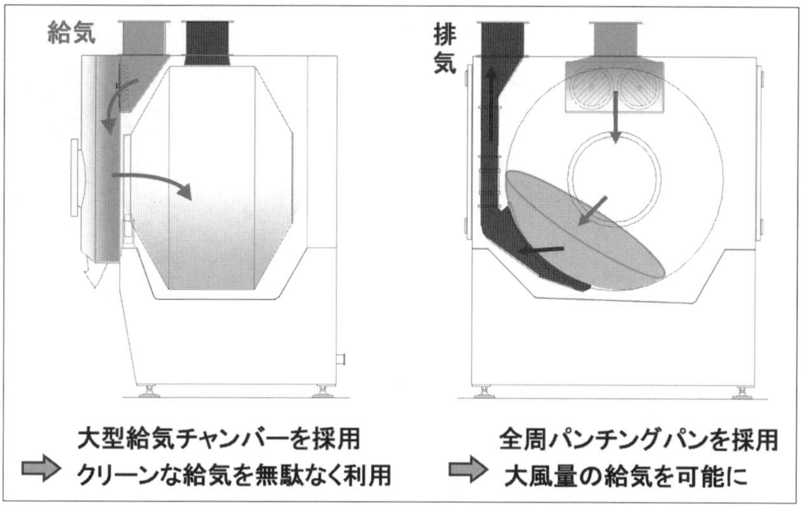

図 13　全周パンチングパン搭載機

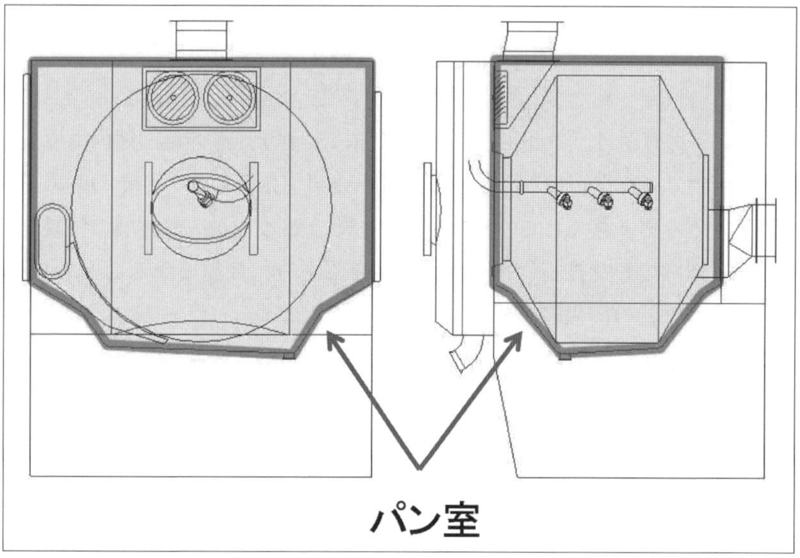

図 14　錠剤コーティング装置のモノコック構造

する錠剤層とスプレーガンとの距離を，系外から遠隔調整する技術が採用されている[15]。また，距離センサを用いて自動的にスプレー高さを調整する技術も開発され，実用化されている。

従来装置では，スプレーガンの周囲に，コーティング液のチューブや霧化空気のチューブがむき出しに設置されていたが，現在はチューブ露出のないフルカバーのスプレーガンホルダー（マルチファンクションホルダー）が一般的になった。このホルダーを採用することで，スプレーガン周囲の洗浄性が格段に向上した。

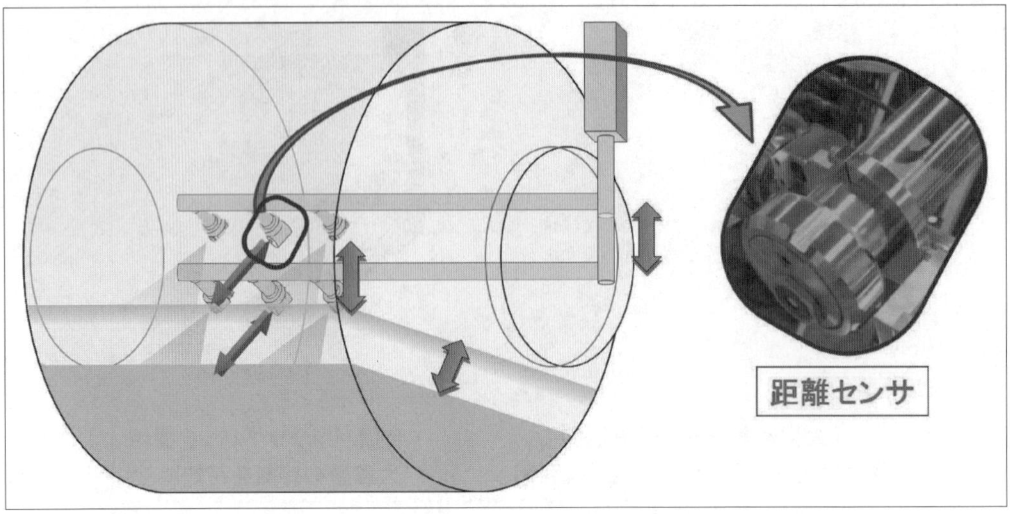

図 15　錠剤コーティング装置のスプレーガン高さ調整機構

7 おわりに

コンテインメントの概念は，欧州で提唱され米国に広まり，その後，国内に導入された経緯がある。従って，欧米の技術が日本より先行していた事実は否めない。そのため，日本国内でも海外製の装置をそのまま導入しているケースがある。ところが，海外製の装置では，独自の発展を遂げている国内の製剤技術にそぐわないこともあり，問題となることもあった。また，装置仕様と封じ込め性能の関係が不明確なため，どうしてもオーバースペックになりがちで，装置や部品類が重厚になり作業性が犠牲になりやすい。当然，装置の価格も割高になり，それでいて融通が利かないといった指摘も多い。こうした問題を解決するためにも，リスクマネジメントに則り，必要十分な性能を見極めることが重要である。

参考文献

1）斉藤憲一：製剤機械技術研究会誌，17,50（2008）
2）ISPE日本本部Containment COP: PHARM TECH JAPAN，25,417（2009）
3）ISPE日本本部ホームページ：http://www.ispe.gr.jp/ISPE/04_cop/04_14.htm
4）フロイント産業株式会社，株式会社大川原製作所：実用新案登録　第3183471号
5）平井由梨子，武井成通：PHARM TECH JAPAN，24,1273（2008）
6）磯部重実，斉藤憲一，平井由梨子：製剤機械技術学会誌，22,277（2013）
7）フロイント産業株式会社：日本特許　第4761711号
8）山中邦昭：製剤機械技術研究会誌，14,40（2005）
9）フロイント産業株式会社：日本特許　第4734077号
10）フロイント産業株式会社：日本特許　第5100358号
11）武井成通，平井由梨子，磯部重実：製剤機械技術学会誌，22,115（2013）
12）武井成通：PHARM TECH JAPAN，29,2273（2013）
13）フロイント産業株式会社：日本特許　第5826593号
14）フロイント産業株式会社：日本特許　第5324881号
15）フロイント産業株式会社：日本特許　第5202778号

Column　幻の連続生産コンテインメント造粒装置

21世紀目前の2000年に，ロータリー式流動層造粒装置「テクトランサー」を開発した。ターンテーブルの同心円上に6個の原料容器が並び，造粒乾燥工程を6分割し，6カ所のステーションで各工程を順次に行う構成になっている。ターンテーブルは60°ずつ半連続式に回転し，6つのステーションでそれぞれの工程が処理され，1周したら造粒乾燥が終了する機構である。

最初に3 kg/h程度のコンセプトモデルを発表したところ案外好評で，50 kg/h程度の生産機のテスト希望が多く寄せられたので，生産機モデルを開発した。200 kg超の原料を使った連続テストを多数実施し，おおむね良好な結果が得られた。ところが，テスト後のコメントは，各社，口をそろえて「規制当局が認めるだろうか？」というものだった。開発が15年早すぎたと悔やまれてならない。

問　題

［第1問］　職業暴露限界（OEL）レベルのカテゴリー分類の記述のうち，正しいものの組み合わせはどれか。

a　OELとは，作業者が1日8時間，対象物質が飛散する雰囲気で一般的な労働を行い，その作業を一生涯続けても健康上問題のでない暴露濃度である。

b　一日暴露許容量（ADE）は，すべての物質で同じ数値である。

c　装置仕様はカテゴリー分類ごとに細分化されているので，カテゴリー分類が異なれば装置仕様も必ず異なる。

d　封じ込め性能評価方法の基準となる指標として，「機器飛散粒子濃度の測定基準（SMEPAC）が提唱されている。

e　OELレベルの対象となる作業には，洗浄や片付けといった工程は含まれない。

1（a，b）　2（a，d）　3（b，c）
4（b，e）　5（c，d）

［第2問］　流動層造粒装置のコンテインメントの記述のうち，正しいものの組み合わせはどれか。

a　造粒工程途中ではサンプリングができないので，非接触センサの設置が義務付けられている。

b　カートリッジ式のフィルターは洗浄できないので，コンテインメント装置には使用できない。

c　ラボ機はアイソレーターに収容されることがある。

d　12 bar耐圧流動層造粒装置であっても，爆発放散口の設置が必要である。

e　コンテインメントに適したフィルターが開発されている。

1（a，c）　2（a，d）　3（b，d）
4（b，e）　5（c，e）

［第3問］　錠剤コーティング装置のコンテインメントの記述のうち，正しいものの組み合わせはどれか。

a　コーティング錠からは粉塵が飛散しないので，装置の洗浄性は問題にならない。

b　スプレーガンの高さ調整に，非接触センサが使用されることがある。

c　コーティング工程途中ではサンプリングができないので，非接触センサの設置が義務付けられている。

d　錠剤の投入，排出にコンテインメントバルブが使われる例がある。

e　スプレーガン周囲のコーティング液のチューブや霧化空気のチューブは，洗浄性が悪いがやむを得ない。

1（a，e）　2（b，c）　3（b，d）
4（c，d）　5（d，e）

正解と解説

第1問

正解	2
説明	a　正 b　誤　無毒性量は物質によって異なるので，一日暴露許容量（ADE）も対象物質ごとに異なる。 c　誤　装置仕様はカテゴリー分類ごとに細分化できないこともあるので，カテゴリー4をクリアする設計仕様とカテゴリー5をクリアする設計仕様が同一ということもありうる。 d　正 e　誤　OELレベルは，対象物質の暴露があるすべての工程に適用される。

第2問

正解	5
説明	a　誤　グローブボックス等を介してサンプリングは可能。 b　誤　カートリッジ式のフィルターは，レボルバー洗浄や専用の洗浄装置が開発され，コンテインメント装置に使用されている。 c　正 d　誤　規制当局に認められた12 bar耐圧流動層造粒装置では，爆発放散口の設置が免除される。 e　正

第3問

正解	3
説明	a　誤　装置の洗浄は，作業者や環境を保護するばかりでなく，交差汚染を防止するためにも重要な工程である。 b　正 c　誤　吸引式サンプリング装置により，コーティング工程途中でのサンプリングが可能になった。 d　正 e　誤　チューブ露出のないフルカバーのスプレーガンホルダーが開発されている。

著者の略歴

1979年3月　埼玉大学理工学部卒業

1982年4月　フロイント産業株式会社　入社

造粒コーティング技術の開発に従事

現在，同社・取締役化成品本部長

1999年　工学博士（埼玉大学）

2007年，2011年　仲井賞（製剤機械技術学会）

2011年　製剤の達人（日本薬剤学会）

現在　製剤機械技術学会　評議員

口腔内崩壊錠の開発設計

水本　隆雄

POINT

口腔内崩壊錠の製剤設計のポイント

口腔内崩壊錠は新しい剤形であり，文字どおり口腔内で容易に崩壊・溶解する機能を有することで，患者の服用性を大幅に改善した。その製剤設計を行うにあたり，単に口腔内で速く崩壊する機能のみを追求しても製品には成り得ない。すなわち，通常製剤が口腔内崩壊錠に置き換わっている現状から考えても，通常製剤と同じ特性を有する必要がある。その１つは自動分包機への対応であり，一包化ができない場合は逆に服薬コンプライアンスを低下させるケースもある。さらに，口腔内崩壊錠にフレーバーを添加することもあるが，味の好みは千差万別で，万人受けする製剤設計が難しく，フレーバーを添加することが適切ではない場合があることにも留意する必要がある。

1　はじめに

人を中心に考え，安全と快適を希求する社会環境の中において，医療環境も大きく変化してきている。すなわち，効果的で安全な医療に加え，快適な医療の提供が望まれている。この流れに伴ない，薬も「良薬，口に苦し」から「良薬，口に優し」へと価値観の転換が必要となっている。この快適な医薬品の創剤に従事する者としては，患者に対する優しさ，医療機関の先生方に対する優しさの視点が重要であり，具体的には，服用性，使用性，識別性などを十分に考慮した優しさと利便性に富んだ製剤の創製・供給が必要であると考えている。この一例が，人に優しい剤形としての口腔内崩壊錠である。社会の成熟化，高齢化の進展とともに易服用性を追求した口腔内崩壊錠への希求は，ますます増大するものと推察される。

口腔内崩壊錠は，欧米でCardinal Health社より「Zydis」製剤[1, 2]が最初に製品化された。日本では，1997年にガスターOD錠（アステラス製薬）の上市を皮切りに，その後，多くの製品が上市され，2011年時点で，ブランド製品 33製品，ジェネリック製品 約 110製品が上市されている[3]。口腔内崩壊錠の国内での市場性は，徐々に増大しており，2005年には 1,600億円の売上げが 2014年には約 3倍の 5,200億円まで増大した（図 1）。さらに，全製品の中での口腔内崩壊錠の売上げ比率は 2009年度には 21％であったが，2014年度には 42％まで増大し，通常製剤が口腔内崩壊錠に置き換わっていることがうかがえる。

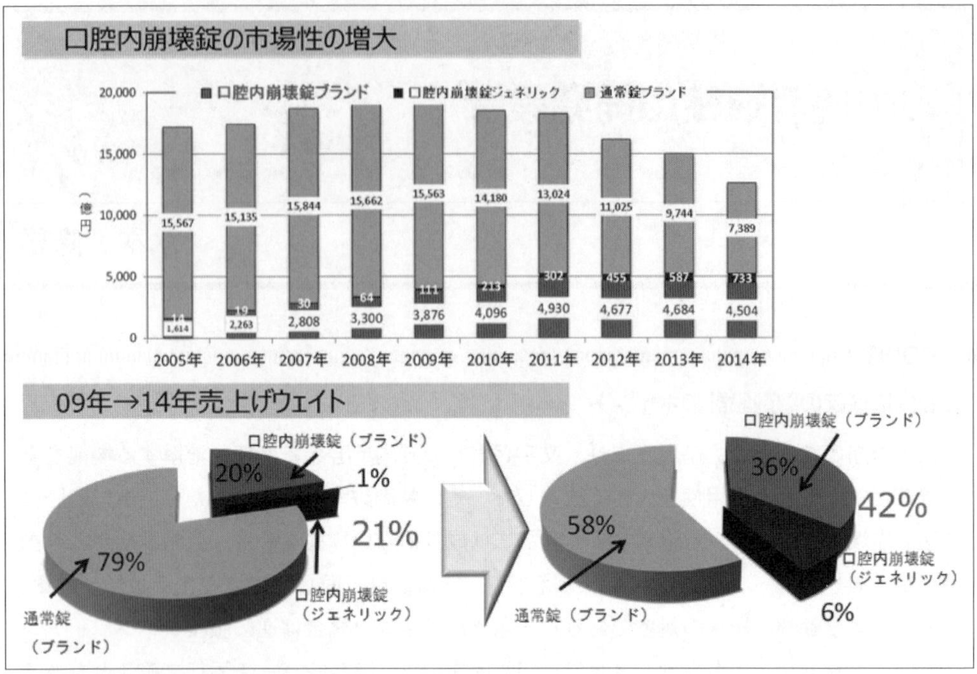

図1　口腔内崩壊錠の日本での市場性

口腔内崩壊錠の技術は大きく分けて3つに分類される。1つ目は薬物などの懸濁液をPTP等の鋳型に精密充填し，凍結乾燥や通風乾燥などにより乾燥固化する鋳型錠製剤で「Zydis」,「Lyoc」,「WOWTAB-Wet」などに代表されるもの，2つ目は薬物・糖類等の混合物をアルコール・水溶液等で湿潤して低圧成形後に乾燥する湿製錠製剤で「EMP速崩錠」に代表されるもの，3つ目は一般の錠剤の製造法を基本として，速やかな崩壊を達成するためにさまざまな工夫（崩壊剤の添加，外部滑沢法，多孔質体の成型など）がなされたものがある。詳細な技術については対馬[4,5]や森田[6]が解説しているので，そちらを参照していただきたい。

2　口腔内崩壊錠の有用性

種々の調査で口腔内崩壊錠に期待する患者が多いことが明らかにされている。朴[7]は，服用する際にどのタイプの薬が一番良いかを患者にアンケート調査を行い，口腔内崩壊錠を挙げた患者が70.6%を占め，次いで錠剤（17.6%），カプセル剤（11.8%）と続き，散剤を挙げた患者はいなかった。特に，70歳以上の高齢者において，口腔内崩壊錠を希望する割合が高くなっていることを報告している。浅木[8]は，ファモチジン口腔内崩壊錠の飲みやすさに関する調査で，場所を問わず「水なし」で飲めて便利である（98.3%），普通の錠剤に比べて，喉につかえず飲みやすい（94.6%），普通の散剤に比べて，歯の間にはさまらず飲みやすい（94.6%），普通の錠剤や散剤と違い，寝たままでも飲めて便利である（93.6%）と報告している。

松里軒ら[9]は，服用時の飲水量の変化に関する調査を行っており，通常錠では約75%の患者がコップ半分の飲水で服用していたが，口腔内崩壊錠では，52%がコップ半分の飲水で,

44%がごく少量の飲水で服用しており，服用時の飲水量も有意に減少させることができたと報告している。

しかし，口腔内崩壊錠にもいくつかのデメリットがある。口腔内崩壊錠の中には強度や湿度に弱いものも多く，通常のPTPとは異なりピールアウトなどの特殊な包装形態が使用されているものもある。折井[10]の報告では，口腔内崩壊錠のデメリットは錠剤の硬度や吸湿性とともに分包機が使えない（一包化できない）が上位を占めており，口腔内崩壊錠が一包化できないことは逆に服薬コンプライアンスを低下させるとの意見が89.0%に達していた。近年では各種口腔内崩壊錠の自動分包機による調剤検討の報告[11,12]が多数見受けられ，口腔内崩壊錠への関心の高さがうかがえる。

3 口腔内崩壊錠 WOWTAB の開発設計[13]

口腔内崩壊錠の製剤設計にあたり，開発当時は，Zydis 製剤などのようにBlister内で乾燥させて製する製剤のみが市販されていた。それに対し，口腔内崩壊錠の生産性や汎用性を考慮し，打錠により製造することを目標に開発を進めることとした。

イメージはラムネ菓子であった。口触りの良い崩壊性と口の中に広がる酸味，甘味は，目標とする製剤に合致していたので，ラムネ菓子の処方，製造法に関する情報を特許などから収集した。ラムネ菓子は，ブドウ糖を主成分に，少量の有機酸から成り，直打法により製していた。直打法は，製造は簡易であるが，打錠機のホッパー内で薬物の分離が発生しやすく，生産を想定した場合，含量均一性の問題が懸念された。実際に試作してみると，お菓子のような口触りの良い崩壊性を得ようとすると，想定以上に強度が低く，実用には耐えられなかった。ラムネ菓子のイメージは良かったが，その処方，製造方法を模倣することはできなかった。

ほかのイメージを求めてお菓子や日常生活品を探索した。その中で，メーカーの厚意により角砂糖の工場を見学させていただいた。グラニュー糖を水／エタノールで湿潤させ，この湿潤塊を角砂糖の大きさの穴が多数空いた直径3〜4 mの巨大なロールに上部から充填し，少し圧縮した後，半回転させ，ロールから四角に成形された砂糖が取り出されていた。これを棚乾燥することにより，角砂糖が製されていた。しかし，この製法を採用するには新たな打錠機を開発する必要があり，当初の目標である生産性，汎用性の点から模倣することはできなかった。

次に着目したのは，ばくだん菓子（せんべい）の製法であった。デンプンの粉を高温の条件で圧縮して，一気に圧を開放させることにより，膨化したα化デンプンのせんべいとなる。この素材は，高い多孔質を有し溶解性に優れるため，口腔内崩壊錠に適した製法，素材と考えられた。しかしながら，非常に高い温度を必要とし，薬物分解が懸念されたので，さらに他の方法を模索することとなった。

ここで，口腔内崩壊錠を処方設計するにあたり，目標プロファイルを設定した。硬度30N以上，摩損度1%以下，口腔内崩壊時間30秒以内の錠剤特性を目標に，特に，造粒により製することとした。その背景は，汎用技術とするためには薬物特性に依存しない製造法にすることが必要で，つまり，一次加工した薬物粒子にも容易に適用できるような技術とするべく造粒により製することとした。

造粒は，一般に水溶性高分子であるヒドロキシプロピルセルロースやヒプロメロースの水溶液が結合剤として用いられる。最初は，成形性の高い造粒品が得られる流動層造粒により，高分子の種類と量をスクリーニングした。打錠後，硬度と口腔内崩壊時間を評価した結果，一番粘度の低いポビドンが候補として挙げられた。しかし，打錠直後の硬度のわずかな変動で口腔内崩壊時間が大幅に遅延するなど，製造の再現性が得られなかった。口腔内では，錠剤中へだ液が浸透するのに伴い，高分子のように粘度を有するものは，形成されている細孔を塞ぎ，その結果，口腔内崩壊時間が遅延しやすくなると推測された。

従って，求められる結合剤の特性は，粘度がなく結合力のある素材，そのイメージは“水あめ”であった。水あめは，ブドウ糖，マルトース，デキストリンなどの混合物で，主成分はマルトースである。さっそく，種々の糖類を集めて，素材のスクリーニングを開始した。糖類単独を直接打錠し，硬度，口腔内崩壊時間を評価したところ，予想どおり，マルトースは非常に高い成形性を示した（表1）。また，糖類は，成形性は低いが口腔内で早く崩壊する糖と，口腔内での崩壊は遅いが成形性の高い糖に分類されることを見出した。それを踏まえて，成形性の高い糖と低い糖を組み合せることにより，口腔内崩壊錠に適した素材を創製した。具体的には，成形性の低いマンニトールや乳糖に対し，成形性の高いマルトースを結合剤として流動層造粒することにより，成形性と崩壊性の両機能を維持した素材を調製した。

糖類が成形性の観点から分類される要因は，一般的によく知られている粒子径，粒子形状による影響よりも，粒子表面に存在する親水性の置換基がどのような状態で存在するかによる影響のほうが大きいと考えられた。表面自由エネルギーの測定によって，成形性の高い糖のほうが，親水性の置換基を表す極性成分の表面自由エネルギーが高いことがわかり，つまり，外部に親水性の置換基が多く存在しているため粒子が凝集しやすい状態にあり，その結果，成形性

表1　種々の糖類の特性分類

Ingredients	Hardness (N)	*In vivo* disintegration time (sec)
〈成形性の低い糖〉		
Mannitol	0	< 10
Lactose	0	< 10
Glucose	2	< 10
Sucrose	5	< 10
Erythritol	0	< 10
Xylitol	0	< 10
〈成形性の高い糖〉		
Maltose	68	> 30
Sorbitol	22	> 30
Trehalose	34	> 30
Maltitol	25	> 30

Mizumoto T. *et al., Int. J. Pharma.,* 306, 83-90 (2005)

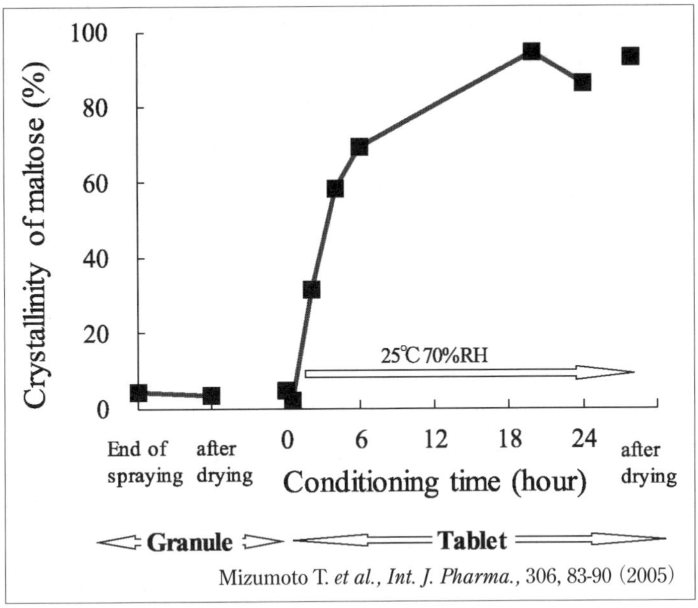

図2　各工程におけるマルトースの結晶化度の変化

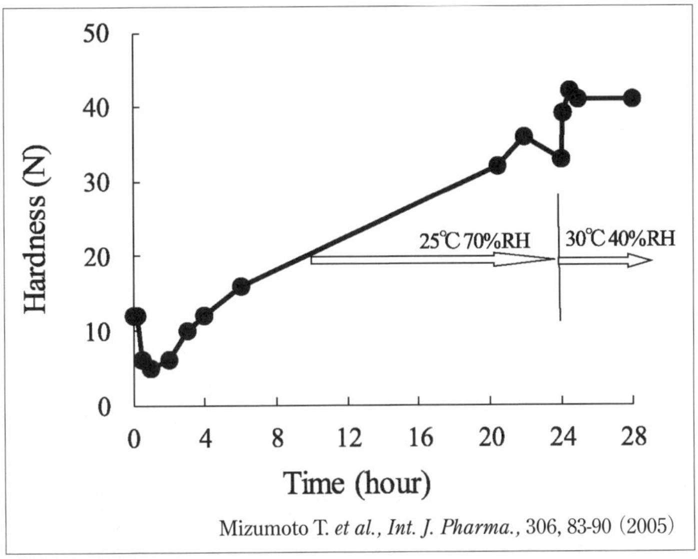

図3　加湿処理工程における錠剤硬度の変化

が高くなると推測された。

口腔内崩壊錠WOWTABは，2つの技術で構成されている。①先に述べたように，成形性の高い糖と低い糖を組み合せ，口腔内崩壊錠に適した素材を創製した。②マルトースの結晶変化を利用した加湿処理により，錠剤の強度を高める技術を考案した。

製剤処方をスクリーニングする中で，製造直後にデータ取得した錠剤を実験室に放置していたことがあった。数日後，改めてデータを取得したところ，硬度が初期値と比べて著しく高い値を示した。夏場の夜間では，実験室の空調が切れると湿度が80％以上にもなるので，硬度が高くなる要因として水分の関与を仮定した。そして，この水分を意図的に与える加湿方法を想像して具現化していった。この検討過程で，結合剤として用いたマルトースが非晶質化していることがわかり，水分だけが単純に硬度アップに関与しているのではなく，この非晶質化したマルトースが大きく寄与しているものと考えられた。

具体的には，造粒および打錠直後は結合剤であるマルトースが非晶質状態にあった（図2）。この錠剤に意図的に25℃70％RHの湿度を与えると徐々にマルトースが結晶化し，約20時間ですべてのマルトースが結晶化した。この時，錠剤硬度は，マルトースの結晶化度に相関して徐々に上昇し，最終的に約4倍の硬度アップが認められた（図3)。つまり，水分を与えることにより，非晶質化していたマルトースが結晶化して，その結果，硬度が向上したものと考察された。このような偶然による突破口の開拓もWOWTAB技術の根幹を成しているといえる。

通常の製造プロセスである造粒，打錠工程により，新しい口腔内崩壊錠製造技術であるWOWTAB技術を開発した。低圧で圧縮し空隙率を増加させた錠剤においても，加湿処理手段により錠剤強度を向上させることが可能となり，その結果，より速く崩壊する口腔内崩壊錠が製造可能となった。さらに，低圧で圧縮成形可能であるため，溶出制御したマスキング粒子，徐放性粒子などの溶出性を錠剤化後も維持できることが期待でき，実際の製品に適用することとした。

4 ガスターD錠の製剤設計[14, 15]

ガスターD錠は，苦みマスキングを施したWOWTABである。薬物であるファモチジンは苦みを有する薬物で，水不溶性高分子とのスプレードライ法を適用し，薬物の溶出性を制御することにより苦みマスキングを施すこととした（図4)。目標とする溶出速度は，苦みの閾値から初期1分間の溶出率（D1min）を20％以下として，さらに「後発医薬品の生物学的同等性

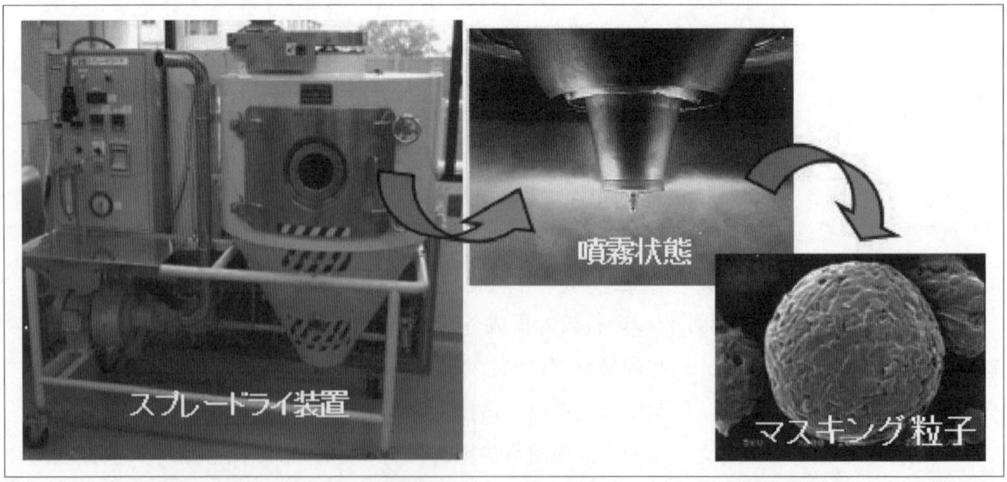

図4　スプレードライ装置とマスキング粒子

試験ガイドライン」を参考とし，15分での溶出率（D15min）を85％以上と設定した。

スプレードライ法によるマスキングは溶出速度を制御することであり，その溶出速度は，マスキング粒子の粒子径に大きく依存する。すなわち，粒子径が大きいと，表面積が小さくなり溶出制御される方向に進むが，大きい粒子は口腔内で錠剤が崩壊した時に舌先でのザラツキ感の原因となる問題もある。従って，溶出速度の目標と同じように粒子径の目標も重要で，150 μm以下を目標として設定した。

種々の処方スクリーニングを行い，水不溶性高分子としてアクアコートECD30®，可塑剤としてトリアセチンを用い，薬物との懸濁液をスプレードライすることにより目標とする溶出速度，粒子径を達成するマスキング粒子を得た。

打錠検討において，製造時期が異なると同じ処方であっても錠剤硬度や口腔内崩壊時間に差が認められた。これは，打錠時の環境湿度または造粒品の水分含量が影響しているものと推察された。そこで，打錠時の環境湿度を制御することにより，口腔内崩壊時間の改善を試みた。マスキング粒子（16％量）とマンニトールを，5％量のマルトースを結合剤として造粒した。この造粒品の吸湿曲線は，非晶質化したマルトースを含むため，50〜70％RHのいずれの相対湿度においても，わずか15分ほどで早い吸湿平衡を示した。そこで，打錠は，打錠機に造粒品を投入して，目標の打錠環境湿度と平衡になるように20分以上放置した後に開始した。図5に環境湿度と硬度または口腔内崩壊時間の関係を示した。環境湿度が高い場合でも，十分な錠剤強度である30 N以上を維持していた。一方，口腔内崩壊時間は，環境湿度が高くなるにつれ早くなることが認められ，50％RH以上の打錠環境で口腔内崩壊時間20秒以内を達成した。この理由として，環境湿度から吸湿した水分が成形性に補助的な役割を果たすためと考えられ，錠厚が厚く，空隙率が高い錠剤を打錠でき，結果的に口腔内崩壊時間が環境湿度50％RH以上で改善されたものと考えられた。また，50％RH以上で製造された錠剤の口腔内崩壊時間

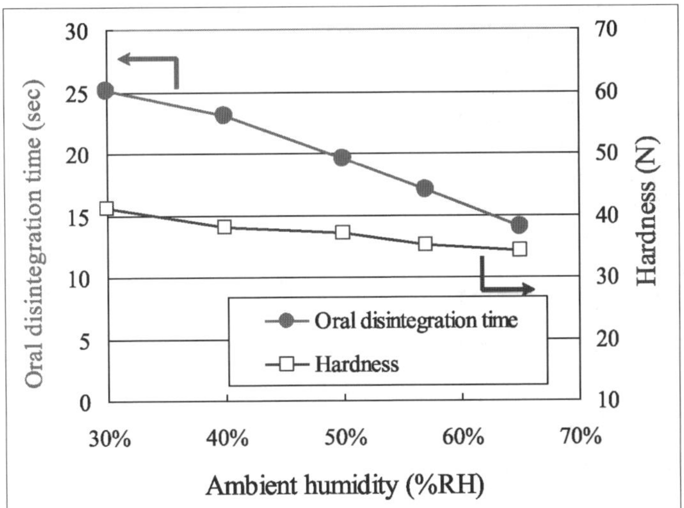

Mizumoto T. *et al., Chem. Pharm. Bull.*, 56 (7), 946-950 (2008)

図5　打錠環境湿度の制御による口腔内崩壊時間の改善

は，30%RHで製造した錠剤に対して，有意に早かった（P<0.05）。以上の結果より，環境湿度を50%RH以上に制御することは，口腔内崩壊時間を改善するための実践的で有用な方法であると考えられた。

別に，錠剤特性の安定性に関しては，加湿処理により結合剤のマルトースが結晶状態で存在することになり，錠剤の吸湿挙動は抑制されている。そのため，25℃70%RHでもほとんど吸湿しないことが認められ，保存中，硬度などの錠剤特性値が安定であることを確認している。

一般に，溶出制御された粒子を錠剤化する場合，打錠時の圧縮圧によって溶出制御機能に障害を受け，薬物溶出が加速してしまう場合が多い。WOWTAB技術は，低圧で圧縮成形が可能であるので，溶出制御機能への障害の回避が期待できる。図6にスプレードライされたマスキング粒子と，錠剤より回収したマスキング粒子のSEM写真を示す。マスキング粒子の表面は，ファモチジン結晶が高分子で覆われた球形粒子で，滑らかな表面状態であった。一方，錠剤を水洗浄して回収したマスキング粒子は，表面の滑らかさは消失するものの，球形状態を維持していた。従って，その構造が打錠圧により障害を受けず保持されていたので，溶出制御機能が維持していることが期待された。

図6には，種々の打錠圧で製造した錠剤の溶出試験結果を元のマスキング粒子の溶出結果と比較して示した。すべての錠剤の溶出速度は，打錠圧による影響を受けず，元のマスキング粒子の溶出速度とほぼ近似していたことから，溶出制御機能は打錠によっても保持されていることを確認した。従って，口腔内崩壊錠とするために打錠してもマスキング粒子の機能は維持され，得られた口腔内崩壊錠は目標の溶出速度（D1min値が20%以下，D15min値が85%以上）を達成した。別に，ファモチジンの苦みが抑制されていることも確認した。

さらに，香料や甘味剤を添加して，錠剤の味を調整した。味としては，清涼感のあるミント

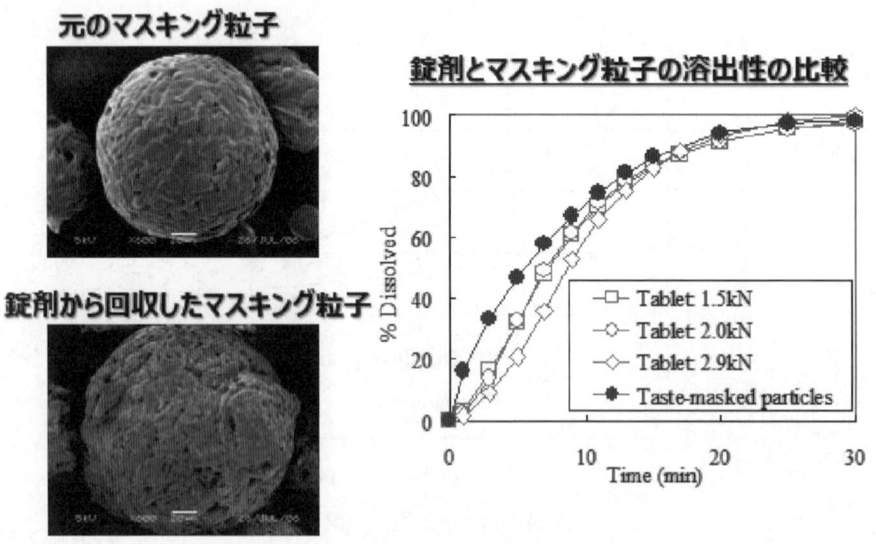

Mizumoto T. *et al.*, *Chem. Pharm. Bull.*, 56 (7), 946-950 (2008)

図6　打錠圧によるマスキング粒子の溶出速度への影響

系フレーバーのペパーミントを選択した。実際に，上市後は薬物の苦みもなく，程よい清涼感との評判で好印象を得ることができた。しかし一件だけ，ある病院から味に関するクレームがあった。通常のガスター糖衣錠からガスターD錠への病院内での切り替えの際に，ペパーミントを嫌う患者が服用できないというクレームであった。そこで，病院の薬剤師と直接面会して対応策などを相談して切り替えがスムーズに行われた。本件から，味の好みは千差万別のため，万人受けする製剤設計が難しく，フレーバーを添加することが適切ではない場合があるという経験を得た。

ファモチジンの苦みマスキングを施した粒子を用いて，苦みを抑制した口腔内崩壊錠の処方設計を行った。含量均一性の改善，打錠環境の制御による口腔内崩壊時間の短縮，打錠圧による溶出制御機能への障害回避など，さまざまな対処により苦みマスキング粒子を含有する口腔内崩壊錠を創製した。

5 ハルナールD錠の製剤設計

ハルナールD錠は，徐放性微粒子を含有するWOWTABである。1993年7月に前立腺肥大症に伴う排尿障害を適応症としてハルナールカプセルが承認されており，この先行品との生物学的同等性試験（BE試験）を考慮しながら処方設計を進めた。市販していたハルナールカプセルは，溶出をコントロールした顆粒をカプセルに充填した徐放性カプセル剤である。この徐放性顆粒の粒子の大きさは約500 μmと非常に大きい。一般に，口腔内でザラツキを感じない大きさは200 μm以下であるといわれており，そのまま錠剤化すると口腔内でザラツキを感じることが予想された。そこで，精密な微粒子コーティング技術を確立して，200 μm以下の粉のような徐放性微粒子を新たに開発することとした。

200 μm以下の粒子は非常に微細であるため，従来の流動層造粒装置を用いた上方噴霧法によるコーティングでは団粒が容易に発生しやすい。そこで，増田ら[16]により開発された側方から噴霧する側方噴霧法を適用した。側方噴霧法は，極めてシンプルな機構で効率的にコーティングを行うことができ，具体的にはスプレーガンからの噴霧空気圧によって団粒（粒子間の固着）を防ぎ，1つ1つの粒子に均一にコーティングすることを可能とした。図7に側方噴霧法，上方噴霧法でコーティングした微粒子のSEM写真を示す。上方噴霧で製造された微粒子は数個が固まった状態でコーティングされ，いわゆる団粒を形成していた。一方，側方噴霧法で製造された微粒子は団粒の発生がまったくなく，その結果，溶出のばらつきを防ぎ，再現性の高い徐放性微粒子を創製することが可能となった。さらに，側方噴霧法は，微粒子へのコーティングを可能としただけでなく，スケールアップが容易であることにも特徴がある。コーティングがスプレーガン周辺でのみ起こっているので，乾燥速度を一定にすればスプレーガンの本数のみでスケールアップが可能である。

まず，溶出制御に関して，主な薬物吸収部位である小腸を想定して，溶出試験液pH 6.8を用いてカプセル顆粒と同等な溶出性を示す徐放性微粒子の溶出制御膜のスクリーニングを行った。水不溶性高分子と水溶性高分子の比率と量をスクリーニングし，pH 6.8において，約

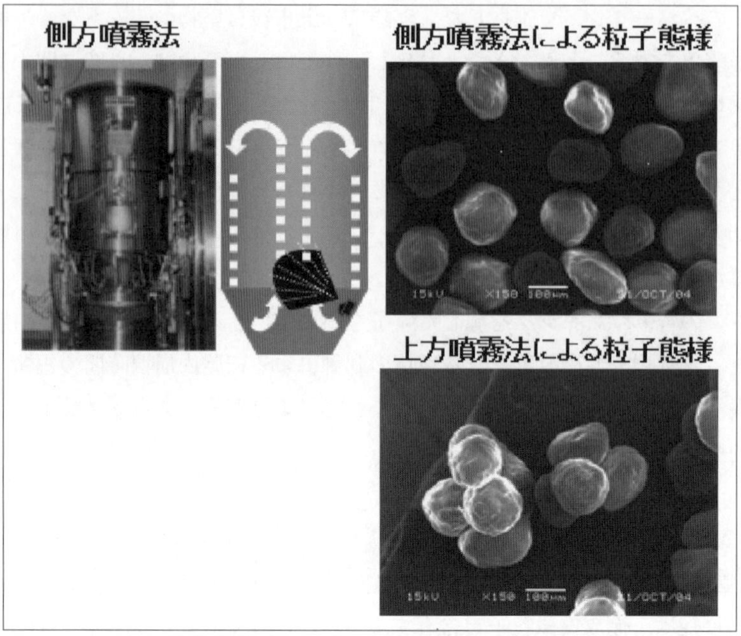

図7　側方噴霧法の模式図とコーティング粒子の比較 SEM 写真

18%コート量でほぼ類似した溶出速度を示す徐放性微粒子が得られた。

この新たに開発した200 μmの徐放性微粒子について，口腔内での異物感などの評価を行った。具体的には，この徐放性微粒子を用いて口腔内崩壊錠を製し，それを服用する官能試験により評価した。アンケート調査で95%以上の方が口腔内での異物感をほとんど感じることがないとの回答が得られ，良好な服用感を達成した（図8）。当初の目標どおり，200 μm以下の粒子であれば，口腔内でのザラツキ感を軽減するという仮説が正しいことが証明された。

さらに，徐放性粒子を錠剤化する場合，打錠時の圧縮圧によって徐放性粒子の溶出制御機能にダメージを受け，薬物溶出が加速してしまう場合が多い。しかし，ハルナールD錠に適用したWOWTAB技術は，低圧で圧縮成形し，その後加湿乾燥処理により所望の錠剤強度を得る技術であるため，この打錠による溶出制御ダメージを回避できると考えられた。図9に示すように，実際に，徐放性粒子とそれを含む口腔内崩壊錠の溶出挙動を評価した結果，その溶出速度は一致し，錠剤化による溶出制御膜へのダメージがないことを確認した。

本ハルナールD錠は，各種*in vitro*溶出試験で溶出の類似性を確認した後，ヒトでのBE試験を実施した。その結果，ハルナールカプセルと生物学的に同等であることが確認され，さらに，水の服用の有無に関わらず，同等であることも確認された。つまり，口腔内崩壊錠は水なしで服用できることがメリットの一つであるが，通常の錠剤と同じように水と一緒に服用しても有効性・安全性に違いがないことも検証された。

医療現場では近年，錠剤の調剤でワンドーズパッケージ方式が増加傾向にあり，錠剤強度の低い口腔内崩壊錠といえども全自動錠剤分包機への対応は不可欠となってきている。本ハルナールD錠では通常の取り扱いができるレベルまで硬度を上げており，全自動錠剤分包機によ

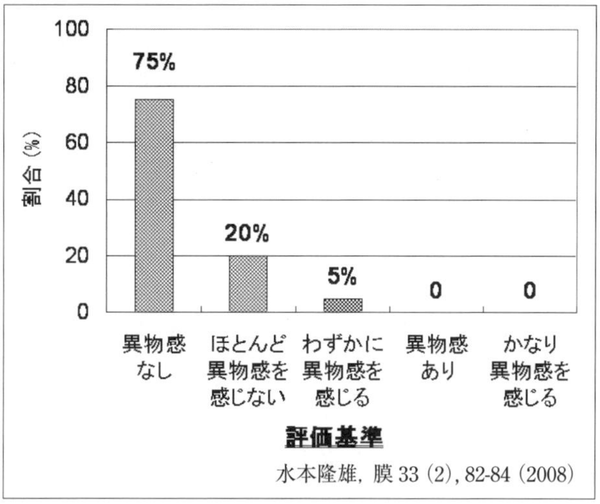

図 8　ハルナール D 錠の味覚試験結果（n＝20）

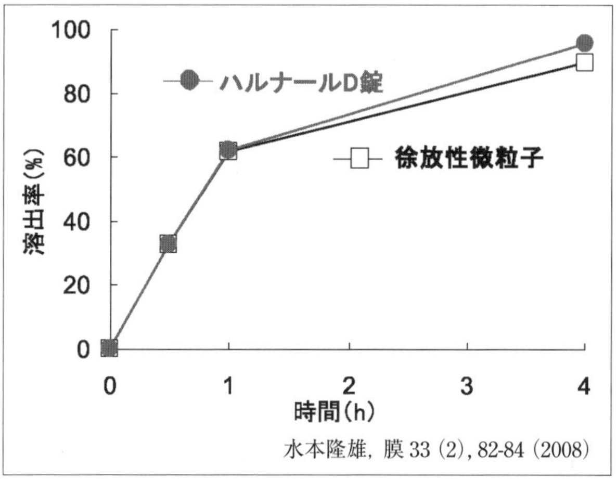

図 9　ハルナール D 錠の打錠による溶出ダメージの評価

る調剤が可能であることが確認されている。口腔内崩壊錠は口の中で溶け，単に服用しやすいだけでは不十分で，さらに取り扱いが通常の錠剤と同じ水準であることが不可欠であると考えられ，それが医療現場で取り扱う方々への配慮を持った製剤であるといえる。

6　おわりに

口腔内崩壊錠の製剤技術は今も進化を続けており，多くの製品が上市されている。効果的で安全な医療に加え，患者のQOL（Quality of life）の改善に役立ち，人に優しい剤形として，患者，医療機関の先生方に受け入れられ，一般剤形化することを期待している。

参考文献

1) H.Seager: Drug-delivery products and the Zydis fast-dissolving dosage form, *J. Pharm. Pharmacol.*, 50, 375-382 (1998)
2) 加藤修介訳，P.Kearney, R.J.Yarwood, The zydis fast dissolving oral dosage form, *Phram Tech Japan,* 9 (6), 713-719 (1993)
3) 増田義典，口腔内崩壊錠の潮流と製剤設計，*Pharm. Tech. Japan,* 28 (2), 9-13 (2006)
4) 対馬勇禧，口腔内崩壊錠の製剤化技術（上），製剤機械技術研究会誌，13 (1), 11-17 (2004)
5) 対馬勇禧，口腔内崩壊錠の製剤化技術（下），製剤機械技術研究会誌，13 (2), 17-21 (2004)
6) 森田豊，バリアフリー製剤の現状：速崩壊型錠剤を中心に，薬剤学，64 (5), 294-299 (2004)
7) 朴英哲，ハルナール®D錠（塩酸タムスロシン口腔内崩壊錠）の使用経験－カプセルから口腔内崩壊錠の切り替えについて－，薬理と治療 34 (4), 387-394 (2006)
8) 浅木茂，新しい剤型：ファモチジン口腔内崩壊錠の臨床的有用性と展望，医薬ジャーナル，31 (11), 2819-2823 (1995)
9) 松里軒浩一，山口正彦，中田宏，飲みやすい剤形，速崩壊錠の評価について，都薬雑誌 25 (6), 29-33 (2003)
10) 折井孝男，降圧薬の剤形に関する需要調査から得られた1考察，*Prog. Med.,* 26, 1953-1960 (2006)
11) 尾鳥勝也，矢後和夫，ファモチジン新口腔内崩壊錠の自動分包機調剤における実地検証，Prog, Med., 21, 725-728 (2001)
12) 並木徳之，根岸徹，加藤潤一郎，金子昌弘，板倉光好，口腔内速崩錠の全自動錠剤分包機による調剤の適否，医療薬学，29 (3), 367-374 (2003)
13) Mizumoto T. et al., Formulation design of a novel fast-disintegrating tablet, Int. *J. Pharma.,* 306, 83-90 (2005)
14) Mizumoto T. et al., Formulation Design of Taste-Masked Particles, Including Famotidine, for an Oral Fast-Disintegrating Dosage Form, *Chem. Pharm. Bull.,* 56 (4), 530-535 (2008)
15) Mizumoto T. et al., Formulation Design of an Oral, Fast-Disintegrating Dosage Form Containing Taste-Masked Particles of Famotidine, *Chem. Pharm. Bull.,* 56 (7), 946-950 (2008)
16) 増田義典ほか，新流動層造粒コーティング法による粒子コーティング，*Phram Tech Japan,* 9 (7), 55-63 (1993)

Column　偶然か必然か

WOWTAB技術を開発するにあたり，いくつかの偶然を味方に付けたかも知れない。手元にマルトースのサンプルの袋があったこと，普段は打錠検討のその日にしか測定しない硬度を，たまたま翌日に測定したこと，マルトースが簡単にアモルファスになってしまったこと，など。ただ，アンテナを張っていないと，これらの偶然に気が付かなかったかも知れない。その後は，いろいろなことに興味を持ち，多くの種類のアンテナを常に張るように心がけている。

問　題

［第1問］ 口腔内崩壊錠に関する次の記述のうち，正しいものの組み合わせはどれか。

a 口腔内崩壊錠は，欧米では「Zydis」製剤が，日本では「ガスターOD錠」が最初に製品化された。

b 口腔内崩壊錠の技術は大きく鋳型錠製剤，湿製錠製剤，一般錠剤製剤の3つに分類されるが，WOWTABは湿製錠製剤に分類される。

c 口腔内崩壊錠が有用な疾患領域は，糖尿病，高脂血症の領域である。

d 口腔内崩壊錠は水なしで服用することも可能であるが，ごく少量の飲水で服用を可能とし，服用時の飲水量を有意に減少させることができる。

e 口腔内崩壊錠のデメリットは錠剤の硬度や吸湿性とともに分包機が使えないことである。

1（a，b）　2（a，c）　3（a，d）
4（b，c）　5（d，e）

［第2問］ 口腔内崩壊錠WOWTABに関する次の記述のうち，正しいものの組み合わせはどれか。

a 成形性の高い糖は親水性の置換基を表す極性成分の表面自由エネルギーが高い。

b 成形性の低い糖として，マンニトール，乳糖，マルチトールが汎用される。

c 加湿処理によって硬度がアップするメカニズムは水分による吸着である。

d 打錠工程の環境湿度をコントロールすることにより，吸湿した水分が成形性向上に補助的な役割を果し，口腔内崩壊時間を短縮することができる。

e 微粒子コーティングの側方噴霧法は，噴霧空気圧によって団粒を防ぎ，効率的にコーティングを行うことができるが，スケールアップが難しい。

1（a，b）　2（a，c）　3（a，d）
4（b，c）　5（d，e）

［第3問］ マスキング粒子，徐放性粒子を含有する口腔内崩壊錠を処方設計するときに留意する点について説明せよ。

正解と解説

第1問

正解	3
説明	a　正 b　誤　一般錠剤製剤に分類される。 c　誤　頭痛薬，次いで鎮痛薬，消化器科領域である。 d　正 e　誤　一包化できないことは逆に服薬コンプライアンスを低下させるので，多くの口腔内崩壊錠は，錠剤硬度の強化検討によって自動分包機にも対応している。

第2問

正解	3
説明	a　正 b　誤　マルチトールは成形性の高い糖に分類される。 c　誤　水分は間接的に作用し，主な要因は結合剤として用いたマルトースが造粒工程で非晶質化し，打錠後，加湿処理により徐々に結晶化することにより硬度がアップする。 d　正 e　誤　コーティングがスプレーガン周辺でのみ起こっているので，乾燥速度を一定にすれば，スプレーガンの本数のみでスケールアップが容易に可能である。

第3問

正解 説明	溶出制御した粒子を含む一般的な錠剤の処方設計と同様に，粒子の流動性を抑制し含量均一性を改善する，打錠圧による物理的な溶出ダメージを回避する工夫が挙げられる。さらに，口腔内崩壊錠として，水の浸透性に劣る粒子が配合されているので，打錠環境の制御による口腔内崩壊時間の短縮を考慮する必要がある。

著者の略歴

1985年　山之内製薬株式会社 製剤研究所 入社

1990年　創剤研究所 DDS研究室

2003年　創剤研究所 経口剤研究室 室長

2008年　アステラス製薬株式会社 米国ノーマン工場 工場長

2011年　製剤研究所 包装研究室 室長

2013年　技術本部 技術企画部　　現在に至る

固形製剤における医薬品添加剤と製剤設計 －セルロース誘導体を例に学ぶ－

小久保　宏恭・丸山　直亮

POINT

医薬品添加剤活用のポイント

新規添加剤（新規物質，新投与ルート）には，これまでの添加剤にない特性を求めることで製剤開発の範囲を広げる魅力がある反面，安全性を含めて，相応のコストとリスクが伴う。従って，通常の製剤開発に利用できる添加剤は，使用前例のある添加剤に制約される。しかしながら，医薬品添加剤と一括りにしても，界面活性剤などの低分子物質，デンプン，セルロース誘導体，アクリル系などの合成高分子と多岐にわたっていて，その機能もさまざまである。これら既存の医薬品添加剤の基本特性とその活用例を把握することで，製剤開発のさまざまな局面で求められる機能を理解し，適切な医薬品添加剤を選択していくことは，安定した品質を目指した処方設計にとって極めて重要である。

1 はじめに

固形製剤は，図 1 に示されるように医薬品原末と結合剤，崩壊剤，滑沢剤，コーティング剤などさまざまな医薬品添加剤とともに加工され，顆粒剤，錠剤，カプセル剤などの最終製品に形作られていく。残念ながら医薬品原末は，そのままでは流動性が不足していたり，圧縮成形性に欠けるなど，製剤上の工夫が必要になる。また，近年，難水溶性薬物が多く溶解性の改善が求められている。非晶質固体分散体は有力な手段で，薬物を非晶質状態に固定化するために医薬品添加剤（キャリヤーポリマー）が必要になる。

このように医薬品添加剤は，固形製剤を製造する上で必要不可欠な素材であり，さまざまな機能が求められている。本章では，医薬品添加剤の中でも各種用途に汎用されているセルロース誘導体について水溶性，腸溶性，および水不溶性（膨潤性）に区分して，その基本特性を概説するとともに，代表的な用途に触れていきたい。

2 水溶性セルロース誘導体

水溶性のセルロース誘導体としては，メチルセルロース（MC），ヒプロメロース（HPMC），ヒドロキシプロピルセルロース（HPC），ヒドロキシエチルセルロース（HEC），カルメロー

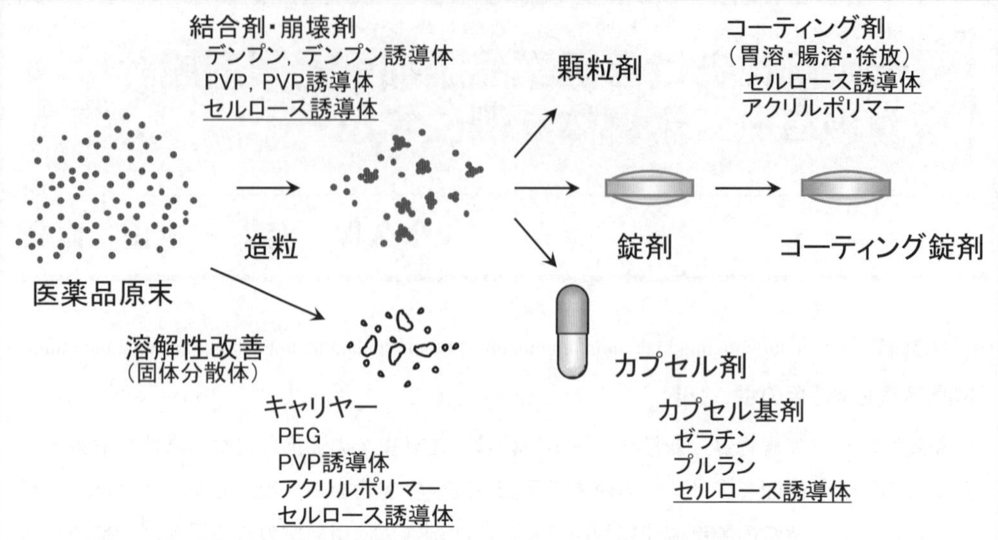

図１　固形製剤の製造過程

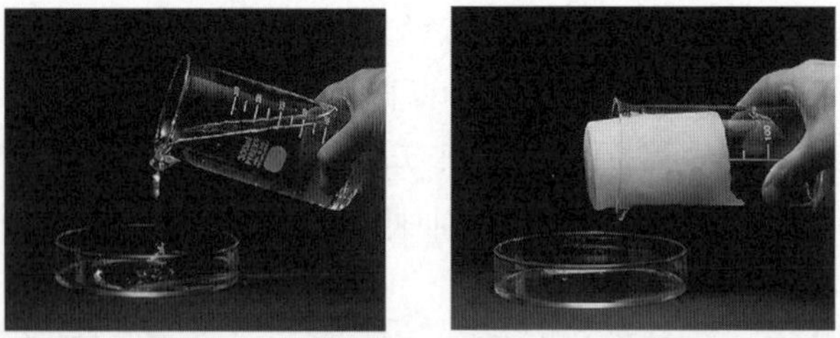

粘性のあるメチルセルロース水溶液（左図）を加熱するとゲル化し（右図），冷却により元の粘性のある溶液に戻る。

図２　メチルセルロース水溶液の可逆的な熱ゲル化

スナトリウム（CMC-Na）などが挙げられる。これらは，グルコースがβ1－4結合でつながったセルロース骨格の水酸基を化学的に修飾することで，セルロースの3位の水酸基に基づく水素結合を破壊し，水に不溶なセルロースを水溶性としたもので，導入した置換基の種類と量でさまざまな性質を示す。この内メチル基を有するMCとHPMCは，水溶液を加熱するとゲル化し，冷却すると元の粘性のある水溶液に戻る特異な性質を有する（図2）。これは分子中のメチル基で多く置換されたユニット（セルロースのグルコース環には3つの置換可能な水酸基を有する）が，分子間あるいは分子内で疎水的に会合してネットワークを形成することでゲル状を呈する[1,2]。さらにMCとHPMCは高分子として疎水性と親水性の構造を分子内に併せ持つため界面活性作用を有し，これらが微量（0.1％程度）に溶解した水溶液の表面張力は45 mN/m（蒸留水：72 mN/m）と低い値を示す。一方，メチル基を有しないHPC，HECともに界面活性作用は弱く，HPCでは水溶液は加熱により析出し，HECでは加熱しても粘性は維持される。また，イオン性のCMC-Naではこのような特異な性質は示さない。

2.1 結合剤

水溶性セルロース誘導体は，他のポビドン（PVP）や伝統的なスターチペーストと比較して，圧縮成形性の改善効果に優れるため比較的少ない添加量で用いられ，その添加量は撹拌造粒で0.5～3%，流動層造粒では2～5%程度である。主に低粘度品種の高濃度溶液が用いられ，殊にHPCの低粘度品が汎用されている。HPCはエタノールに可溶で非水系の結合剤としても用いることができる。直打用のビタミンCでは流動層でHPMCが使われている。

処方設計上考慮すべき点は，結合剤の添加量で，圧縮成形性の改善効果と崩壊遅延はトレードオフの関係にあり注意を要する。Washburn式（式（1））に示されるように錠剤の崩壊は，錠剤内部に水が浸透する時間と密接に関係していて，結合剤は浸透する水に粘性を付与するとともにキャピラリーを塞ぐ効果がある。このため崩壊時間が問題となる場合，できるだけ低粘度の品種を選択するのも一つの方法である。処方によっては37℃ではゲル化して溶解しないMCを結合剤とすると崩壊遅延を緩和できる。

$$l = \sqrt{\frac{r\gamma \cos\theta}{2\eta} t} \qquad (1)$$

l：浸透深さ，r：毛管半径，γ：液体の表面張力，θ：接触角，η：粘度，t：時間

撹拌造粒で得られる造粒物の粒度分布は，しばしば粗大粒子と未造粒の微粒子の２相性を示す。粗大粒子には結合剤と共に水溶性成分が濃縮され，疎水性の成分は微粒子分画に偏析する傾向が見られ，殊に微量成分については注意を要する[3)]。これらを避けるために疎水性の薬物を結合剤溶液に分散して添加することもある。流動層造粒では造粒物の粒度分布自体がシャープで，バグに集積するケースを除き，各粒度の成分分布も比較的均一である。

結合剤は，結合剤水溶液として用いるのが一般的であるが，近年，微粉タイプの結合剤が市販され，粉末で添加し水で造粒する方法が検討されている。

2.2 フィルムコーティング剤

フィルムコーティングは水溶液を錠剤表面にスプレーしてフィルムを形成させる製造方法で，結合剤同様に低粘度品種の高濃度溶液が用いられ，HPMCが汎用されている。フィルムは機械的強度と柔軟性が求められるが，**図３**に示すように低粘度（低分子量）では，TiO_2を多量に含むとフィルムの強度は極端に低下する。このため表示粘度6 mPa·sの品種（TC-5®R）が多用されている。

高濃度水溶液をプレートに挟み込み，送風により乾燥しながら，圧着・離脱を繰り返し，粘着性を評価した結果を**図４**に示す。HPMCは乾燥により高濃度になると，ある水分で溶液からゲルに転相し同時に粘着性が失われる。一方，HPCでは乾燥して固体（フィルム）になる直前まで粘着性が保たれる[4)]。このため，HPMCではよりウェットな環境でもフィルムの粘着が起きにくく，スプレー速度を上げることができる。HPCはフィルムコーティングでは取り扱いにくい面があるが，粘着力に優れ，前項の結合剤として適した性質を有する。

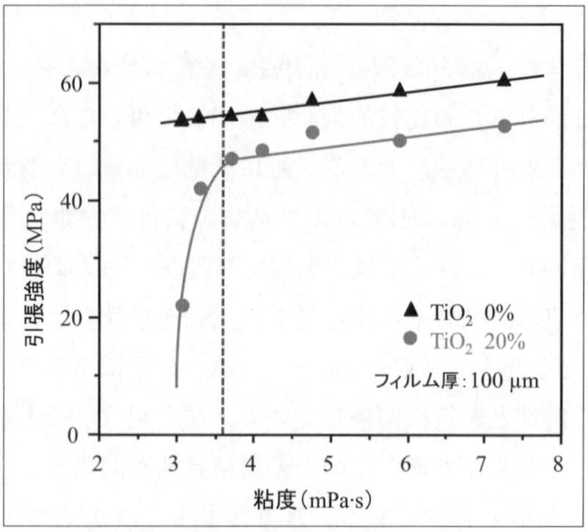

図３　フィルム強度と粘度の関係

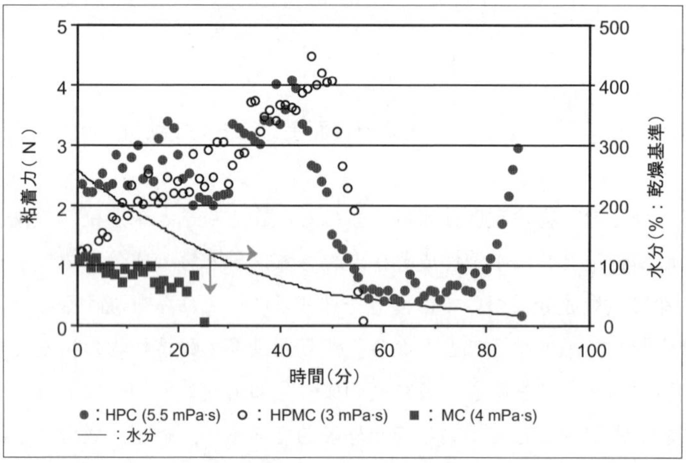

図４　セルロース誘導体水溶液と粘着力の関係

HPMCのフィルムは配合される成分で，強度と伸び率に大きな影響を与える。マクロゴール400（PEG-400）とグリセリンは，可塑剤として機能し柔軟性が向上するが，マクロゴール6000（PEG-6000）は強度，伸び率ともに低下している（図5）。これは高分子同士が相溶しないためで，PEG-6000は粘着防止剤と考えるべきである。フィルムの乾燥収縮はpeelingなどの深刻なトラブルの原因であるが，コーティング液の固形分濃度を上げることで緩和できる。PEG-6000の配合も収縮低減には有効である。また，糖類の添加は接着性の向上に有効で刻印錠の処方に配合されている。

フィルムコーティングはスプレーする水量と乾燥能力がバランスして作り出す定常状態の中で実施される。均一性が求められる着色コーティングでは適切な品温に保ち，スプレーミストや混合条件（パン回転数）にも配慮する必要がある。いずれにしても適用する錠剤が十分な強度と耐摩損性を有していれば，処方面，操作条件でいかようにも対応できる。生産機における初期の30分間は，完全に被覆されていない錠剤が混在し，熱風下のパン内で転動する非常に

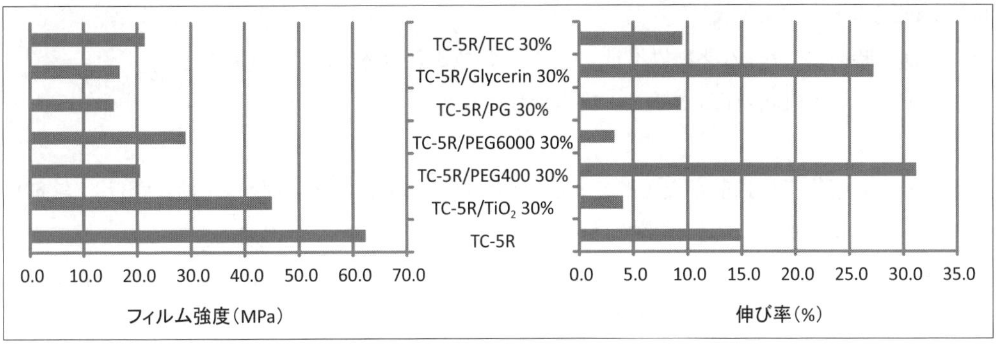

図5　HPMCのフィルム特性

過酷な条件といえる。ラボ機で問題のない場合でも生産機で問題を生じることがしばしば見かけられるが，錠剤の強度に起因するケースがほとんどである。

フィルムコーティング成功のカギは，核となる錠剤が十分な強度と耐摩損性を有していることであると認識すべきである。

2.3　カプセル基剤

最近，日本薬局方においてもゼラチンカプセルに加えて，新たにセルロースカプセルとプルランカプセルが収載された。セルロースカプセルはHPMCをベースにしていて，以下の２つの製法に大別される。

①ゲル化剤の併用：HPMCの高濃度スラリー中にカラギーナンなどのゲル化剤を溶解し，カプセルピンをディップ後，冷却，ゲル化，乾燥…と，従来のゼラチンカプセルと同様の方法で製造されるもの。

②熱ゲル化特性の利用：HPMC水溶液に加熱したカプセルピンをディップし，ピンの周りに形成されるゲルをそのまま乾燥して製造する方法。

いずれもHPMCの低粘度品種が用いられ，前者ではスラリーからのフィルム形成が速やかな品種が，後者は熱ゲル化特性に優れ強固なゲルを形成する品種が選ばれている。セルロースカプセルの特徴は，ゼラチンカプセルと比べ水分が少なく，また，低水分となっても割れ，欠けを生じない点である。従って，水分に不安定な薬物で選択されている。

2.4　マトリックス基剤

マトリックス型の徐放錠は，錠剤組成に高粘度の水溶性高分子を配合することで，薬物の溶出を遅らせるもので，1960年代には欧米ですでに市販品がある。日本ではほとんど市販されてこなかったが，最近になっていくつかの市販品が出てきた。マトリックス型の徐放錠では，どうしても複数のドーズを１錠にするため，錠剤が大きくなってしまう点が日本で長らく受け入れられなかった背景かもしれない。マトリックスの基剤には，HPMC，HPC，HECの高粘度品種が用いられ，選択範囲が広いHPMCが汎用されている。マトリックスからの薬物溶出は以下の式（2）で整理され，n＝0.5ではゲル層を透過しての拡散，n＝1では０次の放出になる。

$Q_t/Q_\infty = k.t^n + b$ (2)

Q_t：時間tにおける薬物放出量，Q_∞：薬物放出量全体，k：放出定数，

b：初期の“burst effect”，n：放出指数

水溶性の高い薬物では拡散が支配的で，難水溶性の薬物では錠剤表面からの溶け出し（錠剤自体の溶解）が支配的になる。前者では図6に示すように上に凸な溶出曲線となる。一般に水溶性が高い薬物では多量のマトリックス基剤が必要となり，溶出初期にはゲル層に含まれる過剰な薬物が溶出して上に凸な溶出曲線となる。

マトリックス型の徐放錠の特徴として溶出特性は組成で制御されるため，非常に頑健で保管中に錠剤硬度が変化しても，その溶出特性はほとんど変化しない。また，造粒条件，打錠条件の影響も受け難い。例えば滑沢剤の過混合は通常の錠剤では多くの問題を持つが，ここでは十分な錠剤硬度が得られれば崩壊時間の問題は生じない。このように薬物溶出特性は，錠剤中のHPMCの含有量とその粘度グレードにより決まるため，非常にシンプルに処方を組み立てることができる。

直打法により錠剤を製することができれば問題はないが，撹拌造粒を適用する場合には注意を要する。HPMCは親水性が高く保水力が強いため，普通に造粒すると水はほとんどHPMCに吸収され，HPMCの凝集塊と未造粒の粉末に分離してしまう。このためHPMCが溶解しない90% EtOHを用いるか，造粒時間を非常に短く抑える必要がある。

安定な薬物溶出のカギは，マトリックス基剤の錠剤中への均一な分布であり，偏りが生じると，溶出初期に錠剤表面のerosionが発生することになる。一般に錠剤組成中にHPMCが20%以上含まれることが推奨される。高粘度品を少量用いる処方はリスクが高い処方といえる。

2.5 増粘剤

水溶性セルロース誘導体は，高分子としてグルコースのつながった基本骨格が水に溶解，拡散して絡み合い粘度を発現するもので，グルコース鎖の長い，高分子量のものほど高粘度を呈する。品種により範囲に違いがあるが2%水溶液の粘度で2～100,000 mPa·sと低粘度から高粘度まで幅広く選択できる。水溶液の粘度特性は濃度－粘度曲線で表されるが，これらの水溶性

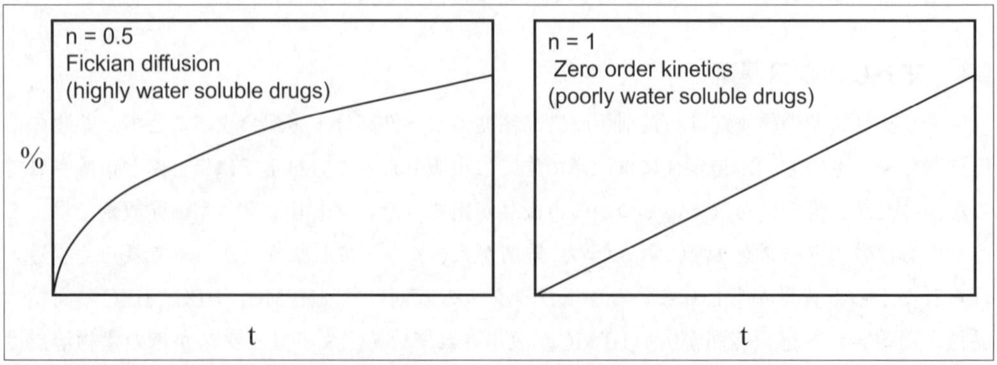

図6 マトリックス型の徐放錠からの薬物溶出

セルロース誘導体はいずれも非ニュートニアンで高濃度ほどズレが大きく粘度発現が低下する。この傾向は導入した側鎖が大きいほど，HPC，HECでは強く，逆にMCが最もニュートニアンに近い。HPMCはその中間に位置している。CMC-Naは側鎖が解離するため，比較的ニュートニアンに近い挙動を示すものの溶液を放置すると構造粘性を示すことがある。

これらの水溶液の粘度は，温度，溶液の調製方法，その他の成分（電解質等）の影響を受けるため，適切な粘度グレードと濃度を選択しなければならない。

3 腸溶性セルロース誘導体

セルロース系の腸溶性基剤は，いずれも水溶性のHPMCをベースに疎水基とアルカリで解離するカルボキシル基を導入した構造で，酸性側でカルボキシル基が解離していない場合には水に不溶で，解離したときに溶解性を示す。

3.1 pH溶解性

ヒプロメロースフタル酸エステル（HPMCP）とヒプロメロース酢酸エステルコハク酸エステル（HPMCAS）がある。**表1**に示すように置換基の量により溶解pHの異なるいくつかの品種がある。HPMCPでは導入するフタリル基（カルボキシベンゾイル基）は疎水性と解離性の両方の特性を付与するが，疎水性の影響が強いため置換量が増えるほど溶解pHは高くなる。一方，HPMCASではアセチル基（疎水性）とスクシニル基（解離性）の比率で制御するため，スクシニル基の比率が高いほど溶解pHは低くなる。

腸溶性基剤のpH溶解性は，緩衝液の組成（塩濃度とイオン強度）に左右される。汎用されているUSPの緩衝液は，pH 5.8以上ではリン酸緩衝液，pH 5.6以下ではフタル酸緩衝液と組成が異なる。**図7**に示すように，点線で示されるフタル酸緩衝液系の方が溶解pHは低くなる。通例，緩衝液としてよく用いられる0.02～0.2 Mの範囲では，塩濃度が高いほどカルボキシル基の解離が進み，溶解pHは低めにシフトする。塩濃度がこの範囲を超えて極端に高くなると塩析効果が現れ，溶解性が低下してしまう。実製剤の薬物溶出特性は，薬物の溶解性，被膜の組成，コーティング量などにより大きく変化する。これはpH 1.2の試験液を用いる耐酸性試験においても同様である。また，酸に不安定な薬物については，カルボキシル基の酸としての

表1　セルロース系腸溶基剤の品種

	品種	カルボキシベンゾイル基(%)	アセチル基(%)	スクシニル基(%)	pH溶解性
HPMCP	50	21.0 – 27.0	–	–	≧5.0
	55, 55S	27.0 – 35.0	–	–	≧5.5
HPMCAS	L	–	5.0 – 9.0	14.0 – 18.0	≧5.5
	M	–	7.0 – 11.0	10.0 – 14.0	≧6.0
	H	–	10.0 – 14.0	4.0 – 8.0	≧6.5

強度，置換量を考慮する必要がある。コハク酸とフタル酸では，フタル酸の方が強い酸で，その置換量も大きい。

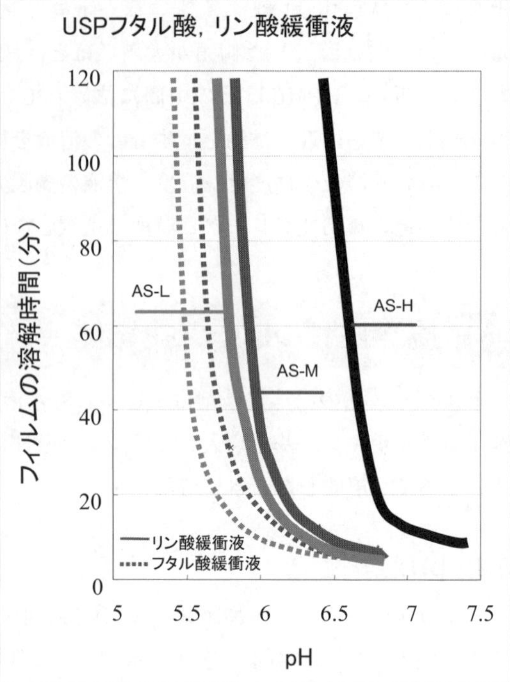

図7　腸溶性基剤のpH溶解性

3.2　腸溶性コーティング

HPMCPはもっぱら有機溶媒系のコーティングに，HPMCASは水分散液系，水系（アンモニア中和法），有機溶媒，乾式コーティングとさまざまな使用方法が実用化されている。

有機溶媒系のコーティングでは塩素系溶媒は使用されなくなり，主に70～80％エタノール溶液が使われる。コーティング液の粘性は水系フィルムコーティング同様，100 mPa·s以下が使われ，ポリマー濃度にするとおおよそ5～8％に相当する。HPMCASは水分散コーティングに用いる微粉グレードがあり，水溶性の可塑剤としてクエン酸トリエチル（TEC）と併用して用いる。分散液のため粘性はなく，乾燥能力に見合った高速スプレーが可能であるが，熱で凝集する性質があるため分散液を冷却して用いる必要がある。アンモニア中和法はHPMCASのスクシニル基と当量のアンモニアで中和し水溶液としてコーティングに使用する方法で，通常のフィルムコーティング同様に取り扱うことができる。スクシニル基は酸として弱いため，乾燥によりアンモニアが揮散して遊離のカルボキシル基に戻るが，他の腸溶性基剤（フタリル基，メタアクリル基）では酸として強く，乾燥後もアンモニウム塩の形で残留して水溶性を示す。乾式コーティングは前述のHPMCASの微粉と可塑剤のTECを一定比率で散布し，得られた紛体の堆積層を加熱により融着させて被膜にする方法で，水を含めて溶媒を全く使用しないで済む。

薬物と剤型にあわせてコーティング基剤とコーティング方法を選択することで，より合理的で安定な製剤を設計することができる。

3.3　苦味のマスキング

腸溶性基剤の応用例の一つが苦味のマスキングで，口腔内で薬物の溶出を一定時間抑制することで達成される。腸溶製剤ではないもので溶出を遅延させるには制約があり，特に細粒剤の苦味のマスキングは，比表面積が大きく課題も多い。腸溶性基剤を利用する方法は，①腸溶性基剤を耐酸性が得られない程度，薄く被覆する。②水溶性成分を配合して一定量被覆する方法がある。前者はコーティング条件，コーティング量の影響を受けやすいが，短時間で処理できる。後者は組成で制御するためコーティング操作の影響を受けにくい反面，ある程度の時間を要する。HPMCPとHPMCはいずれも80%エタノールに可溶で，HPMCP：HPMC＝5：5～7：3の範囲で使用され，薬物の苦味の程度，水への溶解性，適用する製剤の粒子径に応じて調整可能である。口腔内崩壊錠（ODT）では苦味のマスキングは必須で，マスクした顆粒剤・細粒剤を打錠する場合，打錠によるダメージについても考慮しなければならない。

3.4 固体分散体

難水溶性薬物の溶解性改善にはさまざまな手法があり，中でも非晶質固体分散体は薬物の溶解度を大きく高めることができる有力な手法である。薬物結晶は，その結晶形により水への溶解度が異なり，特に非晶質薬物は水への溶解性に優れることが知られている。この非晶質状態の薬物を固定化するキャリヤーとして腸溶性セルロース誘導体は有力である。

ポリマー中に薬物分子を固定化する方法としては，大きく以下の3つに分類できる。

①噴霧乾燥法：薬物およびポリマーを有機溶媒に溶解し，急速に蒸発乾固させることで非晶質の状態でポリマー中に固定化する方法で，これにはスプレードライと乳糖，コーンスターチなどの担体にスプレーコーティングする方法が含まれる。

②共沈法：薬物およびポリマーをポリマー溶媒（DMSO, DMF, DMA, NMPなど）に溶解し，貧溶媒（水）に投入して共沈物を生成させ，その後精製する方法。

③加熱溶融押出法：溶媒を用いずに薬物とポリマーを加熱溶融して押し出し，その後粉砕して粉末を得る方法。

それぞれに長所と短所が見られ，例えば，噴霧乾燥法は完全な溶液から調製するため，非晶質な固体分散体が得られやすい。反面，利用できる有機溶媒が薬物とポリマーの両者を完全に溶解しなければならないため制約される。また，有機溶媒を用いるため用いる設備は溶媒回収機能が求められる。共沈法は，前記の溶媒の制限を回避できるが，非晶質な共沈物を析出させる条件は限定される。加熱溶融法は有機溶媒を用いない点では優れるが，かなりの高温でシェアーをかける必要があり，高温で安定な薬物に限定され，著しく高い融点を持つ薬物は適していない。また，結晶からスタートするため噴霧乾燥法と比較して高いポリマー比が要求される。セルロース誘導体の中ではHPMCASのT_gが最も低く120℃近辺である。加熱溶融押出法では一般にポリマーのT_g以上で処理することが多く，HPMCASは本法に適した特性を有する。

薬物とキャリヤーであるポリマーの比率は，薬物を非晶質状態で固定化できるかどうかを左右する重要な因子である。ニフェジピン（NP）をモデルに噴霧乾燥法により調製された固体分散体の特性を図8に示す[5)]。各種セルロース誘導体，ポビドン誘導体（PVP），メタクリル系ポリマー（MAEA）についてニフェジピンとの比率を種々変えて噴霧乾燥して得られた粉末中のニフェジピンの結晶化度を測定した。縦軸にニフェジピンの結晶化度をプロットし0の値は非晶質であることを示す。図8に示されるようにセルロース誘導体が最もポリマー比を下げることが可能で1：1で非晶質化でき，PVP系はNP：PVP＝1：2，MAEA系はNP：MAEA＝1：3で非晶質化が達成できた。このようにセルロース誘導体は，薬物を非晶質状態で固定化するのに優れたポリマーである。

次に固体分散体からの薬物溶出のモデルを図9に示す。難水溶性の薬物結晶からの溶出と比

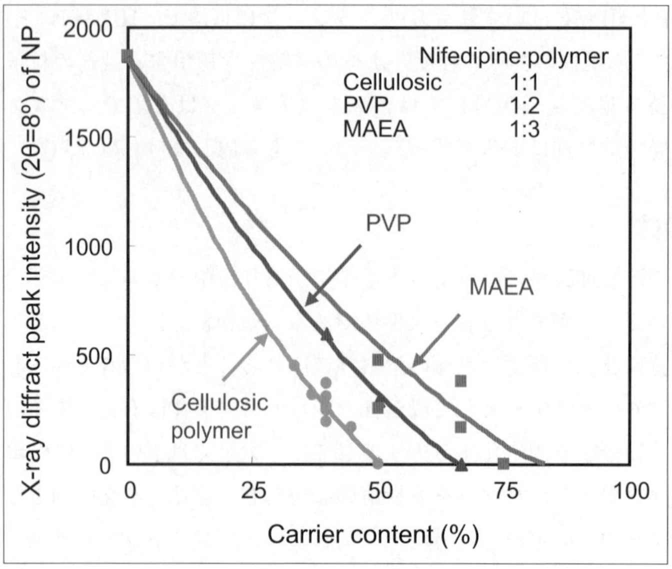

図8　ニフェジピンとポリマー比の結晶化度との関係

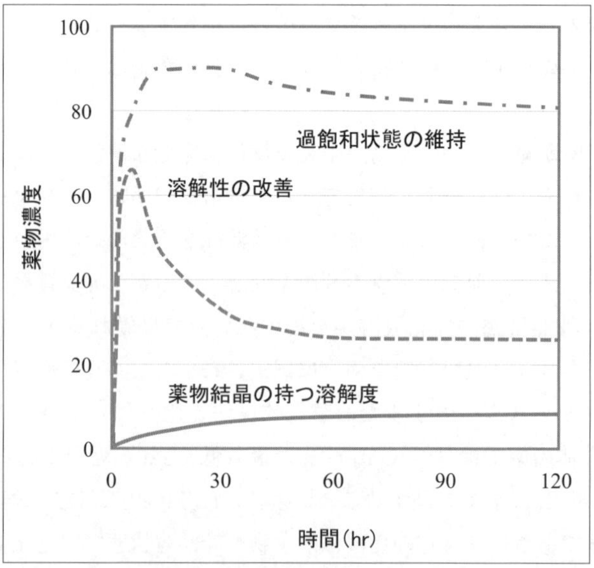

図9　固体分散体からの薬物溶出モデル

べて非晶質の固体分散体からの溶出は，溶解度が向上し，選択するポリマーおよびそのポリマー比により過飽和状態を維持することができる。結晶形そのままでは製剤化してもバイオアベイラビリティー（BA）が不十分な薬物も，固体分散体とすることでBAの向上が期待できる。

このように，難水溶性薬物の固体分散体を用いた溶解性改善を考える場合，以下の点を考慮しなければならない。①溶解度の向上（薬物の非晶質化），②過飽和状態の維持，③保存安定性（再結晶化防止）。

先に示したように，セルロース誘導体は難水溶性薬物を非晶質状態で固定化する性能に優れ

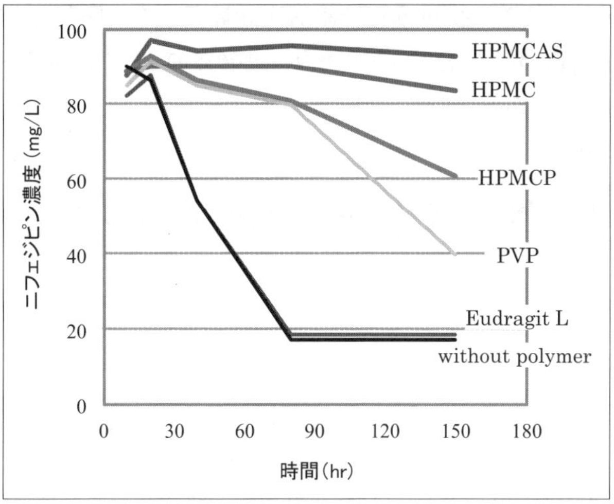

図10　各種ポリマーの過飽和維持性能

る。そこでもう一つの重要な特性である過飽和状態の維持について検討した。モデルとしてニフェジピンを用い，ポリマーをあらかじめ緩衝液中に溶解しておきニフェジピンのメタノール溶液を滴下し，結晶の析出を抑制し過飽和状態を維持できるかどうかを調べた[5)]。図10は滴下完了後の緩衝液中のニフェジピン濃度を示したもので，ポリマーが溶解していない緩衝液では約90分後にはニフェジピンが析出し，元の溶解度に戻る。一方セルロース誘導体ではいずれも析出を抑制し，過飽和状態を維持できた。

過飽和を維持した状態では，疎水性の薬物がセルロース誘導体の疎水性の部分と相互作用し，熱ゲル化と類似した凝集構造をとるものと考えられる。界面活性剤のような小分子では薬物を取り込んだミセルを形成するが，セルロース誘導体の疎水性部分はセルロースを化学的に修飾するため，その分布はランダムで分子量分布もあり，界面活性剤のようなミセル構造はとれない。

腸溶性のHPMCASとHPMCPは，水溶性セルロース誘導体と比較してより疎水性が強く，疎水性の難水溶性薬物との親和性にも優れることが期待される。腸溶性基剤をベースにした固体分散体は，酸性域では薬物の溶出はわずかで基剤の溶解特性に応じた溶出性を示す。この溶解特性によりBAが減じることはなく，むしろ吸収部位で薬物を放出することでBAは高くなるケースが多い。

HPMCASと各種薬物を用いた固体分散体について，Pfizer社およびBend Research社の研究グループから詳細な研究報告がある[6)]。ここではHPMCASを用いた固体分散体から放出された薬物の溶液中の状態を3つに分類している。溶解している薬物（free drug），薬物－ポリマー凝集体（amorphous drug–polymer nanostructures and nanoaggregates），析出物（precipitate）の3つで，薬物－ポリマー凝集体は物理化学的に安定で，また興味深いことに非常に迅速にfreeの薬物を放出できる。

このようにHPMCASは固体分散体のキャリヤーとして，噴霧乾燥法，共沈法，加熱溶融押出法のいずれにも適用可能で，それぞれすでにいくつかの製品が市販されている。また，腸溶性基剤は水溶性高分子と比較して疎水性で平衡吸湿量も低く，保存安定性の面でも優れる。HPMCASには置換基組成の異なる3品種があり，薬物との親和性（過飽和維持性能）を選択できる点でも有用な基剤である。

4 水不溶性（膨潤性）セルロース誘導体

ここでは結合剤，賦形剤として主に用いられるものと崩壊剤に分けて記述した。

4.1 結合剤，賦形剤

水不溶性（膨潤性）セルロース誘導体としては，結晶セルロース（MCC），低置換度ヒドロキシプロピルセルロース（L-HPC）が挙げられる。前者はセルロースの非晶質部分を酸で分解し，結晶部分を取り出しスプレードライ法により製した粉末で，流動性と圧縮成形性に優れ直打用の賦形剤として汎用されている。後者はセルロースを部分的にヒドロキシプロピル基で修飾して，セルロースの結晶構造を破壊し，吸水・膨潤特性を持たせた添加剤でさまざまな粒子形状の品種がある。

MCCは，もともと直打用の添加剤としてスプレードライ乳糖と共に1960年代に開発されたものではあるが，適度な保水力と良好な圧縮成形性があるため，乳糖，デンプン同様に多岐にわたって使用されている。MCC粒子の高い圧縮成形性は，スプレードライにより製したMCC粒子が塑性変形しやすいためで，粒子径，かさ密度，比表面積の異なる多くの品種があり，それぞれ流動性，混合性，圧縮成形性に特色を持たせている。直打法では混合する他成分の粒子径，かさ密度を考慮した粒子径，かさ密度を，口腔内崩壊錠では比表面積が高く圧縮成形性に優れた品種を，高速打錠では臼への充填性に優れるかさ密度の高い品種を選ぶなど，製剤と製造方法に応じて品種と配合量を設計する。湿式造粒法においてもMCCを配合することで水あるいは結合剤溶液の分布を均一化でき，ある程度造粒物の粒度分布を狭くすることができ，打錠に適した顆粒を製することができる。

L-HPCもMCC同様に，粒子径，かさ密度，比表面積の異なる多くの品種があり，特に繊維状の粒子を多く含むLH-11は，キャッピング防止に有用な添加剤である。この繊維状粒子は粉体の内部摩擦係数が高く，絡み合いにより，錠剤の縦方向の強度を改善する効果がある。また，紛体の圧力伝達率が高いことにより，応力集中を緩和でき，上杵圧を開放した後の残留壁面応力を低下させる効果がある。このようなキャッピング防止には，通例10～15％程度が配合される。

錠剤硬度はクラックのない理想的な条件では，圧縮成形された粒子間の接触点の数と強度で規定される。塑性変形しやすい粒子は接触点の数の増加に寄与し，粒子径が小さいあるいは比表面積の大きな品種も同様である。シリカなどの微粒子の配合は接触点の数を増加させ，滑沢剤のステアリン酸マグネシウムは接触点の強度を著しく低下させる。前節で触れた水溶性の結合剤はアモルファスで塑性変形性に富み，特に微粉タイプは乾式造粒用の結合剤としても有望である。

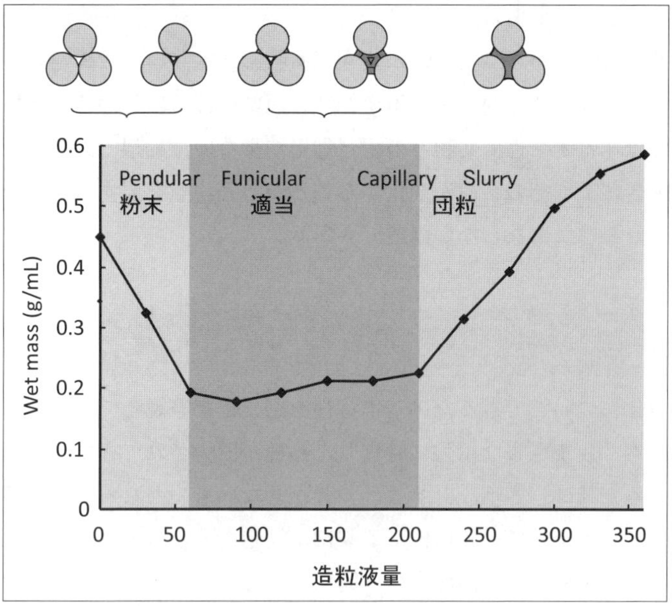

図 11　撹拌造粒における造粒物の状態の推移

湿式造粒では図 11 に示したように粉末に液体を加えて混合していくと，液架橋により凝集物が生成する。この液架橋が水溶液の結合剤で補強されることで造粒物が安定化する。保水性の高い成分を配合することで，適切な造粒液量の範囲を広げることができ，スケールアップを含め取り扱いやすい処方となる。スケールアップにおいては自重により圧密化が速く進行するため，液量を減して調製する必要が出てくる。

4.2　崩壊剤

セルロース系の崩壊剤としては，L-HPC に加えてカルメロース（CMC），クロスカルメロースナトリウム（クロス CMC-Na），カルメロースカルシウム（CMC-Ca）が挙げられる。L-HPC と CMC は水に不溶なセルロースを化学的に修飾して結晶構造を破壊することで膨潤特性を持たせたもので，クロス CMC-Na と CMC-Ca は水溶性の CMC-Na を化学的または Ca イオンにより架橋して吸水・膨潤特性を持たせたものである。

その化学構造から，L-HPC は非イオン性で膨潤特性は液の pH に左右されない。イオン性の崩壊剤は pH により膨潤特性が変化する。CMC を除くイオン性の崩壊剤は，膨潤量は大きいものの膨潤速度は遅くなる。一方，非イオン性の L-HPC は，膨潤量は中程度であるが比較的短時間に膨潤が完結する。特に L-HPC では前節で述べたように粒子径，置換量が異なるいくつかの品種があり，それぞれ膨潤量重視，膨潤速度重視のものなどがある。

錠剤の崩壊は，水の内部への浸透が支配的で浸透した水に接触した崩壊剤が膨潤して崩壊が進行するものと，錠剤表面からの溶解・崩壊が支配的なものがある。疎水性の薬物では前者が当てはまり，水溶性で溶解して粘性を表すような生薬エキス末は後者に該当する。いずれにしても錠剤の崩壊には，崩壊剤の膨潤速度と膨潤量の両者が関与しているので，薬物に適した崩壊剤を選択することが重要である。

崩壊剤はその基本的性質から，吸湿性が強く平衡吸湿量も高い。このため処方に配合する場合，薬物との安定性には注意を要する。イオン性の崩壊剤はしばしば薬物と相互作用を示すことがある。L-HPCは非イオン性で薬物との相互作用が少ない添加剤である。水可溶成分が多い崩壊剤は，湿式練合によりその特性が変化することがあり注意を要する。配合変化は添加剤がまず最初にクリアしなければならない課題でもある。

5 まとめ

セルロース誘導体についてできるだけ基本特性を踏まえて概説してきたが，近年，公定書規格は同一であっても，さまざまな用途に特化した品種が開発されてきている。多岐にわたる医薬品添加剤に関する知識は，製剤設計する上で欠かせないものとなってきている。これらをうまく活用することで，安定して品質に優れる製剤が製造できるものと考える。

執筆の機会を頂き，本稿が医薬品開発の一助になれば幸いである。

参考文献

1) Kato T, et al., Colloid. Polym. Sci., 256, 15-21 (1978)
2) 名倉茂広ほか，高分子論文集，38 (3)，133-137 (1981)
3) Kokubo H, et al., Chem. Pharm. Bull., 46 (3), 488-493 (1998)
4) Kokubo H, et al., Chem. Pharm. Bull., 46 (11), 1803-1806 (1998)
5) Tanno F, et al., Drug Dev. Ind. Pharm., 30 (1), 9-17 (2004)
6) Friesen DT, et al., Mol. Pharm., 5 (6), 1003-1019 (2008)

Column　極低粘度メチルセルロース

本品の開発は，元々ユーザーからの要望で，現状のMCよりも更に低粘度の品種が使いたいとの要望から始まっている。当時のMCの最も低粘度の製品は表示粘度 15 mPa·s（SM-15）であったが，表示粘度 4 mPa·s（SM-4）を試作し評価して頂いたところ，非常に良好とのこと。どのような用途に使われているのかというと，顆粒の水系コーティングで他成分との相互作用の防止であった。すでにHPMCでは表示粘度 3 mPa·s（TC-5®E）があり，その必要性を疑っていたものの，粘着性を評価して見ると非常に高水分域からタック力が失われることがわかった。HPMCと同一濃度で比較してみると，コーティング溶液の粘性はMCの方が高く２倍以上で，粘度だけに囚われていたことを思い知らされた。

問　題

［第1問］ 水溶性セルロース誘導体に関する次の記述のうち，正しいものの組み合わせはどれか。

a　メチルセルロースおよびヒプロメロースが微量に溶解した溶液は，低い表面張力を示すが，これは分子内に疎水性と親水性の構造を有するためである。

b　フィルムコーティングに汎用されるマクロゴール6000は，添加することでフィルムの柔軟性を向上できる。

c　フィルムコーティングを適用する錠剤は，パン内でのコーティング操作に耐えうる強度と耐摩損性を有することが求められる。

d　マトリックス型の徐放錠を設計する上で，薬物の水に対する溶解性よりも徐放性基剤の粘度の方が溶出特性に与える影響が大きい。

e　水溶液の粘度は濃度と共に上昇するが，品種による違いは少ない。

1（a，b）　2（a，c）　3（b，c）
4（b，e）　5（c，d）

［第2問］ 腸溶性セルロース誘導体に関する記述の正誤について，正しいもの組み合わせはどれか。

a　腸溶性基剤の溶解pHは，導入されたカルボキシル基の解離により決まるため，カルボキシル基の含有量の高いものほど，低いpHで溶解させることができる。

b　腸溶性基剤のpH溶解性は，用いる緩衝液の塩濃度とイオン強度の影響を受け，通例用いられる0.02 M～0.2 Mの範囲では，塩濃度が高いほど溶解pHも高い。

c　難水溶性薬物の固体分散体を用いた溶解性改善を検討する場合，1）溶解度の向上（薬物の非晶質化），2）過飽和状態の維持，3）保存安定性（再結晶化防止）を考慮しなければならない。

d　腸溶性基剤を固体分散体のキャリヤーに用いると，酸性域での薬物の溶解性も大きく改善できる。

	a	b	c	d
1	正	誤	誤	正
2	正	誤	正	誤
3	誤	正	正	誤
4	誤	正	誤	誤
5	誤	誤	正	誤

[第3問]　水不溶性セルロース誘導体に関する次の記述のうち，正しいものの組み合わせはどれか。

a　直打用の添加剤として汎用される結晶セルロースはスプレードライにより製した粉末で，流動性と圧縮成形性に優れるが，これは結晶セルロース粒子が弾性変形しやすいためである。

b　低置換度ヒドロキシプロピルセルロースの繊維状の粒子は，絡み合いによる錠剤の縦方向の強度アップと残留壁面応力の低減効果によりキャッピング防止に有用である。

c　崩壊剤は吸水力が高く吸湿性もあるため，配合する場合には薬物との安定性に注意する必要がある。

d　粒子径の小さい添加剤は，圧縮成形性が不足し，高い錠剤硬度が得られない。

e　崩壊剤の膨潤特性は，主に膨潤量と膨潤速度で表されるが，膨潤量が錠剤の崩壊には最も重要である。

1（a，b）　　2（a，c）　　3（b，c）
4（b，e）　　5（c，d）

正解と解説

第1問

正解	2
説明	a　正 b　誤　高分子同士は相溶しないためマクロゴール6000の添加で，フィルムの柔軟性・強度ともに低下する。Peelingなどのトラブル防止には有効である。 c　正 d　誤　薬物の水に対する溶解性が最も重要で，必要とするHPMCの量と粘度がこれにより求まる。 e　誤　品種により濃度－粘度曲線は異なる。

第2問

正解	5
説明	a　誤　ヒプロメロースフタル酸エステルでは導入するフタリル基が疎水性と解離性の両特性を有し，疎水性が強いため，置換量が上昇すると溶解pHも上昇する。 b　誤　緩衝液の塩濃度が高くなると，腸溶性基剤のカルボキシル基の解離も進み，溶解pHは低下する。 c　正 d　誤　腸溶性基剤を固体分散体のキャリヤーに用いると，薬物の溶出は腸溶性基剤の溶解性に支配され，酸性域ではほとんど薬物は溶出しない。

第3問

正解	3
説明	a　誤　弾性変形ではなく，塑性変形。 b　正 c　正 d　誤　capping，sticking等の打錠障害が発生しないような条件では，粒子径の小さいものほど接触点が増加し，錠剤硬度は上昇する。 e　誤　膨潤量，速度共に重要で，処方により異なる。

著者の略歴

小久保宏恭：1984年　静岡薬科大学大学院薬学研究科修了（現静岡県立大学）。信越化学工業株式会社　合成技術研究所。一貫してセルロース系医薬品添加剤の応用研究に携わる

1998年　薬学博士（名城大学）

2000年　本社　セルロース部　技術担当部長

2003年　製剤の達人（日本薬剤学会）

2010年　合成技術研究所　セルロース研究　開発室長

2014年　セルローステクニカルサポートセンター　センター長。添加物委員会（総合機構）準委員。現在に至る

丸山　直亮：1989年　名古屋市立大学薬学部卒。信越化学工業株式会社　合成技術研究所。一貫してセルロース系医薬品添加剤の開発に携わる

2015年　製剤の達人（日本薬剤学会）

2016年　直江津工場　第三製造部　第二課長。現在に至る

固形製剤と包装設計

根岸　宗広

POINT

製剤開発のポイント

製剤開発は，プレフォーミュレーションから工業化までの一連のステップがあり，製剤設計者，包装設計者および生産技術者等，多数の技術者が関わっている。それぞれのステップにおけるクリティカルポイントを押さえた製剤および包装設計，ならびに工業化を目的とした技術開発を行うことが重要である。特に製剤開発の川上となる製剤設計においては，川下となる包装や生産を考慮した処方設計や製造方法の設定等が求められる。そのためには，製剤設計者は，包装設計者や生産部門の担当者とのコミュニケーションをとりながら，製剤開発をすることが非常に重要である。

1 はじめに

研究開発部門の製剤設計の担当者は，「製剤開発に関するガイドライン」で推奨される内容を参考に，処方や製造方法の設定を行い，安定性を評価して処方や製造方法を確立する。近年，水分，光，酸素等に対して不安定な新薬が増えており，限られた製剤開発の期間中に製剤設計だけでそれらの薬物の安定化を図るのは難しく，包装設計を含めた検討の中で安定化を図る必要がある。そのため，製剤設計者は，医薬品の品質に影響する包装設計についての知識が求められる。また，医薬品の包装では医薬品の品質の保護以外に，利便性や生産性等も重要な要件となっていることから，製剤設計者は包装における医薬品の品質の保護以外のクリティカルポイントについての理解も必要である。そこで，本章では固形製剤における包装設計の重要なポイントについて，製剤設計者にも理解してほしいことを実例を交えて述べたい。

2 医薬品の包装

日本工業規格（JIS）によれば，包装は「物品の輸送，保管などにあたって価値及び状態を保護するために適切な材料，容器などを物品に施す技術および施した状態のことである」と定義されている。医薬品の包装においては，主に次の3つの機能が必要であるといわれている。

①医薬品の品質を保護する機能

②医薬品の情報を伝達する機能

③扱いやすさを訴求した機能

製剤設計者は，医薬品の品質の低下を防ぐ手法の1つとして処方設計により解決を図るが，それだけでは難しい場合があり，実際には包装設計を含めた検討によって，医薬品の品質を確保しているのが現状である。以下，それぞれの機能について述べる。

2.1 品質保護機能

医薬品は，熱（温度）や水分（湿度）等の物理的要因，光や酸素等の化学的要因，微生物等の生物的要因などのさまざまな外部の影響を受け，外部環境の影響によって品質が低下する。包装には，医薬品を包むことによって，このような外部環境の刺激を遮断または緩和して医薬品の品質を確保する保護機能がある。現に，ICH Q8（製剤開発ガイドライン）の，「2.4 容器及び施栓系」の中で，市販製品の容器及び施栓系について，その選択および選択の理由を考察するとの記載がある。これは，包装が医薬品の品質を確保するのに重要な役割の一端を担っていることを示唆している。

2.2 情報伝達機能

医薬品自身に，服用する患者が必要とする情報を直接付与することは難しい。医薬品等の容器包装の識別表示ガイドラインにおいて，「患者に医薬品が正しく確実に投与又は使用されるような情報の伝達が必要である。」と記載されているように情報の伝達は包装が担っている。また，誤飲誤用やいたずら防止を目的としたタンパレジスタンス（タンパーレジスタント，タンパープルーフ）包装やチャイルドレジスタント，チャイルドレジスタンス（チャイルドプルーフ）包装等の特殊な包装では，使い方の説明等の情報提供も求められている。

2.3 利便機能

製造された医薬品が工場から出荷され患者に服用されるまでの過程において，医薬品は医療機関で保管され，薬剤師により調剤され，患者によって容器から取り出される。従って，包装は，保管しやすさ，調剤しやすさ，取り出しやすさ等の利便性を考慮した設計が求められる。

3 固形製剤の包装形態

3.1 PTP（Press through package）包装

PTP包装は，主に錠剤とカプセル剤に用いられる。プラスチックを主な材質とするポケット部（成形）とアルミニウムを主な材質とするシール部（蓋）から構成される。メリットは，①医薬品の保護性が優れていること，②携帯性に優れていること，③FA（Factory automation）化による省力化が可能であること――などが挙げられ，固形製剤に最も多く用いられている包装形態である。

1）成形材の材質

PTP包装の成形シートに使用される主な材質として，ポリ塩化ビニル（PVC），無延伸ポリプロピレン（CPP），ポリビニリデン（PVDC）がある。各種の材質の特徴を活かした単層または複層の成形シートが用いられる。PTP包装で用いられている成形シートの特性を**表1，2**に示した。

①ポリ塩化ビニル（PVC）成形シート

ポリ塩化ビニルは，PTP成形シートに必要とされるほとんどの項目において優れた機能を有している。唯一の欠点は透湿度が高いことが挙げられ，水に不安定な有効成分を含有する医薬品に使用するにはPVC単層では難しい。

表1　PTP包装に用いられる成形シートの特徴（1）

	PVC	PVC 複合品	CPP
成形性	◎	○～◎	△～○
透明性	◎	○	△～○
防湿性	△	◎	○
剛性	◎	◎	○
耐衝撃性	◎	○～◎	○
耐カール性	◎	◎	△
分割性	◎	○	△～○
耐ＵＶ・着色性	◎	◎	△

株式会社カナエからの提供資料

表2　PTP包装に用いられる成形シートの特徴（2）

材質	タイプ	厚み（μm）	成形温度域（℃）	透湿度（mg/sheet/day）	カール度（mm）
PVC	単層	250	74	17.5	3.4
PVC（PVDC 複合品）	防湿	250	40	6.1	3.4
PVC（PVDC 複合品）	高防湿	330	56	2.0	3.5
PVC（PCTFE 複合品）	高防湿	300	20	1.0	3.5
CPP	単層	300	6	3.8	4.3

株式会社カナエからの提供資料

②ポリ塩化ビニリデン（PVDC）複合成形シート

PVCの機能を活かしながら，防湿性を向上させた成形シートとして，PVDCをラミネートした複層の成形シートがある。表2に示すように，PVDCをラミネートすることによって，防湿性は大幅に向上する。しかし，この成形シートはPVC単層シートに比べて，分割性や透明性が若干劣り，また，成形温度域が狭くなるという欠点がある。従って，PTP包装機で包装する際には，成形温度の管理に注意が必要である。

③無延伸ポリプロピレン（CPP）成形シート

CPPは表1に示した他のPTPシートに比べて，PTPシートが曲がるカール性が大きいこと，分割性が悪いこと，シール温度幅が狭いことなどの課題がある。1980年代に，多くの製薬メーカーがPVCに代わるPTPシートの材質としてCPPを採用した。これは，PVCを焼却した際にダイオキシンが発生することが指摘されていたことによる環境問題への取り組みであった。しかし，近年，焼却炉の性能の向上による，PVCを焼却してもダイオキシンの発生がなくなったことから，ダイオキシン問題も沈静化しており，PVCの選択に障害がなくなっている。

④ポリクロロトリフルオロエチレン（PCTFE）成形シート

PCTFEは，ここ数年来，高防湿の包装材料として注目されている。**表3**に示すように，PCTFEの厚みに比例して透湿度は低下し，PVC250/PCTFE 51の構成のラミネートフィルムの透湿度は，PVCシートのそれに比べ約1/15であり，PVDC複合シートの高防湿タイプと比べてもほぼ同じ機能を有している。ただし，ヒートシールの際に，塩素やフッ素が発生することがある点に注意を要する。また，ポケット成形時に貼りついたり，ポケット天面が薄くなり潰れやすくなったりすることがあるため，包装条件の設定が若干難しい場合がある。

2）蓋材の材質

一般的にアルミニウム箔が用いられる。蓋材として必要な物性は，機械適性，ヒートシール

表3　PCTFEシートの透湿度

	FCL-1133®	FCL-1122®	FCL-1121®	VSS-1202®
構成 PVC/PCTFE	PVC200/23	PVC250/51	PVC250/76	PVC250
厚み μm	223	301	326	250
透湿度 g/m^2・24hr	0.32	0.17	0.13	2.7

JIS Z 0208　40℃/90%RH　　住友ベークライト株式会社からの提供資料

性，耐ピンホール性，取り出し性，印刷適性，バリア性等である。厚みは20 μmまたは17 μmが選択されている。環境問題を考慮して，アルミニウム箔以外の材料として紙や脆化（ぜいか）CPPをベースとした蓋材も一部で使用されている。

3.2 SP（Strip Package）包装

SP包装は，医薬品をフィルムで包みヒートシールした包装形態である。SP包装のフィルムの材料として，外層にポリエチレンテレフタレート（PET）やセロハン（PT）が，内層にアルミ箔が，シーラント層にPEが用いられている。医薬品の品質に影響を与える水分，酸素，光等の外部刺激から医薬品を保護するために，目的に応じた保護機能を有する材質を組み合わせたラミネートフィルムが一般的である。

散剤，顆粒剤の分包品としてSP包装が用いられる。散剤，顆粒剤は静電気を帯びることがあり，包装時に，内容物が飛び出すトラブルがある。このトラブルを改善する1つの方法として，図1に示すような静電気防止機能を有するフィルムが用いられ，主に2種類のフィルムがあり，1つは，フィルムのシール部分であるPEに静電気防止剤を練り込むもの（練り込みタイプ）であり，もう1つは静電気防止用樹脂をシール部分に使用するもの（ノンブリードタイプ）である。前者は，一般的に用いられるタイプであるが，後者に比べて効力の持続性が低いといわれている（表4）。

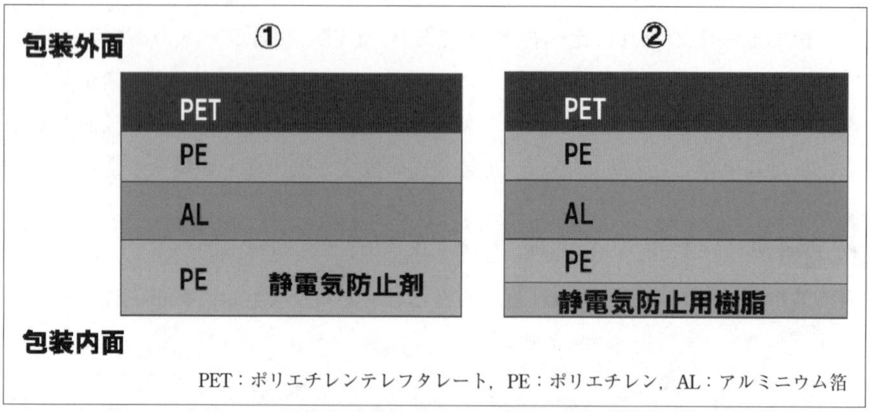

図1　静電気防止フィルムの構成（①練り込みタイプ，②ノンブリードタイプ）

表4　各種の静電気防止フィルムの特徴

項目	練り込みタイプ	ノンブリードタイプ
表面固有抵抗値（Ω）	10^{11}	10^{9}
外部環境の影響	△	○
内容物への影響	△	○
効力の持続性	△	○

3.3　ボトル包装

医薬品のボトル包装は，主にプラスチックボトルとガラス瓶がある。プラスチックボトルの長所は，軽く携帯性に優れていること，いろいろな形状が可能であることからデザイン性に優れることが挙げられる。しかし，密封性はガラス瓶に比べ劣り，帯電性があるため埃がつきやすい等の欠点がある。なお，プラスチックボトルの材質は，高密度ポリエチレン（HDPE），ポリプロピレン（PP）が用いられる。一方，ガラス瓶の長所として，中身が見える透明性，優れた密封性，質感があるための高級感が挙げられる。反面，プラスチックボトルに比べ重いこと，衝撃によって割れることが欠点である。

3.4　ピロー包装

主にPTPシートを小包装単位ごとにフィルムで包装した包装形態である。PTP包装が有する保護機能を，さらに高めることを目的として用いられることがある。特に，プラスチック包材を用いたPTP包装の透湿度はゼロではないことから，防湿性を高めるために，アルミフィルムのピロー包装がよく用いられる。機能性を有したピロー包装の事例を以下に挙げる。

1）水分吸収性

ピロー包装内の湿度を低く保つために乾燥剤を入れることがある。その場合，PTPシートと一緒に乾燥剤を入れて，ヒートシールを行うが，乾燥剤がズレないように調整する必要がある。そこで，乾燥剤を入れることなく，同様の効果が期待できるフィルムとして，図2Aに示すような防湿機能と吸湿機能を有する層をラミネートしたフィルムがある。このフィルムの特徴は，外部からの水分の浸入に対して防湿フィルム（シリカ蒸着，アルミナ蒸着などのハイバリアフィルム）が遮断し，内部の水分を吸湿フィルム（塩化カルシウム，ゼオライトなどの無機系乾燥剤を含有するフィルム）が吸湿して，ピロー包装内の湿度を低く保ち，医薬品の品質を保持する設計になっている。また，アルミフィルムを用いないため，中身が見える利点もある。

2）酸素吸収性

酸素に不安定な薬物の品質を保持するピロー包装用フィルムとして，酸素遮断機能と酸素吸収機能を有する層をラミネートしたフィルムがある（図2B）。このフィルムの特徴は，前項の水分吸収性フィルムと同様に，外部からの酸素に対して酸素バリアー層（シリカ蒸着，アルミナ蒸着などのハイバリアフィルム）が酸素の透過を防ぎ，ピロー包装内の酸素を酸素吸収層（非鉄金属系，有機系の酸素吸収剤を含有するフィルム）が吸収して，薬物に対する酸素の影響を防止する設計になっている。また，アルミフィルムを用いないため，中身が見える利点もある。

3）易開封性

ピロー包装を開封する際の開けやすさは，顧客満足の1つの要素となる。易開封性フィルム

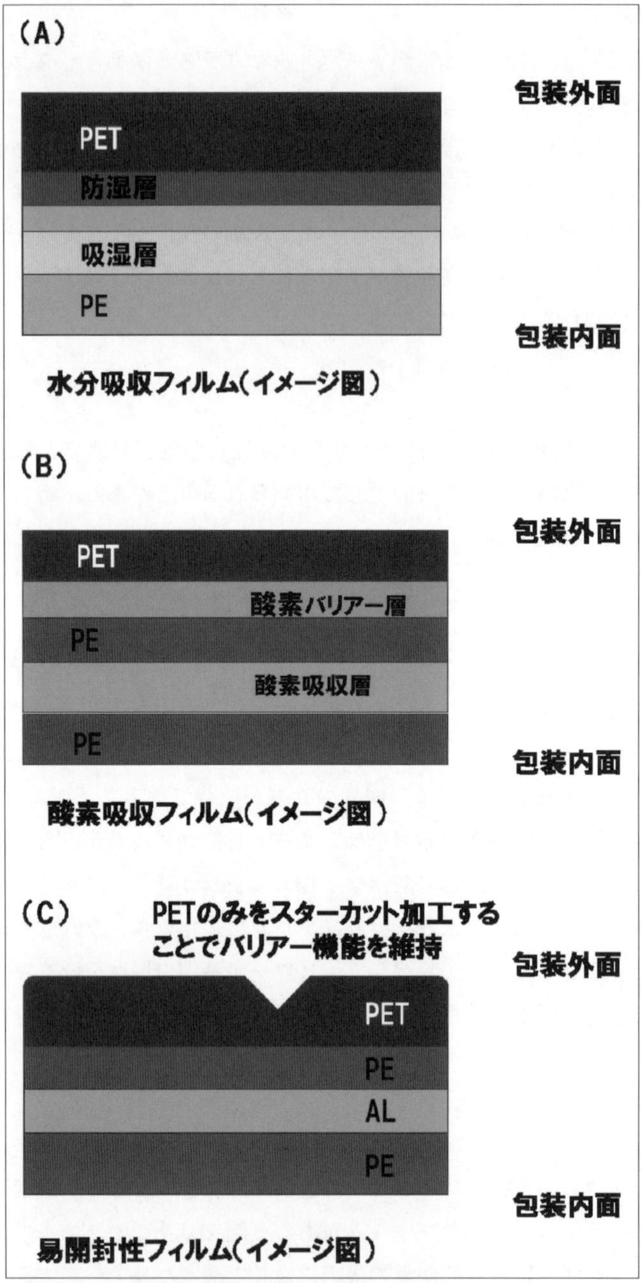

図2　ピロー包装用各種機能性フィルムの例
(A) ハイスターMA®, (B) ハイスターO2®
スタープラスチック工業株式会社からの提供情報

として，図2Cに示すように，フィルムの最外層のPETのみにスターカット加工を施し，容易に切れるように工夫されたフィルムがある。また，最外層のPETに微細孔加工を行い，加工部分のどこからでも切れるフィルムもある。

4 包装設計の実際

4.1 PTP包装

1）両面アルミ

PTPの成形シートは，一般にプラスチック包材が用いられるため，透湿度をゼロにすることは難しく，通常，アルミピロー包装が行われる。しかし，調剤の現場では，アルミピロー袋からPTPを取り出して保管される場合がある。そのような取り扱いを考慮して，透湿度がゼロになるPTP包装として，PTPのポケット部，シール部ともにアルミニウム（AL）を用いる両面アルミフィルムがある。両面アルミのフィルム構成を図3に示す。

両面アルミの課題はアルミニウムの破損（クラック）であり，ポケット部の成形時に，アルミニウムの薄い箇所がある場合に発生する。アルミニウムの展延においては，材質のすべり性や形状の角度が影響するために，これらの要因を考慮して，ポケット部の成形条件を設定することが必要である。材質のすべり性や形状の角度の影響によってクラックが発生しやすい箇所が生じる（図4）。

クラックの低減に最も良い方法は，ポケットの形状の角度をゆるくすることであるが，PTPシートが大きくなり，コストアップや携帯性の低下を招くという別の問題が生じることがある。大型化することなくクラックを克服するためには，ポケット成形時に，アルミニウムを均一に展延する必要があり，そのために，最適な成形条件の設定と評価のテストに多大な時間と費用を要する。また，成形シートの厚みが約130 μmと他の材質のポケット部の厚みに比べて薄いため，生産において集積したシートを個装箱に押し込む際に折れることがある。このように，両面アルミ包装は，医薬品を水分から保護する機能は十分であるが，クラックや生産適性の評価を十分に検討する必要がある。

2）取り出し性の評価

ポケット部を押して錠剤を取り出すPTP包装の取り出しやすさは，一包化包装する薬剤師

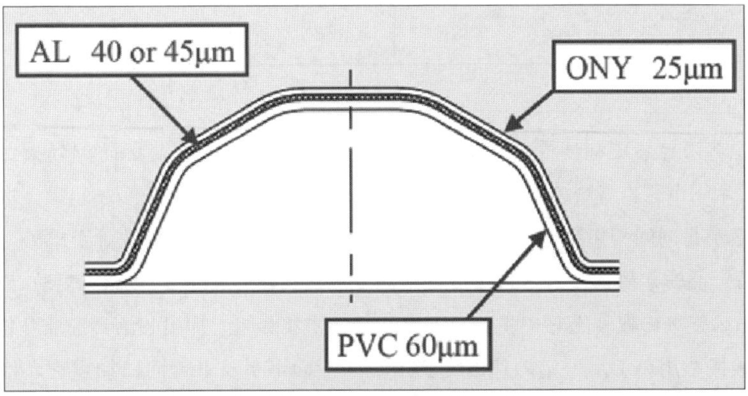

図3 両面アルミのフィルム構成（ONY/AL/PVC）

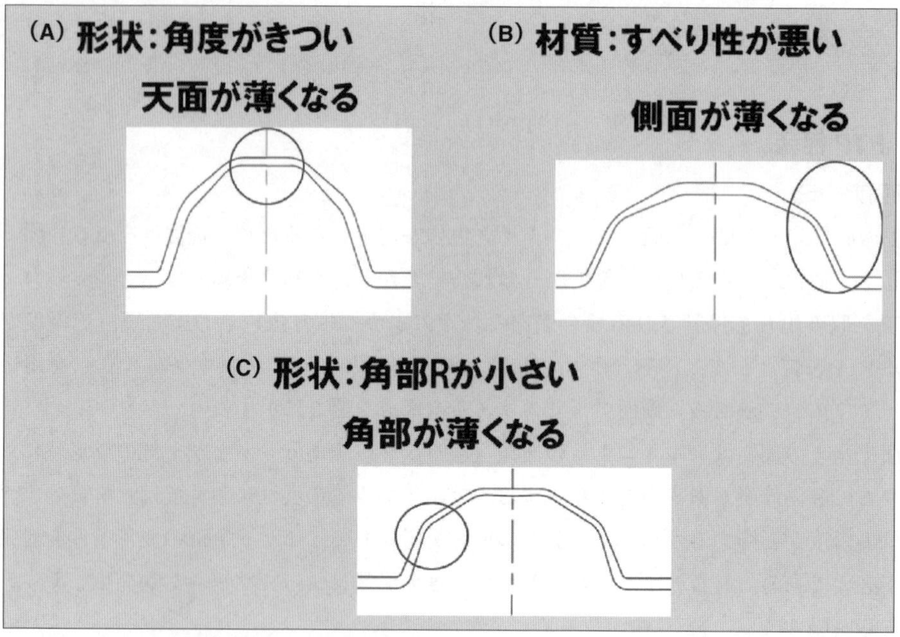

図4　クラックが発生しやすい要因と箇所
株式会社CKDからの提供資料

表5　各種PTPシートの取り出し性評価試験

No	フィルム組成	厚み (mm)	透湿度 (g/m^2・D)	試験結果（取り出しやすさの順位）		
				A社	B社	C社
1	CPP/α・CPP/CPP	0.3	0.54	6	7	4
2	CPP/COC/CPP	0.3	0.35	5	4	6
3	PVC/PCTFE	0.223	0.32	1	1	3
4	PVC/PVDC/PE/PVC	0.23	0.45	2	3	2
5	PVC/PVDC/PE/PVDC/PVC	0.28	0.28	7	6	5
6	PVC/PVDC/PVC	0.26	0.27	3	2	1
7	PVC/PE/PVDC	0.296	0.27	4	5	7
8	PVC/PVDC/PE/PVDC/PVC	0.33	0.27	8	8	8

や服用する患者にとって利便性の1つの要素になる。特に，最も高い防湿効果が期待できるPVDCをラミネートした5層のPVDC複合フィルム（表5　フィルムNo.8）は，取り出しにくいという指摘が薬剤師や患者からあり，取り出し性を考慮した包装設計が求められた。そこで，筆者らは，品質が確保できる透湿度の範囲で，数種類のPTPシート（表5）について，ポケット部からの錠剤の取り出しやすさを評価した。すなわち，押出し治具を取り付けた取り出し性評価試験機を用いて，一定の速度でPTPシートのポケット天面に加重をかけて錠剤がアルミシールを破る力（破断強度）を測定した。3社の装置を用いたが，同一のPTPシートの破

断強度の実測値は，装置の機種によって異なることがわかった。そこで，絶対評価ではなく，それぞれの装置内での破断強度に対する順位で評価したところ，表5に示したように，いずれの装置で測定した順位においても，最も取り出しにくいと判定されたフィルムは，5層のPVDC複合フィルム（PVC/PVDC/PE/PVDC/PVC）であった。一方，取り出しやすいと判断されたフィルムは，PCTFE複合フィルム（PVC/PCTFE），4層のPVDC複合フィルム（PVC/PVDC/PE/PVC），3層のPVDC複合フィルム（PVC/PVDC/PVC）であった。取り出しにくいという指摘があった5層のPVDC複合フィルムは，装置を用いた取り出し性の評価においても，最も取り出しにくいと判定された。

3）ピンホール（かや）

平成24年6月29日付医政経発0629第1号・薬食安発0629第1号厚生労働省医政局経済課長・医薬食品局安全対策課長連名通知「「医療用医薬品へのバーコード表示の実施要項」の一部改正について」によれば，内用剤の調剤包装単位において，商品名の新バーコード表示が必須になったため，PTPシートのアルミ面にバーコード表示が必要になった。その際に，読取やすさを考慮して，図5に示すように，エンドレス印刷からピッチ印刷に変更する傾向があった。また，バーコードの読取性は，白ベタ印刷と黒色表示バーコードのコントラストが最適であることから，白ベタ印刷が用いられている。

バーコード表示の対応による白ベタ印刷およびピッチ印刷に変更したアルミ箔において，ヒートシールの際に，アルミが破れピンホールが多発した。ピンホールによる防湿効果の低下は，医薬品の品質に多大な影響を与えるため，早急にピンホールが発生しない包装設計が求められた。ピンホールの発生は，ピッチ印刷によるテンションの増加，白ベタ印刷に含まれている酸化チタンの使用が原因である。特に，酸化チタンは熱を奪うため，ヒートシールする際は通常に比べてシール温度を高くする必要がある。このようなテンションの増加や高いシール温

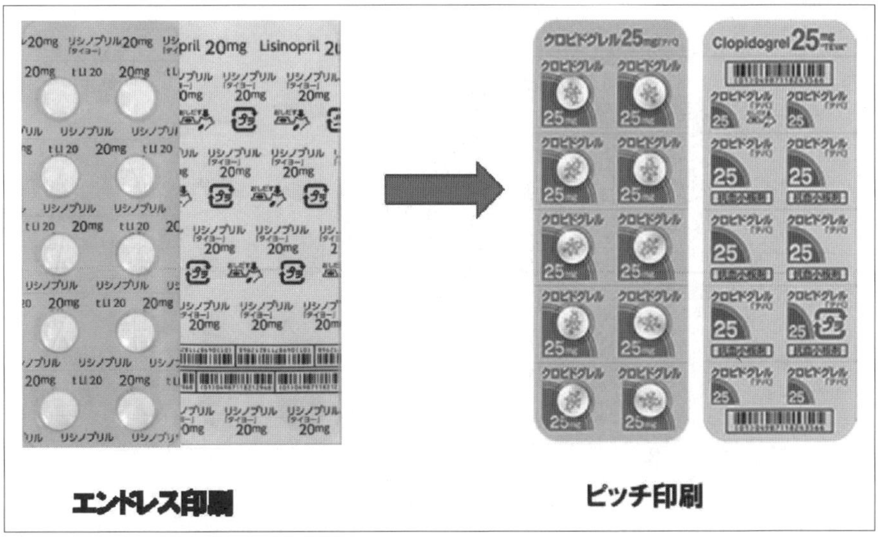

図5　バーコード印刷の種類

度によってアルミ箔に負荷がかかるものと推定されるため，アルミ箔フィルムの対策として，①白ベタ印刷に使用している酸化チタンの減量，②低いシール温度でシールできるフィルムの使用，③アルミニウム箔フィルムを厚くすることが挙げられる。また，包装機側の対策としては，④シールロール表面の形状を台形型にすることが挙げられる。上記，ピンホールの改善において，対策③の17 μmから20 μmに変更することでピンホールが大幅に低減できる。また，対策①では，酸化チタンを減量しても読取性に問題のないアルミ箔を使用する。筆者らはこのような対策を組み合わせることによって，ピンホールの課題を解消した。

4）PTPへの錠剤の充てん

PTP包装機の充てん方式として，Rシュート，ダルマ積みシュート，ロータリーシャッター，マルチロータリーシャッターがある。

Rシュートとは，錠剤を縦に積みポケットに充てんする方式である（図6A）。主に，平錠やレンズ錠の包装に用いられる。充てん速度は速く，安定であることから第一選択として選ばれ

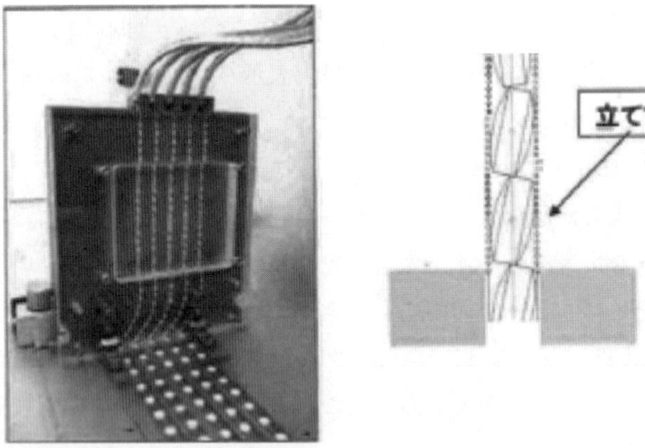

（A）Rシュート方式

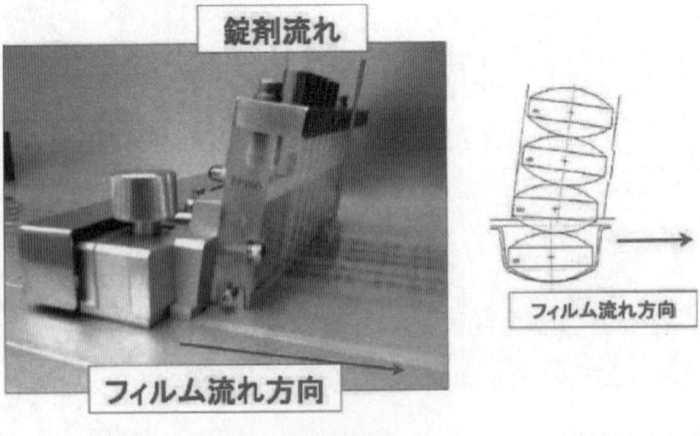

（B）ダルマ積みシュート

図6　PTP包装機の充てん方式の例

る充てん方式である。

ダルマ積みシュートは錠剤を横に積みポケットに充てんする方式である（図6B）。平錠，レンズ錠，糖衣錠の包装に用いられる。特に，糖衣錠は他の錠剤に比べて厚みのばらつきが大きく，縦に積むRシュート方式は難しいことから，このシュートが選択される。

ロータリーシャッターは，シュートからドラムで受け，ポケットに充てんし，平錠やレンズ錠に加え，糖衣錠，異形錠，カプセルに用いられる方式である。また，マルチロータリーシャッターは，ロータリーシャッターと同様の機構であるが，ドラムが複数のドラムを用いてポケットに充てんする方式である。

PTP包装を選択する際には，錠剤の充てん性を考慮して，ポケットサイズと錠剤の厚みに注意する。すなわち，錠剤が薄すぎると，1つのポケットに2錠入り，厚すぎるとヒートシールができないことがある。そのため，製剤設計において，錠剤の厚みの上下限をポケットの充てん状況を見て設定する。筆者らは製剤開発において，その厚み幅の範囲で圧縮成形性や崩壊性等の錠剤特性の評価結果を基に，製造条件を設定した。しかし，Rシュートの充てん方式を用いたPTP包装において，厚みのバラツキが規格内であったものの，充てんがうまくいかなかった事例がある。これは，シューターで錠剤のブロッキングが起ったためで，縦積みのRシュートの場合は，錠剤の厚みや形状によってブロッキングがしばしば発生する。したがって，錠剤の厚みは，ポケットサイズだけでなくブロッキングを考慮した厚みの管理幅を設定することが必要である。

4.2 SP包装

1）ピーリング

数種類の有効成分を配合した顆粒剤の発売後に，分包品をカットした際に，内面のPEが剥がれるというクレームがあった。原因を究明するために，フィルムの剥がれに有効成分が与える影響について調査した。製剤または薬物を満たしたガラス瓶の中に，フィルムを入れて密封し60℃で3日間放置した後，フィルムを取り出し，剥がれやすさを評価したところある有効成分がフィルムの剥がれに影響していることが明らかとなった。

研究開発部門で実施した安定性試験では，フィルムの剥がれが認められなかったが，市販用として使用したフィルムの数ロットおよび，他の納入業者のフィルムについても同様の試験を実施したところ生産に用いた納入業者のフィルムは，ロット間に差が認められたが，剥がれやすいことが示唆された（表6）。また，納入業者間においてフィルムの剥がれの有無が確認された。さらに，ラミネートメーカーを調査したところ，フィルムの剥がれの有無は，ラミネートメーカーによるものであることがわかった。フィルム構成が同一であったことから，ラミネートメーカーのフィルムの違いは，接着剤（AC剤）が異なったことが原因であると推定された。通常，有効成分の安定性を評価してフィルム構成を設定するが，これはフィルム構成以外の要因がクレームにつながった事例である。この件が起こる前までは，研究開発部門から生産部門への技術移転においてメーカーやフィルム構成の情報が移管され，生産部門は納入実績やコスト等を考慮して納入業者を選定していた。この事例を踏まえて，フィルム構成に加え納

表6　ピーリング試験結果

フィルム構成	ラミネートメーカー	納入業者	ロット	評価結果*3
PT#300・20μ/印刷/AC剤/PE・13μ/AL・9μ/AC剤/PE・40μ	A社	C社*1	A	2
			B	1
			C	2
			D	3
			E	3
			F	3
			G	2
PT#300・20μ/印刷/AC剤/PE・13μ/AL・9μ/AC剤/PE・40μ	A社	D社	H	3
PT#300・20μ/印刷/AC剤/PE・13μ/AL・9μ/AC剤/PE・40μ	B社	E社*2	I	1

*1　生産部門が選定
*2　開発部門が使用
*3　評価基準　手ではがそうとしたとき1：剥離しなかった，2：わずかに剥離した，3：容易に剥離した

入業者を固定し，納入業者を変更する場合はフィルムの評価をするようにした。

4.3　ボトル包装

1）遮光瓶

光に不安定な薬物が配合されたOTC医薬品は，薬局の店頭では個装箱で販売されるため光の影響はないと考えられるが，購入した患者は個装箱で保管するとは限らないので，箱から出した状態を考慮した包装設計が求められる。光に不安定な薬物を配合する場合，剤形の面からの解決方法として，フィルムコーティングや糖衣を施すことが考えられるが，素錠の場合は，包装によって遮光しなければならない。筆者らは光に不安定な薬物を配合した素錠を用いて薬物の含量低下に及ぼすガラス瓶の種類，ラベルの色，ガラス瓶の製造業者の影響を調べた。ガラス瓶について，透明瓶，軽量茶瓶，重量茶瓶の3種類それぞれに素錠を入れ，白色灯下累積照度120万luxにおける薬物の含量低下を調べた。その結果，予想どおり，透明瓶中の素錠の含量低下は著しかったが，茶瓶でも軽量瓶と重量瓶で薬物含量の低下に差が認められた。

ラベルの色については，白色，黄色，赤色，橙色，黒色の5色のラベルを評価した。白色灯下累積照度120万luxを照射したとき，それぞれの色のラベルを貼付した瓶中の素錠の薬物含量について調べたところ，薬物含量の低下順は，白色＝黄色＞赤色＝橙色＞黒色であった。さらに，ガラス瓶の製造業者の違いによる影響を調べるために，製造業者の異なるガラス瓶について500 nmの可視光線の透過率を測定したところ，同規格のガラス瓶でも製造業者によりか

なり異なったことから薬物の含量低下にも影響を与えることが示唆された。これらの結果から，ガラス瓶の遮光包装において，薬物の含量低下を極力抑えることが必要な場合は，ガラス瓶の種類に加え，ラベルの色や製造業者の検討も有益と考える。

5 チャイルドレジスタンス（CR）包装

公益財団法人日本中毒情報センターの報告によれば，2012～2014年の集計において，5歳以下の子供の医薬品等誤飲事故情報は年間約8,000件であった（表7）。一般用医薬品等に比べて医療用医薬品の誤飲が多く，また，増加の傾向があると発表されている。

このような状況の中，消費者安全調査会より厚生労働大臣および消費者庁長官に消費者安全法第33条の規定に基づく意見（子供の医薬品誤飲事故）が提言された（2015年12月18日）。厚生労働大臣への意見としては，(1) チャイルドレジスタンス（CR）包装容器の導入，(2) 医療関係者を通じたリスク等の周知，(3) 地方公共団体や関係団体を通じたリスク等の周知であった。特に，CR包装容器の導入の提言では，機械で測定した開封強度が異なるPTPを用いて，小児および高齢者を対象とした開封試験を実施した結果，子供は開封しにくく，中高年には使用困難ではないことを両立させたPTPが実現できる可能性があると指摘している。

この指摘は，以下のような実験の結果に基づいたものである。すなわち，一般に使用されているもの（アルミニウム箔と樹脂の組み合わせ）2種類，アルミニウム箔とPETフィルムを組み合わせたもの4種類，アルミニウム箔と紙等を組み合わせたもの1種類の合計7種類の蓋材

表7　小児による誤飲事故の発生状況[3)]

起因物質	受診時症状	受診件数（件）					
		2012 年 1 月～12 月		2013 年 1 月～12 月		2014 年 1 月～12 月	
		1 歳未満	1～5 歳	1 歳未満	1～5 歳	1 歳未満	1～5 歳
医療用医薬品	有症状	84	430	67	467	66	482
	無症状	938	4,056	935	4,174	892	4,179
	不明	4	28	4	33	2	35
	計	1,026	4,514	1,006	4,674	960	4,696
一般用医薬品	有症状	65	258	48	264	53	248
	無症状	439	2,078	381	2,200	357	2,117
	不明	1	7	1	11	0	10
	計	505	2,343	430	2,475	410	2,375
年齢別合計		1,531	6,857	1,436	7,149	1,370	7,071
5 歳以下の合計		8,388		8,585		8,441	

公益財団法人日本中毒情報センターの資料

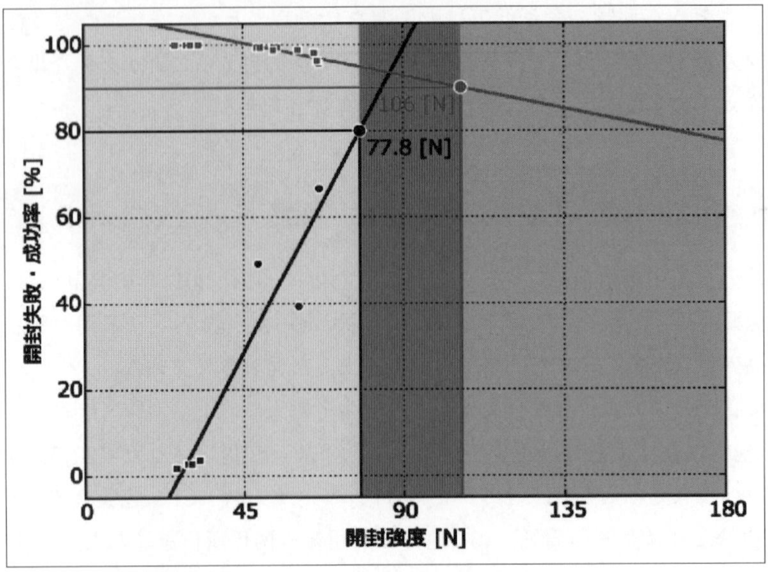

図 7　小児および高齢者による開封試験と開封強度の関係[3)]
消費者安全調査委員会の資料を引用

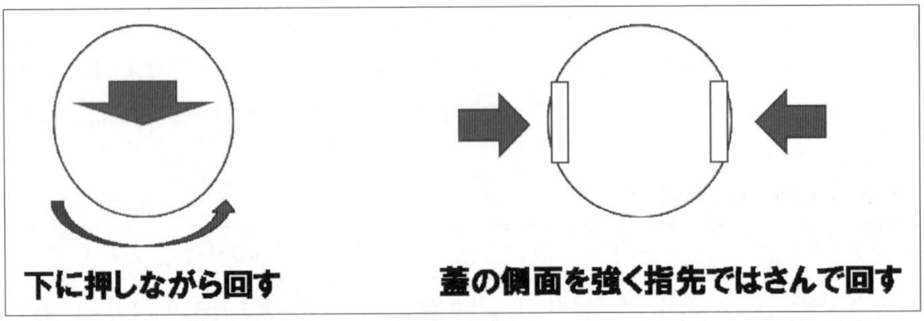

図 8　CR キャップの一例（イメージ図）

をそれぞれヒートシールして作製したPTPシートからの開封強度を，専用機械により測定し，さらに，これらのPTPシートについて，小児および高齢者に開封試験を実施した。図 7 には小児による開封試験と機械による開封強度の関係を黒の線で，高齢者による開封試験と機械による開封強度の関係をグレーの線で示した。小児が開封できない強度は 77.8 N 以上であり，高齢者が開封できる開封強度は 106 N 以下であったことから，両立できる強度範囲として 77.8～106 N が示唆された。この結果より，CR 機能の評価を，機械で測定可能な力学的な数値（開封強度）により代用できる可能性が示されたと述べている。

また，CR 包装容器が義務化された米国や英国では，子供の医薬品の誤飲事故の減少が見られた。これらの国とは，処方や調剤の状況の違いなどがあり，一概に比較できないが，国内での普及の参考になると考えられる。加えて，CR 包装容器は，「全ての子供にとって開封不可能なもの」ではないが，全ての事故を防ぐことができないから実施しないということではなく，リスクの低減を図るものとして，保護者への注意喚起など他の施策を組み合わせつつ実施していくことが重要であるとも述べている。図8に示すキャップがCR容器として実際に使用されている。

筆者は過去に，下に押しながら回して開封する安全キャップの密封性について検討したことがある。吸湿性の高い医薬品をプラスチック容器に入れ，40℃/75% RHの保存条件で保管したときの錠剤の質量増加を測定した。CRキャップ容器中の医薬品の質量の増加は，通常キャップ容器中に比べて，著しく高い結果となった。アルミ箔のインナーシールを施すことにより，蓋部分からの透湿度はゼロになるが，開封後の保管を考慮すると，当該キャップの使用にあたっては透湿性を考慮した包装設計が必要であることを認識した。最近は，密封性が向上したCRキャップが提案されているので，前述のような懸念は少なくなっているが，CR容器を採用する場合，CR機能だけでなく，医薬品の品質を考慮した包装設計が必要である。

Column　トラブル対応：処方から流通までの全過程の見直しを

固形製剤の剤形の1つである糖衣錠は，味やにおいをマスキングできる，表面が滑らかで飲みやすい等のメリットがあるが，衝撃によりヒビ，割れが生じるというデメリットがある。ガラス瓶の包装形態で販売されている糖衣錠の製品において，ある時期に，「ガラス瓶中の糖衣錠からにおいがする，糖衣錠が割れている」というクレームが激増した。原因を究明するために，糖衣層の強度に影響する要因をリストアップして，検討を行った。その結果，クレームが激増した時期に配送会社を変更しており，その影響が大きいことが判明した。糖衣錠のヒビ，割れに対して，糖衣層の強度にフォーカスを当てて検討を行ったが，流通過程も含めたリスク評価を行うべきであることを痛感した。

問　題

［第１問］　封かんおよび包装の表示に関する次の記述の正誤について，正しい組み合わせはどれか。

a　医薬品の製造販売業者は，医薬品の製造販売をするときは，医薬品を収めた容器又は被包に封を施さなければならない。ただし，医薬品の製造販売業者又は製造業者に販売し，又は授与するときも例外ではない。

b　封を開かなければ医薬品を取り出すことができず，かつ，その封を開いた後には，容易に原状に復することができないように施さなければならない。

c　特定生物由来製品は，直接の包装容器に「白地に黒枠，黒字をもって「特生物」の文字」で表示する。

d　劇物は，「赤地に白枠，白字をもってその品名及び「劇」の文字」で表示する。

	a	b	c	d
1	正	正	誤	誤
2	誤	誤	正	正
3	正	誤	正	誤
4	正	正	誤	正

［第２問］　「「医療用医薬品へのバーコード表示の実施要項」の一部改正について」に関する次の記述の正誤について，正しい組み合わせはどれか。

a　新バーコード表示の実施時期について，内用薬（生物由来製品を除く），注射薬（生物由来製品を除く）及び外用薬（生物由来製品を除く）の全ての販売包装単位及び元梱包装単位は，平成33年4月（ただし，特段の事情があるものについては平成35年4月）以降に製造販売業者から出荷されるものに表示する。

b　調剤包装の共通商品コードの変更について，代替新規申請により，ブランド名は変更せず，剤形及び有効成分の含量（又は濃度等）に関する情報を付した販売名に変更した場合，共通商品コードを変更してはならない。

c　調剤包装の共通商品コードの変更について，製剤の色，形状又は大きさを変更した場合（原則，添付文書が改訂される場合であり，医薬品製造販売承認事項一部変更承認の場合），共通商品コードを変更してはならない。

d　過去に使用した共通商品コードは，当該共通商品コードを使用していた医薬品が販売中止されてから少なくとも5年経過してからでなければ，再使用してはならない。

	a	b	c	d
1	正	正	誤	誤
2	誤	正	正	正
3	正	誤	正	誤
4	正	誤	誤	正

[第3問] 包装設計について，次の記述に対し下記の回答欄より適切な文言を選び，（ ）内に記入せよ。

1 「1次包装について」は，医薬品は患者に使用されるまで品質が担保され，正しく使われることが必須条件である。そのため，（ A ），（ B ），（ C ）等の観点から包装を選定する必要がある。

2 「2次包装について」は，製剤や1次包装を保護するためにさまざまな工夫がなされていることに加えて，（ D ），（ E ）等の利便性のための工夫も取り入れられている。

> 回答欄
> コスト，製品の安全性，安定性，易廃棄性，輸送効率，利便性，易開封性

正解と解説

第1問

正解	2
説明	a 誤 医薬品を収めた容器又は被包に封を施さなければならない。ただし，医薬品の製造業者に販売し，又は授与するときは，この限りではない（医薬品医療機器等法第58条）。 b 誤 封を開かなければ医薬品を取り出すことができず，かつ，その封を開いた後には，容易に原状に復することができないように施さなければならない（医薬品医療機器等法第58条）。 c 正 例えば輸血用血液製剤，血液凝固因子人血清アルブミンなどの血液製剤や，人胎盤抽出物がある。 d 正

第2問

正解	1
説明	a 正 b 正 c 誤 変更する必要がある。 d 誤 過去に使用した共通商品コードは，当該共通商品コードを使用していた医薬品が販売中止されてから少なくとも10年経過してからでなければ，再使用してはならない。

第3問

正解説明

解答		
A	製品の安全性	左記の文言ならば，A～Cのいずれでも可
B	安定性	
C	利便性	
D	易開封性	左記の文言ならば，D，Eのどちらでも可
E	易廃棄性	

著者の略歴

1989年 3 月　星薬科大学大学院修了

同年 4 月　ゼリア新薬株式会社 中央研究所

2012年12月　テバ製薬株式会社（現；武田テバファーマ株式会社）

2016年 7 月　日本薬剤学会より製剤の達人を受賞

2016年10月　武州製薬株式会社

製剤開発研究における品質リスクマネジメントの活用

石川　英司

POINT

品質リスクマネジメント活用のポイント

製剤開発の目的は，適正な品質を有する製品を設計し，意図した機能を有する製品を一貫して供給できる製造工程を設計することである。そのためには，意図している科学的目的に沿って製剤研究を計画，実施し，情報を蓄え，知識レベルを高めていかなければならない。これがうまくいけば，研究開発から商業生産に向けた技術移転はスムーズに行われ，継続的な安定生産とその後の継続的改善につながる。しかしながら，実際は研究・開発サイドのスピードアップが優先され，新薬の原薬コストが高いために限られたバッチ数による製剤検討の中で十分に情報を得ることができない，といった“効率重視”の研究を行わざるを得ず，知識，技術の蓄積が制限されることも往々にしてある。一方で，生産サイドでは，長期にわたる商業生産活動の中で原料特性や設備コンディションの変動，あるいは，スケールアップ／ダウンに伴う製品品質特性の変化とそれに伴うプロセスの調節を多く経験しており，初期開発研究から工業化研究で得られるさまざまな情報，知識を課題解決のために活用したいと思っている。

1　はじめに

科学技術水準の向上に伴い，コンピューターや家電製品，自動車，衣服，食料品，建造物など，これらの製品を支えている技術を通して，限りなく，また何気なく私たちは多くの利便や幸福を享受している。これら製品の品質は日進月歩で改善され，ユーザーである私たちの満足度も時代とともに向上してきた。その一方で，私たちが信頼を置いている製品，例えば，「高級品やブランド品，日本製品の品質は高い」という「思い込み」が裏切られるようなことも決してなかったわけではなく，品質面でのリスク重視を怠った結果の集団食中毒事件など，製品の品質低下に関する不祥事は少なくはない。医薬品を例にとれば，ジエチレングリコールが混入した風邪シロップの服用による多くの死亡事故が，また，高毒性の過硫酸化コンドロイチン硫酸を含むヘパリン製剤によってアレルギー様副作用の発現やこれによる多数の死亡例が近年それぞれ報告され，世界的に大規模な回収がなされた。さらに，最近では高額なC型肝炎治療薬の偽造品が国内で流通し，健康被害が報告されていないことは幸いであるが，医薬品産業全体の信頼性の低下を来す事件が発生した。品質低下によるものではないが，患者の立場に立って適切にリスクマネジメントを行っていれば起こり得ない事件である。

品質の低下をもたらす原因として，リスクマネジメントの責任が誰にあるのかが明確でないこと，リスクに基づく意思決定がどのようになされるかが定められていないか，定められていても適切に運用されていないことが考えられる。研究開発や製造の現場でいくら品質リスクマネジメントを実務に取り込もうとしても，企業経営層が無関心であれば必要な人員や設備投資ができないため，品質リスクマネジメント活動そのものがうまく回らず，品質リスクマネジメントや継続的改善に対するモチベーションも低下し，最終的には品質の低下，患者の健康被害の発生の可能性もないとはいえず，品質リスクマネジメントに対する無関心，無理解は企業経営に大きく影響するかもしれない。製薬企業は顧客満足を目指した高品質な医薬品の設計，製造および供給と継続的な品質改善のために，企業の社会的責任（Corporate social responsibility）の一環としてガバナンス（統括管理）とアカウンタビリティ（説明責任）を強化し，品質リスクマネジメントを全社的に取り組んでいく必要がある。

これまで神話のごとく信じられてきたように日本の医薬品は本当に高品質なのであろうか。品質とはcosmetic issue（外観）を対象にしているわけではなく，錠剤の艶や刻印，印字の出来栄え，包装デザインなどの見かけの美しさだけで判断すべきではない。製品の品質が患者に対する有効性・安全性と関連づけられて設計され，評価されているか，また，原材料特性や工程パラメータの変動にも適応できるような頑健な処方とプロセスによって品質が設計され，製品が製造されているか，という認識をもつことが大切である。

2 Risk-based Approach

製品は原材料を複雑なプロセスの中に投入して作り上げられ，その過程では経験や感覚が役に立つこともあるが，科学的な原理や法則，積み重ねられた研究成果（学習）が重要な基盤となっている。製剤開発研究は，原薬，添加剤，容器および施栓系，製造プロセスに関わる因子のうち製品の品質にとって重要なものを特定し，それらを管理する戦略の妥当性を示すことである。その結果として，製品と製造プロセスに関する理解が深まり，生産部門（工場）や外部委託先，あるいは規制当局に対して製品品質に関連する知識，情報を明確にすることができる。つまり，原材料や製品の特性と製造工程の本質を知ることでこれが達成できるのであり，製剤開発研究とは，製品を創り込む過程で見出される特性や扱われるパラメータのうち，何がどのように変動し，その変動が製品品質にどのように影響を及ぼすか，変動する可能性のある特性やパラメータ（リスク因子）をどのように管理し（管理戦略），一貫した品質の製品を提供していくか，といった活動を実践していくことにほかならない。このような活動の成果を他者（異なる領域のステークホルダー）と共有していって初めて意味のあるものとなる。そのためのコミュニケーションには文書化は必要不可欠であり，見聞きするだけで技術情報，知識を伝達（伝承）することは難しい。

製品がどのような視点に立って開発されているか，どのような意図に基づいて設計されているかを知ることは，製品を製造する者，品質管理／保証を行う者にとって極めて重要なことであり，設計者には適切に情報伝達していく責任がある。品質に対する潜在リスクの特定，その科学的な評価とコントロールに対して主体的に行った取り組みの結果を示すことができれば，製品および製造プロセスに対する共通の理解に大いに役立つ。科学とリスクマネジメントを重視した体系的なアプローチはもはや必須と考えられ，品質リスクマネジメントのアウトプット（文書化されたリスクアセスメント／リスクコントロールの結果）は，開発／審査／生産／品質保証／査察の担当者間で行われる議論と情報伝達の“共通のプラットフォーム”であり，意思疎通のための“共通言語”として利用される。

ICH Q8製剤開発に関するガイドライン[1]では，Quality by Design（QbD）は，事前の目標設定に始まり，製品および工程の理解，ならびに工程管理に重点をおいた，立証された科学及び品質リスクマネジメントに基づく体系的な開発手法と定義され，製剤開発プロセスに含めるべき要素として以下のことが列挙されている。

- 投与経路，剤形，生物学的利用能，製剤含量，安定性などを考慮して，品質，安全性，有効性に関連する目標製品品質プロファイル（QTPP: Quality Target Product Profile）を定義する。
- 製剤の品質に影響を及ぼす製剤特性の研究や管理が可能となるように，当該製剤の見込まれる重要品質特性（CQA：Critical Quality Attributes）を特定する。
- 目的とする品質の製剤とするための，原薬，添加剤などの重要品質特性を決定し，添加剤の種類と量を選択する。
- 適切な製造工程を選択する。
- 管理戦略を決定する。

図1に製剤開発の流れの一例を概略で示す。ここに描かれる要素は製剤開発において考慮すべき基本的事項であり，品質リスクマネジメントのプロセスと組み合わせて運用することがで

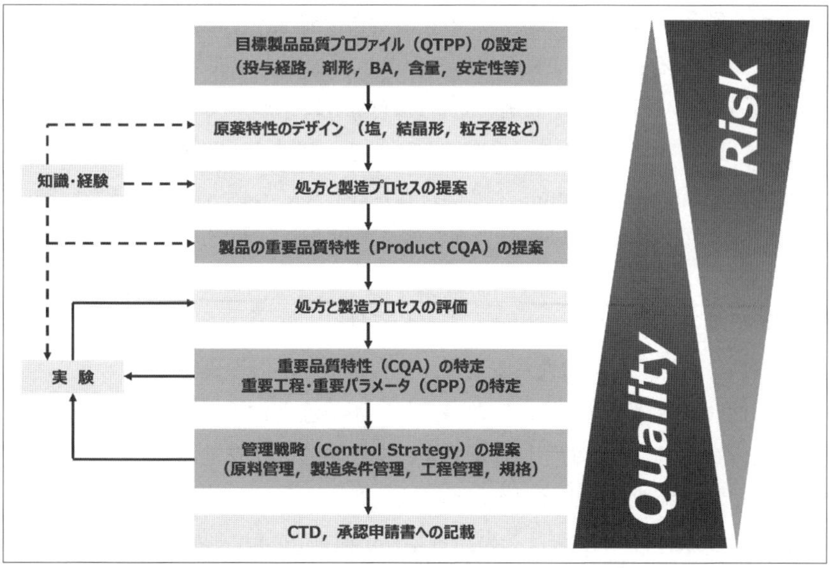

図1　製剤開発の流れ（概略）

きる。最初のプロセスであるQTPPの定義は，製剤（製品）開発が何のため，誰のためになされるのかという目標，目的を如実に示すものであり，品質リスクマネジメントが最終的には患者の保護のためにあるということを明確に表している。

2.1 目標製品品質プロファイル

目標製品品質プロファイル（QTPP）は，製剤の安全性および有効性を考慮する際に要求される品質を保証するために達成すべき，または期待される，製剤の特性あるいは姿のサマリーである。これは製剤開発の設計および戦略の基盤となるものであり，考慮すべき事項には以下の項目が含まれる。

- 臨床上の使用目的，投与経路，剤形および送達システム
- 製剤含量
- 容器および施栓系
- 開発中の製剤の剤形に適した，薬効成分の放出／送達特性および薬物動態特性に影響を及ぼす種々の特性（溶出性，空気力学的性能等）
- 目的とする市販製剤にふさわしい品質基準（無菌性，純度，安定性および薬物放出性等）

QTPPは事前の目標設定であり，単に製品規格のリストを示すものではない。目標とするプロファイルが逐次変更されることは推奨されているわけではないが，製剤開発と同時に進められている臨床試験の結果から，製剤含量の変更や追加，溶出規格の変更もあり得ること，製剤開発研究結果から特殊な包装材料を用いる必要性がなくなる可能性等を考えた場合，QTPPは開発段階で必要に応じてアップデートされることは十分にあり得る。

2.2 重要品質特性の特定

重要品質特性（CQA）とは，物理学的，化学的，生物学的，微生物学的特性または性質のうち，目的とする製品の品質を保証するために，適切な限度内，範囲内，分布内にあるべき特性または性質を意味する。CQAは製剤以外の原薬，添加剤，中間製品（中間体）に対しても適用される。図2に示すように，製剤のCQAはQTPPに基づいて設定され，原薬，添加剤，中間製品のCQAは製剤のCQAと密接に関連している。原薬や中間製品のCQAを製剤のCQAと区別してCritical Material Attributes（CMA）と定義している例もみられるが同義である。

製剤のCQAとしては一般的に以下のような例をあげることができるが，これらに限定されるものではない。

- 経口剤：純度，含量，安定性，溶出性，製剤均一性
- 注射剤：無菌性，刺激性，溶血性，安定性，配合適性，不溶性異物
- 点眼剤：無菌性，刺激性，安定性，容器適合性，不溶性異物
- 吸入剤：粒度分布，空気力学的特性，噴霧量，薬物送達性，安定性
- 経皮吸収製剤：粘着特性，放出性，刺激性，安定性

また，原薬および原材料のCQAはその品質特性が製剤CQAに影響を及ぼすようなものであり，以下のものを例示することができる。

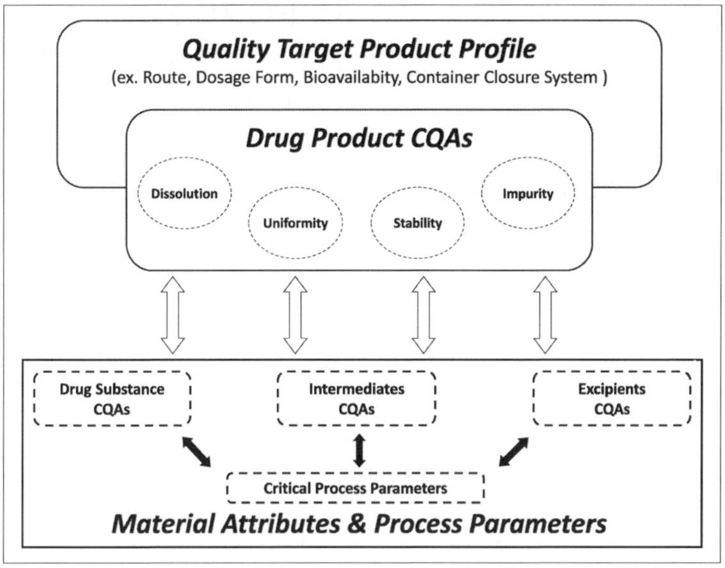

図2　目標重要品質プロファイル（QTPP）と重要品質特性（CQA）

- 原薬：粒度分布，結晶化度，晶癖，昇華性，溶解度（速度）
- 添加剤：粒度分布，かさ密度，含水量，粘度，重合度，置換基含量
- 容器・施栓系：水分透過性，光透過性，酸素透過性，溶出物量

製剤のCQAとなり得る特性（Potential drug product CQA）は，QTPPやこれまでに得られた知識に基づいて決定され，製品および工程開発の指針として利用される。まず，製剤のCQAとなり得る特性がリストアップされ，品質リスクマネジメントの原則を適用することによって優先順位がつけられる。このリストは，製剤処方および製造工程が選択される際，あるいは製品知識およびプロセスの理解が深まれば修正されることもある。製剤のCQAは，その変動が製剤の品質（有効性，安全性）にどの程度影響を及ぼし得るかを評価するための品質リスクマネジメントプロセスと実験を繰り返すことによって特定されていく。デザインスペースを構築する場合は，CQAに対してデザインスペース（原料の性質などの入力変数と工程パラメータの多元的な組み合わせと相互作用）が設定される。

Risk-based approachとしては，最初に特性要因図を使ってリスクアセスメントと実験の繰り返しを行い，製剤のCQAに影響を及ぼし得る原材料の品質特性とプロセスパラメータが特定されていく。この段階においては，実験から得られた知見はもちろん重要であるが，実験を計画する際に，すでに得られた知識や経験を活用できる場合が多い。ここで重要とされた品質特性が原料や中間製品のCQAであり，重要とされた工程パラメータが重要工程パラメータ（CPP：Critical Process Parameter）として特定される。広範囲にわたって工程パラメータを検討することは，非常に多くの実験が必要になるが，どのパラメータが重要であるかを絞り込むための方法として，実験計画法の活用が挙げられる。最近では，さまざまな実験計画に対応できるソフトウェアも開発されており，結果を視覚的に表したり，初心者でも複雑な条件の実験計画を立てたりすることができるようになった。

2.3 製剤開発における品質リスクマネジメントのプロセス

ICH Q8ガイドラインでは，多変量実験（実験計画法）の利用，デザインスペースの設定，Process Analytical Technology（PAT）による工程管理／制御などを活用したより進んだQbDアプローチを推奨しているが，従来の開発手法も依然として許容されている（**表1**）。

たとえ，その手法が最低限の手法（minimal approach）であったとしても，製剤設計者が開発段階で得た知見および知識をより理解しやすく技術資料／申請資料に記載することにより，開発サイドと生産／審査サイドとの間の情報共有が容易になる。また，両者の議論がより本質的なものとなり，客観的な評価が可能となるような品質リスクマネジメントの手法を効果的に活用することで理解が深まる。FDAがジェネリック医薬品の承認申請資料中に提示すべき情報の記載例として作成した2つの「Quality by Design for ANDAs」[2,3]ではリスクアセスメントや実験計画法の例をはじめとする品質リスクマネジメント関連情報を取り上げており，参考にするとよい。

品質リスクマネジメントとは，製品ライフサイクルの全期間にわたって実施すべき医薬品の品質に対するリスクのアセスメント，コントロール，コミュニケーション，レビューに対する系統だったプロセスである。各々のプロセスで意思決定が必要であり，必要に応じて前のス

表1　異なる製剤開発手法の対比[1]

側面	最小限の手法	より進んだQbD手法
総合的な製剤開発	• 主に経験的 • 変量を一つずつ検討する開発研究が多い	• 体系的で、物質特性および工程パラメータの機構的理解を製剤のCQAに関連づける • 製品および工程を理解するための多変量実験 • デザインスペースの設定 • PATツールの利用
製造工程	• 固定的 • 主に初回の実生産スケールバッチに基づくバリデーション • 最適化および再現性に焦点	• デザインスペース内で調整可能 • バリデーションおよび理想的には継続的工程確認に向けてのライフサイクルを通じた取り組み • 管理戦略および頑健性に焦点 • 統計学的な工程管理方法の利用
工程管理	• 主に継続か中止かを判断するための工程内試験 • オフライン分析	• 適切なフィードフォワードおよびフィードバック管理を伴うPATツールの利用 • 承認後の継続的改善努力を裏付けるための工程操作の解析および傾向づけ
製品規格	• 管理するための基本手法 • 申請時に得られているバッチデータに基づく	• 総合的な品質管理戦略の一部 • 関連する支持データに基づいた目的とする製品性能に基づく
管理戦略	• 主に中間体（中間製品）試験および最終製品試験で製剤の品質を管理	• 製品および工程の十分な理解を目指すリスクに基づいた管理戦略によって保証される製剤の品質 • リアルタイムリリース試験または最終製品試験の減少の可能性を伴う品質管理の上流への移行
ライフサイクル管理	• 対症的（すなわち問題解決と是正措置）	• 予防措置 • 継続的改善の促進

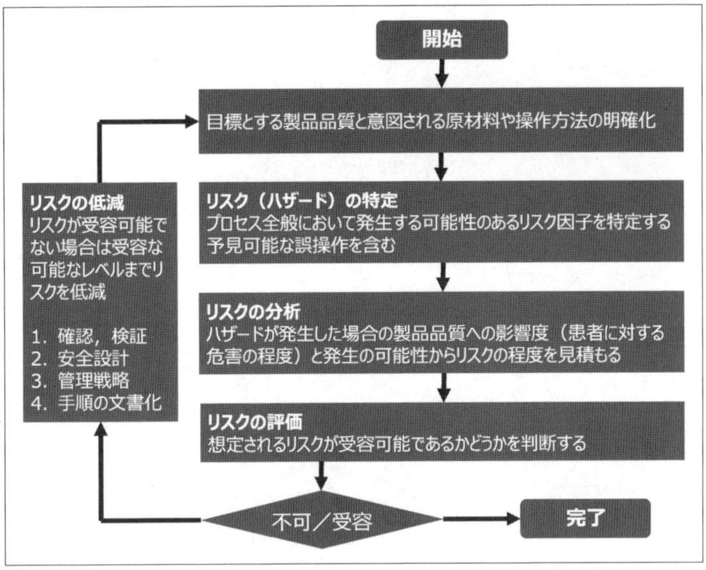

図3　リスクアセスメントとリスクコントロールの繰り返し

テップに戻ってさらに情報を集め，検討を行って，評価することもある。すなわち，これらのプロセスはPDCA（Plan・Do・Check・Act）サイクルを取り，図3に示すようにリスクアセスメントとリスクコントロールを繰り返すことによって，品質に関するリスクの低減を継続的に実施し，それに伴って製品と工程に関する理解が深まり，製品品質が高まっていく。

1）リスクアセスメント

リスクアセスメントでは，製品の品質に影響を及ぼす可能性のある原薬，添加剤，包装材料などの品質特性や製造工程パラメータを特定し（リスク特定），それらの変動（ハザード）がどの程度，製品の品質に影響するかを重大性と発生確率に基づいて定性的・定量的に結びつけるプロセス（リスク分析）を経て，推定されるリスクを所定のリスク受容の可否基準に従って比較し，評価する（リスク評価）。リスクの特定にあたっては，体系的な情報の利用が重要であり，過去の経験やデータ，あるいは関連部門からの意見などを参考にすることも効果的である。リスクの特定には特性要因図（魚の骨図あるいはIshikawa Diagram）やフローチャート，チェックシート，プロセスマッピングの利用が有効である。

図4，5には，経口固形製剤のCQAとして設定した溶出性および安定性に関して実施するためのリスクアセスメントに用いられる特性要因図の例を示す。製剤のCQAに対して各工程の因子を列挙し，影響を及ぼす可能性の高い因子を特定している。この例では，溶出性に対しては，原薬や添加剤の粒子径（粒度分布），造粒工程における結合液量や造粒終点等，混合工程における滑沢剤混合時間，打錠工程における打錠圧力，圧縮時間をCQAに影響を及ぼす可能性がある因子（Potential CPP）としている。また，安定性に対しては，添加剤の配合適性，乾燥工程における乾燥終点のほか，PTP包装に用いるフィルムの材質や厚み，シール温度を対象としている。これらのパラメータの変動がハザードとなり製剤のCQAに対してどの程度影響

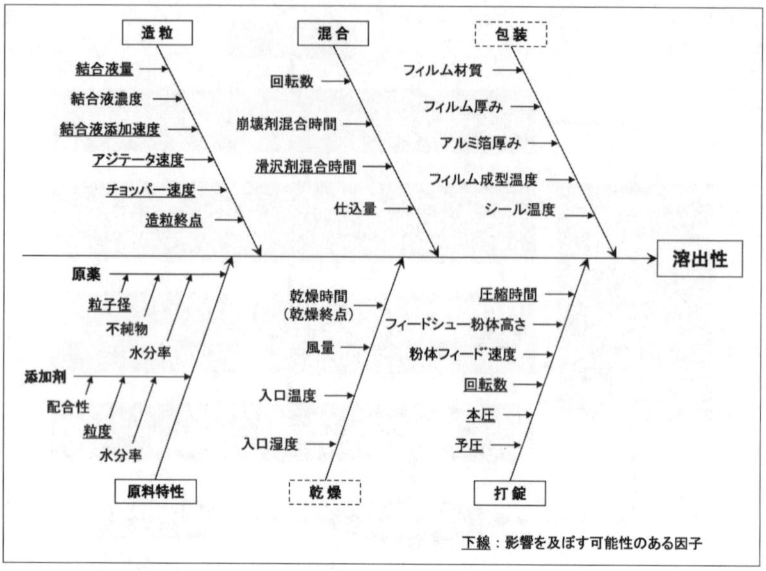

図４　特性要因図：溶出性に影響を及ぼす可能性のある因子

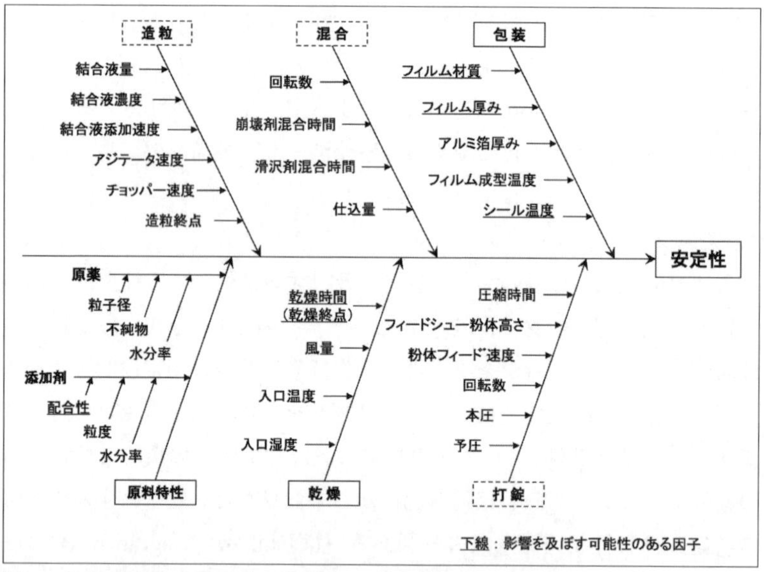

図５　特性要因図：安定性に影響を及ぼす可能性のある因子

を及ぼすかが既存の知識や実験によって検討される。

特性要因図を作成する際には，ブレインストーミングの手法は有効である。ただし，製剤開発担当者だけが単に経験や開発手順を示すマニュアルやガイドだけに頼って候補因子を洗い出すという手法は適切ではない。実施のための留意事項を示すマニュアルはあっても，検討項目の詳細を指示するようなマニュアルの使用は反対に危うい。要因の見落としがないように，製造工程や品質管理を熟知し，深い経験を持つ者が積極的に関わることが重要である。企業によっては開発手順などがあらかじめ用意されていることもあるかもしれない。その場合は，新たに得られたリスク要因を手順に追加しアップデートすればよい。

品質の多様な変化や変動を定量的に評価するためには，検出力の高い分析手法や解析手法を種々確立しておくことがキーポイントであり，健康への被害をもたらす程度の品質不良を検出する能力（検出性）もリスクアセスメントを実施する際の1つの因子とすることもある。リスクを定性的に評価する場合，例えば，「高リスク・中程度のリスク・低リスク」に分類する場合においては，それぞれの定義はできる限り詳細にしておくことがよい。

製剤開発の初期段階では，まず形式に従ったリスクマネジメントの手法として予備危険源分析（PHA，Preliminary Hazard Analysis）を用いることが多い。PHAはハザードを優先づけする場合に有用であり，開発の初期段階で設計の詳細や操作手順について情報が少ない場合に一般的に用いられる。従って，詳細な検討を行うために先駆的に実施され，PHAで特定されたハザードは欠陥モード影響解析（FMEA，Failure Mode and Effect Analysis）や欠陥モード影響致命度解析（FMECA，Failure Modes Effects and Criticality Analysis）などの他のリスクマネジメントの手法によりさらに詳細に評価することができる。FMEAの活用のポイントは4）項で例示する。

2）リスクコントロール

リスクコントロールでは，品質不良の原因となり得るリスクを受容できるレベルにまで低減することが主な目的であり，この段階では想定されるリスクや低減されたリスクが受容可能か否かを意思決定するプロセスが含まれる。すなわち，危害の重大性や発生の確率を軽減するための行為や施策がなされ（リスク低減），残留リスクを受容するための意思決定（リスク受容）が行われる。具体的には，以下の質問に対する考察が行われる。

- リスク（原材料特性や工程パラメータの変動）は受容レベルを超えているか？
- リスクを低減，除去するために何ができるか？
- 提案されたリスク低減策は，資金，人，設備などのリソース面で実現可能か？
- 特定のリスクを制御した結果，新たなリスクが発生しないか？

この段階でのプロセスを実行した後，再びリスクアセスメントに戻り，可能性のあるリスクを特定し，再評価することとなる。開発段階における形式に従ったリスクマネジメントとして，PHAによる初期リスクアセスメントとFMEAによるリスク低減前後の評価を実施することが一般的である。

製剤開発研究において，原材料受け入れのための管理手法を開発したり，重要工程パラメータに対する工程管理を確立したりすること，最終的には製品規格の設定が行われることが管理戦略の構築であり，この活動はリスクマネジメントプロセスにおけるリスクコントロールのステップに相当する。

3）リスクコミュニケーション

リスクコミュニケーションとは，リスクとそのマネジメントに関しての情報を，意思決定者とそれ以外の人との間で共有することである。品質リスクマネジメントプロセスのアウトプット／結果は適切に伝達され，かつ，技術移転資料や申請資料などで文書化される。開発段階においては，特に，規格の設定や工程管理手法の確立が行われることから，設計部門（例えば，製剤研究部門）と品質管理部門（例えば，分析研究部門），製造部門（例えば，生産工場や製造委託先）との間での十分なコミュニケーションが極めて重要となる。

臨床試験の進展に伴う治験薬の変更マネジメントや将来起こり得る商業生産での変更マネジメントを円滑に，かつ，確実に行っていくためには，体系的なナレッジマネジメントシステムを構築しておくことが効果的である。企業と規制当局の関係においては，企業はリスクマネジメントのプロセスや結果を開発段階や危害発生の影響の大きさに応じて要約し，図表等を用いるなど適切な方法で申請資料に記載することが推奨され，これによって迅速な承認審査を促し，早期の承認につながる。

4）欠陥モード影響解析（FMEA）の活用のポイント

FMEAはしばしば製品設計段階で用いられ，製品不良による事故が発生する確率，発生した場合の影響の大きさおよび発生の見つけにくさなどを分析し，ランクづけ，評価を行うことによって重大な製品不良を予防することができるボトムアップ手法である。この手法では，複雑なプロセスの解析を可能な段階まで系統的に細分化して評価するため，設計段階における潜在的な事故の発生の予測精度はどのくらい製品とプロセスを理解しているかに大きく依存する。以下にFMEAの活用のポイントを記述する。

進め方

①チームの結成

4～6人が適当といわれている。設計，生産，品質保証などさまざまな分野から構成。

②大きい複雑な工程を管理可能なステップに分解

③既知および予想される欠陥モードの特定

既知の問題のリストを作成し，ブレインストーミングにより潜在的な問題を挙げていく。

- 例えば，
  - ＞　製品が規格から外れる
  - ＞　工程が要求される歩留まりを達成できない
  - ＞　設備の動作不良
  - ＞　ソフトウェアの問題

新たに特定された欠陥モードはいつでも追加する

④重大性，確率および検出性の検討

- スコアは同じ段階数にすると有用である
  - ＞　一般に3，4，5，6または10段階が用いられる

偶数の場合は中間点がなく差がつきやすい

- 影響の程度によって異なるスケールが使用でき，異なるスケールを乗じることによって結果に差がつきやすい（優先順位付けをするための方法を見出すことが目的）

　＞　線形：1，2，3，4
　＞　指数：1，2，4，8
　＞　対数：1，10，100，1000
　＞　独自：1，3，7，10

⑤処置の決定
- リスク優先数＝重大性×発生確率×検出性

⑥順位付けの再検討

⑦残留リスクの決定（例えば，リスク優先数＜50）

⑧簡単なまとめ
- 適用範囲
- リスクアセスメントとリスクコントロールにおいて得られたデータ（例えば，特定された欠陥モードの数）
- 処置を必要としない，受容可能なリスクレベル
- 残留リスク
- 推奨される処置，責務および期限（該当する場合は承認を含む）
- FMEAのフォローアップの主担当者

2.4　実験計画法の活用

製剤開発研究において，実験計画法は原材料特性や製造工程パラメータ，操作順序などの因子が製品の品質特性にどの程度影響を与えているか，要求水準を満たすための最適値（範囲）は何か，を客観的に把握するために，製品設計や品質改良に積極的に利用することが推奨されている。ある特定の事象（アウトプット）について，どのような因子が影響を与えているかを実験によって究明しようとするとき，効率のよい実験方法をデザインし，できるだけ少ない実験回数でできるだけ多くの因子の効果を，可能な限り正確に分析し，結果を適切に評価し，可視化することが実験計画法で可能になる。元々は農学の分野で発展してきた手法であるが，医学，薬学，工学（特に品質工学）や心理学，社会調査などで広く活用されていることはいうまでもない。

ICH Q8ガイドラインでは，実験計画法は「正式な実験計画（Formal Experimental Design）」の別称として表記され，「工程に影響する諸要因と，その工程のアウトプットとの関係を判断するための構造化・組織化された方法」と定義されている。また，ICH Q9品質リスクマネジメントに関するガイドライン[4)]では，品質リスクマネジメントの手法の内，製薬企業で一般に使われる主要な支援統計手法の一つとして取り上げられている。実験計画法をはじめとする支援統計手法の活用によって，開発や製造のあらゆる場面での効率的，効果的な品質リスクマネジメントの実施が容易になり，有効なデータアセスメントやそれぞれのデータセットの重要性の判断ができるようになるとともに，より信頼性の高い意思決定を促進し，継続的改善に対する寄与につながる。

具体的には，実験計画法はCQAやCPPの設定，工程のバラツキ，相互（交互）作用の可能

性の探索のためにデータや結果を分析，評価するために使用され，事前に原料特性や工程パラメータの変動を最小限に抑え，設計される工程パラメータを最適化し，恒常的な品質確保に資することに特に重点が置かれる。一方で，立証済みの工程パラメータの許容範囲を検証するためにプロセス稼動性能の回顧的評価に実験計画法を用いることも，統計学的なアプローチの原則に反する場合もあるが，可能ではある。

2.5　パラメータの最適化とデザインスペースの構築

CQAとなり得る特性（Potential CQA）は，初めのうちはかなり広範囲にわたる可能性があるが，リスクアセスメントの一環として，実験計画法や機構モデルを組み合わせた検討等を実施することによって，CQAやCPPとなり得る変数（物質特性や工程パラメータ）のリストを修正したり，優先順位をつけたりすることが可能となる。さらに，絞り込まれた個々の変数について潜在的相互（交互）作用の重要性を検討する実験を行うことで，重要なパラメータを特定することができる。実験計画法，数学的モデル，メカニズムの理解に役立つ試験を組み合わせた検討を行うことで，製品性能と工程の理解がさらに深まり，製造条件の最適化だけでなく，デザインスペースや多変量モデル式を含む管理戦略の確立に役立つと考えられる。

ここで，工程パラメータの最適化について典型的な例を示す。ある製剤の品質特性（溶出性や錠剤硬度など）に対して2つの入力変数（因子）が有意に影響を及ぼすと想定されるときを考えてみる。従来の（初歩的な）方法では，図6に示すように，1つの入力変数Yを固定（この例ではY＝20）し，入力変数Xについていくつかの水準（この例ではX＝1～4の4水準）で検討して最大値（出力変数Z＝80）を得たとする。次にZが最大となるXの条件下（X＝2）でYを種々の水準（この例ではY＝10～50の5水準）で検討してZが最大となるY（この例ではY＝20のときZ＝80）を求めるといった検討方法が考えられる。したがって，この場合は独立した2系統の一変量実験（一時一事法）を実施し，変数X＝2，変数Y＝20のときに出力変数Zが最大となり，これらを最適条件として設定できることが示唆される。

しかしながら，変数Xと変数Yがお互いに完全に独立している場合を除き，このような実験の手法ではXとYとの相互（交互）作用がどの程度寄与するのか，本当の最適条件はどこにあるのかがわからないため頑健性に乏しい。さらに，溶出率や錠剤硬度のような出力変数Zに目標値／許容基準（例えばZ≧75）が設定される場合は，それを満たすためのXとYの設定条件が極めて限定されてしまうことになる。つまり，このようにして決定された入力変数の設定範囲が狭くなるために，入力変数のわずかな変動やそれほど寄与の大きくないとされている因子の変動によっても結果が許容基準を逸脱してしまう（低い頑健性の）可能性が懸念される。

一方で，適切な実験計画法を実施することによってこれらの懸念が小さくなる場合がある。統計学的に適切な実験計画法を実施し，多変量モデルを構築することを想定してみたい。前述のような単純な一変量実験でさえも入力変数XやYの変化に対してある出力変数Zの極大（小）値が観測される場合は注意が必要である。このような場合には，XやYの2次項，あるいはそれ以上の高次項が入力変数と出力変数との関係に含まれると考えられる。実験計画法を実施した結果，図7のように，これら入力変数XおよびYの2次項やそれらの交互作用項を含む多変

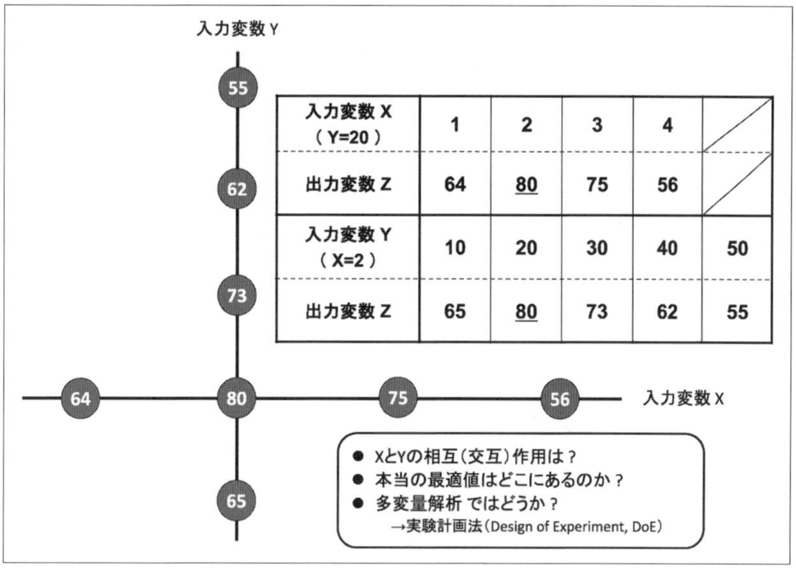

図６　一変量実験の組み合わせによるプロセスパラメータの最適化

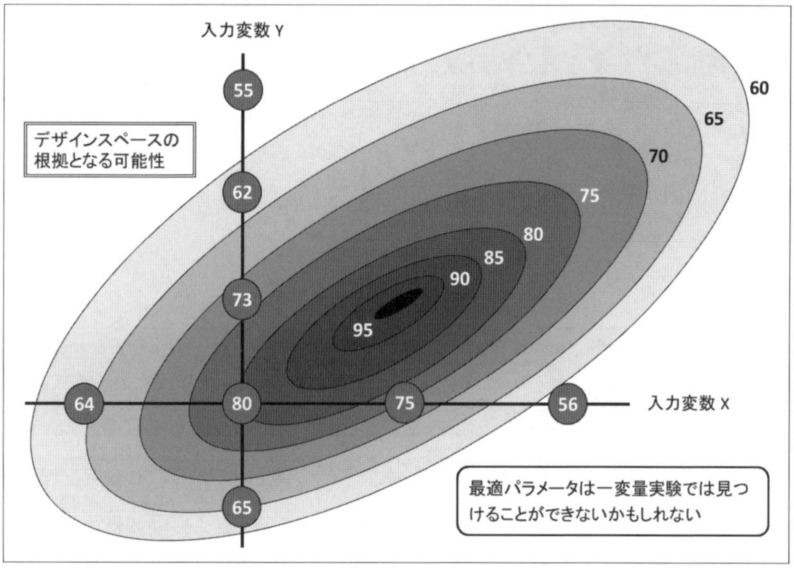

図７　実験計画法によるプロセスパラメータの最適化

量モデル式に基づいて楕円形の応答曲面が描かれたとしよう。図７では，ＸとＹの変化に対するＺの応答曲面上に２つの一変量実験の結果を重ね合わせているが，X＝2，Y＝20という変数の組み合わせが決して最適ではなく，むしろ，X＝3，Y＝30の付近で入力変数を設定したときに，より最大値に近いＺが得られ，その周辺ではＸおよびＹの変動に対しても頑健性が高く，Ｚの許容基準を十分に満たすことが示される。図７のイメージはあくまでも実例ではなく仮想的なものであるが，実験計画法の活用によって一変量実験の組み合わせだけでは見つけることのできない現象を明らかにし，物質特性や工程パラメータのさらなる理解につなげることができると考えられる。

さらには，このような変数の相互（交互）作用の影響を考慮できる実験計画法の結果がデザインスペース構築の根拠となり，より頑健性が高く，原料特性や工程パラメータの変動に対して適応性に富んだフレキシブルな製造方法の確立を可能にすることにもなる。デザインスペース内で操作することは管理戦略の一環であり，管理戦略に関連付けられたデザインスペースは，製造工程によってQTPPおよびCQAに適合する製品が製造されることを保証することに寄与する。そのため，デザインスペースは品質リスクマネジメントのプロセスの内，リスクコントロールのための手段として位置づけられる。

3 製剤設計研究の留意点

処方・製法研究を実施する際に経験や実績に基づいた独自のガイダンスを作っておくと技術の伝承や新人の教育などにおいて非常に便利である。それだけでなく，製品開発方針に基づいて体系的な製剤開発／工業化システムを構築し，そのシステムに関連する運営方針や手順を規定し，個々の製品ごとに製剤設計およびその評価方法の設定等の経緯・変遷を研究結果と共に適切に記録・保管することにより（例えば，製剤開発報告書や研究報告書など），製剤開発技術の蓄積と共有利用を推進することが可能となり，より高度な技術開発と効率化が見込まれ，企業の製剤開発力のレベルアップにつながっていく。図8には，開発段階から商業生産段階における製剤開発，技術移転，実生産のそれぞれの活動において重要となるQbDの要素の例を示す。ここでは経口固形製剤を例に取り，筆者の経験もまじえながら，製剤開発のステップに応じた製剤設計研究の留意点を述べる。

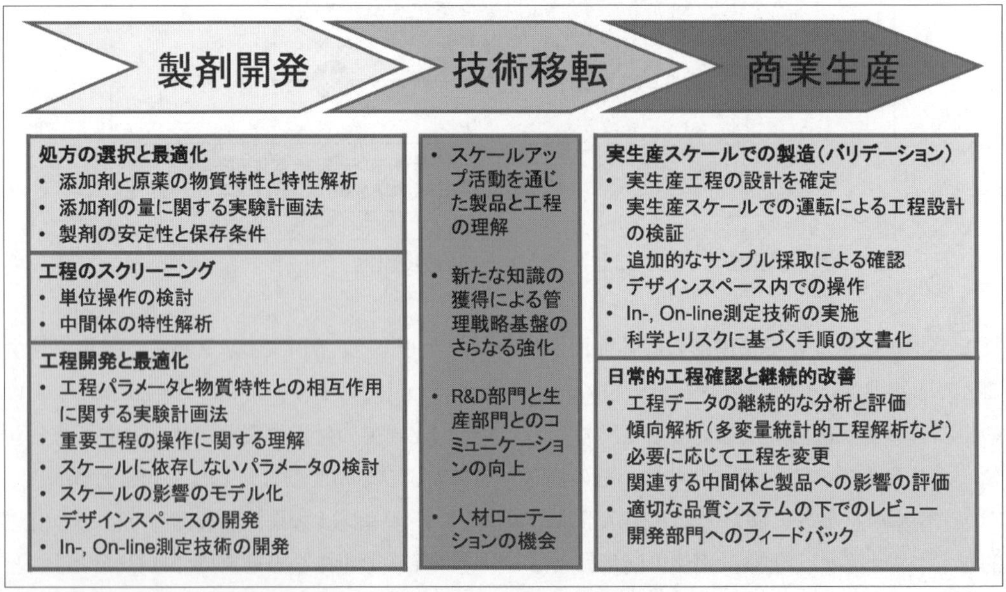

図8　開発段階から商業生産段階における Quality by Design の要素

3.1 プレフォーミュレーション

プレフォーミュレーションについての明確な定義はないが，一般的には，製剤開発可能性の可否の観点から単一あるいは複数の医薬品候補化合物の選定のために実施する試験，研究を指し，この段階で得られた情報，知識は以降の製剤設計戦略の方針の基盤となる。

創薬部門において創生された最終スクリーニング段階にある候補化合物（塩や結晶形が異なるものを含む）について，物理化学的性質および生物薬剤学的性質の観点から簡易的な初期評価に関する研究を行い，製剤化の難易度を判断するための製剤学的特性（添加剤との配合適性，溶解性，吸・脱湿挙動，結晶多形，生体膜透過性など）を把握する。BCS（Biopharmaceutics Classification System）による分類は，初期の臨床試験用製剤の剤形選択だけではなく，QTPPの設定にも役立つ。また，原薬の溶解性や結晶性，吸・発熱挙動，添加剤との予備的な配合適性に関する知識が得られれば，製剤処方・製法の効率的な設計が可能になる。リスクアセスメントの面からは，原薬の物理学的および化学的特性について，欠陥モードとリスク要因を決定することが可能となる。最近は開発スピードを加速させるために，初期の探索的臨床試験において，溶液や懸濁液，原薬単体入りカプセルなどの簡易な投与形態が用いられることも多く，プレフォーミュレーションでの検討結果がそのまま治験薬（簡易製剤）の設計のための情報となることもある。

3.2 分析法の確立と原薬粒子設計

製剤開発研究を開始するにあたっては，原薬や中間製品の評価方法，特に分析法を確立していなければならない。正しい評価方法が確立していなければ，次のステップに進むための判断ができないどころか，目標が誤った方向に向かってしまう危険性があるからである。適切な標準品を使用し，開発段階での重要度に応じて，分析法の特異性，再現性，頑健性について検証しておくことは重要である。

一般に，原薬はその物理化学的特性に応じて，小さな粒子を得る目的でジェットミルやハンマーミル等の粉砕機により微細化されるか，あるいは，塊解砕等の目的でメッシュ／スクリーン等を使った整粒工程を経た後に製剤に添加される場合が多い。製剤の品質は，製剤中に含まれる原薬の粒子径に依存することが多く，経口固形製剤や経口懸濁液剤の場合は原薬粒子径の変動が，安定性，純度，製剤均一性，溶出性に代表される重要な製剤特性に影響を与えるといっても過言ではない。中でも，その溶解性，溶解速度の変動は生物学的利用能に多大な影響を与える場合があることを認識しておかなければならない。また，粉砕を行うことによって原薬の安定性が低下したり，晶癖の変化や結晶性の低下，結晶転移がみられたりすることも稀ではない。融点の低い原薬では粉砕後に粒子径が増大し，経時的に溶出性が低下したり，添加剤との相互作用で融点が降下し打錠障害が発生したりすることもあるので注意を要する。開発中の原薬特性の変化によって，その後の製剤開発方針の変更を余儀なくされてしまうケースもしばしばみられることから，原薬の粉砕特性や粒子径の変動は開発の初期段階で十分に把握しておくことが望ましい。しかしながら，スピード化が要求される開発初期段階では十分な原薬量が確保できない場合もあり，ときどきの状況を勘案して判断すべきである。原薬粒子設計において留意すべき点を以下に例示するが，これに限られるわけではない。

- 原薬粒子径の変動は溶出性，生物学的利用能あるいは製剤製造性に影響するか？
- 原薬の粒子径を粉砕工程で容易にコントロール可能か？
- 粉砕により原薬の安定性や結晶性などの品質に変化はみられないか？

3.3 原薬と添加剤の配合適性

このステップでは，原薬と各種添加剤との配合適性試験を実施し，相互作用を検討する。試験の結果は，処方設計のための添加剤の選定の判断基準となる。相互作用は原薬と添加剤の接触によって認められることから，各々の表面積と相関する粒子径に依存する可能性が高い。したがって，使用する原薬の粒子径が異なると配合適性の結果に影響がでることがあるため注意しなければならない。粒子径はできる限りコントロールされていることが望ましい。

配合適性においては，原薬の分解や色調の変化などが主に評価されるが，試料の調製に際して，乾式混合であるか，湿式混合であるかは，添加剤の配合目的や剤形を考慮して決定する。添加剤との配合比率は結果を評価する上で重要な要素となり得る。

3.4 基本処方・製法の設計と最適化検討

ここでは，剤形，基本的な処方（成分・組成），基本的な製造方法が決定し，さらに臨床試験の目的に応じて製剤含量の確定がなされる。探索的臨床試験でProof of Concept（POC）が確立された後，臨床試験での用量設定のため複数含量の製剤を設計する必要が生ずることが多い。企業によって製品開発の戦略・方針はさまざまであるが，このステップは製剤開発研究の根幹をなす段階であり，特にPOCの確立後に開発される製剤は将来の製品をイメージして設計されることがほとんどである。製造の規模としては，1 kg程度のラボスケールから数十 kgのパイロットスケールで検討されることが多い。

複数含量の製剤を作成する場合，同一質量の製剤（錠，カプセル）中に原薬量を変えて賦形剤量で調整する方法（置換処方系）や，成分・組成比を同一とする比例処方系とする方法がある。これらは，製剤中の原薬濃度や臨床試験で用いる投与量の範囲も考慮して決められるが，いずれの方法を取るかは各企業のポリシーに委ねられる。開発段階の後期で市販製剤の姿が明らかになってくる頃には，製剤の色，形状，割線，刻印，印刷の検討も必要である。その中でも，割線については日本では一般的なものとされているが，海外では“special design”であり，申請資料中でその妥当性について説明する必要がある。国内外を問わず，分割後の安定性，製剤均一性，溶出性などに関して割線を施すことの妥当性を十分に検討しておかなければならない。

このステップでは，処方比率の決定や重要な製造工程パラメータの特定が行われ，実験計画法の活用が推奨される。実験計画法を活用すれば，原料の物質特性や工程パラメータと製剤のCQAとの関連付けが行われ，製品の品質へ影響する変数（工程パラメータ，装置，原材料など）が明らかとなり，これらの変動が製品品質にどの程度影響するかを把握することができる。どの変数が有意であるか，変数の相互作用はどの程度かを知ることにより，処方・製法は最適化され，多変量モデルによるデザインスペースの構築にもつながり，頑健性の高い製造方法が確立されることになる。さらには，予備的な安定性試験によって得られた製剤劣化品や類似の添加剤を用いた広範囲にわたる検討により，製品規格の確立の基盤とすることができる。

また，製造工程の開発では，工程のモニタリングや終点管理が可能になるようなPATツール（例えば，インラインの近赤外分光スペクトル（NIR）測定法や収束ビーム反射（FBRM）粒子測定法など）を用いた検討を行って製造プロセスの理解を深めておけば，新たな工程管理手法の提案や将来のリアルタイムリリース試験の提案にもつながる可能性が高い。さらに，プロセスバリデーションの高度な手法であるcontinuous process verification（継続的工程確認）の実践のためのきっかけとなる。デザインスペースやリアルタイムリリース試験の検討を商業生産段階に入ってから行うことはリソースの面で極めてハードルが高いため，早い段階から将来を見据えて検討しておきたい。

3.5 包装設計

治験薬や市販製品の容器および施栓系については，その選択の理由を科学的根拠に基づいて考察し，決定する。製剤の使用目的に適合しているか，最終製品の包装形態が保存や輸送（出荷）に対して適切であるかを評価すべきである。バルク製剤の保管や包装施設への輸送に使用する容器については，通常，規制面での承認事項とはならないが，GMP上の管理戦略を構築する上では非常に重要であり，十分な検討が必要である。

一次包装材料の選択においては，例えば，素材の選択，水分や光からの保護，構成する材料と投与剤形との適合性（容器への吸着や容器からの溶出を含む），構成する材料の安全性等が考慮されなければならない。二次包装が安定性に影響する場合には，その包装材料の妥当性についても検討が必要である。

3.6 スケールアップと工業化研究

製剤開発段階では，目的に応じてさまざまな製造スケール（通常，1～数十 kg）で検討が行われる。一般的には，大きいスケールから小さいスケールに戻ることは少ないため，ここではスケールアップのみについて記述する。このステップでの留意点は，小スケールで製造された製剤と同様の品質および物理学的特性を有する中間製品や製剤が，スケールアップした装置の標準条件で問題なく製造できるか，あるいは，スケールに応じて工程パラメータを調整する必要があるか，を確認することである。

デザインスペースを開発する際はどのようなスケールで行ってもよいが，デザインスペースを小スケールあるいはパイロットスケールで開発する場合には，実生産スケールでの製造工程との関連の妥当性を検討し，スケールアップ操作における潜在的リスクを考察しておく必要がある。種々のスケールに適用可能なデザインスペースを開発する場合は，スケールと無関係なパラメータからなるデザインスペースを構築することになる。例えば，高速撹拌造粒工程のデザインスペースでは，ブレードの撹拌速度ではなく，ブレードの剪断速度や先端での遠心力が入力変数として取り扱われるかもしれない。あるいは，スケールに関する無次元数や無次元モデル（スケールアップ則）をデザインスペースモデルに組み入れることもできる。

スケールアップにおいて注意すべき点は，装置スケールに適した量で検討を行うことが重要であり，装置の標準的仕込量と標準的な運転条件でスケール適性の検証を行って，至適な運転条件と品質に影響を与える工程パラメータが確認される。スケールアップによって影響を受けやすい中間製品の特性を知ることや，スケールアップの際に調整すべき工程パラメータが何であるかを理解することは，工業化研究や商業生産時のスケールの変更に大いに役立つ。

工業化研究は，プロセスバリデーションの一環として実施され，臨床試験に用いた製剤と同等の品質（有効性および安全性）を有する製剤を，商業生産設備で恒常的に生産できることを目的に行われるものである。工業化研究は通常，商業生産規模の設備を用いたスケールアップ研究により，標準的な製造条件や製造条件幅を設定（performance qualification，稼動性能適格性の確認）した後，商業生産設備を用いて検証（実生産規模での確認）を行う2段階によって行われる。一連の製剤開発研究の結果とperformance qualificationの結果は技術移転の際の重要な要素となる。

Performance qualificationでは，商業生産規模の設備を用いて種々の条件で製造を行い，温度，風量，圧力，回転数，操作時間等の製造パラメータが製品品質に及ぼす影響を評価し，臨床試験に用いた製剤と同等の品質（有効性および安全性）を有する製剤を製造できる条件の範囲を決定する。ここでは，品質不良，製造不可となる可能性がある条件での製造実験（チャレンジテスト）の手法が用いられることもある。実生産規模でのデザインスペースの検証もこの段階で行われることが適当である。

プロセスバリデーションでは，一般的には（伝統的には），商業生産規模の設備でのスケールアップ研究により設定された製造条件で実生産設備を用いて連続3ロットの製造をGMPの下で行い，各工程の中間製品／最終製品の品質があらかじめ設定した評価基準に適合していることを検証し，文書化する。

Continuous Process Verification（継続的工程確認，CPV）はより進んだプロセスバリデーションのアプローチの1つである。CPVは，PATツールを用い，商業生産時に製造工程の性能をin-line，on-lineまたはat-lineで連続的にモニタリングし評価する，ライフサイクルを通じた取り組みであり，製品ライフサイクルの全期間にわたる継続的改善のために初回製造とその後に起こり得る製造工程の変更の際のプロセスバリデーションに取り入れることができるものである。より進んだQbDの手法を採用した場合に可能となる手法であり，通常の初回あるいは変更後の3ロットを用いる伝統的なバリデーションアプローチに比べて高度な手法である。これまでの伝統的なバリデーション手法と組み合わせて用いることもできる。

4 おわりに

本章では，製剤開発研究を実施する際の品質リスクマネジメント活用のポイントとして，特性要因図やFMEAの例を紹介し，実際の製剤設計における留意点について筆者の経験を基に想いも含めて説明した。製品開発戦略やQbDのレベルは企業規模や扱う製品によって異なることは当然であり，それぞれのステークホルダーが特色を出すことで戦略やアプローチの多様化が起こり，製品そのものの品質だけでなく，設計，開発，生産，審査に係る人たちの全体の質の向上にもつながっていくことが期待される。

製剤開発に際して取り得るアプローチがいかなるものであっても，製剤開発の目的は適正な品質を有する製品とそれを一貫して供給できる製造工程を設計することであり，製品は患者のニーズおよび意図された製品機能を満たすように設計されなければならないことを忘れてはならない。医薬品の開発や製造に携わる研究者や技術者は，科学に対する興味と知識欲を絶やすことなく，患者へのリスクを常に考えながら取り組む必要がある。製剤の設計段階から将来の商業生産にわたって，品質に係るリスクを低減するための方策をハード面，ソフト面からproactiveに考え，実験によって事前に確認しておくことを勧めたい。学会やセミナー，学術雑誌から得られる最新情報，諸先輩から教えていただいた伝承技術をはじめ，あらゆるものに興味を持ち，リスクヘッジにつながるようなアンテナを常に張っておくことはとても大事である。また，知識を取り込み，積み上げ，活用し，技術を育み，自らが成長していくことはもちろんであるが，次の世代へと確実に伝え，育成していくことも研究者の使命である。経営に携わる方々には是非それらをあらゆる面から後押ししていただきたい。

参考文献

1）厚生労働省医薬食品局審査管理課長通知，「製剤開発に関するガイドラインの改定について」，薬食審査発第0628第1号（平成22年6月28日）

2）“Quality by Design for ANDAs: An Example for Immediate-Release Dosage Forms”, Office of Generic Drugs, Food and Drug Administration（April 2012）

3）“Quality by Design for ANDAs: An Example for Modified Release Dosage Forms”, Office of Generic Drugs, Food and Drug Administration（December 2011）

4）厚生労働省医薬食品局審査管理課長及び監視指導・麻薬対策課長通知，「品質リスクマネジメントに関するガイドライン」，薬食審査発第0901004号・薬食監麻発第0901005号（平成18年9月1日）

Column　処方のデザインスペース

デザインスペースの定義は「品質を確保することが立証されている入力変数（原料の性質など）と工程パラメータの多元的な組み合わせと相互作用」である。決められた範囲内でパラメータを調節することはよくあることである。では，製剤処方に対してデザインスペースを設定し，必要に応じて（適量の扱いは除いて），処方量を調節することはできるのであろうか？答えは『Yes』である。原料の性質に関して深い知識が得られ，添加剤の量とその物理化学的性質（例えば，粒度分布，ポリマーの置換度や重合度など）の関連性に基づいて妥当性が証明できれば，処方のデザインスペースを確立できる可能性は高い。これまでは時間と費用を要した製剤処方の承認後変更に対して規制手続きが簡略化され，弾力的な運用が可能となる道が開けたことは一つの進歩である。

問　題

[第1問]　製剤開発に関する次の記述のうち，正しいものの組み合わせはどれか。

a　製剤開発の目的は，適正な品質を有する製品を設計し，意図した機能を有する製品を恒常的に安定供給できる製造プロセスを設計することである。

b　製剤の設計にあたっては，前例のある標準処方とそれに応じた製造方法を採用すれば品質不良を起こす可能性は低く，患者にとって最もリスクが小さい。

c　製品開発時に選択する手法として，経験に基づく手法とより体系的な手法のいずれか，あるいは両者の組み合わせのいずれを選択してもよい。

d　溶解性（溶解度，溶解速度）が十分に高い原薬であれば，錠剤を製造する際に原薬を粉砕する必要はない。

e　目標製品品質プロファイル（QTPP；Quality Target Product Profile）は製剤設計の基本的な目標であり，事前に設定されたものは最終的に製剤開発研究が終了するまで途中で変えることはできない。

1（a，b）　　2（a，c）　　3（b，c）
4（b，d）　　5（d，e）

[第2問]　品質リスクマネジメントに関する次の記述のうち，正しいものの組み合わせはどれか。

a　リスクを低減するための最良の方策はGMPや法令等によって要求される基準を遵守することである。

b　リスクとなり得る要因は，原料や製造方法だけでなく，施設，設備，人員などのあらゆる場面に潜んでいるため，想定される 全てについて，リスクの程度に依らず網羅的に検討しておくことが最終的に企業の利益につながる。

c　品質特性のクリティカリティは主に危害の重大性に基づくものであり，リスクマネジメントの結果によって変わるものではない。

d　品質リスクマネジメントの目的は，患者に危害をもたらす可能性のあるリスクのレベルをゼロにすることである。

e　医薬品の品質に対するリスクの評価は，科学的知見に基づき，かつ最終的に患者保護に帰結されるべきである。

1（a，b）　　2（a，c）　　3（b，c）
4（c，d）　　5（c，e）

［第3問］ デザインスペースに関する次の記述のうち，正しいものの組み合わせはどれか。

a デザインスペースを構成しているパラメータを変更する際，デザインスペース内での変更であっても，そのパラメータが重要工程パラメータ（CPP）である場合は承認事項一部変更申請の手続きを行い，承認を得る必要がある。

b デザインスペースは，物質特性や工程パラメータの範囲ではなく，複雑な数式を用いて記述してもよい。

c 一般に製剤処方の成分量は決められた値（1点記載）で申請し，承認されるため，成分量にデザインスペースを適用することはできない。

d 2つの立証された許容範囲（Proven Acceptable Range）を単純に組み合わせるだけでデザインスペースとみなすことができる。

e デザインスペース全体について，実験計画法などにより実生産スケールで再構築する必要はないが，商業生産前にデザインスペースが適切であることを検証する必要がある。

1（a，d） 2（b，c） 3（b，d）
4（b，e） 5（d，e）

正解と解説

第1問

正解	2
説明	a 正 b 誤 最適な処方や製造方法は，原薬の特性や含量，添加剤との配合適正によって異なるため，一律に標準処方が適用できるわけではない。 c 正 d 誤 結晶形状による不均一混合や打錠障害，低含量製剤での含量均一性の低下を防止する目的で，原薬を粉砕し粒度を揃えることもある。 e 誤 臨床試験が進むにしたがって，有効性・安全性に関する新たな情報が得られればQTPPは更新されることもある。

第2問

正解	5
説明	a 誤 GMPや法令は最低限遵守すべき要件であり，リスク低減にはこれまでに得られた知識，経験や科学的原理に基づくことが推奨される。 b 誤 品質リスクマネジメントのプロセスにおける労力，形式，文書化の程度は当該リスクの程度に相応すべきである。 c 正 d 誤 リスクレベルをゼロにすることはできない。リスクを受容可能なレベルにまで低減することが目的である。 e 正

第3問

正解	4
説明	a　誤　CPPであるかないかにかかわらず，デザインスペース内での運用は規制上の変更とはみなされない。 b　正 c　誤　原料の性質に関して深い知識が得られ，添加剤の量とその物理化学的性質の関連性に基づいて妥当性が証明できれば，処方にデザインスペースを適用可能である。 d　誤　2つ以上の入力変数の相互作用が検討され，理解されなければならず，単純な組み合わせだけではデザインスペースとはみなされない。 e　正

著者の略歴

1987年 3 月　金沢大学大学院薬学研究科（修士課程）修了

同年 4 月　大日本製薬株式会社 製品研究所（現・大日本住友製薬株式会社 製剤研究所）入社

1998年10月　金沢大学大学院自然科学研究科博士後期課程（生命科学専攻）入学

2001年 9 月　同大学院修了。博士（薬学）の学位取得

2002年　日本薬剤学会 Postdoctoral Presentation Award 受賞

2004～2008年　ICH Q8（製剤開発に関するガイドライン）専門家作業部会（製薬協代表　副トピックリーダー）

2008～2011年　ICH Quality Implementation Working Group（品質に関するガイドライン実施作業部会，製薬協代表　トピックリーダー）

2013年　日本薬剤学会“製剤の達人”称号 受章

【トピックス】
米国留学と現地バイオ企業での勤務体験 －サイエンスを取り巻く文化と考え方－

松村　正純

1 はじめに

筆者は1986年秋に米国へ留学し，その後いくつかのバイオ企業に勤務した。帰国したのは2008年秋なので，合計22年もの間，米国で勉強し生活してきたことになる。このような経験はとても貴重だという理由で，本書を監修された岡田弘晃先生の計らいで拙文をしたためることになった。本来ならば，技術的なことを書くべきなのだろうが，ここでは在米中での体験をもとに筆者が感じた米国のサイエンスとバイオテクノロジーを取り巻く文化を語ろうと思っている。言うまでもなく，米国はバイオテクノロジー発祥の地であり，科学研究も非常に盛んである。ノーベル物理学賞，化学賞，医学生理学賞の受賞者の総数は米国が250人で，一方，日本は22人である（2016年現在）。また，筆者が関係しているバイオ医薬品の分野でも米国の開発力は圧倒的である。筆者はこの圧倒的な力の源泉は個人の能力や資質ではなく，科学をとりまく社会環境にあると考えている。そのことを少しでも若い研究者や技術者の方々に伝えることができれば幸いである。

2 留学

最初は，米国の大学への留学がきっかけだった。当時，筆者は大阪大学大学院（生物工学系）にて助教として勤務していたが，学際領域における研究に行き詰まりを感じていた。ここでいう学際領域での研究とは，具体的にはタンパク質工学（Protein engineering）である。タンパク質工学とは，タンパク質の機能や安定性を三次元構造からの知見をもとに人為的に操作・改変する学問である。従って，そのためには遺伝子工学や生物的・物理的手法によるタンパク質の解析に加えて，タンパク質の三次元構造を結晶解析により決定することが不可欠となる。しかし，当時の日本国内にはタンパク質の結晶解析を行える施設は大阪大学の結晶解析センターを含めて数カ所しかなく，回折装置へのアクセスを含め共同研究は難航を極めた。それでもなんとかならないかと2年ほど努力したが，結局，日本でタンパク質工学の研究はできないとわかった。その頃，指導教授の退官が間近であったこともあり，意を決してタンパク質工学の盛んな米国の大学へ留学しようと思い立った。

そうはいっても，どこの馬の骨ともわからない無名の日本人研究者を受け入れてくれる大学があるのかどうか全く見当もつかなかったので，とりあえずこれはと思う10人ほどの教授に手紙を書いて送ってみた（指導教授の推薦状と論文目録を添えて）。驚いたことに手紙を書いた全ての教授からほどなく返事がきた。その中の何人かは世界的にも著名な教授だったので，非常に多忙であるはずにもかかわらずである。これには本当に驚いた（米国滞在が長くなり後になってわかったのだが，これが米国では普通の対応である）。さらに驚いたことに，カリフォルニア大学バークレー校の教授からは筆者の研究室に直接電話があった。また，オレゴン大学の教授（Brian Matthews先生）からも自宅に電話がかかってきた。真夜中だったので頭がボーとしていたが，とても緊張して会話したことを今でも覚えている。とりあえず，二人の先生が熱心に口説いて（？）くださったことに非常に感激した。このような経緯でオレゴン大学のBrian Matthews教授の研究室に2年の約束で留学することになった。当時，筆者には妻と3歳と1歳の子供がいたのだが，1986年の10月に家族そろって渡米した。

3 オレゴン大学

当時はオレゴン州がどこにあるのかも知らなかったので，図書館でいろいろ調べてみた。そこで初めてオレゴン州がカリフォルニア州とワシントン州の間の西海岸にあることを知った。また，オレゴン大学のあるユージーン（Eugene）という街は人口が約10万人の小さな街で主な産業は林業だということも知った。イメージ的には東北の山間部にある大学街だろうか。シアトルから小さなプロペラ機に乗ってユージーンに向かった。ユージーンが近くなって窓から街を探したが街らしきものは見えず，緑の山と草原と羊の群れが見えるだけだった。これはえらい田舎にきたと思った。それでも空港に着くと先生が迎えにきてくれていた。電話で話した通りの物腰の柔らかい紳士だった。先生の車に乗ってあらかじめ用意してくれていた借家に着いた。

翌日から大学に行ったのだが，そこからは驚きの連続だった。ここからは少し詳しく大学について書こうと思う。まず驚いたのが研究室にある器機・設備だった。オレゴン大学そのものは建物も古く，やや貧乏くさい感じだったが（大阪大学に比べて），実験設備は眼を見張るほどの一級品がそろっていた。例えば，研究室には当時の日本には数台しかないといわれていた高価なベクトル表示型の立体構造ディスプレイ装置（Evans & Sutherland社製）が2台もあった。また，中型の高速演算コンピュータ（DEC社のVAX）が数台あった。大阪大学の結晶解析センターにも同じようなものがあったのだが，それよりも数が多く高性能だった。オレゴン大学は一流だが超一流ではない。そんな田舎の大学にもこのように高価な装置が普通にあることに非常に驚いた。周知のように，米国における生物・医学研究予算のほとんどはNIHから支出されているのだが，その総額は日本に比べて20倍以上だったと思う。とにかく予算の規模が桁違いに大きいという印象を受けた。また，当時は国内のコンピュータメーカを保護するために，日本の官公庁（国立大学を含む）への海外コンピュータの導入は禁止されていたと聞いている。人や物の流れが閉鎖的な環境では科学の進歩はおぼつかないと思う。

次に驚いたのは研究環境の違いである。日本では文科省の予算は設備や機器が主で人件費にはほとんどつかなかったが（今は違うかも知れないが），米国では人件費も含めて自由に予算を組むことができる。これがどういう意味を持つかというと，例えば，日本では微生物の培養，培地や緩衝液および試薬の調製は全て自分や大学院生や学部生がやっていた。実験が終わった後のガラス器具の洗浄や滅菌も全て自分たちでやっていた。ところが，米国ではそれらの仕事（雑用）は全て別に人を雇ってするのである。一般的には，複数の教授たちが予算を出し合って人を雇い，場所を与え，使用した量により各研究室が費用を分担する。従って，研究者（ポスドクや大学院生）はこれらの雑用から解放され，研究だけに没頭できる。筆者の感覚では米国で仕事をすると3倍くらい効率が良い。これはすごいことである。たった2年の留学が日本での6年の研究に匹敵するのだから。

さらに効率を良くしているのが，共同研究の自由度の高さであった。米国では共同研究が非常に盛んである。共同研究のメリットは，専門分野の異なる研究者が集まって問題に取り組むため，一人ではできない研究が可能になる。筆者が渡米を決心したのも日本における共同研究の難しさが一因だった。共同研究をすることにより新しい分野に挑戦できるのみならず，複数のプロジェクトを同時進行させることができる。すると必然的に論文の数も多くなる。米国は実力・成果主義の徹底している社会なので論文の数は研究者にとって重要である。3年後の1989年に筆者はカリフォルニア州サンディエゴにあるスクリップス研究所（The Scripps Research Institute）に常勤職（Assistant professor）を得るのだが，Brian Matthews教授の推薦状とともに当時の論文の質と数が評価されたためである（当時はたった3年でNature, Science，PNASを含め10以上の論文を書いた。今から思えば相当興奮していたのだと思う）。また，米国では助教授も准教授も教授も完全に分離独立していて，日本のように助教授や准教授が教授を支えるような仕組みにはなっていない。従って，成果の出せない（論文を書けない）教授は教授といえども大学を追い出される。逆にいえば，いくら若くても優秀な研究者は実績で評価され，若くして教授になることも珍しくない。

その他にもセミナーが頻繁にあった。大きなセミナーは月に2回ある水曜の夜のセミナーである。夜の8時頃からセミナーが始まるのだが，その顔ぶれがすごかった。ハーバード大学やMITやスタンフォード大学の著名な教授がNatureやScienceに発表された最新の研究成果を持ってやってきた。ときには生化学などの教科書を書いた高名な教授やノーベル賞学者もいた。米国内に限らず欧州からも多くの教授がセミナーに出席した。何故，オレゴンの片田舎の大学にそんなに多くの著名な学者を呼べるのかと当時は不思議だった。あとからわかったのだが，例えば恩師のBrian Matthews教授は英国ケンブリッジ大学MRCのケンドリュー教授（ノーベル賞学者）の直弟子であるし，他にもスタンフォード大学やバークレー校出身の教授も大勢いたので，それらのコネクションであろう。また，米国の教授は非常に活発に外遊（セミナー）を行う。セミナーを行うことによって他大学の教授や学生と情報交換をし，常に最新の研究動向を探っているともいえる。セミナーの内容については正直にいって当時の筆者には英語の壁もあり内容も高度すぎて理解が及ばない点も多かった。だからセミナーで学問的に何かを得たというよりも，著名な教授を身近に見ていつかは自分もああいう風になりたいという漠然とした希望が得られたのと，一流の学者の研究の進め方を学んだことが大きかったと思う。

このように米国は研究者にとって非常に研究がやりやすい国である。なので筆者のように米国に研究の場を求めて留学してくる学生や社会人も多い。しかし，当時のオレゴン大学には日本からの留学生は非常に少なかった。オレゴン大学の化学科，物理学科，生物学科にはわずか計3人の留学生がいるだけだった。外国人留学生の中で特に多かったのは中国本土からの留学生だった。物理学科では大学院生の約70%は中国人が占めていた。残りの20%はヨーロッパからの留学生で米国人は10%ほどだった。スクリップス研究所でも外国人留学生（ポスドク）は多かった。ただ，スクリップス研究所ではヨーロッパ人が多く，イギリス，ドイツ，イタリア，北欧諸国からの留学生がおよそ半数を占めていた。中国人やインド人はあまり見かけなかったように思う。2002年から勤務したアムジェン社では職員のおよそ半数は外国人で，全体の約25%がヨーロッパ人，残りの約25%は中国人とインド人だった。ヨーロッパ人は母国で博士号を取得した人が多かったが，中国人とインド人は米国の大学で博士号を取った人が多かった。日本人は筆者を含めてサウザンド・オークスの本社（当時，およそ1万人の職員がいた）には数人しかいなかった。その他にも中東，東南アジア，南アメリカ出身の職員もいて，人種という意味では本当に多種多様だった。

4 スクリップス研究所とバイオベンチャー企業

そうこうしているうちに大阪大学との約束の2年間の留学期間はあっという間に過ぎた。ただ，慣例的にあと1年の延長が認められていたので筆者も延長した。オレゴン大学での研究は面白くてたまらなかったが，ついに3年目の終わりが近づいてきた。その頃，日本に帰るか米国に残るか悩んでいた。もちろん大阪大学に復帰するのが本筋だが，正直，大阪大学にはあまり魅力を感じなくなっていた。大阪大学以外からも就職の誘いはあったので，いくつかの研究機関や企業にも足を運んだが，なにか物足りないというかしっくりしなかった。一方，米国でやっていけるかどうか自信はなかった。思い余ってMatthews先生に相談したら，君なら十分やっていけるとおだてられ，また先生も最初はオーストラリアからの移民で，その後米国に帰化した経緯などを話してくれ，少し勇気が出た。米国に残って研究を続けるのも良いかなと腹が固まりかけた頃，先生がいくつかの研究機関を推薦してくれた。タイミングが良かったせいもあって，ほどなくサンディエゴにあるスクリップス研究所に就職が決まった。スクリップス研究所は医学研究が盛んで，そこを選んだわけは当時は純粋科学から医学研究に興味が移っていたからだ。まだ英語に自信がなかったので，講義をしなくてはいけない大学は考慮外だった。

スクリップス研究所でもオレゴン大学と同じようにセミナーは充実し共同研究も盛んだった。大きな違いは，今回は助教授のポジションだったので，自分で研究費を稼いでこないといけないことだった。研究費を獲得するのに外国人では申請先が限られるので，すぐに永住権（グリーンカード）の申請を行った。研究所には移民専門の弁護士がいて，勤務の初日に弁護士を紹介された。NIHや米国がん基金などに多くの研究計画書を書いたが，研究資金が獲れるかどうか不安で夜も眠れない日々が続いた。研究そのものは順調だったが，共同研究者との人間関係や研究資金の獲得が非常にストレスだった。

そのようなわけで4年後にスクリップス研究所を退職し，その後いくつかのバイオベンチャー企業に勤めた。日本でバイオベンチャーというと大学や大手企業よりも格下と思われがちだが，あちらのバイオベンチャー企業は研究レベルも高く，資金も豊富で，先端的な研究をかなり自由にできた。同僚にも優秀な人が多く，パスツール研究所やハーバード大学の元講師などもいた。筆者は主にがんや自己免疫疾患の治療を目的とするバイオ医薬の開発（創薬）の研究に従事した。また，ベンチャー・キャピタリストと接する機会も多く，彼らの考え方やベンチャー・キャピタルが果たす役割などを知ることができた。ベンチャー企業で働いて思ったことは，経営陣（特にCEO）は非常に頭脳明晰で決断力も早かった人が多かったように思う。同僚研究者のレベルも大学と比べて遜色ない。大学の助教授や准教授クラスの人材がゴロゴロいる。また，基本給は大学より高く，医療・社会保険やストック・オプションなども充実しており，研究資金も潤沢にあった。ただ問題は，小さなバイオベンチャー企業は大手製薬企業から買収されることも多く，そのたびに研究テーマがころころ変わった。ときには勤務場所も変わるので引越しを余儀なくされることもある。このようにベンチャー企業における研究も刺激的で面白かったが，こういうゴタゴタも多かった。また個人的には子供たちが大学への進学をめざす時期になっていたので，もう少し落ち着いた環境で仕事をしたいと思うようになった。

5 アムジェン社

このようなわけで，2002年の春にアムジェン社（Amgen Inc.）に面接にいった。アムジェン社は当時（おそらく今でも）米国で最大のバイオ医薬品企業だった。エリスロポエチンやG-CSFのクローニングに世界で初めて成功し，後に数千億円規模の売上高に育てた世界有数のバイオ企業である。本社はロサンゼルス近郊の山あいにあるサウザンド・オークス（Thousand Oaks）という人口20万人ぐらいの街にある。最初は，勤務地がロサンゼルスというので面接をためらっていたが（当時LAの街の印象は良くなかった），実際に行ってみると緑豊かで静かな街だった。アムジェン社を訪問する前にサンフランシスコにあるバイオ企業にも面接に行ったのだが，こちらは会社の印象もあまり良くなかったし，周辺の家の値段が非常に高くまた交通渋滞もひどいので，アムジェン社に転職することを決めた。

アムジェン社ではプロセスおよび製薬開発の部門で働いた。もともとタンパク質の構造や物理的・化学的性質の解析などには精通していたので，職務を全うするには問題がなかった。しかし，それまでは新薬の開発（創薬）が主だったので，プロセス開発の実態はあまり知らなかった。入社後しばらくしてイミュネックス社（Immunex Inc.）の買収が決まった。イミュネックス社はシアトルに本社がある大手バイオ企業で当時の額でおよそ1兆円の大型買収だった。買収の目玉はエンブレルというリウマチ治療のためのバイオ医薬品で，その売上は数千億円規模になると予想されていた。現在でもアムジェン社の屋台骨をささえる大型バイオ医薬品の一つである。イミュネックス社はその他にもいくつかの開発途上のバイオ医薬を抱えており，筆者には次の大型開発候補と目されるベクティビックス（Vextibix）の担当が任されることになった。当時，ベクティビックスは第2相臨床試験の只中であったが，今後の第3相臨床試験と商業化を見据えて製造プロセスも製剤もサウザンド・オークスの本社で新しく開発することになった。

プロジェクトがシアトルからサウザンド・オークスに移るわけだから，必然的に今までの開発の経緯などの情報交換をシアトル側と行わなければならない。しかし厄介なことに，イミュネックス社にとってみれば虎の子のプロジェクトがアムジェン社本社に渡るのが面白くないという感情があった。また，創薬には強いがプロセス開発や製造に弱いイミュネックス社と，創薬には弱いがプロセス開発や製造には非常に強いアムジェン社とは企業文化の違いもあり，現状の臨床プロセスの評価や今後の方針などで対立することも多かった。2つの会社が合体して互いの違和感がなくなるのに4年ぐらいはかかったと思う。アムジェン社の買収を快く思わず，さっさと転職する人々も多かった（買収が決まった時点で25%ぐらい，買収後の2年ぐらいで25%ぐらいの人々が離職したと思う）。大手製薬企業に転職した人もいれば，自分たちでバイオベンチャーを立ち上げた人々もいた。米国人にとっては転職はごく一般的なので，アムジェン社もそれを見越して元イミュネックス社従業員には最初の3年間アムジェン社に勤めるという条件で一軒の家が買えるくらいのボーナスを出す（retention feeという）。筆者の同僚にも多額のボーナスをもらった人がいて正直少しうらやましかった。

そうこうしているうちにベクティビックスも順調に第3相臨床試験の段階に進み，認可される可能性が高くなってきた。その頃から，認可に向けてBLA（Biological License Application）を書く作業が始まった。各部門から代表者が選ばれ，みんなで協力しながらBLAを書くのである。チームの取りまとめは経験豊富な薬事の人が行った。筆者の担当は主に製剤だったが，それ以外にも特性解析や安定性の分野にも関わった。作業場には建物の一室が与えられ，半年間ほど週に1，2度くらいの頻度でドラフトを持ち寄っては最終稿に仕上げていく。もちろんシアトルの同僚も飛行機で本社にやってきて1週間ほどホテルに滞在し，毎日数時間あれやこれやとドラフトを推敲する。プロセス開発や製造に関係する部署がシアトル，サウザンド・オークス，それに商業用の製造拠点であるカリフォルニア州のフリーモントに分散していたため，拠点間でデータの整合性がとれないことも多くあった。そのたびに代表者が問題点をそれぞれの拠点に持ち帰り，新しくデータを取り直したりデータを検証したりと非常に時間と手間のかかる工程を何度も繰り返した。しかし，参加者全員がアムジェン社の名に恥じないような立派なBLAを書こうという意欲に燃えていたことは断言できる。半年後ぐらいにやっとBLAが完成し，副社長の署名をもらい，FDAに提出した時は本当に安堵した。その後しばらくしてEUにも同じBLAを提出した（違うのは単位や英語の語法ぐらいで，あとは全く同じ）。

日本ではベクティビックスのライセンスを購入した武田薬品工業が臨床試験を実施していたのだが，臨床試験の規模は米国でのそれに比べてはるかに小さく，また時期的にも数年遅れていた。のちに日本でもBLAを申請するのだが，その前に日本特有の薬事をめぐって日本アムジェン社（武田薬品工業との仲介を果たす）と米国本社とでCMCの考え方に大きな差異のあることが顕在化していた。そこでその認識の差を埋めるべく日米CMC会議なるものが設立され（バイオと経口化合物の両方），筆者もその一員としてその会議に参加することになった。筆者はそれまで日本の製薬企業に勤めた経験もなく，また日本に固有のCMCの課題があるとは思ってなかったので（日米欧の三極によるハーモナイゼーションでほとんどの課題は統一されていると思っていた），会議での議論には驚くことが多かった。例えば，化合物においては日本側は錠剤は白であるべきと主張するが，米国側では色はなんでも良いと主張する。また，液体のバイオ医薬を入れるガラスバイアルはタイプⅡでないとダメだと日本側は主張するが，米国側はタイプⅠで十分であると主張するなど枚挙にいとまがない。いつまで議論しても埒があかないとしびれを切らした米国側がそれではPMDAに相談したらどうかと日本側に提案すると，PMDAからはどちらでも良いとの回答を得たこともあった。結論からいうと，日本側の主張のほとんどは慣習によるものだったと判明した。なぜ米国側がここまでこだわるかというと，1つの医薬品に2つの基準を設けると品質管理の点でも流通管理の点でも多くの工程が二重になるからである。二重管理になるとコスト，人材，保管場所の全てに無駄ができる。ある時，流通を担当している副社長が筆者の部屋にきて，一体日本は何を考えているのか理解できない，なんとかしてくれと文句を言われたことがある。そんなことが度重なってアムジェン社は数年後に日本法人を売りに出してしまった。こういう風に議論が迷走する一因には文化の違いもあるが，英語のよるコミュニケーション不足もあると筆者は思っている。英語が十分に堪能だとこのような文化や慣習の違いをもっと上手に説明したり，たとえ意見の相違があっても妥協点を見いだせるようにうまくコミュニケーションを取れるのだが，いかんせん，日本側のメンバー（表向きは外資系企業なのに）の英語力は欧米基準では相当に低いため，必要のない軋轢を生むばかりであったように思う。そういう状況なので，筆者は会議には英語の通訳をつけるように日本側に提案したのだが，受け入れられなかった。

最後に，アムジェン社の企業文化について少し語ろうと思う。アムジェン社は製薬企業ではあるけれど，前身がバイオベンチャーであるためか，自由研究も盛んである。もちろん制約はあるが勤務時間の20%ぐらいは自由な研究に費やすことができる。これはアムジェン社だけではなく，ジェネンテック社（Genentech）などの企業でも同じである（ジェネンテック社は世界で初めて遺伝子工学を用いてインスリンなどのバイオ医薬品を創った企業で，最近では抗体医薬の開発で世界をリードしている）。日本では考えられないが，ジェネンテック社にはポスドク制度さえある。当時は，ジェネンテック社のポスドクになるのはハーバード大学のポスドクになるより難しいと言われていた。もちろん，イミュネックス社でも研究は盛んだった。米国人はサイエンスに非常な価値があると考えており，科学研究こそが常に企業が業界でトップに立てる力の源だと信じている。他にも自由研究が推奨される理由としては，優秀な研究者は研究がしたいので刺激的で創造的な環境を与えないとすぐに離職するという議論もある。アムジェン社では毎年昇進・昇級の査定をするのだが，その時に論文を書いたかどうか，学会でポスターを発表したか，特許の申請の有無なども査定の対象になる。社内での地位が上がれば上がるほど，業界における学術的評価が問われる。筆者もDirectorに昇格する際には，今までに発表した論文や特許の数や質，学会で座長を務めたかなどいろいろと審査された。企業側から見れば，優秀な研究者や技術者は常に時代を先取りし革新的な薬を生み出すことができるので，企業への貢献度も大きいという理屈なのであろう。

6 おわりに

米国滞在中に感じたことは，米国には自分がやりたいことができる職業選択の自由度が高く(離職しても転職が容易なので人材の流動性が高い)，また人種・性・宗教・国籍・年齢などで差別されない。会社は自由に選べるので好きな会社で働き，家庭の事情などが変われば転職しても誰も後ろ指をささない。しかし，一方では自己責任の社会で，努力すれば報われるがそうでないと破滅することもある。出世するかどうかまた自分の好きな仕事ができるかどうかは全て本人次第で，年を重ねたからという理由だけで出世できるような社会ではない。徹底的な実力主義・成果主義の社会である。そういう意味では，やる気があり体力もある若者には生きがいのある社会だが，頭脳も体力も衰えた高齢者には厳しい社会ともいえる。なので，賃金格差が大きいのもそういうメリットとの引き換えであろう。最近は行き過ぎた格差を是正する議論が活発になっているが，弱者に配慮するのは良いことだと思う。

日本と米国を比べてみれば，仕事は米国の方が刺激的で創造的でやりがいがあるが，社会全般を見ると日本の方が穏やかで安定していると思う。米国の社会には貧困や暴力がはびこり，ときには息苦しく感じることも多い。日本は，仕事がもっとやりやすい環境を整え，一方，みんなに優しく平和で安全な社会を維持することができれば，世界で一番住みやすい国になると思っている。

著者の略歴

1975年 3 月　大阪大学工学部発酵工学科（現応用生物工学科）
1977年 3 月　大阪大学大学院工学研究科　修士号
1979年10月　大阪大学大学院工学研究科　博士課程退学
同年11月　大阪大学大学院工学研究科　助手
1984年 3 月　大阪大学大学院工学研究科　博士号
1986年10月　米国オレゴン大学分子生物学研究所 博士研究員
(Institute of Molecular Biology, University of Oregon, Oregon, USA)
1989年 3 月　大阪大学 退職
同年 7 月　米国スクリップス研究所 助教授
(The Scripps Research Institute, La Jolla, California, USA)
1993年 7 月　米国ギリアド・サイエンシズ社 上級研究員
(Gilead Sciences, Boulder, Colorado, USA)
1998年 4 月　米国コリクサ・コーポレイション 主席研究員
(Corixa Corporation, Seattle, Washington, USA)
2000年 4 月　米国フレッド・ハッチンソン癌研究所 主席研究員
(Fred Hutchinson Cancer Research Center, Seattle, Washington, USA)
2002年 5 月　米国アムジェン社　プロセスおよび製薬開発部 ディレクター
(Amgen, Inc., Thousand Oaks, California, USA)
2008年11月　ジェイバイオロジックス株式会社　代表取締役

【トピックス】

バイオ医薬品開発の現状とDDS技術

岡田　弘晃

POINT

バイオ医薬品開発のポイント

人体には生活に必要なさまざまな因子が生来備わり，維持のための種々のフィードバック機能が働いて正常が維持されているが，多くの疾患はその恒常性からの逸脱である。従って，生体由来のタンパク質，ペプチド，核酸などのバイオ医薬品は，より自然に近い状態で補充・調節できる合理的な製剤に仕上げることが求められる。近年急速に進展している新しい切り口のバイオ医薬品と，より自然で継続的な遺伝子治療・細胞治療用医薬品は理想に近い医薬品となる可能性が高い。そして，その進展にはわれわれの生体の複雑なメカニズムや相互反応を解明し，それらの特性を熟知することが必須である。

1　はじめに

生体の重要な構成成分であるタンパク質，ペプチドホルモン，サイトカイン，核酸などの多くは，われわれの体の恒常性維持のために必要な時に産生・分泌されている。これらの分泌異常や突然変異などに起因する多くの疾患は，それらを薬物として補充・調節すれば，より根本的な治療につながる。作用因子であるタンパク質や核酸を用いた創薬も低分子薬物の作用をはるかに超えた複雑な機能を付加して，難治性疾患の治療薬として実現されている。さらに現在，これらの異変を体内から修復するために，遺伝子治療や細胞治療が急速に実用化されてきた。本章ではこれらのバイオ医薬品について，最新の開発状況をまとめ可能性を探るとともに，治療における課題，費用対効果（cost performance）などについても記述する。

2　ペプチド・タンパク質医薬品

2.1　ペプチド医薬品と機能性ペプチド

1）アミノ酸トランスポーター

細胞に栄養を送達するためのアミノ酸トランスポーターは，これまで多くの薬物の吸収および体内分布に応用されている。例えば，セファドロキシルなどのβ-ラクタム系抗生物質はジペプチドであり，小腸上皮細胞にあるオリゴペプチドトランスポーターPEPT1によって水溶性の化合物にもかかわらず良好に消化管吸収される。また，ドパミンは脳の毛細血管内皮細胞表面にある中性アミノ酸トランスポーターによって脳内に移行し作用する。抗腫瘍薬メルファランはフェニルアラニンにナイトロジェンマスタードが結合されたもので，アミノ酸トランスポーターLAT1の基質として脳内に透過し，アミノ酸取り込みの亢進したがん細胞でより多く取り込まれ効果を発揮する。このがん細胞に高発現したトランスポーターは，^{18}F標識α-メチルチロシンを用いたPETによる肺がん組織の画像診断（機能的分子イメージング）にも応用されている。また，抗ウイルス薬のvalaciclovirはaciclovirにバリンを結合させたプロドラッグで，消化管吸収率を50%以上に増加させ，帯状疱疹治療の目的で投与量の低減とコンプライアンスの向上に貢献している。

がん疾患の中でも脳腫瘍は，正常細胞との境界が不明瞭で外科的切除に限界があり，予後の良くないがん種の1つである。近年，脳腫瘍の選択的なピンポイント放射線療法として中性子捕捉療法が開発された。これにもがん細胞に発現が亢進しているアミノ酸トランスポーターが利用されている。ホウ素を結合したアミノ酸誘導体p-boronophenylalanineを注射すると脳毛細血管のアミノ酸トランスポーターによってまず血液脳関門を通過し，脳腫瘍により多く送達される。その後，脳腫瘍部分に中性子ビームを照射すると，局所でホウ素と反応してα線とリチウム粒子が発生し，腫瘍細胞を選択的に破壊することができる。これらの放射線は飛程が短く正常細胞への作用は少ない。まだ，実施できる施設が少ないのが課題であるが，中性子発生装置の小型化が進み，臨床試験で有意に生存期間を延長し，外部エネルギーを応用したより高度な標的化薬物治療として期待されている。

2）機能性ペプチド

タンパク質は特異的に細胞膜，酵素，抗原，受容体などを認識し動的に相互作用し，複雑な構造の中に存在する数残基のペプチドの物理的・化学的結合を通じて体内を移動し，多様な作用を発揮している。従って，その作用点のペプチドを特定して修飾することにより，低分子から高分子の薬物を膜透過させ，標的に送達するDDSとすることが可能である。

細胞透過性ペプチドcell penetrating peptide（CPP）として最も研究が進んでいるHIV-1の細胞内導入タンパク質のTrans-activating transcriptional activator（Tat）は，13個の活性アミノ酸ドメイン（48-60）を有する。その作用はアルギニン（Arg，R）のグアニジン基と，細胞表面のリン酸，硫酸，カルボン酸残基との相互作用に誘起されて，細胞内に効率よくエネルギー依存的にエンドサイトーシスされる。これに代わる人工のTatミミックペプチドとして，二木らによって合成された8個のArgオリゴマー（R8）をはじめとして，多くの塩基性アミノ酸を含有する合成CPPが開発されている。著者らも，いくつかのTatミミックペプチド末端にCys（C）を導入し，エンドソームからの早期脱出のためのHis（H）やステアリン酸（STR）を修飾した誘導体STR-$CH_2R_4H_2C$や，ポリエチレングリコール（PEG）修飾したPEG-PCL-$CH_2R_4H_2C$（PCL：polycaprolacton）などを合成し，DNAやsiRNA（short interfering RNA）の細胞内導入

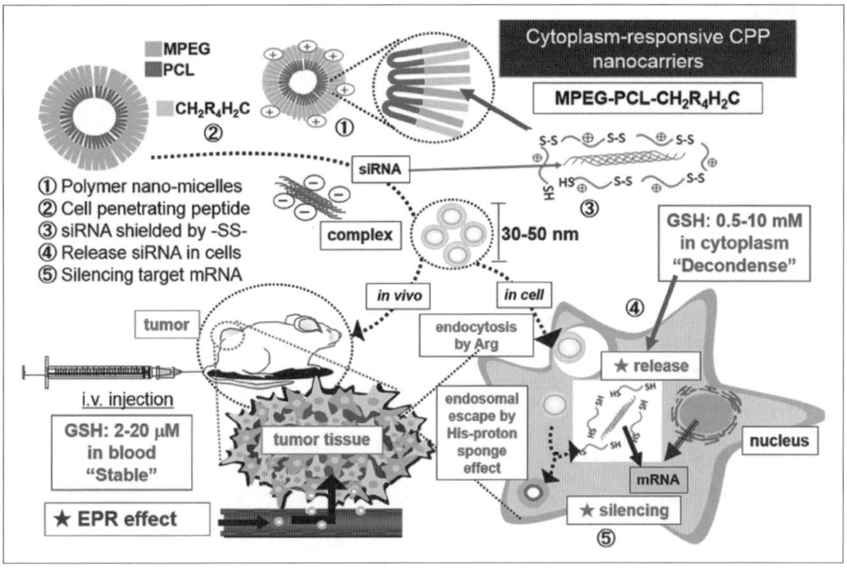

図1　細胞質応答性ナノミセル遺伝子キャリア

を亢進できることを示した（図1）[1]。後者の機能性ペプチドは空気酸化によるジスルフィド結合によって核酸をしっかりと保持して，血中の核酸分解酵素から保護することができる。さらに，細胞内に導入された後，還元ペプチドであるグルタチオン濃度が1,000倍高い細胞質でこの結合が解離し，効率的に放出できる核酸導入DDS（細胞質反応性ナノミセルキャリア）を得ることができた。これを用い，ラット担がんモデルで抗VEGF siRNAを静脈内投与して，良好な制がん効果を得ることに成功した。これらのCPPはDNA，抗体などの高分子のタンパク質からリポソーム，ポリマーミセルなどのナノ粒子の細胞透過性を亢進できる。

また，エネルギー非依存的な生体膜透過活性を有するCPPには両性のペプチドで構成された*Drosophila antennapedia*のホメオドメインタンパク質の機能性ペプチドであるpenetratin（16個のペプチド），antennapedia，あるいはミツバチの毒素であるmelitinなどが知られている。これらはペプチドの細胞透過性フラグメントが細胞にスパイクされ，次に全体が細胞内に導入されて結合した薬物の膜送達を可能にする。

次に，興味あるペプチドとして細胞間隙開孔ペプチドAT-1002（Phe-Cys-Ile-Gly-Arg-Leu）がAlba Therapeutics社より開発され，サケカルシトニンの経肺吸収を促進することがラットで示された[2]。このペプチドは*Vibrio cholerae*の第2毒素でタイトジャンクションタンパク質ZO-1のチロシンのリン酸化を促進してアクチンフィラメントの再配列をもたらし，一過性に細胞間隙を開孔して肺粘膜上皮のタンパク質透過性を亢進する。吸入剤における粘膜吸収促進のための機能性ペプチドとして開発されている。

2.2 ホルモン

1）インスリン

①超速効性および持効性誘導体

インスリンは1型糖尿病治療において幼児から長期間の投与が必要であり，その薬理効果を確実にし，より侵襲性の少ない製剤を求めて多くのDDS創薬が試みられている。近年，最も成功している例として，構成アミノ酸の一部を改変するために化学合成遺伝子を用いて産生した遺伝子組換えインスリン誘導体による超速効型インスリン，あるいはArgを2個付加し等電点をpH 6.8に高めて生体で沈殿させたり（ランタス®），脂肪酸を化学結合させた持効型インスリンなどの成功例がある（**表1**）。超速効型は毎食直前（15分以内）に皮下注射し，インスリン同士の重合を抑制して速やかな吸収による血中濃度の速やかな立ち上がりにより食後過血糖を効率よく抑制できる。また，投与後5時間までの速やかな消失により低血糖の副作用が軽減できる。後者の持効型インスリンは，再懸濁を必要としない溶解型の製剤で，1日1回の皮下投与で，投与量のバラツキが少なく，安定した吸収と注射部位におけるインスリン6量体間の自己会合やアルブミンとの結合によりほぼ1日にわたる作用の持続が得られ，基礎インスリンとしての優れた血糖コントロールが期待できる。これらはすでにいずれも大きな市場を獲得している。

②消化管投与

これまでに，最も投与の容易な経口投与や直腸投与によるインスリンの吸収促進は長い研究の歴史と多くの発表があるが，いずれも未だ実用化に至っていない。台湾の研究者によるインスリン封入キトサンナノ粒子による吸収促進が，一時米国のマスコミで騒がれたが，いつのまにか姿を消している。一方，インスリン製剤に特化しているNovo Nordisk社が経口投与製剤のPhase-Ⅲ臨床試験を開始したことでかなり注目されていたが，2016年12月に中止された。

表1　超速効型および持効型インスリンアナログ

商品名／一般名	開発・販売	構造変換	国内承認
超速効型			
ヒューマログ®／インスリンリスプロ	イーライリリー	B28 ProとB29 Lys を置換（遺伝子組換え）	2001 2013.05米国特許が失効
ノボラピッド®／インスリンアスパルト	ノボノルディスク	B28 ProをAspに置換	2008 4,738 M$ *1
アピドラ®／インスリングルリジン	サノフィアベンティス	B3 AsnをLysに，B29 LysをGluに置換	2012
持効型			
ランタス®／インスリングラルギン	サノフィアベンティス	A21 AsnをGlyに置換，B30 Thrに2個のArgを付加	2003 7,090 M$ *1
レベミル®／インスリンデテミル	ノボノルディスク	B30 Thrを削除，B29 Lysにミリスチン酸を付加	2007
トレシーバ®／インスリンデグルデック	ノボノルディスク	B30 Thrを削除，B29Lysにγ Gluを介してヘキサデカン二酸を結合	2012

*1：2015年売上げ

これは，Emisphere社が長年検討していたカプリン酸誘導体SNACを吸収促進剤として用いたインスリン経口投与製剤で，予想通りの結果と思われる。中止の詳細は明らかにされていないが，まず，食事等の異物が大量に存在する消化管粘膜を一過性とはいえ変化させて吸収促進させるには，常に予期できない異物の吸収が懸念され，これらの課題を解決できなかったと思われる。

③呼吸器系投与

胆汁酸を吸収促進に用いたインスリンの経鼻投与製剤を志向する米国のベンチャー企業が，40年ほど前に一世を風靡した。しかし，鼻粘膜繊毛の運動を抑制するということでFDAから許可されなかった。これを境に吸収促進による経鼻投与製剤の研究開発はその後ほとんど行われていない。それに代わって，吸収促進剤を添加しなくても動物実験で30%ほどの吸収が得られる経肺投与による吸入剤の開発が行われ，これまでに2製品が実用化された。世界初の製品はInhale Therapeutics社が開発したExubera®で，動力学的粒子径（Aerodynamic diameter）が約5 μmの多孔質微粒子の粉末吸入剤である。大規模な臨床試験で明らかになったヒト吸収率はほぼ10～15%程度で，自然なインスリン分泌に似た速やかな吸収と速やかな消失による低血糖の副作用が少ない優れた製剤であった。しかし，共同開発したPfizer社は，本製品の開発に3,000億円ほど投資し，初年度の売上を2,200億円と見積もっていたが，遥かに及ばない13億円であったため，発売して10カ月の2007年10月に発売を中止した。

その後2014年に，もっと小型でスマートな吸入デバイスによる吸入粉末剤（Afrezza®）がManKind社によって開発されSanofi社が発売し，毎日の皮下注射が回避できる患者に優しい製剤であると期待された。しかし，当初予定した販売高（年間10億ドル）が得られなかったとして，同様に1年足らずで撤退した。注射剤に比較して価格が高いこと（約2倍），喫煙者は使用不可，COPDなどの肺機能検査が処方前に必要なことなどで，保険会社および医師が処方に消極的であったことに起因するとされている。

④バイオセンサー付注入ポンプ

これまでに，米国MiniMed社から，色々なタイプのインスリンポンプが発売されている。皮膚に貼り付けた皮下注射針から連続的に基礎インスリンを注入するのに加え，食事の際に食物に応じたインスリン量を注入するもので，あらかじめ測定した血糖値に応じて内蔵のコンピュータにより計算され必要量が注入される人工膵臓である。さらに2016年9月，皮膚に付けたセンサーが5分ごとに糖レベルを自動測定して適切な基礎インスリン量を供給する自己完結型装置MiniMed 670Gが米国FDAで承認された。わが国では申請されているが，未だどの形も許可されていない。

最近，同様のシステム（OmniPod® system）がInsulet社より開発された。本システムは，同様に指先より採取した血液でグルコース濃度を測定し，細い針の付いた貼付型のインスリンポンプでインスリンを皮下注射する。注入速度は測定した血糖値と食事などの情報を入力したコントローラーの指示によって精密に制御できる。このポンプは，3日間連続的に注入し，場所を変えて新しいポンプと交換する。いずれも，注入速度はコンピュータ制御で精密ではあるが，リザーバー，カテーテルや注入器などを，いつも貼付したり携帯するのは不便なように思える。さらに最近，1日複数回のインスリン注射との無作為化試験の結果，有意に良好な血糖抑制効果を示すことができなかった。一方，今後，実現が期待される自己の再生β細胞による細胞性医薬品にはまだ解決しなければいけない課題が多いが，最近，Novo Nordisk社は開発中のインスリン産生幹細胞を5年以内に臨床試験入りすると報じている。

2）LH-RH誘導体

LH-RHは本来，外部刺激に応答して視床下部から分泌され，脳下垂体に作用してLHとFSHを分泌し，性腺に作用して女性ホルモンあるいは男性ホルモンを産生・分泌する。本来は間欠分泌によりこれらの作用が生じ生殖機能を制御しているが，近年，より活性の強い誘導体が合成されるに至り，高投与量で連続投与すると，脳下垂体の受容体がダウンレギュレーションされて，逆に性ホルモンが枯渇した状態（去勢）になることが見い出された。この作用を利用してホルモン依存性の疾患である前立腺がん，乳がん，子宮内膜症などの治療が可能になった。これには，自己投与可能な経鼻投与製剤や，毎日の注射を回避できる長期徐放性注射剤が開発されている。著者らによって開発された酢酸リュープロレリンの1カ月型，3カ月型徐放性注射剤は，このダウンレギュレーションを効率よく誘導し，投与回数を減少して患者に優しいだけでなく，より確実な効果をもたらし，本薬物の医学的有用性を著しく高めた。DDS創薬の典型的な成功例である。本製剤は水溶性の薬物を水溶液の中で安定なW/O/Wエマルションを経て効率よく封入できる調製法を開発することによって世界で初めて実現したものである[3]。本製剤の設計・製造法の詳細については本章では省略するが，先の本シリーズ[4]を参照されたい。

3）GLP-1

近年，新しい糖尿病治療薬として，小腸で分泌されるインクレチンGLP-1と，その分解酵素であるDPP-4阻害薬が開発された。前者のヒトGLP-1は分泌されると速やかに分解されて消失するが，アリゾナの毒トカゲの唾液から分離されたGLP-1受容体作動薬は代謝排泄速度が遅く，新しい2型糖尿病治療薬（Byetta®，exenatide，Amylin/Eli Lilly社）として実用化された。GLP-1は，血糖値が高くなるとβ細胞からインスリンを放出するもので，低血糖の危険性が少ない近年にない優れた39個のアミノ酸からなるペプチド医薬品である。1日2回の投与がペン型注射器により自己投与されていたが，PLGAマイクロカプセルの徐放性注射剤が開発され，1週間に1回の皮下投与で治療できるようになった。血糖値が高いときにのみ作用することが大きな利点である。Alza社が酢酸リュープロレリン徐放化のために開発した長期徐放型浸透圧放出制御チタン埋め込み剤に，このexenatideを充てんした6カ月間放出型製剤をIntarcia Therapeutics社が申請していたが，2017年2月にFDAにより承認された。

2.3 サイトカイン

インターフェロンやインターロイキンなど実に多くのサイトカインがわれわれの体内で産

表2　Nektar Therapeutics社が開発した主なPEG修飾医薬品

	商品名/コード	販売	主な適応症と投与方法
peginterferon a-2a	PEGASYS	Roche	C型肝炎，皮下注射，週1回
peginterferon a-2b	PEGINTRON	Merck	C型肝炎，皮下注射，週1回
pegfilgrastim (G-CSF)	Neulasta	Amgen	好中球減少症，皮下注射，化学療法時 2015年売上:4,715 M$
Methoxy polyethylene glycol-epoetin b (EPO)	MIRCERA	Roche	腎性貧血，皮下あるいは静脈内注射，2週あるいは月1回投与
Pegvisomant (GH antagonist)	Somavert	Pfizer	先端巨大症，皮下注射，毎日1回
Antihemophilic Factor (Recombinant), Factor Ⅷ	ADYNOVATE	Baxalta	血友病A hemophilia A，静脈内注射，週2回
Certolizumab pegol (TNFa MoAb fragment)	Cimzia	UCB	リウマチ，皮下注射，2週1回，4週1回で維持療法
Pegaptanib (anti-VEGF aptamer)	Macugen	OSI Pharm	滲出性加齢黄斑変性，硝子体内注射，6週1回

生・分泌されて，炎症，免疫などのさまざまな異常の修復と，異物侵入を防御している。これらのサイトカインのDDS創薬として成功した技術にPEG修飾（PEGylation）がある。Nektar Therapeutics社は，最少のLys残基にPEGを結合させる技術を有し，多くのPEG化ペプチド医薬品を開発してきた（表2）。

これらの適応症と投与方法を表2に示すが，主に週1回から，4週間に1回の注射で有効で，作用点が血管内（第Ⅷ因子，静脈内投与），骨髄（EPO，骨髄中赤芽球前駆細胞に作用して赤血球への分化と増殖を促進，静脈内投与）以外のものは皮下投与が多いのも特徴である。また，網膜に起こる加齢性黄斑変性症の治療薬Macugen®は抗VEGFアプタマーで，PEG修飾し6週間に1回の直接硝子体内注射で治療される。いずれも，1回の投与で，抗体による抑制や腎排泄，肝臓・脾臓での取込み・排泄が抑制され長期の効果が期待できる素晴らしい分子型DDSである。

一方，肝臓での取込みを抑えることで作用を持続できたものに，シアル酸が付加された糖鎖を修飾したEPO（Aranesp®，ダルベポエチンα）がある。8個のシアル酸が新たに付加（14個から22個に）されており，半減期が3倍の25.3時間に遅延され，週に2回の注射が2週間に1回の注射で済むようになった。シアル酸による排泄の制御は，古くなった赤血球の新陳代謝が表面のシアル酸の減少に起因することでよく知られている。

2.4　抗体

多くの抗体薬が開発されているが，ここでは次の3種類について解説する。

まず，抗リウマチ抗体としては抗TNFα抗体が主流であり，完全ヒト抗体であるHumira®（Abbvie社／エーザイ，皮下注）が最も使用されている（2015年売上14,357 M$）。キメラ抗体であるRemicade®（Phizer社／田辺三菱製薬，点滴静注）も依然として大きな市場（2015年売上8,931 M$）を有している。また，TNFα抗体のFabフラグメント抗体（UCB社／アステラス，皮下注）は持効性を与えるためにPEG化されている（表2）。中外製薬／Roche社は，国内で開発された関節リウマチ治療薬「アクテムラ®点滴静注用」（トシリズマブ，ヒト化抗ヒトIL-6レセプター抗体）を初めて世界で発売し，2013年自己投与可能な皮下注シリンジ・オートインジェクター（2週間隔）を上市した。

がん細胞は免疫細胞からの攻撃を逃れるために，PD-L1というタンパク質を分泌し，これが免疫細胞のPD-1（programmed cell death-1）受容体に結合すると，免疫細胞の働きが抑制される。小野薬品（Medarex／BMS社）は，この抑制受容体PD-1に結合して抗原特異的にT細胞を活性化させ，悪性黒色腫を抑制するヒト抗体薬「オプジーボ®」（ニボルマブ，3週間隔点滴注射）を発売した。抗体標的がこれまでの抗体と異なりがん表面抗原ではなくリンパ球にあるため，他の多くのがんへの適応拡大が可能で，現在，非小細胞肺がん，腎細胞がん，ホジキンリンパ腫，頭頸部がんに適応が拡大され，胃がん等で申請中である。また同様に，PD-1を標的とする抗体「キイトルーダ®」（ペムブロリズマブ）がメルク社より開発され国内でも承認・発売された。

一方，免疫細胞は抗原提示細胞である樹状細胞からがん抗原の提示を受けると働きが活発になり，それを目印にがん細胞を攻撃する。ところが，抗原提示を受ける際，免疫細胞のCTLA-4に樹状細胞のB7というタンパク質が結合すると，逆に免疫細胞の働きが抑制され，がん細胞を攻撃できなくなる。そこで，CTLA-4に結合してB7との結合を防ぐ抗CTLA-4抗体「ヤーボイ®」（イピリムマブ，BMS社）が2011年に発売されている。さらに，抗PD-L1抗体アテゾリズマブ（Roche社，中外製薬）が開発されており，これら3種類の抗体が免疫チェックポイント阻害薬と呼ばれる。

がん細胞の表面抗原に結合する抗体に細胞毒性薬物を結合させて，標的化による効果の増強を意図した抗体結合薬物（ADC）が盛んに開発されている。現在，Zevalin®（^{90}Y標識ibritumomab，再発B細胞性非ホジキンリンパ腫），Adcetris®（brentuximab-vedotin，再発ホジキンリンパ腫），Kadcyla®（trastuzumab-emtansine，再発乳がん）などが市販されている。これらの期待された標的化DDSでは効果の増強は得られたものの，延命効果の短さではまだ夢の薬とは言い難いのが残念である。

抗体医薬品の効果の改善に向けて，次世代抗体として多くの新しい試みがなされている。例えば制がん効果を増強するために，がん細胞の表面抗原とT細胞の表面抗原CD3を認識する二重特異性抗体（BiTE，Ph-Ⅲ，Micromet／Amgen社），がん細胞の表面受容体HER2の2カ所を認識する二重特異性抗体（Zymeworks社），あるいはB細胞の表面抗原CD20とT細胞のCD3と認識する二重特異性抗体（Roche社）などが開発されている。また，中外製薬は血友病治療薬として，第Ⅸ因子と第Ⅹ因子を認識し血液凝固反応を促進する二重特異性抗体（ACE910）を開発しているが，第Ⅷ因子の中和抗体のある患者にも有効で，2015年，米FDAから“Breakthrough therapy”に指定された。

2.5 ワクチン

ワクチンはウイルス感染症の治療においてこれに勝る医薬品はなく多くの成功例がある。しかし，がん治療やサブタイプにすぐ変異して無効になるHIV感染症などのワクチンは未だ有効なものはない。この中で，新しい試みとして抗原を体内で産生するRNAワクチン，DNAワクチン，あるいはがん治療用ペプチドワクチンなどが盛んに開発されている。

HIVには100種類ほどのサブタイプが知られている。米Inovio Therapeutics社は，HIVの4種類のEnvタンパク質とGag，Polタンパク質を発現するpDNAを化学的に合成し（SynCon®技術），皮下注射後エレクトロポレーションを施すことによって効率よくワクチン接種できるDNAワクチン技術を開発している。いくつかのプロジェクトが開発されており，病原性が全くないマルチコンポーネントワクチンとして期待されている。

3 遺伝子治療用医薬品

核酸医薬品には図2に示すように，遺伝子を発現させるものと遺伝子発現を抑制して作用するものがあり，表3[6]に通常の医薬品になりやすいオリゴ核酸医薬品の基本構造と細胞の内外での作用点についてまとめた。いずれもそれぞれに応じた，より選択的な作用点への送達DDSが最も重要になる。本章では現在の開発状況と展望について記述する。

3.1 遺伝子発現抑制するオリゴ核酸医薬品

1）アンチセンス

アンチセンスは，mRNAと相補的に結合してその翻訳を阻害し，目的のタンパク質合成を阻害して疾患を治療する。最近，疾患に関与するmiRNA（micro RNA）の作用を阻害するもの（anti-miR）やエキソンスキッピングexon skippingして目的のタンパク質を発現させるためにも応用されている。FDAは2016年12月，核酸医薬品として5番目になるSpinraza®（nusinersen）

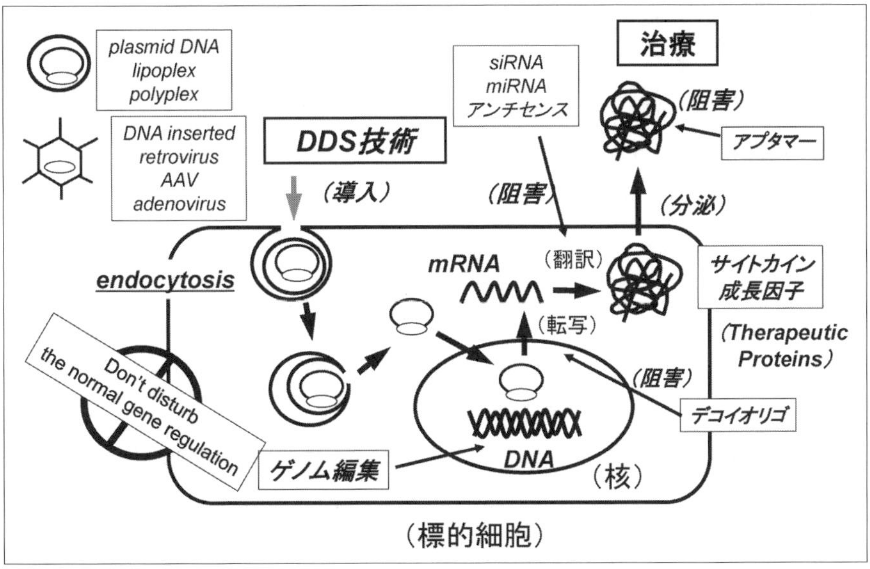

図2　遺伝子治療薬の種類と作用点

表3　オリゴ核酸医薬品の基本構造と作用機序

核酸医薬品	基本構造	塩基鎖長	作用部位	標的	作用機序
アンチセンス	1本鎖DNA/RNA	12-30	細胞内	mRNA	mRNAに結合して翻訳を阻害
siRNA	2本鎖RNA	20-25	細胞質	mRNA	mRNAに結合し切断して発現抑制
miRNA mimic	1本鎖RNA	18-25	細胞質	mRNA	mRNAに結合して翻訳を阻害
anti-miRNA	1本鎖DNA/RNA	12-16	細胞内	miRNA	miRNAに結合して活性を阻害
デコイ核酸	2本鎖DNA	20程度	細胞核内	転写因子	転写因子に結合して転写を阻害
アプタマー	1本鎖DNA/RNA	26-45	細胞外	タンパク質	タンパク質に結合して作用を阻害

を承認した。長年，アンチセンス医薬品の開発をリードしてきたIonis Pharmaceuticals社（旧Isis Pharmaceuticals社）とBiogen社が開発した。Ionis社の上市品としてはKynamro®（ApoB-100，家族性高コレステロール血症）とAlicaforsen®（ICAM-1，回腸嚢炎pouchitis）に次ぎ3品目目になる。適応症は遺伝性の難病である脊髄性筋委縮症（SMA）で，染色体5qにおける突然変異でSMNタンパクが欠損し，筋肉の麻痺により運動が困難になり，進行すると呼吸困難で死に至る。本剤投与で，原因遺伝子から生成するSMN2 pre-mRNAのスプライシングパターンが変化し，正常なタンパク質が合成される。Ionis社はさらに多くのアンチセンスについて精力的に臨床試験を実施している。

2）アプタマー

“核酸抗体”と称される本核酸医薬は，タンパク質の抗体より抗原に対する親和性が高いことが知られているが，体内での代謝が速やかなのが課題である。細胞外のタンパク質に作用することから細胞内に導入する必要はない。また，多くはPEG化によって体内からの消失を遅延させて効果を発揮させている。

近年，加齢性黄斑変性症による網膜における血管新生により視力低下した高齢者が増加している。通常の点眼剤による後眼部への薬物の送達はほぼ不可能で，麻酔下硝子体に直接注射するマクジェン®硝子体内注射用キット（ペガプタニブ）とルセンティス®硝子体内注射液（ラニビズマブ）が開発された。前者は抗VEGFアプタマーで，硝子体投与後の消失を遅延させるためにPEG化されており，2年間6週おきに注射する。後者はアプタマーではなくヒト化抗VEGF抗体のFabフラグメント抗体で，1カ月間隔で3回投与する。2014年，糖尿病黄斑浮腫の適応症の承認を取得した。いずれも血管新生因子VEGFに特異的に結合して，網膜における血管新生を抑え視力を回復させるものである。

また，興味あるアプタマーとして，NOXXON Pharma社のSpiegelmerがある。天然の核酸はD体であるが，本品は光学異性体のL-RNA（mirror image RNA）あるいはDNAで，免疫学的に不活性で選択的な親和性が高く，核酸分解酵素に認識されず体内で極めて安定であるのが大きな特徴である。また化学的に容易に合成可能である。現在，NOX-A12（C-X-C chemokine ligand 12, CXCL12, PEG化, 固形がん）とNOX-E36（C-C chemokine ligand 2, CCL2/Monocyte chemoattractant protein 1, MCP-1, PEG化, 糖尿病性腎症）でPhase-Ⅱ臨床試験が実施されている。

3）siRNA

siRNAは通常20～25塩基対の2本鎖RNAで，mRNAに相補的に結合して遺伝子の発現を選択的に抑制する。2002年にAlnylam社が設立されて15年がすでに経過したが，残念ながら未だ医薬品として上市に至っていない（表4）。

標的外のmRNAとの反応や，ウイルス感染症の砦であるTLR（toll-like receptor）を介した

表4　臨床試験されている主なsiRNA医薬品

Candidate	Developing company	Target gene or protein	Indication	Clinical stage
ALN-TTR02 Patisiran	Alnylam/Genzyme /Arbutus	Transthyretin (TTR)	TTR-mediated amyloidosis (ATTR), FAPN, FAC (LNP, i.v. injection)	Phase III
ALN-AT3 Fitusiran	Alnylam	Antithrombin (AT)	Hemophilia and rare bleeding disorder (ESC-GalNAc-siRNA conjugate, s.c. injection)	Phase II
ALN-PCSsc	Alnylam	PCSK9	Hypercholesterolemia (ESC-GalNAc–siRNA conjugate, s.c. injection)	Phase II
ALN-AS1 Givosiran	Alnylam	Aminolevulinic acid synthase-1 (ALAS-1)	AIP (acute intermittent hepatic porphyria) (ESC-GalNAc–siRNA conjugate, s.c. injection)	Phase I
ALN-CC5	Alnylam	Complement component C5	Paroxysmal nocturnal hemoglobinuria (PNH) (ESC-GalNAc–siRNA conjugate, s.c. injection)	Phase I/II
ARB-1467	Arbutus/Arcturus	Four HBV transcripts	Chronic HBV infection (UNA, oligomer™, LNP, i.v. infusion)	Phase II
AST-005	Exicure	TNFα	Mild to moderate psoriasis (SNA-based)	Phase I
CEQ508	Marina	β-catenin (*CTNNB1*) oncogene	Familial adenomatous polyposis (FAP), (tkRNAi, oral administration)	Phase I
ND-L02-s0201	Nitto Denko Avecia	HSP47 (SERPINH1)	Fibrosis (liposomes spiked with Vitamin A, i.v. injection)	Phase I/II
QPI-1002	Quark/Novartis Silence/Alnylam	Pro-apoptotic protein p53 (TP53)	DGF in kidney transplantation and AKI (AtuRNAi®, naked, i.v. injection)	Phase III/ Phase II
QPI-1007	Quark /BioSpring	Pro-apoptotic protein, Caspase 2	NAION and glaucoma (AtuRNAi®, naked, intravitreal injection)	Phase III/ Phase II
PF-655 REDD14NP	Quark/Pfizer Silence/Alnylam	RTP-801	Wet AMD and DME (AtuRNAi®, naked, intravitreal injection), induction of anti-angiogenic factors	Phase II
RXI-109	Rxi	CTGF (connective tissue growth factor)	Hypertrophic scars, keloids, cutaneous warts (sd-rxRNA®, intradermal injection) and retinal scarring	Phase II Phase I
Atu-027	Silence (UK)	PKN-3 (Protein kinase N3) in vascular endothelium	Pancreatic cancer, (AtuPLEX®, i.v. injection)	Phase II
siG12D- LODER	Silenseed (Israel)	Mutated *KRAS* (G12D) oncogene	Pancreatic cancer LAPC (biodegradable polymer matrix LODER™, intratumor injection)	Phase IIb
SYL040012 Bamosiran	Sylentis (Spain)	ADRB2 (β-2 adrenergic receptor)	Ocular hypertension and open angle glaucoma (eye drops), intraocular pressure regulation	Phase II
SYL1001	Sylentis (Spain)	TRPV1 (Capsaicin receptor TrpV1)	Ocular pain and dry eye syndromes (eye drops, single-dose vials)	Phase II
TD101	TransDerm	N171K mutation in keratin 6a (K6a)	Pachyonychia congenita (PC, intradermal injection), developing GeneCreme and dissolvable microneedle arrays	Phase Ib

Alnylam: Alnylam Pharmaceuticals, **Arbutus:** Arbutus Biopharma (former Tekmira Pharmaceuticals), **Arcturus:** Arcturus Therapeutics, **Marina:** Marina Biotech, **Quark:** Quark Pharmaceuticals, **Silence:** Silence Therapeutics, **Rxi:** Rxi Pharmaceuticals. **FAPN:** familial amyloid polyneuropathy, **FAC:** familial amyloid cardiomyopathy, **LNP:** lipid nanoparticles, **ESC:** enhanced stabilization chemistry, **GalNAc:** N-acetylgalactosamine, **PCSK9:** proprotein convertase subtilisn/ kexin type 9, **HBV:** hepatitis B virus, **UNA:** unlocked nucleomonomer agent Oligomer™, **SNA:** 3-dimensional, spherical nucleic acid, **tkRNAi**: Transkingdom RNA interference, non-pathogenic bacteria engineered, **DGF:** delayed graft function, **AKI:** acute kidney injury, **AtuRNAi:** Silence's highly potent, chemically stabilized siRNA, **NAION:** non-arteritic anterior ischemic optic neuropathy; **RTP-801:** a stress-induced adaptor protein gene, **AMD:** age-related macular degeneration, **DME:** diabetic macular edema, **sd-rxRNA:** self-delivery siRNA with chemical modification, **AtuPLEX:** Silence's cationic PEGylated lipoplexes, **LAPC:** locally advanced pancreatic cancer, **LODER:** local drug elute R, biodegradable polymer matrix, **TRPV1:** transient receptor potential vanilloid-1.（本表は主に各社のホームページのデータを用いて作成したものである。2017.01.10 現在）

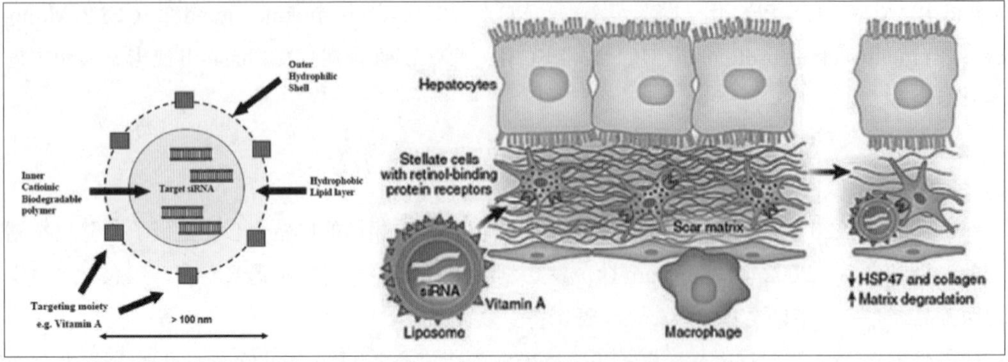

図3　日東電工の肝硬変治療用 siRNA 封入リポソーム製剤の作用機序

非選択的な免疫反応などのいわゆる“off-target effect”を避けるためのシークエンスの選択が必要である。さらに，核酸分解酵素による分解を避けるための化学修飾が必須で，リボースの2'位にフッ素やメチル基などの嵩高い基を導入したり，2', 4'位のエチレン架橋などが行われている。また，安定化と肝移行性を高めるためのGalNAc（N-acetylgalactosamine）修飾によりAlnylam社が臨床試験を精力的に進めている。表4に現在の臨床試験が実施されている主なプロジェクトをリストしているが，この数年で臨床試験が中止されたものも多く，各社がかなり苦労している。やはり，確かな有効性を得るための酵素耐性と効率の高い細胞内導入の新規DDSの開発が大きな課題である。

国内企業では，酵素抵抗性，標的化，細胞膜透過性を高めた肝線維症治療用siRNA（NDL02-s0201）が，Nitto Denko Avecia社（日東電工）によって米国でPhase-Ⅰ/Ⅱ試験を開始しており，FDAより“優先承認審査指定”を受けた。本品はコラーゲンのシャペロン分子である熱ショックタンパク質HSP47のsiRNAを含有するビタミンA被覆リポソームで，肝臓の類洞（ディッセ腔）に存在し，レチノール受容体を有する線維芽細胞の肝星細胞stellate cellに送達されコラーゲン産生を抑制する（図3）。2016年11月，BMS社が共同開発することになった。

4）miRNA

このオリゴ核酸は18～25塩基の短いヘアピン状1本鎖RNAで，核内で産生されたpre-miRNAがキャリアタンパク質exportin-5によって核外輸送され，細胞質で酵素Dicerによって切断されて成熟miRNA（miR）となる。これがRISC複合体として特定のmRNAに結合して翻訳を抑制する。1個のmiRNAが約100～200個のmRNAを標的とすることからその選択性はsiRNAより低い。現在，1,500個ほどが特定され，ヒトゲノムに2,000個ほどあると予想されている。最近，このmiRNAが生体内で多くのDNA発現を特異的に制御し，例えばがんの生成，退縮，予後不良や，心血管疾患，神経系疾患などの発生に深く関与していることが判明して，治療薬や疾患バイオマーカーとして研究開発されている。治療には，不足している場合，そのmiRNAを化学修飾したもの（miR mimic）を補充し，過剰発現した場合はアンチセンス（anti-miR）を投与して抑制する。現在，Regulus社がGalNAc結合抗miRNAアンチセンスでC型肝炎（miR122，皮下注射）および非アルコール性脂肪性肝炎（NASH，miR-103/107）でPhase-Ⅱ臨床試験中である。他に，Miragen社（miR-29 mimic，anti-miR155）とMirna社（miR-34 mimic）がPhase-Ⅰ臨床試験中である。後者は人工のexosome（SMARTICLES®）に封入し，静脈内注射によって肝がん治療が試みられている。

3.2 遺伝子発現による遺伝子治療用医薬品

世界初の遺伝子治療薬は，2012年11月にEMA（欧州医薬品庁）で許可されたリポタンパクリパーゼ（LPL）欠損症治療薬Glybera®（UniQure社，オランダ）である。本疾患は家族性過カイロミクロン血症とも呼ばれ，血中の脂肪粒子を代謝することができず，急性膵炎を繰り返し死に至る難病である。製剤は組織特異的プロモーターが付与された，増殖しないアデノ随伴ウイルスベクター（AAV，20 nm）を用いたもので，生涯に1回筋肉内注射することで治療できる。ドイツでの薬価は，現在使用されている本酵素の5年間の薬剤費と同額の82万ユーロ（約9,300万円）と世界一高額で，発売後の使用例がまだ1例しかなく（2017年4月現在），5年間の限定販売の更新手続をしないとの発表がなされた。それでもこの企業は現在，同様のAAVシステムを用いて血友病治療用遺伝子治療薬の臨床試験を実施している。

2015年10月，世界初の殺細胞性ウイルスのメラノーマ治療薬Imlygic®（Amgen社）がFDAで許可された。これは直接腫瘍内投与するヘルペスウイルス（100 nm）で，正常細胞では増殖せず，がん細胞でのみ増殖してがん細胞を死滅させる。中に導入されたGM-CSF遺伝子の発現によって，賦活化されたT細胞によるがん細胞特異的な殺細胞効果も期待できる。これまで長年挑戦されてきた画期的薬剤であるが，薬剤費6.5万ドル（約660万円）で，延命効果が4.4カ月と短く費用対効果で批判されている。本剤は，－90～－70℃の冷凍保存で有効期間4年である。

2016年5月，世界で3番目の遺伝子治療薬Strimvelis®（英GSK社）がEMAで承認された。遺伝子治療の素晴らしさを世界に最初に示したアデノシン・デアミナーゼ欠損重症免疫不全症（ADA-SCID）の治療薬である。採取した自己の骨髄細胞にADA遺伝子をレトロウイルスベクター（100 nm）で*ex vivo*導入した細胞製剤である。ADAはリンパ球の産生に必須で，欠損により免疫システムが構築できず，感染症で早期に死に至る。本品の投与回数は1回のみで，自己細胞であるため拒絶反応が無く，静脈内注射後，一部が骨髄に戻りADAを長期にわたり産生し続ける。現在，治療を受けた18人の患者全員が生存しており，最長14年間の生存が確認されている。世界初の小児用*ex vivo*幹細胞遺伝子治療薬である。これは遺伝子が導入された細胞治療（engineered cell-based therapy）薬でもある。最近，GSK社は本製剤を投与して効果が得られなかった場合，薬剤費は全額返却する（Money-back Guarantee）という極めて良心的な素晴らしい英断がなされた。

いずれにしろ先天性のタンパク質欠損疾患には，遺伝子治療・細胞治療が最も本質的な根本治療の可能性を有していることを示唆している。また現在の所，遺伝子導入キャリアとして全てウイルスが使用されている。副作用はステロイド投与によって抑えられているが，今後さらに安全で導入効率の高い非ウイルス性DDSの開発がやはり必要とされている。

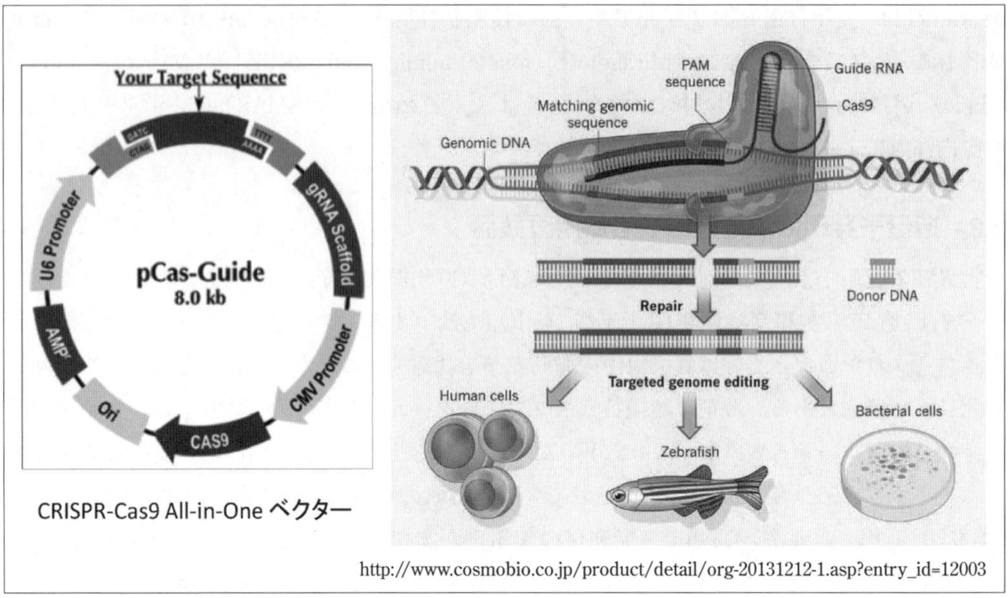

図4　ゲノム編集技術の模式図

3.3　遺伝子編集

最近，遺伝子治療に革新的技術が導入された。2013年に初めて報告[7]されたゲノム編集（genome editing）技術で，標的ゲノムのDNAの塩基配列を特異的に認識して切断できるCRISPR/Cas9（clustered regularly interspaced short palindromic repeats/CRISPR-associated proteins 9）システムである（図4）。

20塩基程度のガイドRNA（sgRNA）鎖の塩基配列に相補的な配列と隣接する3'端がNGGで終わるPAM配列によってゲノムDNA上の位置が認識され，共導入されたCas9ヌクレアーゼによって選択的に切断される。切断されたゲノムは自然に修復されるが，そのままではDNA塩基配列の一部が欠損する。挿入したい外来遺伝子を同時にシステム内に導入すれば，ねらったその場所にその外来遺伝子を導入できる。この技術は多くの種類の植物および動物に応用可能で，急速に進展している。例えば，米ペンシルベニア大学では，小野薬品の抗体薬「オプジーボ®」と同じ標的であるT細胞表面のPD-1受容体を，このシステムで*ex vivo*系で除去して患者に再注入し，メラノーマ細胞を攻撃する遺伝子治療が申請され，2016年6月，NIH「組換えDNA諮問委員会（RAC）」で許可され，近々，臨床試験が開始される予定である。また，Duchenne型筋ジストロフィーマウスモデルの実験で，第一三共などが進めているアンチセンスではなく，このシステムをAAVベクターで筋肉内注射し筋幹細胞に導入して，DNA上のジストロフィン遺伝子発現を止めているエクソン（例えば，エクソン45，51，53など）を選択的に切除（exon skipping）することによって，骨格筋や心筋のジストロフィンの産生，筋肉活動の再生に成功している。この選択的なゲノム編集のうちall-in-oneシステムを図4に示すが，これらのシステムの導入技術として現在やはりレンチウイルス（120 nm），アデノウイルス（70〜90 nm），AAVなどのウイルスベクターやエレクトロポレーションが必要である。まだ始まったばかりとはいえ極めて大きな可能性を有しており，現在，最も注目されている技術である。

4 細胞治療用医薬品

培養皮膚や膝関節の培養軟骨細胞が代替組織としてすでに実用化されているが，細胞の分離・培養技術の進歩によって幹細胞による制御因子の産生と機能性細胞への分化を用いた，さらに高度な細胞治療が次々に研究開発されている。

細胞治療の走りとしては，がん患者の自己の免疫担当細胞である樹状細胞を，分離・培養・再注入する活性化細胞免疫治療薬（Provenge®）がDendreon社より開発され，転移性ホルモン非依存性前立腺がんの治療に初めてFDAによって許可された。これは樹状細胞に，前立腺がんのほとんどに発現されているタンパク質PAP（prostatic acid phosphatase）を抗原として提示させたものである。その後，自己あるいは他家の幹細胞を分離・培養して種々の臓器に分化できることが明らかになり，胚性幹細胞や種々の組織に存在する体性幹細胞（骨髄や臍帯由来の間葉系幹細胞mesenchymal stem cellsなど）による，臓器再生あるいは炎症部位への走化性による標的化と，疾患部位でのサイトカイン分泌および必要な細胞への分化による局所治療の可能性が示された。

2012年5月，Osiris Therapeutics社（現Mesoblast社）によって開発された急性移植片対宿主病（GVHD）治療薬Prochymal®が，世界初の細胞治療薬としてカナダで許可された。国内でもJCR社が開発し，2015年9月に国内初の「再生医療等製品」（テムセル®HS注）として承認された。これは健常者の骨髄液から分離・拡大培養された他家幹細胞を静脈内投与して，白血病治療の際の造血幹細胞移植後のGVHDを治療するものである。週2回4週間点滴静注し，移植細胞を攻撃するT細胞の増殖を抑制して拒絶反応を抑制する。他家由来であるが，免疫原性が弱いため組織適合性の検査なしに患者に投与できる。

また，2015年11月，自己骨格筋由来細胞シートのハートシート®（東京女子医科大学岡野光

表5　実用化された遺伝子治療薬と細胞治療薬

許可年月	商品名	開発企業	適応症	特徴
(遺伝子治療薬)				
2012.11 (EC)	Glybera®	uniQure	家族性過カイロミクロン血症	リポ蛋白リパーゼ遺伝子導入AAV (alipogene tiparvovec)
2015.10 (USA)	Imlygic®	Amgen	再発黒色腫	GM-CSF遺伝子導入殺がん細胞性HV (talimogene laherparepvec)
2016.05 (UK)	Strimvelis®	GSK	ADA欠損重症免疫不全症	ADA遺伝子導入自己造血幹細胞
(細胞治療薬)				
2012.05 (Canada)	Prochymal®	Osiris Therapeutics	急性移植片対宿主病 (GVHD)	他家由来ヒト間葉系幹細胞
2015.09 (Japan)	ハートシート®	テルモ	重症心不全	骨格筋芽細胞(条件及び期限付承認)

夫教授／テルモ社）が「先駆け審査」によって2品目の再生医療等製品として「条件及び期限付承認」を得た。本品は虚血性心疾患による重症心不全患者の心臓患部に貼付する培養細胞シートで，1回に5枚貼付して病態を改善する。自己の大腿部から採取した骨格筋芽細胞を培養してシート状にするもので，拒絶反応がなく治療できる。本承認では，さらに60例における有効性および既存治療群（120例）との生存率における優位性の確認を行い，5年以内に再度承認申請を行うことが条件となっている。薬価は採取した骨格筋からテルモ社で骨格筋芽細胞を分離・培養するまでのキットが636万円，病院でシートを作成するキットが168万円である。現在，食道がん切除後の食道の再狭窄を防ぐための食道シートが開発されている。

さらに2016年2月，国内バイオベンチャーSanBio社／大日本住友製薬は，他家骨髄由来細胞を用いた再生細胞薬SB623を開発し，神経再生による慢性期脳梗塞のPhase-Ⅱb臨床試験を2017年第1四半期にStanford大学で実施予定している。また2016年2月，札幌医科大学（本望修教授）の自家骨髄由来間葉系幹細胞STR01による脊髄損傷治療が，厚生労働省から“先駆け審査指定制度”の対象品目に指定された。自家骨髄幹細胞を分離し，1万倍に培養して患者に再び静脈内注射し神経再生を目指す。脳梗塞治療も含めニプロ社がライセンス契約した。

5 おわりに

これまでの低分子化合物とは，まったく異なる細胞治療や遺伝子治療技術が難治性疾患治療の切り札として登場し，実際にいくつかの製品が実用化された。これらのバイオ医薬品の現在の課題は薬価が極めて高いことである。精密医療（Precision medicine），個別化医療（Personalized medicine）や本当に効く医薬品には，それ相当の薬価は必要であるが，最新のものも含めて，現在の抗がん抗体薬は延命効果数カ月で，薬剤費が数百万円，中には延命効果4.4カ月，有効率30％で，年間の薬剤費が1,750万円（2017年2月に50％薬価低減）もするものまである。高齢化社会における医療費の限界を考慮して，判定の基準はあくまでも有効性であり，適正な費用対効果が製造・販売承認許可の必要条件であるべきで，つい最近，厚労省は今後この点からの評価を強化すると宣言した。すなわち，医療の本当の効果はQOLが維持された状態での有益な延命効果（Quality adjusted life year，QUALY）が真のエンドポイントであり，1QUALYが500～600万円程度で，それに応じた薬価であることが望まれる。また，これらの創薬に種々のより革新的なDDS技術が熱望されており，多くの若い研究者がこの科学の進歩，新しい革新的創薬の可能性に感化されて大いに挑戦されることを期待したい。

参考文献

1）Okada H, Targeted siRNA therapy using cytoplasm-responsive nanocarriers and cell-penetrating peptides. J. Pharm. Inv., 44, 505-516（2014）

2）Gopalakrishnan S, Pandey N, Tamiz AP, et al, Mechanism of action of ZOT-derived peptide AT-1002, a tight junction regulator and absorption enhancer. Int J Pharm., 365, 121-130（2009）

3）Okada H, One- and three-month release injectable microspheres of the LH-RH superagonist leuprorelin acetate. Adv Drug Del Rev, 28, 43-70（1997），高田直樹ほか，「リュープリン／リュープロン」新作用機序とDDSにより革新を起こした前立腺がん治療薬，「新薬創製～日本発の革新的医薬品の源泉を探る～」，長岡貞男編著，日経BP社，79-103（2016）

4）岡田弘晃，長期徐放性注射剤の製剤設計と製造法，製剤の達人による製剤技術の伝承下巻，「非経口投与製剤の製剤設計と製造法」岡田弘晃，中村康彦 監修，じほう社，76-89（2013）

5）岡田弘晃，最近のトピックス，核酸創薬におけるDDS，薬剤学，75（4）232-239（2015）

6）井上貴雄，核酸医薬品開発の現状，Drug Delivery System，31（1）10-23（2016）

7）Charpentier E and Doudna JA., Biotechnology: Rewriting a genome. Nature. 495（7439）:50-51（2013）

著者の略歴

1970年3月　九州大学大学院，薬学研究科修士課程修了（井口定男教授に師事）
1970年4月　武田薬品工業株式会社，工業技術研究所入社（美間博之博士）
1973年9月　米国Kansas大学大学院留学（Prof. T. Higuchiに師事）
1974年9月　武田薬品工業株式会社製剤研究所に帰属，
1982年6月　薬学博士授与（九州大学）
1987年4月　武田薬品工業株式会社，製剤研究所主任研究員
1993年7月　武田薬品工業株式会社，DDS研究所主席研究員
1997年4月　武田薬品工業株式会社，医薬事業開発部医薬調査室室長
2001年4月　東京薬科大学，薬学部製剤設計学教室教授
2011年4月　東京薬科大学，名誉教授
2011年6月　株式会社岡田DDS研究所 代表取締役所長

受賞：創薬科学賞（1991，日本薬学会），恩賜発明賞（1995，発明協会），製剤と粒子設計学術賞（1997，粉体工学会），第1回CRS/Nagai Innovation Award（2000，CRS），タケル・アヤ・ヒグチ記念賞（2005，日本薬剤学会），“製剤の達人”（2008，日本薬剤学会），“Fellow of the CRS”（2010，CRS），学会賞（2011，日本薬剤学会），AFPS/Nagai Distinguished Scientist Award（2013，AFPS）

Column　遺伝子編集とDDS

今後の遺伝子治療の革新的な切り札となる遺伝子編集genome editingとは，本来，ウイルスから攻撃された大腸菌がさらなる感染を防ぐために，ウイルス遺伝子に相補的なsgRNAを産生し，次回からのウイルスの侵入を選択的に抑えるために細菌に自然に備わった防御システムで，わが国の研究者石野良純博士（現，九州大学）によって最初に発見されたものである。そのシステムをより簡便に正確に実用化したものが現在のCRISPR/Cas9システム（sgRNA, Cas9，PAM配列）で，このシステムは植物の品種改良などに早速応用されようとしており，遺伝子治療にも有望である。これを構築したDoudna博士とCharpentier博士は，近い将来ノーベル賞受賞が噂されている。ただ，目的の標的部位にシステムを導入するには，種々のウイルスベクターやエレクトロポレーションなどが必要であり，ここでもより安全で有効な革新的DDS技術の開発が必要である。

注射剤開発入門
―注射剤の処方設計と工業化―

須藤　浩孝

POINT

注射剤開発のポイント

製剤開発の目的は，確かな品質の製剤を，工場で安定的に生産できるように処方，製造法の設計を行うことである。そのためには，処方，製造法が堅牢であり，変動しうる条件を十分に加味した設計である必要がある。ICHガイドラインのデザインスペースの考えは，まさにその内容を示している。また，設計の内容は文書化され，後々までもだれもが理解し得る根拠に基づいたものでなければならない。

無菌の製剤である注射剤の開発においては，いかに無菌性を証明するかが重要である。無菌を達成するには，最終滅菌製剤の場合は，滅菌工程の管理がキーとなる。無菌操作製剤の場合は，微生物汚染がないように無菌操作で行う全工程を設計する必要がある。特に昨今開発が盛んなバイオ医薬品は，一般的に無菌操作で製造されるものが多いため，留意が必要である。

1 はじめに

注射剤は血管内，皮膚内または皮膚もしくは，粘膜を通して皮下や筋肉内など体内に直接適応する効果の確実な優れた剤形である。その反面，投与ルートが経口，経皮，経肺と異なり，製剤が微生物に汚染されていた場合には，重大な健康被害が生じる可能性がある。つまり注射剤はすべて無菌の製剤である必要がある。無菌とは単に病原微生物が生存していないという意味でなく，あらゆる微生物が存在しないということである。なお，注射剤は無菌であるだけでなく，皮内，皮下および筋肉内投与のみに用いるものを除き，発熱性物質を含まないこと，不溶性異物を含まないことも重要である。第十七改正日本薬局方（以下，日本薬局方）と各極薬局方[1~3]，ならびに各極ガイドライン[4~6]における注射剤製造指針には，注射剤を製する際には微生物による汚染に十分に注意し，調製から滅菌に至る操作は注射剤の組成や貯法を考慮してできるだけ速やかに行う旨の記載がある。注射剤の滅菌方法に関し，製法別にみると，密封後の容器ごと滅菌する最終滅菌製剤と，薬液を無菌化した後に滅菌済み容器に充てん，密封する無菌操作製剤が規定されている。最終滅菌製剤の選択を第一選択とするが，熱に不安定な場合やその他の製剤特性から最終滅菌が行えない場合は，無菌操作による製造を選択することが一般的である。無菌操作製剤を選択する場合は，製造環境や製造方法をはじめ，製造時の管理に留意して適切に行う必要がある。

2 注射剤の具備すべき要件

本項では注射剤が具備すべき要件について触れたい。日本薬局方には以下のような記載がある。注射剤の開発を行う際は，これらを念頭に置く必要がある。

- 無菌試験に適合する
- エンドトキシン試験法に適合する（皮内，皮下及び筋肉内投与のみに用いるものを除く）
- 生体適合性を有する（pH，浸透圧）
- 不溶性異物検査に適合する
- 不溶性微粒子試験に適合する
- 採取容量試験に適合
- 密封容器又は微生物の混入を防ぐことのできる気密容器とする

2.1 無菌試験への適合

無菌とは，微生物の生死の確率であり，実際には，製品の無菌性保証水準（Sterility assurance level）で表現される。最終滅菌製剤の場合，無菌性保証水準 10^{-6} 以下が求められる。ただし，無菌性保証水準は，理論上／説明上の数値に過ぎず，10^{-6}（百万個に1個）非無菌の製品があってもよいということではない。無菌操作製剤の場合，通常，ろ過滅菌を行うが，ろ過された液は無菌であるようにろ過工程が検証される。この無菌操作法に比べ，無菌保証の観点から，より堅牢な最終滅菌法が推奨されている。一方で，熱に不安定な製剤は最終滅菌法が適用できないため，無菌操作法を採用する。その選択基準について，EMA（EMEA）からデシジョンツリー[7]が出されている。

日本薬局方の一般試験法に規定されている無菌試験の冒頭には，「無菌試験法は，無菌であることが求められている原薬又は製剤に適用される。本試験に適合する結果が得られても，それは単に本試験条件下で調べた検体中に汚染微生物が検出されなかったことを示しているだけである」と述べられている。これは，本試験への適合が求められるものの，それだけでロット全体の無菌性を保証するものではないことを意味している。無菌試験は容器を開封して実施する破壊試験であるため，同一製造ロットより一部の製剤を抜き取って試験するため，直接的にロット全体の無菌性を検証することは不可能だからである。ロットあたりの製造個数は製剤によってさまざまだが，十万本以上のものもある。これに対し薬局方に規定のある20容器の試験だけで，全容器の無菌性を保証することはできない。無菌試験への最少供試個数を**表1**に示す。加えて，本試験法ですべての微生物を検出できるわけではない点も，無菌試験で無菌を直接保証できるわけではない理由の1つであると考える。

表1 ロットあたりの製造個数に応じた無菌試験への最少供試個数

ロット当たりの製造個数*1	他に規定されていない限り，それぞれの培地当たりの最少供試個数*2
注射剤	
100容器以下	10%又は4容器のうち多い方
101容器以上500容器以下	10容器
501容器以上	2%又は20容器◆(表示量が100 mL以上の製剤の場合は，10容器)◆のうち少ない方
眼軟膏剤，点眼剤等の非注射剤	
200容器以下	5%又は2容器のうち多い方
201容器以上	10容器
単回使用製品の場合は，上欄の注射剤についての規定を適用する	
固形バルク製品	
4容器以下	各容器
5容器以上50容器以下	20%又は4容器のうち多い方
51容器以上	2%又は10容器のうち多い方

*1 ロット当たりの製造個数が不明の場合には，本欄に示した最大数を用いること．

*2 1容器の内容量が二つの培地に接種するのに十分な場合は，本欄は両培地合わせて必要な供試容器数を示す．

第十七改正日本薬局方より

2.2 エンドトキシン試験への適合

エンドトキシンは，グラム陰性菌の外膜の構成要素である。代表的な発熱物質であり，血中に入ることで，発熱などの種々の生体反応を引き起こす可能性がある。エンドトキシン試験法は，カブトガニの血球抽出成分より調製されたライセート試薬を用いて，グラム陰性菌由来のエンドトキシンを検出または定量する方法である。本法には，エンドトキシンの作用によるライセート試液のゲル形成を指標とするゲル化法および光学的変化を指標とする光学的定量法がある。光学的定量法には，ライセート試液のゲル化過程における濁度変化を指標とする比濁法，および合成基質の加水分解による発色を指標とする比色法がある。

注射剤のエンドトキシン規格値の設定は薬局方の参考情報に記載があり，投与経路による区分されている。いずれにしても製剤中に入り込まないように原材料から管理する必要がある。エンドトキシンは，高い耐熱性があり，オートクレーブ処理程度では完全に失活させることはできず，完全に失活させるためには250℃以上で30分以上の乾熱滅菌が必要である。

2.3 生体適合性を有する

薬物の溶解性，安定性維持や，溶血性防止，疼痛防止のためにpHを調節する。pHは薬物によっては，分子型，イオン型を変化させて薬効に大きな影響を与えることもある。アルカリ側では組織の腐食，酸性側では刺激が強く疼痛を生じることから，pHは体液と同じpHに近いほうが好ましいが，現実的にはpH 4～7の範囲が目安と思われる（pH 2やpH 10付近の製品もある）。また，投与する注射液は等張である必要がある。等張とは約 300 mOsm であり，これは 0.9%塩化ナトリウム液（生理食塩水），5%グルコース液に相当する。等張化剤としては，塩化ナトリウム，糖類が挙げられる。

2.4　不溶性異物検査への適合

日本薬局方に規定されている不溶性異物検査法には，溶液に適用される第 1 法と用時溶解または用時懸濁して用いる注射剤に適用される第 2 法がある。第 1 法の場合，たやすく検出される不溶性異物を認めてはならないが，第 2 法の場合，明らかに認められる不溶性異物を含んではならないと規定されている。

検査は，白色光源の直下，2,000～3,750 lx の明るさの位置で，肉眼で白黒それぞれの色の背景において約 5 秒ずつ観察する。ただし，プラスチック製水性注射剤容器を用いた注射剤においては，上部および下部に白色光源を用いて 8,000～10,000 lx の明るさの位置で，肉眼で観察する（図 1）。

主な異物の混入原因を以下に示す。製造時に混入する異物については，製造環境，設備，作業者を適切に管理することが必要となる。一方で，製剤製造以降に経時的に発生してくる異物については，その原因を究明し，対策を十分に講じたうえで市場へ出荷されなければならない。

主な異物の混入原因

- 製造時に混入するもの
- 容器から生じるもの（ガラス容器のフレークス，ゴム栓）
- 薬液から生じるもの（薬物自体の析出）
- 薬液と容器由来物質との相互作用

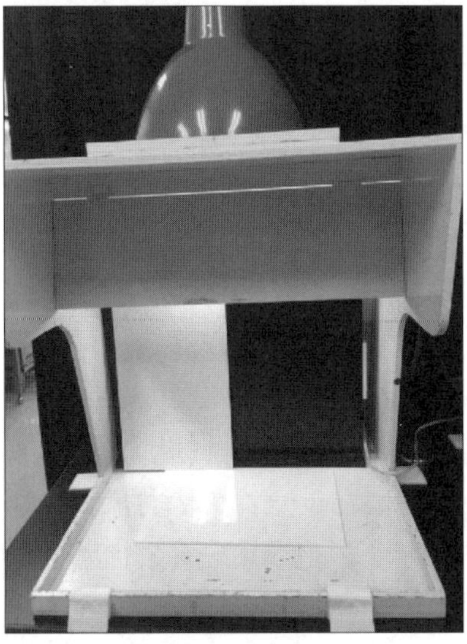

図 1　不溶性異物の検査台

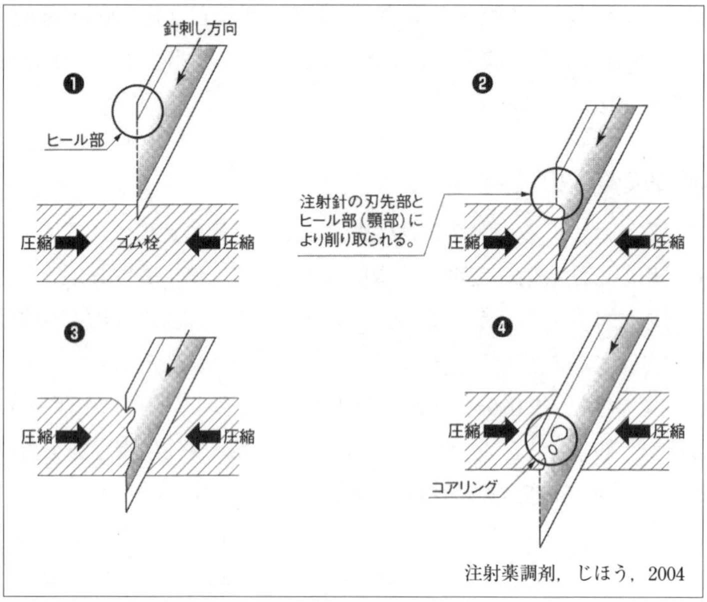

図2　ゴム栓のコアリング

● 投与時の混入（アンプルカット時のガラス片の混入，ゴム栓のコアリング）

ゴム栓への針刺し時のコアリングについて図解する（図2）。

2.5　不溶性微粒子試験への適合

日本薬局方に規定されている不溶性微粒子を測定する方法は2種あり，第1法（光遮蔽粒子計数法，図3）または第2法（顕微鏡粒子計数法）で試験する。第1法での試験を優先するが，場合によっては，まず第1法で試験し，次に第2法で試験する。すべての注射剤が両法で試験できるとは限らず，透明性が低いもしくは粘性の高い乳剤，コロイド，リポソーム，またはセンサー内で気泡を生じる注射剤など，第1法で試験できない場合は，第2法で試験する。注射剤の粘度が高く試験に支障を来す場合は，必要に応じて適当な液で希釈し，粘度を下げて試験する。

第1法，第2法の判定基準値は表2のとおりである。

2.6　採取容量試験への適合

表示量を投与するのに十分な量の注射液で充てんされている必要があり，過量は製品の特性に応じて決まる。過量について，ICH Q8 (R2) [8] に「製造中，製品の有効期間内の分解を補償するために，または有効期間を延長するために原薬の過量仕込みを行うことは一般に勧められない」という記載がある。凍結乾燥製剤では，採取容量試験は適用されないが，実際に再溶解液を抜き取り吐出し，所定の投与量を吐出しできる範囲で充てん量を設定することが望ましい。

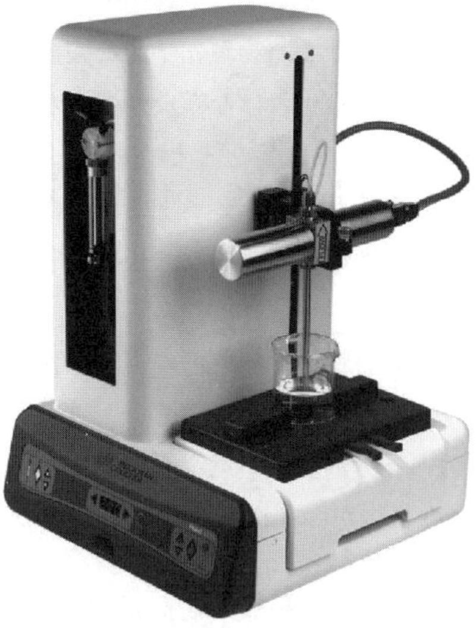

ベックマン・コールター株式会社
ホームページより

図3 微粒子測定装置（光遮蔽粒子計数法）

表2 不溶性微粒子試験判定基準値

	小容量注射剤 100 mL 未満	大容量注射剤 100 mL 以上
第1法	10 μm 以上 ： 6,000 個以下/容器 25 μm 以上 ： 600 個以下/容器	10 μm 以上 ： 25 個以下/1 mL 25 μm 以上 ： 3 個以下/1 mL
第2法	10 μm 以上 ： 3,000 個以下/容器 25 μm 以上 ： 300 個以下/容器	10 μm 以上 ： 12 個以下/1 mL 25 μm 以上 ： 2 個以下/1 mL

2.7 容器完全性の担保

微生物汚染に十分留意して無菌的に製した注射剤でも，その容器および施栓系に欠陥があると患者に投与されるまでの間に汚染される可能性がある。ゆえに，容器施栓系の選択および製剤製造後の完全性試験は重要である。

日本薬局方の製剤総則には，「本剤に用いる容器は，密封容器又は微生物の混入を防ぐことのできる気密容器とする」とある。European Pharmacopeia（8.8）には「良好な施栓系により微生物並びに他の混入物を防ぐことを保証する」とある。US Pharmacopeia（39）には，「容器施栓系は異物の混入を防ぎ，内容物を保持できなければならず，容器と施栓系の完全性試験として，微生物が侵入してこないこと，もしくは化学的／物理的混入物がないことをバリデートしなければならない」とある。ICH Q8（R2）製剤開発に関するガイドライン[8]においても，容器及び施栓系について，製剤の使用目的に適合しているか，容器および施栓系が保存や輸送（出荷）に対して適切であるかなどについての考察を記述するとある。

US Pharmacopeia（39）では Maximum allowable leakage limit（最大許容リーク量）が規定

されている。これは，製品の安全性に与えるリスクがない最大許容リーク量（リークサイズ）であり，微生物汚染の観点からのみでなく，物理化学的な観点（ガスの透過）からも，品質保証できるように最大許容リークを考えなければならない主旨が述べられている。

三極薬局方およびICHガイドラインの主旨をまとめると，容器施栓系は微生物およびその他の異物の混入を防ぐものであり，それがバリデートされなければならず，選定理由も文書化しておかなければならないということになる。また，必要に応じて最大許容リーク量を考慮する必要もある。

容器完全性試験の方法は，製品の特性（その薬液の組成，容器施栓系等）によって選定される。容器の形状，材質はどうか，容器の空間部は陰圧か，封入されている気体は何か，内容物は液体もしくは固体か，等々である。例えば，電気的な手法であるHigh-voltage leak detection（高電圧印加型）テスターは，内容物が導電性の液体の場合にのみその能力を発揮し，非導電性薬液の場合には適さない。

表3に代表的な容器完全性試験法とその特徴をまとめる。

3 注射剤の処方設計

3.1 添加剤の選定

有効成分だけで十分な溶解度，適切なpH，浸透圧を有し，長期間安定な製剤が得られることは少ない。そこで有効成分に，数種の添加剤を加えることが一般的である。添加剤として，安定化剤，溶解補助剤，pH調節剤，等張化剤，懸濁化剤，乳化剤，緩衝剤，保存剤，賦形剤，無痛化剤等を加えることができる。一方で着色だけを目的とした物質を加えることはできない。

なお，まったく新しい（使用前例のない）添加物および使用前例を超える量を使用する場合は，新薬並みの安全性，規格および安定性が求められる可能性がある。そこで使用前例のある成分，その投与量，投与経路，用途などを医薬品添加物事典などで調べておくことは有用である。また，静脈注射用の注射剤は，他剤と配合され使用されることから，なるべく配合可能な製剤が多いほうが有利である。製剤化検討終了後，単に配合変化試験を行うのではなく，製剤化検討の時点でなるべく配合範囲の広くなるような添加剤の選定を考慮する。

1）安定化剤

①酸化防止

酸化防止の代表的な手法は，溶液および容器の空間部を窒素置換することであるが，これだけでは不十分な場合は，ピロ亜硫酸ナトリウム，亜硫酸ナトリウム，アスコルビン酸等を併用する場合がある。

②加水分解防止

水溶液中における加水分解防止はかなり困難であるが，界面活性剤でミセルをつくることに

表 3　容器完全性試験法とその特徴

試験法	特徴
Microbial aerosol challenge	滅菌された培養液を含んだ被試験容器を細菌胞子が噴霧されたチャンバーに入れる。チャンバー内の湿度，温度を管理し，圧力を変化させることにより細菌の侵入を促進する。チャンバー内に数時間放置し，その後培養を経て検査を実施し，容器の完全性が保たれていたかを確認する。 細菌が侵入した容器を見逃した場合のリスクを回避するために，本法は商用生産品ではなく，主に容器施栓系の設計時に用いられる。
Microbial immersion challenge	Microbial aerosol challenge 試験と同様に，滅菌された培養液を含んだ容器を用い，細菌懸濁液に浸漬させる。温度を変化させることにより細菌の容器内への侵入を促進させる。数分から 24 時間程度浸漬させた後，その後 1～2 週間の培養を経て検査を実施し，容器の完全性が保たれていたかを確認する。細菌が侵入した容器を見逃した場合のリスクを回避するために，本法も主に容器施栓系の設計時に用いられる。
Liquid tracer immersion	トレーサーとして，色素，金属イオン，その他検知可能な物質が用いられる本法は，リーク箇所より侵入したトレーサーを目視か，分光学的手法で検知するものである。容器の形状等によりトレーサー滞留してしまうのを防ぐため，加圧/減圧処理が有効な場合もある。また，目詰まりを防ぐため，トレーサーを含んだ液は異物を含んでいない必要がある。メチレンブルー等の色素を使った色素侵入法が代表的である。商用品の生産時に利用されることもあるが，色素侵入品の見逃しや試験時の破損などの留意すべき点もある。
High-voltage leak detection（高電圧印加型）	容器が非導電性で内溶液が導電性の薬液の場合，高電圧を印加すると，リークがあった場合，高電流が流れるため，それを検知できる。前述の通り，非導電性薬液製剤への適用は難しい。本法は，迅速に 100%インライン検査が可能であるため，ブローフィルシール製剤やアンプル製剤に幅広く利用されている。
Vacuum（pressure） decay testing	容器をチャンバーに収容した後，チャンバーを減圧する。容器にリークがあった場合，チャンバー圧力が相対的に変動を検知するため，これを検査できる。同様の原理で圧力をかける Pressure 方式もある。これらの方法は迅速でシンプルなものだが，検知感度はチャンバーの形状，容量，センサーの感度，試験実施環境の温度，湿度などによっても変わる。圧力の変化を検知するため，ひび割れのような入り組んだリーク経路の不良品の検知は難しい場合もある。また，その機構上，圧力変化に弱い容器には適さない。
Headspace analysis	リークにより容器系外から侵入してくるガスによる容器空間部のガスの変化を，ガスクロマトグラフィーや電気化学的な手法で定量的に測定することにより，リークの有無を検知する方法である。空間部を窒素で置換しているような製剤において，リーク箇所から空気が侵入し，酸素濃度の上昇を検知するような場合に用いることができる。
Helium leakage rate testing	あらかじめヘリウムガスを容器空間部に封入しておく必要がある。リークが存在した場合，減圧することにより排出されたヘリウムガスを検知する方法である。ヘリウムは不活性ガスであり，安価で，毒性もなく，分子も小さいため，トレーサーとして有用である。ただし，プラスチックやゴムなどを通過する場合もある。

より，脂溶性薬物がミセル内部に取り込まれ安定化するとの報告もある。また，シクロデキストリンによる安定化も報告されている。しかしながら，最も確実な方法は水を除いた凍結乾燥品や粉末充てん品とすることである。凍結乾燥については後述する。

③光分解防止

遮光性容器（着色容器，遮光フィルムの貼付）で保護する場合が多い。

2）溶解補助剤および可溶化剤

①pHの調節

pHを調節して可溶化する場合もある。調節剤としては，塩酸，乳酸，コハク酸，クエン酸，酒石酸，水酸化ナトリウム，塩基性アミノ酸など（pHだけでなく，例えば，共通イオン効果など留意して，適切な酸を選択する）。

②溶媒の混合

親油性の高い薬物に対して，非毒性の溶媒を水に混合し，極性を調節することにより，薬物を溶解させる。

③複合体・包接化合物の応用

シクロデキストリン等

④界面活性剤

ミセルを形成させてこれに溶質を取り込ませることにより溶解度を上げる。

3）pH調節剤

前述のとおり，薬物の溶解性，安定性維持や溶血性防止，疼痛防止のために添加する。塩酸，有機酸（クエン酸，乳酸，酒石酸），有機アルカリ（メグルミン，エタノールアミン），水酸化ナトリウム，炭酸水素ナトリウム，炭酸ナトリウム，リン酸塩，有機酸のアルカリ塩などが使用される。

4）等張化剤

前述のとおり，等張とは約300 mOsmであり，これは0.9%塩化ナトリウム液（生理食塩水），5%グルコース液に相当する。等張化剤としては，塩化ナトリウム，糖類が挙げられる。等張化剤は主薬および他の添加剤（安定化剤等）と兼用して用いられるケースが多い（主薬と添加剤のトータルで等張にならない場合に等張化剤を加えることが多い）。浸透圧比は1〜2が多いが，3〜4の場合もある。この場合，筋注，皮下注時の疼痛や組織障害には十分な注意が必要である。静注の場合，高張では赤血球の委縮，低張では溶血の可能性がある。

3.2　一次容器の選定

一次容器も充てんする薬剤に応じて選定する必要がある。

1）材質

①ガラス

組成元素は，ケイ素，アルミニウム，ホウ素，ナトリウム，カリウム，鉄，マンガンである。不純物として，バリウム，ストロンチウム，ジルコニウムなどが含まれる。ガラス容器保存中において，これらが溶出し，pHを上昇させる場合がある。また，薬物と相互作用を起こし，pH調節剤と不溶性の塩を形成する場合もある。

②プラスチック

ガラスへの吸着が懸念される薬物や金属と薬物の相互作用が懸念される薬物への使用が期待できる。一方で，ガラスと異なる溶出物があるため，評価が必要である。また，ガラスと異なり，気体を透過する。

2）容器の形態

代表的な容器の形態としてアンプル，バイアル，シリンジがある（図4）。アンプルは開封する際にガラス異物が混入し，これが患者に投与されることが懸念される。このため，新製品を開発する場合，バイアルを選択するという考えもある。一方で，バイアルは，ゴム栓を用いることから，ゴム栓と薬物の接触による薬物への影響や，ゴム栓からの気体の透過（水蒸気，酸素）による薬物への影響を評価する必要がある。利便性を鑑み，プレフィルドシリンジ等のキット製剤が選択される場合もある。

3.3　凍結乾燥技術

前述の通り，水溶液では加水分解して不安定な製剤の場合，凍結乾燥製剤にすることが有効である。凍結乾燥は，凍結状態にある材料から水（氷）を昇華させることにより，水分を除去するプロセスである。現在では，食品・医薬品分野だけでなく，さまざまな分野に利用されている。

1）凍結乾燥機の構造

一般的には，乾燥庫（chamber），主弁（isolation valve），コールドトラップ（condenser），

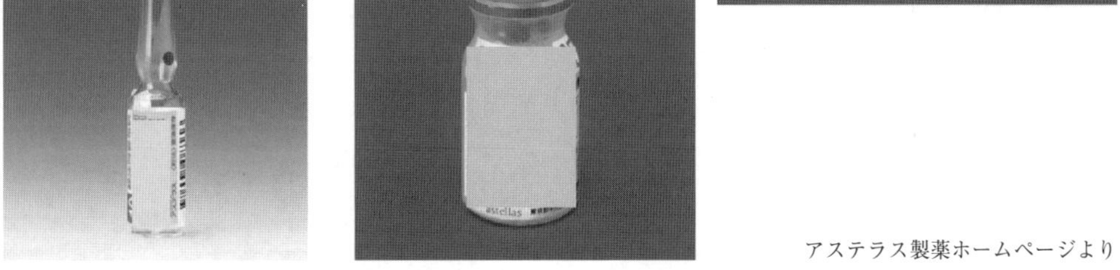

アステラス製薬ホームページより

図4　注射剤の包装形態（左からアンプル，バイアル，プレフィルドシリンジ）

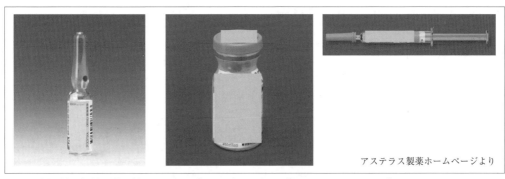

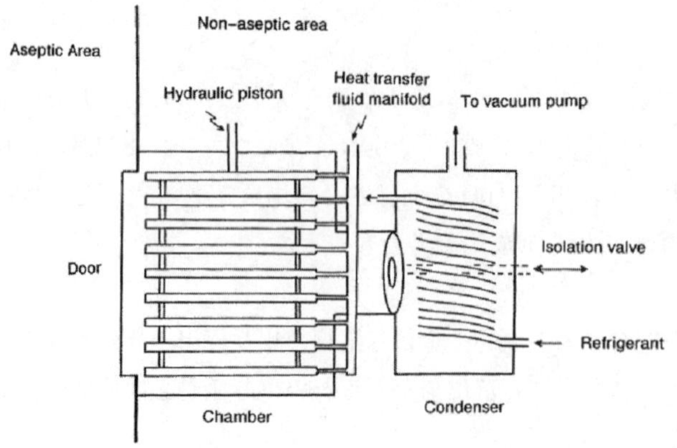

出典：Pharmaceutical Dosage Forms: parenteral medications, 2nd Edition, Edited by Avis and Lieberman, Published by Marcel Decker, Inc.（1993）

図５　凍結乾燥機の構造概略図

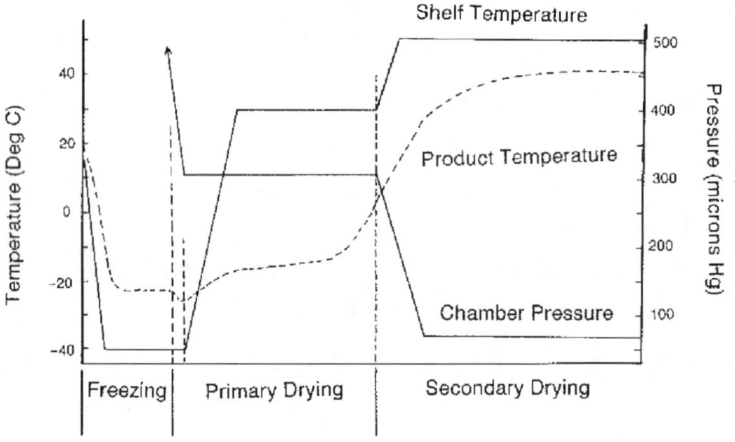

出典：Pharmaceutical Dosage Forms: parenteral medications, 2nd Edition, Edited by Avis and Lieberman, Published by Marcel Decker, Inc.（1993）

図６　典型的な凍結乾燥プログラム

真空ポンプ（vacuum pump），冷却機から構成されている（図５）。

2）凍結乾燥のプログラム

凍結乾燥には代表的な以下の３つのステップが含まれる（図６）。

- 凍結：溶液を凍結させる。氷晶のでき方により乾燥時間に影響を及ぼす場合がある。
- 一次乾燥：氷晶水分（自由水）の除去を行う。
- 二次乾燥：固化溶質内水分の除去を行う。

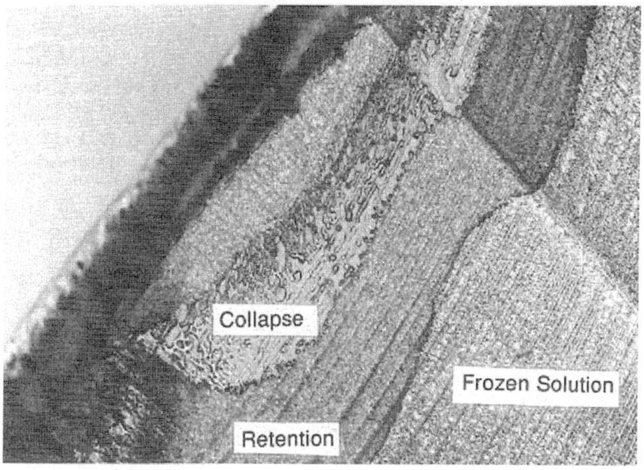

Pharmaceutical Dosage Forms: parenteral medications, 2nd Edition, Edited by Avis and Lieberman, Published by Marcel Decker, Inc. (1993)

図７　低温顕微鏡で観察したコラプスの様子

3）コラプスの防止

ガラス転移点近傍で凍結乾燥する際に凍乾ケーキが崩れる（コラプス）現象が起きる場合がある。これはガラス転移点より高い温度では溶液（溶質）の粘性が急激に低くなるため，凍乾ケーキ構造として維持できなくなり崩壊すると考えられる。一次乾燥工程では，コラプスを予防するため，少なくとも昇華表面が崩壊温度より低くなるように真空度を制御するのが通常である（図７）。

4 注射剤の製法設計

ラボスケールで構築された製剤を，商用生産スケールで効率よく，品質を高めながら，製造できるように製法設計を実施する。その後，恒常的にその製法が成り立つか検証するためにバリデーションを実施する。バリデーションとは，製造区域や製造所の構造設備，手順，工程，その他の製造管理および品質管理の方法が期待される結果を与えることを検証し，これを文書化することである。商用生産スケールで行う検証には，製剤に共通する項目と製剤特有の項目がある。表４，５に代表的な項目を示す。

5 シングルユースシステム

昨今，製剤の製造工程において，シングルユースシステムが採用されるようになってきている。シングルユースシステムは，薬液が直接触れる部材を使い捨てすることにより，同一ラインで製造する他製剤のコンタミネーションを防ぐことができる。つまり，固定配管ラインで実施する洗浄バリデーションを省くことができるというメリットがある。同一ラインで少ない品種の製剤を大量に生産する方式から，少量多品種の製造に推移してきていることもこの動向を

表4　製剤に共通する主な検証項目

目的	主な検証項目	概要
無菌性管理	微生物捕捉性能試験	最終滅菌をできない製剤は，無菌ろ過による滅菌の後，無菌操作を行う。この無菌ろ過が所定の条件で行われたときに，菌が除去されることを検証する。
	機器・設備の滅菌バリデーション	薬液と直接接する製造機器，設備は滅菌処理を行う必要がある。通常オーバーキル条件で滅菌を行う。
	容被材料の滅菌バリデーション	直接容被材料につき，滅菌処理を行う。ガラス容器は乾熱滅菌，ゴム栓は湿熱滅菌を行うのが一般的である。
	製品滅菌のバリデーション	最終滅菌が可能な製剤は，製品滅菌を行う。オーバーキル条件まで熱をかけられないものは，バイオバーデン管理と併せて滅菌条件を設定する。
	プロセスシミュレーションテスト	無菌操作が適切であることを検証する方法である。実際に，機器・設備を稼働させて，薬液の代わりに培地を充填し，容器を培養する。そして，菌が検出されないことを確認する。教育訓練の一環としての意味合いもある。
エンドトキシン管理	エンドトキシンの除去	バイアル，ゴム栓，アンプルなどの一次容器内面の脱エンドトキシン処理が適切であることを検証する。熱による失活が堅牢だが，エンドトキシンバーデンの管理と洗浄による管理を合わせて行う場合もある。
微粒子，異物管理	微粒子，異物の除去	洗浄による除去を検証することが一般的である。
薬液充てん量の管理	充てん量の設定	所定の充填量が採取できることを充填工程を通じて検証する。
容器の密封性管理	容器完全性試験のバリデーション	前述の通り，種々の容器完全性試験法が存在するため，それぞれの製剤に合ったものを選定する。

表5　製剤特有の主な検証項目

目的	主な検証項目	概要
光への安定性担保	製品品質試験（定量，類縁物質等）の結果から最大許容照度，時間を確認する	設備内や工室内の照度を設定するための検証を行う。
熱への安定性担保	製品品質試験（定量，類縁物質等）の結果から最大許容温度，時間を確認する	製造工程での温度を設定するための検証を行う。
酸素への安定性担保	製品品質試験（定量，類縁物質等）の結果から最大許容酸素濃度を確認する	調製液への窒素置換や容器空間部への窒素置換の設定を行う。
凍結乾燥品 凍乾後の水分値の担保	製品品質試験（定量，類縁物質等）の結果から最大許容水分値を確認する	凍結乾燥機のいずれの場所でも規格値以下の水分値が得られることを検証する。
接液部材と薬液のcompatibility担保	製品品質試験（定量，類縁物質等）の結果から使用可能な接液部材を確認する	接液部材の材質選択を行うために，薬液と接液部材を接触させて検証する。

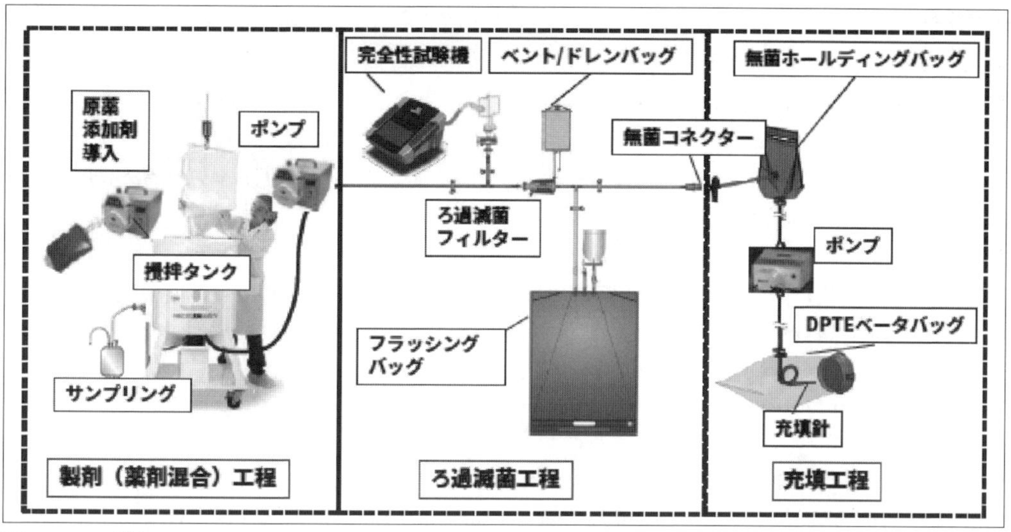

図8　シングルユースシステム

後押しする1つの要因であると考える（図8）。

一方で，シングルユースシステムには，特有の留意しなければならない点もある。シングルユースシステムは，通常，サプライヤー側で滅菌されたものが提供される。そのため，無菌保証という無菌製剤にとって最も重要な項目をサプライヤーの品質管理に委ねることとなる。そこで，適切にサプライヤー選定を実施し，管理していかなければならない。また，シングルユースシステムにはリークや異物が混入しているリスクがあること，抽出物／溶出物も従来のステンレス等の固定配管と比較して多いリスクがあることも頭に入れておかなければならない。

6　おわりに

注射剤の処方設計と工業化について学んできたが，これらは別々のものではない。良い品質の製剤を患者に届けるためには不可分の内容であり，同じコンセプトのもと実施されなければならない。冒頭で述べたとおり，注射剤は製剤が微生物に汚染されていた場合は，重大な健康被害が生じる可能性があることから，重要な1つのコンセプトは，間違いなく無菌管理である。一方で，将来的に開発が加速されることが推察されるウィルスや細胞を利用した製剤は無菌ろ過フィルターのポアサイズより大きいものもあり，無菌ろ過をすることができない。このことから製造工程すべてを無菌的に行う必要があり，無菌管理は格段に高度になる。しかし，われわれは，今まで先人が長年かけて無菌管理法を構築してきたように，これらの新しい無菌製剤の無菌管理法を構築していく必要がある。無菌管理技術は現状に留まることなく，進化していくべきなのである。

参考文献

1）第十七改正日本薬局方（2016）
2）United States Pharmacopoeia., 39（2016）
3）European Pharmacopeia,（8.8）（2016）
4）平成22年度厚生労働科学研究，医薬品の微生物学的品質確保のための新規試験法導入に関する研究，無菌操作法による無菌医薬品の製造に関する指針，85（2011）
5）FDA, Guidance for Industry Sterile Drug Products Produced by Aseptic Processing — Current Good Manufacturing Practice, 18（2004）
6）EU Guidelines to Good Manufacturing Practice Medicinal Products for Human and Veterinary Use Annex 1 Manufacture of Sterile Medicinal Products（2008）
7）EMEA Committee for proprietary medicinal products, Decision Trees for the selection of sterilization Methods（2000）
8）ICH Q8（R2）製剤開発に関するガイドライン，7（2010）
9）Pharmaceutical Dosage Forms: parenteral medications, 2nd Edition, Edited by Avis and Lieberman, Published by Marcel Decker, Inc.（1993）
10）赤羽宏友，世界と日本のバイオ医薬品市場の比較　医薬産業政策研究所　政策研ニュース，49,（2016年11月）

Column　注射剤開発の動向

注射剤を代表する無菌製剤開発の動向は変化し続けている。注射剤は，経口吸収が難しい分子量の大きい薬物でも投与したい部位に直接投与できることが最大の利点である。

政策研ニュース「世界と日本のバイオ医薬品市場の比較」（No.49　2016年11月）によると，「バイオ医薬品市場の内訳を見てみると，組換えタンパクと抗体医薬品が大部分を占めており，両市場の拡大が持続している状況である。これらの内訳比率をみると，2005年頃は7割近くが組換えタンパクであったのに対し，2017年には抗体医薬品が上回り，2022年にはバイオ医薬品全体のうち5割以上を抗体医薬品が占めることが予測されている」とある。これから数年は，抗体医薬品が無菌製剤製品市場の中心となることがうかがえる。

その先の動向として，昨今の開発品では，遺伝子医薬や細胞医薬といった領域のものも出てきており，無菌製剤の幅はますます広がっていくことが予測される。

問　題

［第1問］ 日本薬局方 一般試験法に規定されている注射剤の無菌試験への最少供試個数について正しいものはどれか。

1　ロットあたりの製造個数の半数を供する。
2　ロットあたりの製造個数の1/3を供する。
3　ロットあたりの製造個数に関係なく100個。
4　ロットあたりの製造個数が501容器未満の時，2%または20容器のうち少ない方。
5　ロットあたりの製造個数が501容器以上の時，2%または20容器のうち少ない方。

［第2問］ 容器完全性試験の方法は，製品の特性（その薬液の組成，容器施栓系等）によって選定される。High-voltage leak detection（高電圧印加型）テスターの特性について正しいものはどれか。

1　凍結乾燥製剤の試験に適している。
2　透明アンプル製剤より，褐色アンプル製剤に適している。
3　1本の試験に時間がかかるため，100%インライン試験より，抜き取り試験に適している。
4　その原理から非導電性薬液製剤への適用は難しい。
5　本法は万能であり，適用の制限はない。

［第3問］ 凍結乾燥技術に関する次の記述の正誤について，正しい組み合わせはどれか。

a　水溶液では不安定な製剤の場合，凍結乾燥製剤が有利な場合がある。
b　凍結状態にある原料から水（氷）を昇華させることにより，水分を除去するプロセスである。
c　凍結乾燥プログラムは，乾燥工程の後，凍結工程に推移するのが一般的である。
d　凍結工程での氷晶のでき方により乾燥時間に影響を及ぼす場合がある。
e　ガラス転移点近傍で凍結乾燥する際に凍乾ケーキが崩れる（コラプス）現象が起きる場合がある。

	a	b	c	d	e
1	正	正	誤	正	誤
2	誤	正	正	誤	正
3	正	正	誤	正	正
4	誤	正	誤	誤	正
5	正	誤	正	正	誤

正解と解説

第1問

正解	5
説明	無菌試験は容器を開封して実施する破壊試験であるため，現実的に供試個数には限界がある。製造個数は製剤によってさまざまだが，十万本以上のものもある中で，20容器のみを供することから，無菌試験だけで直接的にロット全体の無菌性を検証することは不可能である。つまり，製剤の無菌性の保証は，無菌試験適合のみで成立している訳ではないことに留意する必要がある。

第2問

正解	4
説明	容器が非導電性で内溶液が導電性の薬液の場合，リーク箇所から内用液が滲出し，高電圧印加時に電流が流れるため，それを検知できる。一方，本法は，非導電性薬液製剤や凍結乾燥製剤への適用は難しい。また本法は，迅速に試験が可能な為，100%インライン検査が可能である。

第3問

正解	3
説明	a　正 b　正 c　誤　凍結工程の後，氷晶水分の除去を行う一次乾燥工程，固化溶質内水分の除去を行う二次乾燥工程を経る。 d　正　氷晶のでき方により，乾燥工程での水蒸気の通過のしやすさが変わるため，乾燥時間に影響を及ぼす。一般的に凍結工程での冷却速度を大きくすると氷晶は小さくなり，冷却速度を小さくすると氷晶は大きくなる。氷晶が大きいほど，水蒸気が通過しやすくなる一方で，濃厚非晶層の層厚が増大し，この層中に含まれる水分の除去が阻害されて崩壊現象の要因となる場合もある。従って，バランスの取れた冷却速度が好ましい。 e　正　ガラス転移点より高い温度では溶液（溶質）の粘性が急激に低くなるため，凍乾ケーキ構造として維持できなくなり崩壊すると考えられる。この現象を防ぐよう，凍結乾燥プログラムを設計する必要がある。

著者の略歴

1997年3月　東京理科大学工学部工業化学科　卒業

1999年3月　東京理科大学大学院工学研究科工業化学専攻　修了

同年　4月　山之内製薬株式会社（現：アステラス製薬株式会社）入社

2014年3月　神戸大学より工学博士の学位を取得

現在（2017年1月）アステラス製薬株式会社 技術本部 製剤研究所 注射剤研究室に所属

注射型DDSの製剤設計：リポソーム医薬品の創製を例として

菊池　寛

POINT

DDS製剤開発のポイント

企業でDDS（drug delivery system）医薬品を開発する上では，まず何より確固たる製剤技術基盤の構築が重要である。この技術自体がふらついていては，実験の再現性も得られず，他部署（主薬理，安全性，動態部門等）からの信用も失ってしまう。また，この“確実な器”を完成させるまでには，長期的な投資も必要であり，会社（上司）がそれに耐えられるか，また研究担当者自身が多くのストレスに耐えられるかが鍵となる。そのためには，絶対に成し遂げるんだという研究担当者個人あるいはそのグループの熱意・情熱も必須である。当然ながら，そのDDS医薬品は有用性において，新たに生まれてくる他の合成新薬や誘導体にも優っていなければならない。さらには，その製剤技術の独創性を保証するためには特許戦略・特許対応（それに伴う多くの文献調査も含む）が非常に重要である。また，企業研究者として，海外研究者と競争したり，会社・個人レベルでの交友を深めたりするには，学位（Ph.D.）の取得も必要であることを経験した。

従来，企業においては開発の下流に位置していた製剤研究ではあるが，DDS研究の初期段階はまさに探索研究である。複数の専門領域をまたぐ組織横断的な共同作業が必須であり，他部門の研究者と対等に議論するためには，ときとして，合成，主薬理，安全性，動態研究を自らも実体験することも必要である。やりがいも夢もあるが，それなりの覚悟も必要なのがDDS研究ではないだろうか。

1 はじめに

筆者がリポソームと出合ったのは1981年，前職時代である。1977年に学部卒で入社し，抗血小板薬パナルジン（塩酸チクロピジン）錠の製剤化研究，工業化研究，申請業務等に携わったが，それが一段落し，入社前からの希望であった本社への異動希望届を提出していたときであった。リポソームという興味深いマイクロカプセルがあるので，東京大学薬学部衛生化学・裁判化学教室（当時，野島庄七教授，井上圭三助教授）で，その技術を習得してくるようにとの業務依頼を受けた。

当時は，DDS（Drug Delivery System）という言葉もまだ一般化していなかったが（日本

DDS学会の前身のDDS研究会の設立は1985年である[1]），この技術習得の機会は，その後の筆者に，ずっと研究者としての人生を歩ませるきっかけになった。

今振り返ると，実に36年間企業でDDS研究をしてきた（途中，坐剤・パップ剤や経口剤の開発研究も併行して行ったときもあったが）ことになる。本章では，その前半部分（企業での基礎・探索研究部分）に焦点を当て，筆者自身のための備忘録も兼ねて，社内でゼロから基礎・探索研究を始めたときの苦労話なども交えて，この回顧録をしたためてみる。これから何か新しい研究を（とりわけ企業で）始めたいと思っておられる若い研究者へのメッセージであり，参考になれば幸甚である。

2 DDSとは

DDSは，主薬理効果とともに毒性も併せ持つ薬物にある種の衣を着せて，「必要な場所」に「必要な量」を「必要な時間」だけ作用させる，すなわち薬物の持つポテンシャルを最大限に発揮させるための理想的な体内動態に制御して，その薬物の有効性，安全性，使用性を向上させる技術である。その種類には，①放出制御型DDS，②ターゲティング型DDS，③吸収促進・改善型（投与経路の変更も含む）DDSがある（図1）。主な注射用DDS技術としては表1に示すものが挙げられ，今では実に多くのDDS医薬品が創製されている[2,3]。画期的（低分子）新薬が見つかりにくくなった昨今では，創薬のための1つのツールとしても，その重要性はますます高まっているが，筆者が基礎研究として社内でリポソーム研究を始めた1980年代初頭は，注射用DDS医薬品といっても，世の中には99 mTcをアルブミンに結合させた診断薬，PGE1（プロスタグランジンE1）をα-シクロデキストリンで可溶化させたプロスタンディン®ぐらいしか上市されていなかった。一方，欧米では，DDS技術を前面に打ち出した大学発のベン

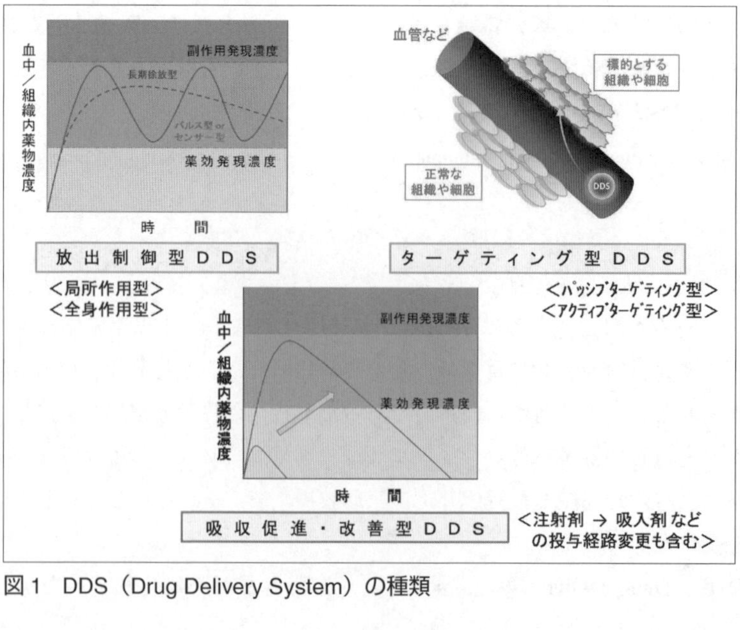

図1　DDS（Drug Delivery System）の種類

表1　主な注射用DDS（Drug Delivery System）技術[a)]［2017年3月現在］

No.	材料	分類	DDS技術	開発状況（◎：上市品あり，○：臨床試験中，△：前臨床試験中）可溶化	放出制御（局所作用）	放出制御（全身作用）	パッシブターゲティング	アクティブターゲティング	BBB透過	核酸デリバリー	上市された医薬品の例（ ）内は臨床試験中の医薬品，［ ］内は使用原料/技術一般名	主な開発・販売企業（ ）内は臨床試験中の企業名，［ ］内は使用原料/技術商品名
1	生分解性材料	可溶化製剤等	ナノサスペンション	◎							[1]Emend, [2]Invega Sustenna, etc.	[1]Elan/Alkermes/Merck, [2]Elan/Alkermes/Janssen, etc.
2	生分解性材料	可溶化製剤等	シクロデキストリン	◎							[1]Prostandin *[α-CyD]*, [2]Sporanox *[HP-β-CyD]*, [3]Vfend *[SBE-β-CyD]*	[1]小野薬品工業, [2]Janssen, [3]Pfizer, etc.
3	生分解性材料	可溶化製剤等	アルブミン結合体	[1]◎			[2]◎	[3]◎			[1]Abraxane, [2]Pulmolite, etc., [3]Asialoscinti	[1]Abraxis BioScience/Celgene/大鵬薬品工業, [2]多数, [3]日本メジフィジックス
4	生分解性材料	コンジュゲート医薬	リガンド結合医薬					○ (1: P2b)			([1]Vintafolide/Vynfinit, [2]EC1456/Folate-Tubulysin)	([1]Endocyte/Merck, [2]Endocyte)
5	生分解性材料	コンジュゲート医薬	高分子化医薬				[1]◎[b)]	○ (3: P3)			[1]SMANCS, ([2]NKTR-102; [3]HA-Irinotecan; [4]XMT-1001, etc.)	[1]アステラス製薬, ([2]Nektar, [3]Audeo/Alchemia, [4]Mersana)
6	生分解性材料	コンジュゲート医薬	ペプチド結合医薬 (PDC)					○ (2: P1)	○ (1: P 2)		([1]GRN1005/ANG1005, [2]Adipotide/TP-01)	([1]Angiochem, [2]Arrowhead Research)
7	生分解性材料	コンジュゲート医薬	抗体結合医薬 (ADC)					◎	○ (P1/2)		[1]Mylotarg, [2]Zevalin yttirium, [3]Adcetris, [4]Kadcyla/T-DM1	[1]Wyeth, [2]Bayer, [3]Millennium/Takeda, [4]Genentech/Roche
8	生分解性材料	表面修飾蛋白	PEG化タンパク		◎ (Macugen)	◎				◎ (Macugen)	[1]PegIntron, [2]Pegasys, [3]Neulasta, [4]Somavert, [5]Mircera, [6]Cimzia, etc.	[1]Schering-P/Merck, [2,5]Roche, [3]Amgen, [4]Pfizer, [6]UCB, etc.
9	生分解性材料	表面修飾蛋白	アルブミン融合タンパク			◎ (Idelvion)					([1]Albuferon/Zalbin, [2]Idelvion/rIX-FP)	([1]Human Genome Sciences/GSK, [2]CSL Behring)
10	生分解性材料	表面修飾蛋白	レシチン化タンパク			○ (P 2)					(PC-SOD)	(LTTバイオファーマ)
11	生分解性材料	微粒子性製剤	高分子ミセル/高分子ナノパーティクル	○ (1: P1)			○ (2-4: P3)	○ (5: P2)			([1]Cynviloq, [2]NK105, [3]Livatag, [4]NC-6004, [5]BIND-014, [6]CRLX101, etc.)	([1]Sorrento, [2]日本化薬, [3]Onxeo, [4]ナノキャリア, [5]Bind, [6]Cerulean, etc.)
12	生分解性材料	微粒子性製剤	脂肪乳剤/リピドマイクロスフェア				◎				[1]Diprivan, [2]Limethason, [3]Palux & [2]Liple, [4]Ropion	[1]AstraZeneca, [2]田辺三菱, [3]大正製薬, [4]科研製薬
13	生分解性材料	微粒子性製剤	超音波造影剤				◎				[1]Levovist, [2]Optison, [3]Definity, [4]SonoVue, [5]Sonazoid, etc.	[1]Bayer, [2]GE Healthcare, [3]Lantheus, [4]Bracco, [5]第一三共
14	生分解性材料	微粒子性製剤	リポソーム/リピドナノパーティクル	○ (P2)	[1]◎	[2]◎	[3-5]◎	[6]◎	○ (P1)	○ (P2)	[1]DepoCyt, [2]Marqibo, [3]Doxil, [4]AmBisome, [5]Visudyne, [6]Mepact	[1]Sigma-Tau, [2]Spectrum, [3]Janssen, [4]Gilead, [5]Novartis, [6]Takeda
15	生分解性材料	微粒子性製剤	金コロイド粒子				○ (P2)				(CYT-6091)	(CytImmune Sci.)
16	生分解性材料	微粒子性製剤	PLGAマイクロスフェア		○ (4:NDA)	◎					[1]Leuplin/Lupron Depot, [2]Sandostatin LAR, [3]Risperdal Consta, [4]Zilretta	[1]武田/AbbVie, [2]Novartis, [3]Alkermes/Janssen, [4]Flexion
17	生分解性材料	その他	デポ型注射剤（一部非生分解性）		[1,2]◎	[3,4]◎					[1]Gliadel, [2]Nexplanon, [3]Invega Sustenna, [4]Abilify Maintena, etc.	[1]エーザイ/Arbor Pharm., [2]Merck, [3]Janssen, [4]H.Lundbeck/大塚製薬
18	生分解性材料	その他	ゲル剤			[1]○ (1: P1/2)					([1]HIB vaccine *[Chitosan]*, [2]CHP-NY-ESO-1 *[Pullulan der.]*)	([1]Viscogel, [2]イミュノフロンティア)
19	生分解性材料	その他	デンドリマー		○ (1: P3)						([1]VivaGel: SPL7013 for vaginal)	([1]Starpharma)
20	生分解性材料	その他	ウイルス		[1]◎[c)]	[2]◎[d)]				[1-2]◎	[1]Imlygic/T-Vec *[HSV-1]*, [2]Glybera *[AAV1 vector]*	[1]BioVex/Amgen, [2]uniQure
21	非生分解性材料		ナノカーボン（フラーレン、カーボンナノチューブ等）		△							
22	非生分解性材料		非生分解性微粒子		[1,2]◎						[1]DC Bead *[PVA bead]*, [2]Debdox *[DC Bead with DOX]*, etc.	[1]Biocompatibles/エーザイ, [2]Biocompatibles
23	非生分解性材料		体内留置装置，浸透圧ポンプ		[1]◎	[2,3]◎					[1]Ascenda *[ITB therapy]*, [2]MiniMed *[Insulin pump]*, [3]Viadur	[1,2]Medtronic, [3]Alza/Durect *[DUROS:Osmotic pump]*
24	非生分解性材料		無針注射システム		◎	◎					[1]Biojector, [1]ZetaJet, [2]DermoJet, etc.	[1]Bioject, [2]Robbins, etc.

a）参考文献2の表1ならびに参考文献3の表1に最新情報を盛り込んで修正したもの．
b）高分子化医薬で唯一の上市品であったSMANCS®は2013年3月に販売中止となった．
c）ヘルペスウイルスを用いたImlygic（別名T-Vec；BioVex社/Amgen社）は2015年10月に米国FDAにより承認された．
d）アデノ随伴ウイルスを用いたGlybera（オランダuniQure社）は2012年に欧州で承認されたが，米国での開発は断念．

チャー企業が数多く誕生した頃でもあった[4)]。

3　リポソームとの出合い

3.1　パナルジン錠の開発

入社早々に筆者が手がけたパナルジン錠（国内承認は1981年）は発売以来20年以上の間，国内での年商数百億円をずっと維持したが，その間に一度も処方変更されることはなかった。小型化（主薬100 mgに対し，当時一番飲みやすいとされた8 mm径素錠に白色フィルムコーティングを施し，全体の重量を210 mg以下とした）を目指し，後々まで処方変更されない完璧に近い錠剤を設計しようと努力したのだが，それが実現できたことは今でも満足である。しかしながら，一方では，「自分ではなく他の研究者が担当しても，きっと完璧な錠剤はできたに違いない」，「何か自分にしかできないことに従事してみたい」という気持ちが強く心に残っていたのは事実である（何か運命じみたものを感ずるが，このパナルジン錠は，筆者がエーザイ株式会社に転籍した2007年にその全権利がサノフィ・アベンティス株式会社に承継され，今でも日本国内ではサノフィ株式会社から販売されている[5)]。

そのような経緯もあり，パナルジン錠の開発研究が一段落したときに，筆者は入社前からの希望であった本社（臨床開発部あるいは外国部）への異動希望届を出していた。

3.2　リポソームの技術習得

当時の第一製薬株式会社 研究企画部・高柳輝夫主任（第一製薬株式会社取締役，第一三共株式会社常勤監査役を経て，現在，ヒューマンサイエンス振興財団理事長）から「リポソーム（図2）という興味深いマイクロカプセルがあるので，東京大学薬学部衛生化学・裁判化学教室へ行って，その技術を習得し，同時に自社化合物への適用を検討してくるように」との業務依頼を受けたのは1981年の春である。残念ながら，東大で用いた薬物のプロジェクトは失敗に終わったが，筆者にリポソーム技術を熱心に指導してくださったのは当時博士課程学生だった田中裕氏（現，中外製薬株式会社 取締役上席執行役員），工藤一郎助手（その後，昭和大学薬学部教授・学部長；2008年にご逝去），井上圭三助教授（東京大学薬学部教授，帝京大学薬学部教授・学部長を経て，現在，同大学副学長）であった。夜遅くまで実験をしたが，井上圭三先生に研究者としての素質を認められたのは，会社に報告するレポートを徹夜までしてしっかりとまとめたからであったと思う。

その後は井上圭三先生の研究室に頻繁に訪問するようになり，リポソームに関する議論を積極的にさせていただいた。同教室出身で私の出身高校の先輩でもある奥直人先生（現，静岡県立大学薬学部教授ならびに日本薬学会会頭），また私の出身教室である製剤学教室（当時，花野学教授，杉山雄一助手；現在，お二人とも東京大学名誉教授）の先輩である際田弘志先生（徳島大学薬学部教授，同大学副学長を経て，現在名誉教授）が，それぞれ米国留学から帰国

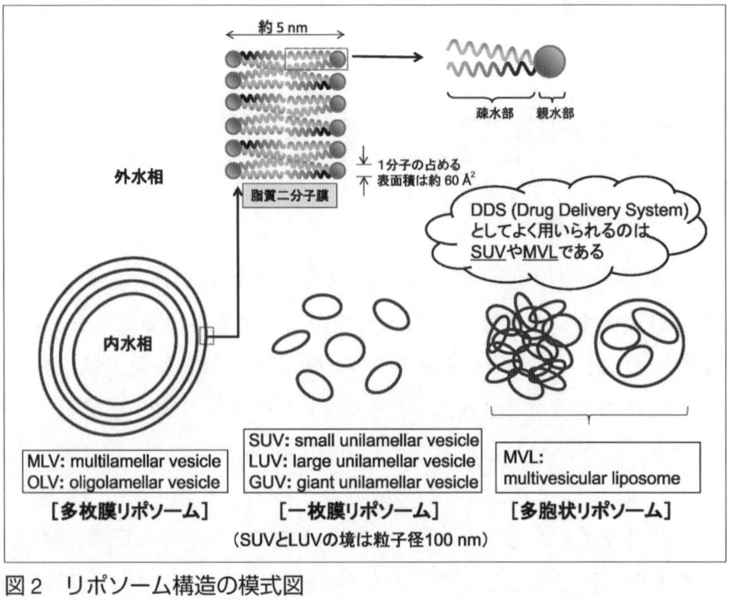

図2　リポソーム構造の模式図

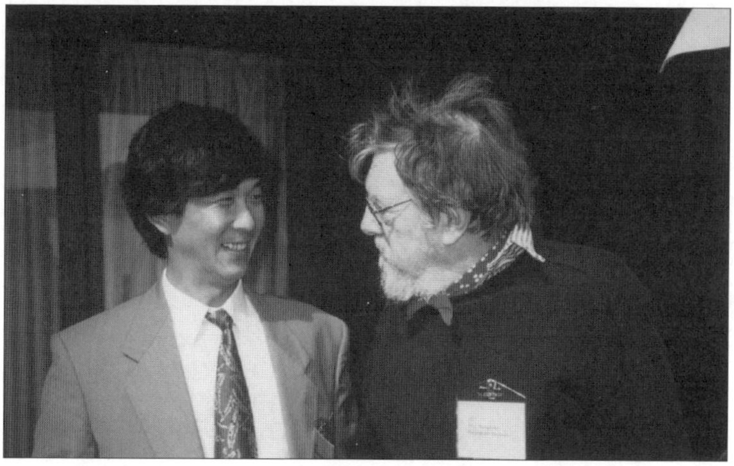

図3　リポソーム創始者である英国A.D.Bangham博士と共に
（リポソーム生誕30周年国際会議，1995年3月，英国）

されたのは，ちょうどこの頃であった。お二人とも，留学先ではリポソーム研究をされており，巡り合わせのようなものを感じたことを記憶している。

東大でのリポソーム技術習得の経験を通じて，私は“リポソーム”に大きな関心を持った。企業の製剤研究部門にいると，開発の川下に位置し，得てして受け身的な姿勢になってしまうが，このリポソームは膜処方を変えると動態が変化し，その結果，主薬理作用の増強や副作用の軽減が可能になることがわかり，合成研究者がその化学構造を変化させて最適な化合物をスクリーニングするのと同じ興奮を味わえることに興味を感じた。また，世の中では，ドラッグキャリア，DDSという言葉が生まれつつあり，リポソームはその理想的な剤形になりうるかもしれないとも思った。リポソームは1960年代半ばに英国の故A.D.Bangham博士（図3）に見出された[6]。当初はその構造から生体膜のモデルとして盛んに利用されていたが，1970年代後半からはドラッグキャリアとしての利用が急増し，1980年代前半には剤形別ではリポソームに関する文献・特許数が最も多くなるほど研究が盛んになっていた。そして，文献を読めば読むほどリポソームの可能性が自分の中で拡がっていき（表2），リポソームの世界に引きずり込まれていった。

3.3　社内でのリポソーム研究開始

筆者が東大から戻り，入社したての新人の山内仁史氏（現，ニプロパッチ株式会社 執行役員）と二人でリポソーム研究を社内でゼロから立ち上げたのは1981年である。基礎研究としてリポソーム研究を始めるにあたっては，就業時間中は本来の開発業務を行い，就業時間後に（残業代を付けず）リポソームの実験を行うという縛りを受けたが，「何か新しいことを自分の手で始めてみたい」というわれわれには苦痛でも何でもなく，毎日就業時間が終わる夕方5時半を楽しみに過ごしていたことが懐かしい。少しずつではあるが，実験データが出始め，新しい発見があり，それを喜びとする日々を過ごした思い出がある。

また当時は，リポソームを調製したくとも，われわれの所属する製剤研究部門内にはリポ

表2　リポソームのDDSとしての特徴

1) 生体由来の脂質を用いているので生体適合性が良く，全身投与から局所投与まで全ての投与経路が可能である。
2) 膜組成・粒子径を変えることにより，さまざまな機能や物性（温度感受性，pH感受性，光感受性，アジュバント効果，徐放性，passive targeting，active targeting等）を持たせることが可能である（→このことが処方設計を難しくしている）
3) 低分子薬物からペプチド・核酸などの高分子薬物まで保持可能な薬物が多い。特に，水溶性薬物をその内水相に保持できるところが大きな特長である。
4) 主成分であるリン脂質の臨界ミセル濃度（cmc: critical micelle concentration）が非常に低い（$<10^{-10}$ M）ので，製剤中，あるいは体液で希釈された生体内においてもその構造を維持できる。
5) さらに標的部位において，①薬物自体の膜透過，あるいは②酵素分解・希釈効果等に基づくリポソーム構造破壊により，保持した薬物の放出が期待できる。
6) 細胞の大きさ（長径約10 μm）に比してリポソームのそれ（SUVは0.1 μmφ）はかなり小さいので，保持した薬物ごと，特異的あるいは非特異的に標的細胞に取り込ませることも可能である。
7) 近年，医学生物学領域で注目されている“エクソソーム”（細胞が外に吐き出す脂質小胞体）は，正に究極のリポソームともいえる。

注：上記1～6）は昔から知られていたことであるが，近年注目されている7）のエクソソームは生細胞が作り出す正に天然のリポソームである。

ソームの調製，分析に関わる試薬・器具・装置等がほとんど何もない状況であった。試薬や器具類集めは比較的容易にできたが，未封入薬物を分画する超遠心分離器，粒子径を測定する準弾性光散乱計，粒子を観察する電子顕微鏡などは，隣接する子会社の研究所，江戸川区の研究所本体（製剤研究部門は独立して墨田区にあった），大学研究室，分析機器販売会社などに借りに行く苦労を伴った（さすがに，機器借用のための出張は公用外出扱いにしていただいた）。

社内でわれわれがリポソーム研究を始めた頃は，リポソーム医薬品の実用化という期待・夢はあったものの，その保証は全くなかった。社内で暖かく応援してくれる人達がいた一方で，「リポソームなんか実用化できっこない」と言い切られたり，「そんな夢のような研究をしていて大丈夫なのか」と心配されたりもした。今でこそ，リポソーム医薬品は17品目が上市され（表3参照）世界の医療に貢献しているが（最初のリポソーム医薬品の発売は1990年），当時のわれわれですらも疑心暗鬼の状態でリポソーム研究を始めたのが正直なところである。

3.4　文献・特許調査

新しい研究を始める際には，やみくもに実験を始めるのではなく，自分が入り込もうとしている研究領域では何が明らかにされており，何が問題になっているのかをよく精査し，自分がなすべきことを見定めるべきであると思っている。当時は，早く実験を始めたいという気持ちを抑えるのに苦労したが，実験を始めたら一気に成果に結びつけることができたのも事実である。

日本DDS学会創始者の一人で，元参議院議員であり，音楽家で医師でもあった故水島裕先生（聖マリアンナ医科大学教授を経て，慈恵医科大学教授）は，プロスタグランジンE1リピッドマイクロスフェア製剤（パルクス®注，リプル®注；1988年国内承認）の開発者である。筆者が文献調査をしてみると，水島先生はいくつかの総説論文の中で，リポソームについて言及され，「リポソームは理想的なドラッグキャリアかもしれないが，実用化は難しい」とされ

表3　世界で上市されたリポソーム医薬品［2017年3月現在］

	商品名（開発コード名）	開発・販売企業	薬物	脂質組成（製剤の形態）	適応疾患（備考）	上市時期	
						世界	日本
1	AmBisome [1]	(Vestar/NeXstar/) Gilead, Astellas Pharma [米国], 大日本住友製薬 [日本]	Amphotericin B	HSPC/cholesterol/DSPG/ α-tocopherol (凍結乾燥製剤)	真菌感染症, リーシュマニア症（世界初のリポソーム医薬品）	1990年 [アイルランド]	2006年 (16年遅れ)
2	Epaxal/HAVpur/ VIROHEP-A	(Berna Biotech/Crucell/), Janssen group [Epaxal], Chiron, Novartis, Scott Cassara [HAVpur or VIROHEP-A]	Inactivated hepatitis A virus (strain RG-SB)	PC/PE/HA & NA glycoproteins (水分散プレフィルドシリンジ)	A型肝炎（いわゆるVirosome；筋注・皮下注・皮内注）	1994年 [スイス]	–
3	Abelcet [2]	(TLC/Elan/Enzon/) Sigma-Tau	Amphotericin B	DMPC/DMPG (水分散製剤)	真菌感染症, リーシュマニア症（脂質とのモル比1:1のコンプレックス製剤）	1995年 [米国]	–
4	Doxil [日米]/ Caelyx [EU]	(LTI/Sequus/ALZA/Ortho Biotech, Schering-Plough/) Janssen group	Doxorubicin	HSPC/cholesterol/ MPEG-DSPE (水分散製剤)	エイズ関連カポジ肉腫, 卵巣癌, 乳癌, 多発性骨髄腫（PEG修飾リポソーム）	1995年 [米国]	2007年 (12年遅れ)
5	DaunoXome	(Vestar/NeXstar/Gilead/Diatos/) Galen	Daunorubicin	DSPC/cholesterol (水分散製剤)	エイズ関連カポジ肉腫（1st line treatment）	1996年 [英国]	–
6	Amphotec [2] [米国]/ Amphocil [2] [欧州]	(LTI/Sequus/ALZA/ InterMune/Three River/ Kadmon/) Alkopharma	Amphotericin B	cholesteryl sulfate (凍結乾燥製剤)	真菌感染症, リーシュマニア症（脂質とのモル比1:1のコンプレックス製剤）	1996年 [米国]	–
7	Inflexal V/ Infectovac flu [ドイツ]	(Berna Biotech/Crucell) Janssen group	Influenza virus surface antigens	lecithin (水分散プレフィルドシリンジ)	インフルエンザ（いわゆるVirosome；筋注・皮下注）	1997年 [欧州]	–
8	DepoCyt [米国]/ DepoCyte [EU]	(SkyePharma/Enzon/Pacira Pharm./) Sigma-Tau [米国], Mundipharma [EU]	AraC (Cytarabine)	DOPC/cholesterol/DPPG/ triolein (水分散製剤)	リンパ性髄膜炎（CSFへの直接注入；マルチベジクルリポソーム [DepoFoam]）	1999年 [米国]	–
9	Visudyne	(QLT/)Novartis, Valeant [北米]	Verteporfin	eggPG/DMPC (凍結乾燥製剤)	加齢黄斑変性症（静脈内投与）	1999年 [スイス]	2004年 (5年遅れ)
10	Myocet	(TLC/Elan/Perrigo/Cephalon/) Teva Pharmaceutical	Doxorubicin	eggPC/cholesterol (3バイアルキット製品；用時調製)	転移性乳癌（Cyclophosphamideとの併用で1st line treatment）	2000年 [EU]	–
11	Lipo-Dox [3]	Taiwan Liposome Co. (TLC)/ TTY Biopharm	Doxorubicin	DSPC/cholesterol/ MPEG-DSPE (水分散製剤)	卵巣癌, 乳癌, エイズ関連カポジ肉腫（PEG修飾リポソーム）	2002年 [台湾のみ]	–
12	DepoDur [4]（旧名 DepoMorphine）	SkyePharma/Pacira Pharm., EKR Ther. [米国], Flynn Pharma [EU]	Morphine	DOPC/cholesterol/DPPG/ triolein (水分散製剤)	手術時の麻酔薬（硬膜外注射；粒子径17-23μmマルチベジクルリポソーム [DepoFoam]）	2004年 [米国]	–
13	Lipusu	Luye Pharma	Paclitaxel	eggPC/cholesterol (凍結乾燥製剤)	乳癌, 転移性乳癌（1st line treatment）	2004年 [中国のみ]	–
14	Mepact [EU]/ Junovan	(Ciba-Geigy/Novartis/IDM Pharma/) Takeda	Mifamurtide (MTP-PE)	POPC/DOPS (凍結乾燥製剤)	術後の骨肉腫 [*i.v.*]	2009年 [EU]	–
15	Marqibo	(INEX and Enzon/Tekmira/) Talon/Spectrum	Vincristine	SM/cholesterol (3バイアルキット製品；用時調製)	急性リンパ性白血病（血中滞留型リポソーム）	2012年 [米国]	–
16	Exparel	Pacira Pharmaceuticals	Bupivacaine	DPPG/cholesterol/tricaprylin/ DEPC (水分散製剤)	手術時の局所麻酔薬（粒子径24-31μmマルチベジクルリポソーム [DepoFoam]）	2012年 [米国]	–
17	Onyvide (MM-398/PEP02)	PharmaEngine [台湾], Merrimack [米国], Baxter International [EU]	Irinotecan	DSPC/cholesterol/ MPEG-DSPE	転移性膵臓腺癌	2015年10月 米,台湾承認	–

1）世界最初のリポソーム医薬品で，英国（1991年承認），米国（1997年承認），日本（2006年承認）始め，世界40ヶ国以上で販売されている．
2）Abelcetはリボン状の脂質複合体（長さ1～10 μm），Amphotec/Amphocilはディスク状の脂質複合体（直径120nm）である．
3）Doxilのジェネリック薬であるLipodox（インド Sun Pharma社）と商品名が似ているが，別のリポソーム医薬品である．
4）販売不振のために，2012年に製造販売中止．

ておられた。問題点としては，①大量生産方法の開発，②最終製剤の均一性・再現性の保証，③最終製剤の無菌性の保証，④最終製剤の長期保存安定性の保証，⑤水溶性薬物の高保持率化——を挙げておられた。

この列挙された問題点が，まさに筆者に研究者としての道をずっと歩ませる大きなきっかけになった。実際，これらはすべて製剤工学的な問題点であった。それならば，この問題点を製剤研究者である自分が解決すれば，リポソーム医薬品の実用化も夢ではないと考えた次第である。もう少し研究を続けて，これら問題点を解決してから，本社に行っても遅くないとも考えた。

何年も経ってからのことであるが，学会，特許出願，論文でリポソームに関する発表を続けて行っていたときに，学会で水島先生から呼び止められたことがある。「自分は元々リポソーム愛好者であったが，例の問題点があったので諦めてリピドマイクロスフェアにシフトした。君がそれを解決したのはよく知っている。応援するから，国産のリポソーム医薬品を是非出すように」と激励され，その後もずっと水島先生にはかわいがっていただいた。当時若手研究者であった自分が突然，水島先生から声をかけていただき，「研究という立場ではみな平等である」という研究のすばらしさを知った想い出がある。

また，文献調査をして，自分なりにリポソームの調製方法とその分析方法をまとめた手書きの冊子を井上圭三先生には差し上げていたが，ちょうど，井上先生を訪問していたときに，学術雑誌「細胞工学」から電話があり，リポソーム関係の総説執筆依頼が飛び込んできた。井上先生は「ちょうど目の前に，良い人物がいる」とおっしゃって，その場で私を紹介してくださったのである。その結果生まれたのが，総説「リポソームⅠ－調製法と検定法－」[7]である。リポソーム研究の経験がほとんどなく，また一般学術論文も執筆したことのない自分がいきなり総説を書くことには大きな抵抗を感じたが，井上先生を共同著者に入れさせていただくことで自分も納得した。この総説は，その後，リポソーム研究者の間で長い間参考にされたのはうれしい限りであるが，研究成果を活字として残すことの重要さとともに，実験ばかりが研究ではないことを教わった出来事でもあった。

4　リポソーム実用化をめざして

4.1　Chapmanの相図

リポソームを構成するリン脂質は，リオトロピック液晶（水との共存状態で液晶を形成）であり，同時にサーモトロピック液晶（ある温度で液晶を形成）であることはChapmanの相図[8]から明らかであったが，当時の上司の広田貞夫先生（後に，静岡県立大学教授として転出）と会社の研究顧問であられた故篠田耕三先生（横浜国立大学教授）とは「リポソームはエネルギー的に安定に存在できるかどうか」について機会があるたびに熱く議論した。お二人の主張は「最後はリン脂質の二分子膜と水とに相分離するはずだから，安定なリポソームはあり得ないし，まして内水相を有する閉鎖小胞などエネルギー的に安定に存在できない」であったが，筆者の主張は「水溶性のグルコースが内封されるということは閉鎖小胞であることを示している。また，実用化の社会では，エマルション（エネルギー的には油と水の相分離が安定状態である）と同様に，準安定領域であっても，その機能・品質をある期間において実用上保証できれば良いのであって，リポソームも3年間ぐらいの保存安定性を保証できれば，その系が存在するといってもよいのではないか」であった。化学工学，溶液論の大家である両先生を相手に，門外漢の筆者が挑戦したのは，今にして思えば若気の至りであったが，お二人を説得するために，文献を読みあさり，実験結果で証明することを繰り返しているうちに，リポソームのことをより深く知ることができた。最終的には，お二人ともリポソームの存在を認め，広田先生は長く社内のリポソーム研究を推進・支援してくださり，篠田先生は日本化学会における講演の中で，「以前はリポソームという系はないと思っていたが，今はその存在を認めている」とおっしゃってくださったのが，強く印象に残っている。

4.2 リポソーム大量生産方法の開発

リポソーム研究開始の準備に思った以上に時間を要したが，実験を始めてからの進捗は順調であった。まず本格的にリポソーム研究を開始するためには，上記のリポソーム実用化の問題点①である大量生産方法を確立せねばならないと考えた。当時，他社からも特許はいくつか出始めていたが，これといって使えるものは見当たらなかった。われわれが考え出した方法は単純明解で，「リン脂質は水には膨潤（水和）するが，溶解はしない。難水溶性薬物の溶解度・溶解速度を上げるために通常行っている製剤工学的手法を取り入れてみたらどうだろう」であった。われわれが新規に開発したリポソーム大量生産方法を表4に示すが[9]，熱をかけたの

表4 新規に開発したリポソーム製剤の大量生産方法

	名称	調製方法 （詳細は参考文献9参照のこと）	有機溶媒	加熱操作	撹拌力	ずり応力	特徴	日本特許番号 （出願年）
1	加温法 (Thermal swelling method)	リン脂質の粉末としての相転移温度（Tα）と油性荷電脂質の融点に注目し，両者より高い温度にて脂質粉末を薬物水溶液で瞬時に水和・膨潤させた後，撹拌する方法.	—	必要	必要	—	熱に不安定な薬物には不適．コレステロールが膜に入りにくいが．融点の低い荷電脂質は膜挿入可能.	第1750437号 （1983年）
2	メカノケミカル法 (Mechanochemical method)	脂質粉末（レシチン，コレステロール，荷電脂質）を機械的せん断力により少量の薬物水溶液で効率的に水和させ，更に撹拌しながら薬物水溶液を加える方法.	—	—	必要	必要	上記加温法のコレステロールが入りにくい欠点を改良．せん断力に弱い高分子には不適.	第1856735号 （1983年）
3	脂質溶解法 (Minimum solvent method)	必要最小量の揮発性有機溶媒を用いて脂質膜成分が均一に混合分散しあった脂質混合物を得，これを窒素バブリング等により乾燥（lipid film化は不要）後，薬物水溶液と混合撹拌する方法.	必要	—	必要	—	脂質原料メーカーが脂質混合乾燥物を提供すれば，製剤工場で有機溶媒を使う必要なし.	特告平04-57375号 （1983年）
4	噴霧乾燥法 (Spray-drying method)	少量の揮発性有機溶媒に脂質膜成分を溶解させ，更にこれに水溶性芯物質（糖類の粉末）を分散させたものを噴霧乾燥し，この乾燥物を薬物水溶液と混合撹拌する方法.	必要	—	必要	—	上と同じであるが，更に非晶質化され表面積が大きいので，水和・膨潤が速やかに起こる.	第2089683号 （1985年）
5	多価アルコール法 (Polyol dilution method)	脂質膜成分を生体投与可能なプロピレングリコールやグリセリン等の多価アルコールに溶解または膨潤させ，これと薬物水溶液とを混合撹拌する方法．多価アルコールは除去する必要なし.	—	—	必要	—	ほとんどの膜組成に対応可能であり，溶媒除去操作が不要なので簡便．安定化にも寄与.	第2035684号 （1983年） 欧米加でも成立
6	凍結乾燥空リポソーム法 (Freeze-dried empty liposomes method)	上記いずれかの方法により空リポソームを大量に調製し，バイアルに無菌的に小分け充填した後，凍結乾燥する．これに薬物水溶液を入れるだけで粒子径が制御されたリポソームが得られる方法.	上記いずれの方法を用いるかによる．復水時は撹拌・加温は不要.				基本的には，Bangham法と同等のものが無菌的に再現性良く得られる．熱に不安定な薬物にも適用可.	第2599492号 （1990年） 米加でも成立
7	薬物の高保持率化法 (High encapsulation efficiency method)	薬物の荷電と反対の荷電を有する脂質を用い（脂質/薬物 荷電比3倍以上），更に低イオン濃度下でリポソームを調製することにより，製剤・生体内で薬物を安定に高保持率で保持させる方法.	上記1～5のいずれの方法を用いるかによる.				ドキソルビシンのような塩基性薬物，核酸のような酸性薬物を安定にリポソームに保持できる.	第2609183号 （1990年） 欧米加でも成立

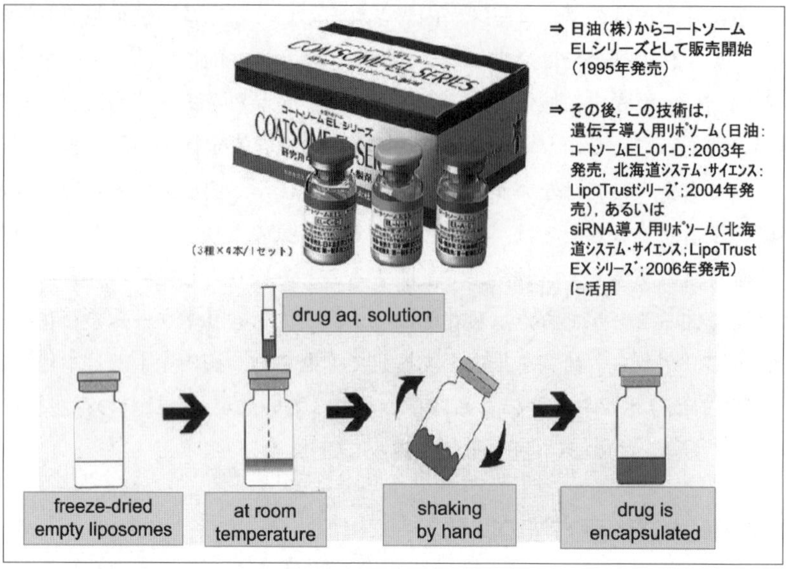

図４　凍結乾燥空リポソーム法の実用化

が加温法，機械的せん断力をかけたのがメカノケミカル法，効率的な非晶質混合物を製造し，さらにその表面積を増やす工夫をしたのが噴霧乾燥法[10]，固体分散体（solid dispersion）の高分子の代わりにプロピレングリコールやグリセリンを使用したのが多価アルコール法[11]であった。また，脂質溶解法は他社特許対策のために開発した。

２Lスケールでの製造を試み，期待通りうまく製造できたリポソーム水分散液を山内氏と二人で研究所内に持ち歩き，皆に「リポソームは大量生産できる」と自慢したこと，また皆も「本当だ，いけるかも」と大変喜んでくれたのを覚えている。今考えると，自分自身が研究の醍醐味を感じ始めた頃だったかもしれない。このことがきっかけで，リポソーム研究は社内でも正式業務として認められ，数名での開発プロジェクトを立ち上げることとなった。

なお，凍結乾燥空リポソーム法（図４；いわゆるインスタント・リポソーム法）と薬物の高保持率化法については後述する。

4.3　長期保存安定性の保証

リポソームは元々，生体膜モデルとしての利用から始まったこともあり，生化学分野で広く用いられていた。そのためか，ほとんどの文献が，リポソームを分散させる水性溶媒としてリン酸緩衝化生理食塩液（PBS），生理食塩液（saline），細胞培養用培地を用いていた。つまり等張化剤として電解質である塩化ナトリウムが使用されていた。異分野から参入した筆者には，このことが異様に感じられた。なぜならば，タンパク質やエマルションなどのコロイドの世界では，塩化ナトリウムなどの電解質の使用は絶対禁忌であったからである。①塩化ナトリウムなどの電解質はコロイドの表面から自由水を奪い取り，そのためにタンパク質やエマルションの不可逆的な凝集や合一（一種の塩析）を引き起こすこと，②代わりの等張化剤として糖類（グルコース，ショ糖など）や多価アルコール類（グリセリン，プロピレングリコールなど）を用いれば良いこと――は古くから知られていた（電解質の効果についてはDLVO〈Derjaguin-Landau-Verwey-Overbeek〉理論があり，当時，この理論も勉強した覚えがある）。

そこで，リポソーム分散液から電解質を取り除き，代わりに等張化剤として糖類（5%グルコースあるいは10%ショ糖水溶液）や多価アルコール類（数%水溶液がほぼ等張）を用いた製造を試みた。その結果，電解質がある場合には，冷蔵庫保存でも翌日にはリポソーム粒子は凝集・沈殿していたのに対し，電解質がない場合には（ただし，粒子がブラウン運動できる粒子径は必要），長期間（年単位）保存しても，物理的な凝集・沈殿をすることがないことを確認できた[12]。また，この電解質の共存は，リポソームの凍結保存あるいは凍結乾燥保存の凍結工程において顕著なネガティブ効果を有することを見出した。すなわち，リポソーム水分散液の凍結操作時に純水の氷晶形成とともに，不凍部分にリポソーム粒子と電解質の濃縮が起こり，これによりリポソームの不可逆的凝集物が形成されることが判明した（凍結速度が遅いほど，この影響は大きく，この凝集は，その後の融解工程あるいは乾燥工程でも元に戻らず不可逆である）。一方，電解質の代わりに糖類や多価アルコール（注：多価アルコールは凍結乾燥には不向き）を用いれば，上記凝集を防げることも確認できた[12]。

さらに，過酸化物価の低いリン脂質を用いたり，水性溶媒のpHをリン脂質の安定なpH 6.5近辺に設定したり，十分に窒素バブリングした水性溶媒を用いたりするなど工夫を凝らせば，化学的にも安定なリポソーム分散液が得られることも確認できた。

上記の物理的要因，化学的要因に留意すれば，リポソームは，水分散保存（水性溶媒のイオン濃度を極力低くし，等張化剤として糖類／多価アルコール類を使用：日本特許第2599390号）も凍結乾燥・噴霧乾燥保存（水性溶媒のイオン濃度を極力低くし，等張化剤として糖類を使用；日本特許第2550352号）も凍結保存（水性溶媒のイオン濃度を極力低くし，等張化剤として糖類／多価アルコール類を使用；日本特許第2501336号）も十分に可能であり，リポソーム医薬品の実用化にとって，その保存安定性においても全く問題ないことを示すことができた。

4.4 均一性・再現性の保証と無菌性の保証

リポソームの粒子径をそろえる手段として，ポリカーボネート製メンブレンフィルターを用いたextrusion法[13]はすでに知られていた。しかしながら，大量生産のための高圧整粒器そのものが当時は入手できなかったため，野村マイクロ・サイエンス株式会社と共同で種々のスケールの高圧整粒器リポナイザー®を開発し，日油株式会社から販売することになった（図5；関連特許は，日本特許第3238480号，日本特許第3144897号，特願平04－225645号）。この装置は，リポソーム粒子の均一性・再現性の保証に大いに貢献したと自負している。実際，この整粒器はリポソームの量産化を志向する国内外の企業に販売した実績がある。

また，粒子径が200 nm以下のリポソームの場合には，ろ過滅菌法が使えそうなことは容易に推察できたが，それ以上の粒子径のリポソームの場合に加熱滅菌（121℃，21分）法が使用可能か否かは大きな関心事であった。そこで，実際に試したところ，限られた処方ではあるが，上記保存安定化方法で挙げた因子を制御すれば，リポソームの加熱滅菌も可能であることを明らかにすることができた[14]。

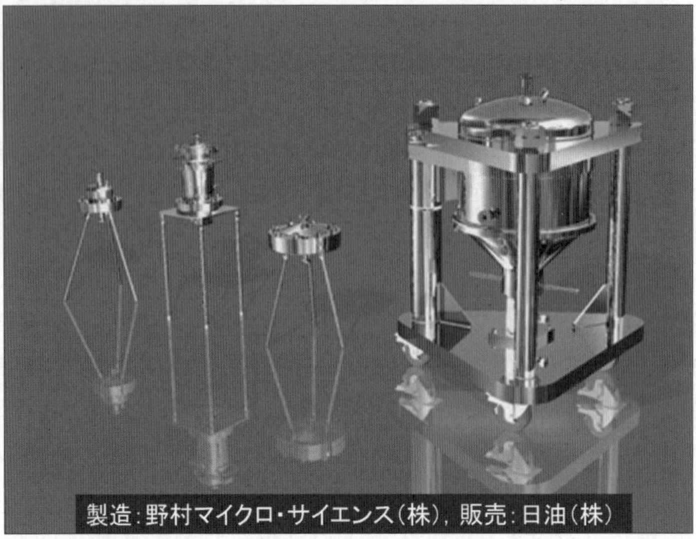

図5　高圧整粒器リポナイザー® LP-90，LP-142，LP-293
〔左から 90 mm ϕ，90 mm ϕ（500 mL タンク付），142 mm ϕ，293 mm ϕ メンブレンフィルター用〕

4.5　水溶性薬物の高保持率化

リポソームの物理的安定性にとって，塩化ナトリウムのような電解質の使用はネガティブな効果をもたらすことは上述した通りであるが，その後，この電解質の共存は，静電気的相互作用を利用した主薬の高保持率化においても悪い影響を及ぼすことが明らかとなった。

例えば塩基性薬物ドキソルビシンの場合には，対イオンを有する酸性リン脂質を用いれば，静電気的相互作用により主薬保持率が 90％前後まで達することは多くの文献で当時明らかになっていたが，100％には到達していなかった。われわれは，水性溶媒に等張化剤として用いている電解質（塩化ナトリウム）が，薬物とリン脂質との静電気的相互作用を妨害していることをつきとめた。したがって，できるだけ低イオン濃度の水性溶媒を使用し，さらに，薬物に対してモル比で（分子としての比ではなく，荷電数の比として）3 倍以上となる量の対イオンを有する脂質を用いれば，薬物封入率は限りなく 100％に近づくことを見出した（表 4 の No.7；日本特許第 2609183 号）。

また，図 4 の凍結乾燥空リポソーム法（表 4 の No.6；日本特許第 2599492 号），いわゆるインスタント・リポソーム法は，（素人の研究者でも）薬物含有リポソームの可能性を簡便に試験できる方法として開発したが，主薬の高保持率化の原理はこの静電気的相互作用を利用している。運が良いことに，その後の遺伝子導入用リポソームや siRNA 導入用リポソーム開発において，この方法は有用なリポソーム調製方法として活用できたが，これも，酸性物質である核酸と塩基性（カチオン性）脂質とを静電気的相互作用でコンプレックスを形成させる原理である。また，過剰量の塩基性脂質があることにより，このコンプレックスは電気的相互作用により細胞表面（表面荷電は弱酸性である）に吸着するが，ある種の特殊な塩基性脂質の場合には，このコンプレックスが効率よく細胞内に取り込まれ，さらに核酸が細胞内で放出されることになる。

4.6 ドキソルビシン封入リポソームの検討

上記の“確実な器”がほぼ完成したときに（この頃には，われわれが所属する製剤研究部門は研究所本体が存在する江戸川区に移動していた），「研究所内に組織横断的なプロジェクトチームを作り，何か具体的な抗がん剤を封入して，体内動態，主薬理，安全性を確認してみる」という許可が会社からおりた。われわれは研究所内の輪をどんどん広げていったが，一方で，最終的にわれわれが選んだ抗がん剤は塩酸ドキソルビシンであった。このとき，米国ではプリンストン大学のベンチャー企業The Liposome Company（TLC）とカリフォルニア大学サンフランシスコ校のベンチャー企業Liposome Technology, Inc.（LTI）が，それぞれドキソルビシン封入リポソームの実用化に向けて前臨床試験をすでに開始していた。そのことを知りつつも，われわれの製剤技術の優位性を世界に示すには，同じ化合物で勝負するほうがわかりやすいという判断のもと，あえてドキソルビシンを採択した。

われわれのドキソルビシン封入リポソーム（国内学会等では，ドキソルビシンの別名アドリアマイシンを使って，Liposomal AdriamycinすなわちLADM（ラドム）と称して，広く知られることになった）は，粒子径を100 nmに設定し，凍結乾燥保存して使用時に水で復水させる手法を取り，主薬の保持率はほぼ100％であった。保存安定性も良好で，冷蔵庫保存（2℃）であれば，2年間保存後でも主薬保持率，粒子径は変化しないことを確認した（図6は25 Lスケールで製造後の証拠写真；実際にはこれをさらにバイアル瓶に分注し，凍結乾燥した）。

当時は（1990年前後），EPR（enhanced permeability and retention）効果[15]もまだ一般的には知られていない時代であったが，理由はわからなかったが，粒子径100 nmのリポソームが担癌マウスの腫瘍組織に集積しやすいことから粒子径は100 nmとした。また，この頃，ドキソルビシンの誘導体2品目（一般名エピルビシンとピラルビシン）が日本でも上市されていた

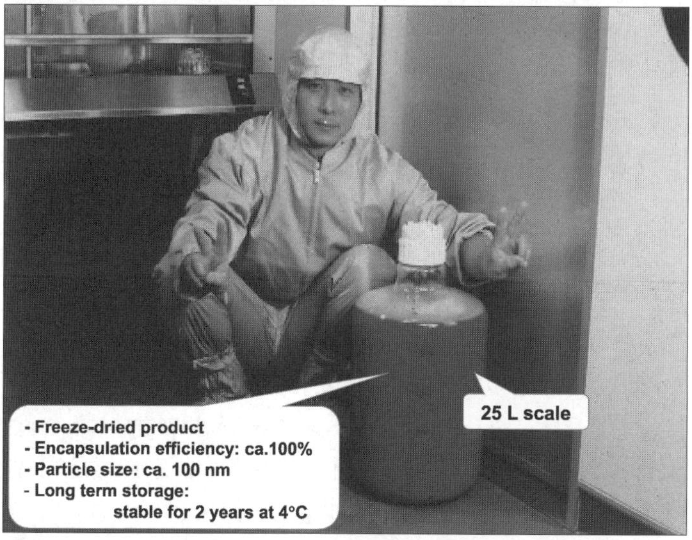

図6　リポソーム製剤（ドキソルビシン含有リポソーム）の量産化

が，われわれのLADMはドキソルビシンばかりでなく，これら新規誘導体医薬品に対しても，主薬理・安全性試験で優れていることを確認した。

その後，LTI社のDoxil®（主薬の封入は，硫酸アンモニウムによるpH勾配法を利用）は1995年に米国で，TLC社のMyocet®（クエン酸によるpH勾配法を利用）は2000年に欧州で無事に医薬品として実用化されたが，われわれのLADM（上記の静電気的相互作用を利用）は1992年には前臨床試験を終え，ヒト臨床試験直前まで達したにもかかわらず，残念ながら種々の事情によりドロップしてしまった。当時の日本の特殊事情が大きく影響したと考えているが，詳細は他の文献[16]を参照されたい。DDS医薬品開発における日本の環境も，国の努力によって今では欧米並みになったことに感謝しているが，当時はそういう状況ではなかった。今考えると，われわれは時代を先取りして良いものを早く作りすぎたのかも，とも考えている。これも運命というものであろうか。

5 リポソーム研究を通じた貴重な経験

5.1 特許戦略・特許対応

“確実な器”創りをしながら，併行して特許出願を続けて行った。当時の特許部の担当者の方（その後，若くして亡くなられた）に，独創的な発明技術は特許で守らねばならないと教わり，（当時は）手書きの特許明細書を何度も何度も書き換えて完成させたことを覚えている。また，可能なかぎり，海外出願もさせていただいたが，結果的には，それが自分自身の首を絞めることにもなった。特許を権利化させるために，国内外の特許庁とやり取りし，さらに文献調査をしたり，追加実験をしたりで，一時期は，自分の仕事の7割が特許対応関連になったこともあった。そのことを恩師の井上圭三先生に愚痴ったら，井上先生から「科学技術の進歩に貢献したいなら，そんな後ろ向きな仕事は止めて，特許は広く自由に皆が使えるように公開すべきだ。君がそういうところにエネルギーを使うのは世の中の損失だ」と言われたことがある。「先生のおっしゃることも理解できますが，私は企業研究者である以上，特許対応はやらねばならない務めなのです」とお返事したことを覚えている。いずれが正解なのか今もわからないが，今現在，リポソーム関係だけで50件以上の基本特許を企業研究者として国内外に出願している。

5.2 欧州特許庁での口頭審理

リポソームの大量生産方法を欧州で成立させるために大変貴重な経験もした。われわれの多価アルコール法（表4のNo.5）の欧州特許（安定化方法も含む）に対して，欧州大手化粧品会社から異議申し立てを受け，ドイツのミュンヘンにある欧州特許庁に私が直接呼び出されて口頭審理が行われた（これで敗訴した相手方の不服申し立てを受けた第2回目の審理では，私が米国留学中で不在ということもあり，共同発明者の山内仁史氏が欧州特許庁に赴いた）。①リポソームは内水相を有する閉鎖小胞であるため，皮膚適用時の保湿効果が期待されていた，

②また，化粧品領域ではグリセリン等の多価アルコールが添加剤として使われることが多かった，③当時，欧米の化粧品会社からはリポソームを銘打った化粧品が出始めていたが，われわれが分析するとどれもO/Wエマルションであり，これから本物のリポソーム化粧品が市場に出始めようとする機運であったこと――などから，われわれの多価アルコール法特許が成立すると，彼らのリポソーム化粧品の実用化に足かせになることが原因だったようである。

結果的には2回の審理とも原告側が敗訴しわれわれが勝ったが，研究者としては二度と味わえない経験をし，またビジネスの世界の厳しさも垣間見た気がした。事前にさまざまな予備実験を行い，現地では知財弁護士もつけていただき準備万端で審理に臨んだが，われわれは終始冷静にサイエンスベースで意見陳述したことを覚えている。第1回目の口頭審理において，われわれの勝利の審判が下った後，3人の担当審査官に筆者が「Thank you very much for the understanding.」と言ったところ，審査官が笑みを浮かべながら，「You are welcome. Have a good flight to Japan.」と返答してくれたことを鮮明に覚えている。他人をサイエンスベースで説得することの重要さを深く知った出来事でもあり，帰国の機内でもすがすがしい気分であった。

5.3　欧米での武者修行

リポソーム研究を始めた当初は多くの文献を読みあさり，自分なりにリポソーム分野の勢力図は大学別，企業別に整理していた。社内でリポソーム技術の基盤ができつつあるときに，欧米の国際学会によく出張したが，それらの機会に，文献でしか見たことのない多くの著名な大学の先生，あるいはベンチャー企業（その数があまりに多いので，詳細は割愛する）を訪問し，議論させていただいた。1980年代～1990年代初期は今のような電子メールがない時代で，井上圭三先生の推薦文を付けて航空郵便を送り，その後はファックスでやり取りして，面談日時・場所等を決めたのが懐かしい。どの先生も快く歓待してくださり，筆者自身の研究の紹介はもちろんしたが，相手先のリポソーム研究の現状の紹介を受け，リポソームの将来について熱く語り合ったのを覚えている。昼食，夕食（先生の家族との夕食も含む），飲み会等にも誘ってくださり，所属や身分が異なっても，同じ領域の研究仲間であるという一体感を持つことができた。若くして多くの武者修行をさせていただいた経験を通じて，非常に大きな刺激を受け，その後のリポソーム研究にさらに情熱を燃やすことになった。

余談ではあるが，1993年春から一年間，米国へ留学（ミシガン大学薬学部G. L. アミドン教授研究室）した。当初，リポソーム関係での留学を希望したが，会社が「リポソーム技術を相手に教えに行くのか？」と言って，それを許してくれなかった。社内でLADMがドロップしてしまった気分転換も兼ねて，「それならば，自分自身の研究の幅を広げよう」という意味もあり，アミドン教授の所にお世話になった。結果的には，経口吸収の研究領域にも大きな研究ネットワークができたが，米国の文化に直に一年間触れることにより，単発的な海外出張とは異なる多くのこと（研究マインド，研究手法，価値観等）を学ぶことができた。もちろん，日本の良さも再認識したが，米国という国の偉大さを改めて痛感した一年であった。これら海外出張や海外留学の経験は，その後の研究者としての自分に大きな影響を与えたと考えている。

5.4　学位（Ph.D.）の必要性・重要性

国内だけで研究活動をしていると，学位（Ph.D.）の必要性を実感することはあまりないが，海外出張時や海外企業・大学との交流時には，その重要性を感ずることが多々ある。海外のビジネスマン，研究者は日本の特殊事情（日本では“Mr.”でも優秀な研究者がたくさんいること）を知っている場合が多いが，研究の分野で国際的な活躍を望むのであれば，やはり学位は持っているべきであろう。資格（プロとしての第三者認定）は，これからの時代大きな武器になり，また，それを取得する過程にも重要な気づきがあると思っている[17)]。

5.5　論文投稿の重要性

企業では，ノウハウの流出を恐れて，学会発表や論文投稿の許可を会社から得るのは難しい面があるが，その技術に関連する出願特許文が公開されれば，外部発表の許可を得ることも比較的容易となる。可能なかぎり，研究成果を活字として残すことを勧めたい。実際，自分が海外に武者修行に行くときには，論文別刷りを持参し，それをもとに討論させていただき，研究ネットワークを広げることができた。また，研究成果や効率的な実験手法等を，論文を通して次世代の研究者に引き継ぐことは，人類への貢献という意味で重要であり，同時に論文は自分が研究者として歩んできた証にもなる。野球でいえば，ホームランや打点のようなもので，積み重ねが大事であるが，その数は増えることはあっても減ることはない。

6　今後のリポソーム医薬品

表3に示すように，リポソーム医薬品は放出制御（局所作用，全身作用），ターゲティング（アクティブ，パッシブ）を目的として，すでに17品目が上市されている。BBB（Blood-brain barrier）透過や核酸デリバリーを目的としたリポソーム製剤の他，温度感受性リポソーム，抗体修飾リポソームなどもヒト臨床試験に入っており，今後も続々とリポソーム医薬品が実用化されていくことが期待される。

日本の得意分野であるモノづくりを活かした医療機器との組み合わせによる新たな治療方法の開発や，エクソソームを利用したハイブリッド・リポソームの開発などにも実用化の夢があると個人的には思っているが（図6），それを積極的に進めるには，確固たるリポソーム製剤化技術とその発展は必須である。

7　おわりに

リポソーム研究に関しては，自分なりに，①“確実な器”創り（製剤工学的問題点の解決）の時代，②“製剤としての器”創り（種々薬物での有用性検証）の時代，③“生きた器”創り（各種機能を有する器の設計）の時代，④“未来の器”創り（核酸治療等の新規な治療法開発）の時代――と分けて研究を進めてこれたように感じている。本章では，①“確実な器”創りに焦点を当て，夢の製剤の生みの苦しみと喜びを紹介した。筆者がリポソーム研究を始めてす

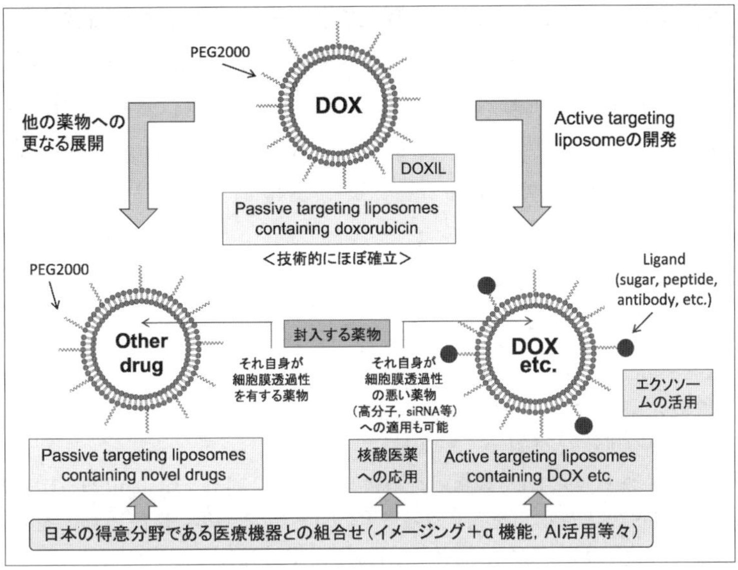

図７　リポソーム医薬品の今後の展開

でに35年以上経つが，今では世界で多くのリポソーム医薬品が上市されている。残念ながら，日本発のリポソーム医薬品はまだないが，何とかそれを自分の手で実現したいと思っている。

8　謝辞

筆者が企業でリポソームの基礎研究をしている頃，上述の中で紹介した先生方の他にも多くの先生方に応援していただいたおかげで，研究者としての今の自分がいると感謝している。

1989年夏の生物薬剤学研究会での招待講演では，身分もわきまえずに言いたいことを言ってしまい，研究者としての生命が危うくなる出来事があったが，その自分を助けてくださったのが，座長であった橋田充先生・当時京都大学助教授（その後，教授）であった[18]。

また，1990年夏の製剤セミナーの招待講演の中で，筆者が自分のフィロソフィーであり夢でもある「（合成による創薬ばかりでなく）製剤・DDSによる創薬」をめざしたいと披露したことがある。さらに続けて，「リポソーム研究は，実際に自分の手でいじってみて肌で感じる経験も非常に大事である」と発言してしまったことも覚えている。確か，この製剤セミナーの最終日の総合討論の中で，永井恒司先生，小西良士先生らが中心となって“創剤”という新しい言葉を提言された。また，永井先生からは「今どき，“経験が大事である”などと学会で平気で言う菊池君は大物だ」と言われたが（苦笑），以後（それ以前からであるが）永井先生にはずっとお世話になっている。企業研究者でありながら，2001年に日本DDS学会第１回永井賞を受賞[19]できた（第１回学会賞を大学の先生ではなく，企業研究者である筆者がいただけたのは，非常に名誉なことであった）のも，そのご縁であったと思っている。

紙幅の都合で，詳細な紹介はできないが，他にも故瀬崎仁先生，故砂本順三先生，故原耕平先生，故鶴尾隆先生，故岩鶴素治先生，川島嘉明先生（岐阜薬科大学名誉教授），半田哲郎先生（京都大学名誉教授），真弓忠範先生（大阪大学名誉教授），木村聡城郎先生（岡山大学名誉教授），内海英雄先生（九州大学名誉教授），土屋晴嗣先生（東京薬科大学名誉教授），新槇幸彦先生（東京薬科大学教授），河野茂先生（元長崎大学医学部教授，現在，同大学副学長）には，私がリポソームの“確実な器”創りをしていた1980年代～1990年代初めまで多くのご支援をいただいた。この場を借りて，感謝の意を表したい。

注：本文中で引用させていただいた先生方の所属・職位等は，2017年3月時点のものである。

参考文献

1）日本DDS学会編：「DDS研究30年：温故知新」（日本DDS学会創立30周年記念出版），PHARM TECH JAPAN, 臨時増刊号，Vol.31, No.2（2015）
2）菊池寛，“企業的観点から見たDDS技術の将来展望”，Drug Delivery System, 29, 51（2014）
3）菊池寛，“注射剤DDS製品の30年を振り返って”，「DDS研究30年：温故知新」（日本DDS学会創立30周年記念出版），PHARM TECH JAPAN, 31（2）, 281（2015）
4）菊池寛，“企業におけるDDS（Drug Delivery System）研究とそれを取り巻く環境”，日本薬剤学会30周年記念誌「薬剤学概史－私はこう見る120人による俯瞰図－（岡田弘晃，渡辺善照監修）」（日本薬剤学会創立30周年記念出版），じほう，pp.91-94（2015）
5）https://e-mr.sanofi.co.jp/products/panaldine/　（アクセス日2017年3月16日）
6）Bangham AD, Standish MM, et al., J. Mol. Biol., 13, 238（1965）
7）菊池寛，井上圭三，細胞工学，2, 1136（1983）
8）Chapman D, Williams RM, et al., Chem. Phys. Lipids, 1, 445（1967）
9）菊池寛，“リポソーム製剤の最近の動向”，「リポソーム応用の新展開：人工細胞の開発に向けて（秋吉一成，辻井薫監修）」，エヌ・ティー・エス，pp.632-642（2005）
10）Kikuchi H, Yamauchi H, Hirota S, Chem. Pharm. Bull., 39, 1522（1991）
11）Kikuchi H, Yamauchi H, Hirota S, J. Liposome Res., 4, 71（1994）
12）菊池寛，“注射剤（特殊製剤）”，「設立20周年記念版：製剤機械技術ハンドブック（製剤機械技術研究会編集）」，地人書館，pp.666-677（2010）
13）Olson F, Hunt CA, et al., Biochim. Biophys. Acta, 557, 9（1979）
14）Kikuchi H, Carlsson A, et al., Chem. Pharm. Bull., 39, 1018（1991）
15）Matsumura Y, Maeda H, Cancer res., 46, 6387（1986）
16）菊池寛，石原比呂之，鈴木卓也，Drug Delivery System, 26, 99（2011）
17）菊池寛，薬剤学，76, 275（2016）
18）菊池寛，Drug Delivery System, 17, 391（2002）
19）菊池寛，Drug Delivery System, 16, 424（2001）

問　題

［第1問］ DDS製剤に関する次の記述の正誤について，正しい組み合わせはどれか。

a　DDSは，主薬理効果とともに毒性も併せ持つ薬物にある種の衣を着せて，「必要な場所」に「必要な量」を「必要な時間」だけ作用させる，すなわち薬物の持つポテンシャルを最大限に発揮させるための理想的な体内動態に制御して，その薬物の有効性，安全性，安定性を向上させる技術である。

b　DDSの種類には，a）放出制御型（局所作用型，全身作用型）DDS，b）ターゲティング型（パッシブターゲティング型，アクティブターゲティング型）DDS，c）吸収促進・改善型（投与経路の変更も含む）DDSがある。

c　リポソームを構成するリン脂質は，リオトロピック液晶（水との共存状態で液晶を形成）であり，同時にサーモトロピック液晶（ある温度で液晶を形成）であることはChapmanの相図からも明らかである。

d　近年，医学生物学領域で注目されているiPS細胞は正に究極のリポソームであり，DDSとしても期待されている。

	a	b	c	d
1	正	正	誤	誤
2	正	誤	誤	正
3	誤	正	正	誤
4	誤	誤	正	誤
5	正	誤	正	正

［第2問］ 注射剤に用いる等張化剤に関する次の記述のうち，間違っているものの組み合わせはどれか。

a　タンパク質やエマルションなどのコロイドの世界では，塩化ナトリウムなどの電解質の使用は避けるべきである。理由は，塩化ナトリウムなどの電解質はコロイドの表面から結合水を奪い取り，そのためにタンパク質やエマルションの不可逆的な凝集や合一（一種の塩析）を引き起こすからである。

b　塩化ナトリウムに代わる等張化剤として，糖類（グルコース，ショ糖など）や多価アルコール類（グリセリン，プロピレングリコールなど）を用いることができる。

c　等張化剤として塩化ナトリウムを用いる場合，0.9％塩化ナトリウム水溶液がほぼ等張となる。

d　等張化剤としてショ糖を用いる場合，5％ショ糖水溶液がほぼ等張となる。

e　コロイド水分散液を凍結する場合，等張化剤として塩化ナトリウムを用いると，純水の氷晶形成とともに，不凍部分にコロイド粒子と電解質の濃縮が起こり，これによりコロイド粒子の不可逆的凝集物が形成される。

1 (a, c)　2 (a, d)　3 (b, d)
4 (b, e)　5 (c, e)

[第3問]　リポソームに関する次の記述について，カッコ内の組み合わせで正しいものはどれか。

リポソームを構成するリン脂質の [ア] は非常に [イ] ので，リポソームは製剤中，あるいは体液で希釈された生体内においても，その構造を維持できることが特徴である。

	ア	イ
1	溶解度	高い
2	溶解度	低い
3	臨界ミセル濃度	高い
4	臨界ミセル濃度	低い
5	溶解速度	速い

正解と解説

第1問

正解	3
説明	a　誤　薬物の体内動態を制御して，その有効性，安全性，使用性を向上させる技術がDDSである。「安定性」は「使用性」の一部分である。 b　正 c　正 d　誤　医学生物学領域で注目されているエクソソーム（細胞が外に吐き出す脂質小胞体）は正に究極のリポソームともいえ，DDSとしての利用が期待されている。

第2問

正解	2
説明	a　誤　塩化ナトリウムなどの電解質がコロイドの表面から奪い取るのは「結合水」ではなく「自由水」である。 b　正 c　正 d　誤　グルコースの場合には5%水溶液，ショ糖の場合には10%水溶液がそれぞれほぼ等張となる。 e　正

第3問

正解	4
説明	リポソームを構成するリン脂質の臨界ミセル濃度（cmc：critical micelle concentration）は非常に低い（10^{-10} M以下）ので，リポソームは製剤中，あるいは体液で希釈された生体内においても，その構造を維持できることが特徴である。

著者の略歴

1977年　東京大学薬学部卒業。薬学博士（東京大学）
同年　第一製薬株式会社入社
1991年　薬学博士号（東京大学）
1993年　ミシガン大学薬学部（G. L. アミドン教授）留学（1年間）
2007年　エーザイ株式会社に転籍，現在エグゼクティブディレクター

東京大学非常勤講師（1992年～），九州大学客員教授（2007年～），京都大学非常勤講師（2014～2016年）他，大学の非常勤講師・特別講師を多数歴任。現在，日本DDS学会監事（2009年～）・DDS学会誌編集委員（2010年～），日本薬学会理事・同関東支部監事（2014～2018年），日本薬剤学会理事（2016年～）等を兼務。日本DDS学会永井賞（2001年），日本薬剤学会学会賞（2010年）等を受賞。基本出願特許70件以上，投稿論文120報，学会一般発表228報（国際学会66報含む），学会特別講演・招待講演107報（国際学会32報含む）。

抗体医薬品の製剤設計

山崎　忠男

POINT

抗体医薬品の開発ポイント

- 開発候補の抗体分子が決定したら，特性解析により物理化学的および生物学的性質を把握した上で，原薬および製剤の製法設計と併行して品質設計を行い，恒常的に高品質・均一なものが製造できるように品質管理を行う。
- 製剤開発では，処方設計の段階でいかに製剤の最終形態をイメージし，それが医療現場で使用されるまでのプロセスを想定できるかが成否の鍵であり，これによって製品価値を向上させていくことが製剤設計担当者の責務である。
- 抗体医薬品は，他のタンパク質医薬品と比較して格段に高い投与量を必要とすることから，高含量製剤が必要になり，高濃度製剤の処方設計では，会合体の抑制および不溶性微粒子の抑制，高粘性の制御が製剤研究の重要な課題になる。
- 製法検討では，各製造プロセスの製剤品質への影響を評価し，影響がある場合にはこれらを制御できる製法を設計する。
- 皮下投与のための抗体医薬品では，高濃度製剤が必要であり，高濃度側で急激に粘性が上昇する物理化学的性質があることから，患者のハンドリングを向上させるためにも，プレフィルドシリンジ等のデバイス開発が必要になる。

1 はじめに

抗体医薬品をはじめとするバイオ医薬品の主成分は主にタンパク質である。タンパク質の分子量は数kDa～であり，このような大きさの分子を体内に投与する方法は基本的に注射となる。注射剤の性状は，溶液もしくは凍結乾燥粉末であり，アンプルやバイアル，シリンジに充てんされて供給されている。使用性の面からは，溶解操作が必要な凍結乾燥粉末よりも溶液のほうが望まれるが，溶液状態ではその内容物は化学的変化や物理的変化を起こしやすいため，不安定な分子の場合には凍結乾燥粉末が選択される。

現在販売されている抗体医薬品のほとんどは，リガンドか受容体のどちらかに結合してリガンドと受容体の結合を阻害するものか，がん細胞などで特異的に発現している抗原に結合し，細胞障害性作用によりその細胞を攻撃するもののどちらかである。通常，これらの薬効を示すためには体重1 kg当たり数mg単位の抗体を体内に送り込む必要がある。また，投与頻度を減らして患者の負担を軽減するために皮下注製剤の開発も活発になってきているが，皮下注製剤では投与液量の制約があるため（おおよそ1～1.5 mL程度まで），この容量中に薬効を示すのに十分な抗体を溶解する必要がある。これらの事情から，抗体医薬品は高濃度の抗体溶液（100 mg/mL以上）とせざるを得ない場合が多い。高濃度の抗体溶液中では，抗体同士が近接することによる会合・凝集化[1)]，高粘度化[2)]の問題を生じる。

本章では，このような特徴をもつ抗体医薬品の処方設計，容器設計，製法設計について，アクテムラ®製剤の開発事例も含めて概要を述べる。

2 処方設計

近年ICH Q8等でQuality by Designによる製剤開発への期待が高まっている[3)]。製剤開発では，処方設計の段階でいかに製剤の最終形態をイメージし，それが医療現場で使用されるまでのプロセスを想定できるかが成否の鍵であり，これによって製品価値を向上させていくことが製剤設計担当者の責務である。

まず，目標とする製品プロファイルを定め，そこからその医薬品の製造方法，保存方法，使用方法を想定し，各々の過程が製品の品質に及ぼす影響を予測する。バイオ医薬品の製造から投与時までのフローの一例を図1に示す。バイオ医薬品の品質特性としては，上述した会合・凝集化，高粘度化のほか，脱アミド化や酸化などの化学変化が挙げられる[4)]。

代表的なバイオ医薬品の品質特性の一覧を表1に示す。処方設計では，まず品質特性を理解し，これを安定に保持するための溶液組成の探索が行われる。pHはタンパク質の立体構造および化学的な変化に最も大きな影響を及ぼす処方因子である。タンパク質は生体内と近い中性領域のpHにおいてその立体構造を保持しており，これにはタンパク質分子内での電荷的な結合が大きく寄与している。しかし，酸性領域および塩基性領域ではアミノ酸側鎖のプロトン化状態が変化するため，タンパク質分子内の電荷的なバランスが崩れ，立体構造が変化してしまう[5)]。このような性質のため，市販されているほとんどのバイオ医薬品のpHは6～7付近となっている[6)]。

次に，バイオ医薬品に特徴的に処方される添加剤として界面活性剤が挙げられる。界面活性剤は，凍結融解や振とうでのタンパク質の凝集を抑制する。抗体医薬品に添加されている界面活性剤はポリソルベート20とポリソルベート80がほとんどであるが，最近の研究ではこれらの界面活性剤は製剤中での長期保存において分解することがわかってきており，製剤中での安定性のモニターが必要である[7)]。ポリソルベート以外でバイオ医薬品での添加実績がある界面活性剤としては，ポロクサマー188が挙げられる。

また，バイオ医薬品での安定化剤として糖やアミノ酸がよく使われる。これらは主に会合化を抑制する目的で添加される。特にアルギニンは近年タンパク質の会合化抑制に関する多くの報告があり，抗体においても会合化抑制に効果を発揮すると期待される。また，糖やアミノ酸は凍結乾燥製剤においても不安定化抑制のために添加される場合が多い。凍結乾燥製剤ではそ

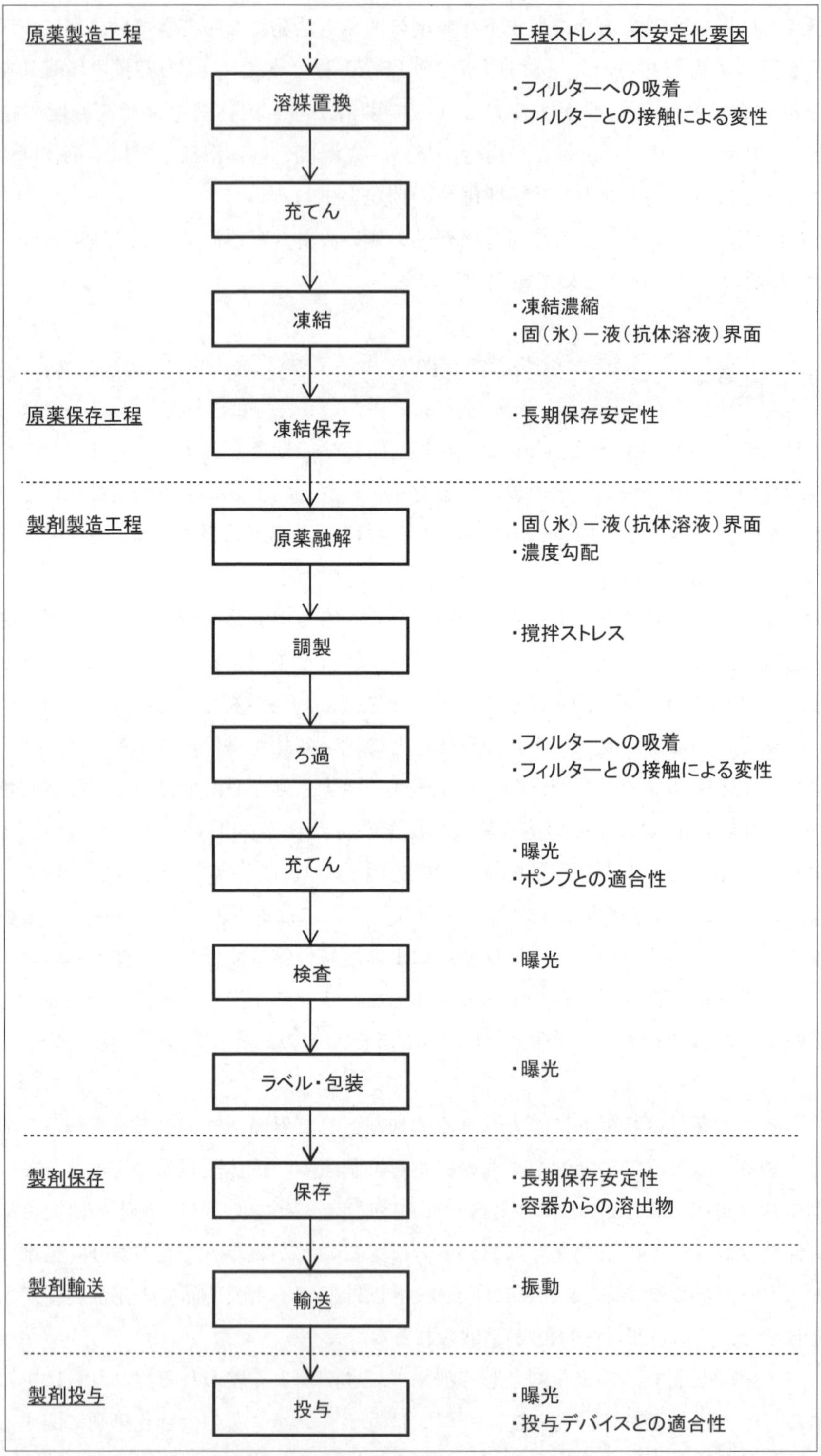

図１　抗体医薬品の製造から投与までのプロセスと各プロセスにおける不安定化要因

表1　バイオ医薬品の品質特性

品質変化	要因	検討因子
会合化・凝集	溶解度，分子間相互作用，不純物等	pHの最適化，イオン強度，界面活性剤添加，安定化剤添加，抗体濃度，原料の純度
変性	界面，pH	pHの最適化，界面活性剤添加
吸着	界面，特異的親和性	界面活性剤添加
ジスルフィド結合	pH	pHの最適化
脱アミド化・異性化	pH	pHの最適化
酸化	酸素，光，過酸化物，金属	原料の純度，抗酸化剤の添加

の製造工程において凍結と乾燥という負荷をタンパク質に与える。これに対し，糖やアミノ酸がタンパク質の周辺に存在することで，水分子の代わりにタンパク質表面の水和状態を保持し，不安定化を抑制すると考えられている[8)]。さらに，ほとんどの場合，バイオ医薬品の原薬は凍結保存されるため，先ほど述べたのと同様の効果により糖やアミノ酸は有望な安定化剤となる[9)]。処方設計の際には凍結時の保存安定性にも十分配慮すべきである。

抗体医薬品の不安定化メカニズムにおいて，会合体・微粒子の生成は免疫原性に影響することが懸念されており，最近特に注目を浴びている[10)]。注射剤の微粒子に対する局法試験では，10 μm以上および25 μm以上の微粒子が評価対象となっている。しかし，最近FDAは，会合体／微粒子の評価に関する見解として，0.2 μm以上のサイズの微粒子をも評価できる方法を開発するよう提言している[11)]。局法試験として採用されている光遮蔽式粒子計測法においても数μmの微粒子の測定は可能であるが，この測定原理ではタンパク質の凝集体のような半透明の微粒子は過小評価されてしまう。そこで最近では，対象が半透明な微粒子の場合にも評価可能なMicro Flow Imaging（MFI）のような画像解析手法が多く用いられるようになってきた[12)]。この手法では，2 μmから数百μm程度の微粒子の形状を観察・解析可能であり，その形状から気泡やシリコンオイルなどの異物とタンパク質の凝集体との判別がしやすい（図2，3）。また，抗体の凝集体の画像においても，球形のものや非球形のものなど，溶存する溶液の組成やpHによって形状が変化することも確認されている。さらに小さいsubmicronサイズの微粒子を測定する方法としては，以前からDynamic Light Scattering（DLS）やAnalytical Ultracentrifugation（AUC），Field Flow Fractionation（FFF）が知られているが，最近では，共振式センサーの共振周波数の変化を捉えることで微粒子を評価する共振式質量分析法や，顕微画像において微粒子のブラウン運動を解析するナノ粒子トラッキング解析という分析手法も新たに開発されてきている[13)]。

3　容器設計

アンプルやバイアル，シリンジなどのガラス容器は，化学的に安定であるため，注射剤の一次容器として広く使われている。しかし，ガラスはガラス表面からアルカリ成分が溶出することが知られており，内溶液に悪影響を及ぼすことがある。また，溶出してくるアルカリ金属イ

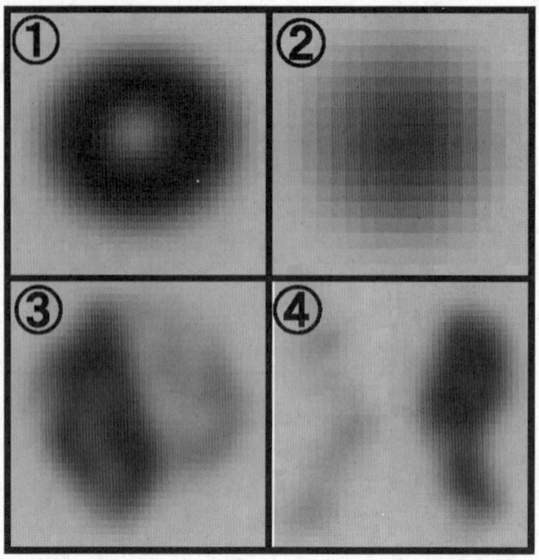

図2　Micro-Flow Imaging（MFI）の画像
①シリコンオイル　②気泡　③IgG 例 1　④IgG 例 2

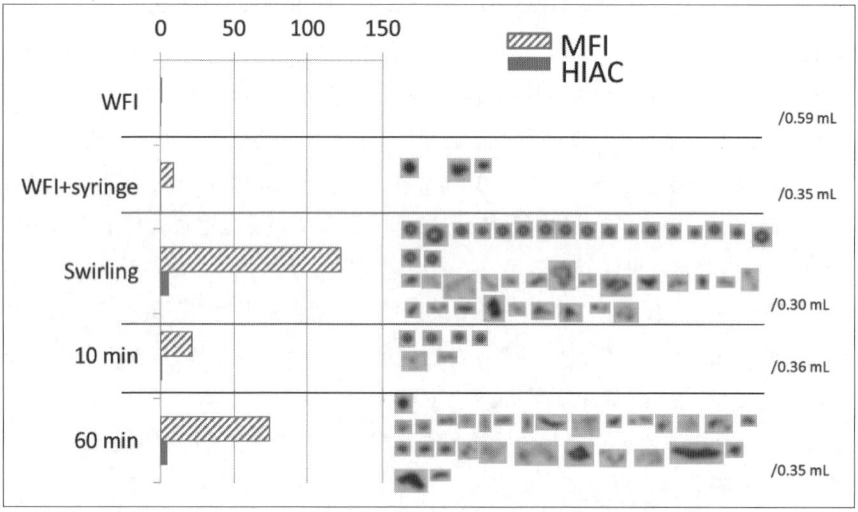

図3　不溶性微粒子数の比較（画像解析手法（MFI）と光遮蔽式粒子測定法（HIAC））

オンは，リン酸と塩を形成し容易に析出するため，リン酸緩衝液を用いる場合には特に注意が必要である。ガラス表面からのアルカリ成分の溶出を抑制するため，ガラス表面を硫酸アンモニウムなどにより脱アルカリ処理する方法やSiO_2などにより表面コートする手法も用いられている[14]。

また，廃棄性の向上，落としても割れないという利点から，ガラスに代えてプラスチック製容器も多く使われている。ただし，プラスチックなどの高分子で成形された容器を使用する場合には，プラスチック素材が溶出して（溶出物／浸出物，Extractables/Leachables：E/L）薬物の有効性と安全性に影響することがあるため，E/Lの評価が特に重要となってくる[15]。

容器形状としては，利便性の向上および自己注射へのニーズに応えるため，シリンジ製剤の開発が活発になってきている。シリンジの場合，内面にシリコンオイルが塗布されているもの

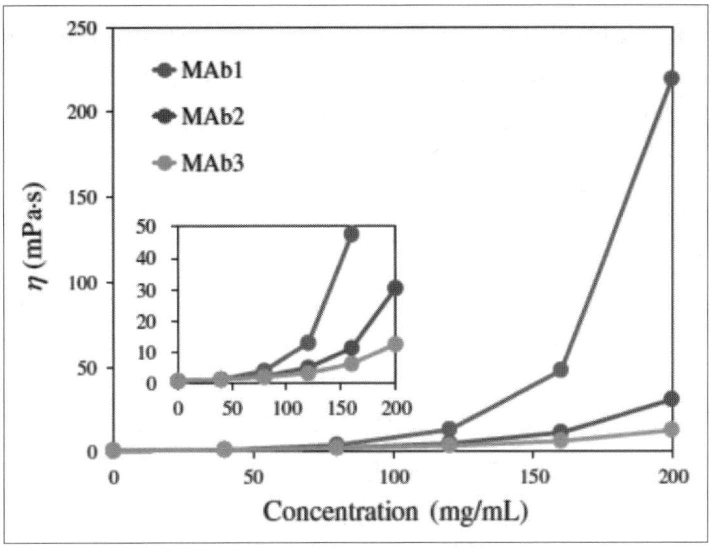

図 4　抗体濃度と粘性の関係

がほとんどであり，これがタンパク質の会合化を誘導することがあるため注意すべきである[16]。また，針付きガラスシリンジの場合，シリンジ成形時に使用されるタングステンが残留し，タンパク質の不安定化に影響するという報告もあるため，これについても注意が必要である[17]。

前述したように，抗体医薬品を皮下注製剤とする場合，限られた容量に薬効を示すのに十分な抗体を含有しなければならないため，高濃度抗体溶液となる。高濃度抗体溶液では，ある一定濃度（おおよそ 100 mg/mL～）よりも高濃度側で，急激に粘度が上昇する傾向を示す（図 4）。高粘性を有する抗体溶液を充てんしたシリンジ製剤では，投与時の押し圧が高くなったり，薬液注入速度・時間が遅くなったり，医療現場でのハンドリングが悪くなることが予想される。製造上の充てん精度を向上させ，再現性良く，かつ，正しく投与するためには，抗体溶液の粘性を軽減する検討を実施すべきである[18]。

プレフィルドシリンジ自体の品質改良や，投与デバイスなどの開発も活発に行われてきている。オートインジェクターは薬液を皮下に自動で注入するデバイスであり，自己注射における確実で安全な投与を支援するものである。

また，欧米では医療現場での針刺し事故を防ぐことが法的に規制されていることから，針刺し防止機構付きシリンジ（Needle safety device）が積極的に採用され始めている。本シリンジは注射を終えた後に自動的に針が隠れるなどして，針刺し事故を物理的に防ぐ機構となっている。

4 製法設計

注射剤は無菌でなければならないが，タンパク質は熱に弱いため，バイオ医薬品では熱による最終滅菌法は採用できない。よって，バイオ医薬品の製法は無菌環境下での無菌濾過製法となる。無菌濾過製法では，製剤の構成要素（薬液，一次容器）をアセンブルする際に全ての構成要素が無菌であり，かつその環境が無菌である必要がある。薬液はろ過により滅菌され，一次容器は，熱滅菌，ガス滅菌などにより滅菌される。バイオ医薬品を製造するためにはこのような無菌充てん設備が必要である。この詳細な要件については，日米欧の無菌操作法のガイドラインを参考にされたい。

また従来，注射剤の製造にはステンレス機器が一般的に使用されてきたが，昨今，プラスチック部材を使用したディスポーザブルなシングルユース設備が導入されつつある。シングルユース設備では上述の通りE/Lの評価が必要となるが，交差汚染のリスクを減らすことができ，洗浄が不要であるため洗浄バリデーションの手間も省くことができるというメリットがある。さらに，シングルユース設備は従来のステンレス機器と比較して初期投資が抑制できるというメリットもある。近い将来，個別化医療（Personalized Healthcare : PHC）の進展などにより少量多品種の医薬品の製造が求められる時代が訪れると予想されることからも，シングルユースの導入が今後ますます進むと考えられる。

製法検討では，各製造プロセスの製剤品質への影響を評価し，影響がある場合にはこれを抑制できる製法を設計する。図1に示したとおり，一般的なバイオ医薬品の製剤製造プロセスは，凍結された原薬を融解するところから始まる。溶液の凍結・融解時には溶質の濃縮や固（氷）－液（抗体溶液）界面などによるストレスがかかるために，凍結・融解工程での安定性を評価しておくことは重要である。次に，融解された原薬は，そのまま，もしくは処方溶液によって希釈されたのち，撹拌されて均一な製剤バルク溶液となる。この段階では撹拌による機械的ストレスの影響の評価が必要となるかもしれない。次の濾過工程では，フィルターに対する吸着やフィルター表面での界面によるストレスがタンパク質を不安定化する要因となる。充てん，包装時には室内光にさらされるため，光に対する安定性の評価も重要である。

5 アクテムラ®製剤の開発

5.1 アクテムラ®の製剤設計

アクテムラ®の製剤処方検討においては，先述した抗体医薬品の製剤設計における技術課題のうち，会合体の抑制および不溶性微粒子の抑制を重視した。また，品質変動要因として，長期保存，凍結融解および製造工程中のメカニカルストレスを抽出し，変動を最小限に抑えるために処方因子の最適化を実施した。

会合体の増加に影響を与える要因としては，長期保存および凍結融解を，不溶性微粒子の増加に影響を与える要因として，メカニカルストレスと凍結融解を抽出し，これらの品質変動を最小限に抑えるために製剤pH，精製白糖添加量およびポリソルベート80添加量の最適化を行った。

保存中における会合体の増加については，会合化抑制の観点から製剤pHの最適化を行った。pH 4.9～8.0の範囲にて製剤pHの異なる評価試料を調製し，60℃/5日間の加速試験後における凝集体（＝二量体＋多量体）量を会合化の指標として評価した。その結果，pH 6.0～7.0の範囲において会合化が抑制されており，pH 6.5付近において最も凝集体増加量は少なかったことから，製剤pHを6.5と設定した。

次に，アクテムラ®は国際開発品であることから治験薬を海外に輸送する必要があり，海外への輸送には航空便を用いることから，輸送途中におけるアクシデンタルフリージングが想定された。そこで，凍結融解ストレスに対する安定性を確保する必要があり，一般的に凍結保護剤として知られている精製白糖の添加効果を評価した。抗体濃度20 mg/mLに対して，精製白糖を0，25，50，100 mg/mLの4水準にて添加した評価試料を調製し，−20℃⇔5℃の凍結融解サイクルを3回繰り返したときの凝集体量を会合化の指標として評価した。その結果，25 mg/mL以上の精製白糖添加により，凍結融解ストレスによる会合化が抑制できたことから，製剤処方中の精製白糖添加量は，安全係数を考慮して50 mg/mLと設定した。

抗体医薬の投与量は他のタンパク質医薬と比較して極めて高く，高濃度製剤が必要とされることから，精製工程における限外ろ過濃縮が必要となった。一方，限外ろ過はメカニカルストレスを抗体分子に与えることが広く知られており，このようなストレスが抗体の不溶化を引き起こす可能性が危惧された。そこで，メカニカルストレスから抗体分子を保護するために，ポリソルベート80の添加効果を評価した。抗体濃度2.5 mg/mLに対して，ポリソルベート80を0.005，0.02，0.05，0.06％の4水準にて添加した評価試料を調製し，限外ろ過装置を循環させたときの濁度（400 nm）の経時変化を不溶性異物生成の指標として評価した。その結果，0.05％以上のポリソルベート80添加で限外ろ過ストレスによる濁度の増加が抑制できた。

さらに，先述した輸送時のアクシデンタルフリージングを考慮し，凍結融解ストレスに対する不溶性微粒子の生成を抑制するために，界面活性剤であるポリソルベート80の添加効果を評価した。抗体濃度20 mg/mLに対して，ポリソルベート80を0，0.025，0.05，0.075％の4水準にて添加した評価試料を調製し，−20℃⇔5℃の凍結融解サイクルを3回繰り返したときの不溶性微粒子数を評価した。その結果，0.025％以上のポリソルベート80添加で，凍結融解ストレスによる不溶性微粒子の生成が抑制された。そこで，先述のメカニカルストレスに対する添加効果の評価結果と合わせて，製剤処方中のポリソルベート80添加量を0.05％（0.5 mg/mL）と設定した。

これらの処方検討から，アクテムラ®の最終処方を表2の通り設定した。本処方については，先述の抗体医薬品として必要な品質が2〜8℃の保存にて2年以上にわたり安定的に保持され

表2　アクテムラ®の処方成分

成分	配合目的	含量
トシリズマブ	主剤	20 mg/mL
リン酸水素ナトリウム	pH調整剤	適量(*)
結晶リン酸二水素ナトリウム	pH調整剤	適量(*)
ポリソルベート80	安定化剤	0.05 mg/mL
精製白糖	安定化剤	50 mg/mL
注射用水		全量(**)

(*) リン酸緩衝液として15 mmol/L，pH 6.5
(**) 80 mg製剤は4 mL，200 mg製剤は10 mL，400 mg製剤は20 mL

ていることを確認している。

5.2 アクテムラ®の製法設計

アクテムラ®の商業生産スケールでの製法確立において直面する課題となったのは，高濃度製剤を可能とする原薬生産プロセスの構築および高濃度タンパク質製剤としての高い品質確保を目指した製剤製法設計であった。原薬の製造コストを可能な限り低減するために，高濃度原薬の大量生産プロセスの構築としては，高生産培養法の確立および高効率精製法の確立に大別することができる。まず，高生産培養法については，培地成分および培養条件の検討などを行い，結果として安定した細胞増殖と高いタンパク質産生をあわせて達成した。次に，高効率精製法については，各ステップに対して最適な精製樹脂，メンブランを選択し，かつ精製条件の検討を行うことにより，目的タンパク質の高収率での分取，不純物特に凝集体の効果的な除去，および原薬の高濃度化を可能とした。

製剤製法の予備検討では，充てんがピストン充てん方式であったことに起因する不溶性異物が発見された。ピストンポンプを用いて充てんを行ったところ，ほぼ全ての充てん品に顕著な量の不溶性異物を認める結果となった。ピストン充てん品の不溶性異物はピストンポンプ～充てん針の間に0.22 μmのフィルターを設置しても解決できなかったことから，ピストン表面における薬液乾燥ストレスあるいはメカニカルストレスによる抗体分子の変性が原因と考えられた。そこで，メカニカルストレスのかからない充てん方法に変更することにより今回の問題は解決可能と考えられたことから，治験薬製造における充てん方式としてペリスタルティックポンプ充てん方式を評価した。その結果，全ての充てん品に不溶性異物が認められず，かつ不溶性微粒子数に問題を認めなかったことから，治験薬製造における充てん方式としてペリスタルティックポンプ充てん方式の妥当性を確認した。

さらに，商業生産スケールでの製造においては，メカニカルストレスの低負荷を維持しつつ，生産能力を向上させるため，充てん方式は，ピストン／バルブを使用せず，液体の圧力を常時計測しながら，必要な充てん時間をコントロールできるタイムアンドプレッシャー充てん方式に変更した。プロセスバリデーションを実施し，5℃/2年間の保存を通じて不溶性異物の検出および不溶性微粒子数の増加はともに認められなかったことから，タイムアンドプレッシャー充てん方式が適切な方式であることを確認した。

5.3 アクテムラ®の製品育成

アクテムラ®は当初，静脈投与製剤として，バイアルに充てんされた溶液製剤で発売された。その後，医療消費者の利便性を考慮し，自己注射を想定した皮下投与製剤の開発に併せて，プレフィルドシリンジ製剤やオートインジェクター製剤を開発した。

プレフィルドシリンジ製剤やオートインジェクター製剤の開発にあたり，アクテムラ®は180 mg/mLと高濃度抗体製剤が必要になり，粘度も高く，手が不自由な関節リウマチ患者の自己投与を視野に入れると，プレフィルドシリンジだけでは自己投与がしにくいことを予測した。そこで，プレフィルドシリンジに加え，ペン型デバイスと比較して最大投与量が多く，使用方法がより簡便で，注入ボタンを押した後は自動で薬液が注入される点から，オートインジェクターをデバイスとして選定した。

オートインジェクター本体は握りやすく，キャップは取り外しやすい形状を選択し，キャップの引き抜き強度にも配慮して設計した。また，安全に投与ができるように，針刺し防止機能，誤注入防止機能を採用した。さらに，オートインジェクターに内蔵されるプレフィルドシリンジの注射針には，針内径の大きいThin wall needleを選択することにより，高粘性薬液の投与時間を短縮した。

さらに，自己注射を鑑み，患者の薬剤投与時の工程毎にリスクを抽出し，点数化する分析手法としてApplication FMEA（Failure Mode and Effect Analysis）を定期的に実施している。抽出されたリスクの高い項目についてのリスク低減策として，わかりやすいオートインジェクター封入説明書の記載や，個装箱正面への遮光保存の注意書き表示の追記，といった対応策を実施してきた。また，自己注射練習用オートインジェクターや，自己注射管理用アプリケーションソフトを提供することで，自己注射を安全かつ正確に行うサポートを実施している。

今後も自己投与の市場は拡大する可能性があるなかで，コンビネーション製品に対する薬制は厳しくなっている事実もある。2011年にはすでに，FDAから，コンビネーション製品の開発に関するドラフトガイダンスも示され，人間工学（Human factor engineering）に基づきUsability testを実施し，使用者が確実に使用できることをバリデートすることが求められていた。日本でも薬事法が改正され，「コンビネーション製品の承認申請における取扱いについて」が2014年に通知された。副構成体としての機械部分の不具合報告が承認済みコンビネーション製品を含めて製造販売業者に義務付けられるため，適切な設計管理が求められる。いずれも患者が安全で確実に使用できることが求められており，患者を中心に据えた製剤設計がより一層重要であり，製剤開発者のたゆまぬ努力が必要である。

6 おわりに

日本を含め世界的な高齢化社会の進展により，今後も医療費は増大するなかで，医療費削減の一環として，病院での治療から在宅での治療へシフトされることも予想される。このような時代に向けて，医療従事者の方々や患者，介護する方々のコンプライアンスが向上できるような製品開発を進め，併せて，製品付加価値を追求しながら，生産コストが軽減できる技術イノベーションを考え，試行錯誤し続けることが，製剤研究者には求められる。

参考文献

1）Mahler HC, et al., Eur. J. Pharm. Biopharm., 59（3）, 407-417（2005）.
2）Shire SJ, et al., J. Pharm. Sci., 93（6）, 1390-1402（2004）.
3）International Conference on Harmonisation of Technical Requirements for Registration of Pharmaceuticals for Human Use, ICH Harmonized Tripartite Guideline, Pharmaceutical development Q8（R2）（2009）.
4）Harrisa RJ, et al., J. Chromatogr. B, 752（2）, 233–245（2001）.

5) Anderson DE, et al., Biochemistry, 29 (9), 2403–2408 (1990).
6) Wang W, et al., J. Pharm. Sci., 96 (1), 1-26 (2007).
7) Kishore RSK, et al., Pharm Res, 28 (5), 1194–1210 (2011).
8) Cleland JL, et al., J. Pharm. Sci., 90 (3), 310-21 (2001).
9) Bhatnagar BS, et al., Pharm. Dev. Technol., 12 (5), 505-523 (2007).
10) Ratanji KD, et al., J. Immunotoxicol., 11 (2), 99-109 (2014).
11) Kirshner SL, Talk at Workshop on Protein Aggregation and Immunogenicity; Breckenridge, Colorado. (2012).
12) Sharma DK, et al., J. Pharm. Sci., 99 (6), 2628-2642 (2010).
13) Weinbuch D, et al., J. Pharm. Sci., 102 (7), 2152–2165 (2013).
14) Sacha GA, et al., Pharm. Dev. Technol., 15 (1) 6-34 (2010).
15) Chang JY, et al., Pharm. Res., 27 (11), 2402-2413 (2010).
16) Ludwig DB, et al., Anal. Biochem., 410 (2), 191-199 (2011).
17) Jiang Y, et al., J. Pharm. Sci. 98 (12), 4695-4710 (2009).
18) Fukuda M, et al., Pharm. Res., 32 (12), 3803-3812 (2015).

Column　抗体医薬品の剤形：静脈投与製剤から皮下投与製剤への開発実現

現在では，数百mg/mLの抗体原薬を製造することができるようになったが，アクテムラ® 開発当初は，数十mg/mLが限界であり，高濃度化による皮下投与は夢の製剤であった。しかし，その必要性は誰もが理解し，原薬の高生産培養法や高効率性製法の確立，高濃度製剤のための処方・製法設計を併行して検討し続け，早期に高濃度化を実現した。今では高濃度の皮下投与製剤が主流の時代を迎えている。夢は現実になった。

問　題

[第1問]　抗体を含む注射剤の製造に関する次の記述の正誤について，作業として，正しい組み合わせはどれか。

a　速やかに薬液の調製を行うため，調製時の撹拌速度を上げ，可能な限り速く撹拌した。

b　薬液が発泡しないように，注意して充てんした。

c　薬液を容器に充てん後，窒素ガスを充てんしてから閉塞（打栓）した。

d　薬液が充てんされた容器を高圧蒸気滅菌にて滅菌した。

	a	b	c	d
1	正	誤	誤	正
2	正	誤	正	誤
3	誤	正	正	誤
4	正	正	誤	誤
5	誤	誤	誤	正

[第2問]　抗体医薬品に関する次の記述のうち，正しいものの組合せはどれか。

a　ガラス製プレフィルドシリンジに薬液を充てんしたいので，薬液の安定性に及ぼすタングステンの影響を確認した。

b　抗体製剤に安定化剤として，局方に準拠した品質試験が実施された安定化剤Aを購入する際，安定化剤Aの製造法や製造に用いた原材料の起源までは確認しない。

c　界面活性剤は，主に薬剤の吸着防止効果や不溶性微粒子の生成抑制効果を期待して，注射製剤に添加されることが多いが，添加するほど期待される効果は高くなる。

d　薬剤が接液する部材について，製造設備を含めて，溶出物／浸出物（Extractables/Leachables）を明らかにした。

1（a，b）　　2（a，c）　　3（a，d）
4（b，c）　　5（c，d）

[第3問]　日本薬局方に記載の注射剤の不溶性異物検査法について，次の記述の［　　　］内に入れるべき数値の正しい組合せはどれか。

注射剤の不溶性異物検査法は，注射剤中の不溶性異物の有無を調べる検査法である。第1法は，溶液，懸濁液又は乳濁液である注射剤，および用時溶解又は用時懸濁して用いる注射剤の溶解液などはこの方法による。容器の外部を清浄にし，白色光源の直下，［ a ］～［ b ］lxの明るさの位置で，肉眼で白黒それぞれの色の背景において約5秒ずつ観察するとき，たやすく検出される不溶性異物を認めてはならない。ただし，プラスチック製水性注射剤容器を用いた注射剤にあっては，上部および下部に白色光源を用いて［ c ］～［ d ］lxの明るさの位置で，肉眼で観察するものとする。なお，観察しにくい場合は適宜観察時間を延長するものとする。

	a	b	c	d
1	1,000	3,000	6,000	10,000
2	1,500	3,750	6,000	10,000
3	2,000	3,500	8,000	10,000
4	2,000	3,750	8,000	10,000

正解と解説

第1問

正解	3
説明	a 誤 撹拌によるストレス，発泡による変性を避けるために適切な撹拌速度で，調製を行う必要がある。 b 正 泡立ちによる変性防止のため，発泡させないことが望ましい。 c 正 酸化防止のため窒素ガス充てんを行う事は適切である。 d 誤 タンパク質は熱に不安定であるため，通常，ろ過滅菌を行う。

第2問

正解	3
説明	a 正 ガラス製プレフィルドシリンジは，シリンジ成型時にタングステン芯を使用しているため，薬剤の安定性に及ぼすタングステンの影響がないことを確認しておくことが望ましい。 b 誤 申請時に起源情報を求められる。 c 誤 界面活性剤は，必要量以上に添加した場合，薬効成分の分解等を促進する場合があるため，至適濃度の検討が必要である。 d 正 申請時に情報を求められることがある。 （FDA Definitions）Extractables : Compounds that can be extracted from the container closure system when in the presence of a solvent. Leachables : Compounds that leach into the drug product formulation from the container closure as a results of direct contact with the formulation.

第3問

正解	4
説明	(以下，抜粋) 注射剤の不溶性異物検査法は，注射剤中の不溶性異物の有無を調べる検査法である。第1法は，溶液，懸濁液又は乳濁液である注射剤，及び用時溶解又は用 時懸濁して用いる注射剤の溶解液などはこの方法による。容器の外部を清浄にし，白色光源の直下，2,000〜3,750 lxの明るさの位置で，肉眼で白黒それぞれの色の背景において約5秒ずつ観察するとき，たやすく検出される不溶性異物を認めてはならない。ただし，プラスチック製水性注射剤容器を用いた注射剤にあっては，上部及び下部に白色光源を用いて8,000〜10,000 lxの明るさの位置で，肉眼で観察するものとする。なお，観察しにくい場合は適宜観察時間を延長するものとする。

著者の略歴

1991年 3 月　東京理科大学大学院修士課程修了

同年 4 月　中外製薬(株)開発研究所に入社し，主にエポジン®・ノイトロジン®の剤形開発，宇都宮工場での治験薬製造に従事

1998年10月　富士御殿場研究所に異動し，アクテムラ®に続く抗体医薬品のプレフォーミュレーション研究，コンジュゲート医薬品などの創薬研究に従事

2002年 3 月　博士（工学）取得

2006年 1 月　浮間事業所に異動し，グローバル開発品の抗がん剤のCMCプロジェクトリーダーに従事

2008年10月　生産工学研究部に異動し，製剤技術グループマネージャーとして，主に非経口製剤の処方・製法・容器デバイス開発研究に従事し，現在に至る

製剤化工程における
シングルユース無菌充てんアセンブリの活用

井出　直人・矢吹　知佳子・加藤　真司

POINT

シングルユース無菌充てんアセンブリ活用のポイント

シングルユース設備は，初期投資・コスト・クロスコンタミネーションリスクの低減，設備の効率的な利用を目的にさまざまなアプリケーションに活用されている。薬剤混合調製からろ過滅菌および充てん工程に使用されるシングルユース無菌充てんアセンブリを，効率的かつ効果的に導入するには，技術的に実現可能な事項を把握し，検討結果に基づく適切なデザイン設計や特性に合わせたバリデーションが重要となる。サプライヤーや関連メーカーと協調し，適格なデザインを構築できる検討試験を行い，要求事項を満たすバリデーションを実施することでスムーズな導入・運用が実現できる。

1 はじめに

近年，医薬品，特に抗体医薬品，その他のタンパク質性医薬品等のバイオ医薬品やワクチンの製造工程では，培地・バッファー調製，細胞培養，精製および分注・保管においてシングルユース技術の活用が目覚ましい。さらに，抗がん剤等低分子注射製剤の製剤化工程においてもその利用が増加している。また，いずれも開発から商用生産の製剤化工程に幅広く利用されている。その理由の一つとして，医薬品製造における少量多品種化が考えられる。特に開発初期等に取り扱う薬液が少量である場合，ライン中の残液が多い傾向がある既存の無菌充てん設備では調製量に対する有効な医薬品量の割合が小さくなる可能性があるが，シングルユース設備ではライン中の残液によるロスを低減することができる。また，開発初期の医薬品はその有効性および安全性に関する情報が十分でなく，製品切り替え時の洗浄バリデーションに多くの時間と労力が費やされるが，シングルユース設備では，製品切り替え時にラインごと交換することが可能であり，プロセスの洗浄バリデーションの削減およびクロスコンタミネーションリスクの低減ができる。一方，商用生産では，製造ラインの効率化と生産性向上が求められる。シングルユース設備では，定置洗浄・滅菌作業（C/SIP作業）の削減により製造キャンペーンにかかる時間短縮が可能となり，製造ラインの生産性向上が期待できる。これらの利点を活かし，製剤の受託製造ではシングルユース設備の導入が進んでいる。

2 製剤化工程へのシングルユース技術の応用について

2.1 ステンレス設備とシングルユース設備の違い

従来のステンレス配管の無菌充てん設備では，機器の滅菌は蒸気滅菌が主流だが，シングルユース設備では主にγ線滅菌が用いられる。シングルユース設備では，撹拌機，配管，フィルター等があらかじめ組み立てられ，滅菌されたアセンブリ（組立て，assembly，アセンブリ）をサプライヤーより入手し使用するため，個別に滅菌した機器類のクリーンルーム／アイソレーターへの移送および組み立ての作業が低減される。また，薬液が接するアセンブリは製造バッチごとに新しいものに置き換えられるため，C/SIPのバリデーションおよびそれに使用される水，電力，その他のエネルギー，時間等も低減することができる。単一ラインで複数の医薬品を製造する場合，ステンレス設備ではクロスコンタミネーション防止のため洗浄バリデーションが必須であり，特に，薬液活性が高い場合その作業負担は増大するが，シングルユース設備ではアセンブリ交換により製品の切り替えが容易となる。また，ステンレス設備では，タンクおよび配管サイズに応じて製造スケールが制限される場合があるが，シングルユース設備では，製造量に応じた柔軟なデザイン変更により幅広いスケールに対応できる。設備機器の保全に関してもシングルユース設備のほうが，作業工数が少なくなるであろう。

このように，シングルユース設備には多くのメリットが考えられるが，その導入に関してはいくつかの検討事項がある。例えば，アセンブリ構成部材の多くはプラスチック製であり，化学的適合性，Extractables/Leachablesを考慮した設計が必要となる。評価手法については後述する。また，ステンレス設備では自動運転が多いが，シングルユース設備では，アセンブリの装着・バルブ操作等は作業員による手動操作も含まれるため，装着・操作ミス等シングルユース設備特有のリスクを考慮する必要がある。そのため作業者の教育訓練が重要となるが，これにはサプライヤーのサポートも活用できる。さらに，アセンブリは製造バッチごとに交換されるため，消耗品コストは増加傾向にあり，また，サプライヤーにより製造・滅菌後に供給されるため，ユーザーは医薬品の製造計画を十分に考慮した適切な在庫管理が求められる。以上のように，シングルユース設備導入は，C/SIPエネルギー削減，工程時間削減，および残液量低減による収率改善等の生産性向上のメリットと合わせ，検討事項を十分に考慮した上で判断される。

2.2 シングルユース無菌充てん工程とは

シングルユース無菌充てん工程は，薬剤混合工程，ろ過滅菌工程，充てん工程で構成される（図 1）。薬剤混合工程では，原薬と添加剤を混合撹拌し薬液調製を行う。ポイントは，撹拌状況および薬液の均一性確認のためのサンプリングが挙げられる。温度コントロールが必要な場合，ジャケット付容器を用いることができる。ろ過滅菌工程では，チューブポンプで薬液を送液し，ろ過滅菌フィルターを用いて無菌ろ過を行う。チューブポンプは可動部が薬液と接することがなく閉鎖系での操作が可能となる。フィルター構成および完全性試験については，規制

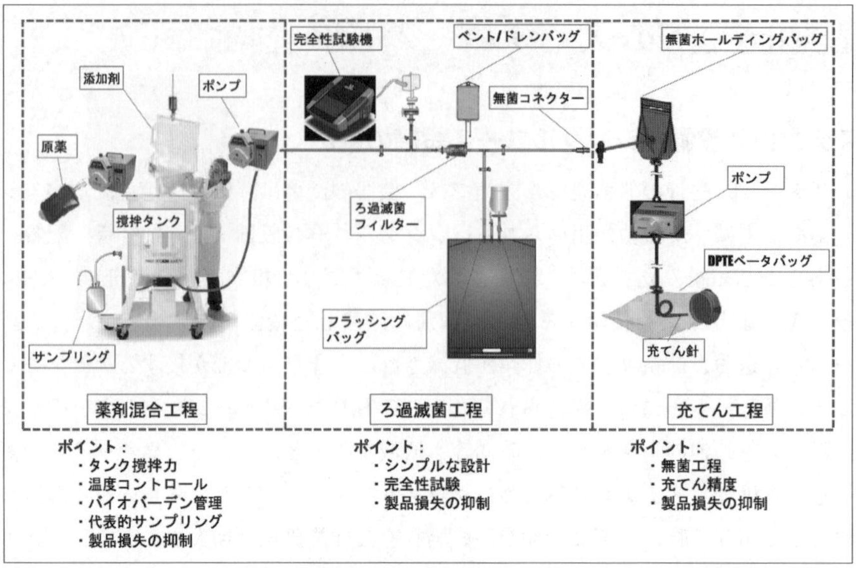

図１　無菌充てんアセンブリを利用した製剤化工程の概略

当局によって要求事項は異なるが，可能な限りシンプルなアセンブリデザインを採用することは，プロセス・操作の安全性および的確性を高め，製品損失リスクを低減する上で望ましい。フィルター構成例については後述する。充てん工程におけるポイントは薬液の充てん精度が挙げられる。一般的には，高精度に制御可能なチューブポンプが選択される。また，ろ過滅菌工程以降のプロセスの接続に関しては信頼性の高い無菌接続技術を考慮したアセンブリ設計が重要である。

2.3　薬剤混合工程

薬剤混合工程では，通常，シングルユース攪拌機が用いられる。この選定には，薬液の確実な攪拌・調製，攪拌時の目的物変性がないこと，粉末投入がある場合，粉末飛散がなく全量投入ができること，製品損失を最小限に移送できること，また，代表的な液をサンプリングできることを考慮する。攪拌検証試験は実液を用いた評価が望ましいが，実液は高価なため模擬液が用いられる場合もある。また，同様の攪拌機能を持つ小スケールの機器を検証に用いることも可能であろう。検証項目として，泡形成の有無，タンク内，上・中・下部の製品濃度均一性，pH，導電率および有効成分の活性確認等が挙げられる。図２左は泡形成による変性の可能性がある薬液の攪拌検証例である。各液量における回転数と攪拌状況から，泡が形成されない回転数を設定した。図２右は設定回転数におけるタンク内上部および下部の導電率を一定時間ごとに測定しプロットしたものである。目標とする導電率値および範囲を設定し，その範囲内において定常化した時点で均一化したと判断した。なお，模擬液を使用する場合は，実液と粘性を合わせて導電率の変化による評価・確認を行うこともできる。

液量（L）	回転数（rpm）	撹拌状況
130	250	300 rpmで水面に渦が確認できたため，最大値を250 rpmに設定。※200 rpmで十分撹拌可能
110	200	
80	150	
40	50	100 rpmで渦が羽に当たる場合があった。
30	50	
20	-	羽の直上に水面があることから撹拌なし。

※200 L容量の撹拌機　バッチ量130 L
タンパク溶液のため，渦ができない撹拌

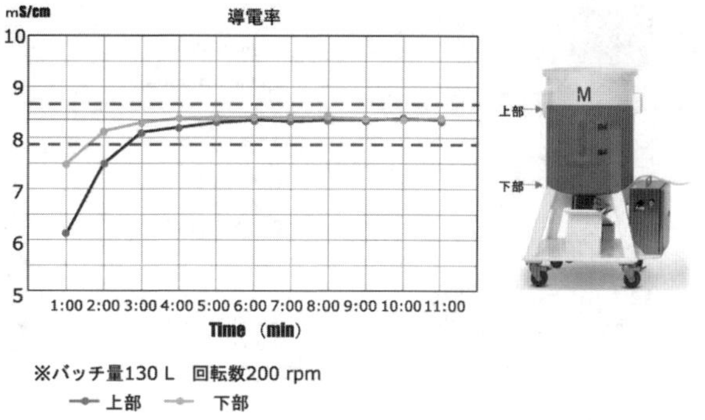

図2　撹拌条件の設定

2.4　ろ過滅菌工程

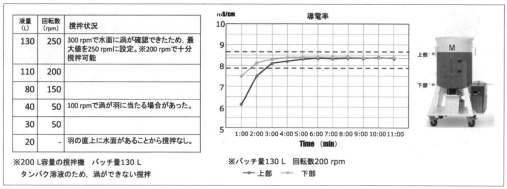

ろ過滅菌工程では，ろ過滅菌グレードのカプセルフィルターで薬液の無菌ろ過を実施する。シングルユース無菌充てんでは，ポンプ送液による定流量ろ過が主流だが，フィルターサイジングについては，小スケールフィルターを用いた定圧ろ過シミュレーションを行う（図3左）。ろ過滅菌工程で使用される薬液はある程度清澄であるが，薬液中の成分によっては目詰まりを起こす可能性がある。そのようなケースにおけるフィルター目詰まり機構は，標準閉塞が該当する場合が多い。具体的には，一定圧力でろ過を行うとろ過量の増加につれ流速が低下する。標準閉塞では横軸に時間を，縦軸に時間／体積をとってプロットすると，近似直線を描くことができる。詳細は省略するが，小スケールのフィルターを用いて短時間のろ過試験を行い，この機構を解析することにより，実工程における処理可能量および一定時間後の流速を導くことができる[1]。充てん工程全体の処理速度は充てん速度に依存することから，製造終了時においても，充てん速度に対して十分な流速を確保できるフィルターを選定することが重要である。また，申請先の規制当局によっては2段ろ過を考慮する必要がある（図3右）。構造の詳細に

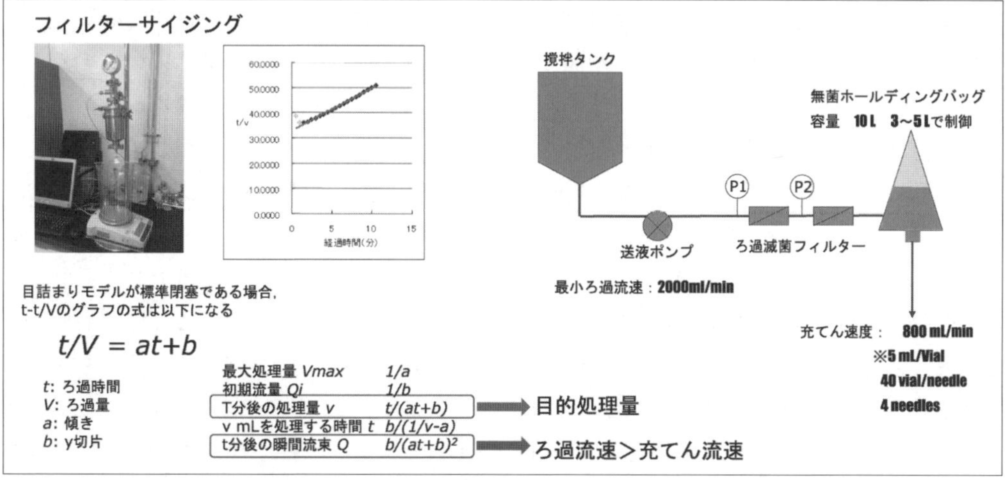

図3　ろ過滅菌フィルターのサイジング

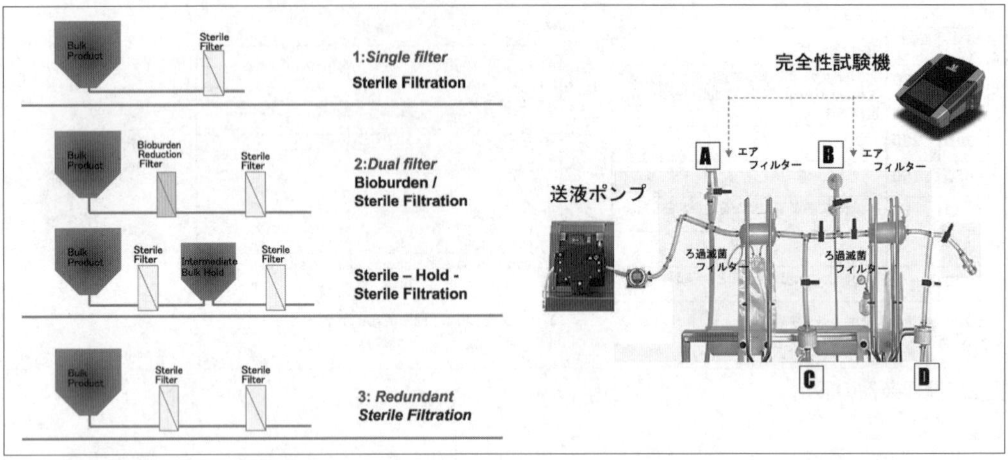

図４　ろ過滅菌フィルターの構成

ついては後述する。2段ろ過の場合，各フィルターにかかる圧力P1, P2は目詰まりの状況により連続的に変化するが，それらを個別にシミュレートするには試験系が複雑になることから，ポンプ吐出圧力がそれぞれのフィルターに均等にかかるものとして計算を行う手法が一例として挙げられる。具体的には，チューブポンプ後の最大吐出圧が100 kPaの場合，各フィルターの設定圧力を50 kPaとし，通常より高い安全率を考慮したフィルターサイジングが必要となる。

フィルター構成は，大きく分けて次の3パターンがある。1段ろ過（図4左1：Single filter），バイオバーデン減少を目的とした追加のフィルターを用いたろ過（図4左2：Dual filter），2段ろ過（図4左3：Redundant filter）である。Single filterの場合，アセンブリ構造を単純にできることからろ液回収率が最も高い。Dual filterの場合，ろ過滅菌前薬液のバイオバーデン管理が可能であるが，構造が複雑になり残液は多くなる。Redundant filterの場合は，1本のフィルターの完全性試験不合格時にもう1本のフィルターの完全性試験結果を適用し合格とすることができるが，構造が複雑になり残液は多くなる。完全性試験については，欧州では使用前後の実施が必須である一方[2,3]，日本・米国では使用後は必須だが，使用前はリスクアセスメントに基づきその必要性を判断できる[4,5]。図4右は，使用前後に完全性試験可能なシングルユースアセンブリ設計例を示す。使用前完全性試験は，まず，チューブポンプで試験液を送液し，1段目および2段目のフィルターを湿潤，AからCに向けて加圧，配管内の試験液除去後，Aに完全性試験機を取り付け1段目フィルターの完全性試験を実施する。同様に，2段目のフィルターはBからDのラインで試験を実施する。ここで，A・Bの位置には，無菌エアフィルターを，C・Dの位置には試験液とエアをろ過可能な無菌フィルターを設置することでフィルター湿潤液と完全性試験のエアを無菌で排出することができる。従って，ラインの無菌性を維持したまま完全性試験が可能である。試験後のフィルターは若干量の試験液が残留しているが，AからC，BからDへ完全性試験圧力より十分高い圧力でエアブローを行うことによりフィルター内の試験液を取り除くことが可能である。完全性試験およびエアブローは薬液ろ過より高い圧力で実施するため，十分に圧力耐性があるチューブ・コネクター類を選択して設計を行う。薬液の活性が高く，廃液を閉鎖系で取り扱う必要がある場合，C・Dの位置にシングルユースバッグを取り付けることも可能である。その場合，フィルター湿潤液および完全性試験で通過するエアを保持できる十分な大きさのバッグを選定する必要がある。

2.5　充てん工程

充てん工程は，ろ過滅菌フィルターでろ過された薬液をアンプル，バイアル，プレフィルドシリンジ等に充てんする工程である。一般的な充てん制御方式としてピストンポンプ方式，チューブポンプ方式，タイムプレッシャー方式およびマスフロー方式等があるが，シングルユース充てんの多くでチューブポンプ方式が採用される。その理由の一つとして，シンプルな構造でありアセンブリの無菌性担保が容易であることが挙げられる。また，充てん設備は清浄度の高い環境に設置されるため，異なるグレード空間の境界をシングルユースアセンブリが貫通することとなり，高度にバリデートされた無菌接続技術が必要となる。図5にその構造模式図を示す。

ろ過滅菌フィルター部と接続がある場合，無菌コネクターが有用である。充てんはグレードAのクリーンルーム内またはアイソレーター内で実施される。アイソレーターにおける運用例としては，チューブの貫通は図5のパターン1あるいはパターン2の点線箇所となる。パターン1の利点は，アイソレーター内部空間を小さくできグローブ操作が容易なことである。パターン2の利点は，充てん用チューブ部で万が一破損事故が起こった場合でも無菌性は担保された状態であることから，そのライン以外で充てんを続ける対応が可能なことであるが，アイソレーター内部の構造と操作が複雑になるリスクを伴う。アイソレーター内へのチューブの貫通は，いくつかの方法が考えられるが，Rapid Transfer Port（RTP）バッグにチューブを貫通させ，アイソレーター内部から引き出すタイプの例を図5右上に示す。充てん制御はDosing loop部にチューブポンプを装着して行う。構造的に複雑になるが，Dosing loop部のチューブ

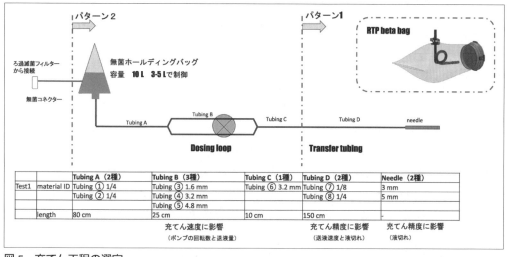

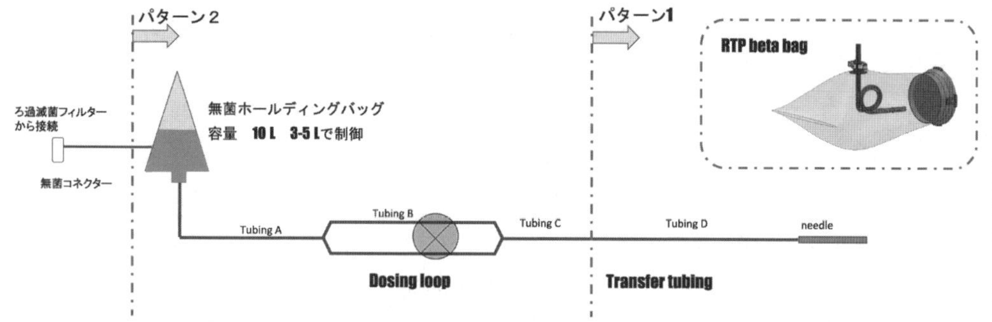

		Tubing A（2種）	Tubing B（3種）	Tubing C（1種）	Tubing D（2種）	Needle（2種）
Test1	material ID	Tubing ① 1/4	Tubing ③ 1.6 mm	Tubing ⑥ 3.2 mm	Tubing ⑦ 1/8	3 mm
		Tubing ② 1/4	Tubing ④ 3.2 mm		Tubing ⑧ 1/4	5 mm
			Tubing ⑤ 4.8 mm			
	length	80 cm	25 cm	10 cm	150 cm	-

充てん速度に影響（ポンプの回転数と送液量）　充てん精度に影響（送液速度と液切れ）　充てん精度に影響（液切れ）

図5　充てん工程の選定

を二重にすることにより，バラツキを抑制し充てん精度を高めることができる。一般的に，Dosing loop部の内径が細いほど充てん精度は高くなるが，充てん速度や薬液の粘性によっては目標速度が得られず，当初の想定より内径が太いチューブを選定する場合もある。また，Transfer tubing部も充てん精度に大きな影響を及ぼす可能性がある。チューブ内径が細いと流路抵抗が大きくなり流速を上げることができず，やわらかいチューブを使用すると送液時の膨張収縮により液ダレを生じる。このことから，充てん工程の設計について，目標の流速と精度を達成すべく送液試験を行い，その結果に基づいて，無菌ホールディングバッグからDosing loop・Transfer tubingまでをバランスよく設計することが重要である。

3 シングルユース無菌充てんアセンブリのバリデーション

医薬品製造に使用される製造設備は，製品に対して，いかなる危険も示してはならず，製品と接触することになる製造設備の部品は製品品質に影響し，それによって危険性が生じる程度まで反応性，付加性または吸着性があってはならない[2,3]との要求がある。従ってこのことをバリデーションにより検証し文書化しておく必要がある。医薬品製造に用いられるシングルユース無菌充てんアセンブリは製造設備の一部と考えることができ，同様に上記要求に対するバリデーションが必要とされる。現在，製造ラインの一部として用いられるシングルユース設備に特化した規制当局からのレギュレーションやガイダンス／ガイドラインは示されておらず，上述した製造設備に関する要求事項やプラスチック部材であるという共通点から容器包装に関する要求事項[6,7]が参照されることが多い。

3.1 ユーザーに求められる検証事項

2014年にParenteral Drug Association（PDA）より発行されたシングルユースアプリケーションに関する技術文書Technical Report No.66（TR 66）は，シングルユース設備導入の流れや，各段階の留意点，効果的活用のための留意点等が網羅的にまとめられた技術資料である[8]。その4章ではシングルユース設備と従来のマルチユース設備との比較から，シングルユースユーザーが行う検証項目およびリスクアセスメントの枠組みについて述べられている。用途や材質に応じて，期待する機能や検証事項は異なるが，圧力・時間・温度・流速といった技術的実現性の確認，化学的適合性・Extractables/Leachables（E/L）・吸着・粒子といった製品リスクに対する確認，無菌ろ過性能の確認等を挙げている。その中から無菌ろ過アセンブリに関わる検証事項の一部と規制文書における要求事項や技術文書における推奨事項を表1に示した。化学的適合性は接液材質の液体に対する耐薬品性を調べる項目，E/Lは接液材質から液体中に移行する化学成分とその安全性を調査する項目，微生物捕捉性能試験（バクテリアチャレンジ試験）は工程条件下でフィルターが規定量の微生物を捕捉することを検証する項目，薬液完全性試験は薬液で湿潤したフィルターの完全性試験規格値の設定のバリデーションである。

続く5章クオリフィケーションとベリフィケーションには，4章で挙げられたE/Lリスクに

表１　無菌充てんアセンブリに関する要求事項および推奨事項

分類	規制文書・技術文書	概　要
化学的適合性	US 21CFR Part 211.65, Guidance for industry	・装置は，・・・反応性，付加性または吸着性を示すことがない材質で，・・・医薬品と接触する設備表面が構築されていること[9] ・適合性に関する文書が必要[10]
	EU および PIC/S GMP	・薬液成分を取り除いたり，薬液中に何らかの物質を放出したりすべきでない[2, 3]
	PDA TR No. 26	・実液と工程条件を反映させたバリデーションを推奨，デバイス全体での評価が推奨[11]
	無菌医薬品製造指針	・フィルター適合性評価の必要性[4]
Extractables /Leachables (E/L)	FDA	・包装資材は有害な物質を溶出しないもので構成されるべき。資材決定時は，溶出される物の検討，毒性評価も行われるべき[6]
	EU	・LeachablesはExtractables検討の結果から，医薬品中の最大Leachables量が毒性学的に安全であると示せる場合にのみ省略することが可能[7]
	Bio Process Systems Alliance (BPSA)	・モデル溶剤や温度の点でワーストケースを考慮する。Leachablesの必要性に関わらずExtractablesは必要[12]
	PDA TR No. 26	・可能であれば，充てん直前の滅菌ろ過工程はLeachablesを評価すべき。[11]
	PDA TR No. 66	・Extractablesは必須。モデル溶媒は工程と液体組成を代表すべき。毒性評価が必要。[8]
微生物捕捉性能	US 21CFR Part 211.113	・微生物汚染が防止できるように設計された適切な手順書を作成し，これを遵守することとする。かかる手順には，無菌プロセスおよび滅菌プロセスのバリデーションを含むこと[13]
	日本薬局方 国際規格ISO13408-2	・*Brevundimonas diminuta*（ATCC 19146, NBRC 14213, JCM 2428）あるいはそれより小さな適当な菌をフィルターの有効ろ過面積あたり10^7個以上チャレンジし無菌のろ液を得ることが必要。したがって薬液製造のろ過工程では，ろ過後に完全性試験を要する[14,15]
	PDA TR No. 26	・ろ過滅菌フィルターのクオリフィケーション・バリデーション[11]
完全性試験（薬液完全性）	各国レギュレーション	・フィルター使用（前）後における完全性試験要求[10, 2, 3, 4, 14, 15]
	PDA TR No. 26	・実液と工程条件を反映させたバリデーションを推奨[11]

対する具体的評価方法だけでなく，監査を含むサプライヤークオリフィケーションの必要性について記載がある。品質マネジメントシステムの有無や有効性確認，変更管理連絡の有無やそのプロセス確認等，ユーザーが要求し規制に適合するシングルユースアセンブリをサプライヤーが提供可能であるか確実にすることが重要である。また，無菌充てんアセンブリは最終医薬品に近接した接液部分であることから，アセンブリ構成部材の品質を示す根拠が必要となる。一般に材質の安全性や生体適合性，動物由来原料に関する情報等の基本情報から，ロット番号・保管期間・完全性証明・エンドトキシンに関する情報・滅菌証明等ロットごとの情報をサプライヤーより品質証明文書として入手する。

3.2　アセンブリの導入スケジュールとバリデーションのスケジュール

シングルユース無菌充てんアセンブリを使用した製造工程では，比較的短いタイムラインで導入が計画される場合がある。図６にアセンブリ導入と表１に示したバリデーションのタイムラインを示した。

アセンブリ導入における初期段階のデザイン検討から試作品発注・確認は，サプライヤー，エンジニアリング会社および充てん機メーカーが関わり時間を要するが，目的機能を有するアセンブリ構築には重要事項となる。その後，正式図面が確定し，図面承認・発注，充てん機の

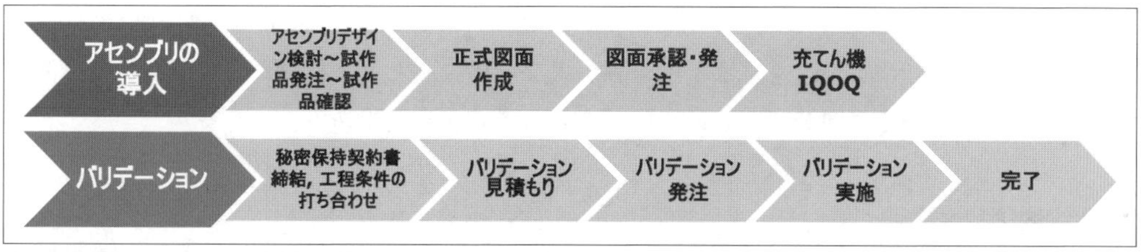

図６　無菌充てんアセンブリ導入とバリデーションのタイムライン

クオリフィケーションと進む。効率的なバリデーションのためには，デザイン検討段階から必要なバリデーションの把握と計画が重要である。無菌充てんアセンブリは，最終医薬品への近接性から高リスクとして位置づけられるため，基本的には全ての部材が評価の対象となる。また，初期段階で使用方法・操作を考慮することも重要である。例えば，ろ過滅菌フィルターのろ過後の完全性試験実施液が水か薬液かによって，アセンブリの構成部材が異なり，バリデーション費用や期間に影響する可能性がある。そのため，正式図面のデザイン確定後にバリデーションを開始することが推奨される。一方で，評価項目によっては長期間を要する場合もあるため，初期段階にてバリデーションデータの必要時期や最長所要期間を把握しておくことが重要となる。バリデーションはサプライヤー等に委託されることが多いが，時間的・経済的の両側面の効率化にはサプライヤーのノウハウの活用とサプライヤーとユーザーの協調が重要である。

無菌充てんアセンブリは治験薬製造における使用も多いが，患者の安全性の観点から，治験薬製造の構造設備はバリデーション実施が期待され，滅菌工程は既承認製品と同レベルの基準での実施が求められている[2,3)]。また，バリデーション完了後にアセンブリ図面や薬液組成，接液条件に変更が生じた際には，バリデートされた条件と変更後の条件を照合し，追加のバリデーションの要否を確認する[11)]。この判断においてもサプライヤーの知見を活用することができる。

3.3　バリデーション各論

表1で示した4項目のバリデーションについて，その評価方法の詳細を解説する。

1）評価対象の決定

シングルユースアセンブリは複数部材で構成されるが，バリデーション対象項目の決定は各部材の用途，接液の有無，接液表面積，接触する液体の特性，接液条件等を考慮したリスクアセスメントに基づく。具体的には，まず接液部材は化学的適合性の検証を要する。一方，気体の流路等非接液部材はこの4項目に関する評価が必要とは考えられていない。次に，投与される液体（間接的を含む）と接触する部材はE/L評価が必要となる。ろ過滅菌フィルターは微生物捕捉性能試験が要求される。薬液での完全性試験が必要なケースもあるだろう。これらは個々のアセンブリに対して詳細に検討される。図7に例を示す。図7では該当部材を全て選択したが，同じ材質の部材は，接液面積や接液条件の観点でグループ化しワーストケースの評価を適用できる。複数のアセンブリや部材を工程で無菌的に接続して使用する場合にも，材質が同じであれば別のアセンブリでもグループ化できる。ただし，E/L評価は，厚みや柔軟性といった部材の構造，添加剤，サプライヤー等が異なる場合，たとえ材質が同じであっても溶出してくる化学成分や量は同じでない可能性があり，考慮が必要である。

2）化学的適合性評価

化学的適合性は，部材と接触する液体との耐薬品性を示し，設備が医薬品の安全性や有効性

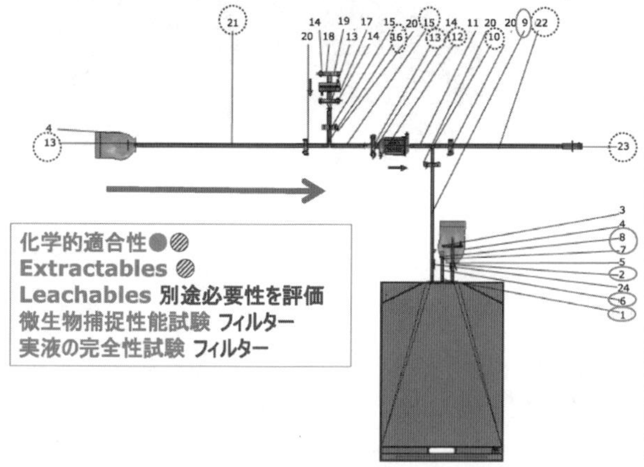

接液：患者に無関係　　接液：患者に関係

ITEM NO.	DESCRIPTION	LG	QTY
1	BAG-HANDLE 50L (22.5"W X 29.75"H) BOAT-PORTED (1/4" 3/8" 3/8")		1
2	TUBING-PHARMA 50, 1/4" ID X 1/2" OD	6	1
3	FILTER-MILLIPAK-20 DURA 0.22 (1/4"STEP HB X 1/4"STEP HB) (SI1M002A7)-PHOBIC		1
4	DUST COVER 6" X 6"		2
5	CLAMP-PINCH 5/8" (7/16"OD TO 5/8"OD TUBE)		1
6	TUBING-PHARMA 50, 3/8" ID X 5/8" OD	4	1
7	CONN-MPC MALE 3/8"HB POLYCARBONATE		1
8	CAP-MPC FEMALE POLYCARBONATE		1
9	TUBING-PHARMA 50, 3/8" ID X 5/8" OD	24	1
10	COUPLER-TEE REDUCER 1/2" X 3/8" X 1/2"		1
11	TUBING-PHARMA 65, 1/2" ID X 3/4" OD	4	1
12	FILTER-OPTICAP XL4 DURA 0.22 (1.5"TC X 1/2"HB) (KVGLG04TH3)		1
13	ADAPTER-STERILENZ 2AT 1/2"HB X 1.5"TC		3
14	CLAMP-1.5"TC TAMPER EVIDENT FEATURE		3
15	TUBING-PHARMA 80, 1/2" ID X 3/4" OD	6	2
16	COUPLER-TEE 1/2"		1
17	FILTER-MILLIPAK-100 DURA 0.22 (1.5"TC X 1.5"TC) (SI1M051A7)-PHOBIC		1
18	CAP-TC 1.5"		1
19	GASKET-SILICON 1.5"TC		1
20	CLAMP-AMESIL (1/2"OD TO 3/4"OD TUBE)		4
21	TUBING-PHARMA APT, 1/2" ID X 3/4" OD	36	1
22	TUBING-PHARMA 65, 1/2" ID X 3/4" OD	24	1
23	CONN-LYNX S25 MALE 1/2"HB (24PK)		1
24	NOVASEAL FOR 3/8"ID X 5/8"OD TUBING		1
25	CERTIFICATE OF QUALITY - GOLD (NOT SHOWN)		1
26	LABEL - GAMMA STERILIZED ASSEMBLIES (NOT SHOWN)		1

図７　評価対象部材とバリデーション項目の決定例

に影響を及ぼさないことを確認する項目の1つである。プラスチックで構成されるシングルユース設備では重要項目として認識され，導入検討の第一段階「技術的実現可能性」の検証項目[8]である。化学的適合性のない部材は，使用時に完全性を喪失する等の目的の機能を果たせず，医薬品に悪影響を及ぼす可能性があることから評価が必要とされる。サプライヤーは一般的な条件における主要溶媒に対する耐薬品性リストを提供可能であり，ユーザーはその情報を基に評価を行うことができる。評価結果の文書化にはサプライヤー等が提供するバリデーションサービスも活用できる。具体的には1）の方法で対象とされた各部材に対し，薬液組成やpH等の特性，温度や時間等の接液条件と接液面の材質との化学的適合性を個別に確認する。リストの活用で化学的適合性が全て確認できれば結果を文書化する。一方でリストや文献でデータが確認できない場合には，適合性が確認できる材質の部材に変更するか，あるいは，実条件にて接液させる試験を行い，化学的適合性の有無を検証する[16, 17]。例えばろ過滅菌フィルターは接液前後の完全性を確認する方法，撹拌用バッグやホールディングバッグはシール性や接液表面の材質変化等を確認する方法が挙げられる[16]。

3）Extractables/Leachables評価

Extractables/Leachablesは液体と接触した部材から液体中に溶出する化学成分を示し，シングルユース設備導入時の懸念点の上位に挙げられる[18]。化学的適合性同様，重要な評価項目と考えられており，導入検討では比較的初期の「医薬品へのリスクは許容できるか？」の検証項目に含まれる[8]。ExtractablesとLeachablesは明確に区別され，関係性は図8のように示される。

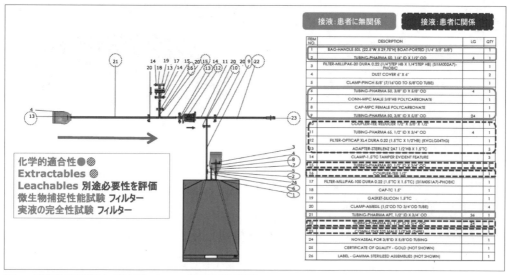

Extractablesはpotential leachablesとも呼ばれ，液体中に溶出される可能性のある化学成分を示す。溶媒，溶液のpH，接液温度や時間等の観点で実工程以上の条件で抽出を行い，Leachablesの大部分を含むとされる。一方でLeachablesは使用条件下で実際に液体中に浸出

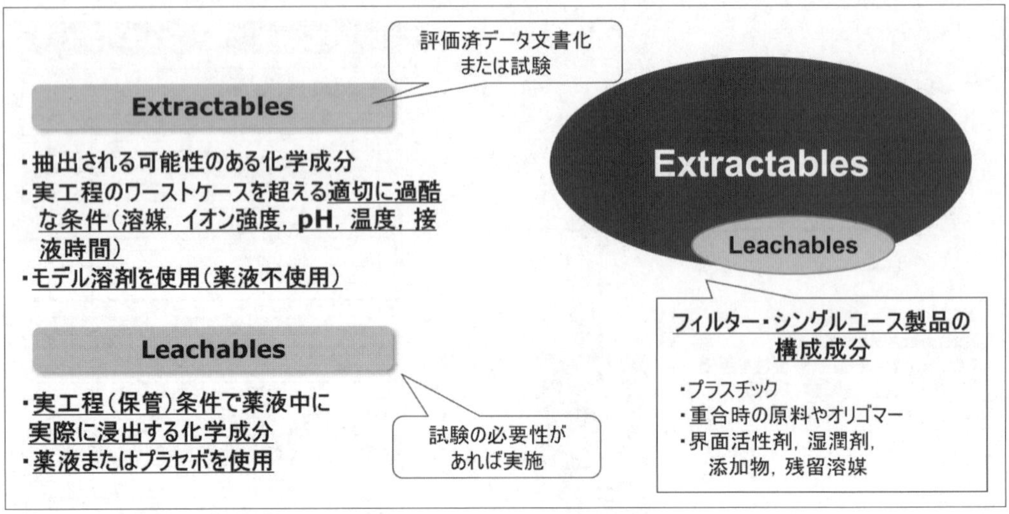

図 8　Extractables と Leachables の定義 [11, 12, 19]

図 9　Extractables/Leachables 評価方法

する化学成分を示し，基本的には薬液を用い，実工程と同じ条件にて抽出しデータを取得する。これらはフィルターやシングルユースの構成成分や関連物質であり，Extractablesは一般的な条件における情報をサプライヤーが提供できることが多い。

Extractables/Leachablesはリスクに基づく評価手法を用いることが推奨され，一般的な評価方法は図 9の 5ステップで表すことができる [16, 17]。

Step 1：リスク評価1は評価対象部材の決定である。1) の手順を適用できる。

Step 2：対象部材に対するExtractables評価である。Extractablesデータは定性的および定量的な情報，すなわちどんな化学成分が抽出される可能性があるか，またワーストケースの量はどの程度かを含む。Total organic carbon（全有機炭素）等総量としての定量結果が活用される。薬液と条件を反映したデータの取得が求められ，薬液組成とpH等の特性に基づくモデル溶剤を選定し [12, 20, 21]，部材の滅菌条件および抽出温度・時間は工程の最大を超える適切に過酷な条件を設定する。サプライヤーのバリデーションサービスを活用し適切なデータを入手することや，サプライヤーからの一般データを精査し，薬液と工程条件に合うデータを抜粋して文書化する方法が考えられる。

Step 3：Extractablesの結果を患者の安全性の観点から評価する。具体的には，患者の各Extractablesの1日最大摂取量を算出し，各化学成分の1日許容曝露量と比較して安全か否かを判定する[22]。許容曝露量は残留溶媒等公的な数値[23, 24]や，毒性学者により算出された数値，未知化合物については毒性学的閾値（Threshold of Toxicological Concern: TTC）を適用できる[8, 17]。Step 3で安全であると言及し全体の評価を終えるか，あるいは次のLeachables評価に進む。

Step 4：Leachables試験であり，液体中に実際に浸出する化学成分と量の情報を得る。

Step 5：Leachablesの結果の安全性評価である。Step 3と同様の手法を用いる。

以上の一連の手法により，「対象の無菌充てんアセンブリからはどの化学成分がどれだけ抽出する可能性がある，あるいは実際に浸出するが，それは患者への安全性に影響しない」ことを検証する。分析技術や安全性評価手法の発展に伴い，求められる評価の程度や内容は年々変化している。規制当局によってStep 3の結論に基づきStep 4以降を実施しないことを認める場合と，Extractablesで把握できないLeachablesの影響はあくまでもLeachablesの試験結果によって判断することを求められる場合とあることから，申請先当局の最新の考え方に沿った評価の実施が推奨される。

なお，アセンブリ全体を通過させた液での評価も考えられるが，後のアセンブリデザインの変更や各部材からのデータの把握を考慮すると部材別の評価にはメリットがある。

4）微生物捕捉性能試験

「ろ過滅菌フィルター」とは機能に対して定義され，「膜の有効ろ過面積（cm^2）当たり，適切な条件下で培養された指標菌*Brevundimonas diminuta*（ATCC 19146, NBRC 14213, JCM 2428）またはこれより小さな適当な菌を10^7個以上チャレンジして，二次側に無菌のろ液が得られる[14, 15]」フィルターを示す。ろ過滅菌される流体には気体と液体があるが，一般に気体ろ過の微生物捕捉性能は使用条件（圧力，温度，使用前滅菌条件，使用回数）にのみ影響を受け，フィルターメーカーの推奨の使用範囲内であれば特に個別のバリデーションを必要としない。一方で液体ろ過は，液体の物理化学的特性が微生物捕捉性能に影響する可能性があり，あらかじめバリデーションにて検証する必要がある[25]。微生物捕捉性能のバリデーションは，基本的には実際にろ過する液体および上述した指標菌*B. diminuta*を用いて工程条件のワーストケースを反映してろ過を行う。試験手法は薬液の指標菌に対する抗菌性の有無に基づき決定し，薬液に直接菌を懸濁しろ過する直接懸濁法，菌を接液させる時間を短くする接触時間減少法，薬液のみをろ過後に装置を洗浄し，その後抗菌性のない別の液体に菌を懸濁してろ過する置換法等が挙げられる[11]。試験ではろ過流速（圧力），最大接液時間，バッチ量，ろ過温度等の工程のワーストケース条件下で，指標菌をフィルターの有効ろ過面積1 cm^2あたり10^7 CFU以上負荷させてろ過を行う。ろ液の無菌性が実証できれば適合と判定する。治験薬であっても微生物捕捉性能試験の実施は推奨される[2, 3]。

5）薬液完全性試験の規格値設定

医薬品製造におけるろ過滅菌の達成は，あらかじめ微生物捕捉性能をバリデートした条件の範囲内でろ過が行われ，ろ過後の完全性試験でフィルターの規格値に適合することにより確認される。

前述のとおり，規制当局によりフィルターのろ過前完全性試験の要求は異なるが，輸送時やフィルターの滅菌工程における完全性喪失リスクを考慮し必要性が述べられている。

フィルターの滅菌後およびろ過後の完全性試験では，メーカーの指定する標準湿潤液（水やアルコール等）または実際にろ過する液体を使用できる[11, 14]。完全性試験は湿潤する液体とフィルター表面との接触角度や液体の表面張力，測定法によっては試験ガスの拡散定数や溶解度に影響を受ける。従って湿潤する液体が異なれば完全性試験規格値も異なるため，薬液で完全性試験を実施する際には，あらかじめ規格値設定のバリデーションを要する。薬液の規格値設定には，標準湿潤液での測定値に対する薬液での測定値の比率を利用する。バブルポイント試験の例では次の式により規格値を算出する[16, 17]。なお，バリデーションは複数ロットのデータに基づく必要がある。

「水のバブルポイント規格値」×「バブルポイントレシオ」=「薬液のバブルポイント規格値」

薬液完全性試験のメリットにはフラッシング時間・関連コスト・排水量の低減があるが，無菌充てんアセンブリに特化すると，アセンブリデザインおよび操作の簡素化が可能になることが挙げられる。

4 おわりに

シングルユース無菌充てんアセンブリのデザイン構築およびバリデーションの一部について述べてきたが，シングルユース技術は安全に，効率的に，できるだけ安価に，最小限のロスで医薬品や治験薬の製造が行えることを目標に発展してきた。効果的な活用のポイントは利点と制限を理解し，ユーザーがサプライヤーや充てん機メーカーと協力してプロジェクトを推進することである。今後さらに技術として確立していく段階にあるが，引き続きユーザーが求める高品質な製品の開発やサポート体制の充実を図っていきたい。

参考文献

1）小杉 公彦，Vmax 試験 フィルターの選定および最適化方法，日本ミリポア株式会社　バイオプロセス・テクニカルシート TSB9702（1997）
2）PIC/S: Guide to Good Manufacturing Practices for Medicinal Products Part 1, Oct（2015）
3）厚生労働省医薬食品局監視指導・麻薬対策課，PIC/SのGMPガイドラインを活用する際の考え方について（2012）
4）厚生労働省医薬食品局監視指導・麻薬対策課，無菌操作法による無菌医薬品の製造に関する指針（2011）
5）FDA, Guidance for Industry, Sterile Drug Products Produced by Aseptic Processing — Current Good Manufacturing Practice（2004）

6）FDA, "Guidance for Industry Container Closure Systems for Packaging Human Drugs and Biologics CMC"（1999）
7）EMEA, "Guideline on Plastic Immediate Packaging Materials"（2005）
8）Parenteral Drug Association, Technical Report No.66 2014, Application of Single-Use Systems in Pharmaceutical Manufacturing（2014）
9）US, Code of Federal Regulations, Part 211, "Current Good Manufacturing Practice for Finished Pharmaceuticals", Part 211. 65, "Equipment Construction"（2005）
10）FDA, "Guidance for Industry for the Submission Documentation for Sterilization Process Validation in Applications for Human and Veterinary Drug Products"（1994）
11）Parenteral Drug Association, Technical Report No.26 Revised 2008 Sterilizing Filtration of Liquid（2008）
12）Bio-Process Systems Alliance, Recommendations for Testing and Evaluation of Extractables from Single-Use（2010）
13）US, Code of Federal Regulations, Part 211, "Current Good Manufacturing Practice for Finished Pharmaceuticals", Part 211. 113, "Control of microbiological contamination"（2013）
14）第十七改正日本薬局方（2016）
15）ISO, Aseptic Processing of Health Care Products – Part II: Filtration, 13408-2（2003）
16）矢吹 知佳子，佐々木 次雄，ろ過滅菌フィルターとシングルユースシステムにおけるバリデーション１バリデーションの要求事項と適合性，細菌捕捉，薬液の完全性試験について，PHARM TECH JAPAN, 30（6）, 53-61（2014）
17）加藤 真司，矢吹 知佳子，製剤化工程におけるシングルユース無菌充填アッセンブリの活用とバリデーション，製剤機械技術学会誌，Vol. 25，No. 1（2016）
18）BioPlan Associates, Inc., 9th Annual Report and Survey of Biopharmaceutical Manufacturing Capacity and Production, Apr（2012）
19）矢吹 知佳子，Shea J，ろ過滅菌フィルターおよびシングルユースシステムの溶出物（抽出物／浸出物）評価の必要性，PHARM TECH JAPAN，32（2），251-256（2016）
20）U.S. Pharmacopeia: Draft of General Chapter＜661.3＞ Plastic components and systems used in manufacturing.（2016）
21）Ding W,et al.: Standardized Extractables Testing Protocol for Single-Use Systems in Biomanufactuting, Pharmaceutical Engineering November/December 2014, 34（6）（2014）
22）Broschard TH, et al., Assessing safety of extractables from materials and leachables in pharmaceuticals and biologics - Current challenges and approaches, Regulatory Toxicology and Pharmacology 81, 201-211（2016）
23）International Conference on Harmonisation of Technical Requirements for Registration of Pharmaceuticals for Human Use: Impurities: Guideline for Residual Solvents Q3C（R5）（2011）
24）厚生労働省　医薬安全局審査管理課，医薬品の残留溶媒ガイドラインについて（平成10年3月）
25）第19章　ろ過滅菌フィルターに対する微生物チャレンジ試験，新GMP微生物試験法 第3版，じほう，509-522（2016）

Column　チューブのデザインのコツ：最短は最少ではない

一般的にラインの残液を最少にするためには，可能な限り立ち上がりをなくし，細い配管を用いてデザインすることとなるが，シングルユースでは，チューブ，フィルター等をある程度フレキシブルに運用することが可能である。充てん精度に影響しない部分のチューブは，若干の余裕を持たせた長さにすると，フィルターを傾けたり，送液時にチューブを持ち上げる等して配管内の液を送り出すことができる。ただし，この操作ではフィルターを落としたり，チューブを引っ張る等のリスクもあることから，操作トレーニングとSOPの明確化が重要となる。

問　題

［第１問］ シングルユース無菌充てんアセンブリに関する次の記述のうち，正しいものの組み合わせはどれか。

a 欧州のレギュレーションでは完全性試験は使用前，使用後に実施しなければならない。
b ろ過滅菌フィルターはろ過工程条件に即した微生物捕捉性能試験が必要である。
c 一定圧力であればろ過流速は常に一定である。
d 充てん用チューブの選定はチューブメーカーのデータのみを参考に行う。
e 充てん精度はチューブポンプ部分と充てん針の内径のみに影響を受ける。

1（a，b）　2（a，c）　3（a，d）
4（b，d）　5（c，e）

［第２問］ シングルユース無菌充てんアセンブリに組み込むろ過滅菌フィルターのサイジングでは，同等のステンレス設備より大きいサイズのフィルターが選定される可能性がある。その理由と必要性について300字程度で説明せよ。

［第３問］ シングルユース無菌充てんアセンブリのバリデーションに関する次の記述のうち，正しいものの組み合わせはどれか。

a 接液する部材は全てExtractables/Leachablesの評価対象である。
b 接液する部材は全て化学的適合性の評価対象である。
c 従来のステンレス工程で微生物捕捉性能をバリデートしており，シングルユース化後も工程条件に変更がなければ，微生物捕捉性能に関する追加のバリデーションは必要ない。
d ろ過後の完全性試験はフィルターメーカーの標準湿潤液にて実施しなければならない。
e 無菌充てんアセンブリのバリデーションやオペレーションは，全ての導入完了後に考慮すればよく，計画の始めの段階から検討する事項ではない。

1（a，b）　2（a，d）　3（b，c）
4（b，e）　5（c，d）

正解と解説

第1問

正解	1
説明	a　正　日本，米国は使用前の完全性試験が必須ではないが，ヨーロッパでは使用前使用後の完全性試験が必須。 b　正　ろ過滅菌フィルターとの記載がある製品でも，工程に即した条件でのバリデーションを行う必要がある。 c　誤　フィルターの目詰まりにより一定圧力では流速は低下していく。 d　誤　薬液の性状によって異なるため検証試験が必要。 e　誤　充てん速度精度はポンプ部分のみではなく，全体のバランスを考慮して設計する必要がある。

第2問

正解 説明	（理由）無菌充てんアセンブリに組み込むろ過滅菌フィルターのサイジングでは，想定より低い圧力がかかるとして試験を設計し，高い安全率を設定して選定を行うため，大きいサイズのフィルターが選定される可能性がある。 （必要性）無菌充てんアセンブリ使用時の全体の処理速度は充てん速度に依存するため，製造終了時にも充てん速度に対して十分な流速を確保できるフィルターを選定する必要がある。また多くのケースでポンプ送液によるろ過のため，加圧ろ過より処理量が期待できないことがある。

第3問

正解	3
説明	a　誤　接液する部材のうち，投与される液体が接触する部材のみがExtractables/Leachablesの評価対象である。 b　正 c　正 d　誤　フィルター滅菌後およびろ過後の完全性試験には，実際にろ過する液体を使用することもできる。 e　誤　無菌充てんアセンブリ導入の初期から，バリデーションを考慮する必要がある。

著者の略歴

井出　直人：2000年　日本ミリポア株式会社（現：メルク株式会社）入社　プロセスソリューションズ事業本部
医薬品製造用製品のセールスを経験し，現在は，シングルユース技術を中心としたバイオ医薬品製造および製剤化工程のテクノロジーマネージメントを行っている。

矢吹知佳子：2011年　日本ミリポア株式会社（現：メルク株式会社）入社　プロセスソリューションズ事業本部
フィルターおよびシングルユースのバリデーション試験を受託しているラボにて試験担当者としての経験を積み，現在は試験計画や文書作成を中心に担当。また，海外ラボでE/L評価専任担当者としてのトレーニングを受け，日本におけるE/L評価のコンサルテーションやユーザー向けセミナー等を実施している。日本PDA製薬学会無菌製品GMP委員として活動中。

加藤　真司：2000年　日本ミリポア株式会社（現：メルク株式会社）入社　プロセスソリューションズ事業本部
食品・医薬品製造における技術営業を経験し，現在はシングルユースおよびダウンストリーム技術を中心としたテクノロジーグループマネージャーを務めている。

注射剤の不溶性異物管理

片山　博仁

POINT

異物に関する問題のポイント

日本人は50〜100 μmの微小異物を問題にする国民なのである。この感情の問題は，避けて通れない。また，人種が変われば見える微小異物の種類に若干の違いが出ることが報告されており，虹彩の色が微小異物になると色によっての識別性に差が出る。さらに，アフリカの平原で遊牧を糧に暮らす人と，都市でPCを相手に暮らす人では，遠方の視力に大きな差がある。ボクサーと普通の人では動体視力に差がある。一般に知られるこういった例は，多少の訓練や知識では克服できない見え方の差が存在していることを示している。そして，地域や国民性など，集団を形成した人の検知力の特徴に由来する考え方・感情の問題は，統一できないものとして認識するしかないと考えられる。

1　はじめに

本章では注射剤の不溶性異物の検査とその課題をまとめた。医薬品の品質を保証するにあたって，不溶性異物は理想的には製品への混入をゼロにしたいと考えるであろう。しかし現実には技術的にそれは無理なことである。

では製造ラインでの異物混入防止を最大限行ったとして，それでもゼロにできない異物に対して何ができるのか。再び理想的なものづくりの状態を考えると，全数検査において不溶性異物が入っていれば100％確認でき，排除されることを期待するであろう。しかしこれも問題のないレベルにコントロールすることはできても，人に見えるものを完全に除くことは現実には不可能と考えられる。注射剤の不溶性異物検査は，人の目で見えるか見えないかという非常に曖昧な基準を適用するため，科学的な情報だけでは解決できない部分がある。注射剤の不溶性異物検査について特徴的な難しい課題と，現在の技術でできることをよく理解することが現場で問題に遭遇した際には役立つと考える。

2　注射剤の不溶性異物検査の難しい課題とは何か[1)]

製造環境の微粒子については0.5 μmの粒子数を検出しない程度に空気を清浄化することは

できても，一次包装材料や充てん設備の200 μm以下の微粒子を完全にゼロにすることはできない。あるいはゼロというのは何がゼロであるのかうまく定義すれば，製造技術の限界を考慮して検査技術の許す範囲で何とか説明できそうな気もするが，これも実際にはゼロという言葉が難しい。統計的な数字でよりゼロに近い値をAQL（合格品質水準）の設定を0.01などにして，ほぼゼロといってもよいと定義できるように思える。しかし，無限にゼロに近い統計的な保証の数値を議論することはできるが，AQLでの抜き取りサンプル数を現実的な数の範囲の非破壊検査で行うとなれば，そこに限界がある。また，いざ対象とする異物の大きさや性質や，検出技術の情報を定義しようとすると，そこは社会的なコンセンサスが必要で，全ての製品に適用できるような合意を形成することは実に難しい。すなわち安全な異物の定義や，安全な混入量，混入率など，根拠ある基準を設定しようとすると数字では議論できない次元の話にぶつかる。

製造者も使用者も前提として理解しなければならないことは，不溶性異物に関しては，安全に関わるデータを用いて科学的に決められた判定基準がないということである。注射剤の不溶性異物を扱う上で難しい問題は，現在の医薬品工場の標準的な技術で製造を行えば不溶性異物の混入は健康被害を及ぼすことのないレベルで管理できているのが実際であるが，細部を掘り下げた時には，現実にできることと理想を混同して錯覚を起こしやすい点である。あるいは基準が曖昧に出来上がってきたものであるためにその運用次第では，極めて厳しくも，反対に緩くも管理できることである。またそうであるにもかかわらずGMP的には数字データや定性的表現記録によって，単純化された判定の取り扱いができるものと考えて議論されやすいことである。

例えば異物混入対策がしっかりされた製造ラインで作られたもので，抜き取り検査では異物がほとんど検出されないことが年次報告などで示されている製品でも，市場から苦情で異物混入品が返送されてくることがある。それが白色で同定のできない50〜100 μmほどの異物であれば，回収につながるであろうか。もちろん製品特性や背景情報を整理して個別にリスクを判断する必要があるが，仮にその他の情報では製造上の逸脱やトレンド変化のほか，調査できる記録を全て確認しても，何ら特別な危険情報がなかったとすればどうであろうか。これをシングルイベントとして回収は不要，改善策も不要とすることができよう。

さて，今述べた想像の事例を，読者はどう感じたであろうか。問題ない筋書きと感じた方は，同定はできていないというものの，GMP上の記録や調査の証言によって問題なく運用されているのであれば，大きさと検出数から見ても定常状態以上のリスクにはならないと考えたであろう。一方で，それでも問題ありと感じた方は，50〜100 μmほどの異物であれば人の目視検査でも検出でき，機械検査なら確実に排除できるはずであるし，そもそも年間を通じたトレンドにおいて異物検出数の数字が小さいのは，検査工程そのものに十分な検知力がなかったのではないかと疑って考えるかもしれない。また同定できないのなら未知なことが起こったのではないかとそのリスクを厳しく見ることも可能であろう。白色の外観性質からタンパク質凝集体などであれば免疫原性があればどうするのかと問題にするかもしれない。このような単純な事例ですら，おそらく100人中100人が同じ答えになるとは考えられない。そして一度事例ができてしまうと，その後のその工場での対応はその事例に従ってしまうことがよくある。

なぜこのようなことになるのであろうか。ここで問題を整理してみたい。以下の点が明確にできないことが問題なのではないだろうか。

①不溶性異物検査で技術的に可能な検出限界と検知率がどの程度なのか（技術の限界の理解）
②不溶性異物に関する安全性の情報はどうなっているのか（安全性の理解）
③そもそもGMPに問題のない製造を確認しても，なぜ回収までしようと考えるのか（感情の問題の理解）

以下の項でそれぞれをもう少し掘り下げてみたい。

3 不溶性異物検査の技術の限界

3.1 不溶性異物とは何か

日本薬局方（JP）が扱う注射剤の溶液に含まれる不溶性の物質としては，不溶性微粒子と不溶性異物がある。あきらかに見えるものを不溶性異物として取り扱う粒子状のものは図1に示すように，可視領域にあるおよそ50 μm以上のものを不溶性異物と考える。不溶性異物検査によって見つかれば排除すべき対象となる。不溶性微粒子については別の成書[2)]を参照されたい。不溶性異物の中でごく細い繊維状のものはどの長さであれば見えるといった表現は困難であるが，まとまりとしての見えるサイズは，容器越しの観察面積で経験上約0.1 mm^2以上と考えられる。あるいは太さがある程度の範囲であれば長さで可視領域をおよそ表現することができるが，伸びた状態で観察できるのは，白い繊維で容器越しに観察して検知できる下限が0.5 mm以上あたりまでで，確実に検知できるのは1～1.5 mmあたりになる。

不溶性異物の由来については，各国の局方情報から以下のような分類が考えられる。

①外来性異物（extrinsic（USP）または，foreign, exogenous）：工程外からの混入

例；環境からの混入物，繊維，塗料，錆のほか，生体由来異物といわれる昆虫などの部分

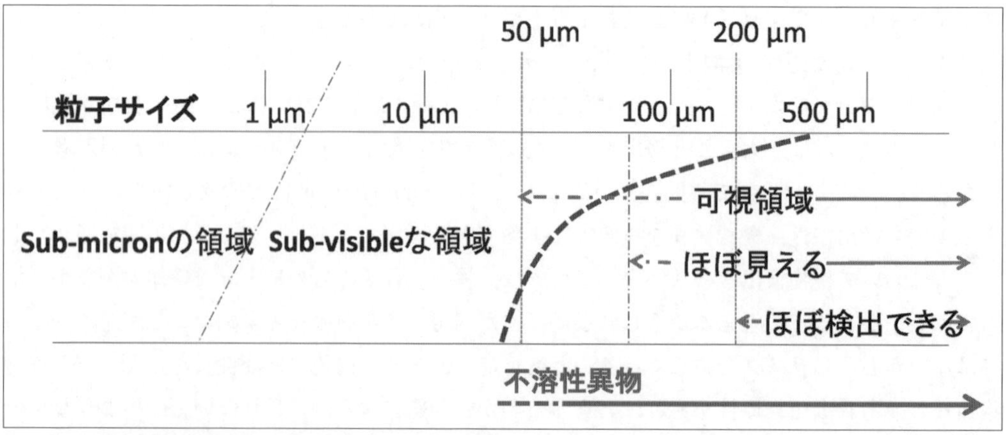

図1　不溶性微粒子のサイズと可視性のイメージ図

片，毛髪，など

②内因性異物（Intrinsic（USP）または，generated, endogenous）：製造工程内での混入

例1；製造装置由来のもの，一時容器由来のもの，接触による適格性が確認されている材質・例えばステンレス，ガラス，ゴム栓，シリコンオイル　など

例2；原薬の相互反応，シリコンとの粒子形成，原材料との相互作用　など

③内在性の不溶性物質（Inherent）：処方の一部

例；タンパク質凝集体，粒子状製剤　など

3.2　目視検査での検出力

注射剤中の不溶性異物の人による目視検査の検知率は，図2に見るように，サイズが小さくなると急激に低下する。その境界領域では，観察する照度，環境，時間を同じにしたとしても，人の個々の目の違いがあるので，変動する幅が生じる。また，検知力の高い検査員は50 μmの不溶性微粒子を検出するが，その検知率は高くはない。標準サンプルでおよそ100 μm程度のものは，多くの検査員にとって局方検査法でほぼ見える大きさではあるが，これを良品に混ぜて検出させるとなると，容易にはいかない。200 μmを超えると，訓練された検査員にとっては確実に排除できる領域になるが，もちろんその日の体調や環境により100%と言い切れるわけではない。このことは図3に示した検知率曲線の実例を見ても理解できる[3]。

3.3　海外と日本の目視検査検出力の違い

海外で“たやすく”検出されるサイズとはどの程度であろうか。試験法を詳細に設定しても検出可能なサイズは検査員によって様々である。1995年PDA Annual Meetingで報告されたデータによると[4]，

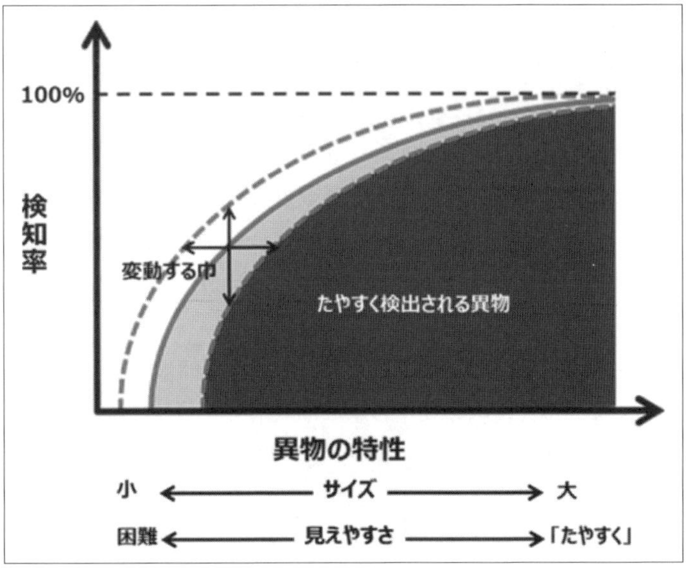

図2　不溶性異物検査での目視検査検知率プロファイル（イメージ図）

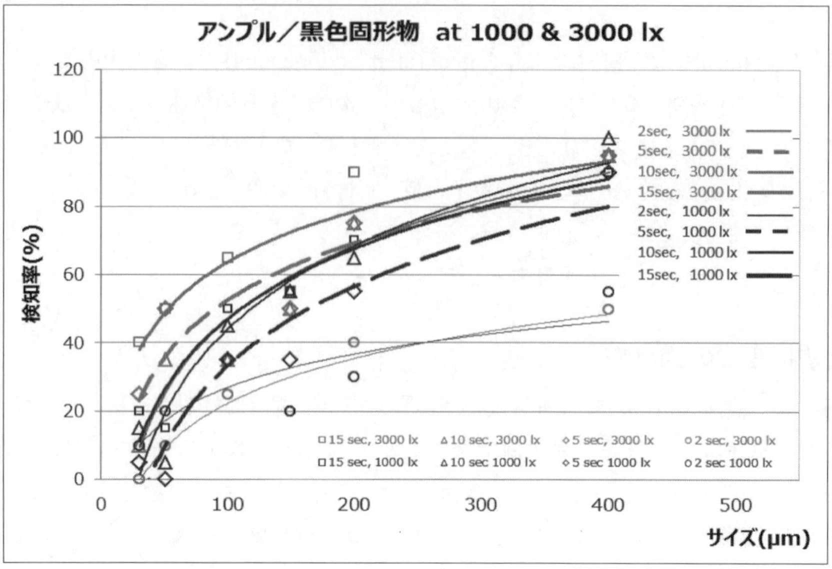

図3　目視検査の検知率曲線

50 μm：どの検査員も数%しか検出できない

100 μm：個人差が顕著に現れ，検出率20%の人と80%の人がいる

200 μm：どの検査員も100%の検出率

という検証結果が得られている。この結果からいえることは，欧米の工場の全数目視検査工程では50 μmの異物を排除することはできず，100 μmでは人によって多くの見逃しが起こりうるという事実である。そして，同報告では“たやすく検出される”サイズは，70%検出されるところが適当と提唱されている。

このことは，先に図3の局方検査法で日本人でのデータが示す，3000 lxの照度で5秒の観察を行った結果では50 μmでは35～50%，100 μmの検知率35～65%となった値とはやや異なる。日本市場が気にする微小異物については，海外で検査をするだけでは不十分の可能性がある。

また，そのことを裏付けることとして，輸入品について国内で数多く不溶性異物再検査が行われている事実が挙げられる。実際には欧米で欧州薬局方（EP），米国薬局方（USP）の検査に適合したものであっても，日本で検査すると多数の異物が検出される事例がよくあり，輸入製品を取り扱う企業にとっては悩みの種となっている。日本PDA製薬学会無菌製品GMP委員会（JPDA）が2010年に行った調査では，回答のあった8社10施設の例で，全例が輸入後に日本での再目視検査を実施していた。

これらの事実から考えて，日本の市場で要求される水準は欧米よりも厳しく，それに相応しいレベルで検査を行っており，その検知率の水準は欧米よりも厳しい管理となっていると考えられる。

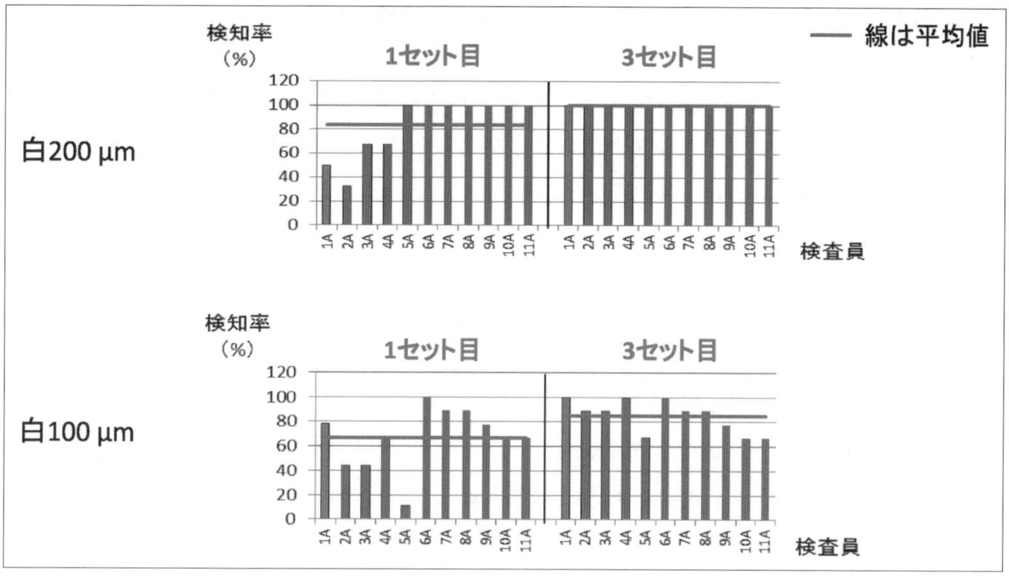

図4　日欧の目視検査員の訓練による検知率の比較
1セット目では検出できなかった検査員も3セットでのトレーニング完了後には検知率が上がっている。
白200 μmでは目標を検知率100%としたので1セット目の合格者はくり返しは1回のみ。同様に，白100 μmでは目標60%。

3.4　訓練の検出力への影響

不溶性異物検査の訓練の効果はどのようなものかを一つの事例で示しておきたい。すでに何らかの目視検査を行っている検査員は，剤形や容器が変わっても，一定のトレーニングを経て比較的容易に検査を行いたい製品での異物検出力を高めることができる。図4では，3回の検査の繰り返しにより，1回のサンプルテストでは検知率の低い検査員が3回くり返して検査することで実用レベルの目視検査員の訓練が成功していることを示している。しかしながら訓練をしても見えるかどうかは人によるバラツキがあり，200 μm以下では100%の検知率を保証することは困難である[4, 6, 7]。また，人によるバラツキが問題になる可視領域の粒子の大きさは200 μm以下の場合であり，200～500 μm程度の大きさになると検知率は100%に近づき，バラツキはかなり小さくなると考えられる（図3，4）。この大きな粒子サイズの可視領域はほぼ検出できると考えられる。また，100～200 μm以上では，訓練によってその差はかなり小さくできる可能性があることも図4から推察できる[7]。

3.5　検査条件の検出力への影響

日本薬局方（JP）の注射剤の不溶性異物検査法は第17改正において改定された。それまでのJP法の検査法条件が照度1000 lxだけであったところに，時間と検査環境を加えて，照度も2000～3750 lxとし，EP，USPと調和させたとみることができる。この改定は2014年9月に改定案が示されて以来，約2年の議論と検証を経て行われたが，結論に至るまでには慎重な検討がなされた。理由は目視検査においては，照度が高いほど検知率が高くなると考えられるが，

JPには時間や背景の規定がないことなど，検知率に影響するさまざまな要因が考えられたためである。

菊池らは，2013年の研究報告において，照度と検査時間，検知率の関係を調査し，照度は1000 lxよりも2000 lxのほうが検知率は高く，2000 lx以上であれば5000 lxまで大きな差はないこと，また，3000 lxにおいて検査時間は2秒よりは5秒が検知力は高く，5秒以上であれば10秒でも大きな差はないことを示した[3)]。ただ，1000 lxであっても10秒以上であれば，3000 lxの5秒の検知率に近いことが示された。このことから，JP法は時間を長くとれば，異物の種類によっては高い照度で見るのと同じレベルの検知率を出せる可能性があることがわかった。

さてここで，JPが求めるのはより高い検知率なのかという議論が起こった。すなわち，例えば高い照度で検知率を高めることが局方検査法として求められることなのであろうか。あるいはむしろ，検査法として，一人の検査者が繰り返した場合の再現性に加えて，多様な検査者が検査した場合のバラツキも，より少ないものが求められるのかということである。そもそも同じ検査法であっても100 μmや50 μmの微小な粒子を検知するかどうかは検査者の力量によって大きく異なる。JPとJPDAは改定の必要性を議論する中で，条件を追加する理由に，繰り返し検査による再現性を求めることを大きな理由として挙げていた。それは同時に企業間差，検査者間差が出にくい検査法であるべきだということになった。そこでJPDAは，2013～2014年に7社の企業の協力を得て追加の調査を行った。

五反田らは2015年の研究報告において調査の結果の企業間と検査者間のデータをまとめて，そのバラツキを最小にできる条件としては1000 lxの10秒よりも，3000 lxの5秒のほうがやや優勢であることを示した[6)]。しかしながら大差はなかった（図5）。この結果をもとに，JPは，日本の局方試験法として独自の条件を設定することもできるが，ほぼ同じ結果が得られると期

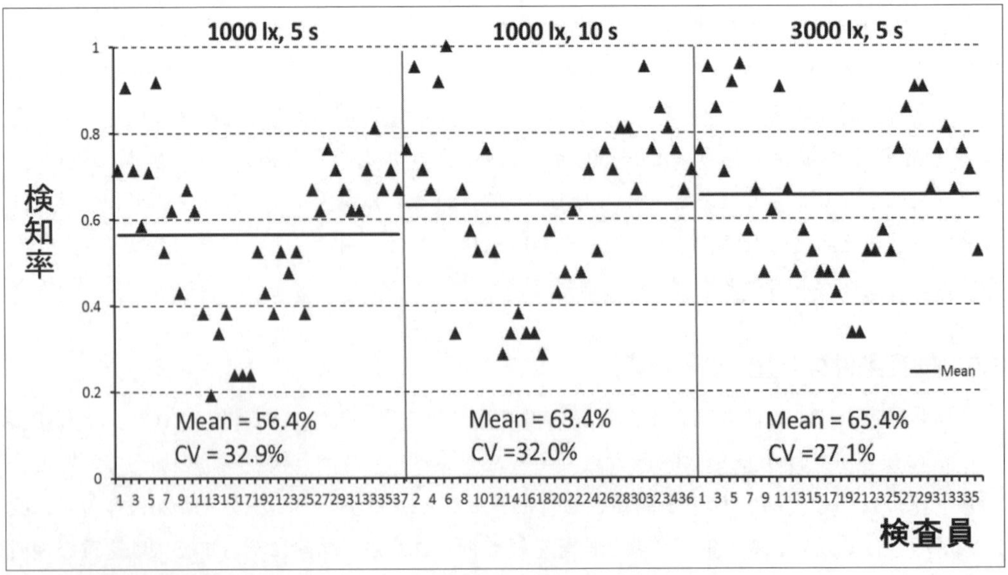

図5　目視検査検知率の分布 1000 lx 5秒，10秒　vs 3000 lx 5秒

待できるのであればEP，USPと同じ条件にすることが現在の調和を進めている環境下ではふさわしいとの結論に至った。

この検査条件比較で判ったことは，検査条件によってより検査者間のバラツキを小さくすることができるということと同時に，図5に見るように，最も大きな変動要因は検査者の違いそのものであるということであった。

3.6　機械検査の検知力と特徴

不溶性異物検査法には目視検査法と全数検査で使用できる機械検査があるが，検査法を確立する際に共通してまず行うことは，標準サンプルを確定することである。これは多くの場合，実際の製剤サンプルをまずは肉眼で目視検査員が選別することで候補サンプルが準備される。その中からcritical（致命的），major（重大），minor（軽微）などを分類し，標準サンプルとするので，機械検査の基準となっているのは人による検知のしやすさである。機械検査の適格性確認はこの標準サンプルを良品に混ぜて検査を実施して行う。その判定基準は標準品の検知率，良品を排除する誤検知率などを勘案して設定する。いったん機械の適格性が確立されると，繰り返しの検査においては機械のほうが人よりもはるかに信頼性が高く，特に50 μmなどの微小な粒径のものは機械が確実に取れるので有利である。

しかしながら機械では，カメラの死角になる部分の異物は検知できないという欠点もあり，人が見れば見落とすはずのない大きな異物や付着異物を見逃す場合もある。

機械検査を行う場合は，その全数検査の後に人による抜きとり検査を工程検査として実施する。その場合の判定基準はAQLを設定する場合が多いと考えられる。ここでのAQL設定基準にはUSP＜1790＞が参考になる（表1）が，日本市場向けには設定されている幅の最も厳しい値が使用されると考えられる。

機械検査と目視検査の特徴の差については表2にまとめた。詳しくは成書を参照頂きた

表1　抜き取り検査の判定基準の例

USP＜1790＞

不溶性異物のカテゴリー	AQL判定基準
Critical（致命的）	0.010 - 0.10
Major（重大）	0.10 - 0.65
Minor（軽微）	1.0 - 4.0

日本での適用を考える時は，最も厳しい値が使用されるのではないかと思われる。

表2　目視検査と自動検査の特徴

	目視検査	自動検査
長　所	・検査内容や判断に柔軟性がある。 ・自由度が高く，多角的な測定が可能 ・顧客の感性に合った評価ができる。 ・定量基準がなくても実施可能	・画一的に安定して動作可能
短　所	・自動検査と比べると再現性が低い。 （個人個人の能力差，環境変動等の影響） ・作業員の負荷が大きい。	・条件の変動に弱い。 ・定量基準が必要
向いているケース	・不定型な判断が必要な製品 ・ロット毎に検査条件が大きく異なる場合 ・機械検査にかけられない製品（少量など）	・条件設定を固定しやすい工業製品 ・機械にかかりやすい形状と容量 （1 ml以上のアンプルなど） ・大量生産で同様の製品が連続している場合

阿部淑人，<入門>外観検査実施手順書より一部改変

い[4]。

4　不溶性異物の安全性について

安全性についてはUSP Forum<1790>案および文献[8]に詳しい。また国内の文献においてもJPDAがまとめたもの[9]がある。これらを要約すると，投与経路や投与量によってそのリスクは異なると考えられるが，例えば皮下や筋肉に投与される形態では，患者へのわずかな数の微小な不溶性異物のリスクは最も小さいと考えられる。異物が直接健康被害を起こすものとして最も懸念されるリスクは，多量の不溶性微粒子が血管系を通して投与されることにより引き起こされるさまざまな障害である。これは多くの文献があり，ここでいう微粒子は肉眼では容易に見えない100 μm以下の0.1 μm程度までのものを指す。特にタンパク質製剤などでsub-visibleな内在性不溶性微粒子として，その管理に特に注意するように促されている。この場合注意が必要とされているのは10 μmより小さい，多くは1 μmに満たないが，大量に存在するサブミクロンの粒子である。毛細血管の塞栓は5 μm以上で起こるといわれ，これが大量にあると問題が起こるとされている。

これらがごく微量な不溶性微粒子，数個程度の微小な可視異物であった場合，その投与が健康にどの程度被害を与えるのかは不明である。安全性の観点から，目に見えない10 μmの微粒子1個と，ぎりぎり見えるかどうかの50 μmあるいは100 μmの粒子1個の間に果たして差があるとは考えられるであろうか。米国では年間15億本の注射剤が投与される中で，不溶性異物による健康危害の報告はない。一方で，アンプルカットする際に生じるガラス微粒子や，ゴム栓から生じる微小なコアリング，針先が皮膚を刺し通すまでに巻き込まれる微小な異物などは，見つける努力がされることなく日常的に注射されている可能性があるが，これによる健

康被害は米国では問題になっていない[8]。日本ではアンプルカット時のガラスの微粒子はそのリスクが指摘され，医療現場でのアンプルカットの手順ではアルコール清拭による微粒子発生抑制が指導されている。米国で使用される注射剤の不溶性異物混入率は，USP＜790＞によればMajorレベルの大きさでAQL 0.65を許容しており，またPDAの2014年アンケート[10]によればCriticalレベルの基準のメディアン値はAQL 0.065となっており，単純に米国での年間15億本に対しては97.5万本程度の可視できる微小のわずかな不溶性異物は見逃されている可能性があるというのが実情である。

一方で，市場で容器中に，たとえ微小であっても異物が目視できた場合は，使用者の感情としてこれを無視することはできない。この感情の強さや，肉眼で異物を検出する感度は国によって異なるが，日本においては検知率が高く，また感情も異物を非常に許容しにくいことが指摘されている[1]。

以下に過去の入手可能な文献のいくつかを紹介する。

5 安全性情報をまとめた文献からの要約[9]

注射剤に混入した不溶性異物の安全性に関する論文は，1950〜70年代にかけて多く認められる。1965〜1974年の間，病院で使用されたボトル製剤33,633本中5,454本（16.2％），リンゲル液では948本中720本（76％）に異物が認められたことを報告した。Henryは，1970年に小容量の溶液製剤9製品中の異物を評価したところ，1バイアルあたり，50〜100 μmの異物が26個，100〜250 μmの異物が7.4個，250〜500 μmの異物が1.0個認められたことを報告した。これらのことから，当時の活発な議論や検討の背景には，多くの異物が事実として注射製剤中に混入していたことがあったと考えられる。しかし現在では，注射剤の製造ラインでは表面材質や環境からの微粒子，異物の混入は，材質の表面加工や空調，充てんラインでグローブボックスを介しての作業などにより，高度に防止できるようになった。現在では30〜40年前に比較すれば異物の混入量は著しく減少したと考えられる。

一方で，異物混入ではないが，使用現場でのガラス微粒子を問題にした文献がある。山岡らは，アンプル製剤の開封時には，100 μm以上のガラス粒子が混入し得ることを報告している。

これらの実態を考慮すると，微小異物の意図しないわずかな混入はゼロにできないが，現在の注射剤投与の実態からして，微小異物の意図しないわずかな存在の可能性は，そのこと自体に現実のリスクがあるとは考えなくてよいと考察できる。異物の混入による回収が必要な事態とは，安全性の懸念が直接の原因というよりも，対象のロットが，何らかの異常によって，期待された通りに製造されなかったとするGMPエラーが明らかになった場合，また理由が明確でなくとも汚染の広がりが予想される場合に必要になると考えられる。

次に，静注された不溶性異物について考えてみたい。静脈は，全身へ動脈血を分布させた後の，心臓への還流路ということができ，心臓に近づくにつれて血管径は太くなる。心臓に戻った血液は，その後，肺へ向かいながら分岐し，最も細くなる肺胞の毛細血管では，その直径は7〜12 μmとなる。ここで，不溶性異物とは，裸眼で目視可能な粒子であることから，一般的に50 μmが，そのサイズの下限であると考えられる。従って，静注された不溶性異物は，肺の毛細血管，または，そこに至るまでの血管にトラップされると考えられる。Schroederらは，3, 8, 15, 25 μmのポリスチレン粒子（1.51～8.17×10^6個）をビーグル犬に静注し，その体内動態を調べたところ，15および25 μmの粒子は，実質全てが肺に保持された。毛細血管径と同程度の8 μmの粒子は，そのほとんどが肺に保持されているものの，一部はその他の臓器でも認められており，毛細血管を通過すると考えられる3 μmの粒子は，ほとんど肺には保持されず，主に肝臓，脾臓に保持された。

その他，同様の検討を行った文献においても，肺の毛細血管のサイズよりも大きい粒子は，肺に保持されていた。

次に，肺に保持された不溶性異物の生体への影響について考察する。異物が肺に保持されることはすなわち，対象の血管を異物が塞栓することを意味する。これについてBakerは，肺には代替の循環血流があるため，単一の毛細血管が塞栓されても，生物学的な影響は認められそうにない，とコメントしている。

1971年のThe Canadian Journal of Hospital Pharmacyでは，300 μmくらいの肺の細動脈の塞栓においても，上記の理由により，感知できるほどの生物学的影響はないだろうとコメントされている。

2010年のPDA Visual Inspection ForumにおいてAyresは「Clinical implications of extraneous particulate matterin in parenteral products」というタイトルの講演において，肺は3.0×10^8の肺胞が存在し，340,000個の粒子が毛細血管を塞栓しても，機能として影響を受けるのは0.1%程度あるとする，Nidenらの文献を紹介している。

Ayresは，最終的に，不溶性異物検査の基準を，異物ゼロとするのは有効な基準ではなく，不溶性異物，製造工程のPossible process control signalとすべきと結論付けている。

ただし，多くの研究者がこれまでに警鐘を鳴らしてきた通り，生体に大量の異物が投与されると，健康被害を起こしうると考えられる。製造者が，異物の混入を最小化するよう，最大限の努力を払って，製造工程を継続的に改善することが前提となっている。

一方で，50～200 μmの1個や数個の体内への投与が人体にどのような影響を与えるのだろうかということも理解しておく必要がある。

6 不溶性異物のロット評価

ロット単位での全数不溶性異物検査終了後の品質の確からしさはどのように保証すればよいであろうか。一般にほぼ100%検知できる大きさは200 μm以上とされているが，人のやることに完全ということはないために，長期の検査作業の中では検査者によって必ずしも100%には届かない場合があることはすでに示した。このことはUSP＜1790＞でも検査者の適格性を判定する基準として，95%を採用していることからもわかる。

これを前提に，USPでは＜790＞と＜1790＞に製造ロットの保証の体系がよく整理されている。AQLやUQLの判定基準が明確にされて，検査員の適格性確認や検出した際のそのあとの

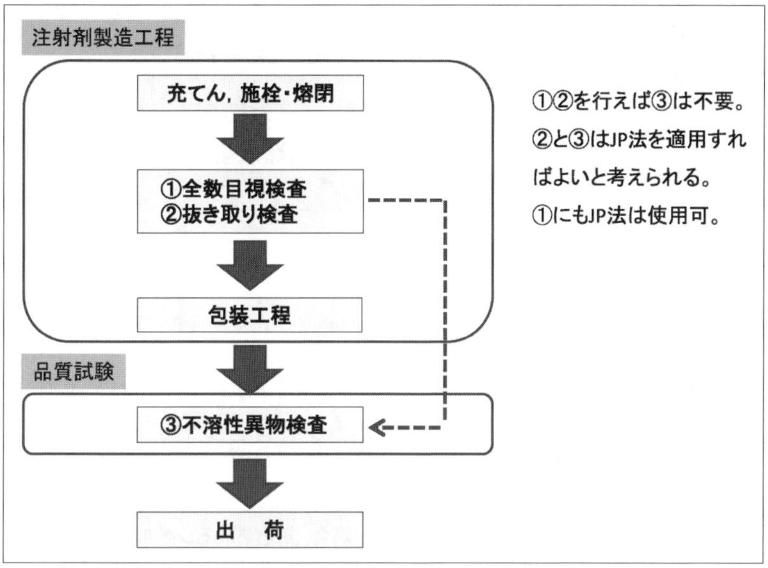

図６　注射剤の不溶性異物検査のフロー図

出荷判定に至るスキームを明確にしている点で，この2つは大変優れたチャプターであり，日本でも大いに参考にできるものである。

出荷ロットの日本での保証の方法についてはJPDAが検討し，図６のような検査フローの中で，工程内でAQLを用いた抜き取り検査を行って出荷するスキームを提案している。これはUSP＜790＞におよそ一致している。ただしUSPの判定基準とはギャップも存在する。USP＜1790＞＜790＞は判定基準を除けばそのまま使用することも一つの方法であるが，日本市場にふさわしいAQLの基準としてJPに何をどう収載し，どのような基準値を採用するかは，さらに検討が必要と考える。また適格性の評価についての詳しいガイドが集大成され，ナップテストを導入している。ただし，すでに他の方法論を日本の各企業がそれぞれ確立している中で，JPにそのまま取り込んで新たに企業が新基準に適合させる必要があるかどうかは，その価値との兼ね合いでコンセンサスが必要になる。

また，工程でのAQLを用いた抜き取り検査は＜790＞では全数検査と同じ方法でやることになっているが，JPDAの意見では局法の検査法で行った方がよいと考えている。工程の全数検査（図６①）ではEP，USP法より見えにくい条件を採用しているところもあれば，日本の多くの企業ではJPより厳しい方法で検査を行っている可能性がある。

7　不溶性異物に対する感情の問題

使用者の立場に立つと，目に見える不溶性異物は見つけるとどうしても苦情を入れたくなると考えられる。しかし，技術の限界と安全性に関する知識が与えられると，そこに無理なものを押し通そうとする感情は減少すると考えられる。注射剤の異物についてではないが図７は，被験者に錠剤上の汚点について，1～12の異なる大きさの汚点にどこまで許容して錠剤を飲む

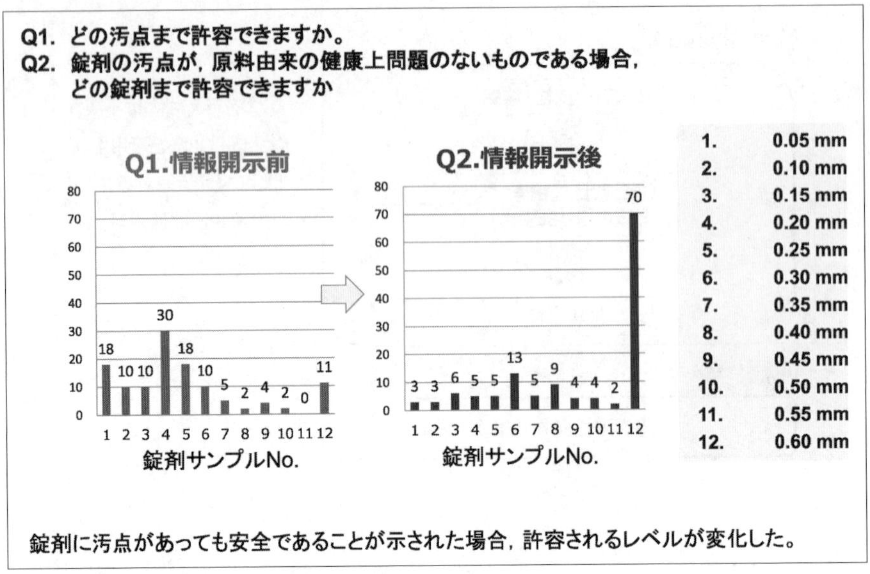

図7　使用者の異物に対する感情の変化

ことができるかを質問したものである。縦軸は回答人数である。この汚点が安全かどうかを情報開示する前（Q1）と安全であると開示した後（Q2）では，その許容できる範囲が大きく変化したことがわかる。感情の問題は，使用者への情報提供が非常に重要なカギである。

8 まとめ

本章の考察は，サイエンスをベースとしたGMPの中にあって非常に曖昧なものを解釈しようとした際に，それでも頼りにするしかない情報には何があるのか，避けたい判断をしなくてはいけない時に何に注意するべきなのか，また基本的なGMPあるいは信頼性を保証するという精神とはなんであるのかを筆者の理解をもとに整理した。単純に一部を切り取って都合の良い見方をするのは避けていただきたいが，読者が現場で経験する逸脱や異常値の取り扱いの場面で背景知識として参考にしていただければと考える。よく理解しなくてはいけないことは，GMPは意図した安全な品質の恒常性を維持しようとするもので，決して最高品質を維持し続けるためのものではない。別途整理された成書（JPTI[2]）も参照としていただきたい。

参考文献

1）片山博仁，注射剤の不溶性異物と外観における日本的品質要求について再考する，医薬品医療機器レギュラトリーサイエンス，44 (12)，996-1003 (2013)
2）第十七改定日本薬局方技術情報JPTI，一般財団法人医薬品レギュラトリーサイエンス財団編集，じほう，235および243，2016
3）菊地哲雄 ほか，平成23年度日本薬局方の試験に関する研究“注射剤の不溶性異物に関する研究”，医薬品医療機器レギュラトリーサイエンス，44 (4)，p362-370 (2013)

4）Aldrich DS,et al.,Visual Inspection and Particulate Control, PDA（2016）

5）岸優 ほか，注射剤の目視検査員のトレーニングと適格性評価，日本PDA製薬学会第23回年会，東京（2016年11月24日）

6）五反田一美 ほか，平成25年度日本薬局方の試験に関する研究“注射剤の不溶性異物に関する研究 目視検査の検知率のばらつき”，医薬品医療機器レギュラトリーサイエンス，46（8），p560-565，2015.

7）Shabushnig JG,et al,Japanese Pharmacopeia and United States Pharmacopeia Developments in Visual Inspection for Foreign Particulate Matter,PDA J GMP Val.Japan, 17（1）, p94-103, 2015.

8）Bukofzer S,et al.,Industry Perspective on the Medical Risk of Visible Particles in Injectable Drug Products.,PDA J Pharm. Sci. Technol.; Vol. 69（1）; 123-139（2015）

9）日本PDA製薬学会 無菌製品GMP委員会，不溶性異物検査における新提案，Pharm Tech Japan 27（5），79-92（2011）

10）PDA Survey 2014

Column　本質を知らないと人を不幸にする

人の目視による不溶性異物検査は，見逃した人を特定しようという動きにつながる場合がある。かつて海外からの輸入品を国内で抜き取り検査して不良品を除去し，その排除率が高いことを海外製造所にクレームすると，犯人探しが始まった。結局何人かの目視検査員は仕事を失うことになる。異物の見逃しは非常に重要な問題であるが，訓練と最適配置を考えながら，折り合いの付く品質と雇用のバランスを求める必要がある。日本の習慣と海外の習慣には違いがある。品質交渉においても安易な妥協は禁物であるが，わずかな時間のゆとりをもってwin-winの関係を構築できる道を常に模索する姿勢が必要である。

問　題

[第1問]　第17改正日本薬局方＜6.06＞注射剤の不溶性異物検査法に関する次の記述の正誤について，正しい組み合わせはどれか。

a　日本薬局方の不溶性異物検査法の条件は第17改正において大きく改定された。

b　日本薬局方＜6.06＞注射剤の不溶性異物検査法の検査条件は，欧州薬局方（EP），米国薬局方（USP）とほぼ同じである。

c　日本では注射剤の非可視領域の不溶性微粒子の試験は，不溶性異物検査＜6.06＞で適合であったものに対しては実施の必要はない。

d　日本薬局方の目視検査の照度は1000 lxである。

	a	b	c	d
1	正	正	誤	誤
2	正	誤	誤	誤
3	誤	誤	正	正
4	誤	正	誤	正
5	正	誤	正	誤

[第2問]　注射剤の不溶性異物の安全性に関する次の記述の正誤について，正しい組み合わせはどれか。

a　米国薬局方（USP）には注射剤の不溶性異物の安全性について情報の記載があり，判定基準の根拠として関連性が明確にされている。

b　異物のサイズが200 μmを超えると，体内に投与された際に毛細血管閉塞の問題が起こる。

c　注射剤の静脈注射において，非可視領域の微粒子が大量投与されると，安全性に問題が生じる可能性がある。一方で可視領域のわずかな微小異物が体内に入ったことによる安全性への影響に関する報告は見当たらない。

d　異物の由来によっては安全性に影響があるので，同定できない未知な異物が発見された場合はそれがたとえ微小なもの1個だけであってもロットの回収を行う必要がある。

	a	b	c	d
1	正	正	誤	正
2	正	誤	誤	誤
3	誤	誤	正	誤
4	誤	正	誤	正
5	正	誤	正	誤

［第3問］ 注射剤の不溶性異物検査に関する次の記述の正誤について，正しい組み合わせはどれか。

a 第17改正日本薬局方の不溶性異物検査法の条件は，訓練されていない人でも100 μm程度の異物が検出できる検出力の高い方法である。

b 第17改正日本薬局方の不溶性異物検査法の検査条件は，検出力の異なる人や訓練の状況が異なる人に同じ検査をさせた場合，改訂前の検査条件に比べて，バラツキの少ない検査条件になった。

c 海外工場で全数検査を行って日本薬局方の不溶性異物検査に適合したロットは，日本市場でもそのまま流通させることに何の支障もなく，市場で不溶性異物が発見されるなどの苦情が国内で全数検査を行ったものよりも増えるということは決してない。

d 人の目で検出できる微小な不溶性異物の検出限界は，およそ50 μmほどである。

	a	b	c	d
1	正	正	誤	正
2	正	誤	誤	誤
3	誤	誤	正	正
4	誤	正	誤	正
5	正	誤	正	誤

正解と解説

第1問

正解	1
説明	a 正 検査条件がそれまでの1000 lxのみの設定から，照度2000～3750 lx，検査環境は白黒の背景を利用し，検査時間をそれぞれの背景で5秒ずつと改定された。 b 正 検査条件はEP，USPと同様となり，第17改正でハーモナイズされた。 c 誤 注射剤の不溶性微粒子試験法が＜6.07＞にあり，これは別途実施する必要がある。 d 誤 照度は2000～3750 lx である。

第2問

正解	3
説明	a 誤 安全性に関しては情報があるが，基準との関連性は直接結びつけて議論されていない。むしろ関連性のないことが示唆されている。 b 誤 USPあるいはPDAの報告によれば，わずかな数の微小異物の安全性に関する情報がないとされているが，毛細血管は多量にあり，わずかな箇所での閉塞は問題ではないと考えられる。 c 正 少なくともUSPの不溶性異物に関する編集チームの知る中ではこのような報告はないとされている。 d 誤 状況全体での判断が必要で，シングルイベントと考えられるものであれば回収は不要である。

第3問

正解	4
説明	a　誤　検査法によって誰でもが微小異物が検出できるわけではなく，人によって見える限界は大きく異なる。しかしながら100 µmは日本人では訓練によって多くの人が検出できる大きさである。 b　正　検査条件は実験により，バラツキのより少ない方法であることが確認された。 c　誤　一概にいえることではないが，海外で目視検査した輸入品をそのまま流通させる場合は事前によく確認を行うべきである。輸入品は多くの企業が国内全数検査を行っており，場合によっては海外検査のみでは国内市場では苦情が多くなることもある。 d　正　ただし検知力の高い人の場合である。30 µmほどでも見えることはある。

著者の略歴

1985年 4 月　藤沢薬品工業株式会社 入社

2005年 4 月　アステラス製薬株式会社　創剤研究所　注射剤研究室室長　着任
（※藤沢薬品工業株式会社から社名変更）

2009年10月　バイエル薬品株式会社 入社

2010年 1 月　バイエル薬品株式会社　執行役員　プロダクトサプライジャパン本部長
兼　滋賀工場長　着任
現在に至る

注射用キット製品開発における ポイントとトレンド

大島　英彦

POINT

注射用キット製品開発におけるポイント

注射用キット製品とは，「医薬品」と「医療機器」を１つの投与体系として組み合わせた製品であり，医療機関での投薬調製時の負担軽減，細菌汚染・異物混入の防止等の臨床上の利点をもたらす。この開発は，「医薬品」と「医療機器」の両方のスキルを必要とする。

1 はじめに

本章ではこれまでの製品開発経験から，「注射用キット製品」の定義，薬事申請，製剤・容器設計のポイントについて，製剤開発者には比較的馴染みが薄いと思われる「医療機器」の開発を中心として説明する。さらに，今後の開発トレンドも紹介したい。

1.1 キット製品に関する通知とその背景

キット製品に関する本邦最初の通知は，1986年の「注射剤に溶解液等を組み合わせたキット製品等の取り扱いについて」にさかのぼる。その背景は1985年，中曽根首相とレーガン大統領で合意されたMOSS協議に端を発し，これにより注射用キット製品に薬価上の加算が付くようになった。その後，吸入製剤用キット製品が追加された。最近では，医薬品・医療機器等の安全性対策強化に関する議論をきっかけに，2014年にはコンビネーション製品の取扱いが明確化された。これに伴い，キット製品はコンビネーション製品に含まれることとなったが[1)]，2016年の改正により，容器を用いる製品は，コンビネーション製品の範囲から除外された（図1）。

1.2 キット製品とコンビネーション製品

コンビネーション製品は，「単独で流通した場合には医薬品，医療機器又は再生医療等製品に該当することが想定される薬物，機械器具又は加工細胞等のうち，二以上の異なる種類のものを組み合わせて一の医薬品，医療機器又は再生医療等製品として製造販売する製品」と定義されている。

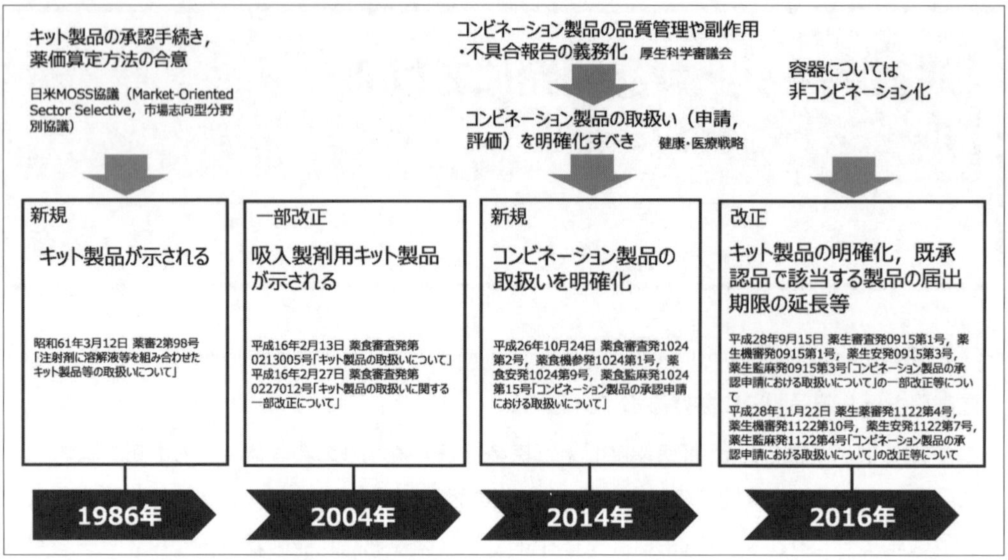

図1　キット製品に関する通知とその背景

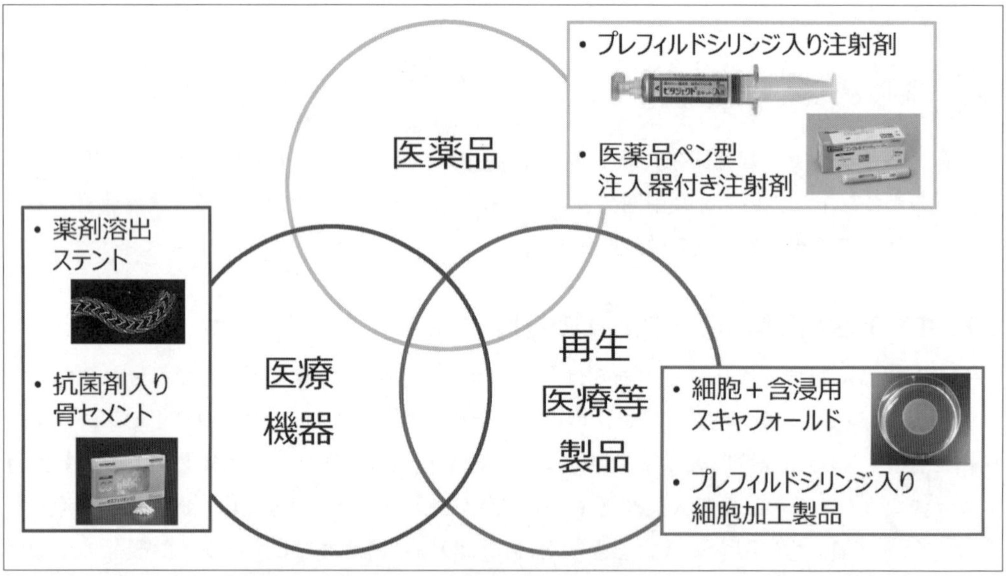

図2　コンビネーション製品の主たる機能，目的による分類例

コンビネーション製品に該当すると考えられる製品は，当該製品の主たる機能，目的が何かを勘案し，医薬品，医療機器，または再生医療等製品たるコンビネーション製品に分けられる[2)]（図2）。すなわち，主な作用機序（Primary mode of action）に基づいて適用される規制を考慮し，例えばプレフィルドシリンジであれば医薬品，薬剤溶出ステントであれば医療機器へと分類される。しかし，例えば抗生物質を含む骨セメントの場合，主たる作用機序を勘案し，医療機器または医薬品のどちらの規制を適用するかが判断される[1,3)]。また，医薬品の規制に従う場合であっても，構成する機械器具については，医療機器の承認申請書等の内容を記

載する必要がある[1,2]。

一方，コンビネーション製品の範囲という切り口では「セット製品」,「キット製品」,「薬物と一体不可分な医療機器等，組み合わせられる薬物等が独立に流通不可能な製品」とに分けられる[2]。「セット製品」とは，コンビネーション製品のうち，組み合わせられる薬物等が一体不可分ではなく，それぞれ医薬品，医療機器または再生医療等製品として独立に流通可能な製品の組み合わせ品である。「薬物と一体不可分な医療機器等，組み合わせられる薬物等が独立に流通不可能な製品」とは，例えば薬剤溶出ステントなどが当てはまる。

「キット製品」(図3) に関しては，2014年に「コンビネーション製品（キット製品)」とされたが，2016年11月に改正通知があり[4]，副たる構成要素が単独で流通した場合に医療機器に該当しない機械器具や，医療機器の一般的名称が“容器”と規定される機械器具等については，コンビネーション製品に該当しない「キット製品」とされた（図4)。なお，プレフィル用シリンジについては，一般的名称の定義に容器とあったが，一般的名称の変更が行われ，引き続きコンビネーション製品として取り扱われることとなった[5]。すなわち，コンビネーション製品である注射用キット製品は，医薬品と医療機器を組み合わせることによる付加価値がある一方，従来の医薬品単独の製剤開発とは大きく異なることから，医薬品と医療機器の両方の開発を理解する必要がある。

2 医薬品と医療機器の違いのポイント

本邦における医薬品と医療機器の違いは，省令が異なり，薬事申請・開発プロセスが異なるという点である。医薬品が「医薬品及び医薬部外品の製造管理及び品質管理の基準」(Good Manufacturing Practice：GMP）を遵守するのに対し，医療機器は「品質に関して組織を指揮し，管理するためのマネジメントシステム」(Quality Management System：QMS）を遵守する。そのため，医療機器は，使用者の要求事項を明確にし，設計開発やリスクマネジメントをはじめとする製品実現プロセスを管理するとともに，市販後のリスク変動をフィードバック情報として製品実現プロセスにインプットし，絶えず改良・改善のサイクルを回していくことが求められる[6]。さらに，このサイクルを回していくためには設計環境も重要である。

医療機器の薬事申請や開発プロセスについて以下に概説する。

2.1 医療機器の薬事申請

医療機器の申請資料について，医薬品の申請資料と異なる項目を枠で示した（表1，2)。大きく分けて3点が異なり，設計および開発に関する資料，薬事法第41条第3項に規定する基準への適合性に関する資料およびリスクマネジメントに関する資料が求められる。

医療機器は多種多様であり，製品ごとに構造，原理，効果・効能，使用用途，性能等が異なり，国内においては，国際基準であるGlobal Harmonization Task Force（GHTF；現在はIMDRFへ移行）ルールに基づきクラスⅠ～Ⅳに分類されている。製造販売にあたり，リスクの低い方から，届出，認証取得，承認取得が求められ（図5)，申請先や費用・審査期間，必

医療機関での投薬調製時の負担軽減，細菌汚染・異物混入の防止等を目的として，医薬品と医療用具(容器を含む)または二以上の医薬品を一つの投与体系として組み合わせた製品

＜事例1＞
医薬品(単品，A)を注射筒等の医療用具(B)内に充てんしたキット製品

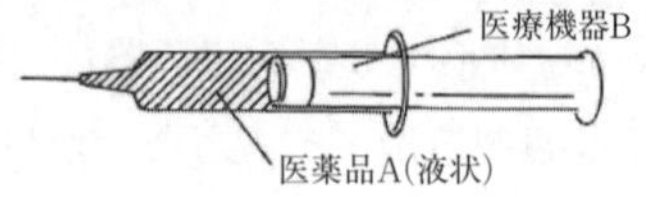

＜事例2＞
医薬品(複数，A～C)を組み合わせて単一の容器内にセットし，用時コネクターを介して混合できるようにしたキット製品

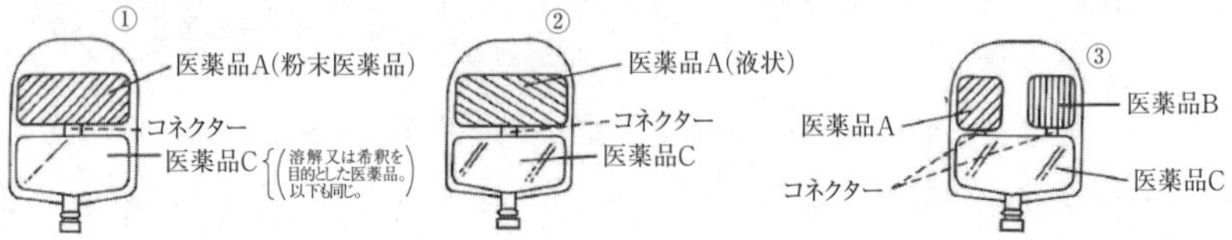

＜事例3＞
二種以上の医薬品(A～C)をあらかじめ溶解または混合し単一容器内に充てんしたキット製品

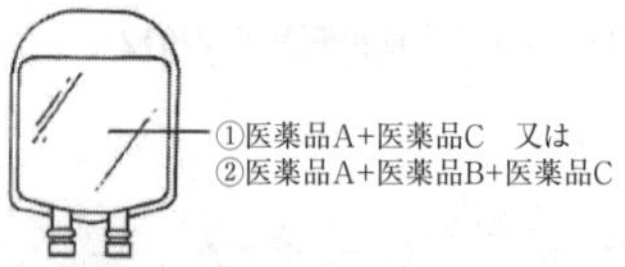

＜事例4＞
用時溶解型注射剤(A)と他の注射剤(C)を使用時に接続して使用できるようにあらかじめ特定の容器に充てんしたキット製品

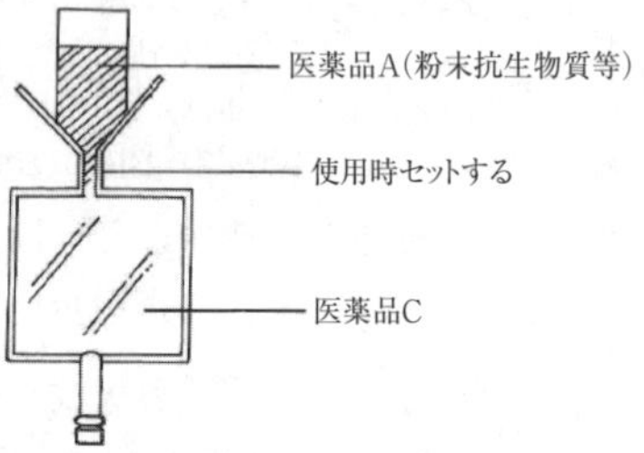

＜事例5＞
医薬品(単品，A)を，吸入用の容器(B)内に充てんしたキット製品

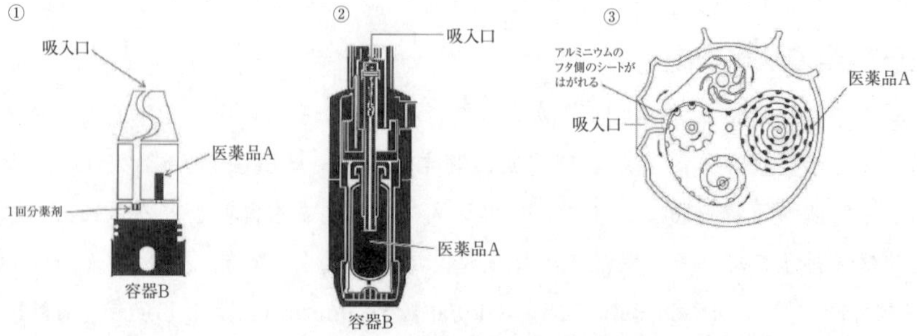

昭和61年3月12日 薬審2第98号「注射剤に溶解液等を組み合わせたキット製品等の取扱いについて」
平成16年2月27日 薬食審査発第0227012号「キット製品の取扱いに関する一部改正について」

図3 キット製品の範囲

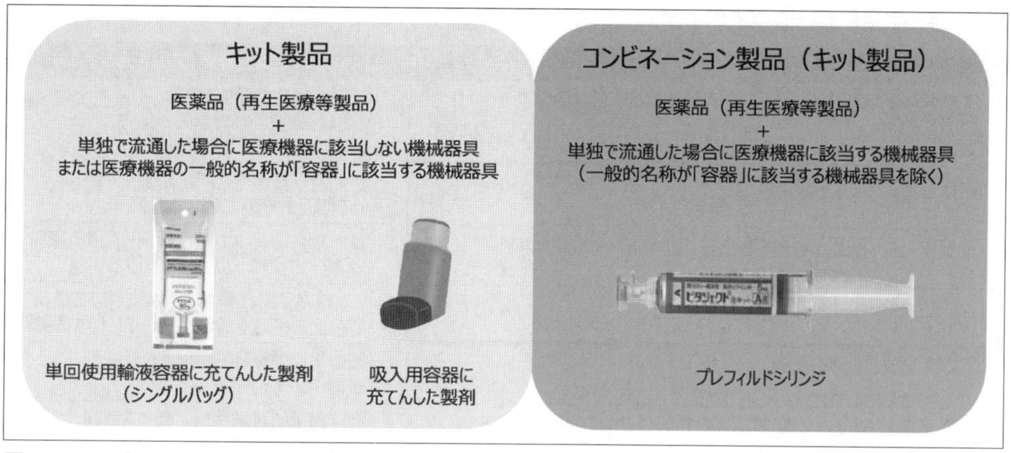

図４　コンビネーション製品（キット製品）

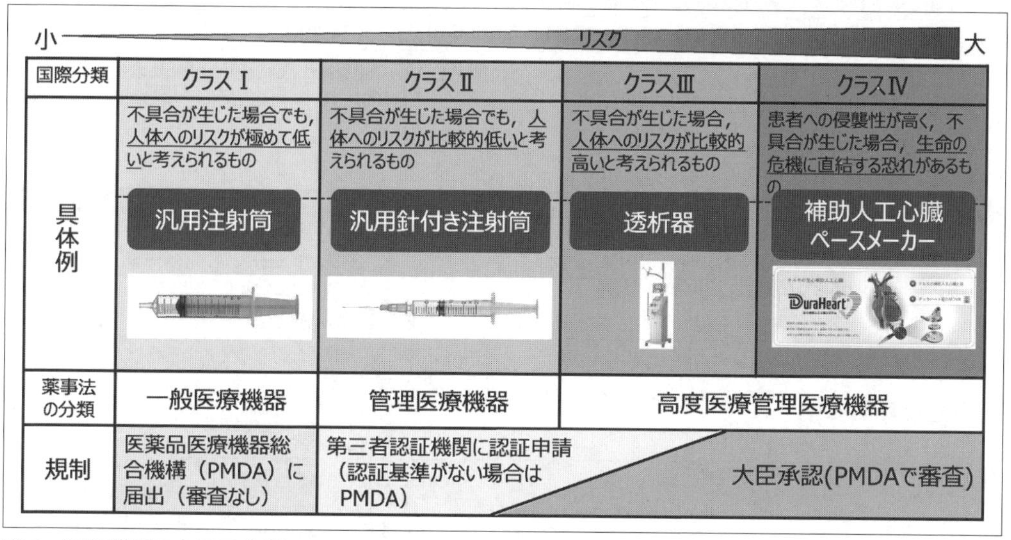

図５　医療機器のクラス分類

要な書類が異なる。認証申請は，クラスⅡもしくはクラスⅢの医療機器ですでに認証基準（日本工業規格（JIS規格）や国際規格（ISO規格等））が存在する場合，それに合致していることが求められる。一方，承認申請は，クラスⅣの患者への侵襲性が高い医療機器，類似医療機器がない新医療機器または類似医療機器に対して特徴的な構造をもつ改良医療機器に適用される。例えば，皮膚の浅い所への注射をねらった改良医療機器の開発では，公的規格に記載される一般的な針の長さよりも短くした自主規格を設定し，さらに，独自の動物評価系モデルを構築して，製品の性能や安全性を担保する必要がある。

2.2　医療機器の開発プロセス

1）設計管理

設計管理に関しては，QMS省令「第五節 製品実現」に規定されており，工程設計を含めた

表１　医療機器の製造販売承認申請

添付資料	添付資料の項目
イ　開発の経緯及び外国における使用状況等に関する資料	1. 開発の経緯に関する資料 2. 類似医療機器との比較 3. 外国における使用状況
ロ　設計及び開発に関する資料	1. 性能及び安全性に関する資料 2. その他設計検証に関する資料
ハ　法第41条第3項に規定する基準への適合性に関する資料	1. 基本要件基準への適合宣言に関する資料 2. 基本要件基準への適合に関する資料
ニ　リスクマネジメントに関する資料	1. リスクマネジメント実施の体制に関する資料 2. 安全上の措置を講じたハザードに関する資料
ホ　製造方法に関する資料	1. 製造工程と製造所に関する資料 2. 滅菌に関する資料
ヘ　臨床試験の試験成績に関する資料又はこれに代替するものとして厚生労働大臣が認める資料	1. 臨床試験の試験成績に関する資料 2. 臨床評価に関する資料
ト　医療機器の製造販売後の調査及び試験の実施の基準に関する省令第2条第1項に規定する製造販売後調査等の計画に関する資料	1. 製造販売後調査等の計画に関する資料
チ　法第63条の2第1項に規定する添付文書等記載事項に関する資料	1. 添付文書に関する資料

平成26年11月20日 薬食発1120第5号「医療機器の製造販売承認申請について」

表２　医薬品の承認申請

左欄	右欄	
イ　起原又は発見の経緯及び外国における使用状況等に関する資料	1 起原又は発見の経緯 2 外国における使用状況 3 特性及び他の医薬品との比較検討等	に関する資料 〃 〃
ロ　製造方法並びに規格及び試験方法等に関する資料	1 構造決定及び物理的化学的性質等 2 製造方法 3 規格及び試験方法	〃 〃 〃
ハ　安定性に関する資料	1 長期保存試験 2 苛酷試験 3 加速試験	〃 〃 〃
ニ　薬理作用に関する資料	1 効力を裏付ける試験 2 副次的薬理・安全性薬理 3 その他の薬理	〃 〃 〃
ホ　吸収，分布，代謝，排泄に関する資料	1 吸収 2 分布 3 代謝 4 排泄 5 生物学的同等性 6 その他の薬物動態	〃 〃 〃 〃 〃 〃
ヘ　急性毒性，亜急性毒性，慢性毒性，催奇形性その他の毒性に関する資料	1 単回投与毒性 2 反復投与毒性 3 遺伝毒性 4 がん原性 5 生殖発生毒性 6 局所刺激性 7 その他の毒性	〃 〃 〃 〃 〃 〃 〃
ト　臨床試験の成績に関する資料	臨床試験成績	〃
チ　法第五十二条第一項に規定する添付文書等記載事項に関する資料	添付文書等記載事項	〃

平成26年11月21日 薬食発1121第2号「医薬品の承認申請について」

設計活動に適用される。QMSの規定は概念的であるため，設計管理の価値，目的と重要性については，米国FDAの品質システム規則（Quality System Regulation：QSR）のガイダンス[7]に基づいて説明する。

設計管理は単なる義務でなく，早期課題の検出という視点で開発者にとっても価値があるといえる。その価値は，設計開発の早期段階で誤りを検出することによる開発全体でのコスト低減であり，これは，開発プロセスの初期段階にリソースを投じ，後段階で行われていた作業を前倒して進めるフロントローディングという考え方に基づく。

また，設計管理の目的は，設計する機器をユーザーニーズや要求事項に合致させることである[8]。そのためには，開発計画の設定，インプットの明確化，アウトプットの作成，設計検証，妥当性確認，設計結果の照査，設計変更の管理，設計移管等が重要である。従って，製品の品質は設計段階で確立するといっても過言ではなく，設計不良は品質問題の最大の原因となる。すなわち，品質問題を引き起こす要因を極力減らすため，重要な品質要素，規制の要求事項について，設計開発段階でクリアにしておくことが重要である。これらをモデル化したものをQSRではウォーターフォールモデルと呼んでいる（図6）。このモデルは，ユーザーニーズ，設計インプット，設計プロセス，設計アウトプット，およびメディカルデバイスの5段階からなり，各段階でレビューによる照査，設計アウトプットに対しては設計検証，メディカルデバイスに対しては，設計の妥当性確認が行われる[7]。以下に，当該モデルに準じた当社開発フローを概説する。

ユーザーニーズというと患者，医師や看護師からの要求を想定しがちであるが，法令や安全情報など多種多様なステークホルダーからユーザーニーズは発生すると考えられる（図7）。例えば，患者のニーズとして，苦痛，侵襲等，医師のニーズとして治療成績，精度，コスト，看護師のニーズでは使いやすさなどが想定される。このように発生した曖昧なユーザーニーズは，多部門の連携により製品要求仕様としてまとめられる。例えば，新規開発を担当する研究開発部門，市場分析を担当するマーケティング部門はもちろん，法令に関わる薬事部門等の連携によって，各種ニーズから製品要求仕様を設定する。

次に，設定した曖昧な製品要求仕様を設計インプットへと具体化する。例えば，「残液量が少ない」という要求事項を，「デッドボリュームは○ μL以下」というように数値で具体化する。また，開発する製品の類似医療機器にJISやISO規格等が盛り込まれている場合は，それ

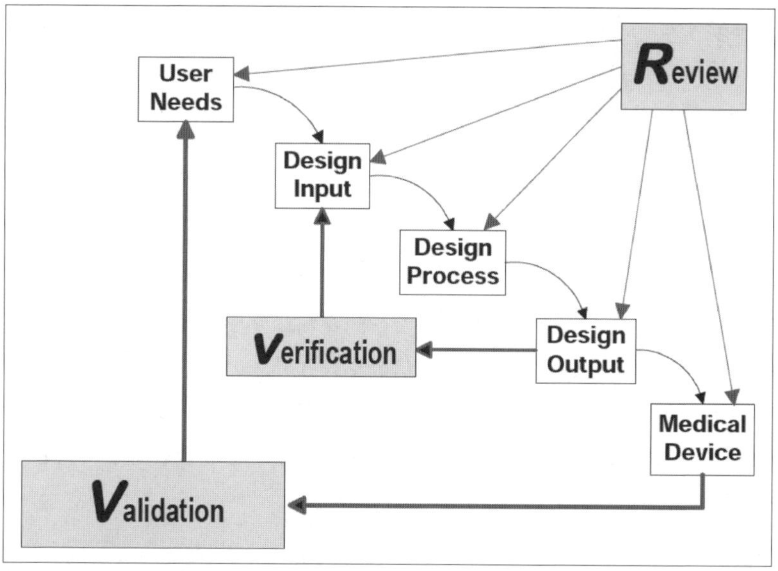

図6　ウォーターフォールモデル

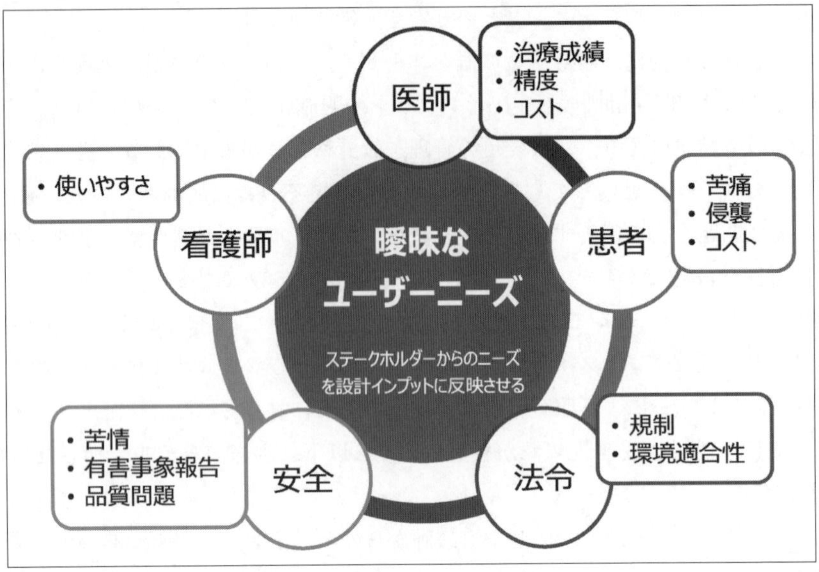

図7　User Needs（ユーザーニーズ）

らの規格を設計インプットとして盛り込む。加えて，この段階からリスクマネジメントを開始する（リスクマネジメントについては後述する）。

次に，設定された設計インプットに対して，製品の仕様を決定する。例としては，製品の寸法設定，原料や包装の選定があり，作成した試作品が設計インプットを達成するかを検証するプロセスを経て，これらに対応する設計アウトプットとして製品図面，製品標準書や包装仕様等が設定される。

さらに設定した仕様に基づき，設計の妥当性確認を行う。妥当性確認では設計インプットではなく，ユーザーニーズ，規定された機能や性能，意図した用途に係る要求事項に製品が適合しているかを確認する。すなわち，設定した曖昧な製品要求仕様を臨床現場で確認することである。これらの確認が行われた後，リスクマネジメントを一旦完了し，製品仕様が確定，設計移管プロセスへと移行する。

2）リスクマネジメント

リスクマネジメントとは，開発しようとする医療機器の特質を明確化し，リスクを推定し，それらのリスク分析の結果を製品設計に反映することで，許容可能な範囲にまでリスクを低減することである。残留リスクがある場合には医学的な利益と比較し，医学的な利益が上回るかどうかを判定する効用分析と呼ばれる一連の活動を行う。この残留リスクをゼロにすることは不可能であるため，製品ライフサイクルの中で継続して行われる。なお，リスク分析の内容は製品設計に反映されるため，開発段階によっては設計が変わる場合もある（図8）[9,10]。

3）設計環境

市場要求事項に合致した医療機器を，スピード感をもって開発するためには上記の設計管理

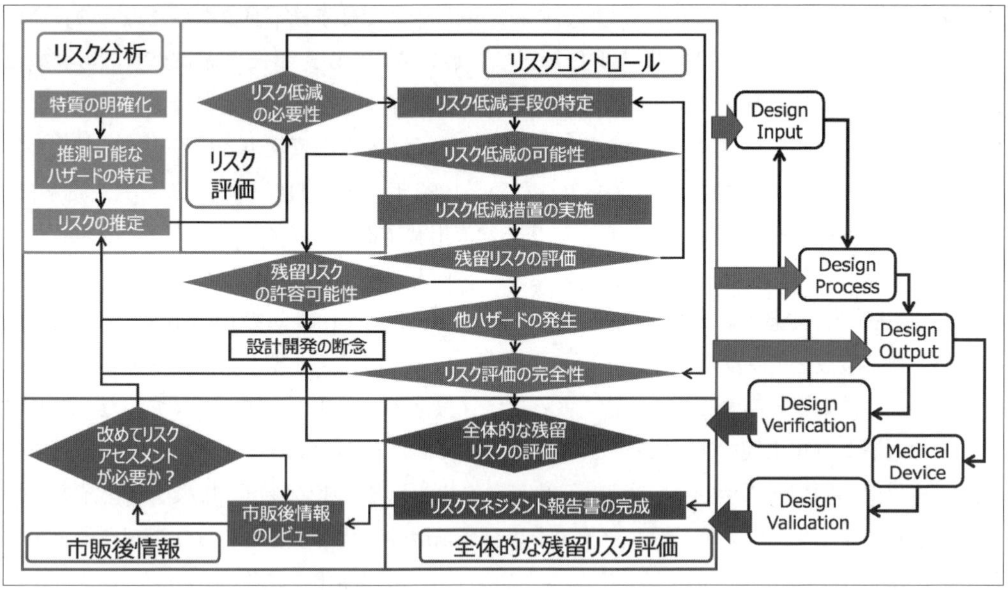

図 8　リスクマネジメントは設計開発と密接に関係

およびリスクマネジメントを十分に理解し，活用していくことはいうまでもないが，設計環境についても，リソースを十分に整え製品品質を確立するだけでなく，教育訓練などのトレーニングの履行が重要である。リソースに関しては，外部リソースの選択も可能である。QMSはGMPのような「製造場所や製造ラインを特定して直接管理する」という発想ではなく，アウトソースや購買先および購買品の質をマネジメントすることを通じて，製品実現プロセス全体が常に管理された状態にあることが求められる。これは，医療機器が一般的にアセンブリ産業の集合体であるという前提に基づいている[6)]。トレーニングに関しては，設計開発手順の教育が含まれるが，手順を確立し，文書化して，品質システムの中で構築した上で，手順を知るべき対象者へ教育しなくてはならない。

3　キット製品の開発実例

キット製品を開発する上で重要なことは，その有用性を証明することである。有用性とは，その医薬品本来の薬効に基づく適切な使用方法において，簡便性・利便性・安全性など，治療の質の向上が期待される医療機器や容器の設計に対して，通常の医薬品と区別して販売承認を取得し，その対価としてキットという概念に基づき薬価を取得するという考え方である。すなわち，開発初期段階において，目標とするキットの有用性やそれを実現するための医療機器や容器の設計を十分に検討し，その有用性を証明する必要がある。以下に，フルカリック®の開発事例について紹介する。

1960年代後半，Dudrickらによって提唱された高カロリー輸液療法（Total Parenteral Nutrition：TPN）は，消化管を経由することなく高濃度のブドウ糖，アミノ酸，電解質そしてビタミンを投与することで，従来，水・電解質のみの輸液管理では予後不良であった患者の救命率を格段に向上させた。TPNは本邦では1970年頃に導入されたが，導入当時はTPN液の調製は各種市販製剤の組み合わせにより行われ，複数回のアンプルカットや注射器による溶解，混注作業のため，異物混入や細菌汚染の危険性は極めて高く，また医療従事者に対しては多大な負担を強いていた。これらの状況を改善するため，1980年，まずTPNに用いる糖質，電解質，微量元素である亜鉛を含め配合した高カロリー輸液用基本液（ハイカリック®液）を製品化した。この製品は製剤的に難しいとされていたカルシウムとリンを一剤化したものである[11]。

一方，TPNでは前述の高カロリー輸液用基本液と共に18〜19種類のL型結晶アミノ酸を配合したアミノ酸液を用時混合して投与していたが，アミノ酸は還元糖と共に滅菌保存するとメイラード反応により着色するため，基本液とアミノ酸液の一剤化は困難とされていた。これに対し，田辺製薬（現 田辺三菱製薬）と共同で基本液とアミノ酸液の一剤化について検討を行い，①着色が抑制できる至適pHの設定，②安定化剤として，亜硫酸塩，塩酸システインの使用，③不安定なグルタミン酸，システインを生合成前駆体へ代替するといった製剤技術を駆使することにより1996年，一剤化製剤（ユニカリック®）の製品化に成功した。

また，医療現場では，あらかじめ製剤中にビタミンが配合されていて，ビタミンを用時混合する必要がない，すなわち，ビタミン入れ忘れのリスクを回避できるようなキット製品の販売が望まれており，より安全性の高い商品を提供すべく，田辺製薬と共同で高カロリー輸液用総合ビタミン剤をキット化した高カロリー輸液剤の開発に着手した。含まれるビタミンの至適pH域，配合変化・相互作用，吸着防止などを考慮し，大室，中室，小室へそれぞれ振り分け，さらにガスバリアー性が高く，遮光性のある包材を外包装に用い，ビタミンの安定性を考慮した製剤設計を行い，2003年にビタミン剤をキット化したTPN液（フルカリック®）の製品化に成功した（図9）。

2003年に発売したフルカリック®は，小室の折り忘れや隔壁の開通忘れを防止するために，

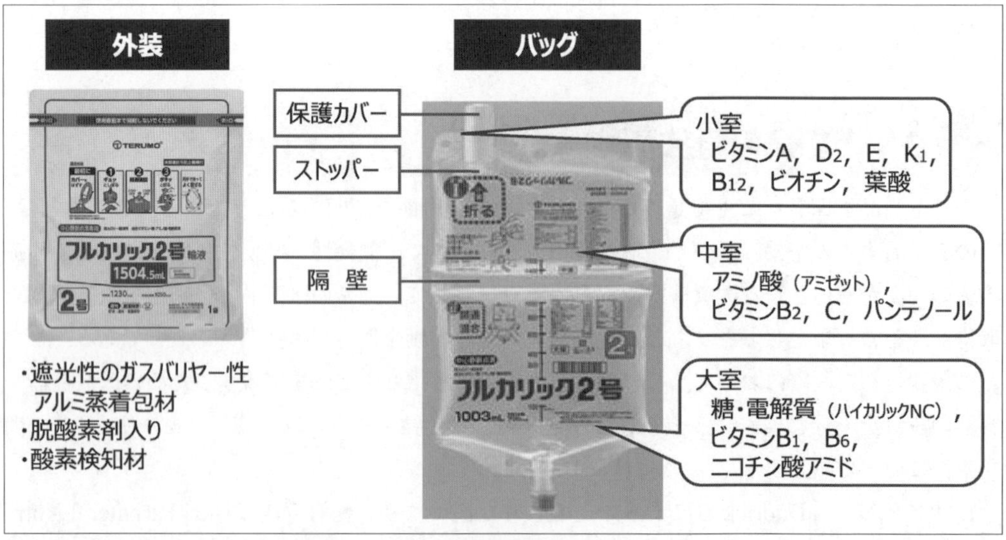

図9　事例：フルカリック®＞形態とビタミンの振り分け

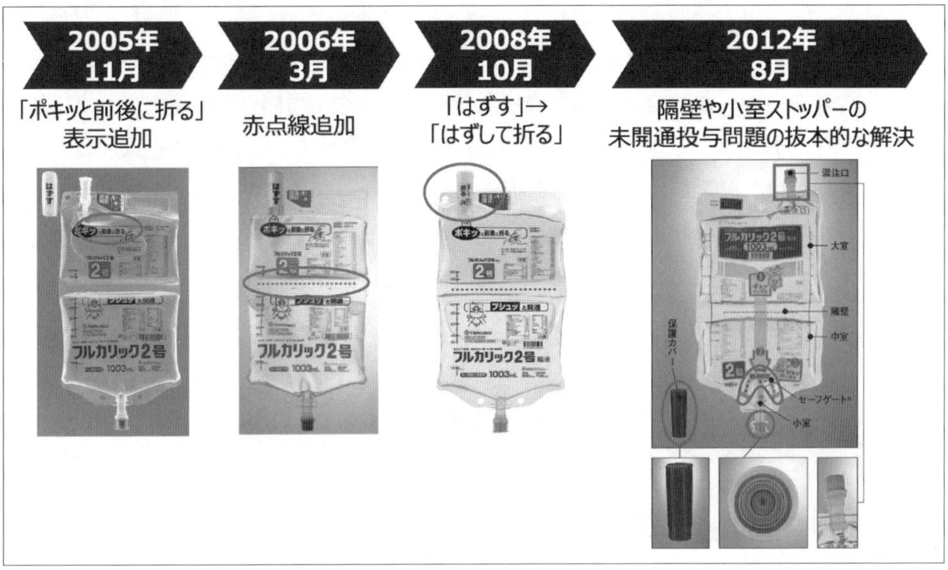

図 10　事例：フルカリック®＞容器デザインの変遷

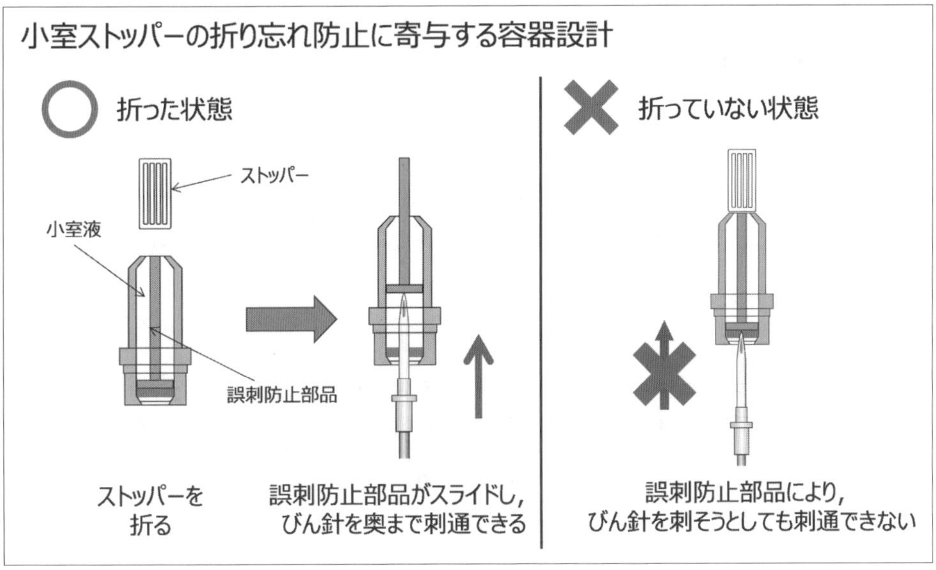

図 11　事例：フルカリック®＞未開通投与防止のための工夫②（誤刺防止部品）

都度バッグのデザインを変更してきた（図 10）。しかし，キット製品の普及に伴い，開通操作を忘れて，片側の薬液のみを誤って投与してしまうという事例がインシデントとして報告され，これに対して「隔壁開通なしでは内容液の流出が起こらない容器」の開発を進め，未開通投与防止機構付フルカリック®の発売に至った。このように，リスクマネジメントの観点から未開通投与防止のためにバッグ本体の表示を変更し，絶えず改良・改善のサイクルを回し，2012年には，隔壁や小室のストッパーの未開通投与の問題を抜本的に解決することを目的に，容器自体を新しくして隔壁開通と小室ストッパーを折らないと投与できないような設計をした。

フルカリック®には大室と中室を分けている隔壁と，中室と空室の間にある隔壁の2つの隔壁があり，これらのシール強度に強弱をつけることで，すべての隔壁が開通しないと薬液が排出されない構造を設計した。加えて，小室容器内に備えられている誤刺防止部品は，セーフゲート®が開通された状態でストッパーを折ることにより，スライドできる設計をし，小室のストッパーを折っていない状態では，排出口部に輸液セット等のびん針を刺そうとしても，刺通することができない構造になっている。誤刺防止部品は，小室ストッパーの，折り忘れ防止に寄与している（図11）。

4 今後のトレンド

4.1 バイオ医薬品の投与デバイス

トレンドの1点目は，急速に拡大成長しているバイオ医薬品に対する投与デバイスの開発である。

1）プレフィラブルシリンジの開発

バイオ医薬品は，低分子医薬品に比べて不安定であり，凝集や酸化を起こしやすいことから，取扱いには細心の注意を払う必要がある。これはプレフィルドシリンジ製剤においても同様であり，これまで低分子医薬品では問題にならなかった事象が報告されている[12]（表3）。そこで，凝集や酸化抑制可能な「バイオ医薬品にやさしい」プレフィラブルシリンジ（PFS）を実現するために，PLAJEX®を開発した。

シリコーンオイルが，ガスケットの滑らかな摺動性を確保するために潤滑剤として用いられ

表3　バイオ医薬品の登場によるプレフィルドシリンジにおける新たな事象

現象	要因	材質
物理化学的変化	シリコーンオイルによる凝集	材質問わず
	タングステンによる凝集	ガラス
	接着剤の影響	製造法に依存
	過度の振動	材質問わず
化学的変化	アルカリの溶出	ガラス
	ガス透過性	プラスチック
	残留ラジカル	滅菌法に依存
その他	容器の破損	ガラス
	デラミネーション	ガラス
	容器表面の擦り傷	プラスチック
	シリコーン油滴の浮遊	材質問わず

Yoshino K. and Ohshima H., *Pharm Tech Japan* 2014; 30(11): 47–52

るが，バイオ医薬品のPFS製剤に用いられた場合，凝集を誘発する事例が報告されている[12)]。そこで，外筒はシリコーンオイルをフリーにし，さらに，摺動性を確保するために，独自開発したi-coating®技術により，シリコーン樹脂をガスケット全体に均質にコーティング・固定化することで，シリコーンオイルフリーシステムを設計・構築した。

バイオ医薬品のモデルとして凝集が起こりやすいアスパラキナーゼ水溶液を用い，シリコーンオイルの有無が凝集物形成に及ぼす影響について比較した。その結果，シリコーンオイルを塗布したシリンジでは生成する球状微粒子の増加が認められたのに対し，PLAJEX®においては，ほとんど発生が認められないことが示された。このことから，シリコーンオイルによるバイオ医薬品の凝集や不溶性微粒子の問題は，i-coating®により解決できると考えられる。

また，通常，シリコーンオイルを塗布したプラスチックシリンジでは，外筒とガスケット間に展延するシリコーンオイル層が経時的に押し出され，圧着し，初期摺動抵抗値が一過性に高くなる現象が生じる。一方，シリコーンオイルを塗布したプラスチックシリンジとPLAJEX®の摺動性を比較したところ，PLAJEX®では，5～40℃の範囲で24時間にわたり，初期摺動抵抗値は一定であった。これは，ガスケット表面へのシリコーン樹脂の固定化により，シリコーンオイルの押し出しを抑制したことで，圧着しない機構を示したものである[12)]。PLAJEX®はバイオ医薬品の凝集や酸化抑制のみならず，温度や長期保存でもほぼ変化することのない安定かつ滑らかな摺動性を発揮するという特徴を有しており，オートインジェクターなどのコンビネーションデバイスの場合，さらに有用と考えられる。

2）バイオ医薬品への新たなアプローチ

バイオ医薬品の中でも，特に市場が拡大している抗体医薬品について着目すると，静注から皮下注へ，自己注射への変遷が見られる。さらに，患者のQOL向上のために「投与間隔を長くしたい」というニーズがあり，このニーズを満たすためには，製剤の高濃度化や一回の投与量を増やすという解決方法がある。この投与量を増やすためには，皮下注射は一般的に1 mL以上投与すると漏れや痛みが生じるというデメリットが生じるため，海外では，大容量の薬剤を皮下にゆっくりと投与する自己注射用のコンビネーションデバイスがすでに開発されており，今後注目される分野である。

4.2　コンビネーション製品の開発背景の変化

トレンドの2点目は，新たな付加価値を有するセットのコンビネーション製品の登場である。これまでコンビネーション製品が開発される背景としては，「安全性の向上」や「医療従事者の取扱いの効率化」を目的としたキット製品が多く見受けられた。最近では，より良い治療成績を実現するために，「適正使用」や「薬剤の効果を高める」効果が期待されている。例えば，「適正使用」については，投与部位や患者の体型によらず，適切な血漿中濃度を得るために，持続性水懸筋注用注射剤に3種類の針の長さが異なる注射針を同梱した製品が開発された。一方，「薬剤の効果を高める」製品については，以下に皮内注射デバイス，Immucise®の開発事例を紹介する。

皮内は，皮膚の表皮と真皮を指し，免疫を司る特別な細胞が密集している部位とされている。皮内にワクチンを投与すると，少ない抗原量で高い免疫反応が得られ，またさまざまな免疫が惹起できるということも認められており[13]，その有用性についてはWHOでも推奨されている[14]。皮内投与には針を皮膚に沿わせるように刺すマントー法と呼ばれる手技が用いられてきたが，皮内の厚みはわずか2 mm程度のため，注射を行う医師の技能によりその効果が左右され，皮膚表面からの薬液漏れや皮下への薬液移行などのリスクがあり，臨床現場での応用は難しかった。この点に注目して，誰でも，簡便，確実に皮内投与可能なデバイスの設計に着手した。

実際にどれぐらいの針の長さに設定すべきなのか，年齢や性別を問わず，確実に皮内に投与できる条件を検討した[15]。ワクチン接種部位として推奨されている三角筋部の皮膚に対して垂直に穿刺する場合，全年齢で投与可能な針長として1.15 mmと設定し，さらに短い針でも確実に皮内注射するために，針周辺の構造を設計した。針周辺の構造として，針が確実に刺さり，かつ薬液が漏れない先端形状として，リミッターリングという構造を設計した。これは針を押し当てた際に皮膚がピンと張って，短い針でも確実に皮膚に刺さるということを助ける機能を有しており，皮内に薬液を注入した時にできる膨疹を妨げない直径に設計した。また，皮膚に押し付ける強さをガイドするフランジ構造や（図12），皮内投与による背圧をコントロールしやすい操作方法を設定した。本デバイスの投与性能については，500例の臨床試験において薬液漏れと膨疹の形成率を観察した結果，漏れがなく，かつ膨疹がほぼ100%できることが証明された[16]。

このようなコンビネーション製品の開発は製薬企業とのコラボレーションが必須であり，臨床試験が必要な場合もある。できるだけ早い段階から共同開発を実施していくことが肝要である。

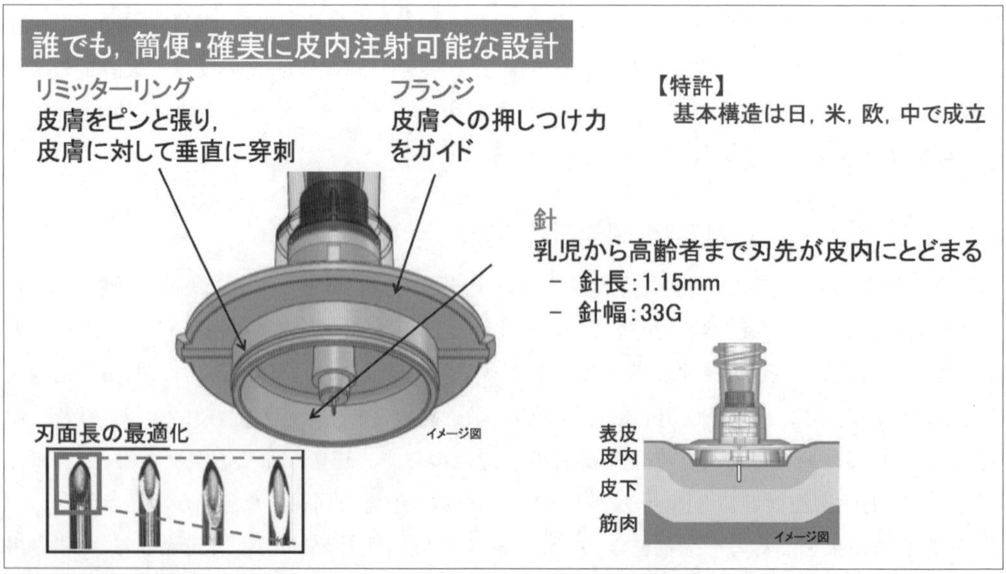

図12　事例：イムサイス®皮内注射デバイス＞製品設計（針周辺構造）

5 おわりに

注射用キット製品はコンビネーション製品の一部であり，この開発のためには，医薬品と医療機器の両方の開発スキルが必要である。コンビネーション製品は，新たな臨床上の価値を提供できる可能性があり，今後の注射用キット製品の一層の発展に期待したい。

参考文献

1）小林陽子，城谷真理：コンビネーション製品の承認審査と市販後安全対策について，Pharm Tech Japan，32（1），55-60（2016）

2）厚生労働省：「コンビネーション製品の承認申請における取扱いについて」，平成26年10月24日薬食審査発1024第2号，薬食機参発1024第1号，薬食安発1024第9号，薬食監麻発1024第15号（2014）

3）医療技術産業戦略コンソーシアム（METIS）日本医療機器産業連合会：医療機器レギュラトリーサイエンスガイドブック，53-57（2012）

4）厚生労働省：「コンビネーション製品の承認申請における取扱いについて」の改正等について，平成28年11月22日 薬生薬審発1122第4号，薬生機審発1122第10号，薬生安発1122第7号，薬生監麻発1122第4号（2016）

5）厚生労働省：「コンビネーション製品の承認申請における取扱いについて」の一部改正等について，平成28年9月15日 薬生薬審発0915第1号，薬生機審発0915第1号，薬生安発0915第3号，薬生監麻発0915第3号（2016）

6）飯田隆太郎：医療機器の品質マネジメントシステム，Pharm Tech Japan，29（1），119-126（2013）

7）FDA：DESIGN CONTROL GUIDANCE FOR MEDICAL DEVICE MANUFCTURERES, Introduction1-4（1997）

8）QSIT：ORA査察用参考資料－品質システムの査察ガイド（1999）

9）飯田隆太郎：医療機器のリスクマネジメントと設計開発プロセス（その2前半），Pharm Tech Japan，30（2），107-113（2014）

10）飯田隆太郎：医療機器のリスクマネジメントと設計開発プロセス（その2後半），Pharm Tech Japan，30（3），117-123（2014）

11）大島英彦：テルモ社におけるキット製品の開発事例（2）高カロリー輸液フルカリックの開発，Pharm Stage，3（11），25-31（2004）

12）Yoshino K and Ohshima H：バイオ医薬の課題を解決した新規プレフィラブルシリンジの開発，Pharm Tech Japan，30（11），47-52（2014）

13）Young F and Marra F: A systematic review of intradermal influenza vaccines, Vaccine, 29, 8788-8801（2011）

14）WHO PATH IDD Report: Intradermal Delivery of Vaccines－A review of the literature and the potential for development for use in low- and middle income countries, August 27（2009）

15）Saitoh A, et al: Skin thickness in young infants and adolescents: Applications for intradermal vaccination, Vaccine, 33（29）3384–3391（2015）

16）Arakane R. et al: Immunogenicity and safety of the new intradermal influenza vaccinein adults and elderly: A randomized phase 1/2 clinical trial, Vaccine, 33（46）6340–6350（2015）

Column　医薬品と医療機器の融合／人の融合

注射用キット製品は，コンビネーション製品の一部であり，時代背景に合わせて医薬品と医療機器の両方の開発スキルが必要である。製剤開発者であった筆者としては，正直，医療機器の開発に戸惑った。そこで，若い技術者を医療機器の開発を得意とする部隊へ送り込み，開発に着手させた。市場要求事項を調査し，コンセプトを設定した。設定したコンセプトに対し，リスク分析を行いながら設計インプットを作り出し，設計した製品がユーザーニーズに合致しているか妥当性確認を行った。コンセプトを満たした医療機器と医薬品が融合し，新たな臨床上の価値を作り上げたその瞬間が嬉しく，今でも鮮明に覚えている。

コンビネーション製品は，製剤技術者にとって取り掛かりにくい分野であるが，医薬品および医療機器の開発に新たな価値をもたらすことは面白く，医薬品のライフサイクルマネジメントが求められる中，医療機器メーカーとしてもやりがいのある分野である。今後も当該分野において，新たな価値をもたらすことのできる技術者が増えることを願う。

問　題

［第1問］ 次のウォーターフォールモデルにおいて，［ a ］，［ b ］および［ c ］に入れるべき字句として正しい組み合わせはどれか。

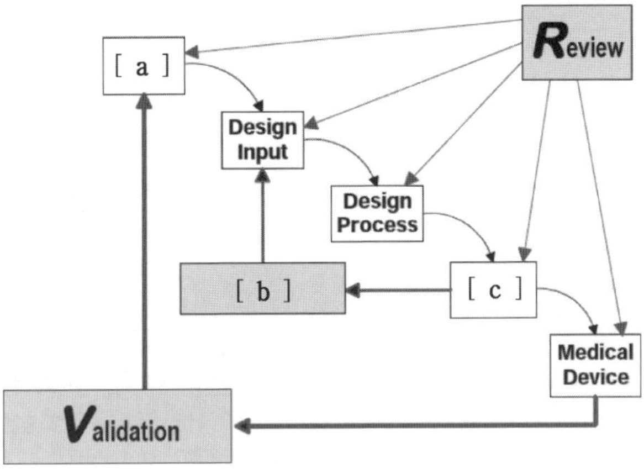

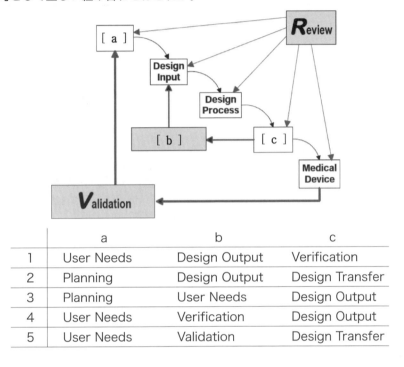

	a	b	c
1	User Needs	Design Output	Verification
2	Planning	Design Output	Design Transfer
3	Planning	User Needs	Design Output
4	User Needs	Verification	Design Output
5	User Needs	Validation	Design Transfer

［第2問］ 輸液に使用される成分の安定性に関する次の記述のうち，正しいものの組み合わせはどれか。

a　システインは酸化されやすく，特に鉄，銅などの微量元素との共存でその酸化が促進され，難溶性のシスチンとなる。酸化を防止するためには，亜硫酸塩の添加，容器空間部の窒素ガス置換，密封容器中での保存などの方策がとられている。

b　グルタミン酸の安定化は溶液のpHに依存し，酸性側では経時的な含量変化がみられる。グルタミンは，熱水中では不安定で，開環してピロリドンカルボン酸となる。

c　還元糖とアミノ酸は，重合して褐色色素を生成する。このメイラード反応はpHが低くなるほど速やかとなり，温度やリン酸塩，有機酸の共存により促進される。

d　還元糖であるブドウ糖，果糖，マルトースは溶液中では一部開環してアルデヒド型で存在し，曝光あるいは長期保存中に分解し，3-デオキシグルコソン（3-DG）や不飽和オソンの重合による褐変現象を呈する。

1（a，b）　2（a，d）　3（b，c）
4（b，d）　5（c，d）

［第3問］　コンビネーション製品の範囲を説明せよ。

正解と解説

第1問

正解	4

第2問

正解	1
説明	a　正 b　正 c　誤　還元糖とアミノ酸は，重合して褐色色素を生成する。このメイラード反応はpHが高くなるほど速やかとなり，温度やリン酸塩，有機酸の共存により促進される。 d　誤　還元糖であるブドウ糖，果糖，マルトースは溶液中では一部開環してアルデヒド型で存在し，加熱滅菌処理あるいは長期保存中に分解し，3-デオキシグルコソン（3-DG）や不飽和オソンの重合による褐変現象を呈する。

第3問

正解説明	●コンビネーション製品の範囲は，「セット製品」，「キット製品」および「薬物と一体不可分な医療機器等，組み合わせられる薬物等が独立に流通不可能な製品」に分けられる ●「セット製品」：組み合わせられる薬物等が一体不可分ではなく，それぞれ医薬品，医療機器または再生医療等製品として独立に流通可能な製品の組み合わせ品 ●「キット製品」：医療機関での投薬調製時の負担軽減，細菌汚染・異物混入の防止等を目的として，医薬品と医療用具または二以上の医薬品を一つの投与体系として組み合わせた製品のうち，医薬品と医療機器の組み合わせ品

著者の略歴

1986年3月　東京都立大学工学部工業化学科　卒業

1986年4月　テルモ株式会社　入社

主に注射用キット製品の開発に従事。

2009年6月　研究開発本部 新規探索グループ　グループ長（～2013年）

製剤のみならずデバイス開発にも携わる。

2013年7月　ドラッグアンドデバイス事業 バイスプレジデント

2016年4月　ドラッグアンドデバイス事業（海外）プレジデント（併任）

2017年4月　アライアンス事業（海外）グループ長

現在に至る

無菌環境への対応と アイソレータシステム技術の進展

谷本　和仁

POINT

無菌製造環境開発のポイント

最終滅菌ができない無菌医薬品は専用のクリーンルームやアイソレータを含めたバリアシステムなどの環境を制御する技術を用いて無菌操作法により製造される。アイソレータシステムは1990年代から欧州を中心に発展を遂げ，各種のガイドラインにおいて単独の項目や補遺として記載されており，その有用性が十分理解されるようになってきている。しかしながら，アイソレータシステム単独で無菌医薬品の製造に供する製造環境が担保されるわけではなく，アイソレータシステムを用いた環境制御の重要性を理解しておく必要がある。

1 はじめに

無菌操作法において重要な要素の1つである無菌製造環境をつくり維持する設備として，アイソレータシステムは現時点で最良のシステムである。アイソレータシステムおよび無菌操作では，無菌の概念を認識し最大の汚染源である作業者からの汚染や無菌製造環境へ持ち込む資材や無菌製造環境内表面の汚染リスクをいかに制御するかについて，設計から製造までの一貫した検証，適格な維持管理を行うことが重要である。汚染の対象となる微生物とはどのようなものか，無菌の概念とはどのように考えるかなどを説明し，バイアル充てん設備付きアイソレータシステムの事例を参照しながらアイソレータシステムの基本条件を解説する。

2 微生物とは

一般的に微生物は細菌・真菌・藻類・原虫・ウィルスを含む微小生物体（図1）をいうが，一般の無菌医薬品製造における滅菌または除菌対象微生物は細菌と真菌でありウィルスは含まれない。しかし，特定生物由来製品（血液製剤や人胎盤抽出物等）や動物由来原料等にはウィルスをも含む場合がある。

GMPに準拠した医薬品の製造工場に動物が入り込むことはないが，作業者としてヒトが製造現場に入ることで，体表面からの皮膚などの剥離，会話や咳，くしゃみなどの飛沫による製

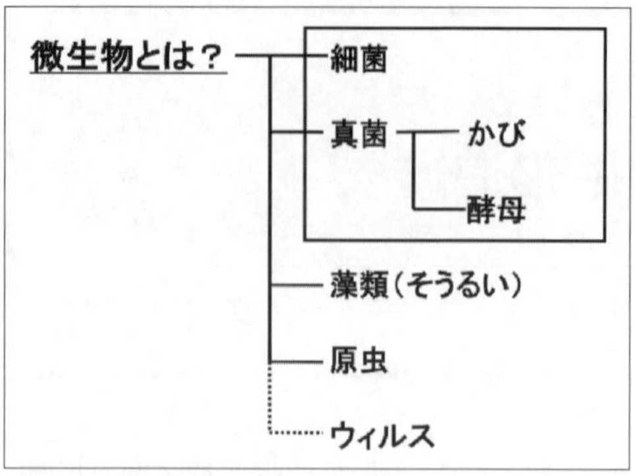

図１　微生物の分類

場所・部位	微生物数
大気中	数個〜$10^3/m^3$
土壌中	10^5〜$10^9/g$
河川・湖沼	10〜$10^5/ml$
海（沿岸）	10^3〜$10^4/ml$
海（外洋）	0.1〜10 /ml
糞便（主には大腸菌）	約$10^{12}/g$

図２　自然界における微生物の分布

造環境への微生物汚染リスクが考えられる。このような理由により，無菌製造環境をつくり維持するためにも滅菌や除染の対象となる微生物がどのような性質をもつものかを知る必要がある。微生物の大きさは細菌で数 μm 相当であり，かび（真菌）の菌糸は 5〜10 μm である。自然界における微生物の分布としては，一般的に図２に示す数が示される。

2.1　微生物の性質

一般的に微生物の増殖・分裂の特徴として，図3に示す増殖曲線の過程をたどる。誘導期は微生物の修復や分裂に必要な物質の蓄積に備え，対数期では微生物が分裂し単位時間ごとに2倍になる。定常期では培養液または分裂に必要な物質が枯渇し，微生物の廃棄物が増殖の阻害レベルまで蓄積され，定常期後も培養を続けると微生物の死が増殖を上回り死滅期となる。

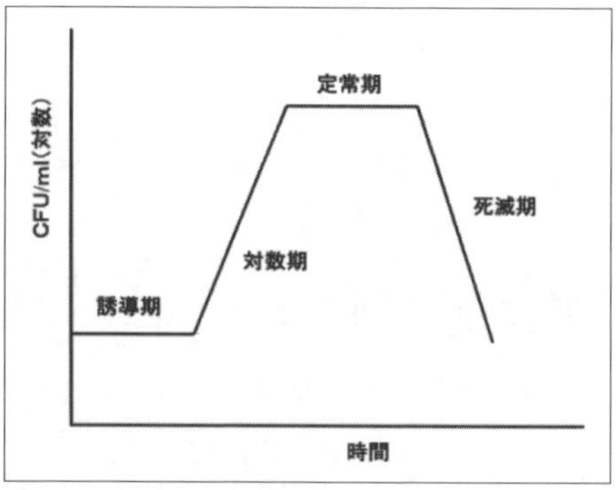

図３　微生物の増殖曲線

2.2　微生物の死滅に関する各指標

ある１種類の微生物について，その集団を殺菌温度以上に加熱した場合，その個体すべてが一度に死滅するのではなく，加熱後の残存微生物数と加熱時間の間には片対数の直線関係が成立する。微生物の存在確率は指数関数で示されるので，どんなに確率が小さくてもゼロになることはない。また微生物の滅菌プロセスに対する抵抗性は微生物の種類により異なり，微生物の滅菌プロセスに対する死滅の各指標としてD値，Z値，F値がある。D値は滅菌プロセスに対する（一般的には熱滅菌を対象としている）微生物の抵抗性を示す値であり，一定の滅菌温度で菌数を1/10に減少させるのに必要な時間である。例えば，D値が121℃で1.5分間の熱抵抗性を示す微生物が 1×10^2 個存在する時，121℃・3分間の加熱で計算上は微生物数を $10^0=1$ 個まで減少させることができる。Z値は滅菌時間を1/10にするための滅菌温度の差であり，やはり微生物の種類で異なる。D値が121℃で1.5分間，Z値が10℃であった場合は，滅菌温度が111℃でD値は15分間となり，滅菌温度が131℃でD値は0.15分間となる。Z値が小さい

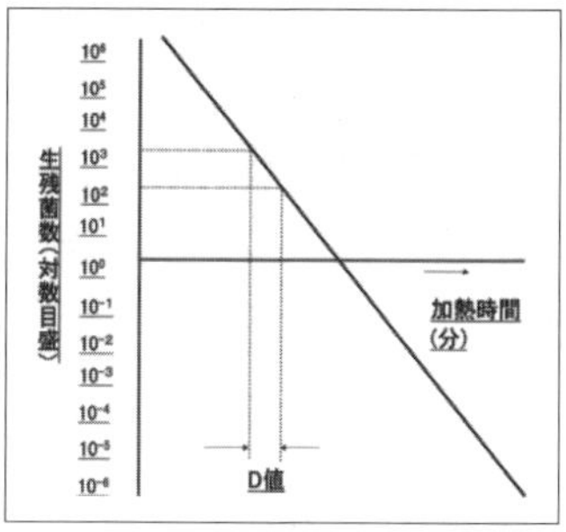

図4　加熱死滅曲線とD値の関係

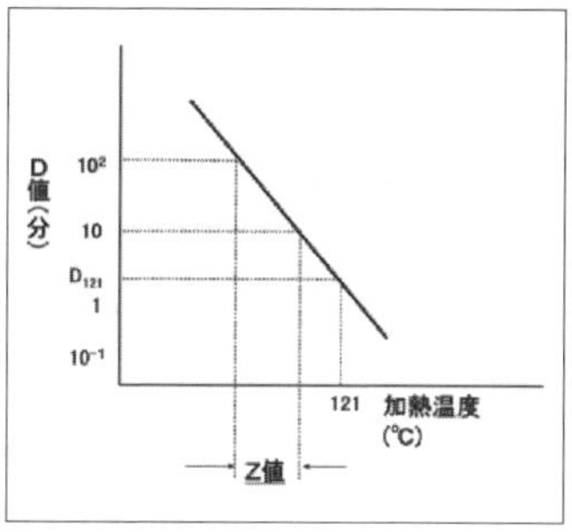

図5　Z値の概念

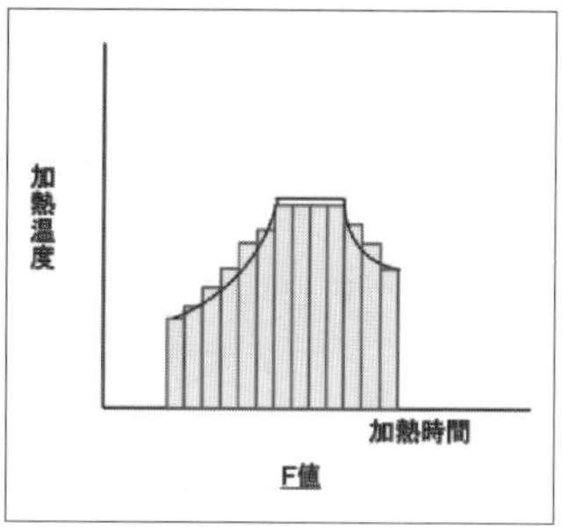

図6　F値の概念

ことはわずかな温度変化で熱抵抗性が大きく変化することを意味している。F値とはプロセスのもつ滅菌のための加熱量を示す。湿熱や乾熱滅菌プロセスでは，加熱や冷却といった温度が変化する工程を伴い，滅菌の工程にはいっても多少の温度差が生じるため，それぞれの温度における滅菌効果が一定のZ値を前提とし，滅菌工程全体について積分する。これらの微生物の加熱死滅曲線とD値の関係およびZ値，F値の概念を図4〜6に示す。

2.3　無菌とは

日本語の「無菌」には英語の「Sterile」と「Aseptic」という2つの言葉の意味が含まれている。無菌操作法による無菌医薬品の製造に関する指針[1]では，sterileの無菌とは，「生育可能な微生物が存在しないことをいう」が，微生物の致死は指数関数的であるので“ゼロ”は現実的ではなく，実際にはそのような微生物の存在しない絶対的な状態を証明することもできない。現在，微生物の存在確率が10^{-6}以下をもって無菌（sterile）としており，asepticの無菌とは，「微生物及び微粒子を許容レベルに制御するために，供給する空気，原料及び資材，構造設備並びに職員が管理されている状態」であるとされている。

同じ指針の中で，滅菌（sterilization）と除染（decontamination）という言葉の定義が示されており，滅菌は「全ての種類の微生物を殺滅し，又は除去し，対象とする物の中に生育可能な微生物が全く存在しない状態を得ることをいう」と定義され，除染は「再現性のある方法により生存微生物を除去し，又はあらかじめ指定されたレベルまで減少させることをいう」と定義されている。滅菌は熱滅菌や放射線滅菌を前提に考えられてきており，製造環境はそれらの滅菌ができないが，実質的に製造環境の現場で運用できる手法についての議論がなされ，除染という考え方が出てきた。これらの考え方の説明を図7，8に示した。アイソレータシステムは除染された無菌製造環境であり，無菌操作区域（aseptic processing area）として位置付けられる。

3　アイソレータシステムによる無菌製造環境の構築

ISO13408-6：2005[2]において，アイソレータシステムの定義は「isolator with transfer system(s) and ancillary equipment used for aseptic processing」と記載されており，アイソレータの定義

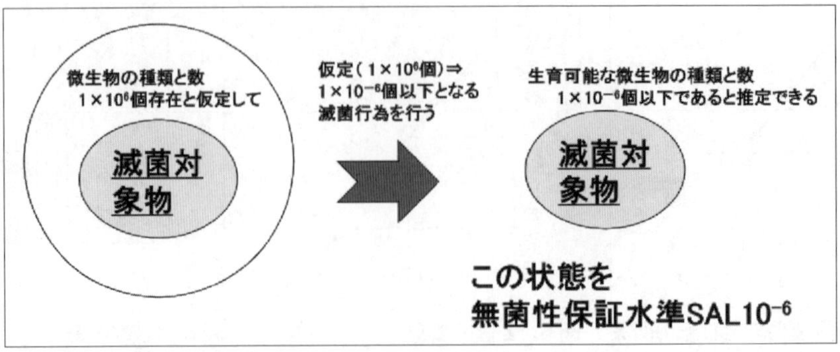

図７　事例：オーバキル滅菌

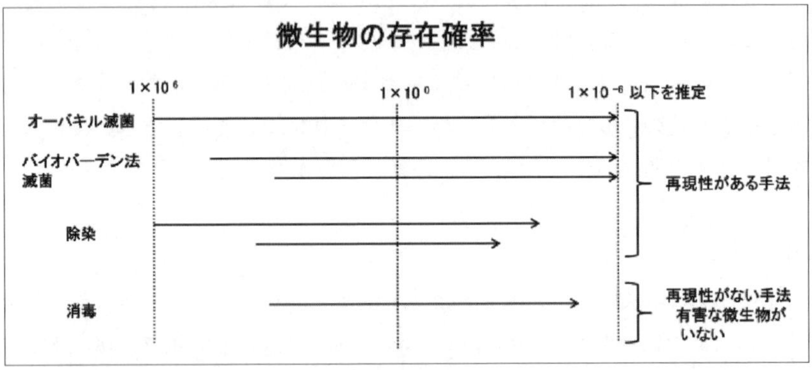

図８　滅菌・除染・消毒と微生物の存在確率の推移

は「sealed enclosure capable of preventing ingress of contaminants by means of total physical interior/exterior separation, and capable of being subject to reproducible interior bio-decontamination」と記載されている。この国際規格ではアイソレータとアイソレータシステムは明確に区分けしている。本章においては，統合的な事項に関わる場合はアイソレータシステムと表記し，個別の事項に関わる場合はアイソレータと表記した。

アイソレータシステムを用いた無菌製造環境の構築で考慮すべき事項についてはバイアル充てんラインの事例（図９）で説明する。この事例では，トンネル式滅菌機出口から充てん機，凍結乾燥機，コンベヤ，巻締機までをアイソレータ内に収容し，外装除染庫・RTP・過酸化水素を用いた除染装置を付属したアイソレータシステムとした。

バイアル充てんラインの一般的な流れは，連続的に供給されたガラスバイアルを洗浄機で洗浄し，トンネル式滅菌機で乾燥滅菌後にアイソレータ付きの充てん機で充てん・ゴム栓を打栓する。液剤製品の場合はそのままキャップ巻締したのちに次工程へ排出し，凍結乾燥製剤製品では凍結乾燥後にキャップ巻締が行われる。また，ガラスバイアルの代わりに滅菌済みの外装パックされた樹脂バイアルを用いる場合は，外装除染庫を用いて樹脂バイアルの外装を除染してからアイソレータ付き充てん機に供給する。参照事例では高活性製剤の扱いを考慮し，巻締機アイソレータの出口にバイアル外洗機を設置している。

自動のバイアル充てんラインに限らず，アイソレータシステムの無菌環境維持にはアイソ

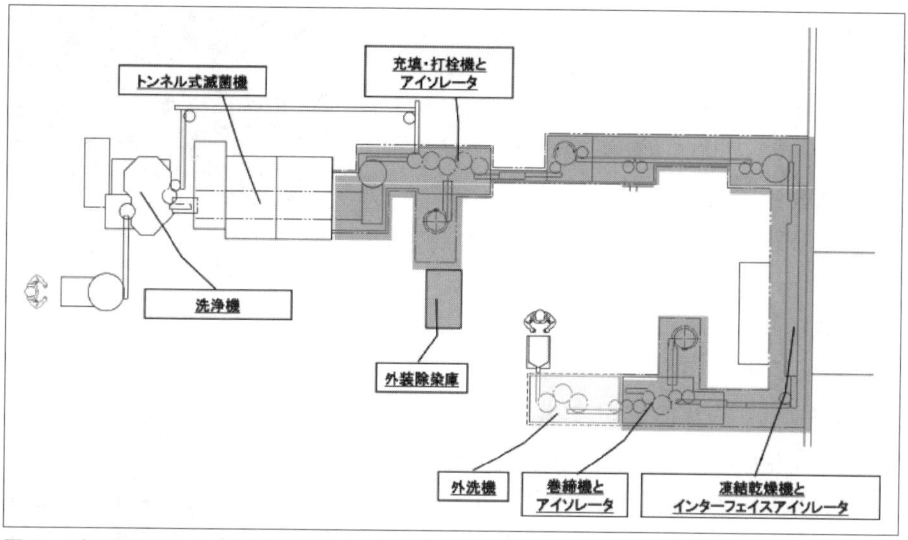

図9　バイアル充てん設備付きアイソレータシステム

レータの空調設備，気流，気密性，構成部材，除染装置といったハード的な要素とともに，製造副資材（ゴム栓やキャップ）の移送，介入操作，モニタリング，バリデーションといったソフト的な要素も考慮する必要がある。

3.1　アイソレータシステムの基本条件

1）空調設備

アイソレータの空調設備は給気と排気および循環の各ユニットで構成されることが多く，それらはアイソレータの筐体の上に配置される。アイソレータ内部のスクリーンを介して給気および循環ユニットより一方向気流が供給され，その供給されたエアはチムニー型ダクトを介して排気または，壁面を二重化したダクト（図10）で排気する。空調設備はアイソレータ内のクリティカルなエリアの気流確保，アイソレータシステムの設置室との差圧維持およびアイソレータシステム内のアイソレータ間の差圧維持，除染装置との適合性などを考慮して設計を進める必要がある。今回の事例のように自動の製造機器がアイソレータ内部にある場合，内部機器の形状や位置を考慮しつつアイソレータの気流制御を適切に行う必要がある。通常は内部機器を考慮した気流のシミュレーションならびにアイソレータシステム製造メーカーのデータにもとづいて，気流制御に重要な給気と排気ダクトの配置が決定される。バイアル充てん設備製造メーカーとアイソレータシステムの製造メーカーが同一であればより一層融合されたシステムとなる。

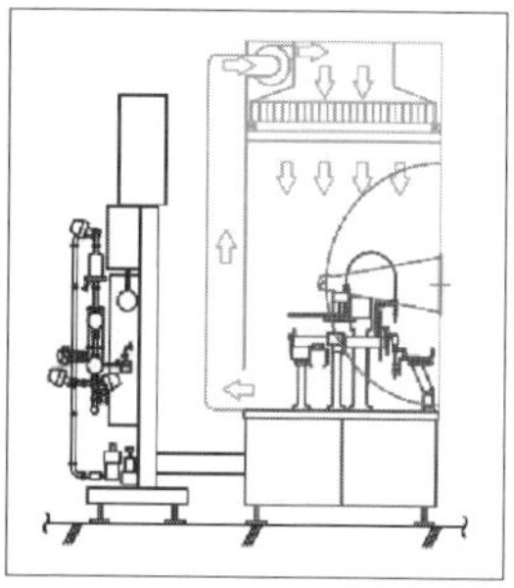
図10　アイソレータの断面（ダブルウォール式）

2）気流の確保

アイソレータ内部は一方向気流が求められ，理想的にはバイアルやアンプル，ゴム栓などのクリティカルな資材の搬送エリアに対しては，一方向気流のファーストコンタクトエアの接触が重要視される。一度流れ落ちた空気がクリティカルな部分に戻ることは許容されず，排気側の吸い込みダクトの位置が重要である理由もこの点にある。このライン構成の中でトンネル式滅菌機出口とアイソレータシステムの間およびアイソレータシステムから室内への出口には比較的大きな差圧（25～30 Pa）を設けるため，この差圧により生じる風速は，5～5.5 m/sと内部の一方向気流（通常設定では0.3～0.45 m/s）に比べてかなりの高速である。それぞれの開口の大きさにもよるが，トンネル式滅菌機ではトンネル内部の微圧（設定3 Pa）を維持しつつ流入するエアの排気が必要であること，アイソレータシステム出口では設置空間からの再汚染を防止する圧力設定と気流制御が必要である。トンネル式滅菌機への流入エアとアイソレータ出口の流出エアのエアフロー写真を示す（**写真1，2**）。2001年の厚生労働科学研究[3]の成果では，適切な差圧を設けたアイソレータはマウスホールからの逆流や，グローブ操作に伴う圧力変動の影響を実質的に受けないと結論付けられている。また，本章で示したラインで，アイソレータシステムの一部として付属する外装除染庫などの場合はその目的から一方向気流ではなく，乱流型のエアフローであることも多い。

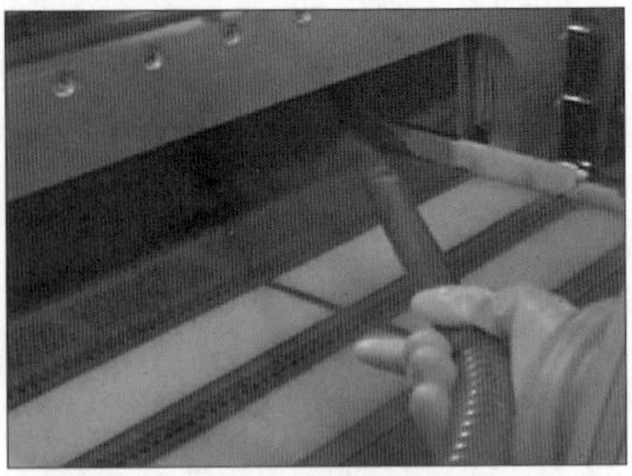

写真1　（トンネル滅菌機出口エアフロー）

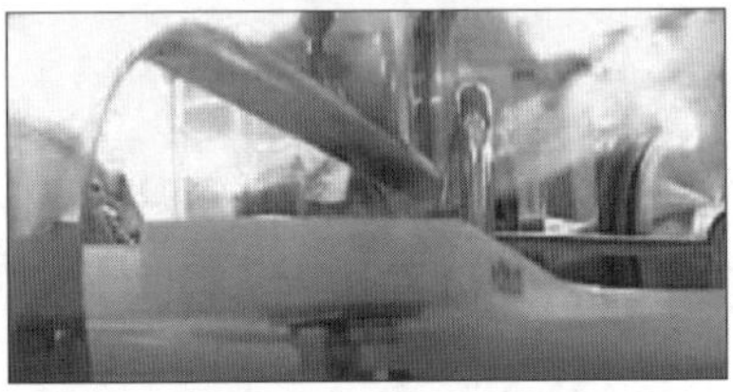

写真2　（製品出口エアフロー）

3）気密

バイアル充てんラインのアイソレータシステムでは除染エリアを分割して気密試験を行うケースがある。特に凍結乾燥機を有している場合，凍結乾燥の製造プロセスが1，2日かかりその期間充てん部を次の生産に向けての準備にあてるため，充てん部と凍結乾燥部の間に除染区切りのシャッタを閉じて充てん部を開放し，凍結乾燥部は出庫に備えて陽圧維持するとした製造方式とする。このとき，アイソレータシステムの気密は充てん部と凍結乾燥部に分けて実施することになる。

無菌対応のアイソレータシステムの気密については，PDA TR34[4] APPENDIX Cにアメリカングローブボックスのガイドラインを参照して0.5%Vol/hの記載があり，ISO 10648-2においてはContainment enclosuresの基準として記載されている。PDA TR34における気密の論点の一部を引用・要約すると，アイソレータシステムの気密度を設定する際は，周辺の部屋と換気回数と除染剤の暴露レベルも考慮されるべきで，プロセスやオペレータへの影響を最小限にすることが目標であり，基準のリーク率は暴露時の安全基準と作業員の存在を考慮して定義されるべきであると記述されている。つまり，アイソレータシステムの気密度は除染剤の製造プロセスと作業員に及ぼすリスクを考慮して決定されるべきであり，設定された気密度は恒常的に維持できていることを確認し定期的に測定し評価すべきである。バイアル充てん設備と一体になったアイソレータシステムの場合，アイソレータシステムを貫通する必要のある要素が多くあり，その部分の気密の維持方法を十分に議論しなければならない。例えば，駆動用のコンベヤ軸や縦シャフトのオイルシールによる気密やゴム栓供給のパーツフィーダの振動体をジャバラで被うことなど，充てん設備に対する気密の取り方の方向性を示すことも重要である。気密の基準を緩めて基準内であるから許容することと，安全性を考慮し一定以上の気密度を追求することは根本的に物の考え方が違っていることを認識すべきである。

4）構成部材

アイソレータシステムの構成部材を選定する際は除染剤への耐性を考慮しなければならない。製造プロセスや充てん液の理由などにより特殊な材料の選定が必要な場合は耐性テストを行うこと。現在除染剤として最も多く用いられている過酸化水素蒸気に耐性のある材質を以下に示す。

- 金属：ステンレススチール，アルミニウムまたはアルミニウム合金，
- 樹脂・ゴム：硬質塩化ビニル，軟質塩化ビニル，ポリエチレン，ポリプロピレン，ポリカーボネイト，テフロン，フッ素ゴム，シリコン，クロロスルホニルポリエチレン（ハイパロン）
- その他：ガラス，セラミック

次に，耐性がない，または不適な材質を以下に示す。

- 金属：スチール，銅，チタン，鉛
- 樹脂・ゴム：ナイロン，天然ゴム，ネオプレンゴム
- その他：紙，セルロース

これらは一例であり，除染装置の除染プロセスがメーカーにより異なることや，最近では材料の耐性だけでなく，過酸化水素蒸気の吸着や浸透からエアレーションに移行したあとの脱ガスによる内部の蒸気残留の影響の研究も進んだことから，製造プロセスが残留蒸気で影響を受ける懸念がある場合は，除染装置の製造メーカーに問い合わせることが望まれる。

5）除染装置

アイソレータシステムの要件の1つに，内部の清浄化や除染できることが挙げられており，ほとんどのアイソレータシステムには過酸化水素蒸気を用いた除染装置が使われている。

本ラインの除染装置は過酸化水素を蒸気化して除染対象エリアのアイソレータシステム内に投入・拡散し，バイアル充てん設備の表面ならびにアイソレータシステムの表面を除染する。対象エリアは充てん部分と凍結乾燥機部分および外装除染庫の3つのエリアに分けて除染しており，トンネル式滅菌機とアイソレータシステム間，充てんアイソレータと凍結乾燥機インターフェースアイソレータ間，外装除染庫とアイソレータシステム間およびアイソレータシステムと外洗機の間に空間遮蔽用のシャッタを設ける。アイソレータシステム内の区切りまたは

外界との区切りと，その役割が異なっているがいずれのシャッタにおいてもアイソレータシステム内の除染空間に存在する場合は，気密を保つためのシールの接触部分が除染可能なように配慮する必要がある。このため，トンネル式滅菌機出口のシャッタはシールの接触部分にヒーターを内蔵し熱で除染し，外装除染庫出口のシャッタは過酸化水素蒸気などの除染剤による除染を行うこととなる。

アイソレータシステムの出口や外部に存在するシャッタシール部は外部にあるため除染の必要はない。また，除染プロセス中はシステム内の表面除染を促進させるため，コンベヤおよび充てん装置の持つ除染モードによる搬送装置の自動運転が行われる。さらにはパーティクルカウンタや真空吸着ラインの細配管内部に積極的に過酸化水素蒸気を通すことによって，配管内部のリスクを減ずる手法も開発されている。

6）製造副資材の供給

製造副資材（ゴム栓，キャップ）は事前に滅菌し，本ラインではアイソレータシステム壁面に設置したラピットトランスファーポート（RTP）を経由して充てん設備に供給される。RTPは大変便利なツールであり，市場にでた当初に疑惑のリングとして指摘を受けたRTPのシール部（図11）については，ゴム栓に直接触れることを避けるため，アイソレータ内部に設けた可動式の専用のシュートを使って供給する等の適正な運用を行うことで，実質的にアイソレータシステム内の無菌環境維持に問題ないことが認められている（写真3）。

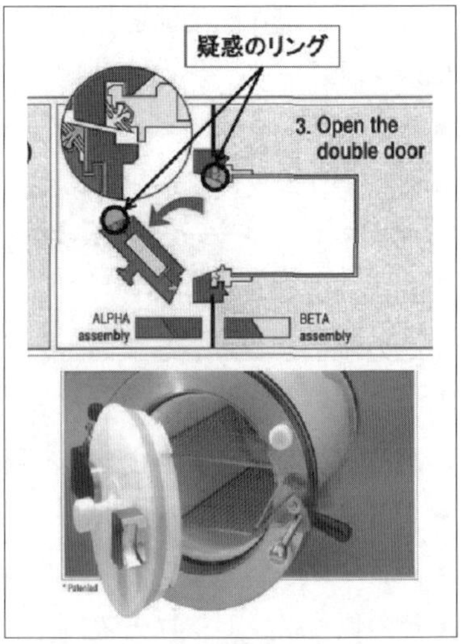

図11　RTP（GETINGE La Calhene社のカタログより）

バイアル充てん設備へ供給されたゴム栓やキャップはいったん補助ホッパやパーツフィーダで受けることになる。作業者が運べるサイズであればオートクレーブで滅菌し，無菌操作によりアイソレータ内部で組み付ける方法をとれるが，大型サイズのものはアイソレータシステム内部に固定しアイソレータシステムと同時に除染せざるを得ない。この固定された補助ホッパやパーツフィーダの表面の除染強度について，FDAの無菌ガイダンス[5)]のAPPENDIX 1 ASEPTIC PROCESSING ISOLATORSに“Where decontamination methods are used to render certain product contact surfaces free of viable organisms, a minimum of a six-log reduction should be demonstrated using a suitable biological indicator.”と記述

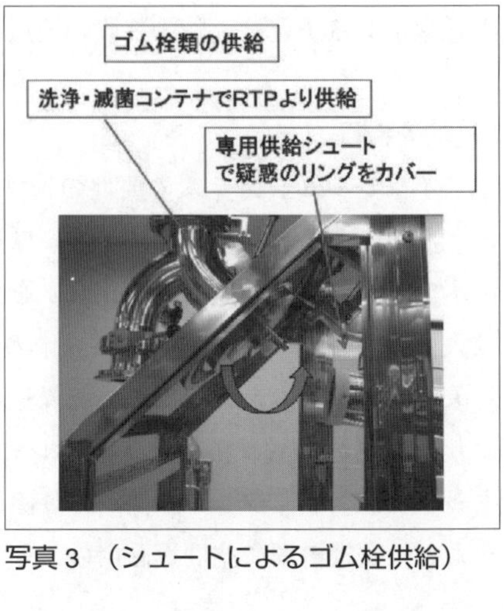

写真3（シュートによるゴム栓供給）

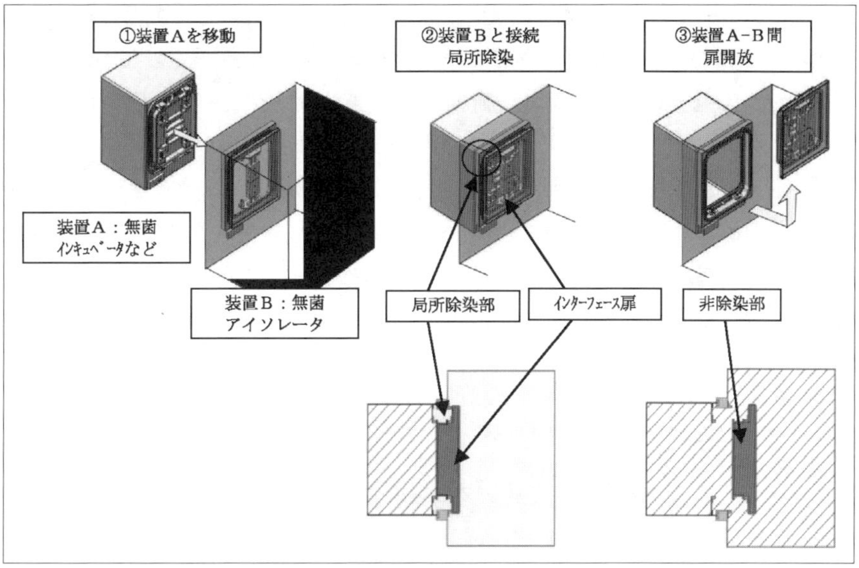

図12　無菌接続インターフェースの機構

されている。汚染リスクを減ずるためにできる限りの処置をすべきであるが，製造システム上不可避のものについては微生物汚染に対し継続的に品質保証が可能な除染運用とデータの蓄積により製造すべきと理解する。

また，RTPは比較的小型の資材供給に適しているが，アイソレータシステムの無菌接続として大型の容器供給やその他の製造装置との接続も可能な無菌接続インターフェースが開発されている（図12）。

7）介入操作

アイソレータに付属するグローブはスリーブとグローブをハードなカフスで固定した2ピースタイプとスリーブとグローブが一体となった1ピースタイプの2種類がある。除染剤への暴露だけではグローブが損耗することはない（ハイパロン製のグローブを用いて50回の暴露で

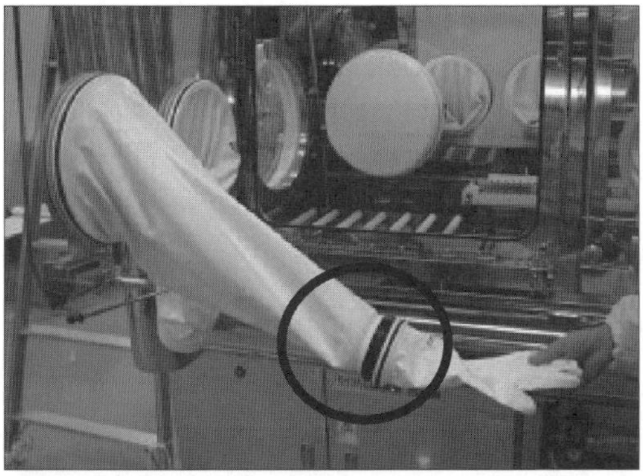

写真4　カフス付グローブスリーブ(1ピースタイプ)

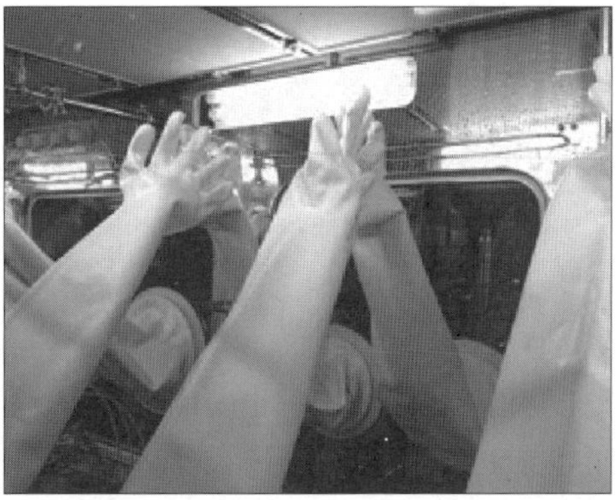

カフス無グローブスリーブ（2ピースタイプ）

外観の異常やピンホールの発生がなかった）が，バイアル充てん設備の機器操作や内部環境モニタリングなど操作の負荷をかけることで予期せぬピンホールが空くことがある。**3.1**の2）項でも参照した，2001年の厚生労働科学研究[3]の成果では，グローブに開いたピンホールはその形状によりグローブリークチェックの検出性能に差があり，動的状態を考慮したグローブ操作ではピンホールから内部に影響が出ることがあると結論付けられている。微生物汚染のリスクを低減するためには使用頻度と作業形態を評価しオーバーグローブなどの運用を検討する必要がある。製剤に直接接触するバイアルやゴム栓はグローブで直接触れないようピンセットなどで操作し，目視やリークチェッカによるピンホール検査，付着菌測定なども製造プロセスの品質保証としては重要なデータとなる。

8）モニタリングと管理

アイソレータシステムの常時モニタリングと定期管理には以下の項目（本ラインの事例）が必要である。

常時モニタリング項目

- 温度
- 差圧
- 風速
- 清浄度
- 除染装置のプロセスに必要な項目
- 環境微生物

定期管理項目

- 気密の確認
- 風速の確認
- 気流の確認
- HEPAフィルタのリーク確認
- 清浄度確認
- 除染確認
- 機器のキャリブレーション

9）バリデーション

本ラインにおいては，アイソレータシステムの導入時に**3.1**の8）項で記載した各項目に加えて機械的，電気的なIQ（Installation Qualification；据付時適格性評価）項目を加えたバリデーションが行われ，定期管理項目のバリデーションを実施している。この中で特に重要な除染確認について**3.2**に記述する。

3.2　アイソレータシステムの除染確認

アイソレータ内部およびアイソレータシステムに持ち込む資材表面はバイオロジカルインジケータ（BI）の4～6対数減少（LRV）の除染強度が求められ，6対数減少の確認には指標となる細菌胞子10^6を接種したBIが使用される（**写真5**）。

除染確認のバリデーションに使用するBIは製造メーカーで測定したD値が記載してあり，そのD値を基準として除染確認時のプロセス開発を行うが，ときとして製造メーカーの記載したD値以上の強度を示すBIが存在することが知られており，BIの製造メーカーもその存在を示唆している。このような事象の対処として，PIC/S（PI014-3 Isolators Used For Aseptic Processing And Sterility Testing）やPDA TR51[6]にはLRVを算出するため，生残数のコロニー

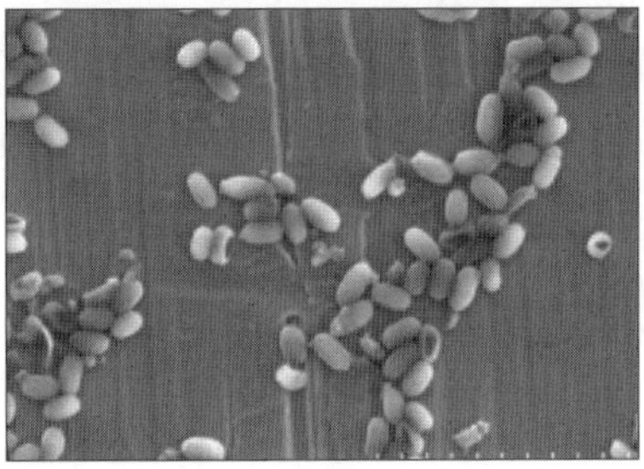

写真5 （BIのSEM）

をカウントする方法や，複数のBIを用いて統計的に計算する方法が記載されている。新谷らの「日本案成立の科学的背景ならびにLSK法とSMC法の導入法[7]」によれば，D値の変動が小さい場合にはSMC（ストゥンボ・マーフィー・コクラン）法用いてD値の測定を行うことが適していると記載されており，SMC法による部分生残（フラクションネガティブ）法を応用して除染プロセスの対数減少を統計学的に算出する方法が，除染プロセスの開発で使われることもある。

SMC法によるLRVの算出法では，生残菌数と無菌試験における陰性確率を以下のように求めている。

BI 1枚にm個の生残菌数がある場合，BIを細かく分けて，1小片あたりの菌数を1または0個となるようx枚に等分割したら，

小片が陽性となる確率：m/x

小片が陰性となる確率：1－m/x

xを∞とすると，

$$P = \lim_{X \to \infty} (1 - m/x)^X = \exp^{(-m)}$$

すなわち，平均生残菌数m個のBI n枚に無菌試験を実施し，r枚が陰性であった場合の無菌確率はr/nとなることから，

$$\exp^{(-m)} = r/n \qquad (1)$$

SMC法によるD値測定

BIの初発菌数：N_0

BIのD値：D

BIのt分除染処理後の生残菌数：m

$$m = N_o \times 10^{-t/D} \qquad (2)$$

このとき，n枚のBIに無菌試験を実施，r枚の陰性を得たとすると，(1) に (2) を代入し，

$$r/n = \exp^{(-N_o \times 10 - t/D)}$$

を得る。これをDについて解くと

$$D = t/\log N_o - \log(\ln(n/r))$$

となり，D値が算出され当該除染プロセスの総除染時間との関係によりLRVが求められる。

アイソレータシステムの内部環境の除染プロセスの検証は破壊試験であるBIを用いて行う方法が常用され，非合理的な検証結果が得られる場合はこのような統計学的手法を用いることは妥当なことである。

4 アイソレータシステムの再生医療への応用

4.1 アイソレータシステムと無菌・封じ込め対応

アイソレータの基本は，環境および作業者の直接介入から物理的に完全に隔離された無菌操作区域を構築することにあり，無菌操作用のアイソレータは一旦内部を除染し，アイソレータシステムとして厳格な運用を行えば環境や作業者による再汚染のリスクは極端に少なく長期間の無菌性維持が可能となる。高生理活性製剤の製造設備での有毒性の管理は製造メーカーに委ねられ，ICH Q9（品質リスクマネジメント）ではリスクアセスメントとリスクコントロールの実施が求められている。ISPE（国際製薬技術協会）では，GMP要件と産業衛生要件のリスク管理からRisk MaPP[8] が提唱され，実際の医薬品の製造設備では，無菌かつ高生理活性物質を封じ込める設備としてアイソレータが活用されており，3項で説明したバイアル充てん設備付きアイソレータシステムなどの事例がある。

再生医療等製品の製造設備の培養環境においては，以下の点を考慮した無菌・封じ込めの製造環境が必要となる。

- 無菌環境の維持：製造プロセスの無菌性を担保する上で重要であり，重要操作区域の微粒子と微生物に関わる環境モニタリングを実施すること
- 製品の安全：原材料に内在する病原体の可能性を否定できないので，適切なチェンジオーバーを実施すること
- 作業者の安全：原材料に内在する病原体の可能性を否定ができないので，作業者に対する産業衛生的な安全対応および教育を実施すること

これらのことから，従来の再生医療等製品の製造では専用の細胞調製施設（クリーンルーム）を設置し，安全キャビネット内での無菌操作と製造を行うことが多かった。安全キャビネットとアイソレータの根本的な違いは重要な無菌操作区域に作業者が直接無菌操作をするか，間接的に無菌操作をするかの違いにある。安全キャビネットを用いた場合，製品が暴露する環境で直接無菌操作するため，無菌環境の維持と交叉汚染防止の観点でより厳格な運用を求められる。また，これら再生医療等製品の製造で考慮すべき点は医薬品における高生理活性製剤の製造プロセスで要求される無菌・封じ込め設備に類似している。

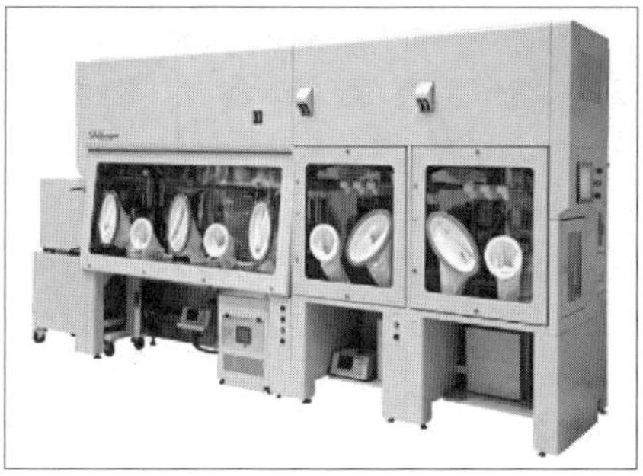

写真6　マニュアル型細胞培養アイソレータ（CPi）

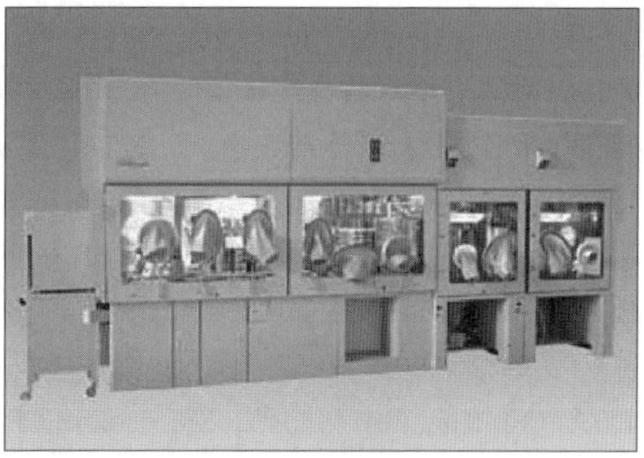

写真7　ロボット細胞培養システム（CellPROi）

4.2　アイソレータシステムの再生医療への対応

アイソレータシステムは無菌操作区域で作業者の直接的な介入操作がないので，適切な管理を行うことで製造プロセス中の無菌性を担保でき，作業者を介した汚染リスクは極端に少なくなる。再生医療等製品の製造にアイソレータシステムを用いることは製品の無菌性に関わる品質面，製品や作業者や環境への汚染防止を目的とした封じ込め性能，生産時のランニングコストなど多くの面で優位性がある。一般的に，再生医療等製品を扱う場合の封じ込め性能はBSL2以下が要求され，これはアイソレータを使用することで解決できる。筆者らは，マニュアル型細胞培養アイソレータCPi（**写真6**）を開発し，治験から再生医療等製品の実生産の細胞操作にも応用可能とした。さらに，多検体処理のため，細胞操作をロボットで行うCellPROi（**写真7**）の市販も開始している。

5　おわりに

製薬業界においてアイソレータシステムを使った設備は無菌製剤の製造で普及してきたが，産業衛生的な分野にも広がりを見せている。無菌空間を隔離する技術と高生理活性物質を封じ込める技術は互いに相反する技術的課題を求められる場合があるが，互いに応用が可能な技術である。さらに，実際の製造環境における，無菌性維持，封じ込め性能等の品質向上と稼働データの収集を行うことでさらなる革新技術が生まれることが期待される。アイソレータシステムは製薬業界ならびに再生医療を含めた今後も多くの分野で利用が拡がると予測される。再生医療では先ごろ世界最初のiPS細胞による臨床試験が実施された。日本および世界の再生医療はいよいよ実用化の段階にはいってきており，再生医療に関わる研究開発も加速するであろう。今後ますますアイソレータシステムを応用した環境制御技術の進歩が図られる。

参考文献

1）厚生労働省,「無菌操作法による無菌医薬品の製造に関する指針」の改訂について（医薬食品局監視指導・麻薬対策課事務連絡，平成23年4月20日）
2）ISO: ISO13408-6: 2005, Aseptic processing of health care products-Part6: Isolator systems（2005）
3）森川馨，無菌製剤製造のためのプロセスバリデーション 講談社サイエンティフィク，2006年
4）PDA, PDATR34: Design and Validation of Isolator Systems for the Manufacturing and Testing of Health care Products（2001）
5）FDA, Guidance for Industry Sterile Drug Products Produced by Aseptic Processing-Current Good Manufacturing Practice（2004）
6）PDA, PDATR51: Biological Indicators for Gas and Vapor-Phase Decontamination Processes：Specification, Manufacture, Control and Use（2001）
7）高橋正毅，新谷英晴，日本案成立の科学的背景ならびにLSK法とSMC導入法 防菌防黴（1995年）
8）ISPE, Risk-Based Manufacture of Pharmaceutical Products（2010）

Column　無菌接続インターフェース

最終滅菌ができない無菌医薬品はますます増加しており，再生医療等製品とあわせて無菌性が求められるヘルスケア製品はさらに拡大していく。細胞治療や再生医療において扱う製品は，原材料として用いられるヒト由来の細胞に内在する汚染を完全否定することはできず，従来の無菌医薬品に求められる無菌性保証に関する考え方を全面的に適用することについては困難が伴う。そこで検討されるのがアイソレータシステムであるが，すべての工程をアイソレータシステムで構成し連続的な生産を行うことは製造コストを押し上げる要因となる。このため，大阪大学の紀ノ岡正博教授は再生医療等製品に対してフレキシブルモジュラープラットホーム（fMP）という新しい概念の製造手法を提唱しており，標準化された無菌接続インターフェースを用いることによる問題の解決法を示している。この概念は再生医療等製品のみならず，多品種少量生産の無菌医薬品の製造にも展開が可能である。

問　題

［第1問］　下図は，微生物の加熱死滅曲線を示すが，6対数減少の除染プロセスで，1×10^6を接種したバイオロジカルインジケータ（BI）を用いて除染検証を行った場合，BIが陽性となる確率について，正しいものはどれか。

1　36.8%
2　63.2%
3　0.0%
4　100.0%
5　50.0%

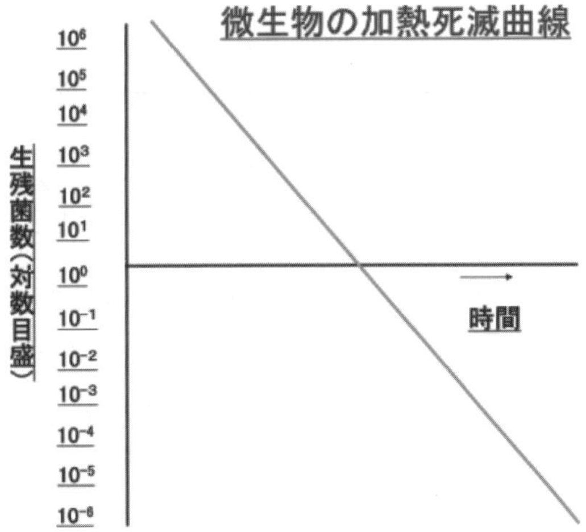

［第2問］　アイソレータシステムとアイソレータについて，ISOの定義に準じた次の説明文について，正しいものはどれか。

1　アイソレータシステムとは無菌操作に使用する搬出入システム，補助装置を装備したアイソレータを含んだシステム全体をいい，アイソレータは適切な無菌更衣をした作業員であれば直接的な介入が可能であり，再現可能な内部の生物学的な除染ができる装置をいう。

2　アイソレータシステムとは無菌操作に使用する搬出入システムやアイソレータを含んだシステム全体をいい，アイソレータは環境や作業員と物理的に分離することで直接的な介入がなく，内部の消毒ができる装置をいう。

3　アイソレータシステムとは無菌操作に使用する搬出入システム，補助装置などのシステムを示し，アイソレータは含まれていない。アイソレータは環境や作業員と物理的に分離することで直接的な介入がなく，汚染物質の進入を防止することができる閉鎖環境であり，再現可能な内部の生物学的な除染ができる装置をいう。

4　アイソレータシステムとは無菌操作に使用するアイソレータを組み合わせたシステムを示し，アイソレータは環境や作業員と物理的に分離することで直接的な介入がなく，汚染物質の進入を防止することができる閉鎖環境であり，再現可能な内部の生物学的な除染ができる装置をいう。

5　アイソレータシステムとは無菌操作に使用する搬出入システム，補助装置を装備したアイソレータを含んだシステム全体をいい，アイソレータは環境や作業員と物理的に分離することで直接的な介入がなく，汚染物質の進入を防止することができる閉鎖環境であり，再現可能な内部の生物学的な除染ができる装置をいう。

［第3問］　アイソレータシステムの内部はsterileな無菌ではなく，asepticな無菌であることの理由を説明せよ。

正解と解説

第1問

正解	2
説明	1　誤　36.8%は6対数減少の除染プロセスを行った後の無菌確率である。 2　正　平均生残菌数m個のテストピースn枚に無菌試験を実施し，r枚が陰性であった場合の無菌確率はr/nとなることから，$\exp^{(-m)}=r/n$　となる。 今回の場合，1×10^6のBIに対して6対数減少の除染プロセスを実施するので，対数減少は$1\times10^0=1$となり，m=1，つまり，$\exp^{(-1)}=0.368$が無菌確率であり，陽性となる確率は0.632であり，63.2%となる。 3　誤　1×10^6のBIに対し，6対数減少つまり10^6個の菌数を減ずる除染プロセスを行っても1個以上の生残菌となる可能性があり，無菌試験を行って陽性となる確率が0%や100%や50%になることはない。 4　誤　同上 5　誤　同上

第2問

正解	5
説明	1　誤　アイソレータは適切な無菌更衣をした作業員であっても直接的な介入を許容していない。 2　誤　アイソレータシステムには補助装置も含まれ，アイソレータ内部は消毒ではなく，再現可能な生物学的な除染が求められる。 3　誤　アイソレータシステムにアイソレータは含まれる。 4　誤　アイソレータシステムはアイソレータの組み合せだけでなく，無菌操作に使用する搬出入システム，補助装置を装備したシステム全体をいう。 5　正

第3問

正解説明	アイソレータシステムは微生物および微粒子を許容レベルに制御するために，HEPAフィルタでろ過した空気を供給し，内部は陽圧で管理されている。原料および資材は一定レベルの除染を行いシステム内に導入する。アイソレータでの作業はグローブを介して行われ，グローブを使用する作業員はアイソレータのリスクと無菌操作の教育を受け，内部環境は微粒子微生物共にモニタリングし管理されている。したがって，アイソレータシステムはsterileな環境ではないが，無菌性について十分に管理された環境でありasepticな環境である。

著者の略歴

1984年　金沢大学工学部卒業

澁谷工業株式会社　製薬設備技術部　次長

ISO/TC198/WG9（ヘルスケアプロダクトの無菌操作に関する作業部会）国際委員

ISPE（国際製薬技術協会　日本本部）無菌COP，Containment COPメンバー

FIRM（再生医療イノベーションフォーラム）標準化部会メンバー

専門分野はアイソレータシステムおよび除染システムの技術開発など。

現在は製薬や再生医療用途の環境制御技術開発および国際標準化活動に従事。

高活性無菌製剤工場の設計

川崎　誠

POINT

高活性無菌製剤工場設計のポイント

これまでのGMP要件ではペニシリンやセファロスポリンといった感作性が著しい物質や“ある種”の高薬理活性医薬品（ホルモン，細胞毒性物質など）の製造については，より厳しい交叉汚染防止対策が求められ，製造施設／設備の専用化が必要とされてきた。しかし，GMP規制当局は，上記の“ある種”の医薬品を特定しておらず，その定義は必ずしも明確ではなかったため，GMP規制当局や医薬品製造業界でその対応や査察での指摘に混乱があったことも事実である。2015年発行のEU-GMP交叉汚染防止要件の改定[1]では，薬剤の分類にとらわれず，交叉汚染のリスクベースアプローチの考え方を求めている。これは医薬品のもつ潜在的なハザード，製造工程の特性，製造業者の製造管理能力やその製造設備の封じ込め性能，除染の容易性に応じて製造施設／設備の専用化または共用化を決定するアプローチである。

なお，高活性無菌製剤工場の設計は，本来の無菌製品における汚染防止の観点に加えて，高活性薬剤を作業者および外部環境に暴露させない産業衛生上の封じ込め対策も必要とされる。

1 はじめに

ISPE（国際製薬技術協会）のベースラインガイドとして，Risk-MaPP（高活性医薬品製造におけるリスクベースアプローチ）[2]が提唱されている。ここでは人の健康リスク：毒性学的評価に基づいた①交叉汚染限界値，②洗浄バリデーション限界値，③作業員の安全性限界値を設定するために，ICH Q9に則った科学的なリスクベースアプローチが示されている。ICH Q9における「リスクは重篤性と頻度の関数である」というリスクの定義に当てはめれば，産業衛生においては，「リスクは対象薬剤の毒性学的に健康障害を引き起こす潜在的能力（ハザード）とその対象薬剤に対象者が暴露する度合の関数，すなわち，リスク＝f（ハザード・暴露）」と考えることができる（図1）。施設の専用化，製造工程の隔離，封じ込め対策や作業者に対する防護対策は，こうしたリスクを，ICH Q9「品質リスクマネジメントに関するガイドライン」で提唱された品質リスクマネジメントプロセスをもとに進める中で設定されるべきである。

- ICH Q9

  Risk = Severity（重篤性）とProbability（頻度）の関数

- Risk-MaPP

  Risk = Hazard（ハザード）とExposure（暴露）の関数

  - ハザード ： 化合物が悪影響（害）を引き起こす潜在的能力
  - 暴露： 作業者と化合物との接触
  - リスク ： 物質がある特定の状況下で暴露された場合に，作業者に健康被害を引き起こす可能性

図1　リスクの定義

2　医薬品製造におけるリスクベースアプローチ

2.1　暴露経路の特定

製品および作業者への暴露は，暴露経路によって異なり，以下の4つの経路に特定できる[2)]。産業衛生上のリスクおよびGMP上の交叉汚染リスクの相違点を**表1**に示す。リスクを評価するためには，医薬品製造設備で引き起こされる暴露を以下の暴露経路ごとに特定する必要がある。

①Mix-up（混同）

混同は，原料・中間品・製品などにおいて，本来と異なる物が使用されることで，主に人的

表1　産業衛生リスクおよびGMP交叉汚染リスクの相違点

観点	産業衛生	品質（GMP交叉汚染）
誰が／何が暴露されたか	**作業者** （薬剤を取り扱うことにより，健康障害をもたらす）	**製品（患者）** （製品Aに混入した製品Bの薬剤が，製品Aを投与された患者に予期せぬ健康障害をもたらす）
暴露経路	・吸入 ・経皮吸収 ・粘膜摂取 ・経口摂取	さまざまな投与経路 ・経口摂取 ・吸入 ・注射（静注） ・経皮吸収など
主要な暴露メカニズム	・飛散（Airborne transfer） ・移送（Mechanical transfer） ※混同（Mix-up），残留（Retention）は，作業者の健康障害には関与しない。	交叉汚染； ・混同　（Mix-up） ・残留　（Retention） ・移送（Mechanical transfer） ・飛散（Airborne transfer）

ミスによって引き起こされる。従来のGMPやそれに関連するガイドラインは，混同を防止するために，多くの要求を掲げている。従来の混同防止に関するGMP規定を順守することにより，混同による交叉汚染を回避できることは多くの実績で実証されてきた。

②Retention（製品接触部における残留）

従来通り，Retentionに対するリスクは，科学的合理性をもって洗浄バリデーションにて検証されなくてはならない。

③Mechanical transfer（移送）

製品接触部の残留物が作業者を介して非製品接触部へ移送されることがある。作業者に直接暴露すれば産業衛生リスクを高める。また，搬送媒体（トレイ，着脱部品など）や作業者に付着した薬剤が他の製品に混入する可能性があれば交叉汚染リスクを高めることになる。

④Airborne transfer（飛散）

製品接触部より非製品接触部へ薬剤が飛散し，それを作業者が吸入する可能性があれば産業衛生リスクを高める。また，薬剤が作業空間や空調システムに飛散し，他の製品に混入する可能性があれば交叉汚染リスクを高めることになる。

2.2 ハザードの特定

交叉汚染リスクと産業衛生リスクはリスクを被る対象が異なることで区別される。ハザードは毒性学的に設定されるものでその科学的手法は共通である。産業衛生とGMPの交叉汚染防止の観点から，その暴露許容限界は次の通りに設定される。

1）暴露限界の科学的根拠となる指数

①PDE（Permitted Daily Exposure）：1日暴露許容量

PDEとは，「物質の暴露がたとえ一生涯続いたとしても，どのような経路からも健康に対する悪影響が予想されない1日当たりの暴露量」をいう。PDEは前臨床（動物）と臨床（人間）の有効なデータに基づき健康障害のない閾値を特定し適切な安全係数を取り入れて確立される。なお，PDEは職業暴露限界（OEL）や洗浄バリデーションの限界値を設定するために利用される。なお，2015年改訂のPIC/S GMP Guide Annex15[3]では洗浄バリデーション時の製品残留によるキャリーオーバーの限度は，毒性学的評価（PDE基準）に基づくべきであるとされている。そのため，従来医薬品業界内で設定されてきた1/1,000，10 ppm，目視限界にPDE基準を加えて最も厳しい残留許容値を採用することとなる。

なお，1日暴露許容量の呼称は，以下のとおり欧米で異なるが，その定義は同じである。

- PDE；Permitted Daily Exposure（EMA，ICH）
- ADE；Acceptable Daily Exposure（FDA，ISPE）

2）産業衛生に関する許容限度値の設定

①OEL（Occupational Exposure Limit）：職業暴露限界

作業者は，その1日の作業においてPDE以上の取扱物質を吸入してはならない。すなわち，作業雰囲気はOEL以上の暴露があってはならない。

OELとは，対象となる物質が存在する雰囲気で作業員が8時間（1日労働時間）作業を行っても，なんら健康障害を被らない暴露許容濃度で，PDEをもとに算出されるが，過激な作業負荷がない限り，作業者の8時間当たりの吸気量（約10 m^3）から，OEL＝PDE/10として議論されることが多い。ただし，吸入による無毒性量が設定されている場合には，この限りではない。

OEL（mg/m^3）＝PDE/(V×MF)＝PDE/10（便宜上の換算）
V：呼吸量（m^3/8時間）：約10 m^3
MF：各種修正係数（保護具，作業負荷，吸入に対するbioavailabilityなど）

②Wipe limits

任意の作業者が手を触れる可能性がある場所で，薬剤がWipe limits以上の残留が放置されてはならない。Wipe limitsはPDE/100 cm^2を基準としている[4)]。100 cm^2は人の両手が平面に接触する面積の平均値を意味している。作業員が最も取扱物質と接触する部位は手のひらであるため，こうした限界値が提唱された。

Wipe limits＝PDE/SA×α（便宜上の換算）
SA：作業者が接触する表面積（100 cm^2/日）
α：経皮吸収に関する修正係数（検証されている場合が少ない）

2.3　封じ込め機能の選定手法

1）リスクコントロールの手段

交叉汚染リスクも産業衛生リスクも，製品接触部から非製品接触部へ薬剤が「飛散」や「移送」という暴露経路によって移動することに起因する。その移動は，①対象薬剤の物理的／化学的特性（状態や量など），②工程操作の特性（粉砕などの対象物質に飛散エネルギーを与える操作やコーティングのように暴露面を覆い隠す操作など），③封じ込め装置の性能あるいは製造機器の封じ込め性能――に依存する。医薬品製造において，上記①の対象薬剤の物理的／化学的特性や上記②の製造工程を変更することは，開発段階でない限り容易ではない。従って，こうした産業衛生リスクや交叉汚染リスクをコントロールするためには，上記③の封じ込め装置を適切に選定していくことが有効となる。

2）封じ込め装置の選定

以下の手順で封じ込め装置選定の基本方針を構築するものとする。

①暴露限界区分の設定：対象薬剤のハザード特性からその暴露限界区分を産業衛生／交叉汚染リスクに対して設定する。

②暴露度の設定：「対象薬剤が作業者に暴露する度合」と「対象薬剤が製品接触部から非製品接触部に暴露する度合」，薬剤の物理的／化学的特性，工程操作の特性から，各工程操作における想定暴露区分（PE：Predicted Exposure）を特定する。
③封じ込め性能区分の選定：特定された各工程操作の暴露を許容限界以下に封じ込めることができる封じ込め性能区分（EC：Engineering Control）を選定し，それに適合する封じ込め装置を選定する。

3 封じ込め方針の構築

3.1 暴露限界区分の設定

対象薬剤を暴露限度値に応じて区分することにより，取扱物質に対するハザード特性の理解を共有することが容易になる。**表2**はCOSHH Essentials[5]の手法を参考に設定した「暴露限界区分表」の事例である。こうした暴露限界区分に応じて必要な封じ込め対応を検討していくこととなる。

3.2 暴露度の設定

対象物質は，工程操作の進捗に合わせてその状態が変化し，製品接触部以外の非製品接触部に暴露する。その度合を物理的状態と取扱量から，**表3**の「想定暴露区分表」に基づき，想定暴露区分（PE）を設定する。

1）想定暴露区分（PE）

対象薬剤の物理的状態と1日の取扱量から，対象物質が非製品接触部に暴露する度合を設定するための区分。この指標の基本的な考え方は，COSHH Essentialsで提起されたEP（Exposure Predictor Band）のコンセプトと同じである。ただし，COSHH Essentialsでは，「対象物質が非製品接触部に暴露する度合」を，飛散のみに言及しているが，表3では付着による移送（Mechanical transfer）も念頭に置いて設定している。

2）工程操作の発塵特性について

暴露の度合を想定するためには，工程での発塵特性（粉砕工程などでの粉体への飛散エネルギーの増幅など）も配慮すべきであるが，封じ込め対応を設定する手法が煩雑となり，そうした相関関係を規定した公知の区分表がないこともあり，工程操作の特性による暴露度合は封じ込め装置の選定段階で考慮されるものとする。

3）薬剤の状態について

中間製品は，工程の進捗とともにその状態を変化させる。その変化は，各工程の前後で起こる。従って，各工程における取扱物質の状態は，その工程への（中間）製品の供給，工程操作

表２　暴露限界区分表

指標＼暴露限界区分		1	2	3	4	5	6
OEL　: 職業暴露限界 （8時間労働平均）	µg /m³	>1,000	100～ 1,000	10～100	1.0～10	0.15～1.0	0.15 以下
PDE : 一日暴露許容量	/日	>10 mg	1 mg～ 10 mg	100 µg～ 1 mg	10 µg～ 100 µg	1.5 µg～ 10 µg	1.5 µg 以下
表面残留 許容限界	/100 cm²	>10 mg	1 mg～ 10 mg	100 µg～ 1 mg	10 µg～ 100 µg	1.5 µg～ 10 µg	1.5 µg 以下

※COSHH Essentials（HSE：イギリス安全衛生庁）の手法を参考に設定したファルマ・ソリューションズ（株）の定義

【注記】変異原性物質や遺伝毒性を有する抗がん剤を取り扱う場合は，生産設備として適用される最も堅牢な汎用封じ込め装置が適用される。一方，ICH M7「潜在的発がんリスクを低減するための医薬品中 DNA 反応性（変異原性）不純物の評価及び管理」ガイドラインによれば，TTC（毒性学的懸念の閾値）を根拠として，「DNA に直接作用する化合物」（変異原性物質・遺伝毒性物質）の PDE（Permitted Daily Exposure）は，1.5 µg/day とみなされると説明している。したがって，初期の封じ込め装置の選定を担う暴露限界区分は，その最も活性が高い区分の境界を 1.5 µg/day 以下とした。

表３　想定暴露区分表

薬剤の状態＼取扱量	微量 A 100 mg 未満	微量 B <10 g	少量 A <100 g	少量 B <1 kg	中量 <10 kg	大量 10 kg 以上
低	PE0	PE0	PE0	PE1	PE1	PE2
中	PE0	PE0	PE1	PE1	PE2	PE3
高	PE1	PE1	PE1	PE2	PE3	PE3

【注記】 COSHH Essentials の取扱量の区分は，グラム（g）単位，キログラム（kg）単位，トン（t）単位であるが，医薬品製造ではこうした数値は現実的でない。また，研究室や品質管理室での取り扱いに対しても適用できるように微量，少量の取扱量を設定した。

自体，および（中間）製品の払い出しに対して設定される。表３には，医薬品製造工程における薬剤の代表的な状態を以下の通り「暴露しやすい状態」として低・中・高の分類を設定している。

①低：液剤／懸濁液剤，外面清掃後のソフトカプセル，コーティング錠など

②中：裸錠，湿潤粉体，湿式ペレット，外面清掃前のソフトカプセル，外面清掃が困難なハードカプセル，コーティング顆粒など

③高：微粉，粉末剤，散剤，細剤，造粒乾燥品，凍結乾燥品など

4）薬剤の状態と充てん工程

薬剤を容器に充てんする操作での暴露度合は工程操作の不安定要因に左右され，個々に評価

する必要がある。そうした事象については，別途，統計的な経験値から倒瓶などのトラブル時の暴露を想定し，リスクアセスメントを適用するものとする。ここで注意する必要があるのは，「発生頻度を論ずる」のではなく，「1日あたりの暴露量を評価」することである。年に1回しか発生しない事態でも，1日暴露量が大きければリスクは高くなる。

5）取扱量について

暴露許容限度は，一般的に1日を単位としていることから，この表における取扱量は，1日にその工程で取り扱われる対象物質の量によって規定される。

非密閉状態容器の操作に対して本書で封じ込め性能を設定する場合は，その取扱量は封じ込め装置内で1日に取り扱われる薬剤の量を適用するものとする。

3.3　封じ込め性能区分（EC）の設定

各工程操作で，対象薬剤が，許容限界以下の暴露で取り扱われるためには，その工程におけるその状態と取扱量，およびその暴露限界に応じた適当な封じ込め機能（工程操作による非製品接触部への移送・飛散を抑制または制限する設備や施設）が必要となる。

1）封じ込め性能区分（EC）の定義

製剤工程で使用される一般的な封じ込め装置は，その「工程操作」と「薬剤残留部の除染操作」がどれだけ封じ込められるかによって，概ね以下の4つの封じ込め性能区分（EC区分）に大別される。

- EC1：一般換気（空調）設備
- EC2：局所集塵，囲い込み集塵（気流による封じ込め）
- EC3：物理的に隔離，囲い込み集塵（気流により封じ込めと暴露域を手操作のみで除染可能な装置）
- EC4：物理的隔離（気密状態で庫内の物の搬出入や除染が可能な装置）

3.4　封じ込め性能の選定

各工程操作において想定される暴露を暴露区分として想定し，その暴露を対象薬剤の暴露限界まで抑制するために適応されるべき封じ込め性能区分が設定される（表4）。この表は過去の暴露測定の実測値などから設定されるものである。

3.5　封じ込め性能区分

封じ込め装置の選定には，対象となる「工程操作」の特徴に合わせた適用はもちろんのこと，「薬剤残留部の除染操作」の封じ込め性能も考慮する必要がある。また，物理的な隔離構造を有する封じ込め装置の封じ込め性能を設定するにあたっては，その構造の堅牢性に注目する必要がある。以下に，各封じ込め性能区分（EC2〜4）に適用される封じ込め機器の主な事例を紹介する（図2〜6）。

表4　封じ込め性能設定表

暴露限界区分＼暴露区分	PE0	PE1	PE2	PE3
1	EC1	EC1	EC1	EC1
2	EC1	EC1	EC1	EC2
3	EC1	EC1	EC2	EC2
4	EC1	EC2	EC2	EC3
5	EC2	EC3	EC3	EC4
6	EC3	EC3	EC4	EC4

【特記】

①薬剤や中間製品の暴露限界区分が「3～4」で，PDE/100 cm^2を目視確認できない場合は，当初の製造あるいは模擬粉によるプロセスシミュレーションテストで暴露の可能性がある領域を特定し，必要に応じて（暴露度が許容値の 1/10 を超えた場合など）定期的に残留確認を実施するものとする。

②薬剤や中間製品の暴露限界区分が「4～6」の場合は，当初の製造あるいは模擬粉によるプロセスシュミュレーションテストで暴露の可能性がある領域を特定し，必要に応じて（暴露度が許容値の 1/10 を超えた場合など）2次的暴露防止を検討し，定期的に残留確認を実施するものとする。また，その除染が手動によるものであれば，封じ込め装置（1次バリア）内の残留確認は毎ロット（キャンペーン）実施するものとする。

なお，封じ込め装置には工程操作や個々の制約条件によりさまざまな仕様の装置がある。封じ込め性能区分（EC区分）は基本的な構成要素について区分したもので，封じ込め装置の仕様を確定するためには，その詳細設計が進んだ段階で別途，交叉汚染リスクと産業衛生リスクに関するリスクアセスメントを実施する必要がある。

封じ込め対応の無菌操作用アイソレータ（図7）の場合，さらに境界部の封じ込め気流の確保，アイソレータ庫内洗浄時の陰圧制御，洗浄ユニットの設置，アイソレータ庫内およびアイソレータ内設置機器に対する洗浄容易性／防水構造／排水性，アイソレータ排水ラインの除染等の考慮が必要とされる。

アイソレータ排気構造，HEPAフィルターの設置場所と設置段数（シングル／ダブル），HEPAフィルターの完全性試験方法，HEPAフィルターの交換方法，およびアイソレータ空調方式の選択はアイソレータ庫内で取り扱われる高活性の想定暴露区分などにより総合的に判断することが必要となる（図8，9）。

4　調製設備へのシングルユース適用

EU-GMPのchapter5では交叉汚染リスクのコントロール手段としてシングルユースの使い捨て技術の使用が推奨されている。調製設備などに適用されるシングルユース技術はステンレ

- 発塵源の外側に外付けフード
- 外乱気流による影響を受けやすい
- 吸込み気流の風速は距離の２乗に反比例して遅くなるため，発塵源にフードを極力近づける必要がある
- 薬剤のハザードレベルに応じて，集塵装置（HEPAフィルター等）およびダクト内は，適切な除染および残留確認，フィルターの安全交換が可能な構造にする必要がある

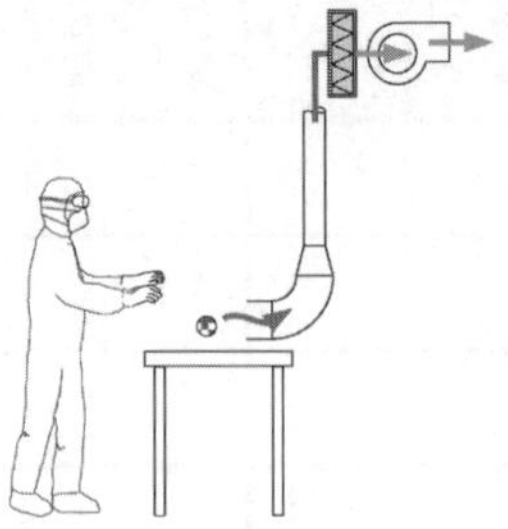

図２　局所集塵方式：外付け式（EC2）

- ドラフトチャンバー式：発塵源を全体的に囲む構造
- 庫内に乱流や渦流が発生
- 薬剤の飛散領域は手の届かない範囲に及ぶ可能性がある（除染時に全身を入れる必要あり）
- 作業面側の上下スライドドアで開口部を最小限にして作業を実施するため，外乱気流の影響を受けにくく，オープンブース式に比べて，飛散粉塵の作業者への暴露を抑えることが可能
- 薬剤のハザードレベルに応じて，集塵装置（HEPAフィルター等）およびダクト内は，適切な除染および残留確認，フィルターの安全交換が可能な構造にする必要がある

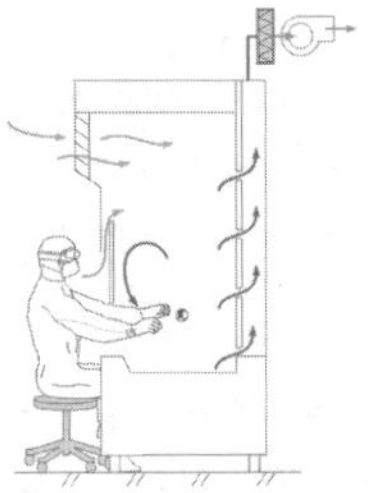

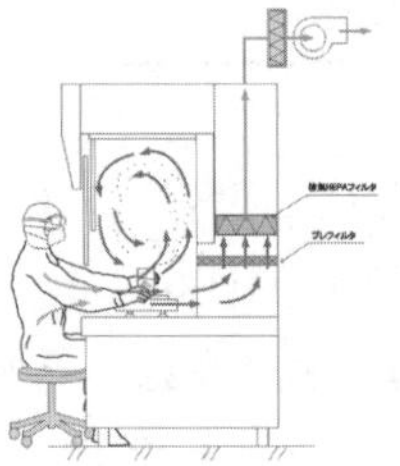

図３　局所集塵方式：囲い式（EC2）

- 卓上型ドラフトチャンバー式：発塵源を全体的に囲む構造
- 庫内全体に手が届く構造
- 除染作業や残留確認が可能
- 全排気を基本とする（室内排気の場合はダブルHEPAフィルター経由）
- 排気ホース，HEPAフィルターは使い捨てを基本とする
- 操作部にグローブ，筐体にバグアウトポートを付属させることも可能

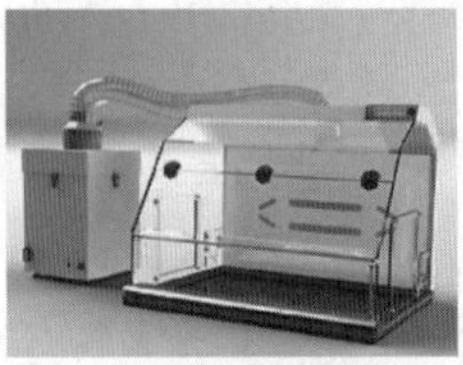

出典：ヤマト科学カタログ

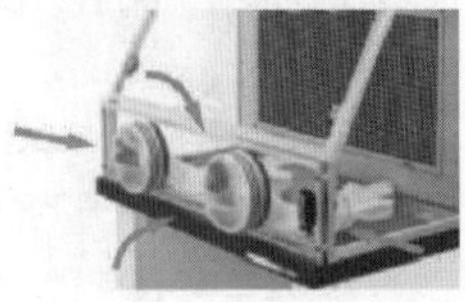

出典：ダルトンカタログ

図４　局所集塵方式：囲い式（EC3）

- 囲い式（安全キャビネット）の内部エリアに，給気と排気による一様な流れ場（気流制御）を形成
- 作業面上部からの給気，作業面開口部からの流入，背面の集塵部への排気による気流を有する
- 庫内の気流により，薬剤の暴露エリアを限定することが可能
- 手作業にて，庫内の暴露エリアの湿潤，除染，確認作業およびフィルターの安全交換が可能
- 循環換気が許容される

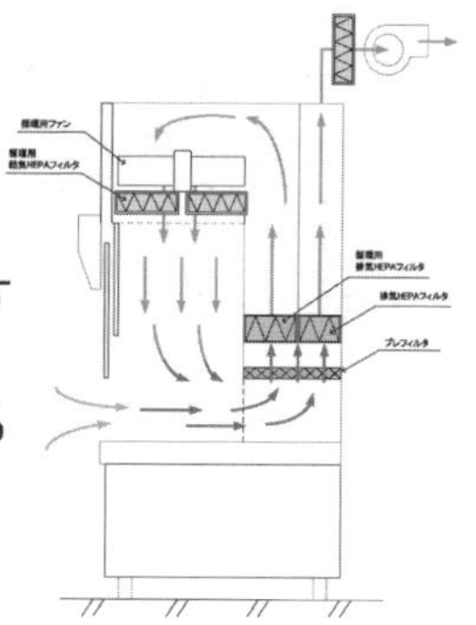

図５　プッシュプルキャビネット（EC3）

＜グローブボックスの基本構成図＞

- リスクに応じた仕様・構成とする。

例：排気の仕様（全排気，ダブルHEPA＋室内排気，ダブルHEPA＋循環等）

- グローブボックス内への物の搬出入方法（RTPポート，バグアウト，パスボックス等）

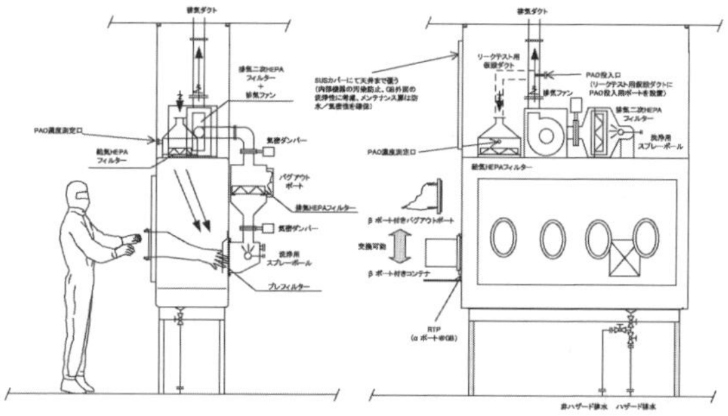

図６　グローブボックス（EC3～4）

- 作業者の隔離／無菌性の保持
- HEPAフィルターによる無菌空気の一方向気流
- 空調システム：陽圧制御／陰圧制御（封じ込め）
- 除染ユニット（VHP）
- 筐体の密閉構造
  ※一般的な無菌操作アイソレータでは，過酸化水素ガス除染時のガス漏洩量が周辺域で1 ppm以下（OSHA基準）となるリーク基準

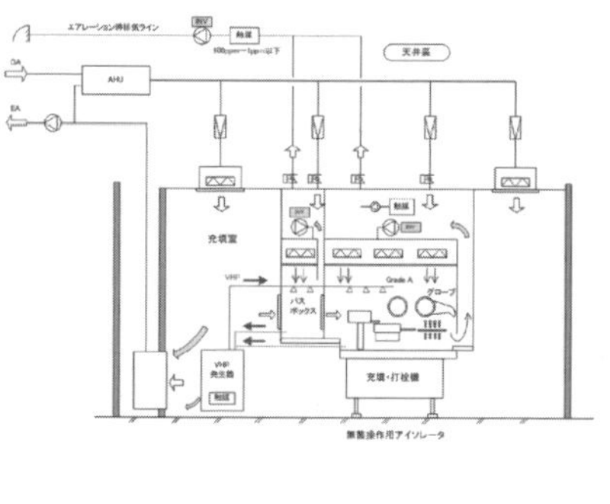

図７　無菌操作用アイソレータの構成

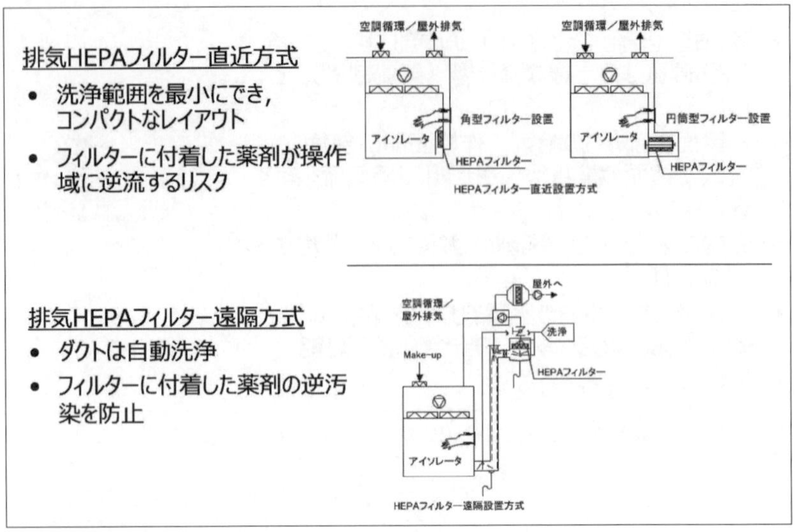

図８　封じ込め対応アイソレータの排気構造

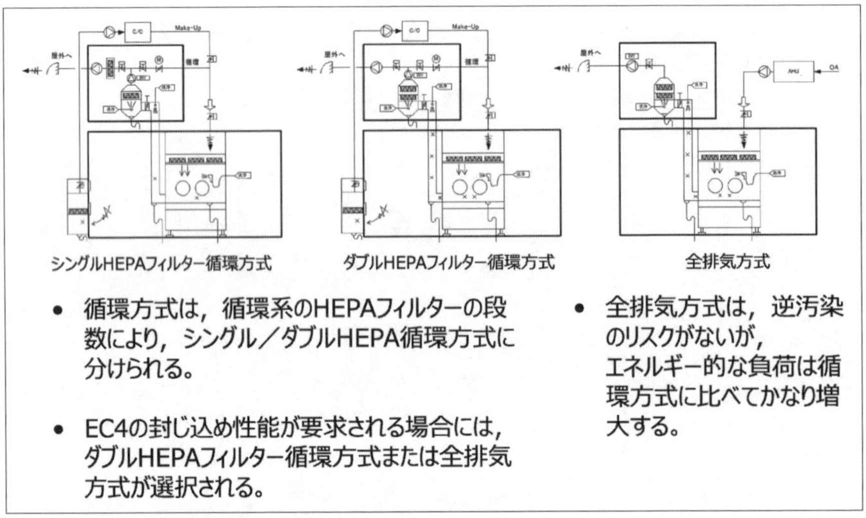

図９　アイソレータ空調の循環／全排気

ス設備と比べて以下の優位性があるとされている。

①残液ロス量の低減が期待できる

②CIP/SIP（定置洗浄／定置滅菌）に関わる時間などセットアップ時間の短縮

③設備の設置スペース縮小

④設備のイニシャルコストが相対的に安価

※ただし，シングルユースのランニングコストについては製造ロット数におけるコスト検討が必要。

⑤バリデーション（CIP/SIPテスト，洗浄バリデーション）の負荷削減

⑥ユーティリティのランニングコスト（エネルギー消費量）および排水処理設備のコストが相

対的に安価
⑦新製品や追加品目への早期立ち上げ対応が可能
⑧高活性製剤への封じ込め対応
※ただし，ステンレス設備と比較して堅牢性の観点からのリークリスクについての検討を要する。

一方，シングルユース品の導入における設計上の課題・考慮点もあることを理解しておく必要がある。
①薬液との適合性，溶出物／抽出物
②微粒子および異物の管理
※特に無菌ろ過フィルター以降に適用する場合は導入の検討を十分に行う必要がある。
③無菌性保証
- サプライヤーでの滅菌バリデーション
- 無菌接続デバイス装着ミスによる汚染リスク

※特に無菌ろ過フィルター以降に適用する場合は導入の検討を十分に行う必要がある。
- ペリスタルティックポンプ使用時，チューブ内の陰圧による微生物汚染リスク（周囲環境からの系内汚染の可能性）

※特に無菌ろ過フィルター以降に適用する場合には導入の検討を十分に行う必要がある。
④堅牢性に対する信頼度
- シングルユース品を受け入れた後，チューブ，バッグが接続された全系に対して確立されたリークテスト方法はない。

※バッグ単品などのリークテスト機器はあるが，判定基準はユーザーで確立することが必要となる。
- ペリスタルティックポンプ長時間運転時のチューブ破損リスクがある。

⑤デザイン変更の柔軟性
- プロセス液調製用のコンテナの寸法や操作面，ジャケット接続口など改造不可の場合が多い。
- バッグ形状やポート数変更などのデザイン変更も制限がある。

⑥シングルユース品の納期
- 新規導入の場合には設計から納品まで数カ月掛かるため，納品までのスケジュールには余裕を持つことが必要とされる。
- また，チューブ材質の変更やバッグポート数の変更となった場合には新規導入とほぼ同等の納期が必要となることが多い。

また，シングルユース品とステンレス品を組み合わせた調製設備の移送配管を構築することもできる。その場合には，図10の配管構成にすることでガンマ線滅菌済みのシングルユース品をステンレス配管のヘルール部と接続し，製造開始前にステンレス配管部をSIPすることが

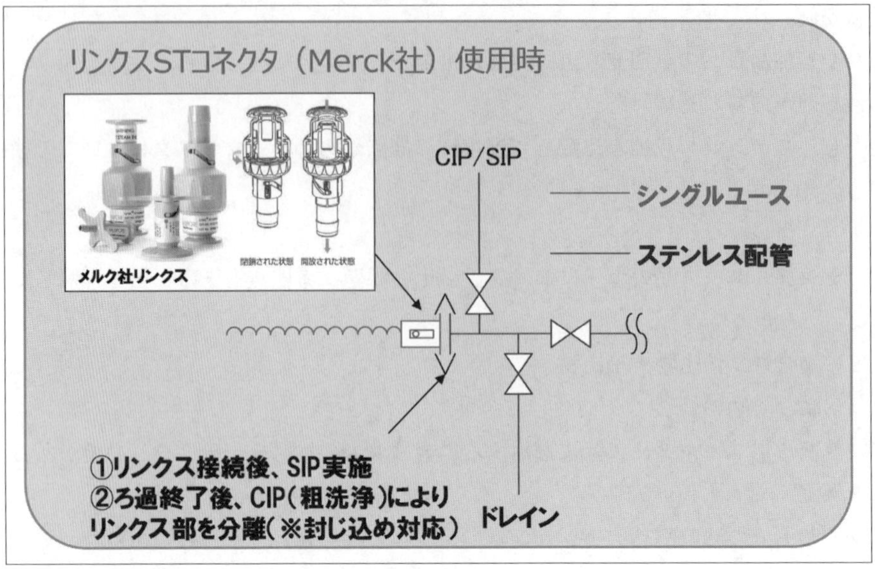

図 10　調製設備のシングルユースシステム構成例

可能となる。高活性医薬品を製造後はシングルユース品を取り外す前にCIP（粗洗浄）を行うことで薬剤の暴露または付着リスクを低減することが可能となる。

5 ゾーニング設定

5.1　ゾーニングの目的

医薬品製造工場におけるゾーニングの目的は，以下の3点に要約される。

①プロセスや製品品質の要求に応じた適切な清浄度区分を設定することにより，製品に対する異物や微生物による汚染を最小限に抑える。

②適切なバリアおよびハザード区分を設けることにより，医薬品製造における交叉汚染および産業衛生上のリスクを管理する。

③製造作業に関する各種動線を的確に設定することにより，工場全体の生産効率を上げるとともに，交叉汚染や混同などの人為的ミスの機会を低減する。

5.2　ゾーニングの種類

ゾーニングの種類として清浄度によるゾーニングとハザード（高活性封じ込め）によるゾーニングがある。実際の設計においては，これらすべての要因を考慮して，バランスの取れたゾーニング計画を行う。

①清浄度によるゾーニング

- プロセスの特性に応じて，適切な清浄度レベルを設定する。

特に巻締め工程のゾーニング基準については，2008年発行のPIC/S-GMP Annex1のSection

120[6] において,「滅菌済みキャップを使用する無菌操作法によるプロセス」もしくは「無菌コアの外でのクリーンプロセス」の2つの方法が示されている。なお,この「無菌コアの外でのクリーンプロセス」における"グレードAの給気"については2010年にPIC/Sより発行されたPIC/Sリコメンデーション[7] において具体的に解説がされている。

- 適用法規を明確にするとともに,その最新版に基づいて清浄度レベルを設定する。
- 無菌製剤の製造エリアの清浄度区分に関しては公的な基準が多数発行されているが,完全に調和はされていない。そのため,複数のGMPに対応しなければならない場合はより厳しい方に合わせる。

②ハザードによるゾーニング

- ハザード対応の封じ込め設備の構築および運用に関する基本方針を定めた「封じ込め方針」を策定する。
- 取り扱い対象物のハザードレベルに応じた適切な封じ込め対策を考慮したゾーニングとする。
- βラクタム系抗生物質に関しては対象となる原薬が,ペニシリン系,セファロスポリン系,ペネム系,カルバセフェム系,モノバクタム系のいずれに分類されるかを考慮する。
- 敷地計画上の制限を踏まえた上で,必要に応じて,別棟化などの方策も考慮する。

5.3 ゾーニング設定にあたり考慮すべき事項

ゾーニング設定にあたっての考慮すべき事項を以下に示す。特に近年では,高活性医薬品やバイオ医薬品の増加に伴うハザード管理への対応が求められている。

①作業動線

- 人・物それぞれに対して合理的な動線を確保する。
- 適切なキャリーオーバー防止対策を施す。
- 固定の設備(生産設備,搬送設備,配管など)と交叉する人・物の動線を可能な限り排除する。
- ハザードエリアにおいて高活性薬剤が破たんした場合に清掃・除染で使用した廃棄物更衣の廃棄ルートや搬出手順について計画する。また緊急シャワーを浴びた場合の作業者の更衣服の廃棄や退出ルートについても計画する。

②製造条件および環境

- 特別な温湿度環境の要件(粉体ハンドリング,オープン/クローズド系操作,蒸気発生の有無など)
- 専用,多品目同時生産,キャンペーン生産
- 防爆対応(可燃性ガス,粉塵)

6 高活性封じ込め施設としてのバリアの考え方

医薬品製造設備は,基本的に薬剤を取り扱う設備と所定の製造環境を維持するための施設

（建築・建築機械設備・電気設備）によって構成される。設備と施設には，薬剤の暴露を封じ込める機能をそれぞれ担うことになる。

6.1　1次バリア／2次バリア

「設備」は暴露を直接日常的に封じ込める1次バリアとしての役割を果たし，「施設」は2次バリアとして役割を果たすのが一般的である。「施設」が1次バリアの役割を担うのは，薬剤の暴露限界区分が低い場合に限る。

1）1次バリア（封じ込め装置など）

1次バリアとは，それ自体が薬剤を封じ込めている製造装置（調製タンクなど）や，グローブボックスのような封じ込め装置である。製品接触部の薬剤が，移送や飛散により1次バリアの外に拡散することがあれば，2次バリア内に封じ込める必要がある。

2）2次バリア（作業室など）

設定された封じ込め装置（1次バリア）が破綻した場合や間接作業などで開放された場合などに暴露の拡散を許す限定されたエリア（2次バリア）を特定すべきであり，そのエリアは確実に許容限界以下に除染できなければならない。こうした2次バリアには換気設備が装備されているが，換気ダクトや換気設備に暴露が拡散した場合そのダクト内までの除染は容易ではない。従って，暴露限界区分が高い薬剤を取り扱う場合は，換気ダクトへの暴露の拡散を防止する対策が必要である。また，作業者や物の搬出入による移送や飛散によって2次バリアから共通エリアに許容される以上の暴露が拡散する可能性があれば，2次バリア外へ出ていく作業者や搬送媒体は，許容限界以下まで外装を除染する必要がある。また，そうした作業自体が発塵を伴う場合があり，除染作業を行う場所も明確に区画する必要がある。

6.2　ハザード管理区画

高活性医薬品製造の施設では，例えば以下のような管理区画が明確になっていれば，その施設の仕様や管理手順を明確に設定することができる。

1）ハザード管理域

暴露限界区分が高い薬剤を取り扱う施設では，「活性の高い薬剤が暴露するか暴露する可能性があるエリア」と「暴露する可能性が皆無と見做すことが出来るエリア」を区分する必要がある。以下にエリア設定の事例を示す。

①ハザード：目視限界がPDE/100 cm^2以上である薬剤

②ハザード管理域：ハザード物質が許容限界の範囲内で飛散しているか，封じ込め機能の破綻時に許容限界を超えて拡散する可能性がある空間。

③ノンハザード域：ハザード物質が通常または封じ込め機能の破綻時でも拡散しない空間。または，必要以上の封じ込め対応が採られた作業域で，封じ込め機能の破綻の可能性が非常に

低いと考えられる空間（例えば，気密容器に入れられた薬剤を分析する場所など）。

2）施設に対する封じ込め要件

従来のGMP施設の実績から，暴露限界区分が低い薬剤を取り扱う場合は，適切な封じ込め装置が適用され，許容残留を目視で確認し清掃除去すれば，施設での暴露に起因した交叉汚染リスクや産業衛生リスクは受容されると考えられる。従って，施設に対する堅牢な封じ込め要件は，暴露限界区分が高い薬剤に対して適用されることが多い。施設に対する堅牢な封じ込め要件は以下のような項目に対して，設備の封じ込め性能の堅牢性に応じて考慮されるべきである。

①設置室の換気；循環系／全排気方式・循環系での高性能／HEPAフィルターの設置・作業室直近の排気と給気に高性能／HEPAフィルター（シングル／ダブル）を設置するなど
②室圧・気流管理；陰圧クリーンルーム，エアロック／パスルーム／前室の設置，差圧の設定など
③封じ込め装置が設置された作業室の水洗（除染）仕様
④ハザード排水の処理方法；工場内失活処理や焼却処分
⑤排水配管の堅牢性と保全対応
⑥循環系を有する用役供給配管系の分離
⑦更衣手順；入退出管理，入退出ルートの分離，緊急時（ミスト）シャワーの設置など
⑧更衣の種類と廃棄／洗濯手順；オーバーガウン，使い捨て衣類の検討など
⑨通常作業／復旧作業における防護具とその保管場所
⑩作業室からの物の搬出入手順
⑪廃棄物の取り扱い；収納方法，搬出方法など
⑫部品保管場所；ハザード管理域／ノンハザード管理域など
⑬状況表示・警報表示；バリア破綻監視と警報，発報場所など
⑭指図書／記録の取り扱い；電子媒体など

7 施設設計におけるポイント

7.1 室間差圧／気流設定

工場内の製造環境を適切に維持するためには，清浄化された気流を工程室内に供給し，設定された室圧／または室間差圧および気流の逆転が起きないように，十分な差圧を設けることが必要となる。

3極（日本・米国・EU）の無菌ガイドラインでは，清浄度管理グレードが異なるエリアには10～15 Pa（ガイダンス値）の室間差圧を設けることが推奨されている。この10～15 Paの差圧設定の意図は，ドアの短い時間の開閉，局所排気ブースの運転，室圧制御の振れ等の各種要因に対して気流の逆転が起きないようにするための目安とされている。

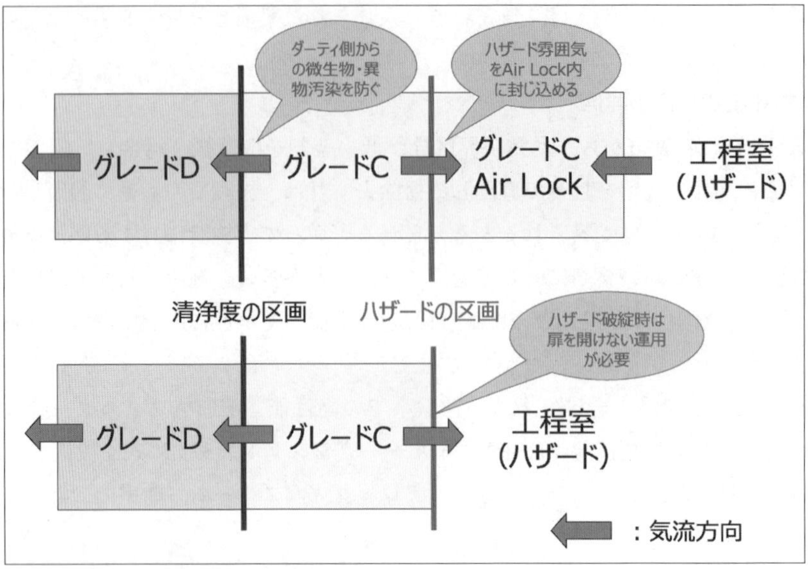

図 11　ハザード境界の気流設定例

ハザード管理区域については，非ハザード管理区域間において，無菌製造エリアと同様の10〜15 Paの差圧を設定することが封じ込めの観点から有効である。また，工程室には人の入退室や物の搬出入が必要であり，その扉の開閉時にも室圧の維持をより確実にするためにPAL（Personal Air Lock）やMAL（Material Air Lock）の設置が有効である。ハザード管理域とノンハザード域の境界における気流設定事例について図11に示す。

また，製造工程の特性にもよるが，Grade-C/Dの清浄域であれば陰圧クリーンルームを計画することも有効である。近年ではGrade-Cエリアに無菌操作用のアイソレータを導入するケースも多くみられる。基本的にはグローブボックス／アイソレータなどの1次バリアによって薬剤の封じ込めは達成されていても，トラブル発生時に1次バリア外へ薬剤が暴露した時に陽圧制御の場合には，クリーンルームは完全な気密構造ではないために除染が困難な天井裏などへの薬剤拡散が懸念されることになる。ただし，こうした陰圧管理の考え方は厳しい菌管理を要求されるGrade-A/Bの無菌室には適用できない。

7.2　循環空調系と全排気空調系

空調系への高活性物質の拡散リスクの低減を図ることは重要であるが，空調系に高活性物質が放出されても，隣接する他の製品製造エリアの空調系への交叉汚染リスクを軽減するためには全排気空調系を採用することが有効である。ただし，製造エリアが専用施設に設けられている場合や，製造エリア内での高活性物質の暴露リスクが十分に許容される場合はこの限りではない。

7.3　給気用HEPAフィルターの設置

給気用のHEPAフィルターは，クリーンルーム内の工程室の清浄度管理要件に応じて空調機のセントラルおよび／またはターミナルに設置される。停電などにより空調系が停止した場合に，工程室内に飛散した高活性物質が給気ダクトに放出し，工程室以外への暴露リスクを低減するためにターミナルにHEPAフィルターを設置することは有効である。

7.4 排気系HEPAフィルターの設置と管理

高活性医薬品製造エリアから外部環境（屋外）へ放出される空調排気には，外部環境への万が一の汚染リスクを軽減するためにHEPAフィルターを設置する場合が多い（こうしたHEPAフィルターを“Police Filter”と呼ぶことがある)。こうしたフィルターは屋外排気ファン下流に設置されるため空調機械室に設置される。工程室内に高活性物質が許容限度値以上に暴露する場合や，高度な封じ込め機能を有するプロセス機器や封じ込め装置を選択し，そうした機器や装置が破綻して空調排気系へ高活性物質が放出される暴露リスクが重大と評価された場合は，工程室内直近の排気口にHEPAフィルターを設置する。HEPAフィルターの据付状態における捕集機能が正常に維持されるための差圧監視および定期的な総合捕集効率試験もしくは走査による完全性試験の実施が可能となるようにPAO測定ポートを設置するなど設計時の考慮が必要となる。

また，排気系に設置されたHEPAフィルターには高活性物質が捕集されている可能性が高い。このフィルターを交換するときに捕集された高活性物質を放出させてしまえば，作業者への暴露リスクも交叉汚染リスクも高くなる。従って排気系に設置されるHEPAフィルターの交換作業はバグイン／バグアウト方式が採用されることが多い。さらに，バグイン／バグアウト方式でHEPAフィルターを交換しても，交換時にHEPAフィルターボックス内が捕集された高活性物質で汚染される可能性があるため，高活性物質の下流側への放出を防止するために追加のHEPAフィルターを設置することも考えられる。しかし，そのための管理が追加されるので必ずしも効果的とはいえない。それとは別に，HEPAフィルターを取り外した後でボックス内を水洗（除染）することも暴露リスク低減には有効である。

8 更衣システム

8.1 更衣システムの要件

医薬品製造工場における更衣目的は，以下とされる。

①外来異物持ち込みの防止

- 外部環境の異物を製造管理域に持ち込まない。
- 作業者の製造作業および環境維持に対する意識を喚起する。

②製造環境の維持

- 清浄度や微生物管理条件を満足するため，作業者からの発塵や微生物汚染を抑える。
- 作業室の温度設定，および作業内容に応じた適切な更衣を選択する。

③交叉汚染対策

●一つのゾーン内の異なる作業室で，異なる製品が取り扱われる場合，製品間の交叉汚染を防ぐ。
●交叉汚染のリスクに応じた更衣手順を定める。
●更衣の交換，洗濯，滅菌の方法，頻度を適切に設定する。
④作業者の防護具

8.2 衣類，保護具の選択

発塵性，通気性，洗濯に対する耐久性，蒸気滅菌に対する耐久性，身に着けやすさ，作業性，価格および入手容易性などから選択する。

無菌操作を含む工程や粉体を扱う工程の場合は，細部の構造（襟の形状，ポケットの有無・形状，袖口の絞りの有無・方式，ズボン裾の絞りの有無・方式等）にも注意して選定を行うことが必要となる。

また，オーバーガウニング方式としてタイベック（デュポン社の商標：高密度ポリエチレンの不織布）などのシングルユース衣類を選択する場合もある。オーバーガウンの更衣の場合には，作業エリア内での発汗防止として室内の温湿度設定を下げる考慮が必要となる。シングルユース衣類は縫製メーカーにより，さまざまなグレード，仕様があるので用途に応じて適切なものを選定する。

8.3 産業衛生要件上の防護具

基本的には，防護具は，作業員に対する暴露を防止するための2次的な対策でなくてはならない。ただし，①封じ込め装置が不測の事態により破綻した場合の復旧時，②対象原薬のPDEが1.0 μg/dayよりもはるかに活性が高いと考えられる場合，③十分に手慣れた操作ではなく，操作手順の再現性に不安がある場合などには，防護具の着用を検討するものと考える。防護具の選定は，封じ込められている工程操作の暴露度合に基づき選定することが基本となる。

産業衛生におけるリスクの低減策では，以下のような優先順位（階層）が基本とされている。作業者に対する暴露が許容されない場合にまず作業者に防護具を着用させることを検討することは，作業空間の暴露を軽減し管理したことにはならない。合理的に実現可能である限り，健康に有害な物質に対する作業者の暴露の防止，または適切な管理は，保護具の提供以外の手段により保証されなくてはならない。

●排除（Elimination）
●代替（Substitution）
●エンジニアリング（Engineering）
●運営と手順（Administration）
●防護具（Personal protective equipment）

※暴露を軽減する手段として防護具の着用を考えるのは，他の軽減対策が適用できない場合に限られる。この考え方は，欧米における産業衛生の常識となっていて，例えば，英国・有害

化学物質衛生管理規則（COSHH）では，以下のような規定がある。
“provide personal protective equipment（eg face masks, respirators, protective clothing）, but only as a last resort and never as a replacement for other control measures which are required.”（COSHH：A brief guide to the Regulations）

9 あとがき

高活性無菌医薬品工場の設計における交叉汚染のリスクベースアプローチによる製造施設／設備の構築について述べた。そもそも「高活性物質」や「高活性医薬品」といった表現は定義が曖昧であったが，活性が高い医薬品を取り扱う設備は一般的な医薬品製造設備とは異なる点を説明するために本章では使用させていただいた。今後ますます増加すると考える高活性医薬品製造に対して，各製薬企業がリスクベースアプローチに基づき科学的あるいは合理的な考え方で専用化／共用化の意思決定がされていくであろう。

参考文献

1）Volume 4 EU Guidelines for Good Manufacturing Practice for Medicinal Products for Human and Veterinary Use Part 1 Chapter 3: Premises and Equipment（2015）
2）ISPE Baseline Guide: Risk-Based Manufacture of Pharmaceutical Products（2010）
3）Volume 4 EU Guidelines for Good Manufacturing Practice for Medicinal Products for Human and Veterinary Use Annex 15: Qualification and Validation（2015）
4）A Strategy for Assessing and Managing Occupational Exposures（1998）
5）The technical basis for COSHH essentials: Easy steps to control chemicals（1999）
6）PIC/S GMP Annex1 Manufacture of sterile medicinal products（2008）
7）PIC/S Recommendation - GMP Annex1 Revision 2008, Interpretation of most important changes for the manufacture of sterile medicinal products（2010）

Column　失敗を恐れない

長く現場で試運転・バリデーションを担当してきたこともあり，自分の失敗や他人の失敗に直面することは多くあったように思う。排水管の耐熱仕様を間違えて，塩ビ管を潰してしまったことや，製薬用水のユースポイントバルブ点検が満足にできておらずに 10 m^3 以上のタンクが空になるほどの漏水のトラブルも経験した。このように設備／機器を据え付けた後の静的な状態から電源，ユーティリティが供給され，命が宿り動的な状態に移行した最初の立ち上がりは上手く稼働するかと緊張したものである。若い頃にトラブルがさんざん続いた際は「このまま建設現場が終わらない」と嘆く毎日もあったと思う。

失敗することや上手くいかないことは精神的には大きな苦痛をもたらすが，ある時には周りの同志と助け合い，自分が納得するまでの知恵を絞り，脳に汗をかきながらその状況を乗り越えた後は失敗する前の何十倍もの知識と経験を得られると確信する。成功体験はすぐに忘れてしまうものだが，失敗体験は簡単には忘れない。良い意味での失敗を恐れない鈍感力を磨きながら，新たな仕事に対して最低1つのチャレンジを取り入れることで仕事を面白く・楽しくしたいと思う。

問　題

［第1問］ 高活性医薬品製造に関する次の記述のうち，正しくないものの組み合わせはどれか。

a　高活性医薬品製造工場の設計においては，作業者のみならず外部環境への封じ込めも考慮すべきである。

b　医薬品製造設備で引き起こされる曝露経路のうち，混同（Mix-up）も工程室内の作業者への健康障害に関与する。

c　洗浄バリデーション時の製品残留によるキャリーオーバーの限度は，毒性学的評価に基づいたPDE値を採用すべきである。

d　EU-GMPでは交叉汚染リスクのコントロール手段としてシングルユースの使い捨て技術が推奨されている。

e　ペニシリン製造はリスクアセスメントの如何にかかわらず，専用施設が要求される。

1（a，b）　2（a，d）　3（b，c）
4（b，e）　5（c，d）

［第2問］ 医薬品製造環境に関する次の記述の正誤について，正しい組み合わせはどれか。

a　3極（日本・米国・EU）の無菌GMPガイドラインでは，清浄度管理が異なるグレード間の室間差圧はガイダンス値として12.5 Pa以上が推奨されている。

b　適切なゾーニングおよびヒト・モノの動線計画は交叉汚染リスクを低減する。

c　無菌製剤の製造エリアに関する清浄度レベルは3極（日本・米国・EU）の無菌GMPガイドラインの中でGrade-AからGrade-Dまでが区分され，完全に調和されている。

d　オーバーガウン方式を更衣服で採用する場合には，作業エリアでの発汗防止として工程室内の温湿度設定を下げる考慮が必要である。

	a	b	c	d
1	正	誤	誤	正
2	正	誤	正	誤
3	誤	正	誤	正
4	正	正	誤	誤
5	誤	誤	正	正

［第3問］ 高活性医薬品製造における無菌操作用アイソレータ適用時の設計上の考慮点を説明せよ。

正解と解説

第1問

正解	3
説明	a　正 b　誤　混同（Mix-up）は患者への健康障害リスクとなるが，製造作業者へのリスクとはならない。 c　誤　PIC/S-GMP Annex15では毒性学的評価（PDE基準）に基づくべきとされているが，従来の1/1,000基準，10 ppm基準，目視限界以下を否定するものでない。そのため，従来の基準の方がPDE基準よりも厳しい場合は，PDE基準を採用する必要はない。 d　正 e　正

第2問

正解	3
説明	a　誤　3極ガイドラインでは10～15 Pa（ガイダンス値）の室間差圧を設けることが推奨されている。 b　正 c　誤　3極ガイドラインでは完全に調和されていない。FDAの清浄度区分においてはAt-restの定義はなく，In-operationのみとなっており，Grade-Dの清浄度区分設定はない。 d　正

第3問

正解 説明	以下の設計上の考慮点が挙げられる。 ①アイソレータ庫内の洗浄性，防水性，排水性　②洗浄ユニットの設置 ③アイソレータ設置機器の洗浄容易性（分解性），防水構造 ④アイソレータ排水ラインの除染　⑤庫内清浄度測定配管へのフィルター設置 ⑥ゴム栓またはアルミキャップ投入部を汚染させない封じ込め気流の確保 ⑦排気HEPAユニット（フィルター）の設置と設置場所，設置するHEPA段数 ⑧排気HEPAフィルターの完全性の有無，実施手順　⑨排気HEPAフィルターの交換方法 ⑩アイソレータ設置室のクリーンルームの陽圧または陰圧制御

著者の略歴

1992年　日揮株式会社に入社，産業プロセス部門に配属。主に製薬用水設備，調製設備の設計業務に従事

1994年　バリデーション部門に転属。GMPコンプライアンスおよびバリデーション業務に携わる

2012年　ファルマ・ソリューションズ株式会社に入社。主に無菌製剤工場建設プロジェクトの全般的なエンジニアリング業務に従事する傍ら，調製設備／製薬用水設備／グローブボックス，高活性医薬品対応の無菌封じ込め設備の設計，各種リスクアセスメント等を実施。

日本PDA無菌GMP委員会に2004年の第1世代より参画。

点眼剤開発の基礎

森島　健司

POINT

点眼剤開発のポイント

点眼された薬物が効果を発揮するには，さまざまな眼組織を移行して疾患部位に到達する必要があり，眼内移行性を十分に考慮に入れた製剤設計が必要である。そのためには薬物の眼内移行に影響を及ぼす因子を十分に把握し，優れた移行性を達成することで有効性を高めるとともに，敏感な眼組織に対する安全性も十分に配慮されなくてはならない。

また，眼科疾患では，点眼治療を継続できない患者も多い。有効性，安全性，品質の確保のみならず，さし心地や利便性のよい製品を開発し，アドヒアランスを高めて，より良い眼科治療を提供することが大切である。

1 はじめに

眼は光によって外界の情報を感受し，脳に伝達する感覚器である。そのため，角膜，水晶体，硝子体などは高い透明性を有しており，わずかな異物も感じる敏感な器官でもある。また，外界からの刺激や病原体の侵入を防ぐ優れたバリア機構を有しており，点眼投与された薬物の眼内への移行は極めて少なく，安定した治療効果を確保することは難しい。

点眼剤の処方設計は，低い利用率をいかに高め，薬効を確保するかが重要である。また，視覚を損なうようなことのないよう安全性を確保することも点眼剤の絶対的な条件である。さらに，品質面では，無菌製剤であることだけでなく，不溶性微粒子，不溶性異物などの管理，多回投与の点眼剤では保存効力が求められるなど，他の剤形とは違った配慮が必要となる。

本章では，点眼された薬物の動態について，次いで水性点眼剤で処方される添加剤，容器の選択，さらに点眼剤の製造についての概略を述べ，それらの情報を駆使して，どのようにして点眼剤が開発されるかを紹介する。

2 点眼された薬物の動態

点眼された薬物は，結膜嚢内で涙液と混合した後に，主として角膜を透過して眼内に移行する（図1，2）[1]。しかし，点眼された薬物の眼内への移行はきわめて少なく，生体における薬

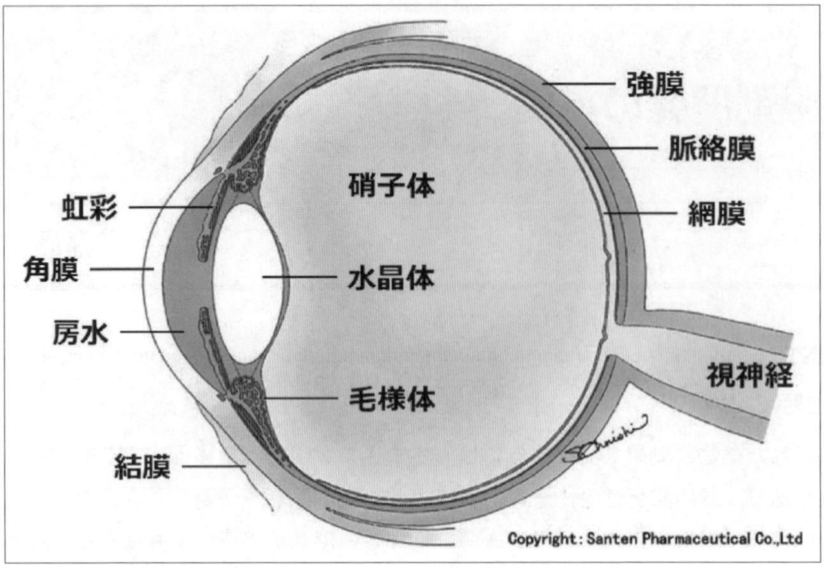

図1　眼の構造

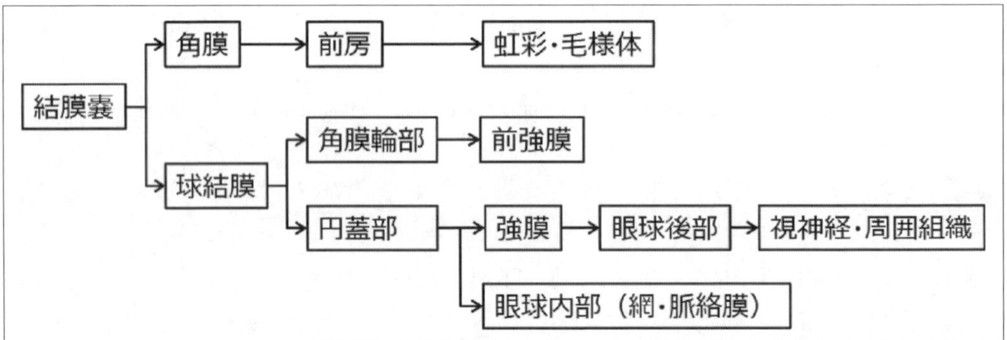

桐沢長徳，眼科薬剤治療に関する2〜3の問題，日眼，72(10):1966，1968.一部改変

図2　点眼された薬物の眼内移行経路

物の利用率は極めて小さいことが知られている（図3）[2]。このことは，結膜嚢内の速やかな消失と角膜移行が主な要因である。

点眼液の1滴量は30〜50 μL程度であるが，すでに結膜嚢内に貯留している涙液が約7 μL，結膜嚢の最大容量が約30 μLであることを考えると[3]，点眼された薬剤の一部は涙液と混合された後，速やかに涙点や眼瞼縁から溢れ出してしまう。さらに，結膜嚢内に滞留できた薬物も，瞬目により徐々に涙点より鼻腔内へと排出される[4,5]。ヒトでは1〜2分以内にその大部分が結膜嚢から消失するといわれる[6]。

薬物の眼内移行は，薬物の物理化学的な特性，角膜固有の解剖学的特徴と，それらの相互作用で決定される。角膜は，表面から角膜上皮，ボーマン膜，角膜実質，デスメ膜，角膜内皮という5層からなっている（図4）。薬物の最初の障壁である角膜上皮における薬物透過は，Fickの法則に従い単純拡散し，薬物の疎水性が高くなるにつれて角膜上皮での透過は増加す

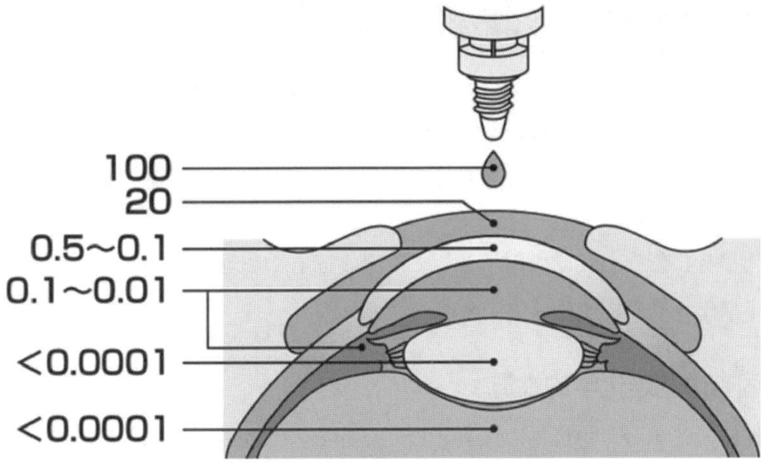

図３　点眼剤の眼内移行状況：およそのピーク濃度を示す

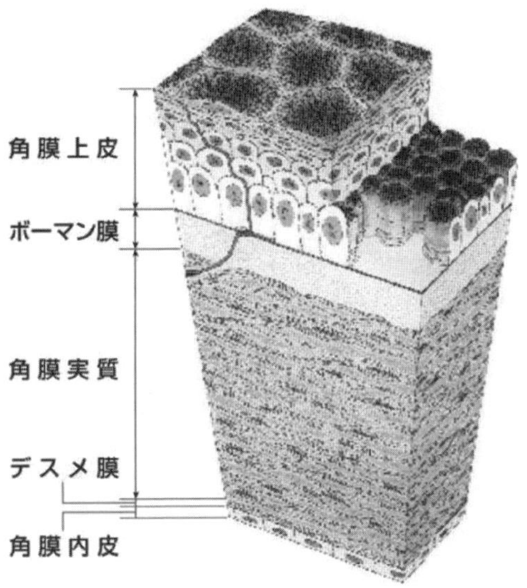

図４　角膜の構造

る。一方，角膜実質はそのほとんどが水であるため，角膜上皮と異なって親水性薬物の透過性が高い。薬物の角膜透過性は角膜上皮と角膜実質では相反しているため，疎水性と親水性のバランスのとれた薬物がよく角膜を通過することになる[7〜9)]。

また，点眼された薬物の一部は，結膜や強膜などから，また涙点より鼻腔内へと移行して鼻粘膜から吸収され全身循環へ移行する。点眼薬の全身への吸収も無視できない量になれば副作用につながることもあり，注意が必要である。

3 薬物の眼内移行に影響を及ぼす因子

点眼された薬物が効果を発揮するには，さまざまな眼組織中を移行して疾患部位に到達する必要があるため，前述の点眼された薬物の動態を十分考慮した製剤設計が必要である。優れた移行性を達成することは，点眼薬の有効性を高めるとともに，眼組織に対する安全性を最大限に確保することにもなる。

薬物の眼内移行に影響を及ぼす因子として，薬物固有の物理化学的性質，点眼剤の特性，投与方法，および生体側の因子の4つがある。

3.1 薬物固有の物理化学的性質

角膜透過性に関連する薬物自体の性質として，分子の大きさが挙げられる。一般的には，大きな薬物は受動拡散が低いために角膜透過も低い[10]。近年，新しい治療が期待される抗体などは点眼では眼内への移行が期待できないために，眼内注射とならざるを得ない。また，涙液中には，アルブミン，グロブリンなどの血清タンパクやリゾチームやラクトフェリンなどのタンパクも豊富に含まれているため，タンパクと結合率の大きな薬物は眼内への移行は悪くなることがある。

前項でも触れたが，角膜上皮は，親水性薬物の角膜透過に対して抵抗性を示す。一方，疎水性薬物の場合，角膜実質が浸透を制御する層となる。通常，薬物の角膜透過とlog分配係数（log P）との間にベルシェイプの曲線を示す[11~15]（図5）。親水性薬物の疎水性を高めることによって薬物の利用率を高めることに成功した例にジピベフリンがある。エピネフリンのフェ

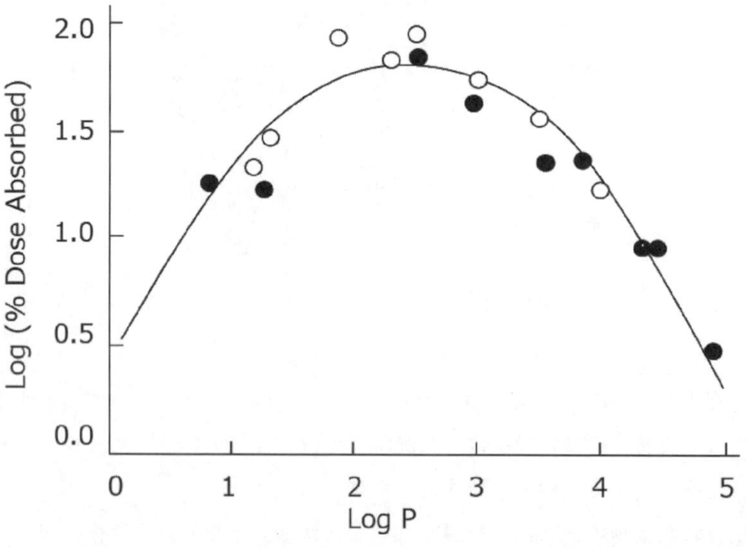

Lee, V. H. L. and V. H. K. Li, Prodrugs for improved ocular drug delivery, Adv. Drug Deliv. Rev., 3:1, 1989. より一部改変

図5 各種サリチル酸誘導体（○）と非ステロイド抗炎症剤（●）の角膜透過とLog Pの関係

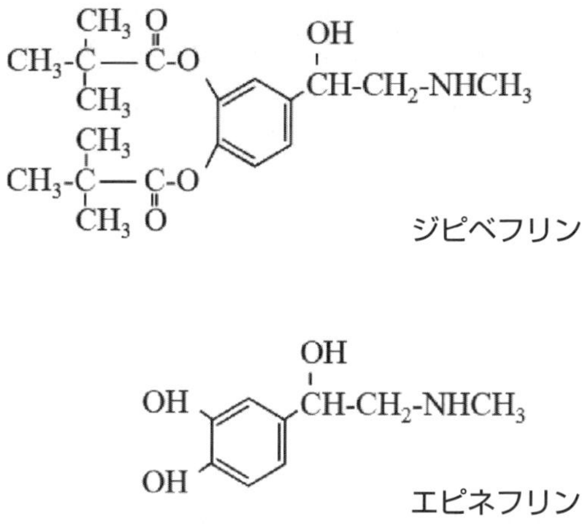

図6　ジピベフリンとエピネフリンの構造

ノール性水酸基をエステル化することにより強い疎水性を持たせ，角膜上皮への移行性を増大している（図6）。この薬物は，角膜上皮中で加水分解を受けて水溶性の高いエピネフリンとなり，角膜実質での透過性が高まり，前房に移行する。従来エピネフリンの1/5以下の量で同等の薬効を発現しており，全身的副作用の軽減を実現している。

3.2　点眼剤の特性

点眼剤側の眼内移行に及ぼす要因は，pH，イオン強度，表面張力，浸透圧，粘性，薬物濃度などである。

水性点眼剤の薬物の多くは，有機酸や有機塩基のような弱電解質性物質であり，溶液中では溶液のpHと薬物のpKaにより，一定の比率でイオン解離している。角膜透過に適切なpHを設定することで，生物学的利用率を改善することが可能である。ただし，涙液の生理的pHから大きく離れた点眼液の場合は，点眼時の刺激によって涙液分泌が亢進し，薬物が希釈されてしまうことがある。

点眼剤の表面張力もその角膜透過性に影響を与えることがある[16]。界面活性剤などは涙液外層の脂質層を破壊し，軽度の上皮細胞剥離を伴う末梢微小絨毛の喪失を引き起こす[17]。このことが角膜上皮のバリア機能を低下させ，薬物の角膜透過性を増加させると考えられ，点眼薬の保存剤に汎用されている界面活性作用のあるベンザルコニウム塩化物も，生体膜への作用や涙液層の不安定化により，薬物の透過を促進させることがある。

点眼剤が等張でない場合，眼組織はこれを等張化するために，高張溶液では薬物を希釈し，低張溶液では濃縮しようとする。この動きは薬物の動態にも影響を及ぼす。ただし，実際にはこの影響は無視できる程度のものである[18,19]。

点眼剤の粘性の増加により角膜透過性を増大させることがある。薬物の結膜嚢内滞留時間すなわち角膜接触時間が延長する作用以外に，角膜表面に対する吸着性，親和性，あるいは表面活性の変化を与える作用なども重要な因子と考えられる。

3.3　投与方法

点眼液量，点眼方法，点眼間隔，点眼順序などが眼内移行に影響を及ぼす。点眼液量については，結膜嚢の容量が約30 μLであることを考えると，1回の点眼液量を増やしても，過剰な点眼液は涙点や眼瞼縁から溢れ出してしまい，薬物効果はほとんど増強しない（図7）[20]。点眼液が多くなると反射的なまばたきが増え，排出速度を高めることも一因であろう[21~23]。

実際の臨床では2種類あるいはそれ以上の点眼薬を併用することが多い[24]。2種類の点眼剤を別々に投与するときには投与の順序，点眼液量，点眼の間隔がそれぞれ薬物の眼内移行に影響を与え，最初に点眼した薬物の方がより結膜嚢からの排出が多くなる（図8）[25,26]。一般的には，2種類以上の点眼剤を使用する場合には，各点眼剤の点眼間隔を5分以上あけることで相互の影響はほとんどなくなると考えられている。

また，点眼後の涙嚢部圧迫や閉瞼などの処置で，血液中への薬物の移行を抑制することもできる。緑内障治療点眼剤など循環器系，呼吸器系への影響が見られる薬剤では涙嚢部の圧迫や閉瞼により全身への吸収を抑制し，副作用を減少させることができる（図9）[27]。また，涙点からの薬物の消失を抑制することにより結膜嚢内での薬物の滞留時間が増し，眼内への移行が高まって治療効果の増強が期待できる。

3.4　生体側の因子

薬物の眼内移行に影響を与える生体側因子として外眼部の状態がある。涙液分泌が減少している状態や角膜のバリアが破壊された創傷眼では薬物の高い眼内移行が見られる[5,28]。涙液の分泌が減少している状態では，点眼剤中に含まれる保存剤も長時間滞留するため，正常群に比べて角結膜上皮障害が起きる可能性も高くなる。

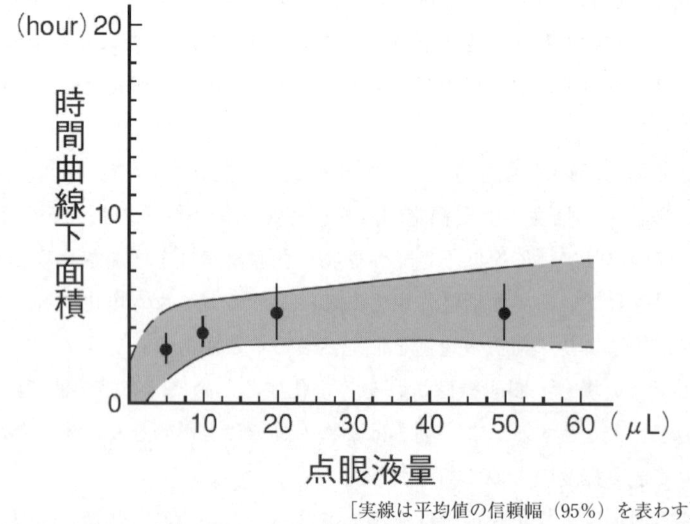

［実線は平均値の信頼幅（95%）を表わす］
Sugaya, M. and Nagataki, S., Kinetics of topical pilocarpine in the human eye, Jpn. J. Ophthalmol., 22:127, 1978. 一部改変

図7　点眼液量と瞳孔反応－時間曲線下面積

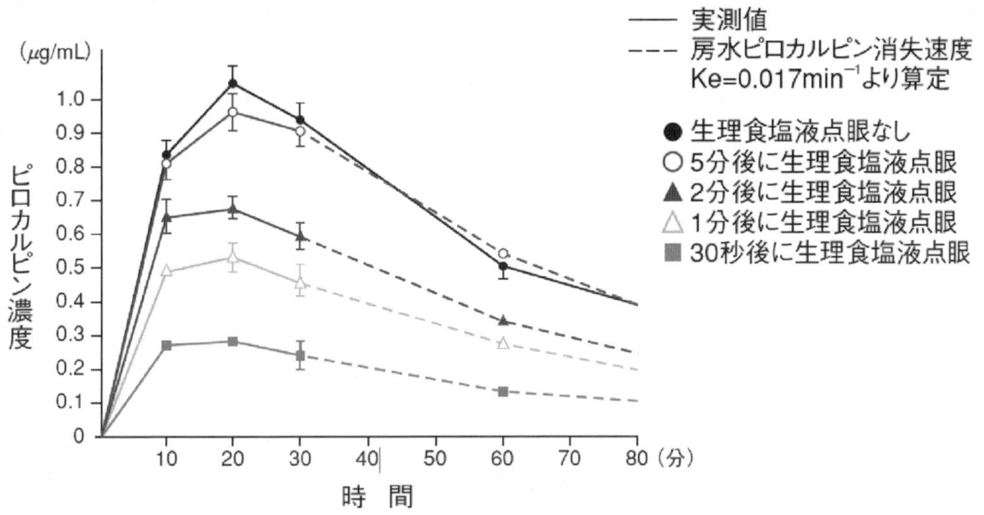

Sieg J. W, Robinson J. R., Mechanistic studies on transcorneal permeation of pilocarpine, J. Pharm. Sci., 65 (12) : 1976. より一部改変

図 8　ピロカルピン点眼液の房水内薬物濃度に及ぼす一定時間後の生理食塩水点眼の影響

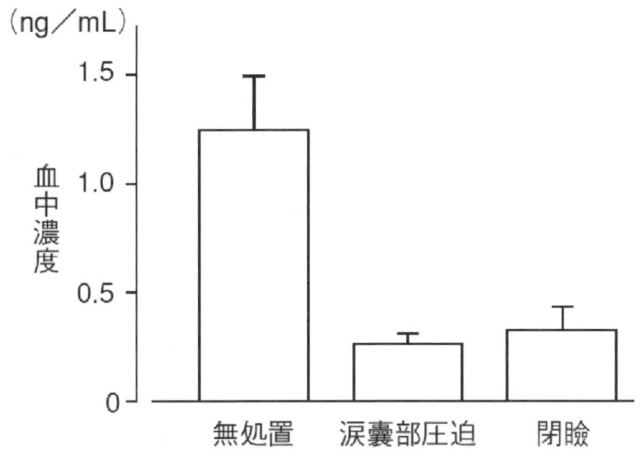

Zimmerman, T. J., Kooner, K. S., Kandarakis, A.S. and Ziegler, L.P., Improving the therapeutic index of topically applied ocular drugs, Arch Ophthalmol, 102:551, 1984. より一部改変

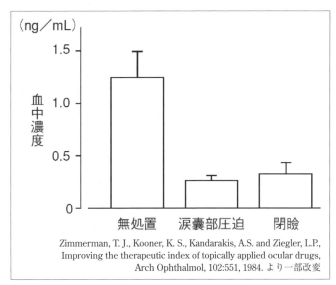

図 9　マレイン酸チモロール点眼後の血中濃度

4　点眼剤の設計

目はわずかな異物も感じ取ることのできる非常に敏感な器官である。このため，このデリケートな器官に直接投与される点眼剤の製剤設計には十分な注意が払われねばならない。他の剤形同様に有効性，安全性，品質が求められることは当然であるが，点眼剤独特の「さし心地」も重要である。

点眼剤の処方開発も，他剤と同様にプレフォーミュレーション研究により，薬物の物性を把握することから始まる。特に，pHを考慮した物性評価や安定性評価（pH－溶解度，pH－分配係数，pH－安定性など）が重要である。その薬物の溶解性と安定性に応じて，水性点眼剤，懸濁性点眼剤，用時溶解点眼剤，眼軟膏などの剤形が選択される。点眼者のコンプライアンス（使用性，さし心地など）や製品の品質保証，製造難易度といった観点から，水性点眼剤が最も好ましいと考えられており，水に難溶の薬物の場合はいかに可溶化させるか，水溶液中で不安定な薬物の場合はいかに安定化させるか，といった品質の確保が処方設計上のポイントとなる。安定性を向上させるためには，分解物から分解機構を推定し，分解機構に応じた安定化を図ることになる。さらに薬物と配合成分あるいは配合成分同士の相互作用（配合変化等），点眼容器への吸着等についても確認する。

懸濁点眼剤は，可溶化剤を用いてもどうしても薬物が溶けない場合や，水溶液中では不安定なためにあえて結晶を保持させるために用いる剤形である。また，持続化を目的に懸濁型点眼剤を選択するケースも想定される。懸濁型点眼剤の課題は均一性で，再分散性の保持や凝集塊形成の回避が重要となる。ただし，懸濁点眼剤は水溶性点眼剤と異なり，ろ過滅菌を選択できないため，設計初期から結晶の無菌操作を考えて処方設計および工業化を検討する必要がある。

また，前節で述べたように，眼内移行に対する処方設計の寄与度は大きく，眼局所の薬物動態，薬理効果，安全性を確認しながら処方設計を行うことが大切である。

4.1　緩衝剤の選定

点眼剤の重要な規格の一つがpHである。健康な人の涙液のpHは7.4前後で，緩衝能があり，また涙液による希釈があることから，点眼剤のpHを必ずしも生理的pHに設定する必要はない。前節でも触れたが，水性点眼薬では，溶液のpHが薬物の解離状態を決定しているので，薬物の電気的性質を十分に知り，角膜透過に適切なpHを設定することで眼内移行を向上させることが可能である。また，加水分解する薬物の安定性はpHの影響を受けやすく，最適pHを設定し，安定性な製剤とすることは重要である。

ただし，涙液の生理的pHから大きく離れたpHを設定すると，点眼時の刺激によって涙液分泌が亢進し，薬物が希釈されてしまう可能性がある。特に，長期にわたって1日何回も点眼される点眼剤の場合は，できる限り生理的pHに近づけることが好ましい。また，非生理的なpHの場合に，緩衝力が強すぎると，点眼時の眼刺激性が高まり，さし心地という点から，患者のコンプライアンスを低下させる要因となる。

汎用されている緩衝剤として，リン酸二水素ナトリウム，リン酸水素ナトリウム，ホウ酸，ホウ砂，酢酸，酢酸ナトリウム，炭酸水素ナトリウム，イプシロンアミノカプロン酸，トロメタモールなどがあり，設定されるpHによって適切な組み合わせが選択される。

4.2　等張化剤の選定

点眼液は涙液と等張にすることが望ましい。しかし，通常使用される少量の点眼では涙液による希釈もあり，眼はかなりの範囲の浸透圧に耐え得ることが知られている[17)]。よって，注射剤ほどの厳密な等張性は要求されない。汎用されている等張化剤として，塩化ナトリウム，塩化カリウム，塩化カルシウム，塩化マグネシウム，濃グリセリン，D−マンニトール，ブドウ糖，ホウ酸などがある。

4.3　可溶化剤の選定

可溶化の方法としては，塩形成による溶解または界面活性剤によるミセル化，またはシクロデキストリン類の包接化が代表的である。汎用されている界面活性剤として，ポリソルベート80，ポリオキシエチレン硬化ヒマシ油，モノステアリン酸ポリエチレングリコールなどがある。界面活性剤によっては強い角膜障害性を有するものもあり，その使用には十分な注意が必要である。また，シクロデキストリンに包接されることで，薬物の角膜透過が悪くなることや，保存剤が包接され保存効力が失活することがある。

4.4　安定化剤の選定

点眼液の酸化，分解，着色などの物理的，化学的変化を抑制するために安定剤を配合することがある。安定化剤として，エデト酸ナトリウム，クエン酸，亜硫酸ナトリウム，亜硫酸水素ナトリウム，チオ硫酸ナトリウム，ピロ亜硫酸ナトリウム，ブチルヒドロキシアニソールなどがある。また，加水分解については点眼薬のpHを適切に設定することにより，酸化分解については容器や包装を工夫することによって分解を抑制できることもある。

4.5　粘稠化剤の選択

点眼薬に粘稠化剤を添加することにより，薬物の結膜嚢内滞留性が上昇し，薬効の持続性や角膜移行量が増える。汎用されている粘稠剤として，メチルセルロース，ヒプロメロース，ヒドロキシプロピルセルロース，ヒドロキシエチルセルロース，ポリビニルアルコール，ポビドン，カルボキシビニルポリマー，コンドロイチン硫酸ナトリウム，ヒアルロン酸ナトリウム，グリセリン，マクロゴールなどがある。しかし，一定粘度以上では粘度を高めても著しい薬理効果の増強は認められないとの報告もあり，点眼時の不快感も高まる。レオロジー特性を把握し，最適な粘稠化剤の種類，濃度を選択することが重要である。

4.6　保存剤の選定

点眼剤は無菌製剤として供されるが，点眼容器が開封されるとたちまち微生物汚染の危険にさらされる。そこで多回投与容器に充てんされた点眼剤には，使用中の微生物汚染を防止するという安全性の観点から保存剤が配合されている。特に，欧州では汚染された点眼剤を使用し失明に至る事象があったために保存効力に対しては厳しい基準が設定されている（**表1**）。

しかしながら，保存剤による副作用の報告も数多くある。一般に，保存剤はアレルギー作用や細胞毒性を有しており，眼組組織に対する障害性も問題になっている。また，濃度依存的に障害するため多剤併用される製品開発の際には，さらなる配慮が必要となる。そして作用時間依存的にも障害性も高まることから，頻回点眼の際には注意が必要である。点眼剤に添加され

表1　各薬局方での保存効力試験の基準

項目			菌数低下値(log)				
			6時間	24時間	7日	14日	28日
中国薬局方 2015 欧州薬局方 8.0	細菌	A基準	2	3	-	-	NR
		B基準	-	1	3	-	NI
	真菌	A基準	-	-	2	-	NI
		B基準	-	-	-	1	NI
日本薬局方 17 米国薬局方 39	細菌		-	-	1.0	3.0	NI
	真菌		-	-	NI	NI	NI

NR：菌が認められず。
NI：菌が増加せず。中国薬局方，米国薬局方，日本薬局方では1つ前の測定時間に比べて試験菌の増加数量が0.5 logを超えないと記載されている。欧州薬局方では，1つ前の測定時間に比べて試験菌が増加しないとのみ記載されている。

る保存剤については功と罪の両方の観点から考えねばならない。

保存剤として，ベンザルコニウム塩化物，ベンザルコニウム臭化物，ベンゼトニウム塩化物，ベンゼトニウム臭化物，クロルヘキシジングルコン酸塩，パラオキシ安息香酸メチル，パラオキシ安息香酸エチル，パラオキシ安息香酸ブチル，パラオキシ安息香酸プロピル，クロロブタノール，フェニルエチルアルコール，デヒドロ酢酸ナトリウム，ソルビン酸，ソルビン酸ナトリウムなどがある。水に溶けやすくて，眼刺激性がなく，かつ保存効力の強いベンザルコニウム塩化物が汎用されている。ベンザルコニウム塩化物は，比較的分子量の大きな陽イオン化合物であることから，各種陰イオン化合物と結合して不溶性の塩を形成し，配合変化（白濁，白沈など）を起こす場合があるので注意を要する。また，パラベン類，クロロブタノールは，ポリエチレン容器に収着して保存中に濃度が低下することがある。最近は，保存剤の副作用の低減を目指したPolyquad®，Purite®，GenAqua®，SofZia®などの新規の保存剤および防腐システムが開発されている。すべての製剤に適用できるようではないが，今後の展開が期待される。

保存剤は汚染防止に一役買っているが，これらの保存剤も汚染を完全に防止するものではない。手指やまつ毛などで点眼容器が汚染され，また，点眼口が涙液に接触して点眼液そのものが汚染されることもある。点眼薬の汚染を防止するには，点眼液への保存剤添加だけでなく，正しい点眼の指導や点眼容器の改良など総合的に対策を考えていく必要がある。現時点では理想的な保存剤は存在しないことから，使用する保存剤の種類と濃度に対する十分な検討を行い，最小限の保存剤濃度を設定することが善処策であろう。

4.7　点眼容器の選択

多回投与の点眼容器（MD容器）は，点眼液の保管機能だけでなく，1滴ずつ滴下できる構造を持ち，しかも点眼口は1滴の量を制御している。そのため，点眼しやすい点眼容器は，患者のアドヒアランスの維持や向上に重要である。最近では，保存剤を配合しない一回使い切りのユニットドーズタイプの点眼剤（UD容器）や逆流防止機能を付与した保存剤を含まない多回投与の点眼容器（PFMD容器）の開発も行われている。これらの点眼剤は，保存剤にアレルギーのある患者が安心して使えることや，重傷な患者さんにも保存剤による悪化や治癒遅延を気にせずに処方できるメリットはある。一方，UD容器は持ち運びが不便で，小さいために点眼しにくい。また，PFMD容器は点眼するのに力が必要で，滴下までに時間がかかるなどの不便さを伴う。保存剤の功罪を十分認識するとともに，患者の使いやすさを考慮して，点眼容器をうまく使い分ける工夫が必要であろう。

点眼容器の開発または選択にあたっては，透明性，透湿性，透ガス性，点眼剤成分の吸着あるいは収着，薬液の光安定性，可塑性添加剤の溶出，容器滅菌の影響についても検証が必要である。透明性に関して，日本では点眼剤の不溶性異物検査法に支障をきたさないことが必要である。また，プラスチック製点眼容器のような半透過性の容器に入れられた製剤については，25±2℃/40±5% RHまたは30±2℃/35±5% RHの低い相対湿度条件下での安定性試験が求められ，透湿性を一定水準以下に管理できる機能の付与が必要である。また，酸化分解する薬剤の場合には，溶存酸素が影響することもあり，脱酸素剤を同封した包材で酸化を抑制することもある。容器の試験として，日本薬局方の一般試験法および薬発第336号（平成8年3月28日）に，点眼剤容器の規格及び試験法が定められている。その他に，容器の機能評価としてスクイズ性，ボトル座屈強度，開栓回転数，1滴量，製造／包装ライン適性，耐クラック性，液漏れ，落下強度等が容器設計の際に検証され，容器が選定される。

5 点眼剤の製造

無菌製剤である点眼剤の品質保証は最終製品の抜き取りで実施する規格試験だけで確保できるものではなく，製造工程で無菌性を含めた製品品質を保証する必要がある。無菌製造に関して，厚生労働科学研究の成果として「無菌操作法による無菌医薬品の製造に関する指針」が発行されているので，参照されたい。

点眼剤は，通例，薬物および添加剤を水に溶解または懸濁して一定量としたものをメンブレンフィルターによりろ過滅菌した後に，無菌下で滅菌された点眼容器に充てんされる（図10）。液体ろ過滅菌用のフィルターについては，化学的特性および物理的特性，生物学的安全性および微生物捕捉性能に係るデータを考慮して選定される。通例，選定される液体ろ過滅菌フィルターは，孔径0.2 μm以下または0.22 μm以下のものである。懸濁性点眼剤では，ろ過滅菌が利用できないために，例えば基剤だけをろ過滅菌し，ろ過滅菌された基剤に無菌処理された薬物を無菌下で投入するという方法で調製される。また，容器成型と点眼液の充てんを同時に行うブローフィルシールによって製造される製品もある。ほとんどのUD容器は，この製造システムによって製造される。

無菌操作法により製品を製造する場合は，無菌性を含め品質に影響を及ぼしうるすべての業務を明確にし，工程中での製品の微生物汚染を回避するために必要な管理基準を設定し，適切に運用する必要がある。また，無菌操作の不具合，監視項目での異常が発生したときの調査，是正措置または予防措置と同措置後の検証が体系的に行われることが大切である。

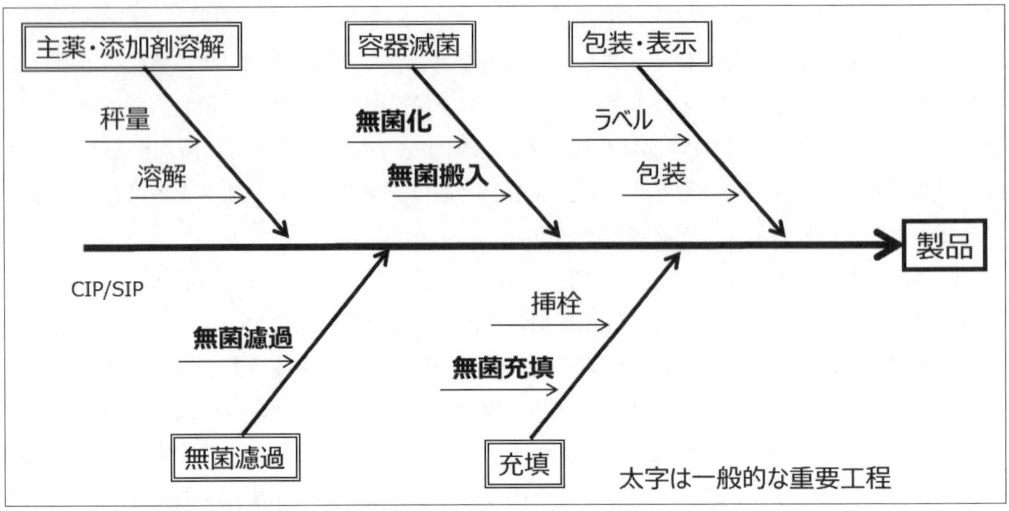

図 10　水性点眼剤の製造プロセスのフィッシュボーン図

6 おわりに

眼科では，点眼治療を継続できない患者も少なくない。そのために，有効性，安全性，品質の確保のみならず，さし心地や利便性のよい製品を開発し，アドヒアランスを高める必要がある。一方で，薬物がすべて水に溶けやすい化合物であるとは必ずしも限らない。むしろ，水に溶けやすく，熱にも光にも安定な化合物が創出される可能性は低く，多少の無理をしながら製剤開発を行わねばならないのが現実かもしれない。今後は，開発候補薬物を決定するところで，薬物自体の水溶性，角膜移行性などを十分評価することも点眼薬の設計思想の中に含めるべきであろう。また，処方開発またはプロセス開発の難しい薬物だからこそ，点眼剤の製剤開発者の腕の見せ所でもある。患者を理解し・治療を理解して真のアンメットメディカルニーズについて自分で考え，そこから大胆な製品開発シナリオを描き，それを実現するために，あらゆる機会を最大限に活用して，患者に喜んでいただける点眼剤の開発に挑戦しなければならない。

参考文献

1） 桐沢長徳，眼科薬剤治療に関する2～3の問題，日眼，72（10）:1966（1968）
2） 新家真，点眼薬の吸収と動態（眼内移行，流出など）眼科診療プラクティスII 眼科診療ガイド，387（1993）
3） Mishima S, et al., Determination of tear volume and tear flow, Invest. Ophthalmol., 5（3）:264（1996）
4） 福田正道，佐々木一之，Ofloxacin点眼液の眼組織内移行動態の検討，眼紀，37（5）:823（1986）
5） 富井隆夫，抗菌剤の結膜嚢内残留濃度，眼科，33（11）:1217（1991）
6） Mikkelson TJ, et al, Altered bioavailability of drugs in the eye due to drug-protein interaction, J. Pharm. Sci., 62,1648（1973）
7） Conrad JM, et al, Influence of tonicity and pH on lacrimation and ocular drug bioavailability, J. Parent Drug Assoc., 32:149（1978）
8） Lien EJ, et al, Phase partition: Its use in the prediction of membrane permeation and drug action in the eye., J. Parent. Sci., Technol., 36:86（1982）
9） Mosher GL, et al, Permeability of the *n*-alkyl-*p*-amino-benzoate esters across the isolated corneal membrane of the rabbit., Int. J. Pharm., 2:239（1979）
10） Weld CB, et al, Penetration of sugars into the aqueous humor, Am. J. Physiol., 137:421（1942）
11） Lee VHL, et al, Prodrugs for improved ocular drug delivery, Adv. Drug Deliv. Rev., 3:1（1989）
12） Schoenwald RD, et al, Relationship between steroid permeability cross excised rabbit cornea and octanol/water partition coefficients, J. Pharm. Sci., 67:786（1981）
13） Schoenwald RD, et al, Corneal Penetration behaviour of β_2-blocking agent. I: Physicochemical factors, J. Pharm. Sci., 72:1266（1983）
14） Chien DS, et al, Role of enzymatic lability in the corneal and conjunctival penetration of timolol ester prodrugs in the pigmental rabbit, Pharm. Res., 8:728（1991）
15） Kishida K, et al, A Quantitative study on the relationship between tanscorneal permeability of drugs and their hydrophobicity, Jpn. J. Ophthalmol., 24:251（1980）
16） Swan KC, et al, Corneal permeability. I. Factors affecting penetration of drugs into the cornea, Am. J. Ophthal., 25,1043（1942）
17） Pfister RR, et al, The effects of ophthalmic drugs, vehicles and preservatives on corneal epithelium: A Scanning electron microscopic study, Invest. Ophthalmol., 15:246（1976）
18） Riegelman ER, et al., Compounding ophthalmic solutions, J. Am. Pharm. Assoc., 16:742（1955）
19） 三宅康夫ほか，点眼剤のバイオアベイラビリティとその評価法．医薬品の開発，第21巻:143-160，廣川書店（1990）
20） Sugaya M, et al, S., Kinetics of topical pilocarpine in the human eye, Jpn. J. Ophthalmol., 22:127（1978）
21） Zaki IP, et al, A Comparison of the effect of viscosity on the precorneal residence of solutions in rabbit and man, J. Pharm. Pharmacol., 38:463（1986）
22） Maurice DM: Kinetics of topically applied ophthalmic drugs in ophthalmic drug delivery, biopharmaceutical, technological and clinical aspects, Vol. 11（Fidia Research Series）, M. F. Seattone, M. Bucci, and P. Speiser, eds., Berlin: Springer-Verlag, p.19（1987）
23） Mishima S, Pharmacology of ophthalmic solutions, Asian-Pacific J, Ophthalmol., 1:2（1989）
24） 山岡桂子ほか，点眼剤の配合変化－保存剤と配合変化の関係，病院薬学，17: 149（1991）
25） Chrai SS, et al, Drop size and initial dosing frequency problems of topically applied ophthalmic drugs, J. Pharm. Sci., 63,333（1974）

26）Sieg JW, et al, Mechanistic studies on transcorneal permeation of pilocarpine, J. Pharm. Sci., 65（12）(1976)
27）Zimmerman TJ, et al, L.P., Improving the therapeutic index of topically applied ocular drugs, Arch Ophthalmol, 102:551（1984）
28）Janes RG, et al, The penetration of cortisol into normal and pathologic rabbit eyes, Am. J. Ophthal., 56,84（1963）
29）本瀬賢治，点眼剤，南山堂（1984）
30）大橋祐一，眼科 New Insight 第2巻 点眼薬－常識と非常識－，株式会社メジカルビュー（1994）

Column　眼科領域の最新技術

眼科治療に用いられる薬物は，他の治療領域で開発された薬物のリポジショニングであることが多かった。製剤技術においても，他の治療領域で開発されたゲル製剤や生分解性ポリマーを用いた徐放性製剤の開発が進められてきました。しかし，最近は他領域に先んじて新技術が適応され始めている。iPS細胞由来の網膜色素上皮細胞シートの移植や，カメラでとらえた画像を移植された人工網膜デバイスから脳に送達する治療が実用化されつつあり，薬物治療という枠を遥かに超えた治療によってQuality of Visionが劇的に改善される時代が間近に迫っているようである。非連続なイノベーションに対応するには製剤研究者から総合科学者への脱皮が必要かもしれない。

問　題

［第1問］　点眼された薬物の動態に関する次の記述のうち，正しいものの組み合わせはどれか。

a　薬物の角膜透過は，Fickの法則に従うため，疎水性が高ければ高いほど透過量が増大する。

b　抗体などの分子量の非常に大きな分子の角膜透過は極めて低い。

c　一回当たりの点眼量を増やしても，薬物効果はほとんど増強しない。

d　点眼された薬物が硝子体に達する割合は，5%程度である。

e　点眼薬は全身への吸収は少ないため，全身の副作用の心配はない。

1（a，b）　2（a，d）　3（b，c）
4（b，e）　5（c，d）

［第2問］　点眼剤に関する次の記述の正誤について，正しい組み合わせはどれか。

a　点眼剤のpH，浸透圧は，刺激性を考慮して生理的pH，生理的浸透圧に設定しなければならない。

b　点眼薬の粘稠化剤は，薬物の結膜囊内滞留性を高め，薬効の持続性や角膜移行量を増やす。

c　多回点眼容器に充填された点眼剤には保存剤が配合されているために，開封後も無菌性が担保されている。

d　点眼しやすい点眼容器は，患者さんのアドヒアランスの向上や維持に重要である。

	a	b	c	d
1	正	誤	誤	正
2	正	誤	正	誤
3	誤	正	正	正
4	誤	正	誤	正
5	誤	誤	正	正

［第3問］　多回投与の点眼剤に配合される保存剤の功と罪について説明せよ。

正解と解説

第1問

正解	3
説明	a　誤　角膜上皮における薬物透過はFickの法則が適用され，薬物の疎水性が高くなるにつれて角膜上皮での透過は増加する。一方，角膜実質は親水性薬物の透過性が高い。従って，疎水性と親水性のバランスのとれた薬物が最も薬物の通過性が高い。 b　正 c　正 d　誤　点眼された薬物が硝子体に達する割合は，極めて低く0.01%以下といわれている。 e　誤　点眼された薬物の一部は，涙点より鼻腔内へと移行し，鼻粘膜から全身に吸収され，全身の副作用につながることもあり，注意が必要である。

第2問

正解	4
説明	a　誤　健康な人の涙液には緩衝能があり，点眼剤のpHを必ずしも生理的pHに設定する必要はない。 b　正 c　誤　保存剤は汚染防止に一役買っているが，これらの保存剤も汚染を完全に防止するものではない。 d　正

第3問

正解 説明	点眼剤は無菌製剤として供されるが，点眼容器が開封されるとたちまち微生物汚染の危険にさらされる。そこで微生物汚染による障害を防止するために保存剤が添加される。一方で，保存剤はアレルギー作用や細胞毒性を有しており，眼組組織に対する障害性も問題になっている。また，濃度依存的に障害するため多剤併用される製品開発の際には，さらなる配慮が必要となる。

著者の略歴

1984年　京都薬科大学卒業　同年参天製薬株式会社に入社

2001年　研究開発本部　製剤開発センター長

2004年　生産物流本部長

2010年　人材組織開発本部長

2014年　研究開発本部　製剤技術統括部長

経肺投与製剤の設計と留意点

佐藤　哲也

POINT

吸入剤のシステム設計のポイント

吸入剤が他の剤形と大きく異なるのは，内容医薬品と吸入デバイスを組み合わせて初めて成立するという点である。すなわち，設計においては，内容医薬品の物理化学的性質や安定性に加えて，吸入デバイスによる計量性やエアロゾルの生成能力といった機能性面も含めたシステムの設計および評価が必須となる。一方，薬効に関連する患者側因子として吸気との同調性や吸入力の影響が懸念され，剤形での対応が必要となる。特に，吸入粉末剤のシステム化において，吸入力に依存する吸入流量は重要因子である。したがって，吸入粉末剤のデバイスには，吸入流量に関連する適切な吸入抵抗の設定とともに幅広い患者層に適応できる計量性および十分なエアロゾルの生成能力が求められる。また，吸入エアゾール剤の設計時には，使用する噴射剤のフロンについて，環境影響も考慮する必要がある。

1 はじめに

日本薬局方には第16改正の製剤総則で，気管支･肺に適用する製剤として，新たに「吸入剤」が剤形名として収載された。吸入剤はさらに「吸入粉末剤」「吸入液剤」および「吸入エアゾール剤」に細分類された[1)]。これらの製剤は，患者の吸入力およびエアロゾル噴霧と吸気との同調性の組み合わせによって使い分けられる。一般的に，吸入粉末剤は吸入力は適切であるが同調性の確保が難しい人，ネブライザーで投与する吸入液剤は乳幼児等の吸入力が弱く，同調性の確保も難しい人，吸入エアゾール剤は吸入力が弱いが，同調性の確保は可能な人向けである。第17改正第一追補では一般試験法として送達量の均一性および空気力学的粒子径が収載される予定である。上市されている吸入剤は主に気管支喘息および慢性閉塞性肺疾患等の肺の局所治療に用いられているが，全身治療を目的とした吸入剤の開発研究も進められてきている。

本章では，吸入剤の一般的な知識として各種剤形の特徴と課題を挙げ，その解決策を述べるとともに，最近，注目されている吸入粉末剤の設計の具体例として，低分子医薬に適したマルチドーズタイプのSwinghalerと高分子医薬に適したユニットドーズタイプのOtsuka Dry

表　略語一覧

略称	正式名称	日本語訳
pMDI	pressurized Metered Dose Inhaler	加圧式定量噴霧エアゾール剤
CFC	Chlorofluorocarbon	クロロフルオロカーボン
HFA	Hydrofluoroalkane	ハイドロフルオロアルカン
DPI	Dry Powder Inhaler	吸入粉末剤
SP	Surfactant Protein	表面活性物質関連タンパク質
MSLI	Multi Stage Liquid Impinger	多段階液体インピンジャー
FPF	Fine Particle Fraction	有効粒子割合
IFR	Inspiratory Flow Rate	吸入流量

Powder Inhalation（ODPI）システムとを紹介する。

2　吸入剤の特徴と課題[2,3)]

2.1　吸入エアゾール剤：加圧式定量噴霧エアゾール剤（pMDI）

1956年，pMDIとして，Medihaler-IsoとMedihaler-EPIが初めて上市された。これらは，経肺投与に適した5 μm以下の薬剤を噴射剤に懸濁もしくは溶解させ，アルミ製の容器に充てんした製剤で，低コストで，多回使用可能な代表的な吸入剤である。これまで，pMDIの噴射剤として，主にトリクロロモノフルオロメタン，ジクロロジフルオロメタンおよびジクロロテトラフルオロメタンの混合物のフロンガスが用いられていた。しかし，これら塩素を含むフロンガスはオゾン層を破壊するため，2006年以降は吸入剤としての使用は認められていない。そこで，クロロフルオロカーボン（CFC）の代わりに，塩素を含まないハイドロフルオロアルカン（HFA）のHFA134aとHFA227が開発された。HFA134aを含む製剤としてはキュバール™エアゾールおよびフルタイド®エアゾール等が，HFA227を含む製剤としては，メプチンエアー®およびストメリン®Dエアゾール等が上市されている。

2.2　吸入液剤

吸入液剤はネブライザーに適用される製剤である。ネブライザーには，そのエアロゾル生成機構の違いにより，コンプレッサーで加圧エアを細い噴射口に送り込むことにより薬液をエアロゾル化するジェット式，周波数1.7～2.3 MHzの圧電気振動で薬液表面からエアロゾル化させる超音波式，能動的／受動的にメッシュを通過させて薬液をエアロゾル化するメッシュ式等に分類される。ネブライザーを使用することの主なメリットとして，大量の薬液を吸入することができ，呼吸機能が低下して十分な吸入流量を確保できない患者や吸入操作が難しい患者等に対応できる等が挙げられる。一方，デメリットとして，かさばる，薬液の残存量が多い，噴霧時間が長い，吸入時以外にも薬液が噴霧される，機種間でバラツキが大きい等が挙げられる。現在では，いずれのデメリットもかなり改良されたネブライザーが発売されているものの，使用後の機器の洗浄や煮沸消毒等は必ず行う必要があり，この煩雑さは改善することができない。

製剤設計における留意点として，pH 2以下の低張や高張溶液では，喘息患者で気管支攣縮が生じることが報告されており，このような処方を避けることが望ましい。吸入液剤中の薬剤の安定性を確保するためには，至適pHの設定，光，酸素や微量金属に対する影響等を検討することが重要である。

2.3　吸入粉末剤（DPI）

pMDIは，薬剤を肺へ効率良くデリバリーさせるために吸気との同調性が必要であることと，その製剤化には気管支攣縮の誘発が危惧されるレシチンやオレイン酸，オゾン層の破壊や地球温暖化に影響を与えるフロンの添加が必要であることが問題点として指摘されている。これらを解決するために，患者の吸気により受動的にエアロゾルを生成させることで吸気との同調性が得られやすく，担体（キャリアー：主に乳糖）から薬剤のみを分離して肺内へと送達するドライパウダー式吸入器を利用することで，患者と環境に優しい吸入粉末剤が注目されている。一方，吸入粉末剤の短所としては，吸入流量に依存して性能が変化しやすい，能動的吸気ができない意識障害患者や挿管下での患者には適用できず，吸入流量の低い乳幼児，喘息増悪時の適用にも限界がある等が挙げられる。

3　吸入粉末剤・吸入粉末デバイスの設計[4)]

吸入剤が他の剤形と大きく異なるのは，吸入デバイスとの組み合わせにより初めて成立するという点である。すなわち，吸入剤は，内容医薬品のみならず，計量やエアロゾル化といった機能性を有する吸入デバイスとの組み合わせからなるシステムの設計を意味する。特に吸入粉末剤の場合は，その投薬量のうち，肺内送達量が吸入デバイスの種類や患者の操作や吸入手技の巧拙により，大きく影響を受ける。この点は，服薬アドヒアランスの向上という観点からも考慮すべき重要因子である。

吸入粉末システムの開発に際しては，肺の構造と機能に関する基礎情報を十分把握して，肺分布に関与する各種要因を考慮しながら，上述のシステム設計を総合的に行う必要がある。

3.1　肺の構造と機能

肺は気管から23分岐しながら，気管支，細気管支，終末気管支，呼吸細気管支，最終的には肺胞へとつながっている。気道領域は終末気管支までの最初の16分岐に相当し，この領域に存在する上皮細胞は，主に線毛細胞と杯細胞からなっている。線毛細胞は円柱状の細胞で，管腔面に多数の線毛を有しているのが特長である。線毛は杯細胞や気管腺から分泌された粘液層に埋まっており，異物を外へ排出する役割を担っている。一方，17～23分岐した部分は移行領域および呼吸領域と呼ばれ，この領域は呼吸（ガス交換）の場であると同時に，薬物の吸収部位としても注目されている肺胞が存在する。肺胞の数はヒトで3～5億個といわれ，その表面積は100〜140 m^2に達する。これは，テニスコート（約260 m^2）の半分に相当し，鼻粘膜の表面積の約150 cm^2と比較すると，非常に広い表面積であることが理解できる。肺胞表面は2種類の細胞で形成されており，95%以上が非常に薄い扁平上皮細胞であるⅠ型肺胞上皮細胞（厚さ：0.1〜0.2 μm）で覆われ，主にガス交換を行っている。この肺胞上皮細胞から毛細血管までの距離は0.5〜1.0 μmしかない。他に顆粒状の大肺胞細胞（Ⅱ型肺胞上皮細胞）が存在する。

肺胞腔の表面はⅡ型肺胞上皮細胞で産生される肺サーファクタントで覆われており，その組成は90%の脂質と10%のタンパク質の複合体と考えられている。同脂質の80%はリン脂質で占められ，その中でもホスファチジルコリンの一種dipalmitoylphosphatidylcholineの表面活性作用が最も強い。表面活性物質関連タンパク質（SP）は4種類が知られている。SP-AとSP-Dは親水性タンパク質で，N末端側のコラーゲン様構造を介して会合し，C末端側では糖鎖を認識するという共通の機能を有しており，それぞれ脂質と特異的に結合して脂質代謝に関係する。SP-BとSP-Cは疎水性が強いことから脂質への親和性が高いタンパク質であり，脂質代謝に関係する。この肺サーファクタントの主な役割はその表面張力により肺胞を安定に保つことである。肺胞腔には，肺胞マクロファージが存在している。この細胞は，吸気中の埃や細菌等の異物に対して貪食等を行うことにより，生体防御を行う重要な役割がある。

全身治療を目的とした薬剤の場合，肺胞まで到達すれば，肺胞上皮細胞を通してもしくは細胞間隙からの毛細血管による吸収は速やかであり，初回通過効果も回避できることから，バイオアベイラビリティの向上が期待できる。タンパク質分解酵素も消化管に比べて少ないこともあり，タンパク質・ペプチドの経肺投与も注目されている。しかし，同分解酵素が少ないとはいえ，存在はしていることから，注射剤に比べてバイオアベイラビリティは低下する可能性があり，タンパク質・ペプチドの代謝には十分留意しなくてはならない。インスリンの例では，皮下注射に比較して，経肺での投与量が約10倍必要ということは，肺胞への到達率を考慮してもタンパク質分解酵素の影響を受けていることは否めない。また，肺胞マクロファージによる貪食もバイオアベイラビリティの低下につながり，分子量に依存して滞留性が増せば捕食される可能性も増すので注意する必要がある。

3.2 肺分布に影響を及ぼす製剤学的要因

吸入粉末剤の肺分布に影響を及ぼす製剤学的要因として，主に以下の6つがあげられる。

①粒子径

一般的に薬物を肺深部へデリバリーするためには，平均粒子径を1〜5 μmに設計する必要があるといわれている。この平均粒子径は幾何学的な平均粒子径ではなく，粒子が気流に乗った場合の粒子径，つまり，粒子密度や粒子形状が関係する空気力学的な平均粒子径を指している。したがって，吸入粉末剤を設計する際，薬物を効率よくデリバリーさせるためには，幾何学的な粒子径だけではなく，粒子密度や粒子形状を考慮する必要がある。

②粒子密度

肺深部へのデリバリーを考慮するうえで，空気力学的粒子径を規定している粒子密度が重要である。この粒子密度を上手に利用した製剤としてEdwardsらが開発したAIR技術がある。つまり，AIRと呼ばれる大きな多孔性のスプレードライ品は，幾何学的粒子径としては5～30 μmであるが，多孔性であるため，粒子密度が低く（< 0.4 g/cm^3），その結果，空気力学的粒子径が肺へのデリバリーに適した1～5 μm程度になるという吸入粉末剤である。一方，口腔や咽頭への分布は，粒子密度の上昇に伴って増加するという報告もなされている。したがって，口腔内や咽頭に分布が少なく，肺へのデリバリーを向上させるためには，粒子密度を低下させるように製剤設計を行うことが重要である。

③粒子形状

薬物やキャリアーの粒子形状は，流動性，含量均一性および粒子の再分散性等に関与しているだけでなく，空気力学的な性質にも大きく関係する。薬物の粒子形状を変更することにより，性能が向上した例として，Ikegamiらは，薬物結晶の形状を板状から針状に変更した場合，吸入システムの性能を表す有効粒子割合が約7.5倍増加したことを報告している。

④吸湿性

吸湿性の高い薬物は，高湿度下で凝集しやすいことが数多く報告されている。処方面における改善方法の一例として，ラウリン酸やカプリン酸等の脂肪酸で粉末をコーティングすることにより，高湿度条件下での粒子の凝集を防止している。また肺内の相対湿度はほぼ100%であることから，吸湿性により粒度分布が変化しやすい処方では，肺内で凝集する可能性も考えられる。

⑤静電気

ジェットミル法やスプレードライ法で製造した微粒子製剤をリザーバー型のマルチドーズタイプの吸入デバイスに充てんして使用する場合，計量時に静電気が発生しやすく，特に，乾燥した冬場では，デバイス内で発生する静電気が，噴射量や性能に影響することが予想される。これは，基本的には，粒子と粒子の衝突により，静電気が発生することに起因している。

静電気対策には，粉末の帯電を直接に除去する方法として一般的にイオナイザー（気体中の分子をイオン化させ，発生させたイオンにより静電気を中和する装置）を使用する。デバイスの帯電を防止する場合には帯電防止樹脂をプラスチックパーツに練り込む，もしくは塗布する等の方法がある。

⑥再分散性

原薬粒子の再分散性を向上させるには，粒子間の付着力を弱めて，一次粒子への再分散を促進させる必要がある。一般的な吸入粉末剤の製剤化手法であるジェットミル法やスプレードライ法で製造した1～5 μmの微粒子は，そのままの状態では流動性に乏しいため1回投与量を定量的に計量することは難しく，付着性が高いために一次粒子への再分散性も良くない。これらの問題の対処法としては，微粒子化された薬剤を流動性に優れた粒子径を有する乳糖に付着させる方法，あるいは微粒子化された薬剤を単独で弱い粉架橋を有するように造粒する方法が用いられている。

3.3　肺分布に影響を及ぼす生理学的要因

①吸入流量

吸入流量は，肺内分布に影響する重要な生理学的要因の1つである。一般的に吸入粉末剤では，吸入流量が多いほど肺への送達率は高くなる傾向がみられる。換言すれば，肺内分布量は年齢，性，病態などに影響を受けやすいといえる。吸入粉末剤の開発においては，できるかぎり肺内分布への吸入流量依存性を少なくすることが重要である。

②一回換気量と息止め

一回換気量が大きくなると，粒子が肺の深部まで到達しやすくなる。また，肺胞領域での粒子の沈着を増加させるためには，息止めが重要である。

4　計量式マルチドーズタイプ吸入粉末剤：Swinghalerの開発[5)]

4.1　Swinghalerの開発のコンセプト

吸入粉末剤のデバイスは，その機能性に基づいて，カプセルなどに充てんされたユニットドーズタイプ，マルチユニットのブリスターに薬剤を充てんしたマルチユニットタイプおよびリザーバー内の薬物を計量吸入する機構を装備した計量式マルチドーズタイプに分類できる。デバイスの種類はその機能性と医薬品の効能・効果のバランスに基づいて使い分けられるが，デバイスが異なるという実情は，患者にとって操作が多様化し使いにくくなる。特に高齢者，小児，外国籍といった患者層では使用説明書を通して理解を促すことが困難な場合もあり，問題視されているのが現状である。数多くの吸入粉末デバイスが開発されている中で，新しくデバイスを開発するためには，治療薬剤の肺内送達性と携帯性が優れることに加えて，高齢化・多様化社会に対応するべく，使用方法の「わかりやすさ，使いやすさ」を目標に設計する必要がある。これらのことを踏まえ，高齢者や小児でも確実に投与できることを重要視し，他社との差別化も念頭におき，Swinghaler開発のコンセプトは，①小型で携帯性に優れること，②操作が簡便であること，③薬物を肺内に効率よく送達させること，④吸入流量依存性が少ないこと――とした。

4.2　キャリアー法を用いた製剤設計

吸入粉末剤の品質として薬効に連動する肺内送達性および安全性には，処方組成とそれぞれの添加剤の物性が大きく影響する。安全性の観点で，肺内投与で担体として使用可能な添加剤は実績により非常に限定され，乳糖を担体とする場合が多い。一方，薬効についての肺内送達性に関係する計量安定性および高い微粒子の生成量を確保するには，デバイス側の計量および再分散に係る機構も重要ながら，医薬品粉末における原薬粒子の分散性および粉末自体の流動性といった物理的因子が深く関係する。加えて，計量安定性の観点より，かさ密度の変化が大きい処方は避けるべきである。これらの点で，原薬および乳糖の粒子径や粒度分布の制御は非常に重要であり，また混合条件も影響を及ぼす因子となる。

通常，原薬粒子は肺への送達性の観点より，ジェットミル等で微粒子化した5 μm以下の粒子径とする。一方，キャリアーとしては，数十～数百 μmの乳糖を用いる。処方化の際には，比較的に原薬粒子の粒子径に近い微粒子化した乳糖を微量添加することによって，原薬粒子の間隙に入り込んで塊砕を促進させて分散性を高めたり，乳糖表面の凸凹点への定着において原薬粒子と競合させて剥離しやすくして薬剤の肺への送達性を向上させるといった工夫を加える。この原薬粒子とキャリアーである乳糖粒子の付着には，Van der Waals力，静電気（クーロン）力，液架橋力等が相加的に作用していて，これらの力の総和が原薬粒子の自重（重力）に勝ることにより，剥がれ落ちないようにバランスが保たれている。一方，デバイスは患者の吸気の力を利用して受動的に粉末を飛散させて気流に乗せ，デバイス内で慣性の法則により衝突させることで衝撃を与えてこのバランスを破壊し，乳糖表面から原薬粒子を剥離させて微粒子を生成（エアロゾル化）する機能を有している。

4.3　デバイスのデザイン

Swinghalerのデバイスの外観を図1に示した。小型であるとともに，スマートな直方体で携帯性に優れたデザインである。

4.4　性能評価[6)]

1）有効粒子割合の評価

三種のステロイド剤（ベクロメタゾンプロピオン酸エステル，ブデソニド，フルチカゾンプロピオン酸エステル）について，Swinghalerの肺への送達率をMulti-Stage Liquid Impinger（MSLI）により評価した。MSLIの装置図と流量50 L/minで吸引したときの各ステージに捕集

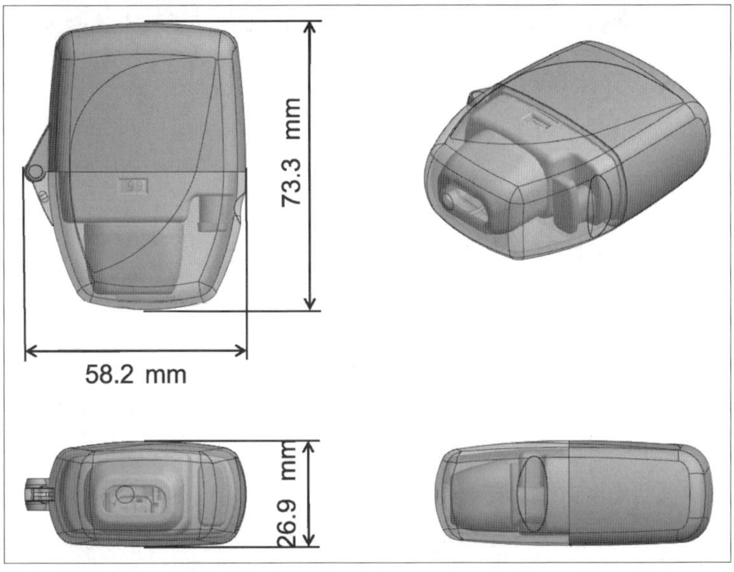

図1　Swinghalerデバイス外観

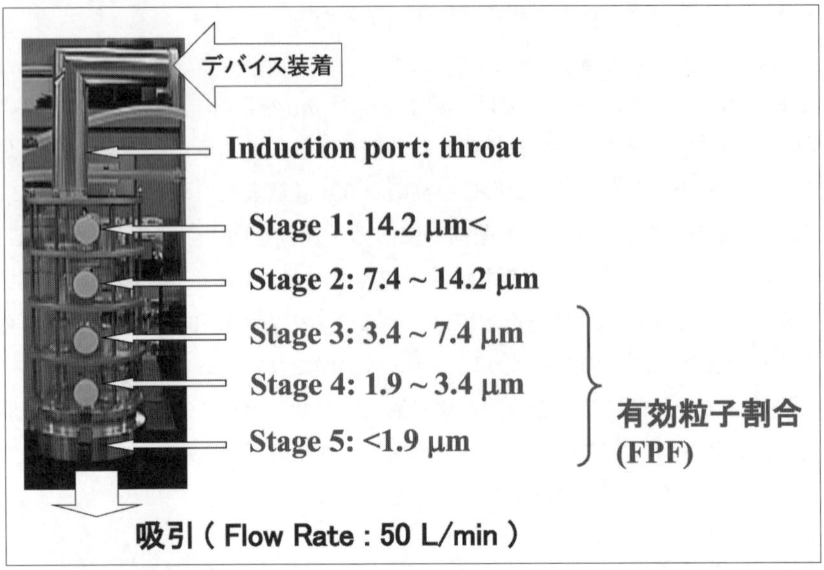

図2　MSLI 装置と各ステージの空気力学的粒子径

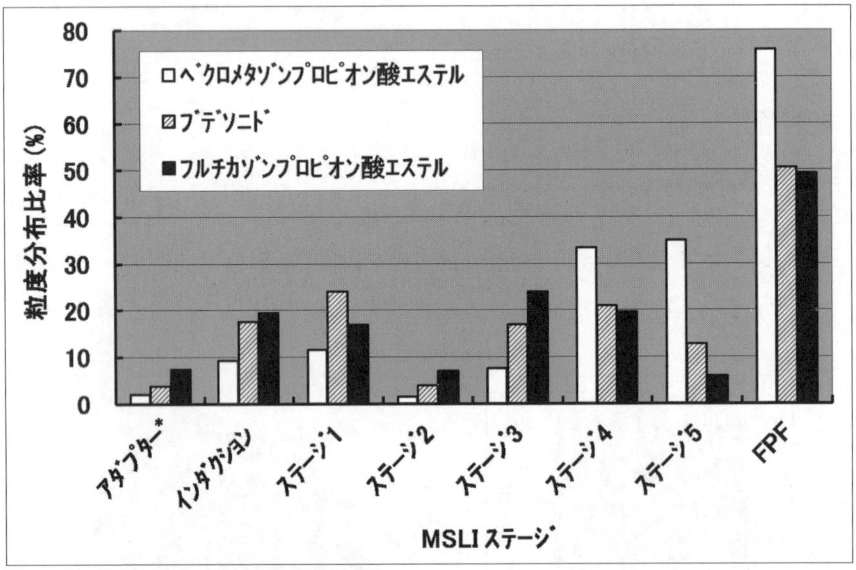

図3　MSLI による Swinghaler の評価
（三種ステロイドの有効粒子割合（FPF））
＊：Induction port とデバイスを装着するためのシリコンゴム等で形取った治具

される空気力学的粒子径を図2に示す。

各ステージに捕集された薬物量を測定し，回収した総和に対するステージ3〜5の和の割合を有効粒子割合（FPF）とし，肺への薬物送達率の指標とした。

Swinghaler の評価結果を図3に示す。

Swinghaler での三種のステロイド剤の FPF は 50〜75％程度と高い有効粒子割合を示した。従来の DPI デバイスの肺への送達率は 10〜30％程度である[7]ことから，Swinghaler は肺に薬物を効率的に送達できると期待される。

2）吸入流量依存性評価

ステロイド剤ブデソニドについて，MSLIによりSwinghalerの吸入流量依存性をX社のDPI（Swinghalerと同じ計量式マルチドーズタイプ）と比較評価した。吸引速度10～90 L/minと変化させたときの有効粒子薬物量の推移を図4に示す。吸引速度60 L/min以上では両者間にほとんど差はみられなかったが，小児あるいは高齢者の吸入流量と推察される20～40 L/minでは，SwinghalerはX社DPIに比べて，明らかに高い有効粒子薬物量を示した。さらに両ブデソニドDPIについて，臨床試験で健常成人被験者を対象に，分析時の感度を考慮して4吸入分を経肺投与した後の血漿中ブデソニド濃度を比較検討した。ブデソニドは経口吸収がほとんどないことから，経肺投与後の血漿中濃度は薬剤の肺への送達率を反映していると考えられる。これらの吸入開始より100 msec時点での吸入流量（IFR）で3群（IFR≦40 L/min，40＜IFR≦50 L/min，50 L/min＜IFR）に層別した結果を図5に示す。各群での血漿中ブデソニド濃度のバラツキはSwinghalerのほうがX社DPIに比較して少ないのに加え，IFRが40 L/min以下の群で両者に差が認められた。Swinghalerはいずれの群も同程度の血漿中濃度を示したのに対し，X社DPIではIFRが40 L/min以下の群で，他の群に比較して低い血漿中濃度を示した。この結果は，Swinghalerが吸入流量の低い患者層においても肺への薬物送達の確実性が高いことを示唆するものである。

以上の*in vitro*，*in vivo*系実験の結果より，Swinghalerの吸入流量依存性は，従来のDPIより少ないことが期待される。

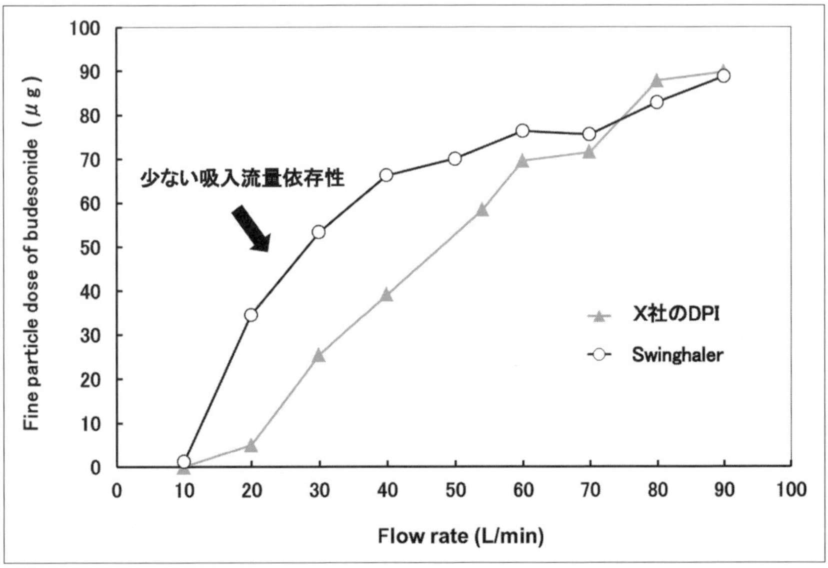

図4　MLSIによるブデソニドDPIの有効粒子薬物量に及ぼす吸引流量の影響

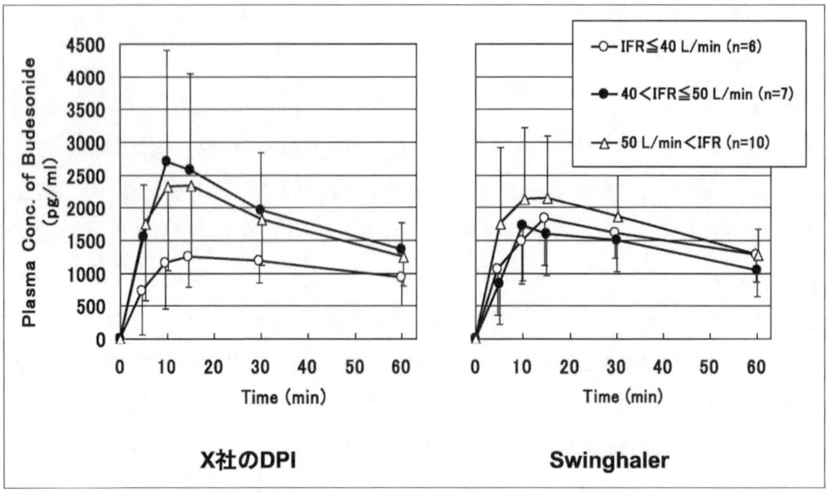

図5　健常成人にブデソニド投与後（200 μg×4 吸入）の血漿中濃度
（初期吸入流量依存性を Swinghaler とX社 DPI とで比較）

4.5　操作性

Swinghalerの操作方法と吸入方法について，図6に示す。

①防湿キャップを開ける。

②吸入可能数カウンターのある面を上に向けて水平に持ち，押しボタンを押す（計量部に一回分の薬剤がセットされる）。

③マウスピースをくわえる前に，軽く息を吐く。

④マウスピースをくわえて，早く深く息を吸入する。

⑤マウスピースから口を離して，軽く数秒間，息止めをする。

⑥防湿キャップをしっかり閉じる。

複数回を吸入する場合には，②～⑤を繰り返し行う。極めてシンプルな操作であり，誤操作が起きにくいことを期待できるデバイスである。

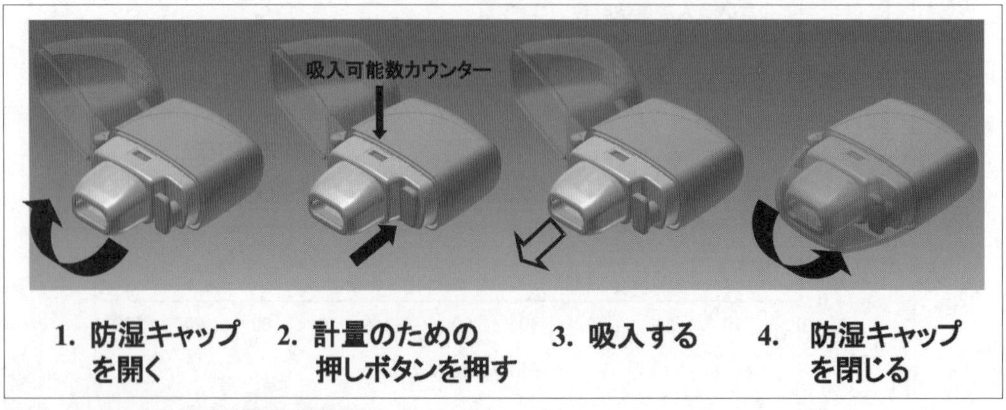

図6　Swinghaler の吸入操作方法

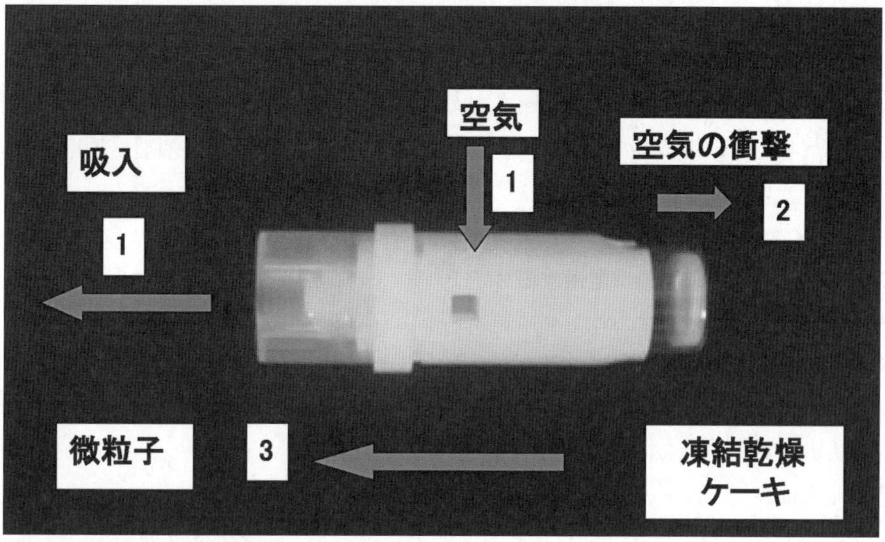

図7　ODPI システムの概要

5 ユニットドーズタイプ吸入粉末剤：ODPI システムの開発[8,9]

吸入粉末剤の製剤化には主にジェットミル法やスプレードライ法を用いて，製造工程中で経肺投与に適した5 μm以下の微粒子の設計を行っている。このような粒子設計は，製剤研究者の視点からすれば，当然のように，あらかじめ製剤工程中で調製しなければならないという既成概念に基づいている。しかし，患者の視点で考えた場合，吸入剤は必ずしも製造工程で微粒子化する必要はなく，吸入時，つまり，患者の体内に入るまでに吸入に適した微粒子が生成していれば良いという発想の転換，すなわち，患者の視点で吸入剤を考え，従来の吸入剤の製剤設計の既成概念を脱却して生まれたのがODPIシステムである。

このODPIシステムは，不安定なタンパク質やペプチドなどの高分子医薬品の製造に適した凍結乾燥法と，空気力学的に有利な多孔性を有する凍結乾燥ケーキに着目し，図7に示すように，吸気と同調して空気が導入され，その空気衝撃により，はじめて凍結乾燥ケーキが瞬時に経肺投与に適した微粒子になる新しい概念の吸入粉末システムである。

以下にODPIシステムの特徴を概説する。

5.1　製造方法および製剤の形態

ODPI製剤は，凍結乾燥法により製造され，しかも微粒子の集合体ではなく凍結乾燥ケーキであるため，従来の吸入粉末剤の製剤設計時に課題とされる微粉末の流動性向上と一次粒子への容易な再分散について考慮せずに済むという利点がある。その凍結乾燥ケーキはユニークな網目状の非常にポーラスな構造体であるため，非粉末状の塊であるにもかかわらず，空気の衝撃により瞬時に微粒子化する特長を有する。すなわち，製剤化の工程は凍結乾燥のみで，極めて簡便である。

5.2 デバイス

ODPIデバイスには，自己吸入型吸入粉末デバイスと自己噴射型吸入粉末デバイスがあり，いずれも空気の通路と微粒子の排出通路を有するシンプルな構造で携帯性に優れたデバイスである。したがって，デバイスの設計には豊富なバリエーションを有し，薬剤，治療目的に最適なデバイスを設計することができる。

ODPIデバイスの構造的な特長の1つに，口腔内への吸気の導入にあたり，凍結乾燥ケーキより生成された薬剤の微粒子が通過するメインルートの周囲に独立したサブルートを配置した点があげられる。この構造により，メインルートから噴射される薬剤の微粒子がサブルートから導入される空気で包み込まれて拡散しないというエアカーテン効果が生まれ，薬剤の口腔内残存量や気道内沈着量の減少が期待できる。なお，製剤（バイアル）のデバイスへの装着と基本的な吸入方法を以下に示した。

①バイアルに付いているプラスチックのふたを外す。

②バイアルをテーブルに乗せ，マウスピースが上になるようにデバイスを持ち，デバイスのケースをバイアルに被せ，デバイスを上から下へ押せない程度まで強く押し込む。

③マウスピースに息を吹きかけないようにゆっくり息を吐き出し，口にマウスピースをくわえる。デバイスを持つときは，空気取り入れ口を塞がないように注意する。

④マウスピースを口にくわえたら，最初から思いっきり強く一気に吸い始め，できるだけ長く息を吸い込む。その後，口からデバイスを外し，可能なかぎり息止めをした後，ゆっくり鼻から息を吐き出す。

5.3 性能評価（吸入流量依存性の評価）

1）デバイス流量の設定

一般的に，吸入粉末デバイスの欠点として，吸入流量の増加に伴って性能が向上することが数多く報告されている。吸入流量依存性を回避できる理想的な吸入粉末デバイスを設計する一つの方策として，患者層に関係なく，デバイスに流れる空気流量をある範囲内に制御することである。つまり，デバイスに流れる空気流量を一定にすれば，性能も一定になるという考え方である。このとき，デバイスにおける吸入抵抗が大きすぎると吸入流量のバラツキは減少するが，吸入するのが困難になるため，デバイス設計には，幅広い患者層に対応できる吸入流量と吸入抵抗の設定が重要である。そこで，各種抵抗値を有する流量計を用いて，10代から80代までの男性と女性の吸入流量を10代ごとにn＝10～14で測定した。その結果，吸入流量のばらつきと吸入しやすさを考慮し，30 L/minで圧力損失として4 kPa downとなるようにODPIデバイスを設計すれば，吸入流量のバラツキを20～40 L/min範囲内に収めることができることが明らかとなった。

2）健常人を用いたγ-シンチグラフィーによるODPIシステムの評価

γ-シンチグラフィーを用いて，ODPIシステムにおける被験者の吸入流量と肺内分布の関係を調べた結果を図8に示す。なお，使用したODPIデバイスおよびγ-シンチグラフィーでのイ

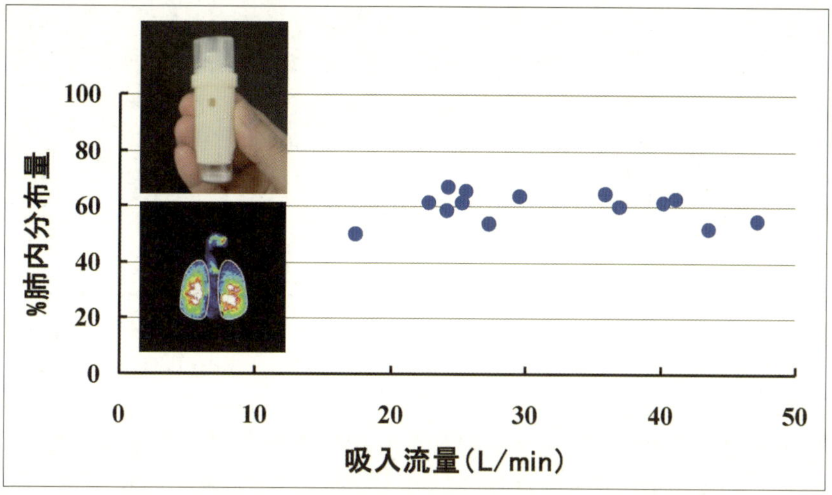

図8　ODPI システムにおける薬剤の肺内分布量に及ぼす吸入流量の影響
(%肺内分布量：製剤含量に対する肺内分布量)

メージを図中に併記した。その結果，最大吸入流量の 17～47 L/min の範囲内では，肺内分布量はいずれの吸入流量においても 50～70％であった。このことは，ODPI システムが 20～40 L/min の吸入流量の範囲内において，吸入流量依存性がほとんどなく，薬剤をバラツキなく肺内へデリバリーできるシステムであることを実証するものである。

6　あとがき

吸入剤の中でも，最近，吸入粉末製剤が注目され，数多くのデバイスが開発されてきている。その中で，患者目線から現在の市場における既存製品の製剤的課題を抽出して改善することを最重要視したマルチドーズタイプの Swinghaler と，高分子医薬品の吸入剤への適用を目指して既存製品の概念にとらわれない発想の転換から生まれた新規ユニットドーズタイプの ODPI の二種類の吸入粉末システムにまつわる開発経緯と，その特長について詳述した。これらのシステムがあれば，低分子からタンパク質，ペプチドおよび核酸医薬等の高分子まで，ほとんどの医薬品の肺内および経肺適用が可能と考えられる。

現在，吸入剤として上市されている医薬品のほとんどは肺局所疾患をターゲットとしたものである。経肺投与による全身系への適用は，注射剤に代わりうる非侵襲的ルートとして注目を集めているが，患者目線からすれば，無痛針による皮下投与等，注射剤の中にも使いやすいものが開発されてきている。このような業界の背景を踏まえつつ，吸入剤の本質について再考し，患者の立場から経肺ルートのメリットについて十分に考察して開発を進める必要がある。「なぜ吸入剤なのか？」，「なぜ経肺投与なのか？」という質問に自信をもって答えられることが重要である。

参考文献

1）山下親正：第十六改正日本薬局方解説書 製剤総則 吸入剤，廣川書店（2011）
2）佐藤哲也：吸入剤及びスプレー剤，最新製剤学 第4版，334-349，廣川書店（2016）
3）山下親正：医療ニーズを踏まえた吸入システムの設計，*PHARMSTAGE*，10（5），4-7（2010）
4）山下親正：粉末吸入剤におけるDDS技術の現状と未来，*Drug Delivery System*，21（4），417-425（2006）
5）Sato T., et al. : Swinghaler: *in vitro* and *in vivo* performance of a novel dry powder inhaler. The Aerosol Society, *Drug Delivery to the Lungs XVI*, 234-235（2005）
6）佐藤哲也：吸入剤の特性評価試験法，最新製剤学 第4版，445-448，廣川書店（2016）
7）Hans BMD, et al. : Delivery of inhaled medication to children, Journal of Asthma, 34（6）, 443-467（1997）
8）山下親正：新しい概念の粉末吸入システムの開発 – Otsuka Dry Powder Inhalation System –，呼吸，30（4），337-339（2011）
9）山下親正：凍結乾燥ケーキを用いた吸入量依存性の少ない粉末吸入システム，薬剤学，72（2），111-116（2012）

Column 吸入粉末剤への長い旅路

喘息患者に向けて自社化合物であるβ刺激薬が1980年に販売されてから，四半世紀にわたる長い製品開発の道のりを経て，錠剤，シロップ剤，顆粒剤，ドライシロップ剤，吸入液剤，吸入エアゾール剤に続く7剤形10製剤目として，2005年に吸入粉末剤が患者の手元に届けられた。この後，11製剤目として吸入エアゾールにアクチュエーターと一体化する形態でドーズカウンターが装着され，12製剤目において独自開発した吸入粉末剤用デバイスであるSwinghalerが採用されて，今日に至っている。この7剤形12製剤群の中には，患者および臨床現場での利便性を追求し続けた結果として，小児用エアゾール剤，吸入液剤のユニットドーズも含まれる。さらに，握力が弱いユーザー向けにはエアゾール用の噴射用補助具が開発されて，同補助具にはドーズカウンターの視認性アップ用の拡大レンズも同時に装着されたり，吸入エアゾール剤の同調性確保のためのスペーサーや吸入粉末剤の適用可否を判断するための吸入流量の指標とする吸入練習用のホイッスル開発等の，製品開発とは異なるオフラインでの逸話も数多くある。つまり，これらの製品群開発の歴史は単なる収益確保の効率的な追求ではなく，まさに臨床現場と真摯に向き合っての試行錯誤に基づく育薬そのものと考えている。また，この間，研究者の自尊心と自負のもと，先達から一貫して患者目線での使いやすさの追求が不文律として愚直に守られ，自社における製剤研究所としての伝統文化が育まれた。この私達の製剤研究所の建屋には，創業者によって，イソップ寓話の“北風と太陽”になぞらえてイソップサンというニックネームが付けられたが，上述のように，患者にやさしく寄り添いつつ最良の策を講じ続けてほしいという意思が込められている。

問　題

［第1問］ 吸入剤に関する次の記述の正誤について，正しい組み合わせはどれか。

a 吸入剤は，患者の吸入力およびエアロゾル噴霧と吸気との同調性の組み合わせで使い分ける。

b 薬物粒子を肺へ効率良くデリバリーさせるためには，1～5 μmの粒子を用いる。

c 薬物粒子の肺への到達性は，密度に依存しない空気力学的粒子径で評価する。

d 吸入粉末剤は他の吸入剤と比較して，性能が患者の吸入流量による影響を受けにくい。

e 吸入粉末剤の薬物粒子の製造工程として，ジェットミル法やスプレードライ法が用いられる。

	a	b	c	d	e
1	正	誤	正	誤	正
2	誤	正	誤	正	誤
3	正	誤	誤	誤	正
4	誤	正	正	誤	正
5	正	正	誤	誤	正

［第2問］ ヒトの肺に関する次の記述の正誤について，正しい組み合わせはどれか。

a 肺胞の総表面積はテニスコートの約1面分に相当する。

b 肺の気道領域の線毛細胞は表面を覆う粘液層とともに，異物を外へと排出する役割を担う。

c 肺は気管から20分岐以上を経て，肺胞へとつながる。

d 肺サーファクタントの構成成分は，主にタンパク質であり，微量の脂質成分が含まれる。

e 肺は消化管に比較してタンパク質分解酵素の存在が少ない。

	a	b	c	d	e
1	正	誤	正	誤	正
2	誤	正	誤	正	誤
3	正	誤	誤	正	誤
4	誤	正	正	誤	正
5	正	正	誤	誤	正

［第3問］ 吸入粉末剤のエアロゾル発生の機構について，原薬，担体（キャリアー），デバイスの観点より，原理を交えて説明しなさい。

正解と解説

第1問

正解	5
説明	a　正 b　正 c　誤　空気力学的粒子径は，密度に依存して規定される。 d　誤　吸入粉末剤は患者の吸入流量により，性能に影響を受けやすい。 e　正

第2問

正解	4
説明	a　誤　肺胞の総表面積はテニスコートの約2分の1面分に相当する。 b　正 c　正 d　誤　肺サーファクタントの組成は90%の脂質と10%のタンパク質である。 e　正

第3問

正解 説明	通常，吸入粉末剤の原薬には，肺への送達性の観点よりジェットミル等で微粒子化した1～5μmの粒子が用いられ，担体には数十～数百μmの乳糖が用いられる。原薬粒子は，乳糖粒子との間のVan der Waals力，静電気（クーロン）力，液架橋力等による付着力の総和とその自重とのバランスにより，乳糖表面に付着している。デバイスは患者の吸気の力を利用して受動的に粉末を飛散させて気流に乗せ，デバイス内で慣性の法則により衝突させることで衝撃を与えてこのバランスを破壊し，乳糖表面から原薬粒子を剥離させて微粒子を生成（エアロゾル化）する。

著者の略歴

1990年3月　長崎大学大学院工業化学科修士課程修了

同年4月　大塚製薬株式会社製剤研究所入社

2010年4月　大塚製薬株式会社製剤研究所製剤第二室室長

鼻に適用する製剤の製剤設計と開発

丸尾　享

POINT

点鼻剤製剤設計のポイント

鼻腔内投与における薬物の吸収性は，経口投与に比べて一般的に良好であるといわれているが，一度に投与可能な投与量の制約があり，製剤処方設計において経鼻吸収性を向上させる工夫が必要となる。ただし，鼻は繊細な感覚器官でもあるため，その方法は安全性や使用感に十分に配慮したものでなければならない。

また，点鼻剤が水性懸濁液となる場合には，薬物の化学的な安定性だけでなく分散安定性にも留意した製剤処方設計が求められる。また，繰り返し使用するマルチドーズタイプにおいては，微生物の発育阻止のための保存剤の添加が必要となるが，製剤処方との配合性に問題を起こさない保存剤の選定が必要となる。さらに点鼻剤は投与デバイスにより鼻腔内に噴霧されるが，噴霧特性は製剤処方と投与デバイスの両方が関係するため，製剤処方の投与デバイスへの適合性にも留意が必要となる。

1 はじめに

鼻に適用する製剤として，花粉症に適用されるアレルギー性鼻炎の治療薬が代表的なものであるが，薬物吸収が早い（作用発現が早い）ことやペプチドなどの分子量の大きな薬物に対しても良好な透過性を示すことから，全身作用を目的とした製剤も上市されている。また，近年は免疫誘導（ワクチン）や脳へのデリバリーに適した投与ルートとして，活発な研究開発が行われている[1]。

鼻に適用する製剤について，本シリーズ「非経口投与製剤の製剤設計と製造法」[2]の中で鼻腔の解剖学的・生理学的特徴やそれら特徴を踏まえた製剤設計の基本的な考え方が記載されていることから，本章では製剤設計から最終的な製品を開発していく過程で直面する検討課題について，具体的にイメージが把握できるように解説したい。

2　点鼻剤の製剤設計

2.1　製剤設計で考慮すべき要因

鼻に適用する製剤として日本薬局方では点鼻液剤と点鼻粉末剤が記載されている。製剤設計にあたっては，主薬の物性（分子量，溶解性，膜透過性，粒子径など）を踏まえた上で考慮すべき代表的な要因をそれぞれ図1，2に示す。いずれの製剤に関しても機能に関する要因（経鼻吸収性や噴霧特性など）と品質に関する要因（安定性など）とに分けて考えるのがよい。

点鼻液剤の場合，経鼻吸収性の観点から考慮すべき代表的な要因は，添加剤の種類，添加剤の組成，主薬含量，粘度，浸透圧などがある。経鼻吸収性を向上させる方法として，吸収促進

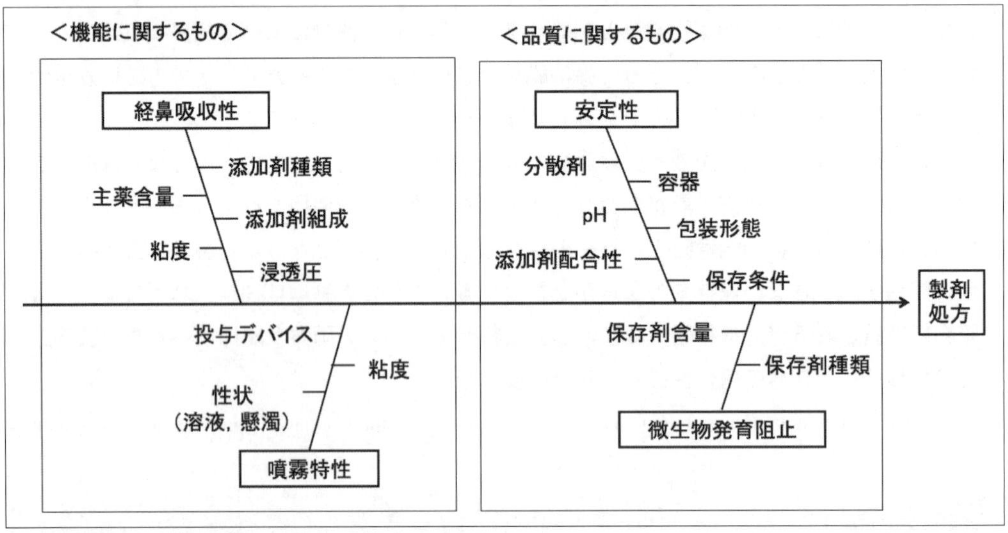

図1　点鼻液剤の製剤設計において考慮すべき要因

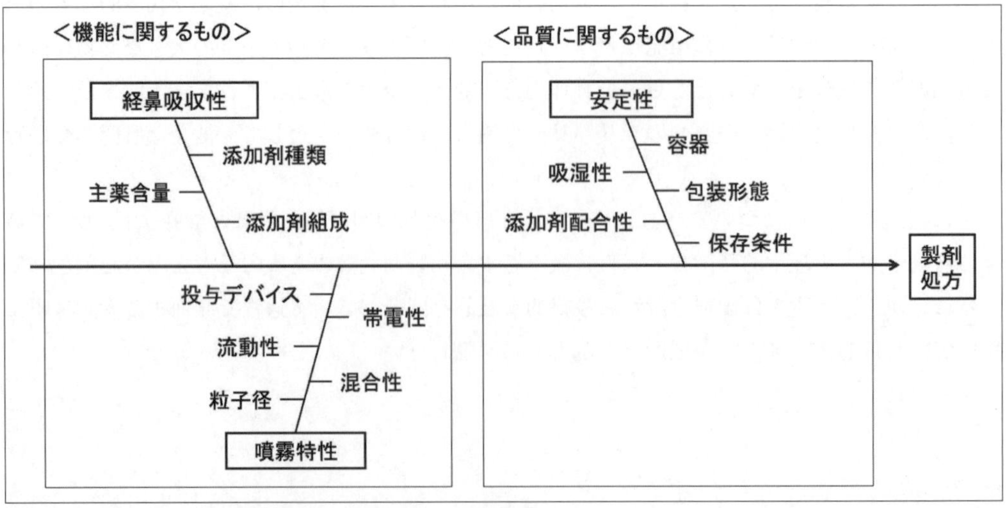

図2　点鼻粉末剤の製剤設計において考慮すべき要因

剤の利用は，局所刺激性の観点から一般的には行われていない。鼻粘膜表面の繊毛運動による食道側への薬剤排出を遅らせ，鼻腔内での滞留性を高めることで経鼻吸収性を向上させる方法が採られることが多い。鼻腔内での滞留性を高めるために増粘効果のある添加剤が利用されるが，経鼻吸収性の向上に対する効果は，薬物によっても変わることがあることを認識しておく必要がある。

まず，噴霧特性の観点から考慮すべき代表的な要因は，粘度，性状（溶液，懸濁など），投与デバイスなどがある。製剤設計としては，製剤の処方設計が優先されることになるが，噴霧特性には製剤処方と投与デバイスの両方が関係するため，投与デバイスへの適合性も念頭におきながら処方設計を進めるのが望ましい。なお，投与デバイスについては後述する。

次に，安定性の観点から考慮すべき代表的な要因は，添加剤配合性，pH，分散剤（懸濁液剤の場合），容器，包装形態，保存条件などがある。添加剤配合性，容器，包装形態，保存条件等については，他の剤形における製剤設計と考え方は基本的には同様である。点鼻液剤は水性液剤であるため，薬物が低分子化合物の場合は懸濁液となるケースが多く，分散剤の選択は重要である。その際，特に長期保存における分散安定性の評価が大切である。

さらに，マルチドーズタイプの点鼻液剤においては微生物発育阻止の観点から，保存剤の種類やその含量が考慮すべき要因として挙げられる。長期間にわたって使用される薬剤では，できるだけ安全性の高い保存剤を選択することが望ましい。なお，最近では菌の侵入を防ぐ投与デバイスが開発されてきており，保存剤フリーの製剤処方も可能になってきている。

点鼻粉末剤の場合，経鼻吸収性の観点から考慮すべき代表的な要因として，添加剤の種類，添加剤の組成，主薬含量などがある。経鼻吸収性を向上させる方法は，鼻腔内での滞留性を高めることなど液剤の場合と同様に考えることができる。

また，噴霧特性の観点から考慮すべき代表的な要因は，帯電性，流動性，粒子径，混合性，投与デバイスなどがある。粒子径は鼻腔内に沈着する数十ミクロンから百ミクロン程度のサイズに調整する必要がある。また，帯電性，流動性，混合性等の粉体特性に関わる因子のコントロールが重要となる。

また，安定性の観点から考慮すべき代表的な要因は，吸湿性，添加剤配合性，容器，包装形態，保存条件などが挙げられる。点鼻粉末剤に特有なものとしては吸湿性が挙げられるが，吸湿性に関しては，保管時だけでなく，製品の使用時における吸湿性についても考慮した製剤設計を行うことが必要である。

なお，点鼻粉末剤においては，適切な処方設計，デバイス設計および包装を行えば，マルチドーズタイプであっても微生物発育阻止を目的とした保存剤の配合は不要となり，保存剤フリーの点鼻剤とすることができるメリットがある。

2.2　点鼻剤の処方成分

上市されている点鼻液剤の処方成分の例を**表 1** に示す。鼻腔内での薬剤の滞留性を高めるため，あるいは懸濁液における分散安定性を確保するためのポリマー基剤として，結晶セルロース・カルメロースナトリウム，ヒプロメロース，カルボキシビニルポリマー，ポリビニルアル

表1　点鼻液剤の処方成分

No.	製品名	有効成分	適応症	添加剤
1	ナゾネックス点鼻液 50μg 56噴霧用	モメタゾンフランカルボン酸エステル水和物	アレルギー性鼻炎	結晶セルロース・カルメロースナトリウム ベンザルコニウム塩化物 ポリソルベート80 グリセリン pH調整剤
2	フルナーゼ点鼻液 50μg 28噴霧用	フルチカゾンプロピオン酸エステル	アレルギー性鼻炎， 血管運動性鼻炎	結晶セルロース，カルメロースナトリウム 濃ベンザルコニウム塩化物液50 フェニルエチルアルコール ブドウ糖 ポリソルベート80 pH調整剤（希塩酸）
3	リボスチン点鼻液 0.025mg 112噴霧用	レボカバスチン塩酸塩	アレルギー性鼻炎	ヒプロメロース ベンザルコニウム塩化物液 エデト酸ナトリウム水和物 プロピレングリコール ポリソルベート80 無水リン酸一水素ナトリウム リン酸二水素ナトリウム一水和物
4	ナイスピー点鼻液 50μg	ベクロメタゾンプロピオン酸エステル	アレルギー性鼻炎， 血管運動性鼻炎	カルボキシビニルポリマー ベンザルコニウム塩化物 エデト酸ナトリウム水和物 ポリソルベート80 濃グリセリン L-アルギニン 塩化ナトリウム 水酸化ナトリウム
5	ザジテン点鼻液 0.05%	ケトチフェンフマル酸塩	アレルギー性鼻炎	ポリビニルアルコール（部分けん化物） ベンザルコニウム塩化物 クエン酸 D-ソルビトール 炭酸水素ナトリウム
6	アラミスト点鼻液 27.5μg56噴霧用	フルカチゾンフランカルボン酸エステル	アレルギー性鼻炎	結晶セルロース，カルメロースナトリウム ベンザルコニウム塩化物液 エデト酸ナトリウム水和物 ブドウ糖 ポリソルベート80
7	デスモプレシン点鼻液0.01%	デスモプレシン酢酸塩水和物	中枢性尿崩症	日局クロロブタノール 日局塩化ナトリウム pH調整剤
8	ナサニール点鼻液 0.2%（先発品）	酢酸ナファレリン	子宮内膜症	ベンザルコニウム塩化物 D-ソルビトール 氷酢酸 pH調節剤
9	スプレキュア点鼻液 0.15%（先発品）	ブセレリン酢酸塩	子宮内膜症， 中枢性思春期早発症	ベンザルコニウム塩化物 クエン酸ナトリウム水和物 塩化ナトリウム pH調節剤

コール（部分けん化物）などが使用されている。これらポリマー基剤の構造，規格等を表2に示す。ポリマー基剤を用いる際の留意点としては，①粘度の規格幅が比較的広いものがあることから，製剤の品質や特性に対する粘度の影響を把握しておくこと，②銘柄・グレードが複数あるものがあり，銘柄・グレードによって特性や使用前例の有無が変わること，が挙げられる。

マルチドーズタイプの点鼻液剤では，微生物の発育阻止の目的で保存剤の添加が必要となる。点鼻液剤で使用される保存剤の例を表3に示す。ベンザルコニウム塩化物は，広範囲の微生物に対して抗菌効果を有する，抗菌効果がpHの影響を受けにくい，水への溶解性が高いことか

表２　点鼻剤で使用されるポリマー基剤

No.	ポリマー基剤	構造	規格	その他グレード等
1	結晶セルロース・カルメロースナトリウム	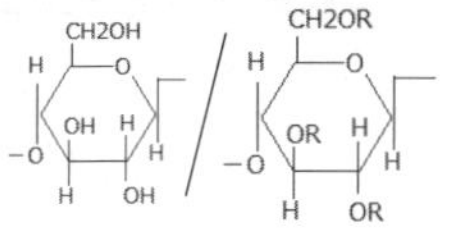 R=H, CH2COOH	・薬添規 ・粘度：表示粘度の60～140％	－
2	ヒプロメロース（2910）	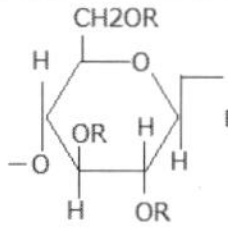 R=H, CH3, -(CH2−CH(CH3)−O)m−	・日局 ・粘度：表示粘度の80～120％（<600 mPa·s） 表示粘度の75～140％（>=600 mPa·s）	ヒプロメロース2208, 2906
3	カルボキシビニルポリマー	−(CH2−CH(COOH))n−	・薬添規 ・粘度：1,500～50,000 mPa·s	カーボマー934, 940, 941, 1342
4	ポリビニルアルコール（部分けん化物）	−(CH2−CH(OH))n−(CH2−CH(OCOCH3))n−	・薬添規 ・粘度：2～100 mm^2/s	ポリビニルアルコール（完全けん化物）

表３　点鼻剤で使用される保存剤

No.	ポリマー基剤	構造	特性
1	ベンザルコニウム塩化物	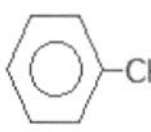 -CH2N(CH3)2R / Cl R=C8H17-C18H37	・広範囲の微生物に対して抗菌効果を有する ・pHの影響を受けにくい ・長期間の使用における毒性を懸念する報告もあり
2	パラベン（パラオキシ安息香酸アルキル）類	HO- 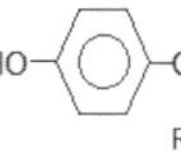 -COOR R=(CH2)n−CH3　n=0-4	・広範囲の微生物に対して抗菌効果を有する ・組み合わせて使用される ・pHの影響を受けにくい ・水に溶けにくい
3	クロロブタノール	Cl3C(CH3)2OH	・臭いあり ・水に溶けにくい ・上記1,2に比べ添加量が多い
4	ソルビン酸カリウム	CH3CH=CH-CH=COOK	・抗菌効果はpHの影響を受ける（低pHにおいて効果的）
5	エデト酸ナトリウム	(HOOCH2C)(NaOOCH2C)>NCH2CH2N<(CH2COOH)(CH2COONa)	・防腐力向上の目的で他の保存剤と併用して用いられる

ら汎用されている。一方，長期間の使用における毒性を懸念する報告もあり[3)]，添加量は必要最小限とすることが望ましい。その他の保存剤として，パラベン類，クロロブタノール，ソルビン酸カリウム，エデト酸ナトリウムなども用いることが可能であり，製剤処方との配合安定性，製剤中での保存剤自身の安定性や溶解性など製剤処方の特性と，製剤中の保存剤の保存効力に応じて適切な保存剤を選択するとよい。

その他の処方成分として，塩化ナトリウムやブドウ糖など浸透圧を調整するための等張化剤，ポリソルベートなどの湿潤剤，pH調節剤などが必要に応じて用いられる。

上市されている点鼻粉末剤の処方成分の例を表４に示す。現時点で国内に上市されている製

表4　点鼻粉末剤の処方成分

No.	製品名	有効成分	適応症	添加剤
1	リノコートパウダースプレー鼻用25μg	ベクロメタゾンプロピオン酸エステル	アレルギー性鼻炎，血管運動性鼻炎	ヒドロキシプロピルセルロース ステアリン酸マグネシウム ステアリン酸
2	ベクロメタゾン鼻用パウダー25μg「トーワ」	ベクロメタゾンプロピオン酸エステル	アレルギー性鼻炎，血管運動性鼻炎	ヒドロキシプロピルセルロース ステアリン酸マグネシウム ステアリン酸
3	エリザス点鼻粉末200μg	デキサメタゾンシペシル酸エステル	アレルギー性鼻炎	乳糖水和物

品が当社のリノコート®パウダースプレーを含めて数製品であり，参考にできる事例はまだ多くはない。いずれの製品においても薬物のキャリアのための賦形剤が用いられており，ヒドロキシプロピルセルロースや乳糖水和物が使われている。特許や論文ではこれら以外に結晶セルロース，カルボキシメチルセルロース，吸着樹脂，イオン交換樹脂などの利用が報告されている。また，粉体の流動性や付着性をコントロールするためにステアリン酸マグネシウムやステアリン酸などの滑沢剤が用いられている。

2.3　吸収促進の方法

経鼻投与における薬物の吸収性は，消化管等に比べ一般的に良好であるといわれているが，一度に投与できる薬物量の制約などもあり，さまざまな吸収促進の方法が研究されている。これまでに報告されている主な吸収促進の方法を表5にまとめた。

吸収促進の方法として，吸収促進剤を用いた化学的な吸収促進とその他のメカニズムを用いた吸収促進の方法に大別できる。化学的な吸収促進の方法としては，低分子吸収促進剤，高分

表5　吸収促進の方法

大分類	小分類	内容
化学的な吸収促進	低分子吸収促進剤	中鎖脂肪酸，リン脂質，界面活性剤などを用い，鼻粘膜との相互作用による吸収促進
	高分子吸収促進剤	カチオン性ポリマー（ポリアルギニン，キトサン等）による細胞間隙の緩和
	細胞膜透過ペプチド（CPPs）	細胞間隙の緩和ではなく，細胞への取り込み等別の機構による吸収促進
その他メカニズムの利用	粘膜付着・増粘効果	粘膜付着・増粘効果を利用した滞留性向上による吸収改善
	薬物溶解性改善	シクロデキストリン等による薬物溶解性の改善
	酵素分解抑制	酵素阻害剤を用いた安定化（主にペプチド）
	浸透圧調整	浸透圧差を利用した吸収促進

子吸収促進剤，細胞膜透過ペプチド（CPPs）などがある。低分子吸収促進剤としては，中鎖脂肪酸，リン脂質，界面活性剤などが報告されており，鼻粘膜との相互作用による吸収促進のメカニズムが考えられている。高分子吸収促進剤としては，ポリアルギニンやキトサン等のカチオン性ポリマーが報告されており，細胞間隙の緩和による吸収促進のメカニズムが考えられている。CPPsによる吸収促進のメカニズムは，細胞間隙の緩和ではなく，細胞への取り込み等，別のメカニズムによるものと考えられている。化学的な吸収促進のアプローチは，ペプチドやタンパク質等に対する高い吸収促進効果が期待される一方で，鼻粘膜に対する刺激性など安全性の懸念もある。特に長期間にわたって使用される製品においては，鼻粘膜に対する安全性に十分な配慮が必要と思われる。

吸収促進に利用されるその他のメカニズムとして，粘膜付着・増粘効果，薬物溶解性改善，酵素分解抑制，浸透圧調整などがある。粘膜付着・増粘効果を利用した方法は，鼻粘膜上の滞留性を向上させることで薬物の吸収性を改善する方法である。これまでに種々の粘膜付着性の粉体や増粘剤を用いた報告がなされており，汎用されている方法である。薬物溶解性改善を利用した方法については，シクロデキストリンによる報告などがある。酵素分解抑制を利用した方法は，酵素阻害剤を用いた薬物の安定化によるもので，鼻粘膜中の酵素により分解されやすい薬物の場合に有用な方法となり得る。浸透圧調整を利用した方法は，浸透圧差を利用した吸収促進の方法である。当社では浸透圧の低い側から高い側に水が移動することに着目し，製剤の浸透圧を低く調整することで，薬物の吸収性が顕著に向上することを見出した[4)]。このメカニズムとしては，鼻腔内に投与された製剤が，鼻腔内粘液との浸透圧差によって濃縮され，製剤粘度の増大と局所薬物濃度の向上により，薬物の吸収性が促進されるものと推察している。

また，上述したメカニズムの異なる複数の吸収促進の方法を組合せて用いることも可能であり，一つの方法で目標とする吸収性が達成できない場合には，複数の方法の組合せによるアプローチも考えられる。

2.4 投与デバイス

投与デバイスは噴霧特性に大きく関係することから，薬剤を適切に鼻腔内にデリバリーする上で重要である。

点鼻液剤の投与デバイスは，花粉症で用いられる点鼻剤に代表されるように，ワンプッシュで薬剤が投与できるため操作が簡便で，世界共通の使いやすいデバイスとなっている。薬液の投与量は，通常，片鼻腔あたり100 μL前後となっている。薬液量が多いと液だれが生じやすく，投与量の制約となっている。

投与デバイスを供給するメーカーは複数存在し，容易に入手可能である。また，製剤処方の特性（例えば粘度など）や用途（医療用，OTC用など）に応じたラインナップも揃っており，製剤設計の選択肢も広がっている。また，最近では横押しタイプや保存剤フリー用のデバイスなどの改良も進められており，投与デバイスによる製品の差別化・高付加価値化なども可能になってきている。

点鼻粉末剤の投与デバイスは，ユニットドーズタイプとマルチドーズタイプがある。ユニットドーズタイプは，投与ごとに1回分の薬剤が充てんされたカプセルを投与デバイスにセットして薬剤を噴霧する方式である。マルチドーズタイプは，投与デバイス内に複数回分の薬剤が格納されており，投与ごとに薬剤を計量して噴霧することができる。粉体の計量は，液体に比べて計量パーツへの充てんの疎密が生じやすいため，製剤処方のデバイス適合性も重要なポイントになる。

いずれのタイプについても，カプセルをセットする，または薬剤を計量する操作が必要となるため，点鼻液剤と比較して，投与の操作が煩雑となる。一方で，点鼻粉末剤は，保存剤フリーであることや一般的に点鼻液剤と比較して高用量の薬物投与が可能といったメリットがある。点鼻液剤と点鼻粉末剤のそれぞれにメリット，デメリットがあり，一概にどちらが優れているとはいえないが，患者にとって選択肢が多いことは有益といえよう。このあたりは，吸入剤におけるpMDI（pressurized meterdose inhaler：加圧式定量噴霧吸入器）とDPI（dry powder inhaler：ドライパウダー吸入器）とのケースと似ていると思われる。

また，点鼻粉末剤の投与デバイスは現状市販で購入できるものが少ない。当社では，マルチドーズタイプの投与デバイスをリノコート®パウダースプレーとして開発したが，その開発については本シリーズ「非経口投与製剤の製剤設計と製造法」[2)]を参照いただきたい。

3 点鼻剤の開発

最終的に点鼻剤を製品として上市していくためには，製剤設計だけでなく，点鼻剤の品質を規定し管理するために必要な試験方法の開発や商用生産のための製造プロセスの確立，さらに規制への対応なども同様に重要である。ここでは，点鼻剤の試験方法，プロセス開発，コンビネーション製品への該当性について述べる。

3.1 点鼻剤の試験方法

FDAガイダンス[5)]では点鼻液剤の*in vitro*試験方法について詳しく記載されており，参考とすることができる（点鼻粉末剤においては，該当する試験項目のみを参考にするとよい）。FDAガイダンスで規格に関して要求されている試験項目と内容を表6に示す。18種類の試験項目が記載されているが，その中で噴射質量（Pump delivery），噴射主薬量均一性（Spray content uniformity），噴霧されたスプレーの形状（Spray pattern and plume geometry），噴霧された液滴の粒子径分布（Droplet size distribution）は，測定時の噴射圧の違いが測定結果に影響を与える可能性があるため，測定における噴射圧を一定とする必要がある。また，特性解析に関して要求されている試験項目と内容を表7に示す。こちらでは12種類の試験項目が記載されており，両方合わせると非常に多くの試験項目とデータの取得が求められている。

噴射圧の違いが測定結果に影響を与える可能性がある試験項目においては，測定者間や疲労等による測定のバラツキを排除し，規定の噴射回数までの品質確保が求められる。そこで当社では，測定者が行う「質量測定→振とう→噴射→ノズル先端部の液だれの拭き取り→質量測定」の一連の作業を，「天秤への搬送→一定した振とう→一定した押し圧→ノズル先端部の液

表6　FDAガイダンスの要求事項（規格に関するもの）

No.	試験項目	試験内容
1	Description	性状観察（容器および施栓系，内容物を含む）
2	Identification	確認試験（内容物中の主薬の確認）
3	Assay	定量（内容物中の主薬含量測定）
4	Impurities and Degradation Products	類縁物質試験（0.1％以上の不純物を規格化）
5	Preservatives and Stabilizing Excipients Assay	保存剤及び安定化剤の定量（内容物中に添加した保存剤などの含量測定）
6	Pump Delivery	噴射質量（投与器から噴射された質量測定）
7	Spray Content Uniformity (SCU)	噴射主薬量（投与器から噴射された主薬量測定）
8	Spray Pattern and Plume Geometry	噴霧されたスプレーの形状（円の形と大きさ，噴射の広がり）
9	Droplet Size Distribution	噴霧された液滴の粒子径測定
10	Particle Size Distribution (Suspension)	懸濁液中の原薬粒子径測定
11	Particulate Matter	不溶性微粒子（製造，処方成分，容器施栓系からの混入物確認）
12	Microbial Limits	微生物限度試験
13	Net Content	内容物質量
14	Weight Loss (Stability)	質量減量（容器からの内容物蒸発を保存状態を変えて経時的に評価）
15	Leachables (Stability)	溶出物試験（容器施栓系の樹脂からの溶出物を経時的に評価）
16	pH	内容物のpH測定
17	Osmolality	内容物の浸透圧測定
18	Viscosity	内容物の粘度

表7　FDAガイダンスの要求事項（特性解析に関するもの）

No.	試験項目	試験内容
1	Priming and Repriming in Various Orientations	開封直後および保存後に必要なプライミング／リプライミング回数の設定，確認
2	Temperature Cycling	温度サイクル試験（冷凍（−10〜20℃）および40℃，12時間サイクル，4週間）
3	In vitro Dose Proportionality	力価（含量）違い製剤間における噴霧性能の同等性
4	Cleaning Instructions	洗浄方法および間隔の設定，確認
5	Device Robustness	落下・振動・衝撃などへの耐久性
5	Effect of Dosing Orientation	配置方法（水平・倒立等）が噴霧性能に及ぼす影響
7	Profiling of Sprays Near Container Exhaustion (Tail Off Characteristics)	表示量付近〜噴霧できなくなるまでの噴霧プロファイルを確認（充填量の妥当性）
8	Effect of Storage on the particle Size Distribution	安定性試験における保存期間と保存条件が噴霧初期から噴霧終了までの粒子径分布に及ぼす影響（懸濁製剤に適用　）
9	Plume Geometry	スプレーの形状（噴射の広がり）
10	Preservative Effectiveness and Sterility Maintenance	保存効力性能
11	Photostability	光安定性試験
12	Stability of Primary (Unprotected) Package	無包装での安定性試験（25℃/40%RH）

だれ除去→天秤への搬送」という機械操作に変換することで自動噴霧装置の開発を行った（図3）。これにより，タッチパネルで設定した所定の噴霧回数の測定を30個のサンプルについて自動で測定することが可能となった。

経鼻吸収性の*in vitro*試験方法は，繊毛運動による排出など生理学的特性の反映が難しいことから一般的には行われていない。そのため，動物を用いた*in vivo*経鼻投与試験が用いられ

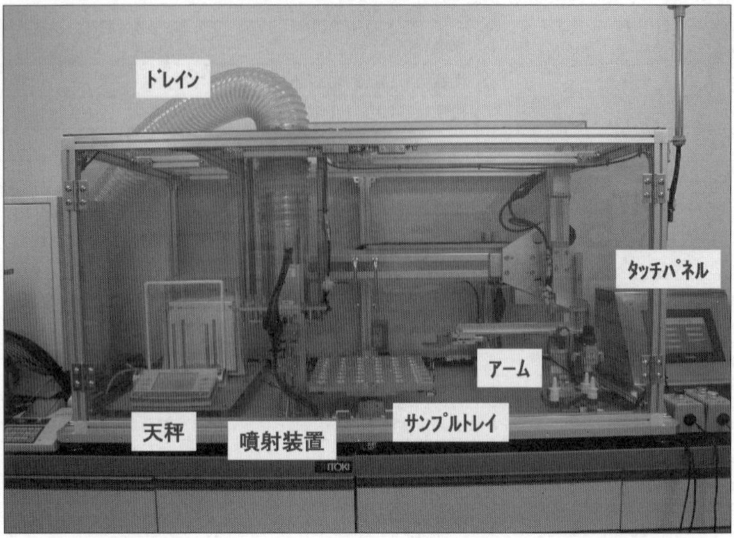

図3　自動噴霧装置

る。経鼻投与試験において，学術論文ではラットを用いた動物試験が多く報告されているが，ラットを用いる場合，鼻腔の構造がヒトと大きく異なることや投与方法・投与デバイスがヒトの場合と異なる点に注意が必要である。特に点鼻粉末剤の場合，投与した薬剤が適切に鼻腔内にデリバリーされていることを確認しておくことが大切である。経鼻吸収性の動物試験において，ウサギやサルを用いた報告は比較的多く，ヒト用の投与デバイスが使用できることもメリットとして考えられる。また，ウサギとサルでは表面積，容積，長さなど鼻腔の構造が類似していることが報告されている[6)]。

3.2　点鼻剤のプロセス開発

鼻に適用する製剤は点鼻液剤となるケースが多いことから，ここでは点鼻液剤のプロセス開発について述べる。

プロセス開発における検討事項として，製造フローの検討，重要工程の設定，工程パラメーターの検討，工程管理項目の設定，スケールアップ検討などが挙げられる。製造フローについては，薬物の安定性や添加剤の特性を考慮して，均一な製剤バルクが効率的に得られるように薬物や添加剤の溶解・分散・混合の順序等を設定する。重要工程の設定，工程パラメーターの検討，工程管理項目の設定等は，リスクベースで適切に設定する必要がある。特に懸濁液の場合，撹拌装置や充てん装置などの装置内はもとより，製造ラインも含めて製剤バルクの均一性を担保することが求められる。

スケールアップ検討においては，スケールが上がるにつれ，検討可能な実験回数が限られてくることに留意し，スケールに依存しないパラメーターを用いることが有用である。当社で撹拌装置としてホモミキサーを用いて実施した際の事例を示すが，スケールに依存しないパラメーターとして，周速度とパス回数を用いた。周速度とパス回数の計算式を図4に示すが，撹拌における運転パラメーターとして，ラボスケール段階で通常使用される回転数や撹拌時間

● **周速度**: $U(m/s) = \pi \cdot N \cdot D / 60$　N:回転数(rpm), D:撹拌翼羽根直径(m)

● **パス回数**: $n = T \cdot Q / V$　T:乳化時間(min.), Q:吐出量(L／min.), V:仕込み量(L)

$Q = Nq \cdot N \cdot D^3 \cdot 10^3$　Nq:吐出係数(0.1〜0.2)

図4　スケールアップ検討のパラメータ

は，周速度とパス回数の計算式を構成する複数の因子のうちの一つとなっている。周速度は撹拌翼羽根の両端における速度であり，せん断の強さを表す指標である。パス回数はホモミキサー部分を何回通過したかを表す指標である。

実際のスケールアップ検討では，小スケールにおいて，パス回数と周速度を組み合わせた広範囲な条件で詳細な検討を行うことで好適な製造範囲（デザインスペース）を設定した。このため，大スケールにおいては，好適な製造範囲内の限られた製造条件での検討とし，検証的にスケールアップ検討を実施することで効率化できた。

なお，スケールアップの方法論は一つではなく，撹拌装置の構造や装置メーカーによっても変わってくる。ここで，複数の撹拌機構が組み込まれた装置もあり，理論的にも複雑となっているため，装置メーカーの知識や経験を活用すべきである。また，点鼻剤は他の剤形と比べてガイダンスやガイドラインが十分とはいえず，参考となる報告事例等の情報も少ないことから，スケールアップや変更管理に関して，当局相談やコンサルタントを積極的に活用することも考慮するとよい。

3.3　コンビネーション製品への該当性について

「コンビネーション製品の承認申請における取扱いについて」は平成26年10月24日に通知が発出され，その後，その改正等についておよびQ&Aが平成28年11月20日にそれぞれ通知として発出されている。開発品のコンビネーション製品への該当性の判断については，承認申請時だけでなく，治験の計画を届け出る段階でも治験コンビネーション製品としての該当性を判断する必要がある。

コンビネーション製品の対象となるものは，単独で流通した場合には医薬品，医療機器または再生医療等製品に該当することが想定される薬物，機械器具または加工細胞等のうち，二以上の異なる種類のものを組み合わせた製品とされている。また，セット製品，キット製品，ならびに薬物と一体不可分な医療機器等（組み合せられる薬物等が独立に流通不可能な製品（キット製品を除く））が含まれることが記載されている。

これまでに承認された点鼻剤の承認情報を見ると，アラミスト®点鼻液はキット製品，ナゾネックス®点鼻液はキット製品非該当となっており，点鼻剤のキット製品としての取扱いは一律にはなっていない。また，点鼻粉末剤のユニットドーズで用いられる投与デバイスのパブライザーは一般医療機器とされている。通知本文およびQ&Aにおいても，点鼻剤の事例は記載されていないが，Q&Aにおいて，「単独で流通した場合に医療機器に該当することが想定される機械器具を組み合わせた医薬品又は再生医療等製品は，全てコンビネーション製品に該当すると判断して良いか」という質問に対する回答の中で，「必ずしも全てが該当するわけではない。（中略）投薬用スプレーボトルを副たる構成要素とする製品はコンビネーション製品に該当しない」ことが記載されている。

以上のことから，市販されている汎用の投与デバイスに製剤バルクを充てんした点鼻剤の場合は，コンビネーション製品に該当しない可能性が高いと推察されるが，点鼻剤の開発の適切なタイミングで当局に相談することを勧める。

4 あとがき

点鼻剤はアレルギー性鼻炎といった局所作用の薬物送達のみならず，全身作用を目的とする非侵襲的な薬物送達としても開発が行われてきた。近年では経鼻投与ルートならではの特徴を活かしたワクチンや脳への薬物デリバリーが注目され，活発な研究がされている。メカニズムの解明など取組むべき事項は多々あるものの，今後大きな発展が期待される。

本章では製剤技術者として，点鼻剤の製剤設計だけでなく，最終的に製品を世の中に出していく開発過程で直面する検討事項について，具体的なイメージを把握いただけるように解説を試みた。今後，点鼻剤の開発に係わる方々にとって少しでもお役に立てば幸いである。

最後に私自身の製剤技術への想いを記載し，若い研究者へのメッセージとさせていただく。既存の技術の組み合わせによる効率的な製剤設計は基盤技術として必須であるが，一方で，既存の技術の限界を知り，それを打ち破る新しい技術の開発にも挑戦し，製剤技術を発展させていただきたい。

参考文献

1）山本昌 監：非経口投与製剤の開発と応用，シーエムシー出版，第8章，第15章（2013）
2）岡田弘晃，中村康彦 監：製剤の達人による製剤技術の伝承下巻，非経口投与製剤の製剤設計と製造法，じほう，222-232（2013）
3）Graf P. : Adverse effects of benzalkonium chloride on the nasal mucosa: allergic rhinitis and rhinitis medicamentosa. *Clin Ther.*, 10, 1749-55（1999）
4）西部義久，永野篤弘，上島康秀：耳展　45：補1；46-49（2002）
5）Guidance for Industry: Nasal Spray and Inhalation Solution, Suspension, and Spray Drug Products-Chemistry, Manufacturing, and Controls Documentation（2002）
6）Illum L : Nasal Delivery. The Use of Animal Models to Predict Performance in Man. *J. Drug Target.*, 3, 427-442（1996）

Column　製剤研究は泥臭い？

点鼻液剤（懸濁液）の開発を振り返って苦労した点の1つとして，製剤バルクの分散安定性をどのように評価し，確保していくかという問題があった。製剤バルクの状態の違いを測定する方法はあったが，それらの測定値が長期保存における分散安定性とどう相関するのかは情報がなく，長期保存における分散安定性を予測する方法がなかった。万が一，長期安定性試験で問題が生じるとプロジェクト全体へのインパクトが非常に大きくなるため避けなければならない。そこで，少々大変ではあるが開発の早い段階からさまざまな測定条件でのデータを取得し，蓄積していくことで評価方法を構築していった。これにより製剤の分散安定性で問題が生じることなく，製品を上市することができた。

上記は一例ではあるが，製剤研究では予測が難しい点もまだ多く，地道な作業が求められることが泥臭いと言われる所以かと思われる。一朝一夕にはいかないが，地道に情報を蓄積し，将来のスマートな製剤研究につなげていくことが大切である。

問　題

［第1問］　点鼻剤の製剤設計に関する次の記述のうち，正しいものの組合せはどれか。

a　鼻腔内に一度に投与できる薬物量に制約があることから，薬物の経鼻吸収性を向上させる方法として，中鎖脂肪酸などの化学的な吸収促進剤が一般的に用いられている。

b　マルチドーズタイプの点鼻液剤では，通常，微生物の発育阻止のために保存剤が添加されるが，点鼻粉末剤では，適切な処方設計，デバイス設計，包装を実施すれば，保存剤は不要である。

c　点鼻粉末剤における噴霧特性をコントロールするためには，粒子径に加えて帯電性や流動性などの粉体特性もコントロールする必要がある。

d　点鼻粉末剤において，吸湿性の影響を回避するために防湿性の包装を行えば容器の防湿性を考慮する必要はない。

1（a，b）　2（a，c）　3（b，c）
4（b，d）　5（c，d）

［第2問］　点鼻剤の噴霧用の器具（投与デバイス）に関する次の記述のうち，正しいものの組合せはどれか。

a　点鼻液剤の投与デバイスにおける1噴射あたりの薬液量は通常100 μL前後である。

b　粉体は液体に比べて計量のバラツキが大きくなるため，点鼻粉末剤の投与デバイスとして，マルチドーズタイプの投与デバイスは開発されておらず，ユニットドーズタイプのみである。

c　点鼻液剤の投与デバイスにおける噴射質量や液滴粒子径分布等の噴霧特性を適切に評価するために，測定における噴射圧を一定とする必要がある。

d　点鼻剤は投与デバイスと薬剤とを組み合わせた製品であることから，すべてコンビネーション製品に該当する。

1（a，b）　2（a，c）　3（b，c）
4（b，d）　5（c，d）

［第3問］　点鼻剤は点鼻液剤と点鼻粉末剤に分類されるが，それぞれのメリットについて説明せよ。

正解と解説

第1問

正解	3
説明	a　誤　鼻粘膜に対する安全性に十分な配慮が必要となることから，現在までのところ一般的に用いられてはいない。 b　正 c　正 d　誤　開封後の製品の使用時においても吸湿性の影響を回避する必要があることから，容器の防湿性についても考慮する必要がある。

第2問

正解	2
説明	a　正 b　誤　点鼻粉末剤においてもマルチドーズタイプの投与デバイスは開発されている。 c　正 d　誤　必ずしもすべてがコンビネーション製品に該当するわけではない。

第3問

正解説明	点鼻剤は点鼻液剤と点鼻粉末剤に分類される。点鼻液剤は，薬剤投与の操作が簡便で世界的にも共通している，薬剤噴霧量の均一性の保証が容易である，投与デバイスの選択肢が多く，入手も容易であることなどが挙げられる。点鼻粉末剤は，点鼻液剤に比べて一般的に薬物を多く投与することが可能である，物理化学的により安定である，微生物の発育を阻止するための保存剤が不要であることなどが挙げられる。

著者の略歴

1991年　東京農工大学大学院物質生物工学専攻修士課程修了，帝人株式会社入社

1992年　帝人株式会社 高分子材料研究所

2003年　帝人株式会社 製薬技術研究所（同年，持株会社移行により，帝人ファーマ株式会社）

2008年　帝人ファーマ株式会社 製薬技術研究所 製剤研究第2グループ グループリーダー

2014年より現職

入社後，医療材料の設計・加工研究を経験し，その後，製剤設計・DDS研究に従事。経鼻剤，経皮剤，吸入剤，注射剤等の非経口製剤を中心に製剤設計から治験薬製造，申請までの経験を有する。

経皮吸収型製剤の製剤設計

松原　智子

POINT

経皮吸収型製剤の製剤設計のポイント

ICH Q8に記載されているように，製剤開発の目的は，適正な品質を有する製剤を設計することおよび意図した機能を有する製剤を一貫して供給できる製造工程を設計することである。経皮吸収型製剤の開発においても，TPP（Target Products Profile，標的製品プロファイル）やQTPP（Quality Target Product Profile，目標製品品質プロファイル）を明確にして，リスク評価を行いつつ製剤開発に取り組むことが重要である。また，処方設計では，薬物・製剤・皮膚の関係を理解した上で，経皮吸収性，安全性，物理化学的品質の関連性の中で検討を進め，基剤選択においては活量の考え方を導入することが重要である。また，添加物については，国内での使用前例にとどまらず，海外で開発・販売されている経皮吸収型製剤も含めた添加物情報を日常的に収集・蓄積していくことが製剤設計のみならず，開発計画を立てる上でも重要となる。

1 はじめに

貼付剤は皮膚に貼付し皮膚を通して薬物を送達させる製剤であり，第16改正日本薬局方の製剤総則において，「皮膚などに適用する製剤」の大分類の下に「貼付剤」として位置づけられ，さらに「貼付剤」は「テープ剤」と「パップ剤」の剤形に整理され，剤形としての分類が明確化された。続いて，第17改正日本薬局方では，一般試験法として，粘着力試験法と放出試験法が新規に設定され，製剤総則の貼付剤の項に反映されるとともに，医薬品各条においては貼付剤では初めて3つの製品が収載され，局方での貼付剤に関する記載が充実した。

貼付剤は，薬物の作用部位の点から，貼付部位下部の組織を作用部位とする局所作用型製剤と血流を介して作用部位に到達させる全身作用型製剤に分けられ，後者は経皮吸収型製剤と呼ばれ，TDDS（Transdermal Drug Delivery System）として位置づけられている。本章では経皮吸収型製剤の製剤設計を理解するために，まず，製剤学的特徴や薬物の皮膚透過について述べ，その後，製剤開発について述べていきたい。

2 製剤学的特徴

貼付剤は，薬物含有層，ライナー（剥離体）および支持体を基本構成とするが，最近上市された経皮吸収型製品には，多層構造を持つものや長期間貼付のためにカバーテープと一体化させた構造を有するものなどもある。また，経皮吸収型製剤の薬物含有層は，液状の薬物を放出制御膜を使用して放出制御するリザーバータイプ製剤や粘着剤と薬物を均一に混合したマトリックスタイプ製剤があり，後者には，薬物の結晶を薬物含有層に含む結晶レジボアシステム[1, 2]により薬物放出性を制御するものもある。TPPを満足させるために製剤学的な工夫や特徴を有する製品が今後も出てくるものと思われる。

3 薬物の皮膚透過ルート

皮膚は表皮，真皮，皮下組織から構成されており，皮膚透過の際にバリアとして働く角層は表皮層にあり，外部からのさまざまな刺激や異物の侵入を防ぎ，また，体内からの水分の蒸散や生体成分の漏出を抑制している。薬物を皮膚に適用したときの皮膚透過ルートは，毛，脂腺や汗腺などの付属器官を通るルートと角層を通過するルートに大別され，さらに，後者には角質細胞内を通るルートと細胞間隙を通るルートがある。付属器官を通れば薬物は直接真皮層に到達できるが，それらの面積は角層の面積に対して極めて小さい。従って，角層を通過するルートが皮膚透過における主ルートであり，角層の透過が皮膚透過における律速となる。

皮膚に貼付剤を適用すると，薬物は皮膚各層を分配と拡散により透過する（図1）。角層では，物理的化学的刺激に対して安定な細胞膜で覆われたケラチノサイトの周りをセラミドやコレステロールなどからなる細胞間脂質がラメラ構造を形成して存在しており，脂溶性が高く，

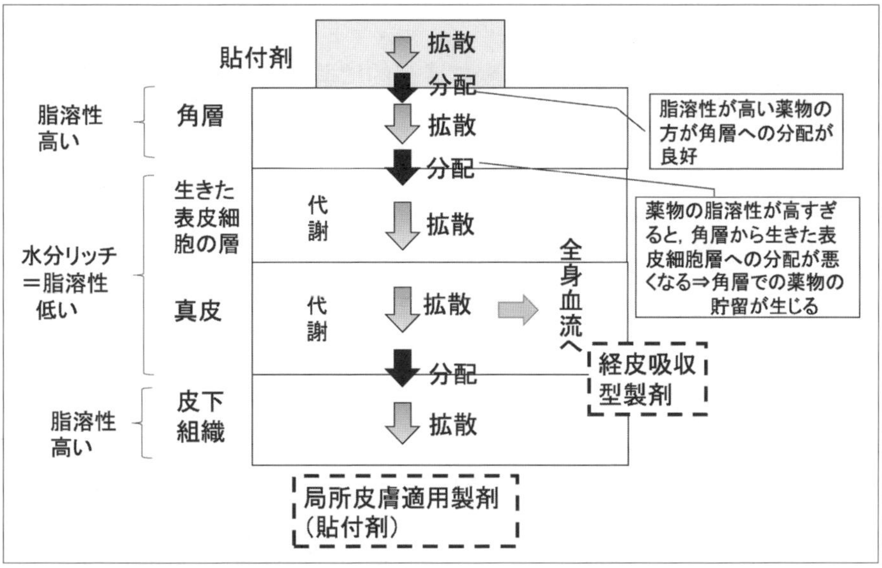

図1　分配と拡散による薬物の皮膚透過

一方，角層より下の表皮層および真皮層は脂溶性が低い。経皮吸収型製剤では，皮膚に適用した薬物が毛細血管に到達し，毛細血管から全身循環血流へ移行し，全身へと送られる。

4 経皮吸収型製剤の有用性と制約

経皮吸収型製剤の有用性と制約[3]について主要な点を表1にまとめた。薬物動態学的な特徴としては，角層での薬物の透過が律速となるため定常状態になるまでのラグタイムがあるものの，薬物は肝臓等での代謝を受けることはなく，また，皮膚から持続的に吸収されるため，血中濃度の変動がなく，よって，薬物を有効血中濃度域で保持することが可能となり，安定した効果が期待できることにつながる。しかしながら，すべての薬物が経皮吸収型製剤に適用できるわけではなく，薬物の分子量や脂溶性（log P）が経皮吸収に影響を与える。化学物質の経皮吸収性には「500ダルトンルール[4]」があり，分子量が500以上のものはほとんど経皮吸収されない。また，上述したように，角層は脂溶性が高く，角層より下の表皮および真皮層は脂溶性が低いことから，薬物の脂溶性についてはlog Pが1～3が適切であるといわれている。

経皮吸収型製剤は，安定した効果が期待できること，また，使用方法が簡単であり，嚥下困難な患者にも適用できること，服薬の有無を可視的に確認できることなどから服薬アドヒアランスの向上[5,6]やその良好な維持にとって有用である。

5 経皮吸収の理論と活量の考え方

薬物の経皮吸収は，製剤中に溶解している薬物の製剤から皮膚への分配，そして，皮膚中での薬物の拡散による受動拡散である。図2に示した皮膚中の薬物濃度の変化からわかるよう

表1　貼付剤の有用性と制約

- 経口や注射より制御された速度で持続的に薬物送達が可能，一方，即効性が期待できない
- 消化管，肝臓での初回通過効果が回避できる
- 小児・高齢者などの嚥下困難な患者にも適用できる
- 必要に応じ投薬の中断ができる
- 投与部位，投与量の調節が可能
- 使用方法が簡単であり，可視化される
- 食事の影響がない
- 対象薬物が制約される
- 局所刺激を伴う
- 個人差・部位差がある
- 経済性

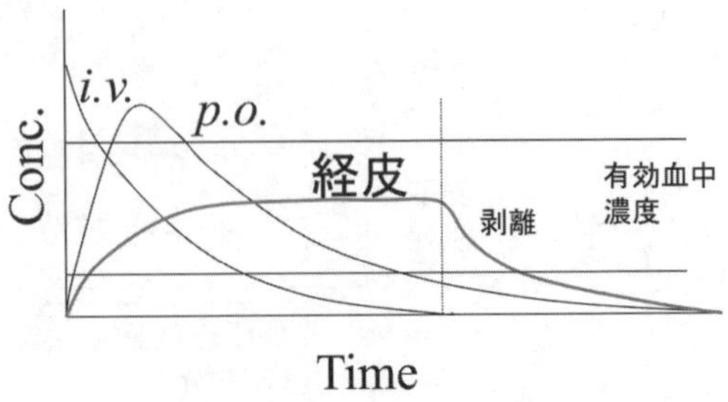

（小西良士,PHARM STAGE,*8（1）*,3-5,2008.を一部改変）

に，皮膚表面と皮膚深部の濃度勾配が薬物の経皮吸収における駆動力である。また，定常状態における薬物の皮膚透過速度はFickの第一法則に従い以下の式で表すことができる。

$$J = \frac{DKC_v}{h} \qquad (1)$$

J：薬物の皮膚透過速度，D：薬物の皮膚中の拡散係数，K：皮膚中薬物濃度／製剤中濃度の分配係数，C_v：基剤中薬物濃度，h：皮膚の厚み

この式より，薬物の皮膚透過速度を上げるには，製剤中の薬物濃度，分配係数，または，拡散係数を大きくすればよいことがわかる。

薬物の皮膚透過性は製剤中の薬物濃度に比例し，また，飽和状態で最も高くなるが，薬物の熱力学的活動度（活量ともいわれ，その系での薬物の居心地の悪さとして定義される）が同じであれば，基剤が異なっても飽和時の活量は同じであり[7,8]，よって，基剤が皮膚に影響を与えないならば皮膚透過性も変わらないことがいえる。図3に基剤と活量の関係を示した[8]。また，式（1）を活量で示すと，式（2）で表すことができる[9]。この式から，薬物の経皮吸収性には活量と皮膚中の薬物の拡散性が重要であることがわかる。

$$J = \frac{\alpha_v D}{\gamma s h} \qquad (2)$$

J：薬物の皮膚透過速度，D：薬物の皮膚中の拡散係数，α_v：薬物の基剤中活量，γs：薬物の皮膚中活量係数，h：皮膚の厚み

経皮吸収型製剤の製剤設計では，薬物・製剤・皮膚の3つの関係を理解することが重要となる。

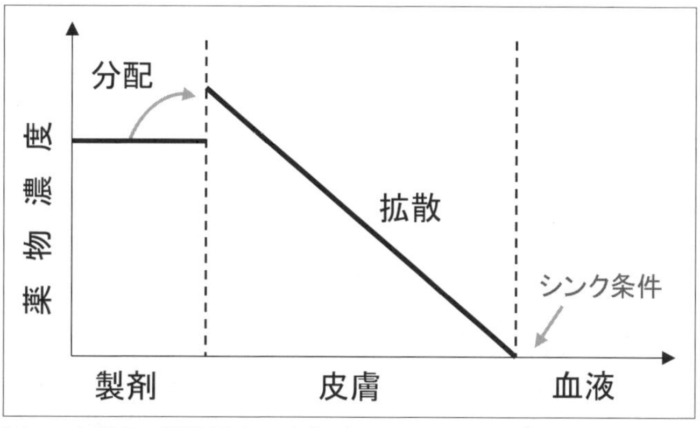

図2　皮膚中の薬物濃度の変化（One layer model）

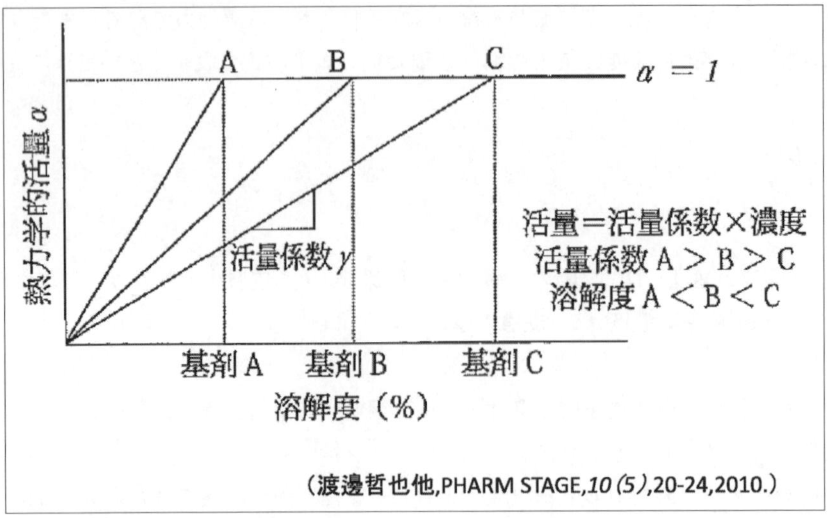

図3　基剤中薬物濃度と活量の関係

6 製剤開発

ICH Q8から，製剤開発の考え方について，以下の3つのポイントをみることができる。

- 製剤開発の目的は，適正な品質を有する製剤を設計すること，および意図した機能を有する製剤を一貫して供給できる製造工程を設計すること。
- 品質は，製剤になってから検証するものではなく，製品設計によって製品に組み込まれているべき。
- 製剤開発研究は，それが意図する科学的目的に沿って計画，実施する必要があり，データの量ではなく，得られた知識のレベルが，科学的根拠に基づく申請と規制当局による評価の基盤となることをよく認識しておく。

この考え方に立って，経皮吸収型製剤の製剤開発においても，TPPから品質，安全性，有効性に関連する目標製品品質プロファイル（QTPP：Quality Target Product Profile）を定義し，見込まれる重要品質特性（CQA：Critical Quality Attribute）を特定して，次いで，リスクアセスメントを行いながら，処方設計や製造工程の開発を行うという手順で進められる（図4）。

6.1 製剤の処方設計

経皮吸収型製剤の開発戦略としては，ラインエクステンションの一つとして経口剤からの剤形変更として経皮吸収型製剤の開発が行われるケースが多い。主に製剤学的観点から見た経皮吸収型製剤開発における検討点を表2に示した。

1）開発候補薬物（主薬）の選定

開発候補薬物の選択のための検討フローを図5に示した。まずは机上評価を行い，次いで，皮膚透過性などの検討を行って開発候補薬物を絞っていくが，ここで問題となる点は，**4**項で

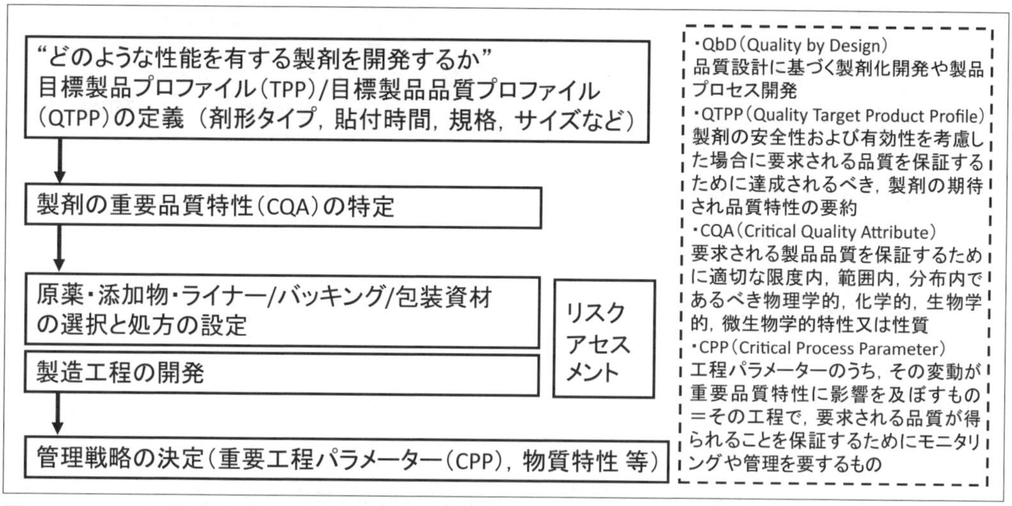

図4　ICH Q8 に基づく経皮吸収型製剤の製剤開発

表2　経皮吸収型製剤の開発における検討点－製剤学的な観点を中心に－

- 頻回投与の経口剤の投与回数の低減　⇒　一定の速度／持続的な投与
- 製剤の剤形追加
  ⇒　嚥下困難な患者，高齢者等への適用　⇒　使用の簡便性
- 初回通過効果を示す薬物への適用　⇒　初回通過効果の回避
- 胃腸への副作用が強い薬物への適用　⇒　安全性の確保
- 有効成分が経皮吸収されること
- その他
  - 市場性
  - 国内開発／グローバル開発
  - 特許

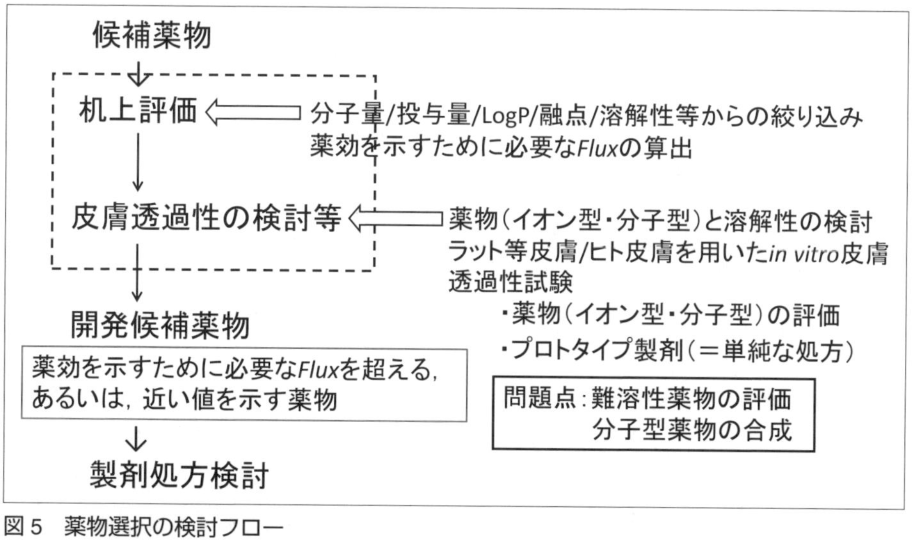

図5　薬物選択の検討フロー

表3　経皮吸収されやすい薬物の条件

- ・低分子量である　⇒　M.W.500以下（500ダルトンルール）
- ・適度な脂溶性を示す　⇒　Log P_{ow}（オクタノール/水分配係数）が1～3程度
- ・低融点である＝高い熱力学的活動度を示すこと　⇒　＜ 200℃
- ・低用量で効果を発揮する　⇒　経口剤：投与量の目安　10 mg以下/day
- ・水素結合の数が少ない　⇒　＜ 3
- ・安定性が高い
- ・皮膚刺激性が低い

述べたように選択できる薬物が限定されることと，イオン型薬物や難溶性薬物に関する評価である。表3に一般的に経皮吸収されやすい薬物の条件をまとめて示した。これらの条件は，市販されている経皮吸収型製剤の主薬や皮膚透過性等の評価結果からも支持される[10)]。また，経口剤からの剤形変更として経皮吸収型製剤の開発を行う場合，経口剤に用いている原薬が経皮吸収型製剤用原薬となりうるか否かを評価するだけでは不十分である。経口剤に用いられる薬物にはイオン型のものが多く，イオン型の薬物を用いて評価しても角層の透過性が低いために薬物選択の段階で開発候補薬物から漏れてしまうという問題が生じるためである。この問題を回避するためには，イオン型の薬物と同時に分子型の薬物の評価も併せて行うことが重要となる。

机上評価および皮膚透過性の検討において，開発候補薬物の選択の指標の一つとなる薬物の皮膚透過速度（*Flux*）の算出方法を以下に示した。ここで算出した*Flux*は，次ステップでの処方最適化のための処方選択の指標の一つでもある。

(1) 定常状態の血中薬物濃度と全身クリアランスがわかっている場合；

$$Flux\text{-}ss = Css \times Cltot \qquad (3)$$

Flux-ss：治療に必要な皮膚吸収速度，*Css*：定常状態の血中薬物濃度，*Cltot*：全身クリアランス

(2) 体内動態が不明な薬物の場合；

静脈内投与時および経口投与時の血中薬物動態から，デコンボリューション法により*Flux*を求める。

(3) 1日あたりの投与量と生物学的利用度がわかっている場合；

Flux（暫定値）＝1日あたりの投与量×BA/24　　BA：生物学的利用率（％）

2）処方検討

経皮吸収型製剤では製剤が皮膚に密着し，密着した皮膚を通して予定量の薬物を経皮的に送達することを保証するように製剤設計される。処方開発における評価項目を図6に示した。経皮吸収性の検討においては，**5**項で述べた製剤中の薬物濃度，分配係数，拡散係数，活量を考慮しながら進め，物理学的特性に関する点では製剤の粘着性能の評価と最適化を，化学的な品

質の点では製剤中での不純物の検討などを進めていく。前者は使用性のみならず有効性や安全性にも関係し，後者は品質の安定性や安全性に関与することから，これらの評価は必須である。言い換えれば，経皮吸収性（薬効），安全性（局所および全身性），物理化学的品質とその安定性はいずれもが深く結びついており，処方の開発においては，これらの関連性の中で検討を進めていくことが重要である。

表4には経皮吸収型製剤に汎用される主な粘着剤を示した。また，**表5**にはライナー・支持体の原料となる樹脂の特徴を，**表6**には吸収促進剤を示した[11]。

3）処方検討において直面した問題点について

処方設計を進めていく中で経験した問題のいくつかを**表7**に示した。ここでは，膏体中の結晶析出に関する取り組みと添加物の問題について述べる。

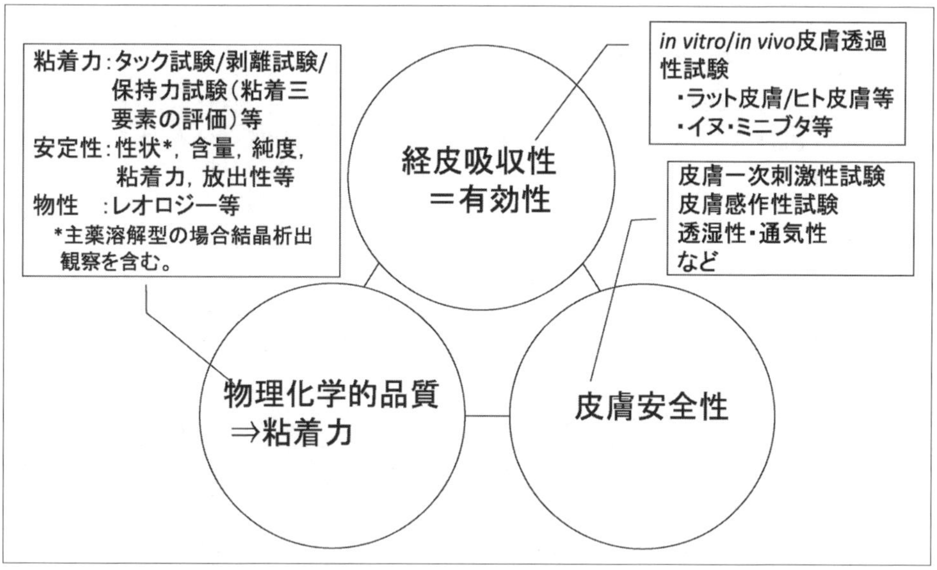

図6　処方開発における主な評価項目

表4　粘着剤の種類と特性

粘着剤	粘着剤の特性	各粘着剤を使用した経皮吸収型製剤の一般的特徴			
		薬物溶解性	薬物放出性	長期粘着性	その他
SIS系	単独では粘着性が低いため，粘着付与剤を添加する必要あり。 耐熱・耐候性に劣る。 価格が安い。	○	○	△	弾性的性質が強いため物理的刺激が小さい。 粘着力の上昇性が小さい。 発汗に弱い。
アクリル系	単独で粘着性あり，また，薬物溶解性も有する。 モノマーを選択することで種々のアクリルポリマー粘着剤が合成可能。 ゴム系に比べて耐熱・耐候性に優れるが，低温 接着性がゴム系に比べて不足。 ゴム系に比べて価格が高い。	○	△	○	初期粘着は低く，貼付後徐々に粘着力が上昇する。 透湿性が高く，発汗等に比較的強い。
シリコーン系	耐寒性，耐熱性に優れ，使用温度領域が広い。 シリコーンゴム自体では粘着性が低いため，粘着付与剤（シリコーンレジン）を添加する。 価格が高い。	×	○	○	発汗に弱い。

SIS：スチレン・イソプレン・スチレンブロック共重合体　　○：高い，×：なし，△：中間

表 5　貼付剤のライナーおよび支持体に用いられるプラスチックの一般特性

種類[1]	融点（℃）	常用耐熱温度[2]（℃）	耐寒性（℃）	吸水率（%）	濡れ性（°）	ポリマーフィルム透湿性[3]（$g/m^2/24h$）	耐化学薬品性[4]					特　徴
							エタノール	酢酸エチル	トルエン	20%HCl	30%NaOH	
PET	254	～200（延伸フィルム）	-60	0.1	81	8	◎	―	△	◎	◎	透明性，耐候性，ガスバリア性に優れ，強靭。無毒で吸水性が低い。
PVC[5]	―	60～80	脆化温度[6] -20～-40	0.03～0.4	87	12（無可塑）	× ○	× ×	× ×	○ ◎	○ ◎	表面の艶・光沢が優れ，印刷適性が高い。
PE	121	70～90（PE-LD[7]） 90～110（PE-HD[8]）	脆化温度（PE-HD） -70～-80	0.01（PE-HD）	94	5.2（密度0.92） 1.0（密度0.955）	○	△	△	◎	◎	電気絶縁性，耐水性（吸水性なし），耐薬品性，環境適正に優れるが，耐熱性は乏しい。機械的に強靭だが柔らかく低温でももろくならない。
PP	170	100～140	脆化温度 0～-20	＜0.03	116	2.4	○	△	△	◎	◎	耐熱性が比較的高い，機械的強度に優れる。一方，膨張係数大，耐候性悪い。低温でもろい。

1）PET: ポリエチレンテレフタレート，PVC: ポリ塩化ビニル，PE:ポリエチレン，PPポリプロピレン
2）樹脂の一般的な使用法における耐熱温度
3）測定条件：25℃,90%RH，ﾌｨﾙﾑ厚25μm
4）試験条件：溶剤抵抗性－室温で48時間浸漬して重量変化率を測定，◎10%以下/○11~30%/△31～100%/×101%以上
HCl/NaOH抵抗性－◎全く，あるいはほとんど影響がない/○若干の影響はあるが条件により十分使用に耐える
5）耐化学薬品性の上段は軟質PVC，下段は硬質PVC
6）脆化温度（brittlness temperature）は外力を受けて破壊する現象を生じる温度，耐寒性の目安
7）低密度PE
8）高密度PE

（出典：ﾌﾟﾗｽﾁｯｸ成形加工ﾃﾞｰﾀﾌﾞｯｸ第2版（（社）日本塑性加工学会編），日本ﾌﾟﾗｽﾁｯｸ工学連盟ﾎｰﾑﾍﾟｰｼﾞ，製造ﾒｰｶｰ資料）

表 6　代表的な吸収促進剤

グループ	吸収促進剤	特徴
低級アルコール類	エタノール，イソプロパノール	汎用性大，炭素数が増えると効果は少なくなる
多価アルコール類	プロピレングリコール，エチレングリコール，ブチレングリコール，グリセリン，Transcutol®	角層保湿性 Transcutol® は吸収促進剤として開発された
脂肪酸	オレイン酸，カプリン酸	2重結合のあるシス脂肪酸の効果が高い
エステル類	酢酸エチル，ミリスチン酸イソプロピル，アジピン酸ジエチル，モノオレイン酸グリセリン	実用化されている
α ヒドロキシ酸	乳酸，グリコール酸	角層のピーリング効果
界面活性剤	ショ糖オレイン酸エステル，ショ糖ラウリン酸エステル，ポリオシキエチレン-2-オレイルエーテル	低皮膚刺激性の非イオン性界面活性剤が有効
テルペン類，テルペノイド	*d*-リモネン，*l*-メントール，ハッカ油	パップ剤などに配合
Azone とその類似物質	Azone®，ピロチオデカン	
尿素とその誘導体	尿素，1,3-ジフェニル尿素，環状尿素誘導体	角層保湿能 尿素は医薬品にも配合
サリチル酸類	サリチル酸	角層溶解性
チオグリコール酸類	チオグリコール酸カルシウム	ケラチン溶解性
ピロリドン類	N-メチル-2-ピロリドン，ピロリドンカルボン酸	角層保湿性
スルホキシド類	ジメチルスルホキシド デシルメチルスルホキシド	非プロトン溶媒
アルキル-N,N-2基置換アミノ酢酸類	dodecyl-N,N-dimethyl amino-acetate, dodecyl-2-methyl-2-(N,N-dimethyl aminoacetate)	
シクロデキストリン類	β-シクロデキストリン，ジメチル-β-シクロデキストリン	包接化合物を形成

杉林堅次，COSME TECH JAPAN，*2 (6)*，64-70 (2012)

表7　経皮吸収型製剤処方検討における問題点の一例

処方の設定		問題点	関連する問題	解決方法
皮膚透過性をできるだけ高く設定する必要がある場合	薬物濃度を飽和溶解度近く設定	結晶析出	・問題発覚時期により開発進捗への影響大 ・TPPの見直し（製剤ｻｲｽﾞなど）	・処方検討の段階での膏体中薬物飽和濃度の十分な検討 ・処方の変更（☞活量の考え方）
	吸収促進剤の使用	皮膚刺激性の増大	基剤との相性	・吸収促進剤の変更 ・処方の変更
添加物の選択	できるだけ使用前例（添加濃度＆添加量）の明らかな添加物を使用	添加物の使用前例が不明のケースが多い	新添加物としての申請→毒性情報の取得→開発費用の増大の可能性	・使用前例調査などの安全性に関する十分な調査 日本：医薬品添加物事典 等 EU/US：EMA＆FDA HP 等 ・PMDAへの簡易相談の実施
	－	粘着力不足/粘着力が強い/膏体残り	・物性 ・安全性 ・経皮吸収性 ・商品価値	・TPPから必要な粘着力の見極め/臨床評価の精査 ・処方やバッキングの変更

①膏体中の結晶析出

製剤の処方検討において，算出した目標*Flux*を考慮し，皮膚透過性をできるだけ高く設定しようとすると，基剤中の薬物濃度を飽和溶解度近くに設定することが多くなる。処方検討を実施している際は，開発候補処方の設計，試作，評価および改良の検討とサイクル試験を含む安定性試験は同時並行で進められている。しかも，試作から安定性試験以外の評価が終了するまでの短い期間では結晶析出を観察しないことも多く，また，サイクル試験でさえも結晶析出を観察しないこともあり，試作後時間が経過し，保存サンプルや長期安定性試験サンプルに結晶析出を観察して初めて処方上の問題を認識することとなる。

処方検討において基剤中の薬物濃度を飽和溶解度近くに設定することは，当然，結晶析出のリスクもはらんでいるということであり，例えば，開発段階の後期あるいは安定性試験の後期に結晶析出がみられた場合には，TPPの見直しや処方再設計など開発スケジュールへ与える影響が非常に大きくなる。しかしながら，膏体は原薬および複数の添加物を含む複合系であり，上述したように製造直後には結晶析出がみられず，また，結晶が析出する時期や条件なども一定していないケースが多く，結晶析出の原因の特定や結晶析出の予知は非常に難しい。

この問題を解決する方法の一つは，膏体中の飽和薬物濃度をあらかじめ推定し，その濃度以下の主薬濃度で処方を設定することである。もう一つの方法は処方の変更であり，その際には，**5**項にあげた活量の考え方に基づいて，変更をできるだけ最小限にとどめ，TPPへの影響をできるだけ小さくする必要がある。**表8**に膏体中の飽和薬物濃度をあらかじめ推定する方法を紹介した。本項では，表8に挙げたCrystal seeding法およびATR-FTIRを用いる測定方法をマトリックス型テープ剤の処方検討に用いた例について述べる。

Crystal seeding法およびATR-FTIRを用いる測定方法のいずれの方法も，製剤の膏体表面に主薬の結晶性粉末を添加し，経時的にその製剤を観察あるいは分析する方法であり，Crystal seeding法は添加した結晶性粉末を顕微鏡下にて観察し，また，ATR-FTIRを用いた方法では製剤中の主薬ピークの吸光度を測定して，膏体中の飽和薬物濃度を推定する。

表８　膏体中の主薬の飽和溶解度の推定方法

（1）Crystal seeding法
主薬濃度の異なる製剤を作製し，各膏体表面に主薬の結晶性粉末を添加し，顕微鏡下にて継時的に添加した結晶の消失や成長を観察する。

膏体中主薬濃度が飽和溶解度以上の場合の観察例：

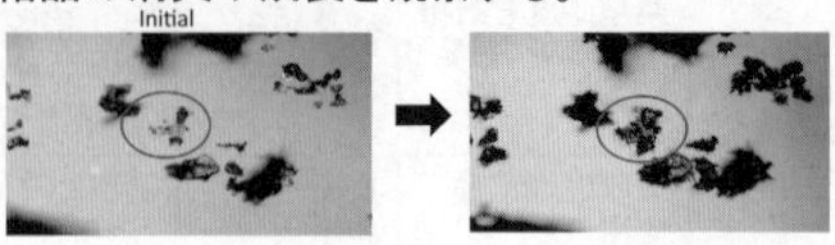

（2）ATR-FTIRを用いた測定方法
Placebo製剤および主薬濃度の異なる製剤（膏体両面は剥離可能な透明フィルムとする）の製剤の膏体面をATR-FTIRを用いて測定し，主薬ピークを特定するとともに，当該ピークにおける吸光度と主薬濃度の相関を求める。次に，Placebo製剤（あるいは被験製剤）のATR測定面と反対の膏体面に主薬の結晶性粉末を添加し，経時的に吸光度を測定し，得られた吸光度から主薬濃度を求める。

参考文献；
1）Kelly D et.al., Adsorption into silicone rubber membranes from powders and aqueous solutions, Int.J.Phar., *250*, 169-180（2003）
2）Cantor AS, Drug and excipient diffusion and solubility in acrylate adhesive measured by infrared-attenuated total reflectance（IR-ATR）spectroscopy, J.Contr.Rel., *61*, 219-231（1999）

ｉ）Crystal seeding法

Crystal seeding法における観察例を表８に示した。Crystal seeding法では，膏体中の薬物濃度が飽和溶解度以下の場合は，添加した主薬の結晶性粉末は時間の経過とともに消失，あるいは，そのサイズが縮小するが，膏体中の薬物濃度が飽和溶解度以上の製剤では，表８に示した観察例と同様に，添加した薬物の結晶性粉末が時間経過とともに成長する。この観察結果から，膏体中の飽和薬物濃度を推定する。本方法は，膏体中の主薬濃度を変えた製剤を製して試験に用い，設定した各主薬濃度での顕微鏡観察結果から飽和薬物濃度を推定するため，厳密に飽和薬物濃度を求めることは難しい。

ⅱ）ATR-FTIRを用いた方法

ATR-FTIR法による実施例を図７に示した。図７aにはATRアクセサリーを用いた測定システムの模式図を示した。テープ剤をATRアクセサリー上面に貼付し，その反対面に主薬の結晶性粉末を添加して測定を行う。そのため，測定対象テープ剤は，薬剤含有層の両面をライナー等の剥離可能なフィルムを用いて製する必要がある。図７bは主薬濃度の異なるテープ剤における測定スペクトルを示したものである。プラセボ製剤との比較から主薬の測定波長を設定し，薬物濃度と吸光度を用いて検量線を作成した（図７c）。薬物Xの飽和溶解度を求める検討には，飽和濃度以上の主薬を含有するテープ剤（薬物Xの濃度：3%，以下3%テープ剤）とプラセボ製剤（薬物Xの濃度：0%，以下，プラセボ）を用いた。検討結果を図７dに示した。3%テープ剤では経時的に吸光度が減少し，一方，プラセボでは経時的に吸光度が上昇しており，これらの製剤における経時的な吸光度の変化から，いずれの製剤も吸光度が0.21〜0.22に収束することが推察された。この結果および検量線から，本テープ剤における薬物Xの飽和溶解度は約1%であると推察された。

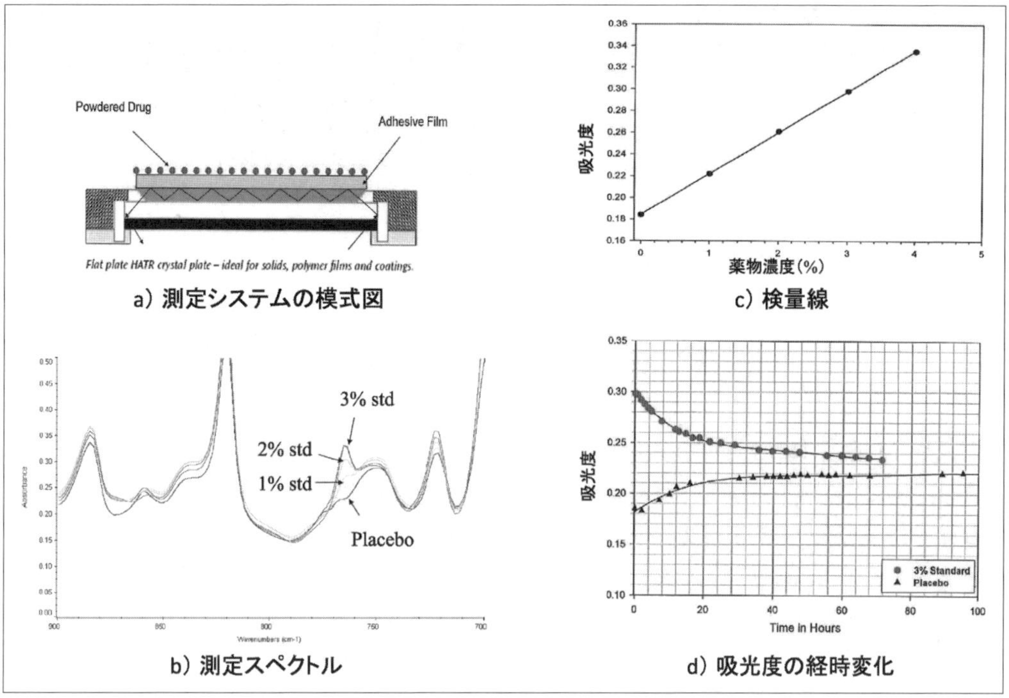

図7　ATR-FTIR を用いた基剤中の飽和薬物濃度の測定例－薬物X含有テープ剤－

②添加物の使用前例

添加物については，医薬品での使用前例があるかどうかなど，その使用の安全性を十分に調査すること，また，医薬品添加物事典に収載されていないものについては申請者において調査することなどが医薬品製造販売指針 2016 に記載されている[12]。使用前例のない添加物を使用する場合には，当該添加物の品質，安全性等に関する資料の提出が求められるため，経皮吸収型製剤の処方開発を行う場合においても，配合目的に合致する添加物の中から，使用前例があるものを優先的に使用して処方検討を進める。従って，経皮吸収型製剤に使用可能な添加物の情報を集め，添加物の選択肢を多くすることが重要となる。現在承認されている経皮吸収型製剤は海外からの導入品も多く，添付文書で添加物名が記載されていない場合には海外販売品の添付文書情報や当局資料が重要な情報源となる。また，経皮吸収型製剤の添加物には１日最大使用量と濃度の両方のデータが存在する[13]ことから，経皮吸収型製剤に配合する添加物については，１日最大使用量と濃度の両方の使用前例を確認する必要がある。

6.2　製造工程開発

第 17 改正日本薬局方・製剤総則において，テープ剤の製造方法は「本剤を製するには，通例，樹脂，プラスチック，ゴムなどの非水溶性の天然又は合成高分子化合物を基剤とし，有効成分をそのまま，または，有効成分に添加物を加え，全体を均質とし，布に展延又はプラスチック製フィルムなどに展延若しくは封入して成型する。また，有効成分と基剤または，その他の添加剤からなる混合物を放出制御膜，支持体及びライナー（剥離体）でできた放出体に封

表９　テープ剤の製造方法

製造方式	長所	短所
溶媒法	・塗工厚の調製が容易で，精度が高い→厚みの薄い製剤に適用 ・熱に不安定な薬物を含む製剤への適用が可能	・溶媒を使用するため，環境への配慮が必要 ・溶媒処理の必要性 ・乾燥のために，塗工・乾燥機が大型となる（熱とスピード）
ホットメルト法	・溶媒を使用しないため環境に優しい ・塗工速度が速く，生産スピードが図れる＝大量生産 ・作業の占有面積が小さい	・熱（150℃前後）に不安定な薬物を含む製剤には適用できない ・厚みの薄い製剤への適用が難しい

入し成型して製することができる」と記述されている。テープ剤の製造方法には，**表９**に示すように，溶媒法とホットメルト法があり，経皮吸収型製剤の製造では塗工厚の調整精度の高い溶媒法が用いられている。また，テープ剤の製造工程および重要工程の設定にはパップ剤の情報が参考となる。パップ剤の一般的な製造工程の流れは，秤量→練合→塗工→裁断→充てん→包装であり，重要工程（代表例）は有効成分溶液調製工程，練合工程，塗工工程，裁断工程，充てん工程である[14]。

製造工程の開発においては，設定した製品の品質を確保するためにモニタリングや管理が必要となる重要工程の工程パラメーター（CPP：Critical Process Parameter）を特定し，製造工程の改善や工程バリデーションを行いながら，小スケールから実製造スケールへと段階的にスケールアップを行い，実製造スケールでの製造工程を最適化していく。

6.3　包装設計

製剤の包装は，有効期間にわたって規定される製剤の品質規格を保証できるよう，その適格性（製剤の保護，製剤と包装の適合性，包装に用いる資材の安全性，製剤適用時における利便性）を十分に検討する必要がある。第17改正日本薬局方では，上述した医薬品の品質保証における容器・包装の役割の観点や国際調和の観点を加味して，「製剤包装通則」が製剤総則に新たに設けられている。

テープ剤については，第17改正日本薬局方・製剤総則において，「本剤に用いる容器は，通例，密閉容器とする。製剤の品質に湿気が影響を与える場合は，防湿性の容器を用いるか，又は防湿性の包装を施す」と記載されている。経皮吸収型製剤では通常製剤１枚ずつが個別包装されており，ライナー・支持体により直接包装容器（包装袋）と接触することはないが，ツロブテロール含有テープのように揮発性の有効成分を含む製剤などの場合，包装袋の気密性や包装袋の最内層への薬物の吸着性などを考慮して，適切な包装資材の選択を行う必要がある。

7　おわりに

経皮吸収型製剤は適用できる薬物に制約があり，分子量の大きい薬物や高分子の薬物には適用が困難である。その点を解決する方法として，製剤学的吸収促進法（イオンペア，マイクロエマルジョン，ナノパーティクル，リポソーム，peptide enhancerなど），化学的吸収促進法（吸収促進剤，プロドラッグ化）および物理的吸収促進法（イオントフォレシス，マイクロニードル，ソノフォレーション，ジェットインジェクションなど）が検討されている。日本においても医療機器とのコンビネーション製品に関するレギュレーションが整備されたことにより，今後ますます付加価値の高いTDDS製品の開発が行われるものと思われる。

参考文献

1）Kato H, et al,YAKUGAKU ZASSHI,122（1）,57-69（2002）
2）本村邦彦，薬事，51（9），61-69（2009）
3）小西良士，PHARM ATAGE，8（1），3-5（2008）
4）Bos J.D, et al, Experimental Dermatology,9, 165-169（2000）
5）塩原哲夫，大谷道輝 監：臨床に役立つ経皮吸収型製剤を使いこなすためのQ&A，アルタ出版，10（2012）
6）伊賀勝美：薬局，64（13），15-23（2013）
7）杉林堅次，薬物動態，2，71-80（1987）
8）渡邉哲也 他，PHARM STAGE，10（5），20-24（2010）
9）T. Higuchi, J. Soc. Cosmetic Chem., 11, 85-93（1960）
10）Wiedersberg s., et al, J. Contr. Rel., 190, 150-156（2014）
11）杉林堅次，COSME TECH JAPAN，2（6），64-70（2012）
12）医薬品製造販売指針2016，じほう，402（2016）
13）医薬品添加物の1日最大使用量算出のための換算係数等提出について，薬機審マ発第1007001号，平成28年10月7日.
14）厚生労働省医薬食品局他，医薬品製造販売業等講習会 議事録（平成18年度），54-57.

Column　貼付剤の歴史と粘着剤

紀元千年頃のバビロニアの粘土版に「Poultice」，「Plaster」の文言が発見され，古代ヨーロッパが貼付剤の起源であることが知られている。日本には江戸時代に伝わり，その後消炎鎮痛を目的とした局所作用型パップ剤およびテープ剤として発展してきた。一方，欧米では，スコポラミンの経皮吸収に関する発表が行われた1970年代半ば以降全身作用型のテープ剤の開発が進み，それらの一部が日本に導入され，経皮吸収型製剤として開発が進んできた。現在日本で承認されている経皮吸収型製剤をみると，海外からの導入品ではアクリル系粘着剤の，後発品も含む日本開発品では使用前例の関係からもSIS系粘着剤の使用頻度が高く，上述した経緯が粘着剤の種類にも反映しており興味深い。

問　題

［第1問］　経皮吸収型製剤に関する次の記述の正誤について，正しい組み合わせはどれか。

a　第17改正日本薬局方では，経皮吸収型製剤はテープ剤に分類されている。

b　原薬のLog Pが高いほど経皮吸収性が高い。

c　分子量が500以上の薬物の経皮吸収性は低い。

d　経皮吸収型製剤の適用により薬物の肝臓での初回通過効果が回避できる。

e　経皮吸収型製剤にも即効性が期待できる。

	a	b	c	d	e
1	正	正	正	誤	誤
2	誤	誤	正	正	誤
3	正	誤	正	誤	正
4	正	誤	正	誤	誤
5	誤	正	正	正	誤

［第2問］　経皮吸収型製剤の処方開発に関する次の記述の正誤について，正しい組み合わせはどれか。

a　薬物の皮膚透過性は製剤中の薬物濃度に比例し，飽和状態で最も高い。

b　基剤により薬物の飽和溶解度は異なるが，飽和溶解度が高い基剤のほうが経皮吸収性が高い。

c　薬物の皮膚透過速度を上げるためには，製剤中の薬物濃度，分配係数，拡散係数をあげる必要がある。

d　第17改正日本薬局方の一般試験法に新規収載された皮膚に適用する製剤の放出試験法は，製剤の有効性評価の指標の一つとなる。

e　第17改正日本薬局方の一般試験法に新規収載された粘着力試験法は，粘着三要素である保持力の測定試験法を含まない。

	a	b	c	d	e
1	誤	誤	正	正	正
2	正	正	誤	誤	誤
3	正	正	誤	正	誤
4	正	誤	正	誤	正
5	誤	正	誤	正	誤

［第3問］ 経皮吸収型製剤に使用する添加物に関する次の記述の正誤について，正しい組み合わせはどれか。

a 経皮吸収型製剤の添加物については，1日最大使用量と濃度の両方のデータが存在する。

b 経皮吸収型製剤の添加物の使用前例として1日最大使用量を確認することで問題ない。

c 貼付剤のライナーおよび支持体には薬物吸着性の低いものを使用するが，それらの使用前例までは確認する必要がない。

d 経皮吸収型製剤に用いる粘着剤の名称には，同一物でも別名が用いられることやモノマー構成割合が異なる場合もある。

e 日本では新規添加物をDMF登録することができるが，IND申請までに登録することが求められている。

	a	b	c	d	e
1	誤	正	正	正	誤
2	正	誤	正	誤	正
3	正	誤	誤	正	誤
4	誤	正	正	誤	正
5	誤	正	誤	正	誤

正解と解説

第1問

正解	2
説明	a 誤 現在承認されている経皮吸収型製剤は水を含まない基剤を用いるテープ剤に該当するが，第17改正日本薬局方では貼付剤の項にて経皮吸収型製剤が述べられている。 b 誤 Log Pが高いほど角層への移行は良好となるが，角層下の脂溶性の低い層への移行ができずに角層で薬物が貯留する。Log Pには適切な範囲が存在する。 c 正 d 正 e 誤 貼付後薬物は分配・拡散により真皮に到達し，全身循環血流に移行して全身へと送られる。そのため，血中濃度の立ち上がりにはラグタイムが生じ，速効性は期待できない。

第2問

正解	4
説明	a　正 b　誤　薬物の活量が同じであれば，基剤が異なっても飽和時の活量は同じである。他の基剤に比べ飽和溶解度が高いということは薬物の居心地が他の基剤よりもよいこと，すなわち，基剤中の薬物濃度が同じ場合は他の基剤よりも薬物の皮膚透過性が低いことを示す。 c　正 d　誤　皮膚に適用する製剤の放出試験法は，あくまでも製剤ごとの品質管理に有効な試験法であり，貼付剤の場合は生物学的同等性と放出試験における同等性は必ずしも直結しない。 e　正

第3問

正解	3
説明	a　正 b　誤　1日最大使用量と濃度の使用前例を確認する必要がある。 c　誤　ライナーおよび支持体の使用前例も確認する必要がある。 d　正 e　誤　DMF登録は製造販売承認申請までに行う。

著者の略歴

1979年3月　香川大学農学部卒業

1979年4月　扶桑建設工業株式会社入社 水処理研究所

1979年4月～1981年3月　香川大学農学部研究生

1982年4月　帝國製薬株式会社入社 研究部

1983年1月～同年12月　香川大学農学部研究生

1991年6月～1993年3月　九州大学農学部研究生

2006年4月　製剤研究部次長

2010年4月　CMC管理室長

2016年2月　一般財団法人阪大微生物病研究所，研究開発部門開発保証部開発保証課

2016年5月　日本薬剤学会より製剤の達人の称号を受ける

医薬品包装の現状と将来

久保田　清

POINT

医薬品包装設計のポイント

日本薬局方の製剤総則［2］製剤包装通則に示すように，設計段階で確認すべき適格性には，Minimum Requirementとしての保護（protection），適合性（compatibility），安全性（safety）のほか，製品の付加価値，市場競争力とも関連する幅広い意味での機能（performance）の要素が含まれる。機能に関連する内容は，製剤のTPP（Targeting Product Profile）においてもますます重要な項目となっており，包装が担う分野も多い（下表）。

Conventional TPP　（太字：包装技術が関連する項目）			New TPP
薬剤の基本特性	営業，生産戦略	製品申請	機能に関連する
Efficacy	**IP creation**	Dosing / Administration	**Safety**　使用性
Remedy	**Pricing / COGC**	**Safety & tolerability**	**Convenience**　使用性
Dosage form	**Productivity　(facilities)**	**Regulatory path**	**Adherence**　新機能
BA/PK profile		**Stability**	**Misuse risk**　使用性

1 はじめに

本章は，近年動きの大きなトピックスにフォーカスしたため，包装開発のすべての流れの中では重要となる包装容器仕様※1の選択・開発，包装・容器加工技術，および物流包装については割愛した。すなわち，以下に解説する項目は包装設計・開発において，喫緊な課題であると同時に，包装研究の国際的なトレンドでもあり，真っ先に取り組むことを願う。国内的にはPIC/S（2012年加盟申請－2014年承認）のGMP関連各種レギュレーションに及ぼす影響が大きく，ICHなどとの関わりがわかるスキーム「加盟直後と将来像」を貼付したので，日本薬局

※1　ここでは，包装資材の選択・開発も含める。包装容器の仕様が商品性に及ぼす影響は大きく，同一薬剤であっても，診断薬剤の調剤容器（例えばプレフィルドシリンジ）や，トピカルに投薬するためのデバイス（例えば点鼻，経肺）などの性能の違いで，診断モダリティーや投薬用法・用量などまで変化する。

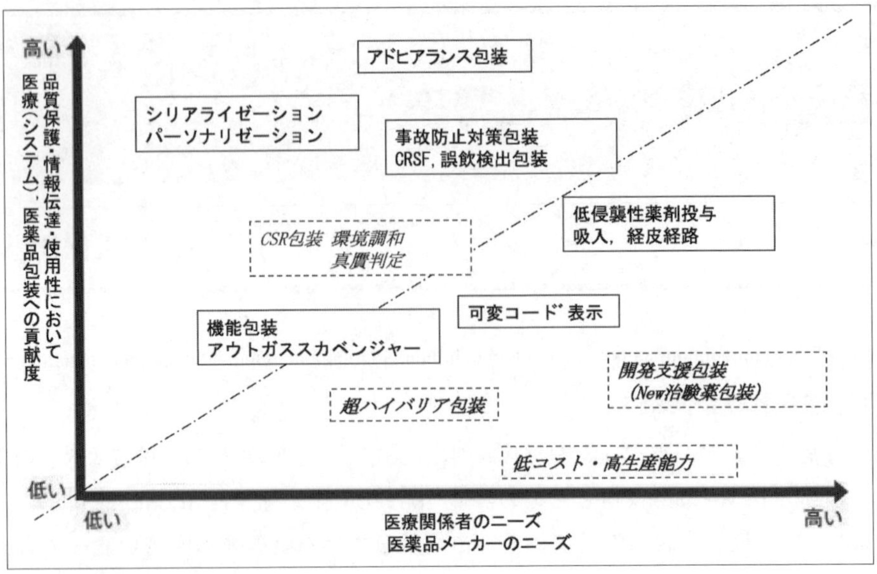

図1　アンメット・パッケージング・ニーズ

方の第18改正に向けた取り組みと併せて，医薬品包装開発業務の一助とされたい。

図1はアンメット・パッケージング・ニーズと題して筆者が作成したものであるが，医療貢献度を縦軸に，医療関係者，医薬品メーカーそれぞれのニーズを横軸として，各種包装課題を配置したもので，上述のTPPに関連する具体的な内容が俯瞰できる。

2　日本薬局方における包装分野の取り組み

2.1　薬局方のハーモナイゼーション[1)]

薬局方の調和は，日米欧三薬局方検討会議（Pharmacopoeial Discussion Group：PDG）によって，「調和文書に記載された手順で医薬品原料又は製品を試験した場合に同じ結果が得られ，同じ適否判定に至る」と定義されている。そのため，「科学及び医療行為の発展，グローバル化の進行，疑似／変造／誤ラベル／偽造製品（SFFC製品）※2の存在に対応するため，薬局方の各条及びその他の内容については継続的な改正が必要」としている。

さらに，WHOは「可能であれば，調和に関する取り組み作業の成果（医薬品規制調和国際会議（International Council for Harmonisation of Technical Requirements for Pharmaceuticals for Human Use：ICH→Q4 薬局方の国際調和））に従うことを奨励」とコメントしている。

日本薬局方の製剤通則，医薬品各条，一般試験法（原薬，製剤）などは，特徴をもちつつ，ほぼUSP，EPに伍するレベルとボリュームを維持しており，科学の発展，グローバル化の進行などを見据えて通常の調和作業プログラムを進めていた。包装についても，第16改正以降

※2　SFFC製品：Spurious / Falsified / Falsely labelled / Counterfeit

充実化が図られており，世界標準に近づくための作業が急ピッチで進められている。日本薬局方原案審議委員会の中で以下に示すグループは包装分野との関連が強い。
(SFFC製品＞偽造製品排除の対応の詳細を「5.1自動認識表示のグローバルトレンド」に記載)

日本薬局方原案審議委員会構成［2016.5］：PMDA 専門委員および外部の専門家を中心に構成したもの
総合委員会－製剤委員会（ほか 11 委員会）－製剤 WG，**Inhalation WG**，**完全性評価 WG**

2.2　第18改正（2021）に向けた作業

薬局方作成の考え方（5本柱）は第 16改正時よりほとんど変わっていない（表 1）[2,3]。

さらに，第 16改正第二追補時に審査体制を整え（PMDAの製剤委員会のもと各種WGを設置）[3]，包装分野についても国際化に向けた作業を加速させたことにより，第 17改正では製剤総則に製剤包装通則を追加，一般試験法の「容器・包装材料試験法」を改訂し，さらに参考情報に「医薬品包装に関する基本的要件と用語」が記載された。基本的要件では「医薬品包装の適格性は，静脈投与，経口投与又は経皮投与など投与経路からのリスクの程度，及び注射剤，液剤，半固形剤，固形剤などの剤形に応じた一次包装との相互作用に起因するリスクの程度により，適格性評価の厳格性が求められるべきもの」とあり，こちらはFDAガイドライン[5]に

表 1　第 18 改正日本薬局方作成の 5 本柱

第 18 改正	第 16 改正
1. 保健医療上重要な医薬品の全面的収載	←同じ
2. 最新の学問・技術の積極的導入による質的向上	←同じ
3. 医薬品のグローバル化に対応した国際化の推進（下段に補足）	←国際化の推進
4. 必要に応じた速やかな部分改正及び行政によるその円滑な運用	←同じ
5. 日本薬局方改正過程における透明性の確保及び日本薬局方の普及	←同じ
【3. の補足】 日・米・欧の三極で医薬品承認申請に係るガイドライン等の国際調和（ICH），薬局方収載試験法及び医薬品各条の国際調和（PDG）並びに調和事項の規制当局受入が促進されていること，医薬品のグローバル化が加速していること，さらにはアジア地域での貢献等を踏まえ，日本薬局方の国際化を図ることが重要な課題である。	

Guidance for Industry

Container Closure Systems for Packaging Human Drugs and Biologics

CHEMISTRY, MANUFACTURING, AND CONTROLS DOCUMENTATION

U.S. Department of Health and Human Services
Food and Drug Administration
Center for Drug Evaluation and Research (CDER)
Center for Biologics Evaluation and Research (CBER)

May 1999

Examples of Packaging Concerns for Common Classes of Drug Products

Degree of Concern Associated with the Route of Administration	Likelihood of Packaging Component-Dosage Form Interaction		
	High	Medium	Low
Highest	Inhalation Aerosols and Solutions; Injections and Injectable Suspensions[a]	Sterile Powders and Powders for Injection; Inhalation Powders	
High	Ophthalmic Solutions and Suspensions; Transdermal Ointments and Patches; Nasal Aerosols and Sprays		
Low	Topical Solutions and Suspensions; Topical and Lingual Aerosols; Oral Solutions and Suspensions	Topical Powders; Oral powders	Oral Tablets and Oral (Hard and Soft Gelatin) Capsules

図 2　FDA ガイドライン リスクによる製剤容器の分類[6]

Typical Suitability Considerations for Common Classes of Drug Products
(This table is a general guide, and is not comprehensive. See sections III.C through III.H for a more detailed discussion.)

Route of Administration/ Dosage Form	SUITABILITY[a]			
	Protection	Compatibility	Safety	Performance/ Drug Delivery
Inhalation Aerosols and Solutions, Nasal Sprays	L, S, M, W, G	Case 1c	Case 1s	Case 1d
Inhalation Powders	L, W, M	Case 3c	Case 5s	Case 1d
Injections, Injectable Suspensions[b]	L, S, M, G	Case 1c	Case 2s	Case 2d
Sterile Powders and Powders for Injection	L, M, W	Case 2c	Case 2s	Case 2d
Ophthalmic Solutions and Suspensions	L, S, M, G	Case 1c	Case 2s	Case 2d
Topical Delivery Systems	L, S	Case 1c	Case 3s	Case 1d
Topical Solutions and Suspensions, and Topical and Lingual Aerosols	L, S, M	Case 1c	Case 3s	Case 2d
Topical Powders	L, M, W	Case 3c	Case 4s	Case 3d
Oral Solutions and Suspensions	L, S, M	Case 1c	Case 3s	Case 2d
Oral Powders	L, W	Case 2c	Case 3s	Case 3d
Oral Tablets and Oral (Hard and Soft Gelatin) Capsules	L, W	Case 3c	Case 4s	Case 3d

例．経肺デバイス[DPI]

Case 5s: Typically, an appropriate reference to the indirect food additive regulations for all components except the mouthpiece for which USP Biological Reactivity Test data is provided.

：All Componentsの安全性のデータは、Indirect Food Additive Regulationを参照せよ と記載されている
また、
マウスピースの部分については、USPを参照するように と記載されている

図3　製剤容器ごとの試験法等を記載（例．粉末吸入製剤）

表2　製品ライフサイクルと品質保証［QRM：Quality Risk Management］

製品ライフサイクル		開発 （ライフサイクル期間の1/4程度）				生産 (3/4程度)
製品（開発）ステージ	製品ニーズ ビジネス戦略	研究・臨床試験	製品設計	製品プロセス設計	管理戦略	—
［調査］	—	—	承認前調査			GMP調査
品質リスクマネジメントの適用	—	目標品質プロファイル	重要品質特性	重要工程パラメータ	当局への技術申請および審査	パフォーマンスレビューと変更管理

香取典子，日本薬剤学会主催PATに関する実習講演会，PATとはなにか—品質を廻るパラダイムの変遷，2013年9月18日より

適った包装設計の考え方である（図2，3）[6]。さらに，「製品ライフサイクルを通じて，医薬品包装の適格性は適切な品質保証計画に基づいて維持されなければならない」は，FDAが提案した「21世紀の医薬品cGMP：Risk Based Approachリスク管理と科学を取り入れた，製品ライフサイクル全体に適用可能な調和された品質システム」を表している[7]（表2）。

EPの改訂は本編が3年ごと，補遺（追加改正事項）が3回/年と頻繁で，また，USPについても2016年5月に661sが大改訂されるなど海外の動きは活発ではあるが，PMDAが宣言する基本的方針の細部までが最新の国際標準にフォーカスされているため，将来これらに追随した（または，やや日本独自の内容を含む）通則，一般試験法等が記載されるものと考える。

3　製造，品質管理の変遷

3.1　ICH（Qトリオ）の進捗

医薬品包装であるためには，日本薬局方（または，仕向け国の薬局方）に適合することが第

表3　ICH Q トリオとガイドライン

ICH Q トリオ		ガイドライン　[ICH Step.5 を受けて国内通知]
ICH Q8	製剤開発	薬食審査発第0628第1号　平成 22年 6月 22日
ICH Q9	品質リスクマネジメント	薬食監麻発第0901005号　平成 16年 9月 1日
ICH Q10	医薬品品質システム	薬食監麻発0219第1号　平成 22年 2月 19日

表4　製造・品質管理の考え方の変遷[7)]

産業界・一般　：Quality by Testing　試験により目標の品質が製造できたことを確認			
医薬品・特有(旧)　：Validation & GMP　プロセス検証で目標の品質が製造できることを確認			
↓ 現在～　：Quality by Design　(QbD) により目標の品質が製造できるように設計			
	製剤開発	リスク管理	品質保証
開発手法・旧	経験的	対処的	経験に基づいた製造・試験による品質確認
開発手法・現在～ [QbD 手法]	科学的	予防的	DoE，多変量解析などに基づき設計 最先端の分析技術の上に立って品質を保証

一の条件であるが，適切な設計手順および製造・品質管理により製品の品質が確立されていることが要求される。具体的には，GMP省令，施行規則をベースにICH合意がなされたガイドライン※(厚労省医薬・生活衛生局より通知) を参照する (表3)。

ICH Q トリオ (Q8～10) は製造・品質管理の基本的な考え方・方法を表4のように変えている。医薬品はGMP管理のもとで製造・管理されるというベースに，1980年代初頭よりバリデーションの考え方が導入された。そして，現在は“科学的な工程理解とリスクに基づく開発アプローチ”であるQbD (Quality by Design) の考え方※3が追加されている。

3.2　PIC/S加盟 (2014) とその影響

ここまで，公定書 (薬局方) とGMPならびにICHの進捗を記載してきたが，これらに多大な影響を及ぼすPIC/Sの内容を解説する。ICHが日米EU医薬品規制調和国際会議で品質のほか非臨床 (安全性)，臨床試験 (有効性) および複合領域のガイドライン作成作業を進めているのに対して，PIC/Sは全世界規模でGMPに特化したガイドライン作成とその実施・保守を目標としている。すなわち，PIC/Sに法的拘束力がないとはいうものの，現存するGMP国際標準という認識でよい (PIC/SはICH Q分野とも調和している)。

PIC/S加盟により，バリデーション基準の改訂 [Annex 15改訂 2015.4/13]※4や品質リスクマネジメントの活用などが医薬品メーカーにおける喫緊の課題となった。

※3　ICH Q8によるQbDの定義：事前の目標設定に始まり，製品および**工程の理解**ならびに工程管理に重点をおいた，**立証的な科学**および**品質リスクマネジメント**に基づく体系的な開発手法

※4　PIC/Sによるバリデーション基準改正のポイントと関連するガイドライン
Q8, FDA, EMA [European Medicines Adm.]；継続的工程確認等の採用
Q9；バリデーション活動について 品質リスクに基づき実施
Q10；製品の品質照査とバリデーション活動の関係 回顧的バリデーションの削除

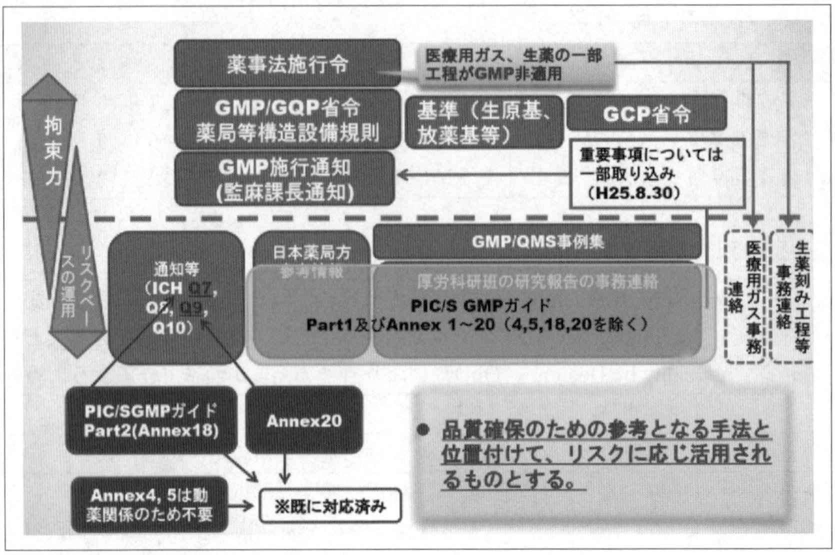

図 4　2015 GMP 体系 [7)]

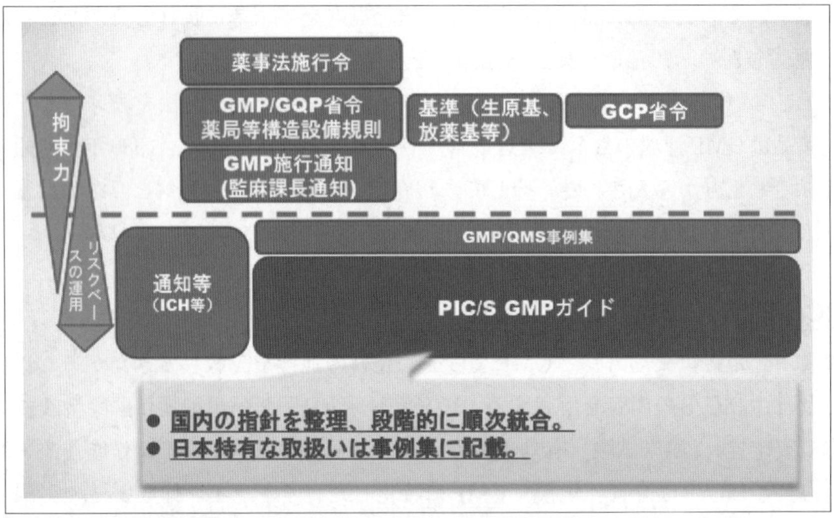

図 5　GMP 体制 最終形（見通し）[7)]

PIC/S加盟直後および将来（現時点で最終形と考える）GMP体系を図 4，5 [7)] に示す。

PIC/S：Pharmaceutical Inspection Convention & Pharmaceutical Inspection Co-operation Scheme 医薬品査察協定及び医薬品査察協同スキーム；2014 年 日本が第 45 番目加盟国として承認された ● **査察当局間**の非公式（法的効力なし）な**協力の枠組み** ● 医薬品分野での**調和された GMP 基準**および**査察当局の品質システム**の国際的な開発・実施・保守 ● 日本，韓国が加盟し（2014），EU を中心に，米国 FDA など世界 43 カ国（46 当局）が加盟 ⇒**国際標準**

4 製品の安全・安心とユーザビリティーの確立

4.1 CRSFについて

医療の安全に関わる項目の分類と包装技術が貢献できる内容をスキームに示した（図6）。

このなかで小児の医薬品誤飲による被毒防止を目的に，医薬品の直接容器または個装箱の開封性に制限を設けるのがCR（Child Resistance）であるが，高齢者の易開封性と両立する仕様をSF（Senior Friendly）と定義している。CRについては，国と地域によって「医薬品包装として必須～望ましい」と幅広い考え方があり，誤飲防止対策についての行政当局からの要請は頻繁であるが[9]，現時点（2017年1月）で国内の法規制・規格はない（表5）。

国内におけるCRSFの採用事例を表6に，包装形態別CR包装の事例を図7～9に示す。

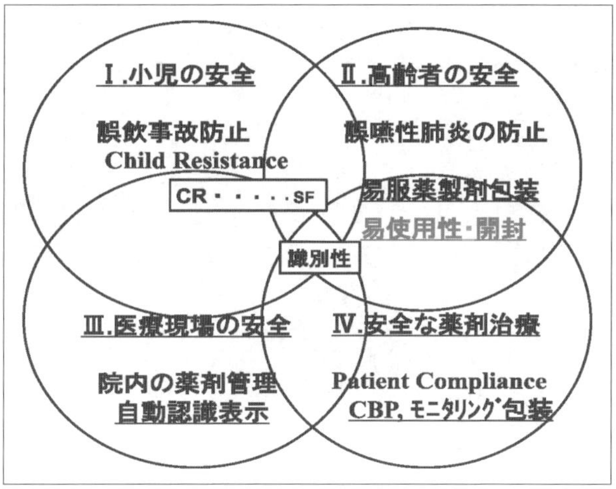

図6 医療の安全と包装技術

表5 CR包装についての海外の規制

	法規制	施行	規格	備考	
米国	CPSC: Poison Prevention Packaging	1970	16CFR Part1700.20	CPSC 警告声明（2002）:安全を証明できる治験製剤のみ免除	※海外の包装事例 Cardinal Health / E-Z tear Faubel Pharma Services / CRSF Blister Pack Keystone Folding Box Co. / Key-Pak F1 Colbert Packaging Corporation / PharmaDial MeadWestvaco Healthcare Packaging / ShellPak Sharp Corporation / Advantage Pak Stora Enso / Pharma Pak SHR
英国	The Medicines (Child Safety) Regulations	2003	BS8404:2001（いたずら防止に関する）	治験薬においても適用開始（2005）	
EU	[国別に制定]		CEN EN14375（再封不可能容器）	英国 BS8404 をベースに CEN 加盟国の国内規格として制定	
韓国	薬師法	2006	技術標準院 「子供保護医薬品の基準」	提供: Aspirin, Ibuprofen, Acetaminophen 等	

表6　国内 CRSF の主な採用例

会社名	製品名（薬剤分類）	包装形態	CR の方式
グラクソスミスクライン	降圧剤等	PTP	ピール＆プッシュ方式（ラベルタイプ）
	抗がん剤等	PTP	ハードプッシュ方式
ノバルティスファーマ	ニコチネルパッチ，ニコチネル TTS	パウチ	引き裂きにくい特殊シート
	ニコチネルミント，ニコチネルフルーツ	PTP	ピール＆プッシュ方式（プロテクトフィルム）
ジョンソン ＆ ジョンソン	ニコレットパッチ	パウチ	引き裂きにくい特殊シート
	ニコレットガム	PTP	ピール＆プッシュ方式（プロテクトフィルム）
キョーリン製薬	ミルトン CP	SP 包装	引き裂きにくい特殊シート
田辺三菱製薬	モルヒネ製剤	PTP	ピール＆プッシュ方式（プロテクトフィルム）
テバ製薬	抗がん剤	PTP	カートン入り方式

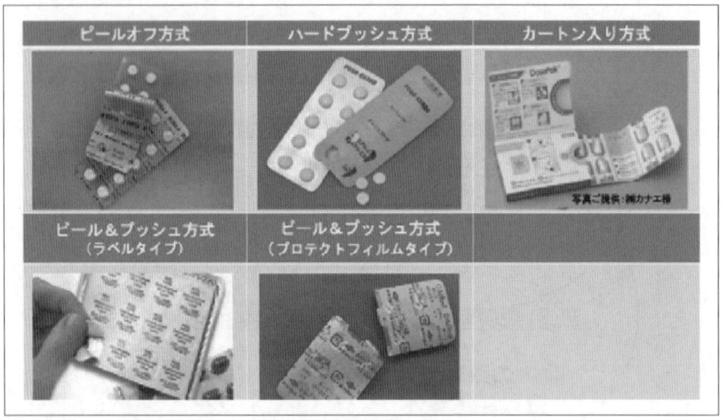

図7　CR 包装ーPTP

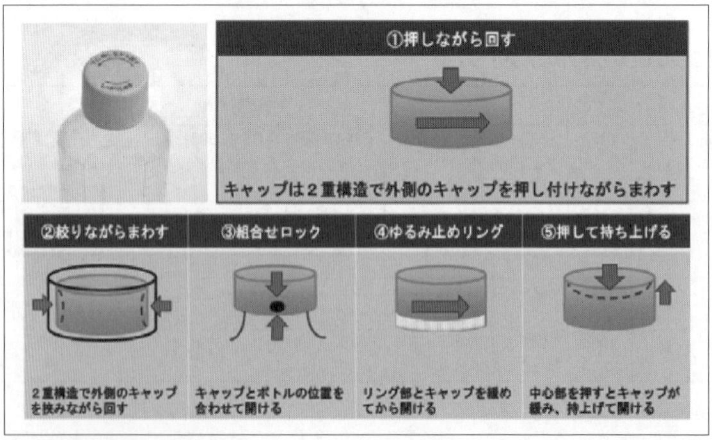

図8　CR 包装ーボトル

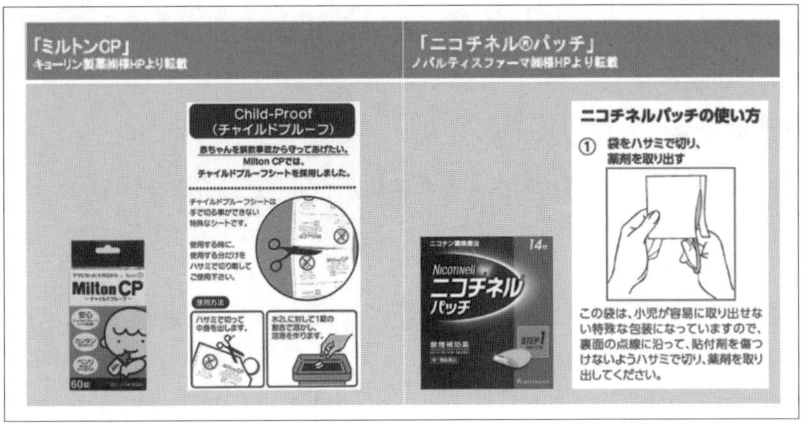

図9　CR包装―SP・パウチ

4.2　人間工学的な取り組み

医薬品包装が関係する製品の患者の使用性は薬物治療の有効性，安全性はもとより患者のQOLにも影響する重大な品質である。また，病人のみでなく幅広い年齢層，身体的なハンディキャップのある人と包装製品（毎日の生活で必須な食品，嗜好品，日用品等）との関わりを考えてみると，ユーザー個々がその表示・情報を容易に視認し，容易に開封し，かつ適切に内容品を取り扱えるか否かは極めて重要で，包装製品へのさまざまな配慮によりこれらの人々の生活が確立される。しかし，いわゆる人間が感じ取るもの（官能的な良し悪し）は，包装容器の（測定可能な）特性とリンクしない場合が多く，適切な評価者（パネル；例えばピンチ力の小さい患者，視覚障害者など）を設定して，官能評価実験を行うことになるが，いくつものファクター※5に影響され，科学的かつ客観的な判断を得ることは簡単でない。

国際的な包装研究発表の機会を提供する学会であるIAPRI（International Association of Packaging Research Institutes）Conferenceでも，2014年メルボルン大会より新セッションとして人間工学（Ergonomics & Human Factors）が独立し12題の口頭発表があった。その中の最新の研究では，次の2種類のアプローチが紹介されていた[10,11]。

①パネルが官能試験，作業等を行い，パネルの評定（申告）とは関係ないデータを取得

視線，脳波，筋電図，呼吸，体温，発汗，およびMRIなど

容器ラベルデザインの例：脳波の変位に至る時間（←好ましいものを決定する時間）

②ある規模の数のパネルを集めて行い，パネルの判定を数値化して統計的有意を探る

パネルの評定（申告）は，主目的以外の要因をできるだけ排除するよう単純化する。

包装開封の例：一連の作業を分解して回答（持ちやすい？　固い？　指が痛い？…など）

※5　ヒューマンファクターの中で考慮しなくてはならない要素

- 身体的要因　（機能的な要因，直接またはある代用特性にて測定可能）
- 生理的要因┐ これらは，被験者のヒアリングおよび注意深い観察で
- 認知的要因│ 層別することはできるが，数値化しての解析は不可。
- 心理的要因┘ 評価が主目的でない場合，3要因を排除する試験モデルが必要

5 周辺テクノロジーとの融合による新機能の獲得

5.1 自動認識表示のトレンド

WHOが報告した「SFFC製品に対応した継続的な改正」に関しては，主として偽造製品の対策を意図したものであるが，マスシリアライゼーションによる偽薬排除の取り組みが標準であるのに対して，日本だけ検討すら始まっていないことが心配される。偽造製品の排除はここ10年ほど包装分野で進められてきた課題であるが，医薬品の自動認識表示（バーコード，データマトリックス）による個別認証化により確立しつつある。具体的には，ビッグデータ技術，すなわち巨大なデータベースとそれらをバックアップするサービスなどにより，国家規模のシステムが完成した。トルコ，中国国内で流通する正規医薬品は，個装箱以上の包装階層でシリアル管理され（中国は元梱，まとめ箱，個装箱の包装階層がひもづけられた状態でシリアルを付与），世界に先駆けて偽薬排除，物流合理化などに成果を挙げている。欧米，南米，アジア各国，アフリカの一部において，トルコ，中国などが達成したシリアルによる医薬品管理システム構築を目指して着々と作業を進めており，これが達成されたとき，医薬品のステータスとして「個別認証を持つ」ことが世界標準となる。

・**グローバルマスシリアライゼーション**：偽薬排除の方法
　生産サイトで医薬品包装にシリアルコードを付与
　　⇒情報をデータベースに格納（例：国家が管理）
製品コードとも照合したシリアルがデータとヒットして正規品であることが確認される
Type1：流通の末端：医療機関，薬局等にて，シリアルを読み取り・同時にデータベースにアクセス
　生産サイト⇔末端ユーザー：End to End Verification（hentication）贋判定
　※ 2011年 トルコが確立 保険請求と連動するため100%の運用達成(不正請求行為も排除)
Type2：各包装階層の流通情報も管理：Aggregation（装階層のシリアルコードひもづけが必要）
　※ 2014年 中国が確立（数カ国が検討中）メリットは偽薬の混入経路もわかること

5.2 ICTによるソリューション

在宅患者の血糖値，血圧などをICT（Information Communication Technology）を活用して，病院（診療所），検査センターおよび訪問介護・看護ステーションなどがトータルで管理，ケアする取り組みが定着しており，医薬品の分野においても，薬剤モニターによる患者の服薬管理などが活用されつつある。医薬品包装自体に開封時間やモニタリング（患者が痛みなどを回答）データを格納し，かつ通信機能を搭載した製品が開発されている。

医薬品包装へのICT活用の可能性を表7（アドヒアランス包装※6を中心）に，モニタリング包装の機能を表8に，PHR※7をベースにした将来の薬物治療について表9[12]に示す。

表7 ICT搭載医薬品包装の活用

機能分類	活用例 ／ 方法	適応
開封時間の記録と通信 →服薬時間 服薬エビデンス	・医薬品開発，治験，服薬エビデンス（治験患者の質の悪い地域等）／服薬記録，他のデータを併せた有効性の検証 食事の影響調査 ・厳格な服薬管理を必要とする薬剤：薬剤耐性の発生防止 ・患者服薬実態の調査：適切な薬剤治療，服薬指導・管理／自覚症状の少ない慢性疾患薬 2w～1Mの服薬実態を調査 ・特殊な例：服薬エビデンスと診断書を併せて運転免許申請	→主に慢性疾患薬 →エイズ薬等 →慢性疾患薬（降圧剤，糖尿病薬） →てんかん薬
症状，生活実態モニター（服薬時に患者等が回答）	・薬効と連動した症状を回答→薬効確認，適切な薬剤治療 ・潜在患者の発見（認知症）または，高齢患者の状態変化	→慢性疾患薬
ICのシリアルを活用	・医薬品トレーサビリティー：個々の使用～廃棄記録 ・在庫管理，自動ピッキング ／ 数mの通信シグナルを活用	→麻薬，向精神薬 →（すべての薬剤）
その他 GPS機能	・対象薬剤の分布と量（=患者）でパンデミックなどの情報取得 ・認知症患者の分布 → 介護施設，スタッフ等の手当	→マラリア，インフルエンザ

表8 モニタリング包装の機能一覧

機能	対象	機能
モニター	包装状態	包装の完全性：漏れインジケーター，改ざんセンサー 包装開封：タイムスタンプ 製品位置：GPS（GPS機能を有した**スマートデバイス**等を起動）
	患者状態	ペインマネジメント スリープトラック，その他（排尿・便，更衣，運動，会話）
	製品（品質）＋ 包装状態	時間・温度インジケーター（TTI） その他のインジケーター：限界温度，酸素濃度 （食品関係）腐敗検出，バイオセンサー（病原菌等）
警告	使用指示 包装製品異常	服薬時間（リマインダー） 改ざん，使用期限切れ

6 おわりに

医薬品包装に関連して明確な未来が見えない，見えにくいトピックスについて解説した。言い換えると，fragile（方針が揺らいで危うい）な要素を含んではいるが，いずれも包装分野で最も注目され，包装研究のトレンドとなっている課題といってよい。

本稿に取り上げなかったものの，シミュレーション技術の活用や，サスティナブルパッケージの取り組みなども旬な話題である。前者は，容器開発（強度を確保するための構造力学解析，吸入デバイスの気流設計，緩衝容器設計）やバリア設計（伝統的なFA. Paine[13]による防湿設計から，Y.Chen[14]の透湿度予測）などにも活用されている。後者については，バイオマ

※6 アドヒアランス包装：直接容器をより薬剤を取出した（PTP包装を開封など）時間を記録（服薬時間・服薬のエビデンス）し，またスマートデバイスなどを介してデータをクラウド内等のサーバーに送信する主治医はこのデータより服薬実態を確認し，患者の服薬管理・指導や，最適な治療方針に活用する（患者も自身の服薬管理に活用可能）

※7 PHR：Personal Health Record［EHR：Electronic Health Record］
CPOE：Computerized Physician Order Entry

表9　薬物治療の最適化－PHRの有用性[12)]

フェーズ		主要段階	最適ステップの結果	テクノロジー[ICT]
投薬（持参薬）管理	患者のアセスメント	患者認証	名前，生年月日，住所，性別より患者確認	RFID [or Bar-cording]*
		薬歴	過去から現在に至る患者薬歴の取得	PHR
	処方箋発行	薬剤選択	診断ごとの薬剤リストより，最適薬剤の選定	EHR
		薬剤払出し	電子処方システムによる払出し指示と薬剤認証	CPOE，RFID*
		処方薬記録	電子処方システム上に投薬（与薬）が記録	（PHR）
服薬アドヒアランス	調剤	薬剤準備	薬剤監査の後に調剤室に払出し	RFID*，ピッキングロボット
		薬剤認証	オーダーと薬剤との認証	RFID*
	与薬	与薬管理	患者，薬剤，（与薬者）の三点照合	RFID*（患者）－RFID*
	服薬支援	患者の服薬	適切な用量を適切な時間に服用 処方された薬剤のトレーサビリティー	リマインダー，ディスペンサ RFID*
服薬モニタリング	服薬記録	服薬追跡	患者/用量/服薬時間（または飲み忘れ）　記録	自動ディスペンサデバイス
		服薬確認	患者の服薬遵守を確認	PHR，通信システム

スプラスチックの製品化（パウチ，PTP，ボトル等）も一般的で，海外では100％植物由来の再生可能材料も開発されている。これらの課題については，文献，成書またはインターネットの記事も多く，そちらを参照されたい。

後半の技術分野については，いずれも道半ばではあるが，関連する学術部門や周辺技術の発展と連動して，個々の設計者が製品開発の中で大きく発展させることを願うばかりである。

参考文献

1）WHO_TRS_996_Annex1 (2016)，GOOD PHARMACOPOEIAL PRACTICES

2）谷本剛，第十六改正日本薬局方改正点のポイント，廣川書店（2011年5月）

3）事務連絡　厚生労働省医薬・生活衛生局医薬品審査管理課（平成28年10月19日），「第十八改正日本薬局方作成基本方針について」

4）井上隆弘ら，第十六改正日本薬局方第二追補並びに十七改正に向けて 医薬品医療機器レギュラトリーサイエンス Vol.45, No.11 922-929（2014）

5）FDA Guidance for Industry, Container Closure Systems for Packaging Human Drugs and Biologics（May, 1999）

6）竹内洋文，医薬品製造の立場から，医薬品品質フォーラム討論会（平成24年11月14日）

7）香取典子，PATとはなにか－品質を廻るパラダイムの変遷，日本薬剤学会主催 PATに関する実習講演会（Sep.18, 2013）

8）小池紘一郎，PIC/S加盟後の医薬品規制の変化と課題，第17回医薬品品質フォーラム（平成27年2月9日）

9）厚生労働省医政局総務課長ら，子どもによる医薬品誤飲事故の防止対策について，医政総発0715第1号，薬生総発0715第2号，薬生案発0715第2号（平成28年7月15日）

10）Erin Snyder et al., An eye tracking methodology for testing consumer preference of display trays in a simulated retail environment, 19th IAPRI World Conference on Packaging（June 2014）

11）Kiyoshi Kubota et al., Evaluation of opening status of PTPs with three element from push to go out from package, 19th IAPRI World Conference on Packaging（June 2014）

12) Michel J. THEODRAKIS /WHO Global Forum for Innovation in Aging Population Kobe, Packaging and Formulations designed for the Elderly, Japan (Dec 10-12, 2012)(講演資料より 著者邦訳)
13) F. A. Paine Fundamental of Packaging, Chapter12, 275 (1962, London)
14) Y. Chen, Y. Li, A new model for predicting moisture uptake by packaged solid pharmaceuticals, Int J P 255, 217-225 (2003)

Column **先端技術と医薬品の融合**

国内の継続する高齢者および認知患者の増加，医療費抑制策のひとつとしてのジェネリック医薬品の促進策，および米国大統領の交代による医療保険制度への影響など，懸念される出来事の多い中で，プレシジョン・メディスン（分子標的薬）の飛躍的進化※1は，抗がん剤の開発分野において明るいニュースとなっている。抗体医薬の開発は1980年頃に始まり，長らく失敗を繰り返した後にいくつかの製品を輩出したものの，薬剤が適格に奏功する患者を見出すことができず無用な副作用と低い治癒率が続いていた。これらを昨今のビッグデータ技術，人工知能などのテクノロジーが打開しつつある。医薬品包装の分野でも，ICTとビッグデータ技術が長年の懸案を解決に導いた。すなわち，巨大な自動認識コードデータを格納するデータベース（REPOSITORY）とそれらをバックアップするサービス（EPCIS: Electronic Product Code Information Services）により，国家規模のシステムが完成し，偽薬排除，物流合理化，および医薬品のトレーサビリティー確保などさまざまな成果を獲得した。

※1：ビッグデータ，人工知能技術の展開（IBM開発のワトソン　遺伝子変異の解析）
　コンピューターがありとあらゆる文献や膨大な臨床データ（遺伝子変異＋承認薬＋他の臓器の承認薬+臨床試験の有無）を読みあさり，ファンデーション・メディシン社（遺伝子解析を専門に行う会社）に集められる年間4万件以上のがん細胞データと併せて解析

問　題

［第1問］　PIC/S GMPに関する次の記述のうち，正しいものの組み合わせはどれか。

a　PIC/Sとは医薬品規制当局と製薬業界の代表者とのGMP協力機関の総合呼称である。

b　PIC/Sの役割は品質システムおよびGMP基準の世界調和である。

c　医薬品PIC/S GMPガイド（2014年3月1日，PE009-11）は，実質的にFDA CGMPsと同一内容である。

d　PIC/SはGMPに特化したガイドなので，薬局方への影響はない。

e　リスクの特定はクリティカルコンポーネント（重要工程「機能」）に関わる影響要因を特定することである。

1（a，b）　2（a，d）　3（b，e）
4（c，d）　5（c，e）

［第2問］　包装の使用性設計に関する次の記述のうち，正しいものの組み合わせはどれか。

a　病人のみでなく，幅広い年齢層，身体的なハンディキャップのある人も配慮して策定されるのがユニバーサルデザインである。

b　CR（Child Resistance）試験は小児が実施するため，開封試験の結果に心理的な影響は少ない。

c　医薬品の使用性は医療従事者の作業効率や事故発生率，患者においてはQOLの低下やフレイル発生（社会性の喪失）まで影響する。

d　1対比較でサンプルを官能評価する際，試験のエキスパート5名で判定した。

e　PTPの開封性について官能評価した際，押出し力測定値や，成形材の硬さ，アルミ箔の厚さと相関のない，またはまったく逆の評定結果がでることがある。

1（a，b）　2（a，d）　3（b，e）
4（c，d）　5（c，e）

［第3問］　包装でのICT活用に関する次の記述のうち，正しいものの組み合わせはどれか。

a　シリアルコードは医薬製品の真贋判定において極めて有力な手段となるが，物流や医療現場での作業・管理等においても，さまざまなメリットがある。

b　ビッグデータとは，従来のデータ処理アプリケーションで処理困難なほど，巨大なデータ集合の集積物を表す用語である。

c　2017年1月現在で，妥当な時間内に処理できるデータ制限量は，ペタバイト（10^{15} B）オーダーである。

d　ビッグデータの課題には，データの収集，取捨選択，保管，検索，共有，転送，解析，可視化が含まれる。

e　非服薬患者の対策として開封データの自動記録と通信機能を搭載した医薬品包装が研究されているが，患者の性格や習慣が改善されない場合は治療効果は改善されない。

1（a，b）　2（a，d）　3（b，e）
4（c，d）　5（c，e）

正解と解説

第1問

正解	3
説明	a 誤 各国政府・査察機関間のGMP協力機関の総合呼称である。 b 正 c 誤 EU GMPガイドと同一内容である。 d 誤 2015 Annex1改訂 FINISHING OF STERILE PRODUCTSの中でガラス，樹脂製アンプルに100%の完全性試験の記載があり配慮する項目もある。 e 正

第2問

正解	5
説明	a 誤 バリアフリーは，障害者・高齢者などに配慮し，ユニバーサルデザインは，すべての人が対象で個人差や国籍の違いなどに配慮して設計される。 b 誤 例えば集団の中で1人開封に成功した子供が現れると，皆がやる気を出してまったく異なる結果になる場合があり，心理的な影響は大きい。 c 正 d 誤 統計的には，正解がわかっている試料（例えば，塩水濃度既知を舐める）も，6対0から有意差があるといえるため，官能試験のパネル数として不足。 e 正

第3問

正解	2
説明	a 正 b 誤 多様性（データの種類），ログやセンサーより発する頻度も関係する。 c 誤 2012年時点ですでに，エクサバイト（10^{18} B）オーダーとなっている。 d 正 e 誤 主治医が患者の服薬実態を把握することで，継続した服薬指導や薬剤の変更などさまざまな対策を講じることができるため，治療効果の改善も期待できる。

著者の略歴

1981年3月　静岡薬科大学卒業（現:静岡県立大学）

同年4月　第一製薬株式会社 製剤研究センター

2007年4月　第一三共株式会社 製剤技術研究所

2015年1月　退職

2006〜14年　日本薬剤学会 包装分科会（08-14 オーガナイザー）

2015年2月　中央商工株式会社 顧問，横浜薬科大学 非常勤研究員

同年4月　三光アルミ株式会社 顧問

2007年〜　日本包装学会 編集委員，理事，総務副委員長

2015年〜　創包工学研究会 理事

2015年〜　PMDA準委員（製剤委員会 無菌製剤の完全性評価WG）

医薬品製造とGMPの役割

宮嶋　勝春

POINT

GMPのポイント

日々変化する製造環境の中で常に同じ品質を有する医薬品を製造するためには，製造施設・設備の維持管理はもとより，ヒトによる間違いや異物混入などを防ぎ，その上で製造が適切に行われていることを示す記録の作成などが求められる。こうした製造現場における取り組みは，“医薬品及び医薬部外品の製造管理及び品質管理の基準に関する省令(Good Manufacturing Practice：GMP)”[1]に記載されている。しかし，そこに何をすべき（What）は記載されているが，具体的にどのように行うか（How）は記載されていない。そのためGMPの本質を理解した上で，各社の製造環境に合わせたHowを構築することが求められている。

1 はじめに

医薬品製造現場は，直接医薬品の品質を確認する手段を持たない患者の信頼に応える義務と責任を持っている。そのため，“医薬品，医療機器等の品質，有効性及び安全性の確保等に関する法律（医薬品医療機器等法）（旧薬事法）”第12条の中に，医薬品製造はGMPに準拠して行うことが明記されている。医薬品製造は，単に装置と作業者で製造されるのではなく，GMPが求めている種々の取り組みが適切に行われて初めて達成されたといえる。また，GMPでは，製造部門と品質評価部門の組織的な分離が求められており，さらに第三者的な立場から品質保証部門（Quality Assurance：QA）が，GMPの適切な運用と製品の品質を保証する役割を担っている。そのため，医薬品製造におけるQAの役割は，非常に重要である。また，2005年改正薬事法が施行となり製造の全面委託が可能となったが，その場合においても品質保証部門が品質管理に対する責任を有している。本章では，GMPを理解するために，製造現場で実践すべき具体的な活動について解説する。

2 GMPの歴史

GMPは，1963年に米国で初めて法令化された（CGMPと呼ばれている）。それまでに発生した医薬品の品質問題（注射剤の微生物汚染問題やスルファチアゾール錠の交叉汚染事件など）や薬害（スルファニルアミド・エリキシル中毒死事件など）に対応するため制定されたものであるが，最初のGMPは3ページほどで極めて基本的な事項しか記載されておらず[2)]，今日のCGMPの形となったのは，1978年に発行されたものといわれている。また，バリデーションは1987年に制定されている。

一方，わが国では，1968年にWHOがGMP制定を決議し1969年にGMPの採用を勧告したことを受け，まず1973年に日本製薬工業協会が“医薬品の製造管理および品質管理に関する実践規範”を作成するとともに，1974年に行政指導として“医薬品の製造及び品質管理に関する基準（薬発第801号）”がスタートした。そして，1980年正式に“医薬品製造及び品質管理規則（GMP省令）”および“薬局等構造設備規則（構造設備規則）”の2つの規則が発出された（通常この2つの規則を合わせてGMPと呼ぶ）。バリデーションは，1995年“バリデーション基準について（薬発第153号）”が発出されたことでGMPの中に組み込まれた。なお，当初GMPは許可要件であったが，2005年改正薬事法が施行になった際に承認要件となっている。GMPは，品質問題や薬害などを背景に制定された歴史をもち，再びそうした問題を発生させないために設けられたものであることを理解する必要がある。

3 GMP“三原則”

①人による間違いを最小限にする
②医薬品が汚染されたり，品質が低下するのを防ぐ（混同防止を含む）
③高い品質を保つ仕組みをつくる

わが国にGMPが導入されたとき，その本質をわかりやすくまとめたものが上に示した“GMP三原則”だといわれている。規制文書に“三原則”という言葉は使われていないが，GMPで取り組むべき内容（What）が，極めて適切に表現されている。まさに，GMPとは，この三原則が求めていることを日々の医薬品製造の中でいかに実践するか（How）ということにある。

しかし，各製造工場の製造状況がそれぞれ異なり，1品目しか製造していない工場もあれば，100品目を製造している工場，数十年前に建築された工場もあれば最新の工場もある。そのため，三原則の本質を十分に理解した上で，各工場の状況にあった具体的な取り組みが求められている。

3.1 ヒューマンエラーと向き合う

三原則の①では，“ヒトによる間違いをゼロにする”とされていない。ここでいう“ヒトによる間違い”とは，ヒューマンエラーと解釈できるが，ゼロにするといえないのは，ヒューマンエラーの性質によるものであり，ヒューマンエラーを100%防ぐことが困難なことを意味している。しかし，最小限とするためには，誤解を招かない手順書（SOP）の作成，有効な教育訓練，人間工学的な視点をもった装置，適切な逸脱・変更管理など，製造に係わるいろいろな

表1　医薬品製造現場で発生したヒューマンエラーの例

原薬の篩過を 倍散篩過機（2台ある）で行う際，指定した篩過機ではない方の篩過機を使用した
造粒顆粒をV型混合機に投入し，混合を開始しようとした際，取出部バタフライダンパーのロック不備でダンパーから顆粒が漏洩した
製剤として使用する液を調製し，収缶後収量を測定したら，通常13kg 以下のところが13.4kgあった。使用原料の残りから仕込み量のミスであることが確認された
A製剤を製造後，採取されていた中間製品の品質を確認するため採取容器を確認したところ，空容器が発見され，指示されていた試料の採取漏れが確認された。結果として，新たな指示書により最終製品からサンプリングを行い，試験の結果品質に問題ないことを確認した
A錠の製造が終わりPTP包装を行う際，製造記録書が発行されていないのにPTP包装に使用される資材を持ち込み，作業を開始した。結果的に，ラインクリアランスの確認記録がないまま，後付で製造記録・ラインクリアランス確認を記録することとなった
製品Aの1バッチ目を円筒造粒機で造粒中，通常認められない大きな塊状物が確認され，調査したところ，本来仕込むべき原料の一部が仕込まれていないことが判明した
A製剤のProcess Validation（PV）を実施中に，指図書で指定されたLotと異なるLotの原料を使用した

要素すべてを巻き込んだ総合的な取り組みが必要である。

1）ヒューマンエラーとは何か

ヒューマンエラーとは，“うっかりミス”，“ぼんやりミス”といわれるものである。データ捏造や故意の失敗など意図的に犯すミスはヒューマンエラーとは呼ばない。ミスを犯したという意識のない場合もあり，ミスに気づかないと重大な品質問題につながる可能性がある。

ヒューマンエラーの重大性が最初に認識されたのは，1979年米国スリーマイル島にある原子力発電所のメルトダウン事件だといわれている。わが国でも1999年横浜市立大学医学部附属病院で病棟から手術室へ患者を引き継ぐ際に患者を取り違え，肺手術を受ける患者に対して心臓手術を行うというヒューマンエラー（事故）が発生している。いろいろな対策が取られていたのであるが，それでも事故が発生したところにヒューマンエラーに対する取り組みの難しさがある。**表1**に，製造現場で発生したヒューマンエラーの例を示した。

2）ヒューマンエラーをどうやって防ぐか

ヒューマンエラーが厄介な問題である理由を，スイスチーズモデル（**図1**）[3] で説明することができる。図に示されているチーズ1枚1枚が，ヒューマンエラーを防ぐための取り組み対策である。しかし，そうした対策が完全ということはなく，何らかの穴が開いている。例えば，標準作業手順書（SOP）で手順を明確に示したとしても，そこにある表現がわかりにくい／誤解を招きやすい表現となっていたらどうであろうか。つまり，ヒューマンエラーとは，こうしたいろいろな対策の中に開いている穴がつながったときに発生するということになる。では，どうやって防ぐかであるが，（a）チーズの枚数を増やす，（b）開いている穴の数を少なくし，さらに穴の大きさを小さくする――ということになる。

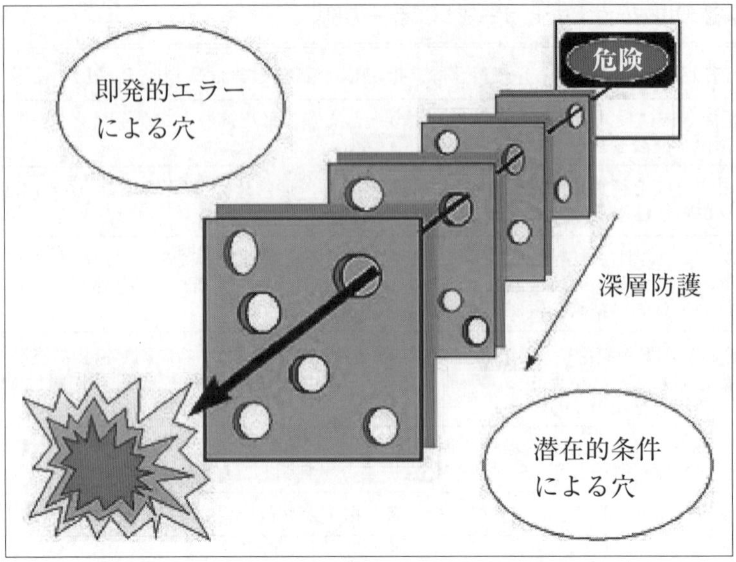

図1　ヒューマンエラーを理解するためのスイスチーズモデル[3)]

(a) チーズの枚数を増やす

具体的な方法として，個々の操作に対してわかりやすい手順書（SOP）・記録用紙の準備，効果的な教育訓練（実際の作業を模したシミュレーション訓練が有効），作業者の健康管理（精神面での管理も重要。過度のプレッシャーを避ける），余計な作業をしない，人間工学的な視点に基づいた装置へのFail safe機能やFail terrenes機能の付与，製造現場における装置の適正な配置などがある。さらに，適切な作業計画（深夜・早朝の作業，適切なスケジュールを策定）することが重要で，重大事故は深夜に発生（チェルノブイリ原発事故は23時頃発生）しており，労災は10時，15時頃起こりやすいことが知られている。

(b) 穴の数を減らし，大きさを小さく

SOPを作成する場合，問題は中身である。例えば，以下のような表現は読む人にとって誤解を招きやすく，ミスにつながる可能性がある。

- Aでない場合を除き→どんな場合か判断できない
- なお，Aも参照のこと→参照とは具体的にするのかわからない

わかりやすいSOPとするため，図や写真などを使用する，重要な点は文字の大きさや色を変える，などの方法が有効である。しかし，**図2**に示すような写真は問題を含んでいる。流動層造粒機の洗浄後のサンプリングポイントを示したものであるが，本来確認すべきポイントは装置内部の表面である。こうしたことは，誤解を招く可能性がある。

このように，チーズの枚数を増やし，穴の数・大きさを減らすことが重要である。中田は，ヒトの特性をふまえて**表2**に示すような“し（四）ない取り組み”を提案しているが，こうした機械と異なるヒトとしての特性も対策を立案する際に考慮する必要がある[4)]。

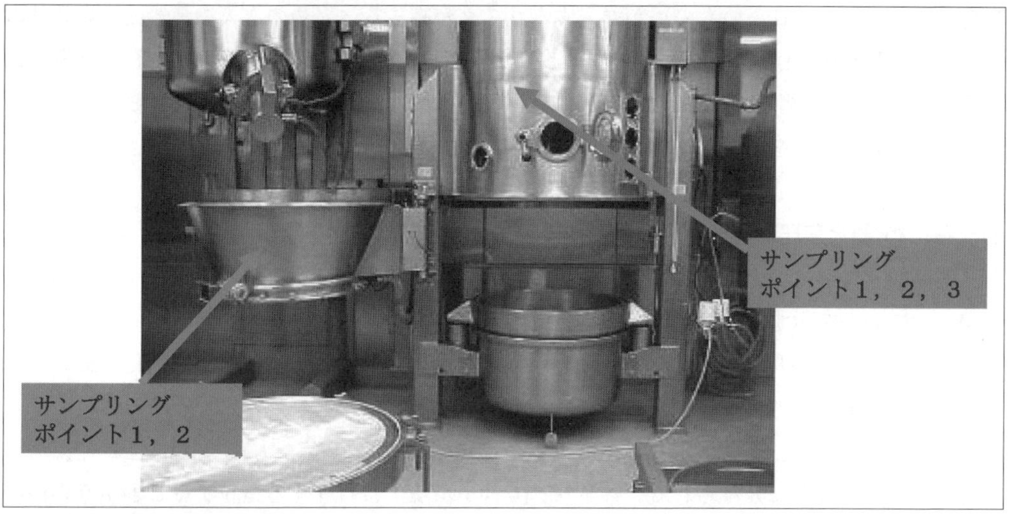

図2　誤解を招きやすい写真

表2　し（四）ない防止対策

「四ない」	「四ある」	良い対策	悪い対策
興味が湧かない	面白そうだ 気になる	すでに知っていることを出発点にする	生硬な言い回しにする。 長文にする。 文章満載にする。
自分に関係ない	自分が使える場面があるぞ	身近で起こっていることを引き合いに出す	聞き手との関係を無視した内容にする。
自分にはできない	やればできそうだ	例を使って説明する。 知識の現場応用を助ける。	一般論，抽象論，建前論を言ってしまう。
できても，うれしくない	やって良かった	創意工夫をほめる。 成果をデモンストレーションする場を作る（コンテスト）	「守りなさい」「やりなさい」型。 通達の効果を測定しない。

3）逸脱とヒューマンエラー

逸脱とは，“承認された指図・設定された基準からの乖離”と定義される。具体的には，SOPからの逸脱，GMPからの逸脱，基準値からの逸脱，収量からの逸脱，計画書からの逸脱，時間制限からの逸脱などがあり，製造現場ではいつでも発生する可能性がある。その原因の8割がヒューマンエラーにあるとの報告[5]があり，逸脱の発生を防ぐためには，ヒューマンエラーを防ぐことの重要性が指摘されている。特に，同じ逸脱が繰り返し発生する場合，徹底した原因調査が必要となる。逸脱については別途記載する。

3.2　交叉汚染と異物対策

製造工程が複雑になり製造環境が適切に管理されていないと，医薬品に異物（本来製品の中に含まれていてはいけないもの）が混入するリスクが高まる。異物の混入を製造後に見分ける（ヒトの目は，50 μm程度の異物を見分けることができる）ことは困難であり，それを事前に防ぐことはGMPの目的の1つとなる。しかし，絶対的な方法はなく，入れない，造らない，出さないための対策を1つ1つ確実に実行することが重要である。

1）ゾーン分離と差圧管理

医薬品製造作業は，その内容により適切に管理された清浄度（空気中に微粒子がどの程度あるか，少ないかを示すもので，一定の体積中に基準の大きさ以上の塵埃がいくつあるかで示される）の下で行う必要がある。たとえば，原薬を直接取り扱う秤量工程と，製剤化が終わり包装のみ行う工程とでは求められる清浄度が異なる。これをゾーニング（区分け）といい，グレードA（ヒトの介在を最小限とし最も高い清浄度が求められるエリア）～D（包装作業などを行うエリア）などに分けられる。各エリアでは，環境下に存在する微粒子やヒト由来の汚染物質の混入を防ぐため，管理レベル（グレード）に合った気流管理が行われる。換気回数や気流の種類（層流か対流か，その方向はどうか）は，グレードAにいくほど厳しい管理が求められる。

さらに，異なるグレード間で気流が交差しないように差圧（10～15 Pa）が設けられる。通常管理レベルの厳しいエリアを陽圧とし，管理レベルの低いエリアに気流が流れるようにすることで，異物混入のリスクを下げている。一方，活性の高い薬物を取り扱うエリアでは，逆に薬物が異なるエリアに流出するのを防ぐため，原薬を直接取り扱うエリアを陰圧としている。ここで問題となるのが，活性の高い薬物を含む無菌製剤などの製造である。この場合，前室を設けることで差圧問題に対応することが多い。また，ヒト・モノが移動する廊下をクリーンな状態とし，実際に製造作業が行われる製造エリアに入る前にも前室を設けてそこで差圧管理を行う方法が，一般的に採用されている。**表3**に，第十七改正日本薬局方に記載されている各ゾーンに求められる清浄度を示した[6]。

また，製造室に供給される空気は，高性能フィルター（HEPAフィルターなど）を通して室内に供給され，フィルターを通って室外に放出される。このときに，一度使用された空気を工場内で循環して使用する場合と使用後は外部に放出する場合（オールフレッシュ），そして一

表3　空気の清浄度

	許容空中浮遊微粒子数（個/m^3）			
	非作業時		作業時	
グレード	0.5 μm 以上	5.0 μm 以上	0.5 μm 以上	5.0 μm 以上
A	3520	20	3520	20
B	3520	29	352000	2900
C	352000	2900	3520000	29000
D	3520000	29000		

非作業時：一般に作業終了後15～20分で達成されるべき値

部の空気を循環して使用する場合もある。空気を循環して使用する場合，フィルターが適正に機能していないと交叉汚染につながるリスクが高まる。そのため活性の高い薬物などを取り扱うエリアでは，オールフレッシュエアーの使用とともにフィルターの完全性確保がポイントとなる。

2）ヒトが最大の汚染源

製造作業を行う作業者から多くの髪の毛や皮膚そして汗などが落下し，汚染の原因となる。また，作業者の化粧が汚染物質となる場合もある。そのため製造作業を行う場合，適切な作業衣（マスク，帽子，手袋などを含む）を着用して肌の露出を防ぐとともに，製造エリアでは発塵しない無塵衣が使用される。しかし，作業衣の表面に付着したものが汚染物質となる可能性もあり，異なるゾーンに入る場合，そのゾーンの管理レベルにあった作業衣に着替えることが必要である。そのため製造工場では，製造エリアに入るまでに何回もの着替え行うことになる。特に，クリーンルームや注射剤製造エリアで使用される作業衣には汚染に対する細心の注意が必要である。製造エリアで1回使用された作業衣は，洗浄することなしには再び使用できない。また，作業衣の洗浄が適切に行われていることの検証も必要となる。

3）洗浄バリデーションはなぜ重要か

通常，製造装置は一部の部品を除いて品目専用ではなく，複数の製品の製造に使用される。使用後，装置の表面には製造された製品に含まれる原薬・添加剤などの成分が残留しており，洗浄で除去することが必要となる。通常，洗浄には精製水などが使用されるが，アルコールなどの有機溶媒や酸・アルカリ成分などが使用される場合もある。この洗浄工程の妥当性を検証するのが洗浄バリデーションであり，交叉汚染防止の視点からは極めて重要なバリデーションとなっている。

しかし，製造に使用される装置の構造は単純ではなく，洗浄手順が適切かどうか常に注意が必要であり，定期的な再バリデーションが重要となっている。また，たとえ適切に実施されたとしても残留成分を100％除去することは困難であり，そのため残留限度値をどのように設定するかが大きな課題となっている。さらに，洗剤を使用した場合の洗剤や微生物（洗浄後乾燥が適切に行われないと洗浄に使用された水が残留し微生物が繁殖する）も汚染の原因となる。そのため，洗浄後の残留性評価の対象は，原薬，添加剤，洗浄剤，微生物，有機溶媒（洗浄に有機溶媒が使用された場合）となる。この残留限度値は，活性を有する原薬（あるいは他の成分）が次の製品に混入したときにも薬理作用を発現しない量を考慮した2つの限度値（式(1)，(2)），目視で認識できる残留量（4 $\mu g/cm^2$程度，ただし実際に測定して求める）の3つの数値の中から最も厳しい数値が限度値として設定されることが多い[7]。

しかし，2015年毒性に基づいた残留限度値設定がEUのガイドライン[8]の中に明記され，今後は一日許容暴露量（PDE）などの毒性に基づいた限度値が新たな基準（式(3)）の1つになった。毒性に基づいた限度値は，医薬品を服用する患者の安全性に視点が置かれており，活性の高い薬物や遺伝毒性物質などの残留限度値の設定において特に重要となる。なお，残留物があるかどうか確認が困難な各種フィルターやホースなどの部品は，品目専用とするのが一般的である。

$$10\,\text{ppm}基準値(\text{Swab}法) = \frac{R \times S \times M}{L} \qquad (1)$$

R：他の製品1 kgに混入する可能性のある残留薬物濃度を測定する製品の有効成分10 ppm量（mg）
S：同一製造機器を使用している次製品の1ロットあたりの最小生産量（kg/lot）
L：対象製剤機械の接触表面積（cm^2）
M：サンプリング面積（cm^2/Swab）

$$0.1\%基準(\text{Swab}法) = \frac{I \times K \times M}{J \times L} \qquad (2)$$

I：残留薬物濃度を測定する製品の最小薬効量×0.1%（mg/day）
J：同一製造機器を使用している次製品の最大投与量（Unit/day）
K：次製品の1ロットあたりの最小生産量（Unit/lot）
L：対象製剤機械の接触表面積（cm^2）
M：サンプリング面積（cm^2/Swab）

$$スワブ基準値(\text{mg}/スワブ) = \frac{PDE \times BS \times TA \times RF}{MDD \times SSA} \qquad (3)$$

PDE：一日の暴露許容量（mg/day）
BS：バッチサイズ（mg）
TA：検査面積（cm^2）
RF：回収率
MDD：一日の最大摂取量（mg）
SSA：共用面積（cm^2）

なお，洗浄バリデーションは，ワーストケースとなる製品で実施することができる。また，製造終了から洗浄するまでの放置時間（Dirty hold time）や洗浄が終了して次に使用するまでの放置時間（Clean hold time）などもバリデーションの対象となる。

4）異物はどこでも混入する

ヒト由来成分や洗浄後の残留成分以外にも，異物としては装置由来の成分（例えば，装置の稼働に必要なオイルや摩損により生ずる破片など）や使用される原料に含まれる異物（金属異物，包装材料，虫など）がある。例えば，打錠機の杵の場合，オイル塗布が必須となり常に適切な量を供給するとともに蛇腹を杵の先端部に装着するなどの汚染防止対策がとられる。添加剤などの原料については，適切な篩による篩過やマグネットを使用した金属の除去なども行われる。こうした工程を採用する場合，それが適切であることをデータで検証しておかなければならない。また，製造現場を取り巻く環境には多くの虫が生息している。それが作業者の入退室時に同時に侵入したり，作業衣に付着してまぎれ込む可能性がある。こうした虫が製品に混入した場合，製品回収につながる重大な品質問題となる。

この防虫対策も絶対的な方法はなく，入退室の管理はもとより，施設内の壁のヒビの間や製造室の配管・排水溝を経て侵入することもあり（排水溝には通常トラップが設けられている），防虫に対する従業員の意識向上（玄関でのドアの開閉，日頃の監視，発見時の報告体制），施設の日常点検など，工場の防虫状況の把握とともに，日々の地道な取り組みが求められている。日頃どのような虫が工場内に生息するか，モニタリングの徹底とライブラリーを作成しておくと，虫が原料や資材などの中に見出された際に，自社工場由来のものかどうか，混入経路の特定など原因調査時に有用な情報を提供してくれる。

なお，添加剤や原料の品質管理に関して，2013年GMP施行通知改訂[9)]で，原材料供給業者の管理が明記され，問題が発生する前に品質リスクがあるかどうかを評価し，適切な対応を取ることが求められることとなった。さらに，2016年添加剤GMPが自主基準[10)]として通知された。

GMP施行通知改訂　第3章第3　11. 第11条（品質管理）関係　（8）ウ.
ウ．原材料等の供給者管理
（ア）原料及び資材は，品質管理部門によって承認された供給者から購入し，あらかじめ定められた規格に適合するものを受け入れることとし，これらが文書により規定されていること。
（イ）重要な原料及び資材は，供給者との間で製造及び品質に関する取り決めを行うこと。
（ウ）供給者と取り決めた内容に従って製造及び品質の管理ができていることをリスクに応じて適切に確認すること。

なお，添加剤などは「原薬等登録原簿」[11)]に登録することができ，そのため供給業者は製品のノウハウ（制限パート）を開示する必要はない。

3.3　継続的な品質向上への取り組み

製造現場の状況は，季節，作業者，そして施設・装置も含め日々変化しており，予期しない逸脱が発生する。そのため，逸脱発生の原因を調査し，適切な改善策を講じることが必須の要件である。図3に逸脱が発生した後の処理手順の例を示す。

1）逸脱と変更管理

逸脱の発生で問題となるのは，繰り返し発生する逸脱である。これはGMPで求められているシステムが機能していないことを意味し，徹底的な原因調査と早急な対策が必要となる。この調査は，Root Cause Analysis（RCA：根本原因調査）あるいは“なぜなぜ分析”と呼ばれるが，逸脱を防ぐための極めて重要な調査となる。原因が明らかになった場合，CAPA（Corrective Action and Preventive Action：是正処置・予防処置）がQAから発行され，再発防止のため作業手順や試験法，基準値の変更や教育訓練の見直しなどの具体的な対策が検討・実施され，そ

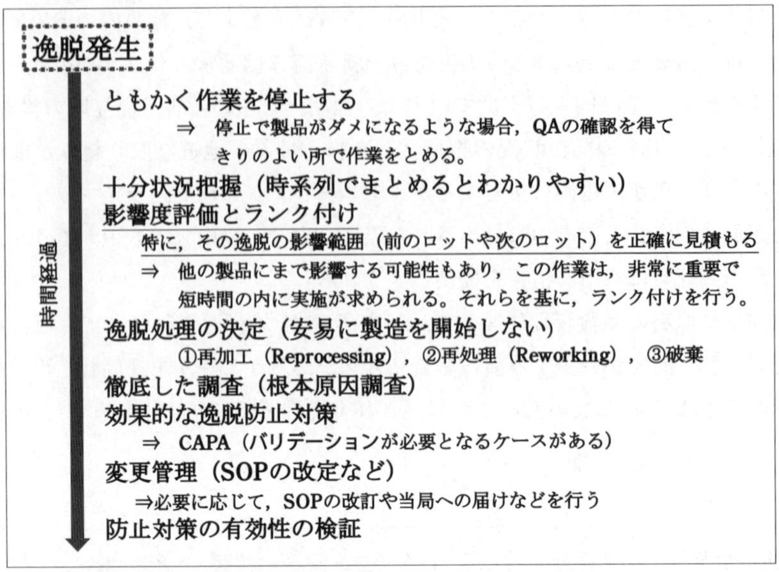
逸脱発生
時間経過
ともかく作業を停止する
⇒ 停止で製品がダメになるような場合，QAの確認を得て
きりのよい所で作業をとめる。
十分状況把握（時系列でまとめるとわかりやすい）
影響度評価とランク付け
特に，その逸脱の影響範囲（前のロットや次のロット）を正確に見積もる
⇒ 他の製品にまで影響する可能性もあり，この作業は，非常に重要で
短時間の内に実施が求められる。それらを基に，ランク付けを行う。
逸脱処理の決定（安易に製造を開始しない）
①再加工（Reprocessing），②再処理（Reworking），③破棄
徹底した調査（根本原因調査）
効果的な逸脱防止対策
⇒ CAPA（バリデーションが必要となるケースがある）
変更管理（SOPの改定など）
⇒必要に応じて，SOPの改訂や当局への届けなどを行う
防止対策の有効性の検証

図3　逸脱が発生した時の対応手順（例）

してその効果が検証される。こうした変更には，GMP上の変更（例えば，製造記録のフォーマットの変更など）と薬事上の変更がある。承認申請書に記載されている事項を変更の場合（薬事上の変更）には，品質に及ぼす影響度により2つの手続き（“一部変更承認申請：一変”と“軽微変更届出”）のどちらかで対応する。“一変”の場合，変更を実施する前に審査当局の承認が必要であるが，“軽微変更届”の場合，事前承認は必要としないが，実施後30日以内に届け出を行う必要がある。また，こうした逸脱処理や変更は，QAの承認を得て行われなければならない。なお，逸脱の発生を品質改善のチャンスととらえる姿勢が重要である。

2）トレンド分析の活用と継続的な品質改善へ

逸脱発生時の対応以上に重要なことは，逸脱につながる兆候を事前にとらえて必要な対策をとることである。そのための有効な手段が，トレンド分析である。1点のデータではわからない品質リスクも，時系列データとすることで問題点が見えてくる。例えば，図4に製造された製品中に含まれる類縁物質の量をプロットしたが，夏季に含量が増えていることがわかる。この原因を調査することで，さらなる品質改善につながる。発生した問題に対する適切な対応とともに，こうした継続的な品質改善への取り組みこそがGMP三原則で求められていることである。また，差圧管理や温度管理を行うような場合，アラーム（警告）レベルとアクションレベルを設定しておくことで，逸脱が起こる前にリスクを認識し，対応できる準備をすることが可能となる。

4　リスクに基づいた取り組み

GMPでは，実施される各取り組み（How）の妥当性を示すことが非常に重要となる。従来，

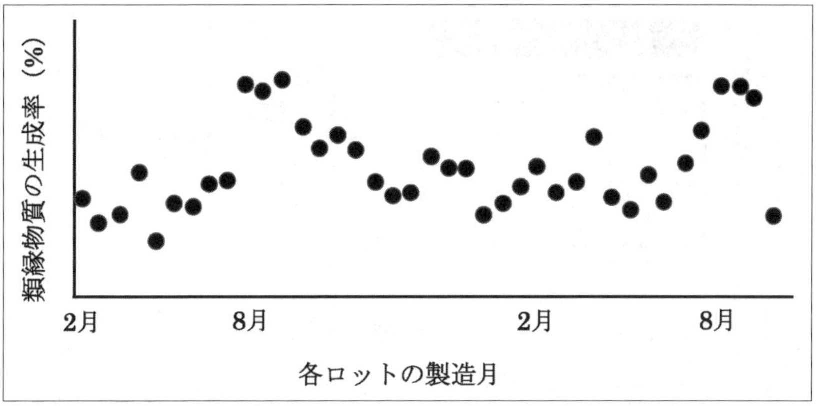

図 4　製品中の類縁物質の発生率の季節変化

こうした具体的な取り組みは熟練経験者の勘とそれまでの経験に基づいて決定される傾向にあり，そのため第三者からはわかりにくいものとなっていた。しかし，2006年ICH Q9“品質リスクマネジメントに関するガイドライン”[12)]が発出されたことにより，今後製造現場で実施される作業に対して，製品品質あるいは患者に及ぼす影響（リスク）を適切に評価し，それに基づいた取り組みとすることが求められることになった。リスクとは，“あらかじめ承知した上で「あえて冒す危険」”のことであり，通常“危害の発生の確率”と“発生した時の重大性”の組み合わせで表される。また，リスクマネジメントとは“リスクを組織的に管理（マネジメント）し，損失などの回避または低減をはかるプロセスであり，製品ライフサイクルを通じて，医薬品の品質に係るリスクについてのアセスメント，コントロール，コミュニケーション，レビューからなる系統だったプロセス”と定義される。図 5にこうした品質リスクマネジメントの流れを示す[12)]。

これまでもリスク評価は行われていたが，それは個人レベルであり組織的に行われているとはいえなかった。そのため実施される作業に含まれるリスクを受容するかしないか，適切な対策を講じるべきかどうかの判断に対する客観性が不十分だった。このリスク評価の質の確保が重要な課題であり，そのために知識管理（知識を有効に使うための土壌やシステム作り）の重要性が高まっている。特に，各個人が持っている個人知や暗黙知を形式知として，リスク評価に反映できるようなシステムの構築が求められている。

5　バリデーションとGMP

5.1　バリデーションと再バリデーション

バリデーションは，GMPで記載されている“何をなすべきか（What）”，その“なに”を科学的にどう行うか，プロセス自身の頑健性を示すための方法ということができる。GMP第 2条では，“製造所の構造設備並びに手順，工程その他の製造管理および品質管理の方法が期待される結果を与えることを検証し，これを文書とすること”と定義されており，その目的は

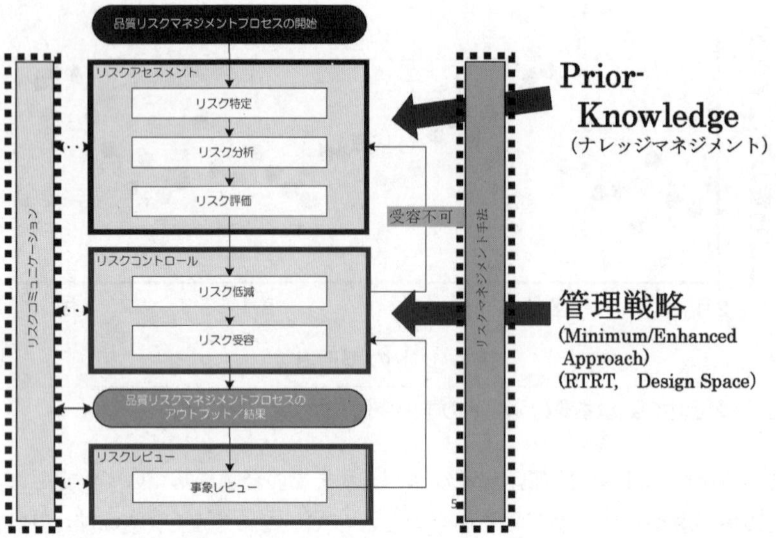

厚生労働省，医薬品及び医薬部外品の製造管理及び品質管理の基準に関する省令の取扱いについて，薬食監麻発0830第1号，平成25年8月30日より

図5　リスクマネジメントのプロセス

“目的とする品質に適合する製品を恒常的に製造できるようにすること”とバリデーション基準[9]に記載されている。

バリデーションは，すでに製造プロセスの検討が終わり，それが恒常的に再現されることを確かめるものであり，そのため事前に製造条件やサンプリング，成否の判断基準などを記載したバリデーション計画書を作成し，関係者の承認を得た上で実施することになる。通常は，3回連続して同じ条件下で製造を行い，3回とも同じ結果が得られた場合にプロセスが確立されているとみなされる。従って，バリデーション中での製造条件の変更や，手順の変更は基本的に認められない。しかし，3回という回数は必ずしも十分ではなく，また連続ということで，季節が変わった場合や製造装置の状態が変わった場合などに対応できているとはいえない。そのため，定期的な再バリデーションが非常に重要となり，生産状況を考慮し，通常1～2年ごとに実施される。バリデーションは，実際の生産とまったく同じ手順で行われるが，大きな違いは品質評価のために数多くのサンプリングが実施されるという点にある。そのため，サンプリングの妥当性が重要となる。図6にV型混合機内の含量バラツキを示したが[13]，A1～A3のポイントサンプリングでは，含量は均一と判断されるが，B1，B2のポイントのデータを比較すると明らかに均一ではないと判断される。このようにサンプリングが適切に実施されていることがバリデーションの成否に関わっている。

5.2　Quality by Designとプロセスバリデーション

2006年ICH Q8“製剤開発に関するガイドライン”[14]が発行され，“試験による品質保証（Quality by Testing）”から“設計による品質保証（Quality by Design：QbD）”へと品質保証の在り方が変化することとなった。その基本はリスクと科学に基づいた取り組みであるが，工

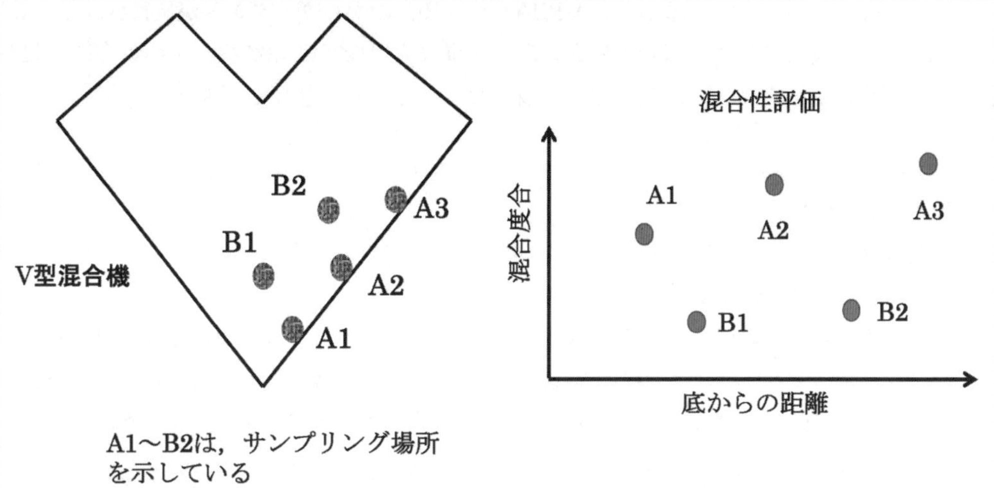

厚生労働省，品質リスクマネジメントに関するガイドライン（薬食審査発第0901004号），平成18年9月1日より

図6　V型混合機内の混合均一性

程中で製剤の特性をリアルタイムで測定する工程解析技術（Process Analytical Technology：PAT）などの新たな技術の導入が含まれておりバリデーションの方法も変化する可能性が出てきている。

これまでバリデーションでは，あらかじめ設定された製造条件で製造が行われ，例えば，混合時間を5分としたら5分で混合を実施することが求められた。しかし，PAT技術を導入することにより，混合均一性が得られるまで混合すればよいことになり，5分という時間の設定は必要ない。このほかにも，PATを導入することで連続生産が現実のものとなっている。なお，こうした新たな技術が導入されても，前項で述べたサンプリングの重要性に変わりはない。

6 Data integrityはなぜ重要か

GMPが実際に実践されていることを示すのは“記録”であり，記録がすべての証明となる。そのため記録の取り方，そこでの記載方法，また修正には細心の注意が必要になるとともに，記録にはAccurate（正確），Truthful（真実），Complete（完全性）の3つの要素が求められる。これをData integrityと呼ぶ。修正の多い記録は，後述する査察において疑いの目を向けられる可能性がある。もし，試験結果の修正が必要となった場合，記録を行った本人のみが修正を行い，修正インクなどを使用せずにサインと日付，さらにはそうした修正を承認した人のサインと日付を記載する。Data integrityが重要な理由は，以下の3つで言い表される。

①当局は，適切にGMPが実践されていることを企業が作成している記録で確認せざるを得ない
②当局が意志決定を行うためには有効な情報やデータが必要である
③製品の品質を保証するためには有効なデータが記録されているかどうかにかかる

Data integrityについては，FDA[15]，MRHA[16]，WHO[17]からガイダンスが発行されている。わが国では申請資料に対する信頼性確保のため薬事法施行規則第43条に以下のように記載があり（信頼性基準と呼ばれている），記録の保存についても明記されている。

> *第四十三条（抜粋）*
> *一　当該資料は，これを作成することを目的として行われた調査又は試験において得られた結果に基づき正確に作成されたものであること。*
> *二　前号の調査又は試験において，申請に係る医薬品についてその申請に係る品質，有効性又は安全性を有することを疑わせる調査結果，試験成績等が得られた場合には，当該調査結果，試験成績等についても検討及び評価が行われ，その結果は当該資料に記載されていること。*
> *三　当該資料の根拠になった資料は，医薬品又は承認された事項の一部を変更しようとするときの承認を与える又は与えない旨の処分の日まで保存されていること。ただし，資料の性質上その保存が著しく困難であると認められるものにあってはこの限りではない。（一部著者改変）*

近年，記録が紙ではなく電子媒体を利用して行われることが増えている。電子記録を使用する場合，Data integrityを保証するためのシステムの構築とコンピュータバリデーションが必要になる。さらに，日進月歩のコンピュータにどう対応するが課題となる。

7　査察・監査はなぜ必要か

医薬品を使用する患者は直接その品質を確認することができない。例えば，装置の洗浄に使用された洗剤が製品に混入していたとしても，それを患者が見分けることは不可能である。つまり，製薬企業を信頼するしかないということになる。この信頼に足る会社なのか，GMPに準拠した製造が行われているか，あるいはそうした体制が構築されているのか，を確認するのが査察や監査ということになる。医薬品医療機器等法 第14条には，以下のように記載されている。

> *“第14条6　第1項の承認を受けようとする者又は同項の承認を受けた者は，その承認に係る医薬品，医薬部外品，化粧品又は医療機器が政令で定めるものであるときは，その物の製造所における製造管理又は品質管理の方法が第2項第4号に規定する厚生労働省令で定める基準に適合しているかどうかについて，当該承認を受けようとするとき，及び当該承認の取得後3年を下らない政令で定める期間を経過するごとに，厚生労働大臣の書面による調査又は実地の調査を受けなければならない。（GMP適合性調査）”*

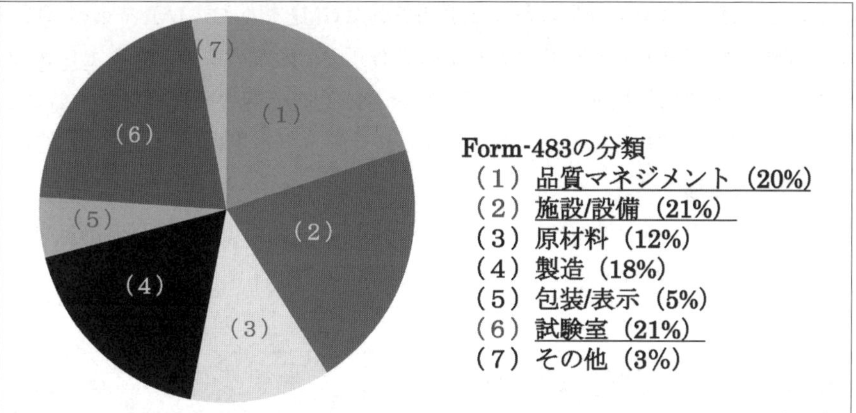

WHO, Annex 5: Good Data and Record Management Practices, Technical Report Series No. 996 (2016)

図７　FDAの査察で指摘事項の多い項目

査察には書面調査と実地調査の2種類があり，通常実地調査は5日間程度の期間をかけて行われる。査察では，GMPが適切に運用されているかどうか，ハード・ソフトの両面から調査される。もし問題点があった場合，指摘事項となり，その重大性によっては製造停止などの処置が講じられる。例えば，2014年FDAは，ランバクシー・ラボラトリーズ（インド）のトアンサ工場を査察した結果，製造された原薬の米国への出荷を禁止した。図７にFDAが実施した査察における指摘事項の多い項目を示す[18)]。

なお，査察という言葉は行政当局による調査に対して使用され，その指摘事項は拘束力があるが，監査という言葉は企業間の調査などで使用され，その指摘事項の拘束力はGMP違反などの例を除くと弱く，2社間のビジネス上の問題となる。なお，査察に対して企業から以下のような意見がある。

①査察官同士の情報交換がなく，大半が重複業務となっている
②重要な観察結果が少なく，査察官の個人的な好みの指摘がある
③複数の査察において，相反するコメントがあり対応に苦慮する
④査察に多くの人と時間が必要となり，業務に支障が出る
⑤監査の場合，自社のシステムとの整合性を求められる
⑥これまで気がつかなかった改善点に気づくことがある

査察の指摘事項を真摯に受け止め，改善を図っていく姿勢が企業に求められている。

8　GMPの国際的な枠組み（PIC/S）

医薬品開発・製造のグローバル化が進み，GMPに対しても調和が求められてきた。そうした動きに対して，PIC/S（医薬品査察協定および医薬品査察協同スキーム）に多くの国が参加したことから，PIC/SによるGMPが標準的なGMPとなりつつある。日本は2014年にPIC/Sへの加盟が認められたが，2013年にはGMPの国際的な整合性に関する通知[9)]が発出されてい

る。PIC/Sの目的は，“医薬品分野における調和されたGMP基準および査察業務に関する品質システムの国際的な開発・実施・保守への先導であり，そのために調和されたGMP基準や各種ガイダンス文書の開発・推進，そして査察官を含めた関係者の訓練を実施すること”である。PIC/Sに加盟するメリットとして，①患者のメリット（世界標準のGMPをクリアした医薬品が日本国内に流通する），②行政のメリット（適切で効率のよいGMP調査の実施が可能となる），③企業のメリット（GMPが1つとなり査察に対する対応等が，効率的に実施できる）などがある。2017年1月現在46ヵ国・団体が参加しており，米国は2011年加盟している。

9 作業者の安全性を確保する

医薬品製造現場では，作業を行う従事者の安全管理が重要な課題となっている。特に薬物の生理的活性が高い場合，不適切な作業手順は作業者の安全被害につながる可能性がある。また，そうした薬物が環境に流出した場合，環境汚染につながる。

9.1 高活性物質とは何か

近年，開発される新薬の多くは高活性物質（高薬理活性物質，高生理的活性物質）と呼ばれるものである。GMP第九条（構造設備）五 では，“飛散しやすく，微量で過敏症反応を示す製品等又は交叉汚染することにより他の製品に重大な影響を及ぼすおそれのある製品等を製造する場合においては，当該製品等の関連する作業室を専用とし，かつ，空気処理システムを別系統にしていること”と記載されており，これに該当する薬物が高活性物質ということになる。しかし，具体的な薬物は挙げられておらず，(a) ヒトに対する発がん性をもつ，又は持つ可能性が極めて高いことが分かっている遺伝毒性化合物，(b) 低用量で生殖及び/又は発生に係わる影響を及ぼす化合物，(c) 低用量で深刻な標的臓器毒性，もしくは重大な悪影響を生じる可能性のある化合物，つまり，ある種のステロイド剤や細胞毒性のある抗がん剤，ペニシリン類，セファロスポリン類などが該当するといわれている。このほかにも，職業暴露限界（Occupational Exposure Limit：OEL）の値で高活性物質を定義することがある。アンケート調査によると，OELの値が0.1～1 $\mu g/m^3$以下の物質を高活性物質とする場合が多い（図8）[19]。

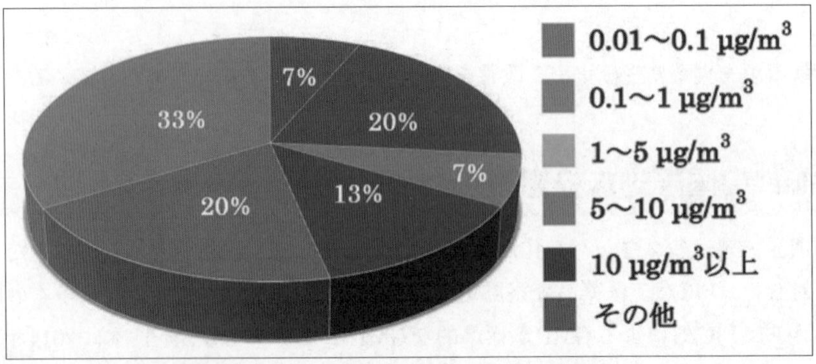

図8 アンケート調査にみるOELの値に基づいた高活性物質

しかし，高活性物質としての定義は明確に定まっているわけではなく，そのため製造現場（会社）ごとに薬物の取扱いが異なる事態となっている。

高活性物質は，微量の混入で重大な健康被害を及ぼす可能性があり，それを取り扱う場合，アイソレーターの利用や徹底した気流管理などによる作業者の安全確保が求められる。“封じ込め”は，“高薬理活性を有する物質などを取り扱う場合に，当該物質の飛散による人（製造作業者）の健康被害や環境汚染などを防止するために対策を講じること”を意味しており，具体的な対策には，①1次封じ込め（アイソレーターなどのクローズドシステムや物理的な隔離の適用により，潜在的に有害な原因物質への暴露から作業者や製品を保護すること），②2次封じ込め（空間のレイアウトや隣接性，フローのパターン，方向性をもった気流，ならびに圧力境界などにより汚染物質を管理すること），の2つの方法がある。効果の視点からは前者の対策を優先すべきであるが，費用的な問題や技術的な問題から両者を組み合わせた取り組みが現実的である。

9.2 作業者の安全をどう担保するか

製造作業を行うにあたって，作業者が薬物や有害成分に暴露しないように適切な個人保護具の着用が必要となっている。これまでの製造作業では，まず作業手順を定めて，実際に作業を行い，問題点があったら改善するという流れであった。しかし，近年は作業の危険度を分類（Control Banding）し，あらかじめ薬物や作業の内容・手順からリスク評価を行い，その分類に応じた作業者保護対策を取る方法に変わってきた。つまり，やってみて問題があったら改善ではなく，実施する前に危険性を評価し，対策を講じた上で作業を行い，それが検証される。

・Control Bandingに基づく取り組み
　職業安全衛生を促進するための本質的なリスク評価とリスク管理による取り組み
　　Hazard ⇒　Control（Risk asessment）　⇒　Exposure
・Traditional IH（Industrial hygiene）に基づく取り組み
　Hazard ⇒　Exposure　⇒　Control

図9は，薬物の秤量工程，流動層造粒工程，打錠工程における作業者の暴露状況を示す1つのグラフであるが，秤量工程の暴露が非常に高いことがわかる。一方，造粒工程は一見暴露していないように思えるが，これは時間平均の結果であり，数時間にもわたる造粒時間での平均値は小さいが，ある特定の作業を行った15分の値は，秤量工程の値よりはるかに高い値となっている（図には示されていない）。このように作業者の暴露を考慮した作業手順の設定が求められている。

9.3 環境対策

作業者の安全対策と同様に，環境への薬物流出にも十分な注意が必要である。製造工場で

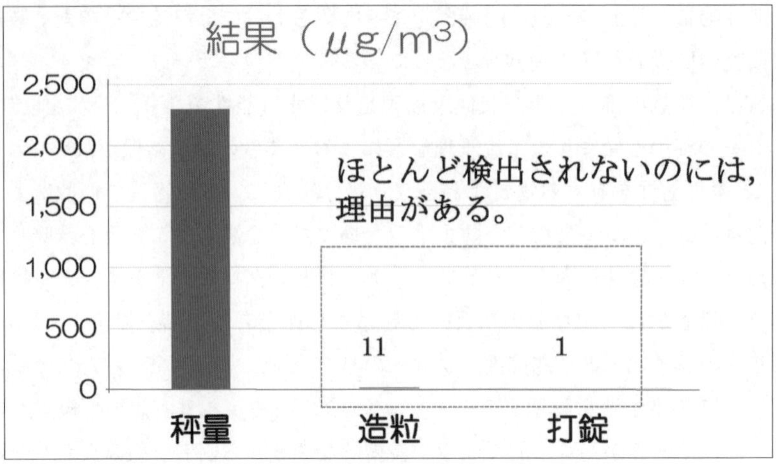

図9　各製造工程における作業者の暴露状況（未発表データ）

は，通常活性汚泥を使用して有害物流出を防いでいるが，この活性汚泥の機能に影響を与える薬物も存在する。そのため，事前にリスク評価を行い，もし影響があると判断される場合，適切な対策（薬物の回収など）をとる必要がある。このほか，大気中への流出を防ぐためにフィルターを介した空気が放出されるが，フィルターが適切に機能していることを定期的に確認しなければならない。こうした人・環境に対する取り組みも，品質確保に対する取り組みと同様に製造現場では求められている。

10 まとめ

GMP順守は，製造される医薬品を患者の信頼に応え，安心して使用してもらうため，製造現場において必須の要件である。しかし，各社の製造環境（製造装置や施設の劣化，作業者の流動化，製造品目に対する規制・社会状況の変化）は日々変わっており，そうした変化に適切に対応できる組織，システムの構築が求められている。また，一方で製造に係わる技術は大きく進歩しており，過去できなかった連続生産やReal Time Release Testing（RTRT）が実現している。FDAではEmerging technologyを製造現場で実現するため，チームを編成して対応に当たっている[20]が，今後も製造技術や品質管理システムは大きく進歩していくと考えられる。そうした進歩に対応していくことが製造現場に求められており，それがさらなる患者の信頼へとつながる。

参考文献

1）厚生労働省，医薬品及び医薬部外品の製造管理及び品質管理の基準に関する省令，平成16年12月24日厚生労働省令第179号
2）Federal Register February 14, pp.1459-1461（1963）
3）リーズン，J.著，塩見弘 監訳：「組織事故」，日科技連出版社（1999）

4）中田亨，ヒューマンエラー防止（2008）
http://staff.aist.go.jp/toru-nakata/humanerrorimage/humanerror.ppt
5）FDANEWS: Human Error Reduction: Techniques for Stronger CAPAs, Root Cause Analyses and Manufacturing Quality Improvement（2012）
6）厚生労働省，第17改正日本薬局方，無菌医薬品製造区域の環境モニタリング法（参考情報），平成28年3月7日
7）Fourman GL, Mullen MV, "Determining Cleaning バリデーション Acceptance Limits for Pharmaceutical Manufacturing Operations", Pharm. Technol., 17（4）, 54-60（1993）
8）EUROPEAN COMMISSION, EudraLex Volume 4 EU Guidelines for Good Manufacturing Practice for Medicinal Products for Human and Veterinary Use Annex 15: Qualification and バリデーション（2015）
9）厚生労働省，医薬品及び医薬部外品の製造管理及び品質管理の基準に関する省令の取扱いについて，薬食監麻発0830第1号，平成25年8月30日
10）厚生労働省，医薬品添加剤GMP自主基準について，事務連絡，平成28年8月24日
11）厚生労働省，原薬等登録原簿の利用に関する指針について，薬食審査発1117第3号，平成26年11月17日
12）厚生労働省，品質リスクマネジメントに関するガイドライン（薬食審査発第0901004号），平成18年9月1日
13）篠原邦夫，結晶セルロース粉末取扱いにおける混合・偏析現象とその対策，第2回成形技術研究会講演要旨集，pp.101-115（2005年12月7日）
14）厚生労働省，製剤開発に関するガイドラインの改定について（薬食審査発第0628第1号），平成22年6月8日
15）FDA, Data Integrity and Compliance with CGMP Guidance for Industry（Draft Guidance）, April 2016
16）MHRA, GMP Data Integrity Definitions and Guidance for Industry, Revision 1.1 , March 2015
17）WHO, Annex 5: Good Data and Record Management Practices, Technical Report Series No. 996（2016）
18）冨田貞良，最近のFDAの動向分析およびシステム査察にみる米国製薬企業の問題領域，PDA Journal of GMP and バリデーション in Japan, 6（2）62-68（2004）
19）横田敏己，宮嶋勝春，高薬理活性医薬品の取り扱いに関するアンケート調査結果，製剤機械技術学会会誌，23（4），48-61（2014）
20）FDA, Advancement of Emerging Technology Applications to Modernize the Pharmaceutical Manufacturing Base Guidance for Industry（December 2015）

問　題

[第1問]　バリデーションに関する次の記述のうち，正しいものの組み合わせはどれか。

a　再バリデーションは，プロセスに変更がない場合でも定期的に実施する必要がある。

b　洗浄バリデーションにおいて，残量性評価は原薬のみでよい。

c　プロセスバリデーションで製造された製品は，市場に出荷することができる。

d　バリデーションは，通常の生産と同じ条件で行われることから，サンプリングも同じ条件（量，頻度など）で実施される。

e　洗浄バリデーションは，必ず品目ごとに実施しなければならない。

1（a，e）　2（a，c）　3（b，d）
4（b，e）　5（c，e）

[第2問]　GMPに係わる次の記述のうち，正しいものの組み合わせはどれか。

a　2017年現在，米国はPIC/S（医薬品査察協定および医薬品査察協同スキーム）に加盟していない。

b　GMP適合性調査は，実地による調査のみで，書面による調査はない。

c　製造記録に間違いが見つかったので，記録作成者ではない品質保証部の担当者が修正した。

d　リスクマネジメントの対象となるのは，リスクのアセスメント，コントロール，コミュニケーション，レビューの各作業である。

e　申請書に記載されているカプセル剤の原料をゼラチンから別の非動物由来成分に変更する場合，軽微変更届が必要となる。

1（a，e）　2（a，c）　3（b，d）
4（b，e）　5（d，e）

[第3問]　添加剤などの原料材料供給者管理に関する次の記述のうち，正しいものの組み合わせはどれか。

a　添加剤に関しては，自主基準も含め適用されるGMPは存在しない。

b　原材料の購入先の決定においては，価格以上に品質が重要となることから品質管理部門が承認しなければならない。

c　使用されるすべての原料および資材について，供給業者と製造および品質に関する取り決めを行う必要がある。

d　供給業者において製造および品質管理ができていることは，製造業者はリスクに応じて適切に確認する必要がある。

e　添加剤の製造方法などがMF（原薬等登録原簿）登録されている場合，試験法（分析方法）のバリデーションは制限パートであり，使用者は見ることができない。

1（a，e）　2（a，c）　3（b，d）
4（b，e）　5（c，e）

正解と解説

第1問

正解	2
説明	a　正　定期的（通常，1年〜2年ごと）に実施する必要がある。 b　誤　洗剤や微生物，添加剤なども対象となる。 c　正 d　誤　サンプリングの頻度などは，品質を確認するために通常の生産とは異なる。 e　誤　品目ごとではなく，ワーストケースとなる製品で実施することができる。

第2問

正解	5
説明	a　誤　米国は2011年に加盟している。 b　誤　GMP適合性調査には，書面による調査と実地による調査の2種類がある。 c　誤　修正は，記録を作成した当事者しかできない。（薬食審査発第0901004号）の定義を参照。 d　正　「品質リスクマネジメントに関するガイドライン」（厚生労働省，薬食審査発第0901004号，平成18年9月1日）参照。 e　正　「軽微変更届出の範囲の明確に関する検討結果について」（厚生労働省事務連絡平成22年6月28日）参照。

第3問

正解	3
説明	a　誤　「医薬品添加剤GMP自主基準について」（厚生労働省，事務連絡　平成28年8月24日）が通知されている。 b　正　「医薬品及び医薬部外品の製造管理及び品質管理の基準に関する省令の取扱いについて」（厚生労働省，薬食監麻発0830第1号，平成25年8月30日）第3章第3　第11条（品質管理）参照。 c　誤　「全ての原料及び資材」ではなく，「重要な原料及び資材」である。 d　正　「医薬品及び医薬部外品の製造管理及び品質管理の基準に関する省令の取扱いについて」（厚生労働省，薬食監麻発0830第1号，平成25年8月30日）第3章第3　第11条（品質管理）参照。 e　誤　試験法（分析方法）のバリデーションは開示パートである。

著者の略歴

1979～2000年ゼリア新薬工業株式会社 製剤研究所　製剤開発・研究を担当する

1983年　米国Utah大学薬学部William I. Higuchi教授の下に2年間程留学

2000年　テルモ株式会社　リポソーム製剤の開発

2006年～　奥羽大学薬学部で製剤学・物理薬剤学を担当

2008年～　武州製薬株式会社　技術移転・査察等を担当

2016年～　一般社団法人製剤機械技術学会 事務局を担当

製剤開発・研究から製造，そして教育までを広く経験し，医薬品開発・製造の難しさを実感した。

科学とリスクマネジメントをもとにした ICH国際調和活動と製剤開発研究

檜山　行雄

POINT

ICH製剤開発ガイドライン（Q8）の骨子

「医薬製剤の開発と品質管理は，薬事規制などの事情によりあるべき姿からの乖離がある」との反省のもとに，ICH国際調和会議では科学とリスクマネジメントに根ざした製剤開発ガイドライン（Q8）を発行した。最低限必要な事項として，「原薬，添加剤，容器及び施栓系，製造工程に関わる性質のうち製品の品質にとって重要なものを特定し，それらを管理する戦略の妥当性を示す。一般に，どの製剤処方の特性と工程パラメータが重要であるかは，その変動が製剤の品質に及ぼし得る影響の程度を評価して特定する」とある。これに加え，「原料特性，代替の操作，製造工程パラメータなどの製品性能に関する知識をより広い範囲にわたってさらに深めるための研究」，「実験計画法；Process analytical Technology；品質リスクマネジメントの適用；デザインスペースの拡大など，高度な科学的理解」を示した場合には「弾力的な規制」が可能となるとしている。また，品質リスクマネジメント（Q8），医薬品品質システム（Q10）のガイドラインとの併用が強く望まれる。

1 はじめに

本章は製剤技術者に知っておいてほしいICHにおける製剤技術関連議論の骨子および製剤開発への関連を解説する。

医薬品製剤の開発および生産を一貫性をもって行うための手法は，他の工業製品の開発と生産に用いられる手法，すなわち製品の目的に沿い，入手可能な科学・技術を用い系統的に設計しその生産方法を開発し，開発で得られたノウハウに基づいた管理方法により生産するという「近代的生産手法・品質管理」と大きな差はないはずである。しかし，医薬品では規制が他の産業に比べ多く，そのことにより開発・生産手法が左右される。長年にわたり規格と試験方法が重点であった医薬品行政の規制が企業における開発・生産活動に大きな影響を与えてきた。このことに対する「警鐘」とも思える記述がICHの規格ガイドラインのQ6A/Q6Bにある。

冒頭の部分に「規格は，製品の品質ならびに恒常性を確保するために用いられる原薬や製剤を管理するための方策の一つである。この他にも規格を設定する際の基礎とすべき開発段階に

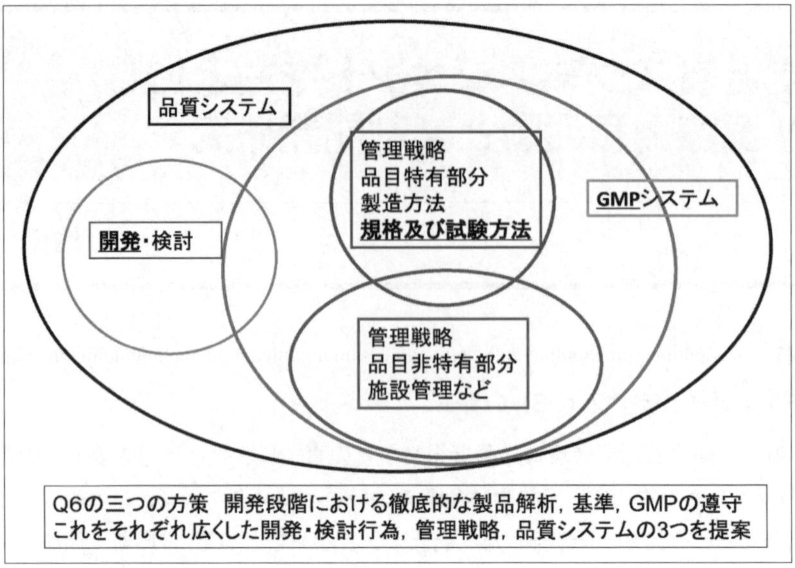

図１　三位一体の概念図

おける徹底的な製品特性の解析，GMPの遵守（例えば，適切な施設，バリデートされた製造工程，バリデートされた試験方法，原料の試験，工程内試験，安定性試験など）がある」と，①規格，②開発段階における徹底的な製品特性の解析，③GMPの遵守──の3つが柱であるとし，規格だけではないことを説明している。

その3つの要素を製剤開発および生産業務に広げて考察してみる。「規格」を開発の結果に基づいた「品質管理の基準あるいは品目特有の管理戦略」とし，「開発段階における徹底的な製品特性の解析」を製品の設計，製造方法・試験法の「開発および検討」，「GMP」をGMPを含めた製品開発・製造に関する業務システム，すなわち「品質システム」とした。3つの要素を融合させた「三位一体」ともいえる概念を図１に示す[1)]。

管理戦略*のうち，品目非特有な工場の一般管理を加えると品目特有部分と合わせればほぼGMP業務となる。上に述べたように開発・検討業務を加えるとICHQ10の「医薬品品質システム」のおよぶ領域となる。

2 ICHビジョンとQ8，Q9，Q10ガイドライン

筆者には，上述のQ6の記述がICHの転換点と感じられるが，2003年に開催されたICH

* Q8には，製剤開発の成果物の最終項目として管理戦略が記載されている。後に作成されたQ10に，Q8改定とQ10の合同会議で合意された定義が以下のように記載されている。
「最新の製品および製造工程の理解から導かれる，製造プロセスの稼働性能および製品品質を保証する計画された管理の一式。管理は，原薬および製剤の原材料および構成資材に関連するパラメータおよび特性，設備および装置の運転条件，工程管理，完成品規格および関連するモニタリングならびに管理の方法および頻度を含み得る」

GMPワークショップがその後の国際調和活動の流れを決めてきた。

医薬品品質保証の現状と将来のあるべき姿を考え，国際調和ガイドラインとして何が必要であるのかが2003年7月のICH GMPワークショップにおいて，議論された。①GMPは長年にわたり成功を収めてきたが，医薬品産業に近代的な製造・品質管理手法を導入しにくい状況を作っている，②新薬審査，変更審査の行政手続きにメリハリが少なく資源の無駄使いをしている——という問題意識が共有された。ワークショップは“科学とリスクマネジメントに基づいた医薬品のライフサイクル全般に適用可能な調和された品質システムを構築する：“Develop a harmonised pharmaceutical quality system applicable across the lifecycle of the product emphasizing an integrated approach to risk management and science”とのビジョンを採択した。

これに基づき2年ほどかけて，製剤開発（Q8：Pharmaceutical development）と品質リスクマネジメント（Q9：Quality risk management）を作成し，5年後には，医薬品品質システム（Q10：Pharmaceutical quality system）ガイドラインを発行した。

2003〜2005年当時には，以下のような意見が聞かれた。

①行政と企業の間には相互不信があり，これを解決するために積極的なコミュニケーションを図るべきだ。議論のベースはリスクマネジメントと科学である。

②医薬品の製造プロセスには他の産業と比較し遅れが目立つ。規制による妨げ，開発スピードの要求が原因と考えられる。

③製造工程管理の重要点は変動を管理することが本質である。今までGMPでは異常事態に対するspecial causeだけが追跡される傾向があり，実際にはspecial causeによる逸脱は少なく，不十分な開発のため通常の変動要因（normal cause）に対する解析がおろそかであった。

④新分析法を応用したデータとりが近年行われた。その結果，製造工程におけるブラックボックスが理解され，より効果的なプロセス管理法が採用されつつある。このような動きを規制側は支援すべきである。

ICH Q8 製剤開発ガイドラインは目的，適用範囲，製剤成分，製剤，製造工程の開発経緯，容器及び施栓系，微生物学的観点から見た特徴，溶解液や使用時の容器／用具との適合性，用語という構成でまとめられている。

目的は，新薬申請資料の「製剤開発の経緯」の項にどのような記載をするかを示すことであるが，審査に用いるだけではなく，GMP査察官へ対する情報提供も意識された。

Q8では科学的手法と品質リスクマネジメントの適用を強く推奨し，「製剤開発研究や製造経験を通して得られた情報や知識により科学的理解が深まり，これがデザインスペース，規格，及び製造管理の確立に役立つ」，「意図した品質の製品を確実に生産する工程の能力に関する評価結果を示すことができる。工程の頑健性に対する理解があれば，リスク評価とリスク低減に有用であり，将来の製造と工程の改善，特にリスクマネジメント手法を用いた改善に役立てることができる」という記載がある。

製剤研究のあり方として最低限記載が必要な事項と追加的（任意）事項と分けて示されている。前者として「原薬，添加剤，容器及び施栓系，製造工程に関わる性質のうち製品の品質にとって重要なものを特定し，それらを管理する戦略の妥当性を示す。一般に，どの製剤処方の特性と工程パラメータが重要であるかは，その変動が製剤の品質に及ぼし得る影響の程度を評価して特定する」ことが期待されている。一方，後者は「原料特性，代替の操作，製造工程パラメータなどの製品性能に関する知識をより広い範囲にわたってさらに深めるための研究。実験計画法；Process analytical technology；品質リスクマネジメントの適用；デザインスペースの拡大など，高度な科学的理解の提示」である。追加的事項も示した場合には「弾力的な規制」が可能となるとしている。これには，リスクに基づいた規制当局の判断（審査および査察），追加の審査を受けることなく，承認書に記載されたデザインスペース内で製造工程を改善すること，承認後申請の低減，最終の製品出荷試験（実施）の減少につながる「リアルタイム」の品質管理を挙げている。以上の追加的事項がQuality by Design（QbD）にあたるという解釈が生まれた印象があり，またQ8はすべてQbDに関するガイドであるとする解釈も生まれた。QbDについての解釈には大きな幅があるのが現実である。

Q8本文に示された理念の明確な説明を望む声が強く補遺としてのQ8（R2）が2008年に作成された。

ここで，QbDという言葉は2000年代から使われはじめ，2007年のQ8の補遺により「事前の目標設定に始まり，製品及び工程の理解並びに工程管理に重点をおいた，立証された科学及び品質リスクマネジメントに基づく体系的な開発手法」と定義された（図2）。つまり，求められているのは，リスクマネジメントの使用，工程管理に重点を置くこと，体系的であることが特有な点である。リアルタイムリリース試験，デザインスペースの採用は条件ではない。PMDAでは，リスクアセスメントを用いた記述をしている申請をQbDとして集計していることのことである。

規制の弾力性の程度は，提示した関連する科学的知識のレベルによって決まるという原則を明確に示したことの意義は大きく，この原則に沿い，承認後の変更手続きにリスクの程度によ

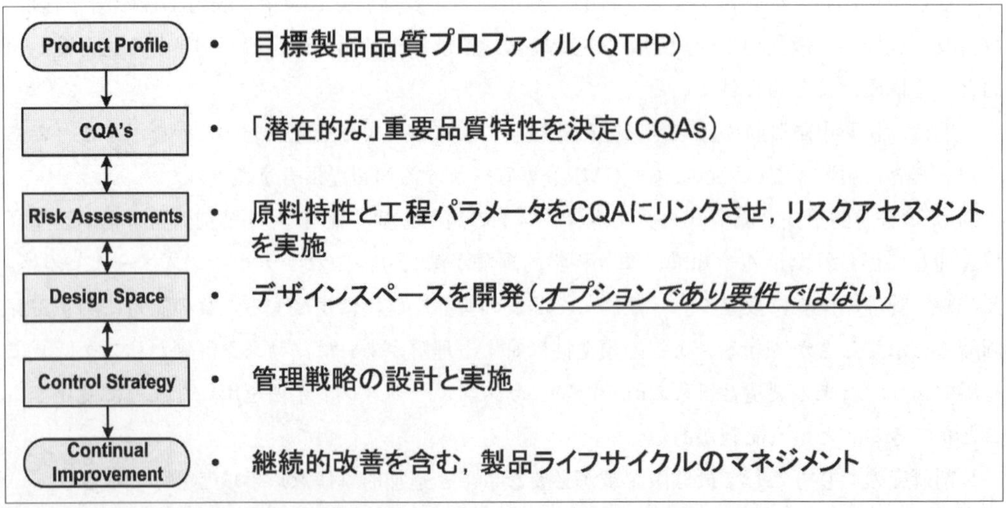

図2　典型的なQuality by Designのプロセス

りメリハリがつくようにICHの各極において制度改革が試みられた。ただ，進行が遅いため，2014年には変更手続きの効率化・国際調和を目的として「Q12；ライフサイクルマネジメント」の議論が開始され2017年春現在，ドラフトが議論されている。

ICH Q9品質リスクマネジメントガイドラインの構成は序文，適用範囲，原則，一般的なプロセス，リスクマネジメントの手法，医薬品業界および規制当局における活動への統合，定義，参照文献である。リスクの定義として「危害の発生の確率とそれが発生したときの重大性の組み合わせ」を採用し，危害の定義を「健康への被害。製品品質の不良又は安定供給の欠如による被害を含む」とし製品の供給欠如も含めている。これにより，製品品質だけでなく供給欠如も守備範囲としている。

序文において，“リスクマネジメントとは「リスクのアセスメント，コントロール，コミュニケーション，レビューの各作業に対し，品質マネジメントの方針，手順，実施を系統立てて適用すること」であり，多くの産業活動や行政活動，およびこれらの企業を規制管轄する機関において有効に活用されている。製薬企業においても品質システムの重要性は認識されてきており，リスクマネジメントは，効果的な品質システムにおける重要な構成要素であるということが明らかになりつつある。しかし，医薬品の品質分野ではリスクマネジメントが充分に適用されていない。このため，医薬品品質のためのリスクマネジメントの定義，典型的なプロセスを示し，品質リスクマネジメントの体系的なアプローチを提供することである”と現状認識およびガイドラインの目的を述べている。

適用範囲としては，原料，溶剤，添加剤，包装および表示材料を含み，医薬品原薬，製剤，生物起源由来医薬品，およびバイオテクノロジー応用医薬品における開発，製造，配送，査察，承認申請／審査といったライフサイクルにわたる医薬品品質のあらゆる側面とされている。

品質リスクマネジメントの原則としては，品質に対するリスクの評価は科学的知見に基づき，かつ最終的に患者保護に帰結することおよびリスクマネジメントの過程における資源配分はリスクの程度に相応するべきであることの二つが挙げられている。

企業，行政を問わず，リスクマネジメントの概念・手法が今後有効に使われ，他の品質関連のガイドラインあるいは行政方針の基礎となるような重要ガイドラインとなることが期待される。

図3にリスクマネジメントの流れを示す。また，この図には例として製品ライフサイクル全体を当てはめて示している。ガイドラインにあるように，業務のあらゆる問題に対し適用可能である。

ICH Q10医薬品品質システムガイドラインでは，医薬品品質システムとは「品質に係わる事項について製薬企業を指揮管理するマネジメントシステム」であり，Q10ガイドラインは医薬品品質システムの一つのモデルを示している。端的にいえば，医薬品の製品研究開発から製造・品質管理全般を包括管理し，継続的改善を推進するためのガイドラインである。また，GMPには包含されていない経営者の責任，製品開発と生産工場の間の知識の共有などが内容となっている。

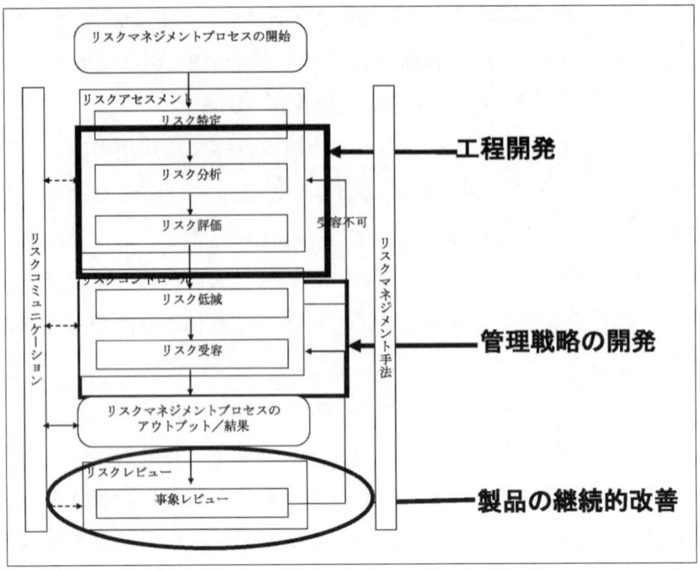

図３　品質リスクマネジメントのプロセス

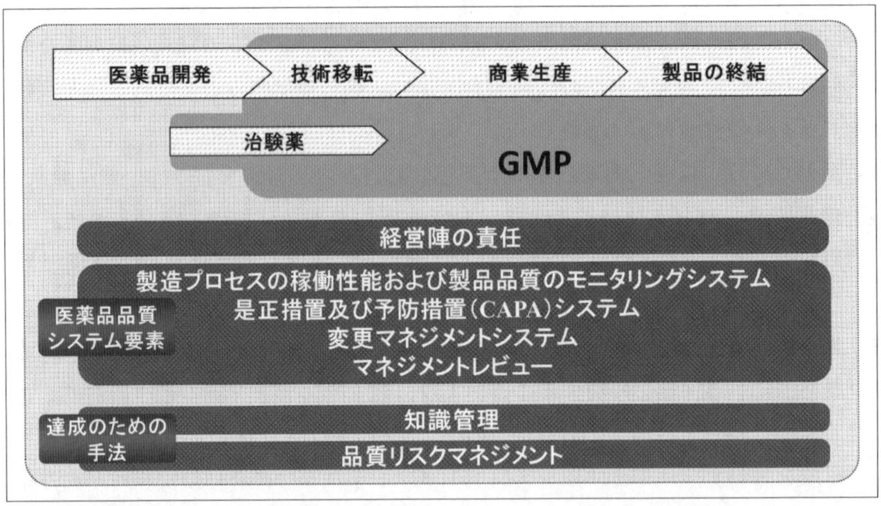

図４　医薬品品質システムーQ10

第一章には適用範囲を規定し，手法として知識管理ならびに品質リスクマネジメントを示し，システム設計上の考慮点を列挙し，品質システムモデルの全体像を示している。これに続き，経営陣の責任，プロセス稼動性能および製品品質の継続的改善，医薬品品質システムの継続的改善と流れる章立てをしている。また，「科学及びリスクに基づく薬事上のアプローチを向上させる今後見込まれる機会」が付属書１に示され，ICH Q8，Q9，ならびにQ10を実践した場合，例えば「プロセスバリデーションへの革新的な取り組みを可能とする」ことなどが列挙されている。

医薬品品質システムモデルの理解を助けるために図４が示されている。

医薬品開発，技術移転，商業的製造および製品の終結のすべての製品ライフサイクル段階を適用範囲としている。次の横枠は，経営陣の責任が製品ライフサイクルのすべての段階に対して重要であることを示している。その下の横枠は，医薬品品質システムにおいて中核をなす要素を列挙している。一番下の横枠は，ライフサイクルの各段階を通じて適用される，達成のための手法，すなわち知識管理と品質リスクマネジメントを示している。

「ICHQ10は現行の規制要件を超えて新たな期待を創出する意図はない。従って，現行のGMP要件に付加的なICH Q10の内容は任意である」との原則がある。ガイドライン自体には，現行の規制に加えた規制を創出する意図はないものの，わが国においては製薬企業，つまり製造販売業者へ対する品質管理基準（GQP）が法的な要件となっているためQ10の内容の多くが日本においては，すでに法的な期待となっていることを認識しておく必要がある。Q10では経営陣の関与のためにマネジメントレビューの機能が強調されている。このマネジメントレビューのためには定期的な品質照査を基礎にすることが想定されている。わが国においては平成25年のGMP施行通知になり初めて「製品品質の照査」として法的要件となった。

3 ICH Q トリオ・カルテットの実践導入

- Q8 製剤開発
- Q9 品質リスクマネジメント
- Q10 医薬品品質システム
- Q11 原薬開発・生産管理

上記のQ8，Q9，Q10ガイドラインをQトリオ，それにQ11を加えQカルテットと呼ぶ。Q9は業務活動の中に染み込ませて，Q10は組織運営の基本として使用することが期待されるものである。Q8，Q9およびQ10の一貫した導入と実践を世界的に行うため，品質実施作業部会（Q-IWG）により研修プログラムが作成され2010年に欧州，米国，日本で同一プログラムを基に研修会が持たれ，3つのガイドをライフサイクルに有効に適用することが強く推奨された。

研修会ではICH Q8，Q9，Q10の相乗効果，開発事例，審査における留意点，製造および品質システム，GMP査察の5つの講義がそれぞれのスライド資料に基づき行われた。その後，デザインスペース，管理戦略，品質システム，リスクマネジメントの4つの分科会において討論された[2)]。

ライフサイクルの各段階における代表的な活動と，3つのガイドラインの関連を図5〜9に示す。

ICH研修会の分科会における論点の内，さらに広報活動が必要とされた「品質特性および工程パラメータのクリティカリティ」，「管理戦略」，「より進んだ手法（QbD）での製造販売承認申請における資料の程度」，「クオリティ・バイ・デザイン（QbD）におけるモデルの役割」，「デザインスペース」，「プロセスバリデーション／継続的工程確認」の6つのテーマについて，「ICHによって承認されたICH Q8/Q9/Q10の実施に関する指針」[3〜5)]が発行された。

相互に関連するテーマ間における国際合意に基づく考慮点が記載されており通読を薦める。

ここでQbDプロセスを説明する目的でICH研修資料にも採用されたサクラ錠モック[6)]から

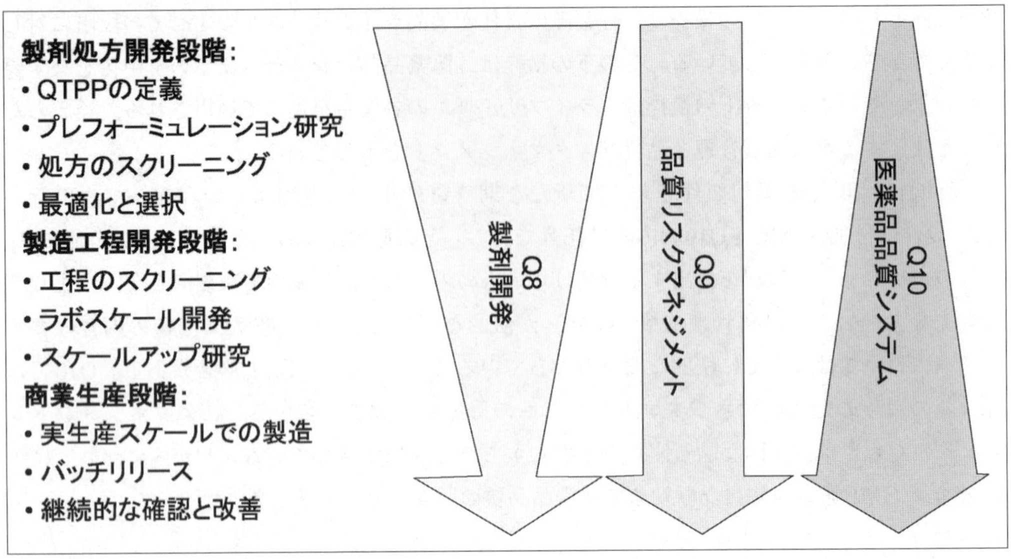

図5　ICH Q8，Q9 および Q10 の連接

	ICH Q8(R2) – 製剤開発 関連する活動	ICH Q9 – QRM 関連する活動	ICH Q10 – PQS 関連する統合的な活動
目標製品品質プロファイル(QTPP)	• 原薬の臨床試験および非臨床試験：バイオアベイラビリティ，PK/PDおよび安全性	• 患者のニーズと薬剤の潜在的なリスクを評価するための形式にとらわれない，または形式に従ったリスクアセスメント	• 知識管理／すでに得られている知識（理解，リスクアセスメントおよびDOEの範囲を裏付ける関連情報） - 実験ノート - 開発報告書 - その他…
プレフォーミュレーション研究	• 原薬の特性解析（物理学的特性） • 原薬の化学的安定性，分解および添加剤との潜在的な相互作用 • 分析法の開発	• 原薬の物理学的および化学的安定性について，欠陥モードとリスク要因を決定	
処方のスクリーニング	• 添加剤との配合適性 • 溶出試験法の開発 • スクリーニングDOE	• 添加剤の相互作用に関する欠陥モードとリスク要因の決定	
処方の最適化と選択	• 添加剤と原薬の物質特性と特性解析 • 添加剤の量に関するDOE • 製剤の安定性と保存条件 • IVIVCの開発	• 形式に従ったリスクアセスメントの機会	

図6　製剤処方開発段階

開発のステップを図 10，11 に示す。

また，PHA（Preliminary Hazard Analysis，予備危険源分析）を用いた初期リスク評価の概略，因子に対するリスク評価内容を図 12，13 に示す。ここでは製剤均一性に，リアルタイムリリース試験を採用しているが，含量均一性の実施の選択も可能とし，同じ開発データをもとに異なる管理戦略の選択を示唆している。

以上は新規開発における QbD の適用である。現在市場に出ているものの多くは QbD プロセスを経て開発はされていない。そのような製剤に対して QbD で得られる知識を獲得するにはどうしたらよいだろうか。逸脱をきっかけにした懐古的リスクアセスメントと会社のシステム

	ICH Q8(R2) – 製剤開発 関連する活動	ICH Q9 – QRM 関連する活動	ICH Q10 – PQS 関連する活動
工程のスクリーニング	• 単位操作の検討 • 中間体の特性解析	• 単位操作について欠陥モードとリスク要因を決定し，リスクのランク付けを行う	• (マスター)バッチ記録と製造のための操作ガイドライン • 技術移転報告書 • 原料の要求事項を満たすサプライヤーの特定・選択
工程開発と最適化(ラボスケール)	• 工程パラメータ，物質特性との相互作用に関するDOE • デザインスペースの開発 • スケールに依存しないパラメータの操作範囲 • 重要工程の操作に関する理解	• 製品品質に影響を及ぼす可能性があるパラメータを特定する，スクリーニングのためのリスクアセスメント(例：石川ダイアグラム) • 重要な工程段階，工程パラメータおよび物質特性を特定(例：FMEA) • スケールに関する潜在的な問題	
工程開発と最適化(パイロットスケール)	• ラボスケールでの知識を検証するパイロット試験 • DOEとスケールの影響のモデル化 • デザインスペースの開発 • On-line測定技術の開発	• スケールアップに伴うリスクなどのリスクコントロールのための管理戦略を開発	

図7　製造工程開発段階

ICH Q8(R2) – 製剤開発 関連する活動	ICH Q9 – QRM 関連する活動	ICH Q10 – PQS 関連する活動
• 製品知識と工程知識の獲得 • 知識は，開発から製造への技術移転を助け，製品実現を達成する	• 製造工程の基礎をなす • 管理戦略の実効性を向上させる • プロセスバリデーションと継続的改善に貢献	• スケールアップ活動を通じた進んだ理解 • 製造プロセスの稼働性能と，製造への統合の成功について予備的な目安が得られる • 技術移転とスケールアップの活動から知識を獲得し，管理戦略の基礎を強化

図8　技術移転段階

	ICH Q8(R2) – 製剤開発 関連する活動	ICH Q9 – QRM 関連する活動	ICH Q10 – PQS 関連する活動
実生産スケールでの製剤の製造	• 実生産工程の設計を確定 • 実生産スケールでの運転により工程設計を検証し，追加的なサンプル採取によって理解を検証 • On-line測定技術を実施	• 工程内管理，最終製品試験，原料管理および変更管理を含む，商業生産に関する管理戦略の開発 • 工程特異的な手順(例：サンプリング計画，デザインスペースおよびモデルの検証，デザインスペース内における移動の変更管理)に由来するリスクについて，PQS内の手順を確認	• 工程特異的な操作手順(例：サンプリング計画，デザインスペースなど) • On-line試験方法を裏付けるための文書作成 • 工程と分析方法の再現性を立証するためのバリデーション • 開発レポート，リスクアセスメントの保管
継続的工程確認ンと継続的改善	• 工程データの継続的な分析と傾向解析(多変量SPCなど) • 工程の変更と，関連する中間体および製品への影響の評価	• 工程のリスク，または物質特性の変化に関するリスクのマネジメント(デザインスペース内／外の変化を含む) • 監査／調査においてリスクを検討し，リスクに基づくCAPAを実施	• 工程モニタリングと措置限界値に関する手順 • 変更に関するリスクアセスメントおよび変更の評価をどのように・いつ行うかを含む，変更管理手順 • 知識管理の維持と更新

図9　商業生産段階

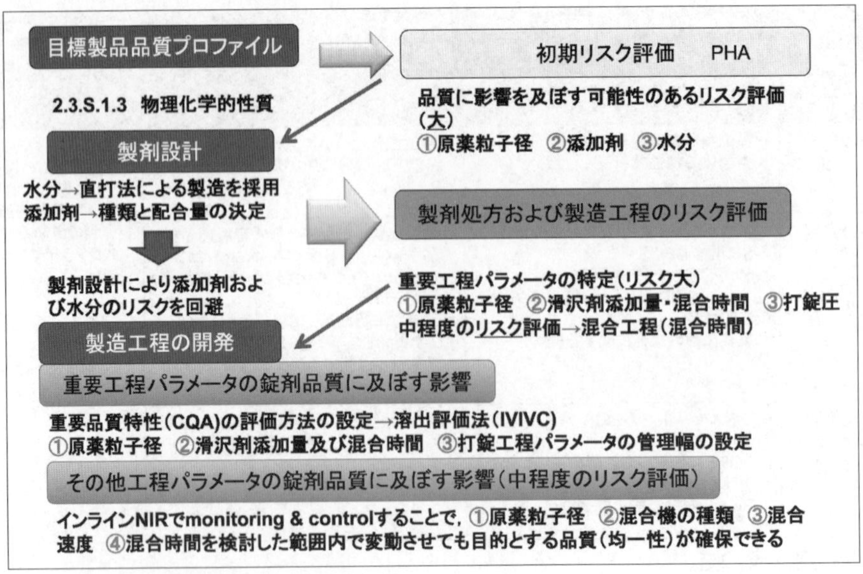

図 10　サクラ錠開発プロセス　前半

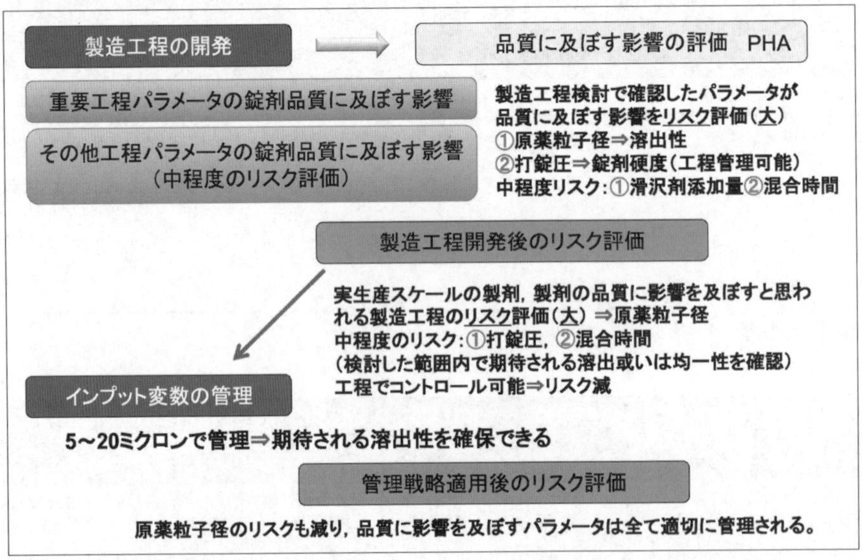

図 11　サクラ錠開発プロセス　後半

に取り込んだ長期的な取り組み，「既存品へのQbDの適用」[7] を図 14，15に示す。

「既存品へのQbDの適用」の課題として，①利害関係者間での必要性の認識，経営資源の配分，②会社内の連携，③工程理解を進めるための具体的手法，④薬事手続きに関する不安――を挙げている。

この研究は回顧的リスクアセスメントにより製品・工程の理解を得ることが可能であることを示す一方，そのためには検討能力が必要（開発・検討能力）であること，また新規開発QbD，既存品QbDともに系統的な管理プロセスは同じになり，その管理プロセスには企業の

特性：*in vivo* 挙動，溶出性，定量，分解，含量均一性，外観，摩損度，化学的安定性，物理的安定性

ハザード：原薬粒子径，添加剤の選択，製造時の水分・湿度，混合，滑沢剤，打錠，コーティング，包装

重大性	スコア
マイナー	1
メジャー	2
クリティカル	3
カタストロフィック	4

発生確率	スコア
ほとんど発生しない	1
稀に発生する	2
時々発生する	3
一定の頻度で発生しうる	4
頻発する	5

図 3.2.P.2.2-1　予備危険源分析の重大性及び発生確率の定義

内服固形製剤の製剤化の経験や本製品の研究データをもとに，製剤開発に係るチームメンバーにより定性的に評価し，評価結果はメンバー間の協議を経て決定した。また，チームメンバー間でスコアが分かれた時は，リスクの高い方を選択した。

図 12　サクラ錠事例研究　初期リスク評価（PHA）説明

表 3.2.P.2.2-2　サクラ錠の初期リスク評価

因子	リスク評価
原薬	溶解性が低く、透過性が高いことから、粒子径が生体内での薬物挙動に影響を与える可能性がある。
添加剤	難溶性（無機物）の添加剤は溶出性に影響を与える。
	可溶性（有機物）の添加剤は打錠時の圧縮特性に影響を与える。
	疎水性の添加剤（滑沢剤）は溶出性に影響を与える。
製造工程	原薬が加水分解されるため、湿式造粒は選択できない。
	混合工程は原薬の均一な分布を確実にするため、分級へ繋ぐ際に必要以上に時間をかけないよう制御する必要がある。
	滑沢剤の過剰混合は表面の疎水性を増大させ、溶出を遅延させる。
	混合工程において混合均一性を管理する必要がある。
	過剰な打錠圧は崩壊時間及び溶出を遅延させる。

図 13　主な因子と初期評価リスクの概略

システムが必要（システムの重要性）であることも示した。この研究で示された全体像は，本章の冒頭で言及した「三位一体原則」を想起させるものである。

QbDのメリットは，系統的な知識が得られるところにあり，その知識により，生産の安定化およびリアルタムリリース試験，デザインスペースを含んだより進んだ，「管理戦略」選択が可能となることがメリットとなる。さらに整理され深い知識が変更マネジメントを効率化することが長期的なメリットと考える（図 16）。

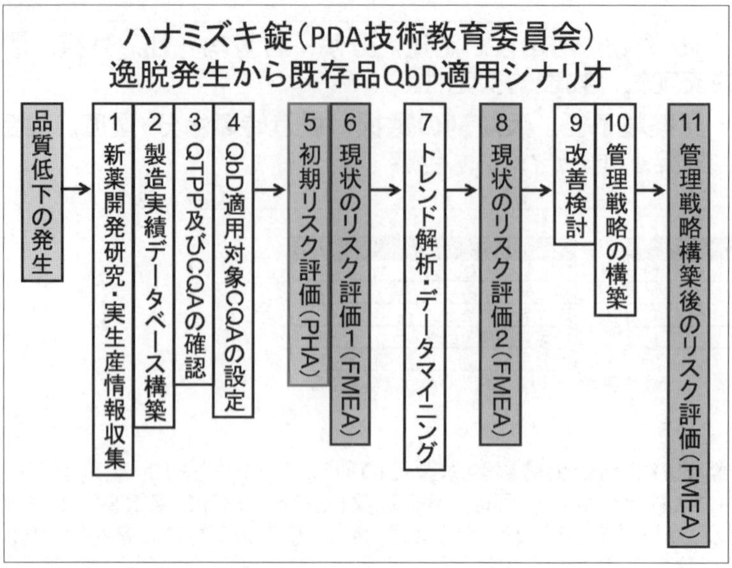

図14　逸脱をきっかけとした既存品への QbD 適用シナリオ

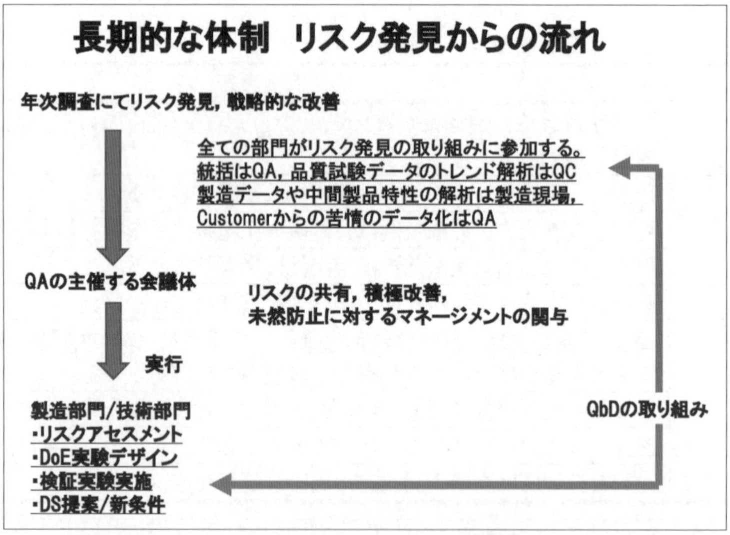

図15　系統的に既存品に QbD を適用するための体制

4　企業内，官民の知識共有

製剤研究においては処方研究から製造法への工業化研究には多岐にわたる分析手法・評価手法が用いられ，その間の協力関係は必須のものである。しかし，個人的な観測であるが，製剤の研究と分析法の研究の両側を経験することは稀であることから相互の理解は容易でなく，場合によっては協力作業が困難になることがある。また，医薬の開発者，すなわち企業と認可における評価者側の行政との間にはしばしば認識のギャップが生まれる。この二つの問題を少しでも解決する目的で，官民共同研究を行った（図17，18）。その研究の概説を以下に示す。

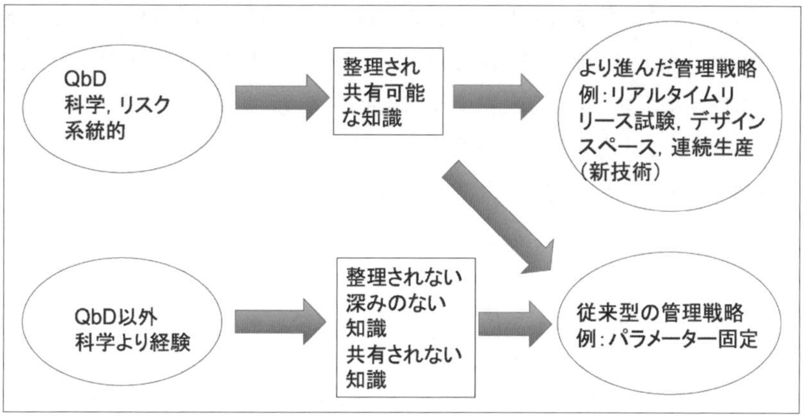

図 16　QbD 手法と非 QbD 手法との対比　開発アプローチと管理戦略

高度分析評価技術を応用した医薬品製剤開発および製造工程管理手法の研究

・バイオ医薬品製造におけるPAT/QbDに関する研究

・懸濁性点眼剤製造における主薬分散工程のリアルタイム管理手法の応用検討

・イメージング技術を用いた製剤処方成分のモニタリング・解析

・微粒子コーティング操作における近赤外分析装置を用いた品質モニタリングの検討

・エネルギー分散型X線分析を用いる錠剤の分析評価

・高精度・識別性を有する溶出評価技術の開発に向けた研究

・近赤外分光光度法を用いた凍結乾燥製剤の水分値測定

・ステアリン酸マグネシウムの物性と製剤特性への影響に関する研究

・超高速液体クロマトグラフィー（UHPLC）による合成工程のリアルタイム解析

・NIRイメージングシステムを用いた固形製剤の造粒状態の分析及び溶出予測

図 17　官民共同研究のテーマ例①

先端的分析評価法を用いた製剤開発および
製造工程管理に関する研究

■製剤開発における分析評価法
・溶解型点眼剤の体系的な可溶・析出の予測手法構築に関する研究
　ナノレベルでの主薬の凝集評価
・生体内の挙動を反映した溶出評価技術の開発に関する研究
　小腸上部における塩基性化合物の食事の影響の評価
・製剤中における難溶性原薬の脱塩・フリー化に関する研究
　固有溶解度と酸解離定数より，製剤中での塩化合物の脱塩化の予測
・テラヘルツ分光法を中心とした製剤品質特性の解析
　口腔内崩壊錠における吸湿等の物性評価
・イメージングを用いた製剤均一性評価
　近赤外イメージング技術を用いた製剤内混合性の評価手法の確立

■製造工程管理における分析評価法
・連続製造による固形製剤製造工程の評価への新規分析技術の導入及び実用化
　NIRによる水分含量や粒度分布測定の実施
・テラヘルツを用いたコーティング工程評価
　フィルムコート錠における膜厚のリアルタイム測定

図 18　官民共同研究のテーマ例②

研究のプロセスとして，製剤研究および製造工程研究における課題の洗い出しを企業の研究者が担当し，分析・評価技術の手法提供を企業，大学，国立研究機関の専門家が担当した。

製品，製造プロセスのよりよき理解により信頼度の高い医薬品生産・供給に貢献が可能となる。さらに官民の知識の共有化により申請承認作業におけるコミュニケーションの有効化に役立ち，さらには問題意識の共有化により国際調和活動への積極的貢献も期待できる。

参考文献

1）檜山行雄，製品設計・規格設定・GMP　－三位一体原則のメリット－，第180回エキスパート研修会，医薬品医療機器レギュラトリーサイエンス財団（2015）

2）檜山行雄，欧州におけるICH教育研修会を終えて，医薬品医療機器レギュラトリーサイエンス，41（10）766-776（2010）

3）檜山行雄，ICH Q8, Q9, Q10ガイドラインの実践・導入活動のその後，医薬品医療機器レギュラトリーサイエンス，42（9）796-801（2011）

4）ICH品質に関するガイドライン実施作業部会留意事項「ICHによって承認されたICHQ8/Q9/Q10の実施に関する指針」の改定について，厚生労働省医薬食品局審査管理課／厚生労働省医薬食品局監視指導・麻薬対策課，平成25年2月1日

5）医薬品医療機器レギュラトリーサイエンス財団，日本製薬工業協会ICHプロジェクト委員会 編，より進んだ手法での品質管理のキーポイント，じほう（2013）

6）重要工程におけるデザインスペースの設定およびControl StrategyとしてのReal Time Release等の研究，厚生労働科学研究費補助金・医薬品・医療機器等レギュラトリーサイエンス総合研究事業・医薬品製造開発・承認審査の迅速かつ効率的なプロセス構築に関する研究（代表奥田晴宏，平成20年）

7）日本PDA製薬学会技術教育委員会既存品へのQbD 適用，PDA Journal of GMP and Validation in Japan Vol. 18, No.1 2016

8）高度分析評価技術を応用した医薬品製剤開発および製造工程管理手法の研究，創薬等ヒューマンサイエンス総合研究事業（平成16年～平成18年）など

Column　リスクマネジメントに慣れるためのヒント

最初に，「リスクとは危害そのものではない」，「ハザードとは危害の原因となるもの」など，基本的な認識を用語の確認に通じて行う。また，とりかかりとして自己の業務についてのリスクレビューから始めるのも一法。さらに，リスクアセスメントの手法そのものの理解よりもリスクマネジメントの流れ全体の理解を優先させる。

問　題

［第1問］ ICH Q8製剤開発ガイドラインにある次の記述について，正しいものの組み合わせはどれか。

a　ガイドラインの主目的はGMP査察時に提出すべき書類作成の指針を示すことである。

b　どの製剤処方の特性と工程パラメータが重要であるかは，その変動が製剤の品質に及ぼし得る影響の程度を評価して特定する。

c　Quality by Design（QbD）は事前の目標設定に始まり，製品および工程の理解ならびに工程管理に重点をおいた，立証された科学および品質リスクマネジメントに基づく体系的な開発手法である。

d　製剤開発研究や製造経験を通して得られた情報や知識により科学的理解が深まり，これがデザインスペース，製造管理の確立に役立つ。ただし規格は製剤開発とは独立して設定する。

e　品質は，製品になってから検証するものではなく，製品設計によって製品に組み込まれているべきである。

1（a, b, e）　2（b, c, e）　3（c, d, e）
4（a, c, e）　5（b, d, e）

［第2問］ ICH Q9 品質リスクマネジメントガイドラインにある次の記述について，正しいものの組み合わせはどれか。

a　リスクマネジメントの過程における資源配分はリスクの程度に相応するべきである。

b　リスクマネジメントとは「リスクのアセスメント，コントロール，コミュニケーション，レビューの各作業に対し，品質マネジメントの方針，手順，実施を系統立てて適用すること」である。

c　品質問題による供給困難はリスクの対象としない。

d　リスクマネジメントのプロセスすべてを科学的に行う。

e　「リスクコミュニケーション」はリスクとそのマネジメントに関しての情報を，意思決定者とそれ以外の人との間で交換，共有することである。

1（a, b, e）　2（b, c, e）　3（c, d, e）
4（a, c, e）　5（b, d, e）

［第3問］ ICH Q10医薬品品質システムの次の記述について，正しいものの組み合わせはどれか。

a　製品ライフサイクルとは商業的製造および製品の終結のことを指す。

b　「現行のGMP要件に付加的なICH Q10の内容は任意である」という記載中のGMP要件

とは日本においてはGMP要件およびGQP要件と読み替える。

c　品質システムにおける手法は知識管理と品質リスクマネジメントである。

d　医薬品品質システムとは「品質に係わる事項について製薬企業を指揮管理するマネジメントシステム」であり，GMP業務は包含されない。

e　継続的改善活動にはプロセス稼動性能および製品品質を対象としたものと，医薬品品質システムを対象としたものがある。

1（a，b，e）　2（b，c，e）　3（c，d，e）
4（a，c，e）　5（b，d，e）

正解と解説

第1問

正解	2
説明	a　誤　ガイドラインの目的は申請資料の「製剤開発の経緯」の項にどのような記載をするかを示すことである。 b　正 c　正 d　誤　製剤開発研究や製造経験を通して得られた情報や知識により科学的理解が深まり，これがデザインスペース，規格，および製造管理の確立に役立つ。 e　正

第2問

正解	1
説明	a　正 b　正 c　誤　危害の定義を「健康への被害。製品品質の不良又は安定供給の欠如による被害を含む」としている。 d　誤　科学的に行うのはプロセス全体ではなくリスクアセスメントの部分。 e　正

第3問

正解	2
説明	a　誤　製品ライフサイクルとは医薬品開発，技術移転，商業的製造および製品の終結。 b　正 c　正 d　誤　医薬品品質システムとは「品質に係わる事項（GMPを包含）について製薬企業を指揮管理するマネジメントシステム」である。 e　正

著者の略歴

島根県出身

1979年　東京大学大学院工学系博士課程修了

1979年　米国イリノイ大学化学教室博士研究員

1983年　米国 National Institutes of Health 研究員

1987年　米国　アップジョン社

2001年　国立公衆衛生院　衛生薬学部

2002年　国立医薬品食品衛生研究所　薬品部

2011年　定年退職。客員研究員として研究班，委員会活動を継続。現在に至る。

磁気共鳴分光（核四重極共鳴，固体NMR，二次元NMR）の手法，コラーゲン，DNAなど生体高分子の動的構造を研究。14年間の製薬企業勤務では，日米両国を基点に分析手法開発，製品開発，GMPシステム開発，製剤開発管理，プロジェクト管理等を経験。

国立衛研では医薬品品質評価の応用研究に従事。国立保健医療科学院のGMP査察官教育コースを担当。厚労省医薬品第一部会委員。PMDA専門委員（日本薬局方委員会，新薬審査），ICHでは品質リスクマネジメント（Q9），医薬品品質システム（Q10），Q8，Q9，Q10 IWGに参加。厚生労働科学研究ではGMPガイダンス，査察手法ガイド，承認書記載案，QbDモックなどの作成，PIC/S加盟準備，医薬品品質システム導入検討などに参画。また，ヒューマンサイエンス研究で，医薬品製品開発・製造工程管理における評価法研究をすすめる。日本PDAではジャーナル編集委員会，技術教育委員会に参加。

製剤の達人による製剤技術の伝承

製剤設計・製造技術の新たな潮流

定価　本体12,000円(税別)

平成29年5月20日　発　行

監　修　岡田 弘晃　吉野 廣祐

編　集　日本薬剤学会 製剤技術伝承委員会

発行人　武田 正一郎

発行所　株式会社　じ ほ う

101-8421　東京都千代田区猿楽町1-5-15（猿楽町SSビル）
電話　編集　03-3233-6361　販売　03-3233-6333
振替　00190-0-900481
<大阪支局>
541-0044　大阪市中央区伏見町2-1-1（三井住友銀行高麗橋ビル）
電話　06-6231-7061

組版・印刷　(株)日本制作センター

Printed in Japan

ISBN 978-4-8407-4969-5